Andreas Hahn
Nahrungsergänzungsmittel

W0012510

Nahrungs-ergänzungsmittel

und ergänzende bilanzierte Diäten

Von
Andreas Hahn, Hannover

Unter Mitarbeit von
Maike Wolters
Olaf Hülsmann

Mit 63 Abbildungen und 38 Tabellen

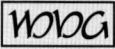 Wissenschaftliche Verlagsgesellschaft mbH Stuttgart

Anschrift des Verfassers und der Mitarbeiter

Prof. Dr. oec. troph. Andreas Hahn
Dr. rer. nat. Maike Wolters
Dipl. oec. troph. Olaf Hülsmann

Universität Hannover
Zentrum Angewandte Chemie
Institut für Lebensmittelwissenschaft
Wunstorfer Straße 14
30453 Hannover
E-Mail: andreas.hahn@lw.uni-hannover.de

Die 1. Auflage erschien 2001 bei der Wissenschaftlichen Verlagsgesellschaft Stuttgart unter dem Titel „Nahrungsergänzungsmittel".

Bibliografische Information der Deutschen Bibliothek
Die Deutsche Bibliothek verzeichnet diese Publikation in der Deutschen Nationalbibliografie; detaillierte bibliografische Daten sind im Internet unter http://dnb.ddb.de abrufbar.

ISBN 10: 3-8047-2272-5
ISBN 13: 978-3-8047-2272-9

© 2006 Wissenschaftliche Verlagsgesellschaft mbH
Birkenwaldstraße 44, 70191 Stuttgart
Printed in Germany
Satz: Mitterweger & Partner, Plankstadt
Druck: Druckerei Hofmann, Schorndorf
Umschlaggestaltung: Atelier Schäfer, Esslingen

Einleitung und Vorwort

Vor dem Hintergrund der sich wandelnden gesundheitspolitischen und rechtlichen Rahmenbedingungen haben Nahrungsergänzungsmittel und, wenn auch in weitaus geringerem Umfang, ergänzende bilanzierte Diäten in Kapsel- und Tablettenform oder ähnlichen Darreichungen eine bedeutsame Rolle erlangt. Die Marktentwicklung sowie Erhebungen zum Verbraucherverhalten und zur Verbrauchererwartung zeigen, dass die Produkte für einen zunehmenden Teil der Bevölkerung einen wichtigen Stellenwert besitzen.

Die gesundheitspolitische Intention, die Bevölkerung zu mehr Eigenverantwortung zu bewegen, findet offenbar auch in einer steigenden Selbstmedikation ihre Entsprechung. Der Wunsch vieler Verbraucher nach Wohlbefinden, langfristiger Gesundheit und Vermeidung von Krankheiten führt zu einer höheren Bereitschaft, Produkte zu konsumieren, die diese Wünsche unterstützen. Auch bei bereits bestehenden Befindlichkeitsstörungen versuchen immer mehr Menschen, verstärkt „sanfte" Produkte zu verwenden, die ihnen nicht, wie Arzneimittel, mit „Risiken und Nebenwirkungen" entgegen treten. Am Gesundheitsmarkt konkurrieren deshalb Arzneimittel zur Selbstmedikation, Functional Food, Nahrungsergänzungsmittel und andere Produktgruppen um die Gunst der Käufer. Ihnen gemeinsam ist das mehr oder minder offenkundige Versprechen eines gesundheitlichen Nutzens, das vom Verbraucher gerne entgegen genommen wird.

Gleichermaßen besitzen Nahrungsergänzungsmittel und ergänzende bilanzierte Diäten für viele Anbieter eine zentrale Bedeutung. Immer mehr Unternehmen, darunter zunehmend solche aus dem klassischen Arzneimittelbereich, erweitern ihre Produktpalette um derartige Produkte, nicht zuletzt um sinkende Erlöse im Bereich der Arzneimittel zu kompensieren. Boomende Märkte mit dynamischer Entwicklung bringen es aber mit sich, dass neben sinnvollen Produkten auch viel Nutzloses oder zumindest Zweifelhaftes angeboten wird. Dies wiederum verunsichert die Konsumenten, ruft den Protest von Verbraucherschützern und Behörden hervor und stellt schließlich manchmal die Produktgruppen insgesamt in Frage. Entsprechend stehen Nahrungsergänzungsmittel und zunehmend auch ergänzende bilanzierte Diäten im Spannungsfeld unterschiedlicher Interessen und Meinungen. Bei letzteren bezieht sich die Kontroverse praktisch ausschließlich auf solche Produkte, die in Form von Kapseln, Tabletten, Granulaten oder ähnlichen Formen angeboten werden. Deshalb sollen in diesem Buch auch nur diese Produkte bzw. ihre Inhalts-stoffe beleuchtet werden, nicht aber die „klassischen" bilanzierten Diäten wie z. B. Trink- und Sondennahrungen.

Nahrungsergänzungsmittel und ergänzende bilanzierte Diäten sind rechtlich gese-hen Lebensmittel. Durch ihre äußere, einstmals für Arzneimittel typische Erschei-nung, ihre Bewerbung und vielfach auch ihren Preis sind sie aber faktisch an der Grenze zu Arzneimitteln angesiedelt, was immer wieder zu grundsätzlichen Aus-einandersetzungen führt. Dabei werden die Diskussionen zu Nährstoffsupplemen-ten insgesamt polarisiert und oft eher interessenspolitisch motiviert als wissen-schaftlich fundiert geführt. Gegner sprechen Nahrungsergänzungsmitteln weitge-hend oder sogar grundsätzlich ihre Berechtigung ab, Befürworter halten sie hinge-gen beinahe für unverzichtbar. Von den Verbrauchern werden die Produkte teils mit begründbaren Erwartungen, teils aus Unsicherheit über die eigene Versorgungs-situation mit Nährstoffen, aber auch mit völlig überzogenen Hoffnungen auf die Verhütung oder sogar Therapie von Erkrankungen konsumiert. Eine sachliche und differenzierte Bewertung erscheint damit nach wie vor notwendig.

Dabei ist eine Vielzahl von Fragen zu klären: Was sind Nahrungsergänzungsmittel und ergänzende bilanzierte Diäten? Welche rechtlichen Vorgaben existieren für diese Produkte? Welche Anforderungen an die Zusammensetzung ergeben sich daraus? Wie dürfen die Produkte beworben werden? Welche Nachweise sind für den Beleg von Werbeaussagen zu erbringen? Welche Substanzen finden sich in Nahrungsergänzungsmitteln und ergänzenden bilanzierten Diäten und welche Wir-kungen üben sie aus? Welche Dosierungen sind sinnvoll und auch erlaubt? Wann und bei welchen Stoffen ist eine Ergänzung der Ernährung zu diskutieren? Bei wel-chen Erkrankungen ist eine diätetische Behandlung möglicherweise nützlich? Wel-che Tendenzen finden sich am Markt? Was erwartet der Verbraucher von den Pro-dukten?

Diese und viele andere Aspekte versucht das vorliegende Buch zu beleuchten und dabei eine Orientierung zu geben. Die Darstellung knüpft an die im Frühjahr 2001 unter dem Titel „Nahrungsergänzungsmittel" erschienene 1. Auflage dieses Buches an und behält deren Grundstruktur bei. Sie ist allerdings inhaltlich vollstän-dig neu bearbeitet und greift nun nicht nur zusätzlich die ergänzenden bilanzierten Diäten auf, sondern nimmt insbesondere auch Bezug auf die in der Zwischenzeit erlassenen speziellen Rechtsnormen für diese Produkte. Daher werden zunächst die Marktsituation und die Verbrauchererwartungen dargestellt, die rechtlichen Rah-menbedingungen erläutert und die physiologischen Grundlagen für eine Ergän-zung der Ernährung bzw. die diätetische Behandlung umrissen. Schließlich sind die wichtigsten in diesen Produkten enthaltenen Substanzen erläutert und bewertet. Ziel ist es nicht, bestimmte Präparate zu bewerten. Dargestellt werden soll vielmehr der aktuelle wissenschaftliche Stand zu bestimmten Stoffen zum Zeitpunkt der Drucklegung. Dem Wunsch vieler Leser entsprechend wurden weiterhin nicht nur

Übersichtsarbeiten ausgewertet, sondern immer wieder auch Einzeluntersuchungen näher beleuchtet.

Das Buch richtet sich insbesondere an Apotheker, Ernährungsfachkräfte, Mediziner und Heilpraktiker, aber auch an Mitarbeiter der Lebensmittelüberwachung und Juristen, die inzwischen massiv mit diesem Thema konfrontiert werden.

Die Autoren waren – und sind – sich der Tatsache bewusst, dass die Darstellung dieses umfangreichen und kontroversen Themengebietes nie auf ungeteilte Zustimmung stoßen kann. Viele Rezensenten haben uns seinerzeit bescheinigt, dass das Werk durch seine umfassende und objektive Darstellung einzigartig sei. Dies war uns Ansporn, den eingeschlagenen Weg weiter zu verfolgen. Entsprechend gilt, was wir damals im Vorwort schrieben, heute gleichermaßen: Gerade bei so umstrittenen Produktkategorien kann es nicht gelingen, eine Darstellung zu finden, die von den unterschiedlichen Interessengruppen in allen Punkten gleichermaßen akzeptiert wird. Während einigen die Bewertung von Nahrungsergänzungsmitteln und ergänzenden bilanzierten Diäten zu liberal erscheinen mag, werden andere eine übermäßig kritische Haltung vermuten. Die Autoren wissen um dieses grundsätzliche Dilemma jedweder wissenschaftlichen Arbeit: Wissenschaft ist durch Kontroverse geprägt und neue Erkenntnisse ergänzen bislang bekanntes bzw. widerlegen dies. Fast jede wissenschaftliche Meinung lässt sich durch gegensätzliche Studien widerlegen, für kaum ein Argument findet sich nicht auch eine Gegenstellungnahme. Bei allem Bemühen um Objektivität kann deshalb keine Aussage frei von subjektiven Gesichtspunkten sein, die sich aus der Bewertung des vorliegenden Materials ergeben. Stärker noch als in der ersten Auflage haben wir dabei versucht, auch den unterschiedlichen Evidenzgrad von Untersuchungen zu berücksichtigen. Bei der Erstellung des Manuskripts wurde deshalb auf umfangreiche internationale Literatur zurückgegriffen.

Für die verbleibenden Fehler sind die Autoren verantwortlich. Hinweise hierauf, Anregungen und Verbesserungsvorschläge sind in uns sehr willkommen und werden bei der nächsten Auflage berücksichtigt.

Nicht versäumen möchten wir es, all denjenigen zu danken, die uns mit Rat und Tat bei der Erstellung dieses Buches unterstützt waren. Sie waren es nicht nur, die uns Durststrecken überwinden ließen und dabei halfen, Probleme zu lösen. Sie waren es auch, die uns mit Tipps, Ideen und als Diskussionspartner weiterhalfen, wenn wir in einer Sackgasse steckten. Unserer ganz besonderer Dank gilt dabei Rechtsanwalt Dr. Moritz Hagenmeyer, der uns in vielen juristischen Detailfragen unterstützt und Kapitel 1 durchgesehen hat. Auch Jan Winters war uns hier ein wichtiger Gesprächspartner. Claudia Dehmel, Susanne Mittendorf und Marie Lewin haben in akribischer Kleinarbeit dazu beigetragen, dass wir die umfangreiche Literatur im Überblick be- und die formale Gestaltung des Manuskriptes einhielten. Susanne Sachs und Kristin Heidotting befanden sich einmal mehr auf Fehlersuche. Herrn Dr.

Eberhard Scholz von der Wissenschaftlichen Verlagsgesellschaft, Stuttgart, danken wir für die Unterstützung des Projektes und seine Geduld, weil wir ihn mehr als einmal wegen eines nicht eingehaltenen Manuskriptabgabetermins vertrösten mussten. Ein gebührender Dank gilt auch all denen, die uns darüber hinaus unterstützt haben und an dieser Stelle nicht explizit genannt sind.

Andreas Hahn   Hannover, Frühjahr 2006
Maike Wolters
Olaf Hülsmann

Inhaltsverzeichnis

Abkürzungen

1,25(OH)$_2$-D$_3$ 1,25-Dihydroxy-Cholecalciferol
25-(OH)-D$_3$ 25-Hydroxy-Cholecalciferol

ACE	Angiotensin-Converting-Enzyme
ADP	Adenosindiphosphat
AGEs	advanced glycosylation end products
AI	adequate intake
AIDS	Aquired Immune Deficiency Syndrome
ALA	α-Linolensäure
α-EAST	Aktivierungskoeffizient der erythrocytären Aspartat-Aminotransferase
ALS	Arbeitskreis Lebensmittelchemischer Sachverständiger
AMD	Altersabhängige Makuladegeneration
AMG	Arzneimittelgesetz
ARDS	Adult Respiratory Distress Syndrome
ATBC	Alpha-Tocopherol, Beta-Carotene Cancer Prevention Study
ATP	Adenosintriphosphat
BasisV	Lebensmittel-Basisverordnung
BfArM	Bundesamt für Arzneimittel und Medizinprodukte
BfR	Bundesinstitut für Risikobewertung
BGH	Bundesgerichtshof
BgVV	Bundesinstitut für gesundheitlichen Verbraucherschutz und Veterinärmedizin
BMI	Body Mass Index
BVL	Bundesamt für Verbraucherschutz und Lebensmittelsicherheit
CARET	Beta-Carotene and Retinol Efficacy Trial
CED	chronisch-entzündliche Darmerkrankungen
CFU	colony forming units (= koloniebildende Einheiten von Mikroorganismen)
CHAOS	Cambridge Heart Antioxidant Study
CLA	Konjugierte Linolsäure

DENIS	Deutsche Nicotinamid Interventionsstudie
DGE	Deutsche Gesellschaft für Ernährung
DGZMK	Deutsche Gesellschaft für Zahn-, Mund- und Kieferheilkunde
DHA	Docosahexaensäure
DHEA	Dehydroepiandrosteron
DiätV	Diätverordnung
DNA	Desoxyribonucleinsäure
DRI	Dietary Reference Intakes
EAR	Estimated Average Requirement
EBM	Evidence-Based-Medicine
EFSA	European Food Safety Authority
EGCG	Epigallocatechingallat
EN%	Energieprozent
EPA	Eicosapentaensäure
EuGH	Europäischer Gerichtshof
EURAMIC	EURopean community multicentre study on Antioxidants, Myocardial Infarction and Cancer of the breast
FAD	Flavinadenindinucleotid
FAO	Food and Agriculture Organization of the United Nations
FMN	Flavinmononucleotid
FOSHU	Food for Specified Health Use
FRAP	Ferric reducing ability of plasma
GALT	Gut-Associated Lymphoid Tissue
GLA	γ-Linolensäure
GMG	Gesundheitsmodernisierungsgesetz
HbA1c	glycosyliertes Hämoglobin
HCl	Salzsäure
HDL	High-Density Lipoprotein
HIV	Human Immunodeficiency Virus
HOPE-Studie	Heart Outcomes Prevention Evaluation Study
HRT	Hormone Replacement Therapy
HWG	Heilmittelwerbegesetz
I.E.	Internationale Einheiten
IF	Intrinsic Factor
Ig	Immunglobulin
IGF-1	Insulin-like growth factor 1
IL	Interleukin
ILSI	International Life Science Institute

KG	Kammergericht
KHK	Koronare Herzkrankheit
LBM	Lean Body Mass
LCT	Long-Chain Triglycerides
LDL	Low-Density Lipoproteins
LFBG	Lebens- und Futtermittelgesetzbuch
LMBG	Lebensmittel- und Bedarfsgegenständegesetz
LMKV	Lebensmittelkennzeichnungsverordnung
LOAEL	Lowest Obeserved Adverse Effect Level
Lp(a)	Lipoprotein (a)
LT	Leukotrien
MCT	Medium-Chain Triglycerides
MMA	Methylmalonsäure
MONICA-Studie	Monitoring Trends and Determinants in Cardiovascular Disease-Studie
MPG	Medizinproduktegesetz
MS	Multiple Sklerose
MUFS	Mehrfach ungesättigte Fettsäuren
NÄ	Niacinäquivalent
NAD	Nicotinamid-Adenin-Dinucleotid
NADP	Nicotinamid-Adenin-Dinucleotid-Phosphat
NAIDS	Nutritionally-Acquired Immune Deficiency Syndrome
NemV	Nahrungsergänzungsmittelverordnung
NFV	Novel Food Verordnung
NHANES	First National Health and Nutrition Examination Survey
NHIS	National Health Interview Survey
NKV	Nährwertkennzeichnungsverordnung
NOAEL	No Observed Adverse Effect Level
OLG	Oberlandesgericht
OPC	Oligomere Proanthocyanidine
OTC	„over the counter": freiverkäufliche Arzneimittel
PG	Prostaglandin
PHS	Physicians' Health Study
PLP	Pyridoxalphosphat
PMS	Prämenstruelles Syndrom
PTH	Parathormon

Abkürzungen

RÄ	Retinoläquivalente
RBP	Retinolbindendes Protein
RCT	randomized clinical trial
RDA	Recommended Dietary Allowances
RNA	Ribonucleinsäure
ROS	Reaktive Sauerstoffspezies
RR	Relatives Risiko
SCF	Scientific Committee on Food
SOD	Superoxiddismutase
T_3	Trijodthyronin
T_4	Thyroxin
TÄ	Tocopheroläquivalente
TBARS	Thiobarbitursäure-reaktive Substanzen
TDP	Thiamindiphosphat
THF	Tetrahydrofolsäure
TNF	Tumor-Nekrose-Faktor
TTP	Thiamintriphosphat
UL	Tolerable Upper Intake Level
UWG	Gesetz gegen den unlauteren Wettbewerb
VERA	Verbundstudie Ernährungserhebung Risikofaktoren Analytik
VLDL	Very Low-Density Lipoproteins
WHO	World Health Organisation
ZNS	Zentrales Nervensystem
ZzulV	Zusatzstoffzulassungsverordnung

Allgemeine Aspekte

TEIL I

1 Nahrungsergänzungsmittel und ergänzende bilanzierte Diäten in der Praxis – eine Bestandsaufnahme

Nahrungsergänzungsmittel und ergänzende bilanzierte Diäten besitzen eine hohe und weiter zunehmende Marktbedeutung. Sie sind für die Anbieterseite von zentraler strategischer Bedeutung und stoßen bei den Verbrauchern auf großes Interesse. Nachfolgend soll daher versucht werden, einen Überblick über die Situation am Markt, die möglichen Gründe hierfür sowie die Erwartungen der Verbraucher an Nährstoffsupplemente zu geben.

1.1 Supplemente aus Sicht des Verbrauchers

In der Diskussion um Nahrungsergänzungsmittel und zunehmend auch um ergänzende bilanzierte Diäten scheint der Verbraucher zumindest vordergründig im Zentrum zu stehen. Aus der Sicht der Anbieter ist er derjenige, der ein Produkt erwirbt und dem es deshalb möglichst attraktiv dargestellt werden soll. Auf der anderen Seite ist er aus Sicht der Lebensmittelüberwachung und des Verbraucherschutzes aber auch derjenige, der vor Produkten zu schützen ist, die irreführend oder sogar gesundheitsgefährdend sind. Für beide Gruppen interessant ist vor diesem Hintergrund die Frage, welches Konsumverhalten der Verbraucher bei diesen Produkten zeigt und welche Erwartungen er mit ihrem Konsum verbindet.

1.1.1 Konsumverhalten

Die Erfassung des Konsumentenverhaltens bei Nahrungsergänzungsmitteln und ergänzenden bilanzierten Diäten in Form von Tabletten, Kapseln und ähnlichen Darreichungsformen wird dadurch erschwert, dass der Verbraucher im Allgemeinen nicht differenziert darüber Auskunft geben kann, ob er ein freiverkäufliches Arzneimittel oder aber ein Lebensmittel aus einer der beiden Produktkategorien verwendet. Aus seiner Sicht sind die Produkte vielfach gleichermaßen Supplemente. Ohnehin liegen zu ergänzenden bilanzierten Diäten keine allgemein zugänglichen Erhebungen vor, da die Produktgruppe in größerem Stile erst seit der 10. Verordnung zur Änderung der Diätverordnung (DiätV) zum 01.01.2002 (vgl. Kap. 2.4) in dieser Form im deutschen Lebensmittelrecht implementiert ist. Während bis zu diesem Zeitpunkt im Wesentlichen ein Unternehmen Produkte dieser

Art anbot, ist seitdem ein ständig steigendes Produktangebot zu beobachten. Dennoch ist der Markt für ergänzende bilanzierte Diäten im Vergleich zu dem für Nahrungsergänzungsmittel von untergeordneter Bedeutung, sodass keine separaten Daten hierzu vorliegen.

Die Erhebungen zur Verwendung von Nahrungsergänzungsmitteln und anderen Supplementen sind nur bedingt vergleichbar, da vielfach Arzneimittel wie Ginseng oder Knoblauch mit erfasst wurden. Je nach Studie verwendeten zwischen 20 % und 43 % der Bevölkerung Zusatzpräparate. Tab. 1–1 zeigt in Deutschland ermittelte Daten zur Einnahmehäufigkeit von Nährstoffsupplementen.

In einer eigenen Repräsentativumfrage in Niedersachsen an 700 Personen ab 18 Jahren lag der Anteil der Supplementverwender bei 36,1 %, wobei Frauen (40,4 %) signifikant häufiger als Männer (31,5 %) Nährstoffsupplemente einnahmen (Wolters u. Hahn 2001). In einer Untersuchung im Rahmen des repräsentativen Bundes-Gesundheitssurveys gaben 43 % der befragten 4.030 Personen im Alter zwischen 18 und 79 Jahren an, mindestens einmal im Befragungszeitraum von 12 Monaten supplementiert zu haben (Beitz et al. 2004). In der Brandenburger Ernährungs- und Krebsstudie wurden 10 522 Teilnehmer befragt, ob sie im vergangenen Jahr regelmäßig Mineralstoffe, Vitamine, Eiweißkonzentrate, Kleie/Leinsamen, Ballaststoffe, Bierhefe/Hefeflocken und/oder Knoblauchpillen eingenommen haben. 32,6 % der Frauen und 24,5 % der Männer gaben an, eines oder mehrere der Supplemente verwendet zu haben. Die Einnahme von Vitaminpräparaten wurde von 18,8 % der Frauen und 15,8 % der Männer angegeben, die von Mineralstoffpräparaten von 14,2 % der Frauen und 8,6 % der Männer (Klipstein-Grobusch et al. 1998). Unter den Teilnehmern des „German Nutrition Survey" war der Anteil der Konsumenten von Nahrungsergänzungen mit 48,1 % bei den Frauen und 37,8 % bei den Männern zwar deutlich höher, die Prävalenz regelmäßiger Einnahme – in dieser Untersuchung bereits ab einmal pro Woche definiert – lag jedoch mit 24,9 % bzw. 18,4 % in der gleichen Höhe (Beitz et al. 2002).

Insgesamt zeigt sich, dass Frauen häufiger Supplemente konsumieren als Männer und dass die Einnahmeprävalenz mit zunehmendem Alter steigt. Diese Tendenzen entsprechen auch den Ergebnissen internationaler Untersuchungen (Fennell 2004, Harrison et al. 2004, Balluz et al. 2005). Eine Übersicht zur Einnahmehäufigkeit von Supplementen in verschiedenen Ländern zeigt Tab. 1–2.

Relativ hohe Prävalenzen für eine Supplementierung von Vitamin- und Mineralstoffpräparaten von 30–57 % sind aus US-amerikanischen Untersuchungen bekannt (Koplan et al. 1986, Stewart et al. 1985, Slesinski et al. 1995, Balluz et al. 2005), aber auch in Deutschland dürften die repräsentativen bundesweiten Ergebnisse (Beitz et al. 2004) und die unserer niedersächsischen Untersuchung (Wolters u. Hahn 2001) trotz der eingeschränkten Vergleichbarkeit mit anderen Studien einen Trend zur vermehrten Supplementierung widerspiegeln.

In einer US-amerikanischen Untersuchung mit 77.300 Männern und Frauen im Alter von 50 bis 76 Jahren wurden gezielt Probanden zur Teilnahme an einer Studie

Tab. 1–1: Ergebnisse verschiedener in Deutschland durchgeführter Erhebungen zur Einnahmeprävalenz von Nährstoffsupplementen

	GESUNDHEITSSURVEY Ost, NATIONALER GESUNDHEITSSURVEY (Bodenbach et al. 1997)	MONICA AUGSBURG (Schellhorn et al. 1998)	EPIC POTSDAM (Klipstein-Grobusch et al. 1998)	NIEDERSÄCHSISCHE ERHEBUNG (Wolters u. Hahn 2001)	ERNÄHRUNGS-SURVEY (Beitz et al. 2004)
Erhebungszeitraum	1990–1992	1994–1995	1995–1996	1998	1997–1999
Studienregion	Deutschland	Deutschland, Augsburg	Deutschland, Potsdam	Deutschland, Niedersachsen	Deutschland
Studienpopulation	7466 Männer u. Frauen, Alter: 25–69 J.	4856 Männer u. Frauen, Alter: 25–74 J.	10522 Männer u. Frauen, Alter: 35–65 J.	710 Männer u. Frauen, Alter: ab 18 J.	4030 Männer und Frauen, Alter: 18–79 J.
Datenerfassung Verfahrensweise	Interview	Interview	Fragebogen	Fragebogengestütztes Interview	Computergestütztes persönliches Interview
Abgefragtes Zeitintervall der Supplementierung	k.A.	≤ 7 Tage	Im letzten Jahr Über mind. 4 Wochen	≤ 7 Tage	1 Jahr
Einnahmeprävalenz: Gesamt	23,5 %	–	–	36,1 %	43,1 %
Männer	–	18,1 %	25,5 %	31,5 %	37,8 %
Frauen	–	27,5 %	32,6 %	40,4 %	48,0 %
Prävalenz der regelmäßigen Einnahme	7,7 %	11,6 % 18,2 %	Nur regelmäßige Einnahme	83 % der Verwender	21,5 %
Korrelation der Einnahme mit höherem Alter	positiv	positiv	positiv	positiv	k.A.
besserer Ausbildung	positiv	(positiv)[1]	positiv[2]	–	k.A.

[1] Informationen nicht in Veröffentlichung enthalten
[2] adjustiert nach Alter

Tab. 1–2: Ergebnisse verschiedener internationaler Erhebungen zur Einnahmeprävalenz von Nährstoffsupplementen

	DUTCH NATIONAL FOOD CONSUMTION SURVEY (Dorant et al. 1993)	FINMONICA (Kaartinen et al. 1997)	POPULATION HEALTH AND LIFESTYLE SURVEY (Harrison et al. 2004)	VITAMINS AND LIFESTYLE COHORT STUDY (White et al. 2004)	MRC NATIONAL SURVEY OF HEALTH AND DEVELOPMENT (McNaughton et al. 2005)	US INTERMAP STUDY (Archer et al. 2005)
Erhebungszeitraum	1987–1988	1992	2001	2000–2002	1999	1997–1999
Studienregion	Niederlande	Finnland	Großbritannien	USA	Großbritannien	USA
Studienpopulation	5898 Männer und Frauen Alter: 1–75 J.	1833 Männer und Frauen Alter: 25–64 J.	15465 Männer und Frauen Alter: ab 18 J.	76072 Männer und Frauen Alter: 50–76 J.	1776 Männer und Frauen Alter: 53 J.	2195 Männer und Frauen Alter: 40–59
Datenerfassung Verfahrensweise	Ernährungs-Protokoll	Ernährungs-Protokoll	Fragebogen	Fragebogen	Ernährungs-Protokoll	Interview
Abgefragtes Zeitintervall der Supplementierung	≤ 7 Tage	≤ 7 Tage	offen	10 Jahre	≤ 7 Tage	≤ 7 Tage
Einnahmeprävalenz:						
Gesamt			35,4 %	79 %[1]	35,8 %	52 %
Männer	15,1 %	14,0 %	–	k.A.	25,2 %	56 %
Frauen	19,0 %	35,8 %	–	k.A.	45,1 %	46 %
Prävalenz der regelmäßigen Einnahme	k.A.	2/3 der Verwender	k.A.	k.A.	84 % der Verwender	k.A.
Korrelation der Einnahme mit höherem Alter	keine Beziehung	keine Beziehung	positiv	positiv	–[2]	positiv
besserer Ausbildung	positiv	positiv	k.A.	positiv	positiv	positiv

1) gezielte Rekrutierung von Verwendern
2) alle Teilnehmer identisches Alter

zum Thema Supplementekonsum und Krebsrisiko gesucht. Dementsprechend ergab sich eine sehr hohe Prävalenz des Supplementekonsums. So gaben 65,5 % der Befragten an, Multivitamine zu verwenden, 45,8 % verwendeten Vitamin C, 47,2 % Vitamin E und 45,2 % Calcium, wobei die Einnahme meist über einen Zeitraum von 5–8 Jahren innerhalb der letzten 10 Jahre erfolgte (White et al. 2004).

In der niedersächsischen Erhebung zeigte sich zudem, dass 57 % der befragten Verwender täglich bzw. mehrmals täglich Supplemente einnehmen, 27 % gaben eine mehrmalige Einnahme pro Woche an. Eine Verwendung von weniger als einmal pro Woche nannten nur 17,0 % der Konsumenten, dabei handelte es sich signifikant häufiger um Männer. Als häufigsten Kaufort nannten die niedersächsischen Befragten die Apotheke (38,8 %), an zweiter Stelle lag der Lebensmittelhandel/Discounter mit 22,7 % (siehe Tab. 1–3).

Wie sich gezeigt hat, stammt bei einigen Menschen die Zufuhr bestimmter Vitamine bis zu über 50 % aus Supplementen. Dies ergab die Untersuchung eines Subkollektivs der MONICA-Studie, bestehend aus etwa 600 Männern im Alter von 45–64 Jahren. Danach bezogen 5,3 % der Männer über 25 % ihrer Vitamin-C-Versorgung aus Supplementen (Winkler et al. 1998). Unter den Teilnehmern des German Nutrition Survey erreichten 27 % der Frauen und 24 % der Männer die empfohlene Folatzufuhr nur aufgrund von Supplementen (Beitz et al. 2002). Aufgrund dieser Ergebnisse sollte der Beitrag von Nahrungsergänzungsmitteln in allen Ernährungserhebungen grundsätzlich berücksichtigt werden, um Fehleinschätzungen der Nährstoffaufnahme zu vermeiden (Beitz et al. 2002, 2004).

Tab. 1–3: Kauforte für Nahrungsergänzungsmittel (Ergebnisse einer repräsentativen Erhebung in Niedersachsen, Mehrfachantworten)

Kaufort	Prozent nach Antworten
Apotheke	38,8 %
Lebensmittelhandel/Discounter	22,7 %
Drogerie	18,7 %
Reformhaus	10,8 %
Sonstige	3,7 %
Arzt	2,0 %
Versandhandel Deutschland	1,4 %
Von Bekannten	1,1 %
Heilpraktiker	0,6 %
Versandhandel Ausland	0,3 %

1.1.2 Nährstoffsupplemente und Gesundheitsverhalten

Ein weitverbreitetes Vorurteil besagt, Nahrungsergänzungsmittel würden vorwiegend verwendet, um eine „schlechte" Ernährung zu kompensieren und auf diesem Weg das eigene Gewissen zu beruhigen. Verschiedene Untersuchungen widerlegen diese Ansicht. So zeigen die Resultate der Brandenburger Ernährungs- und Krebsstudie, dass die Verwendung von Supplementen mit gesundheitsbewussterem Verhalten und einer besseren alimentären Versorgung mit antioxidativ wirksamen Lebensmitteln und Nährstoffen assoziiert ist (Klipstein-Grobusch et al. 1998). Auch in der FINMONICA-Studie wurde bei Verwendern von Vitamin- und Mineralstoffpräparaten ein reichlicher Verzehr von Obst und Gemüse ermittelt (Kaartinen et al. 1997). Ebenso ergab die Malmö Diet and Cancer Study, dass Personen, die häufiger Supplemente verwenden, einen hohen Verzehr an Obst, Gemüse und fettreduzierten Milchprodukten aufweisen. Allerdings fand sich auch ein hoher Alkoholkonsum bei Frauen und ein häufiger Verzehr von Snacks und Süßigkeiten bei Männern (Elmstahl et al. 1994). Im National Health Interview Survey wurde festgestellt, dass die Verwender von Supplementen im Vergleich zu Nichtverwendern weniger Fett, mehr Ballaststoffe sowie mehr Vitamin A und C aufnehmen und im Hinblick auf ihre Ernährung, den Lebensstil und demographische Aspekte typische Muster aufweisen, die mit einem geringen Risiko für chronische Erkrankungen assoziiert sind (Slesinski et al. 1996). Diese Trends werden von neueren großen Studien bestätigt. So war die Verwendung von Vitaminen/Supplementen bei 45.415 Studienteilnehmern, von denen 56,5 % eine aktuelle Supplementierung angaben, nach der Korrektur um Störvariablen wie Alter, Geschlecht, ethnische Zugehörigkeit und Schulbildung signifikant mit einem positiven Gesundheitsverhalten assoziiert (Balluz et al. 2005). Auch in der bereits erwähnten US-amerikanischen Untersuchung zum Thema Supplementenkonsum und Krebsrisiko war der Konsum von Supplementen eng mit dem Obst- und Gemüsekonsum sowie der sportlichen Aktivität assoziiert (White et al. 2004). Von über 15.000 befragten Briten verwendeten 35,5 % Supplemente, wobei die Verwender einen höheren Obst- und Gemüsekonsum aufwiesen, häufiger Nichtraucher und sportlich aktiv waren (Harrison et al. 2004).

In Deutschland konnten der Nationale Gesundheitssurvey und der Gesundheitssurvey Ost zeigen, dass die Verwendung von Supplementen positiv mit einem höheren Schulabschluss korreliert (Bodenbach u. Weinkauf 1997). Auch in den amerikanischen Untersuchungen NHANES II und NHIS wurde eine positive Assoziation zwischen der Einnahme von Vitamin- und Mineralstoffpräparaten und einer besseren Ausbildung ermittelt (Moss et al. 1989, Koplan et al. 1986).

Insgesamt kann also aufgrund der bisherigen Ergebnisse geschlossen werden, dass gerade gesundheitsbewusste Menschen eher zu Supplementen greifen. Im Umkehrschluss bedeutet dies, dass Personen mit einem ungünstigen Ernährungs- und Gesundheitsverhalten kaum versuchen, dies durch Nahrungsergänzungsmittel zu kompensieren.

1.1.3 Verbrauchererwartungen an Supplemente

Nahrungsergänzungsmittel werden von den Konsumenten primär weniger als Ausgleich für eine unzureichende Ernährung verstanden. Daher ist auch nachvollziehbar, dass andere Erwartungen an die Produkte gestellt werden. Diese gehen über die klassische Nährstoffversorgung hinaus und greifen den Gedanken an einen funktionellen Zusatznutzen auf, wie er auch durch Functional Food (siehe Kap. 2.9.3) vermittelt wird.

So war das Hauptmotiv für die Supplementierung in unserer niedersächsischen Untersuchung (Wolters u. Hahn 2001) der „Schutz vor Krankheiten" (siehe Abb. 1–1). Dieser Aspekt stand auch bei den Antworten der Befragten einer amerikanischen Untersuchung im Vordergrund. Hier ergab sich, dass viele Verwender von Vitamin- bzw. Mineralstoffsupplementen der Auffassung sind, durch Supplemente gesundheitlichen Problemen wie Stress, Erkältungen, aber auch schweren Erkrankungen wie Tumoren oder Herzattacken vorbeugen bzw. den Schweregrad ihres Verlaufs vermindern zu können (Read et al. 1989). In der Brandenburger Studie (Klipstein-Grobusch et al. 1998) zeigte sich außerdem, dass Vitamin- und Mineralstoffsupplemente signifikant häufiger bei vorhandenen gesundheitlichen Problemen verwendet werden. Auch in einem britischen Kollektiv verwendeten insbesondere Personen mit Erkrankungen des Skelett- und Gelenksystems wie Arthritis Fischölsupplemente. Demgegenüber gaben Personen mit erhöhtem kardiovaskulären Risiko oder solche mit einer Vorgeschichte mit Herz-Kreislauf-Erkrankungen seltener an, Supplemente zu verwenden (Harrison et al. 2004).

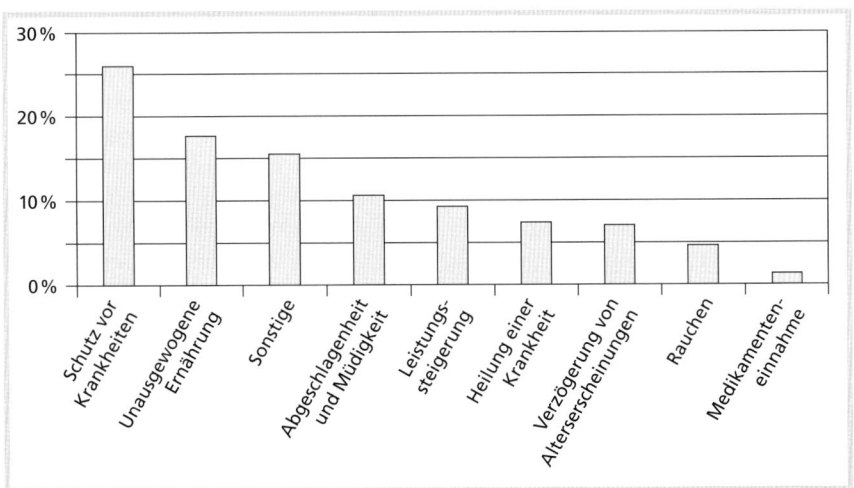

Abb. 1–1: Motive für die Einnahme von Nahrungsergänzungsmitteln (Ergebnisse einer repräsentativen Erhebung in Niedersachsen) (Wolters u. Hahn 2001)

Subjektiv beobachtete Veränderungen durch den Konsum von Supplementen betreffen in erster Linie eine Verbesserung des Allgemeinbefindens, so die in Niedersachsen erhobenen Daten (Wolters u. Hahn 2001).

Sowohl das Nationale Gesundheitssurvey/Gesundheitssurvey Ost als auch die Brandenburger Ernährungs- und Krebsstudie ergaben keinen Zusammenhang zwischen der Verwendung von Vitamin- bzw. Kombinationspräparaten und dem Rauchen (Bodenbach u. Weinkauf 1997, Klipstein-Grobusch et al. 1998). Dies wird auch durch die niedersächsische Untersuchung untermauert. Nur 8,2 % der Konsumenten von Nahrungsergänzungspräparaten gaben an, aus diesem Grund zu supplementieren (Wolters u. Hahn 2001). Im Gegenteil scheinen Raucher seltener Supplemente zu verwenden als Nichtraucher (Harrison et al. 2004).

1.2 Der Markt für Nahrungsergänzungsmittel und ergänzende bilanzierte Diäten

Nahrungsergänzungsmittel werden inzwischen in einem nicht mehr überschaubaren Ausmaß angeboten. Auch das Angebot an ergänzenden bilanzierten Diäten in 5Kapselform und ähnlichen Darreichungen wächst beständig. Allerdings liegen hierzu keine differenzierten Zahlen vor; die Marktbedeutung ist ingesamt gesehen sehr gering. Der Markt für beide Produktgruppen ist hochdynamisch und von Schnelllebigkeit geprägt. Der Launch neuer Produkte erfolgt mit vielfach kurzen Vorlaufzeiten und zeigt Wellenbewegungen: Der neuen Entwicklung eines Marktvorreiters folgt eine große Zahl gleichartiger Produkte, von denen viele nach einiger Zeit wieder verschwinden. Da für Lebensmittel keine Verkehrsbeschränkungen bestehen und im Allgemeinen wenige Möglichkeiten des Patent- oder Gebrauchsmusterschutzes bestehen, finden erfolgreiche Produkte schnell Nachahmer. Diese sind aber in den seltensten Fällen identisch; es wird vielmehr nach Differenzierungsmerkmalen und oft vordergründigem Zusatznutzen gesucht. Insgesamt auffallend ist ohnehin die bisweilen krampfhafte Suche nach Alleinstellungsmerkmalen, die zum Einsatz ungewöhnlicher Rohstoffe oder auch zu skurrilen Produktzusammensetzungen führt. Zunehmend finden dabei auch Stoffe Verwendung, die weder im engeren, noch im weiteren Sinne der Ernährung zuzurechnen sind und die vielfach die Frage aufwerfen, ob sie nicht als Novel Food oder nicht zugelassene Zusatzstoffe anzusehen sind. Sie zielen meist auf die Beeinflussung von Körperfunktionen ab und nicht auf mit der Ernährung im Zusammenhang stehende Aufgaben.

Insgesamt zeigt der Markt für Nahrungsergänzungsmittel und ähnliche Produktgruppen deutliche Zuwächse, während im Bereich der OTC-Arzneimittel in den vergangenen Jahren erhebliche Probleme eintraten. Nachfolgend soll versucht werden, die derzeitige Situation von Nahrungsergänzungsmitteln und ergänzenden bilanzierten Diäten, die Trends sowie die Hintergründe kurz darzustellen.

1.2.1   Hintergründe

Die Entwicklungen am Markt für Nahrungsergänzungsmittel und ähnliche Produkte wurden in den letzten Jahren ganz wesentlich durch die Veränderungen am Arzneimittelmarkt beeinflusst. Während sich bis vor einigen Jahren vor allem kleinere Unternehmen, vielfach auch reine Vertriebsgesellschaften, der Vermarktung von Nahrungsergänzungsmitteln widmeten, ist inzwischen deutlich, dass sich viele Firmen diesem Thema verschrieben haben, die ursprünglich ausschließlich Arzneimittel anboten. Die Gründe hierfür sind vielfältig und liegen sowohl in arzneimittelrechtlichen als auch in gesellschaftspolitischen Veränderungen begründet. Gravierend wirkte sich hier zunächst das Nachzulassungsverfahren der 10. Novelle des Arzneimittelgesetzes aus. Im Zuge des ex-ante-Verfahrens zur 10. AMG-Novelle mussten bis zum 31.01.2001 Nachzulassungsunterlagen für bislang nur fiktiv zugelassene Arzneimittel beim Bundesamt für Arzneimittel und Medizinprodukte (BfArM) vorgelegt werden. Es war für viele Unternehmen bereits frühzeitig erkennbar, dass die vorgegebenen Hürden nicht zu überwinden sein würden. Wesentliche Probleme für Altarzneimittel ergaben sich insbesondere in zwei Bereichen, der Wirksamkeit und der Qualität. Die erforderlichen Wirksamkeitsbelege waren in vielen Fällen mangels ausreichender klinischer Daten nicht zu erbringen. Viele der Präparate waren mit eher historisch entwickelten als wissenschaftlich belegbaren und zudem sehr umfangreichen Indikationen ausgestattet. In günstigen Fällen gelang es, durch Indikationseinschränkungen die Zulassungen der Präparate aufrecht zu erhalten, teilweise war dies vor dem Hintergrund der derzeitigen Anforderungen gar nicht möglich. Als besonders problembehaftet erwies sich die Notwendigkeit einer Kombinationsbegründung, d.h. der Beleg der Sinnhaftigkeit der Wirkstoffkombination in Bezug auf die beanspruchte Indikation. Im Bereich der pflanzlichen Produkte stellte darüber hinaus der Beleg der pharmazeutischen Qualität ein wesentliches Hemmnis dar.

Die pharmazeutischen Unternehmen gingen mit diesen Problemen, meist auch abhängig vom jeweiligen Produkt, sehr unterschiedlich um. In vergleichsweise wenigen Fällen wurde gar nicht versucht, das Nachzulassungsverfahren zu nutzen und es wurde von vornherein auf die Zulassung verzichtet bzw. eine Abverkaufsfrist genutzt. Weit überwiegend bestand hingegen die Auffassung, durch die notwendige Bearbeitungszeit des seinerzeit gerade in einem Umzug befindlichen Bundesinstituts für Arzneimittel und Medizinprodukte (BfArM) sei kaum mit kurzfristigen Mängelrügen und Produktversagungen zu rechnen. Die Einreichung von Nachzulassungsunterlagen war damit faktisch gleichbedeutend mit einem nicht quantifizierbaren Zeitgewinn und der Möglichkeit, auch bei schlechten Aussichten auf eine Zulassungserteilung noch eine Zeit lang weiter verkaufen zu können. Insbesondere in den Fällen, in denen zwar mit einem Mängelbescheid, nicht aber mit einer sofortigen Versagung gerechnet wurde, erschien dies als Übergangsstrategie geeignet. Vielfach wurde zudem der Klageweg beschritten. In bestimmten Fällen gelang es auch, Altarzneimittel als traditionelle Arzneimittel nach § 109 AMG zu legalisieren.

Mittlerweile sind die Folgen des Nachzulassungsverfahrens aber unübersehbar. Vielfach wurden Produktversagungen ausgesprochen oder es wurde doch noch auf die Zulassung verzichtet. Für andere Unternehmen ist bis heute das Schicksal zentraler Umsatzträger und die Frage des weiteren Vorgehens ungewiss. Dabei ist die Zwiespältigkeit vieler Entscheidungsträger spürbar. Einerseits besteht ein massives Interesse, den Status des eigenen Arzneimittels zu verteidigen und wettbewerbsrechtlich gegen Nahrungsergänzungsmittel und ergänzende bilanzierte Diäten im eigenen Marktsegment vorzugehen. Andererseits soll dieser Ausweg nicht endgültig verbaut werden, für den Fall, dass das eigene Arzneimittel doch noch seine Zulassung verliert.

Neben den arzneimittelrechtlichen Rahmenbedingungen sind auch die gesundheitspolitischen Veränderungen prägend für die Veränderungen des Marktes. Insbesondere seit Inkrafttreten des Gesundheitsmodernisierungsgesetzes (GMG) zum 01.01.2004 ergaben sich – wie zu erwarten – Umsatzrückgänge im Bereich der OTC-Arzneimittel. Solche Produkte, darunter viele Phytopharmaka, waren für einige Unternehmen von zentraler strategischer Bedeutung und wurden fortan von den Krankenkassen nicht mehr erstattet. Damit standen sie faktisch in unmittelbarer Konkurrenz zu „indikationsbezogenen" Nahrungsergänzungsmitteln und ergänzenden bilanzierten Diäten. Da der Arzt als Verordner nun an Stellenwert verlor bzw. entfiel, bauten einige Unternehmen ihren wissenschaftlichen Außendienst vollständig ab. Da parallel auch viele Ärzte in bestimmten Fachrichtungen verstärkt in das Geschäft der „Doctor shops" (vgl. Kap. 1.3) mit Nahrungsergänzungsmitteln und ergänzenden bilanzierten Diäten einstiegen, ergab sich eine zusätzliche Verschiebung des Marktes. Bisweilen wirkt es sich für Arzneimittel dabei auch negativ aus, dass sie mit der Angabe von Risiken und Nebenwirkungen in Verkehr gebracht werden müssen, bei „indikationsbezogenen" Lebensmitteln solche Angaben aber nicht zwangsweise vorgeschrieben und auch in der Praxis kaum zu finden sind (s. Kap. 2.3.5 und 2.4.6).

1.2.2 Konsequenzen

Selbstverständlich wurden und werden Nahrungsergänzungsmittel und bilanzierte Diäten permanent in Verkehr gebracht, ohne dass dies mit dem Arzneimittelmarkt zu tun hätte. Nichtsdestotrotz führten die vorab dargestellten Veränderungen dazu, dass inzwischen auch vermehrt solche Firmen in den Markt für Nahrungsergänzungsmittel und ähnliche Produkte eintraten, die diese Präparate früher sogar massiv bekämpften. Überhaupt ist auffallend, dass Supplemente eben kaum von Lebensmittelherstellern entwickelt und angeboten werden, sondern von Unternehmen, die sich im originären Umfeld des Arzneimittelmarktes befinden.

Seit Mitte 2002 ist insbesondere ein drastischer Anstieg von Produkten in einstmals arzneitypischer Form zu verzeichnen, die für sich den Anspruch erheben, ergänzende bilanzierte Diäten zu sein. Die Möglichkeit, trotz des Krankheitswerbeverbotes bei Lebensmitteln (s. Kap. 2.5.2) eine krankheitsbezogene Positionierung zu erreichen, führte dazu, dass plötzlich jedwede Krankheit, Störung und Beschwerde als Zustand gedeutet wurde, der einen medizinisch bedingten Nährstoffbedarf hervorruft und einer diätetischen Behandlung bedarf. Ganz offenkundig erfüllt eine Vielzahl der Produkte aber nicht die Anforderungen an die Produktkategorie (s. Kap. 1.2.3).

Die Neuentwicklung von Produkten erfolgt mit unterschiedlicher strategischer Ausrichtung. In vielen Fällen dienen Neuprodukte als Umsatzalternativen für Arzneimittel, die nicht mehr zugelassen sind oder ihre Zulassung in absehbarer Zeit verlieren. Entsprechend wird versucht, bisherige Indikationen abzudecken oder zumindest Positionierungen zu wählen, die den bisherigen Indikationen sehr ähnlich sind. Bisweilen werden solche Präparate erkennbar mit vermindertem Marketingeinsatz vertrieben. Dies erfolgt primär dann, wenn bei den noch bestehenden Arzneimitteln zwar das Risiko einer Versagung besteht, gleichzeitig aber auch noch die Hoffnung, die Zulassung weiterhin zu erhalten.

Auffallend und nachvollziehbar ist der Versuch, mit der Neukonzeption als Lebensmittel die bisherige Positionierung des Arzneimittels aufzugreifen und/oder zumindest einzelne Inhaltsstoffe der bisherigen Arzneimittel unverändert oder in variierter Form zu übernehmen. Sehr häufig besteht dabei sogar der Wunsch nach einem unmittelbaren Switch der bisherigen Arzneimittel zu Lebensmitteln. Dabei soll vorzugsweise auch das eingeführte Warenzeichen erhalten oder nur durch auf ein Lebensmittel hinweisende Zusätze erweitert werden. In diesen Fällen wird oft der Weg der ergänzenden bilanzierten Diät gewählt, da dies eine indikationsbezogene Positionierung ermöglicht. Auffällig ist, dass dabei häufig nicht die Frage der Zulässigkeit bestimmter Inhaltsstoffe bedacht wird. Zudem wird verkannt, dass auch bei Lebensmitteln, besonders bilanzierten Diäten, ein Nachweis der postulierten Wirkungen und Eigenschaften erbracht werden muss (s. Kap. 2.4.4 u. Kap. 2.5.1). Es fällt auf, dass gerade einige Unternehmen besonders schlecht konzipierte Nahrungsergänzungsmittel und ergänzende bilanzierte Diäten in den Markt bringen, die bisher vorwiegend Arzneimittel vertrieben haben. Ganz offensichtlich werden die Anforderungen, die sich aus LFGB, NemV und DiätV ergeben, nur unzureichend berücksichtigt, weil möglicherweise die Auffassung besteht, Lebensmittel müssten a priori geringere Anforderungen erfüllen als Arzneimittel. Diese Pauschalaussage ist, wie Kap. 2.4 zeigt, falsch. Die Vorgaben an ergänzende bilanzierte Diäten sind nicht im Vergleich zu denen bei Arzneimitteln zu sehen, sondern sind hiervon vollkommen unabhängig.

1.2.3   Marktsituation und Tendenzen

Es wäre falsch und kann auch nicht erwartet werden, dass die Konzeption von Nahrungsergänzungsmitteln und ergänzenden bilanzierten Diäten sich primär an Fragen der Notwendigkeit oder der physiologischen Sinnhaftigkeit orientiert. Die Entwicklung neuer Produkte erfolgt im Wettstreit um Marktanteile und ist deshalb von Marketinggesichtspunkten geprägt. Dies muss jedoch nicht im Widerspruch zu wissenschaftlich fundierten Produktkonzepten stehen. Allerdings finden sich erhebliche Unterschiede in der Realisierung der legitimen Intention, mit den Produkten Umsätze zu erwirtschaften. Entsprechend variiert das Spektrum der angebotenen Präparate aus ernährungsphysiologischer Sicht ganz erheblich, wesentlich abhängig vom ethischen Anspruch des jeweiligen Unternehmens sowie den rechtlichen und ernährungsphysiologischen bzw. lebensmittelwissenschaftlichen Fachkenntnissen.

Ein zentrales Bestreben von Unternehmen ist es, Präparate auf den Markt zu bringen, die ein Alleinstellungsmerkmal aufweisen, d.h. beispielsweise in der Produktbeschaffenheit, der Zusammensetzung, Handhabung oder Zweckbestimmung (zunächst) konkurrenzlos sind. Im Bereich der Nahrungsergänzungsmittel und ergänzenden bilanzierten Diäten sind die Möglichkeiten hierzu aber beschränkt. Ein Grund hierfür ist die Tatsache, dass viele – für innovativ gehaltene – Rohstoffe nicht den Anforderungen an Lebensmittel entsprechen bzw. bisweilen sogar als Arzneimittel anzusehen sind und deshalb gar nicht verwendet werden dürfen. Des Weiteren besteht selten die Möglichkeit, langfristig eine Exklusivität zu wahren, da die Produkte – im Gegensatz zu Arzneimitteln – im Allgemeinen direkt von Wettbewerbern kopiert werden können. Alleinstellungsmerkmale ergeben sich allenfalls bei der Verwendung bestimmter Rohstoffe, für die teilweise eine, manchmal auch nur befristete, Exklusivität gewährt wird.

Bei den am Markt angebotenen Produkten sind verschiedene Tendenzen zu beobachten, die nachfolgend kurz dargestellt werden sollen. Sie weichen in einigen Bereichen von dem ab, was früher beobachtet werden konnte (Hahn 2001).

Tendenz „Produktkopien"

Viele Unternehmen beschränken sich darauf, Kopien bereits bestehender Präparate zu vermarkten oder diese in der Zusammensetzung minimal abgewandelt anzubieten, um so in einem bestehenden oder sich gerade entwickelnden Markt Anteile zu gewinnen. Sobald sich ein neues – nicht zwangsweise innovatives – Produktkonzept als erfolgreich erweist, wird es nachgeahmt. Fragen der Identität mit dem Erstprodukt spielen dabei kaum eine Rolle.

Sehr auffallend war dies beispielsweise im Jahr 2005 bei der Vermarktung von Zimtprodukten, die der besonderen Ernährung von Diabetes mellitus im Rahmen eines Diätplanes[1] dienen sollen. Nach der Publikation einer ersten – methodisch und

---

[1] Es handelt sich bei diesen Produkten also überwiegend nicht um ergänzende bilanzierte Diäten nach § 1 Abs. 4a DiätV, sondern um Diabetiker-Lebensmittel i.S.d. § 12 DiätV. Diese Präparate sollen hier nicht näher behandelt werden, werfen aber verschiedene Fragen auf. So wäre z. B. schon formal zu prüfen, ob sie einem „besonderen Ernährungszweck" dienen (§ 1 Abs. 1 und 2 Nr. 1 b) DiätV) und sich maßgeblich von Lebensmitteln des allgemeinen Verzehrs unterscheiden (§ 1 Abs. 2 Nr. 3 DiätV).

inhaltlich völlig unzureichenden und zum Nachweis der Wirkung nicht ausreichenden – pakistanischen Studie zu blutzuckersenkenden Effekten von Zimt bei Diabetes mellitus (Khan et al. 2003) und der Vermarktung eines ersten Produktes seit Mitte 2004 folgte im Laufe des Jahres 2005 eine Vielzahl weiterer „Zimtkapseln". Diese Produkte variieren allerdings hinsichtlich der qualitativen und quantitativen Zusammensetzung erheblich. Gemeinsam ist ihnen einzig der Bestandteil „Zimt". Dabei werden neben unterschiedlichsten Zimtpulvern verschiedener Sorten auch Zimtextrakte eingesetzt; auch die Dosierungen variieren. Praktisch alle Produkte gründen ihre Existenzberechtigung auf die angeführte Studie. Diese wurde allerdings teilweise bei Patienten mit so stark erhöhten Blutzuckerspiegeln durchgeführt, dass davon ausgegangen werden muss, dass diese die notwendige Standardtherapie nicht erhielten. Es bleibt vor dem Hintergrund der sehr eingeschränkten Datenlage deshalb zu klären, welche Rolle Zimt bei adäquat behandelten Patienten zukommt und ob zwischen den Zimtpräparaten aufgrund der eingesetzten Varietäten und Dosierungen Unterschiede in der Wirksamkeit bestehen.

Ebenso stellt sich beispielsweise die Situation bei der Vielzahl der Nahrungsergänzungsmittel und ergänzenden bilanzierten Diäten mit Isoflavonen (s. Kap. 10.8) zur Beeinflussung von Wechseljahresbeschwerden dar. Hierbei werden höchst unterschiedliche Rohstoffe (Anteil und Form der verschiedenen Isoflavone) und stark variierende Dosierungen verwendet. Entsprechend ist die propagierte Wirkung eines bestimmten Präparates im Einzelfall nicht vorauszusagen und der Bezug auf die internationale – im Ergebnis zudem widersprüchliche – Literatur aus heutiger Sicht nicht sachgerecht, weil ein Vergleich gar nicht möglich ist.

Generell ist also festzustellen, dass Produktkopien von Nahrungsergänzungsmitteln und ergänzenden bilanzierten Diäten zur Irreführung geeignet sind, wenn sie sich auf – möglicherweise in ihrer Wirkung untersuchte – Präparate bzw. Inhaltsstoffe beziehen, mit diesen aber hinsichtlich Zusammensetzung und Dosierung nicht identisch sind.

Tendenz: „Mehr"

Erkennbar ist das Bestreben, Produkte durch immer höhere Dosierungen an Inhaltsstoffen aufzuwerten oder zumindest werthaltiger erscheinen zu lassen. Dass dies in seltenen Fällen von ernährungsphysiologischem Nutzen ist, sei an dieser Stelle nur am Rande vermerkt. In der Vergangenheit waren die Obergrenzen für Vitamine vielfach durch die weithin bekannte Verwaltungspraxis der „Dreifachregel" und eine entsprechende Rechtsprechung fixiert. Nachdem Bundesgerichtshof und Europäischer Gerichtshof entschieden haben, dass diese Rechtspraxis willkürlich ist, kann eine erneute Tendenz zu höheren Dosierungen beobachtet werden.

Vor dem Hintergrund des heute gängigen Abgrenzungskriteriums der „pharmakologischen Wirkung" (s. Kap. 2.8.2) sind im Grundsatz Dosierungen denkbar, die teilweise deutlich oberhalb der üblicherweise mit der Nahrung zugeführten bzw.

16

von den Fachgremien empfohlenen Dosierungen liegen. Grund hierfür ist, dass sich bei den allermeisten klassischen Mikronährstoffen wie Vitaminen und Mineralstoffen kaum pharmakologische Wirkungen erkennen lassen, die über das hinausgehen, was auch durch die Nahrungsaufnahme ausgelöst werden kann (Hahn u. Hagenmeyer 2003). Während der Trend zu einer ausgeprägten Hochdosierung anfangs vor allem bei ergänzenden bilanzierten Diäten zu finden war und mit dem Behandlungsanspruch begründet wurde, ist dies inzwischen auch bei Nahrungsergänzungsmitteln häufiger zu beobachten. Unter toxikologischen Gesichtspunkten kritisch zu sehen ist die Tatsache, dass bisweilen sogar Dosierungen angeboten werden, die oberhalb der langfristig für akzeptabel gehaltenen toxikologischen Grenzwerte (s. Kap. 3.4) liegen. So fand sich im Jahr 2004 ein Nahrungsergänzungsmittel mit 900 I.E. Vitamin E (= 204 mg) in der empfohlenen Tagesverzehrsmenge. Dieser Wert liegt um den Faktor zwei über dem Tolerable Upper Intake Level (UL), der Menge, die insgesamt aus allen Quellen pro Tag maximal aufgenommen werden sollte. Das entsprechende Produkt wurde inzwischen nachvollziehbarerweise als nicht zugelassenes Arzneimittel eingestuft und der Vertrieb als Lebensmittel damit verboten.

Besonders fragwürdig sind die steigenden Dosierungen von sekundären Pflanzenstoffen wie Lycopin, Lutein oder Isoflavonen zu bewerten. Zu diesen Stoffen liegen im Allgemeinen keine akzeptierten Sicherheitsbewertungen vor, sodass das langfristige Risiko einer Zufuhr in Dosierungen deutlich oberhalb der üblicherweise mit der Nahrung aufgenommenen Mengen derzeit nicht beurteilt werden kann. Besonders auffällig war diese Tendenz in jüngerer Zeit beim Carotinoid Lutein und bei Soja-Isoflavonen. Waren beim Lutein (s. Kap. 10.5) lange Zeit Tageszufuhrmengen von 6 mg zu finden (dies entspricht ca. dem Dreifachen der üblichen Aufnahme mit der Nahrung), so werden inzwischen Produkte mit einem Gehalt von bis zu 20 mg/d angeboten. Angesichts dessen, dass bei Dosierungen von β-Carotin in dieser Größenordnung in einigen Studien Risiken gefunden wurden (s. Kap. 3.9.5 u. 10.2), sollte zumindest grundsätzlich in Betracht gezogen werden, dass auch hohe Dosierungen von Lutein Risiken bergen könnten. Bedenken bestehen auch bei der Gabe hochdosierter Isoflavone, nachdem gezeigt werden konnte, dass deren langfristige Gabe (150 mg/d) mit einem erhöhten Auftreten einer Hyperplasie des Endometriums einhergeht (s. Kap. 10.8).

Die Tendenz „Mehr" bedarf damit einer besonderen Beobachtung, da dem meist fehlenden Nutzen extrem hoher Dosierungen in bestimmten Fällen kaum oder nicht abschließend geklärte Risiken gegenüberstehen. Dies sollte aber nicht dahingehend missinterpretiert werden, dass hohe Dosierungen grundsätzlich abzulehnen sind. In bestimmten Fällen, z.B. bei einem Vitamin-B$_{12}$-Mangel infolge einer chronisch atrophischen Gastritis, können effizient und ohne Risiko Nährstoffdosierungen eingesetzt werden, die um den Faktor 150–200 über der für Gesunde empfohlenen Zufuhr liegen.

Tendenz „Pflanzenextrakte"

Ein deutlicher, in den Konsequenzen nicht absehbarer Trend bei neuen Produkten ist der Einsatz von Pflanzenextrakten[2]. Wurden solche Extrakte Lebensmitteln in der Vergangenheit vor allem aus technologischen Gründen oder zur Geschmacksgebung zugesetzt, so finden sie inzwischen vielfach als ernährungsphysiologische Zusätze Verwendung. Dies ist nicht nur bei Nahrungsergänzungsmitteln und bilanzierten Diäten zu beobachten, sondern gleichermaßen bei vielen anderen Lebensmitteln, z. B. Joghurts. Vor dem Hintergrund, dass die Zulassung von Phytopharmaka inzwischen eine kaum überwindbare Hürde darstellt, ist der Zusatz von Pflanzenextrakten gerade in Nahrungsergänzungsmitteln und ergänzenden bilanzierten Diäten nachvollziehbar.

Der Einsatz erfolgt offenkundig in unterschiedlichen, in der Praxis aber kaum voneinander abzugrenzenden Intentionen. Zum einen dienen die Extrakte als Lieferanten für definierte Mengen bestimmter sekundärer Pflanzenstoffe. Dies ist beispielsweise der Fall bei Tomatenextrakten als Quelle für Lycopin (vgl. Kap. 10.4), Grünteeextrakten als Lieferant von Catechinen (vgl. Kap. 10.7), Soja- oder Rotkleeextrakten zum Einbringen von Isoflavonen (vgl. Kap. 10.8) oder auch Tagetes-(Studentenblume-)Extrakten zur Gewinnung von Lutein (vgl. Kap. 10.5). Zum anderen werden Extrakte auch verwendet, um die komplexen und teilweise nur wenig kausal bekannten Wirkungen der jeweiligen Pflanzen zu erzielen. Beispiele hierfür sind die Verwendung von Holunderextrakt (Erkältungskrankheiten), Zimtextrakt (Diabetes mellitus) oder Rosenwurz (Rhodiola rosea, Konzentrationsvermögen).

Die Verwendung von Pflanzenextrakten wirft zahlreiche ernährungsphysiologische, toxikologische und rechtliche Fragen auf, die eine generelle Bewertung von Extrakten verbieten und eine Einzelfallbetrachtung notwendig machen. Schon aus diesen Gründen soll im Rahmen dieses Buches auf eine Darstellung einzelner Pflanzenextrakte verzichtet werden. Darüber hinaus weisen – wie nachstehend noch dargestellt – Extrakte auch nur einer bestimmten Pflanze ein in Abhängigkeit von der Extraktherstellung sehr unterschiedliches Spektrum an Inhaltsstoffen auf, sodass es generell falsch wäre, z. B. „Grünteeextrakt" summarisch zu bewerten.

Als Extrakte werden im Allgemeinen Stoffgemische definiert, die durch selektive Anreicherung charakteristischer Bestandteile aus den jeweiligen Ausgangsmaterialien gewonnen werden (Lebensmittelchemische Gesellschaft 2005). Vielfach ist bei den in Nahrungsergänzungsmitteln und ergänzenden bilanzierten Diäten eingesetzten Extrakten allerdings mangels ausreichender Verkehrsbezeichnungen nicht erkennbar, welche typischen Merkmale der jeweilige Extrakt besitzt. Dies ist vor allem dann der Fall, wenn unterschiedliche Extrakte aus der gleichen Pflanze her-

---

[2] In seltenen Fällen finden auch Extrakte tierischer Organe Verwendung. Wegen der geringen Zahl von Produkten soll dieser Aspekt nicht separat diskutiert werden. Sinngemäß gelten die Ausführungen auch für solche Extrakte.

gestellt werden können. So können Soja-Extrakte beispielsweise reich an Lecithin, Protein oder Isoflavonen sein (Lebensmittelchemische Gesellschaft 2005).

Auffällig ist, dass vermehrt Extrakte von Pflanzen verwendet werden, die bisher als Lebensmittel nicht oder kaum bekannt waren und denen bestimmte Wirkungen bzw. Wirkbereiche zugesprochen werden. Beispiele hierfür sind Extrakte von Rotklee (Wechseljahrsbeschwerden), Olivenblättern (Bluthochdruck), Rosenwurz (Rhodiola rosea, Konzentrationsvermögen), Bockshornklee (Diabetes mellitus) oder Schalen der Grünlippmuschel (rheumatoide Arthritis). In lebensmittelrechtlicher Hinsicht ist darauf hinzuweisen (s. Kap. 2.7 und 2.8), dass sich bei einigen dieser und anderer Extrakte die Frage stellt, ob sie – möglicherweise auch im Gegensatz zu den Ausgangspflanzen – eine zulässige Lebensmittelzutat darstellen oder ggf. als Arzneimittel, Novel Food oder nicht zugelassener Zusatzstoff anzusehen sind. Eine Prüfung ist daher in jedem Einzelfall notwendig.

Wesentlich ist zudem die toxikologische Bewertung von Pflanzenextrakten, da Lebensmittel bekanntermaßen grundsätzlich nicht die Gesundheit gefährden dürfen. Dieser Aspekt ist deshalb bedeutsam, weil vielfach Erfahrungen zur Unbedenklichkeit der jeweiligen Extrakte fehlen. Aus der Tatsache, dass eine Ausgangspflanze in verzehrsüblichen Mengen keine Risiken birgt, kann nicht automatisch geschlossen werden, dies sei auch bei einem Extrakt so, bei dem selektiv bestimmte Komponenten angereichert sind. Noch schwieriger stellt sich die Situation dann dar, wenn zu den Ausgangsmaterialien nicht einmal größere Erfahrungen als normale Bestandteile der menschlichen Ernährung vorliegen. In Form der jeweiligen, selektiv angereicherten Extrakte kann indes noch weniger über mögliche unerwünschte Wirkungen ausgesagt werden. Eine Risikobewertung kann deshalb immer nur für *einen* bestimmten Extrakt erfolgen. Sie muss dessen Charakteristika ebenso berücksichtigen wie den Verwendungszweck und die Dosis (Lebensmittelchemische Gesellschaft 2005). In erster Näherung kann davon ausgegangen werden, dass wässrige Extrakte, bei denen keine weiteren Fraktionierungen vorgenommen wurden, eine hohe Lebensmittelnähe besitzen, weil die wässrige Extraktion als den Verdauungsprozessen im Gastrointestinaltrakt angelehnt betrachtet werden kann.

Schließlich ist der Trend zu einer verstärkten Vermarktung von Pflanzenextrakten in Nahrungsergänzungsmitteln und ergänzenden bilanzierten Diäten auch vor dem Hintergrund der ausgelobten Wirkungen zu beleuchten. Bis auf wenige Ausnahmen liegen zu bestimmten Extrakten keine hochwertig publizierten und aussagekräftigen Humanstudien vor, die wissenschaftlichen Kriterien genügen und die postulierten Wirkungen belegen (s. auch Kap. 3.5). In-vitro-Untersuchungen, Beobachtungsstudien und nicht placebokontrollierte Studien können indes grundsätzlich nie einen ausreichenden Beleg für eine Wirkung erbringen. Entsprechend sind Wirkaussagen in diesen Fällen als irreführend anzusehen (§ 11 Abs. 1 Nr. 2 LFGB, s. Kap. 2.5.1). Zudem ist zu berücksichtigen, dass auch in den Fällen, in denen Studien vorliegen, geprüft werden muss, ob diese mit dem jeweiligen Extrakt (!)

in der konkreten Dosis (!) bei der angesprochenen Zielgruppe (!) durchgeführt wurden.

Wie wesentlich die drei letztgenannten Aspekte sind, zeigt sich am Beispiel der Isoflavone aus Soja und ihrer Wirkung bei Wechseljahrsbeschwerden. Die vorliegenden Humanstudien kommen zu höchst widersprüchlichen Ergebnissen (vgl. Kap. 3.11.5 und 10.8). Dies wird verständlich vor dem Hintergrund unterschiedlichster Soja- bzw. Isoflavonzubereitungen, verschiedener Dosierungen und variierender Studienkollektive. Wie eigene Recherchen zeigen, variieren der Gehalt, das Verhältnis und die Form der Isoflavone (frei vs. glykosidisch gebunden) in kommerziell angebotenen Extrakten wesentlich.

Die fehlende Standardisierung von Pflanzenextrakten in Lebensmitteln stellt damit ein Kernproblem dar, weil der Begriff „Extrakt" keinerlei Aussage dazu trifft, wie der jeweilige Extrakt beschaffen ist und ob er gleiche Eigenschaften besitzt wie ein Rohstoff, zu dem möglicherweise publizierte Wirkungen vorliegen.

Tendenz: „Nahrungsergänzungsmittel für bestimmte Bevölkerungsgruppen"

Nach wie vor zu finden ist die Tendenz, Produkte tatsächlich der vermeintlich auf bestimmte (gesunde) Bevölkerungsgruppen zuzuschneiden. So werden beispielsweise Supplemente für Männer, Frauen, Kinder, Schwangere, Senioren, Sportler und Raucher angeboten. Weit überwiegend handelt es sich dabei um Präparate, die unter den Regelungsbereich der NemV fallen. Lediglich im Falle von Sportlern beruft sich ein Großteil der Produkte auf die Vorgaben der DiätV (Lebensmittel für besondere Muskelanstrengungen, s. Hahn et al. 2004b). Auffällig ist, dass die durch die Namensgebung oder Auslobung suggerierte Anpassung an die jeweilige Personengruppe vielfach nicht oder nur vordergründig umgesetzt wird. Dies ist auch verständlich, zumal sich hierfür meist nur eine begrenzte wissenschaftliche Rationale findet. So ist eine Mengenanpassung nur bei wenigen Personengruppen mit einem deutlich von der erwachsenen Durchschnittsbevölkerung abweichenden Nährstoffbedarf (Kindern, Schwangere, teilweise Senioren) sinnvoll und darstellbar. Demgegenüber sind andere Produktkonzepte ausschließlich als vordergründige und leicht durchschaubare Marketingstrategie anzusehen. So weisen „Männer"-Präparate vorzugsweise etwas höhere Dosierungen an beispielsweise Vitamin C, Vitamin E und Magnesium auf und werden gerne für einen Ausgleich von „männertypischem" Stress in Beruf und Freizeit ausgelobt. „Frauen"-Produkte enthalten eher mehr Folsäure, Eisen und Biotin und sollen der Bewältigung der Doppelbelastung in Familie und Beruf dienen oder die Schönheit von Haut und Haar erhalten. Aus ernährungsphysiologischer Sicht besitzt ein Großteil der derzeit am Markt angebotenen spezifischen Präparate gegenüber „normalen" Nährstoffkombinationen ohne Zielgruppenbezug keinerlei Vorteil oder ist diesen aufgrund einer einseitigen oder eingeschränkten Zusammensetzung sogar unterlegen.

Tendenz „Funktionsbezogene Nahrungsergänzungsmittel"

Bekanntermaßen werden Produkte dann gekauft, wenn sie bestimmte Verbraucherbedürfnisse wecken bzw. bestimmten Erwartungen entsprechen. Hierzu muss der echte oder vermeintliche Produktnutzen deutlich kommuniziert werden. Dies gilt auch im Bereich der Supplemente und wird beispielsweise im vorab dargestellten Bereich der Produkte für bestimmte Bevölkerungsgruppen umgesetzt.

In jüngerer Zeit werden verstärkt Präparate angeboten, die einer bestimmten Funktion dienen sollen. Am deutlichsten zeigt sich dies im Bereich der ergänzenden bilanzierten Diäten, die auf die diätetische Behandlung bestimmter Krankheiten abzielen, sich also ausschließlich an Patienten richten (dürfen, s. Kap. 2.4.3). Im Bereich der Nahrungsergänzungsmittel finden sich parallel hierzu zunehmend Produkte, die vor dem Hintergrund des Krankheitswerbeverbotes (§ 12 Abs. 1 Nr. 1 LFGB, s. Kap. 2.5.2) auf bestimmte Funktionsbereiche des gesunden Menschen abzielen. Im Allgemeinen sind diese vom Produktnamen oder den Werbeaussagen so positioniert, dass sie sich auf das jeweilige „gesunde" Organsystem bzw. bestimmte Körperfunktionen beziehen. Beispiele hierfür sind Präparate „für gesunde Knochen", „ein gesundes Herz-Kreislauf-System", „den Bedarf gesunder Gelenke", „geistige Agilität", „den Ausgleich des Säure-Basen-Haushalts", „einen wichtigen Beitrag zur Senkung der Blutfettwerte" oder „für natürliche Schönheit und gesunde Haut, Haare und Nägel".

Auffallend ist, dass manche Produkte insbesondere in den Internetpräsentationen im Umfeld von Arzneimitteln der gleichen Hersteller beworben werden und damit faktisch in den unmittelbaren Krankheitsbezug und eine entsprechende Erwartung des Konsumenten gesetzt werden. Besonders ausgeprägt ist dies im Bereich Immunsystem, wo häufig und stärker als bei anderen Indikationen versucht wird, am Krankheitswerbeverbot vorbei den unmittelbaren Bezug zu Erkältungskrankheiten herzustellen. So finden sich z. B. Aussagen, wonach Nahrungsergänzungsmittel besonders wertvoll seien „in der kalten und feuchten Jahreszeit, wenn unser Abwehrsystem gefordert ist".

Die ernährungsphysiologische Qualität der unterschiedlichen Produkte ist höchst variabel, sodass sich eine allgemeine Bewertung dieses Trends verbietet. Vielfach enthalten die Produkte Nährstoffkombinationen, die im Hinblick auf die (normale) Funktion des jeweiligen Organsystems von Bedeutung sind (z. B. Calcium und Vitamin D bei Knochenpräparaten). Sofern die mit einem solchen Nahrungsergänzungsmittel zugeführten Mengen so beschaffen sind, dass sie zur Versorgung und damit zum normalen Funktionserhalt beitragen, kann die nutzenspezifische Benennung oder Bewerbung in bestimmten Fällen tatsächlich zur Gesunderhaltung (und damit zur Prävention!) beitragen. Immer wieder ist aber zu beobachten, dass Werbeaussagen als irreführend im Sinne des § 11 Abs. 1 Nr. 2 LFGB angesehen werden müssen, weil sie wissenschaftlich nicht hinreichend gesichert sind. Dies ist dann gegeben, wenn die Produktzusammensetzung entweder qualitativ, d. h. von den

Eigenschaften der enthaltenen Substanzen, oder aber quantitativ, d. h. von der zur Erzielung entsprechender Wirkungen notwendigen Dosierungen, nicht die postulierten Eigenschaften erfüllen. Dieses Problem zeigt sich gleichermaßen bei einem Teil der ergänzenden bilanzierten Diäten.

Anzumerken ist, dass die immer wieder insbesondere in Wettbewerbsprozessen vorgetragene Argumentation fachwissenschaftlich falsch ist, wonach ein Produkt, das auf bestimmte (normale) Körperfunktionen abziele, immer Arzneimittel sei, weil es nicht der Ernährung diene, sondern der Beeinflussung von Körperfunktionen. Dieses Argument erscheint vordergründig-formal plausibel, verkennt aber, dass jedwede Ernährung immer und gewünscht auf den Erhalt und die Beeinflussung von Körperfunktionen abzielt (s. Kap. 3.2). Fraglich kann die Produkteinstufung aber dann sein, wenn den verabreichten Substanzen nach üblichem Verständnis der einschlägigen ernährungswissenschaftlichen Lehrbücher keine Ernährungsfunktion zukommt.

Tendenz „Individuelle Supplemente"

Dieser Trend war bereits vor einigen Jahren zu beobachten und hat nach einem zwischenzeitlichen Abflauen wieder etwas an Bedeutung gewonnen. Vor allem über das Internet wird zunehmend propagiert, „individuell angepasste" Substanzmischungen zur Nahrungsergänzung zu verwenden. Diese werden von den jeweiligen Firmen im Direktvertrieb angeboten oder sollen beispielsweise über Apotheken bezogen werden. Der Gedanke dabei ist, eine Kombination derjenigen Stoffe zusammenzustellen, die für die jeweilige Person und deren Lebenssituation sinnvoll ist. Dabei werden vielfach klare therapeutische Ansätze verfolgt, oftmals unter dem Signum der „orthomolekularen Ernährung". Hiermit soll die Assoziation geschaffen werden zur orthomolekularen Therapie von Erkrankungen durch körpereigene Substanzen, die – seriös praktiziert – als komplementäres Heilverfahren in die Hand von entsprechend spezialisierten Fachkräften gehört.

Bei den beworbenen „individuellen" Mischungen steht hingegen der Marketinggedanke erkennbar im Vordergrund. Die zugrunde liegenden Konzepte sind, so wie sie in der Praxis umgesetzt werden, bestenfalls als pseudowissenschaftlich oder auch vollkommen unsinnig zu bezeichnen. Eine individuelle Anpassung auf wissenschaftlicher Basis ist aufgrund einer Ferndiagnose oder anhand von Ernährungsprotokollen ohnehin nicht möglich, die dabei suggerierte wissenschaftliche Basis für eine abgestimmte Supplementierung nicht gegeben. Teilweise werden den Verbrauchern in diesem Zusammenhang auch Substanzen offeriert, bei denen kein Nachweis der propagierten Wirkung vorhanden ist.

Tendenz „In Studien überprüfte Präparate"

Nicht nur vor dem Hintergrund einer Vermarktung unter Einbeziehung von Ärzten, Heilpraktikern und Apothekern werden mit Nahrungsergänzungsmitteln und ergänzenden bilanzierten Diäten inzwischen vermehrt Interventionsstudien am Menschen durchgeführt. Diese Untersuchungen verfolgen dabei im Wesentlichen zwei, in der Praxis meist nicht zu trennende Ziele: Zum einen sollen solche Studien Produkte rechtlich absichern und beispielsweise den Nachweis des Nutzens für ergänzende bilanzierte Diäten im Sinne von § 14b Abs.1 DiätV (s. Kap. 2.4.4) erbringen oder allgemein dazu beitragen, dass eine Werbeaussage nicht als irreführend nach § 11 Abs. 1 Nr. 2 LFGB eingestuft wird. Zum anderen dienen Studien zur Unterstützung der Produktvermarktung.

Aus fachwissenschaftlicher Sicht sind solche Humanstudien in vielen Fällen schon deshalb unabdingbar, weil mangels geeigneter Literaturdaten andernfalls nicht die entsprechenden Nachweise erbracht werden könnten. Insbesondere Daten aus In-vitro-Experimenten, Tierstudien und epidemiologischen Beobachtungen am Menschen reichen als Nachweis für die beanspruchten Eigenschaften nicht aus (s. Kap. 3.5). Allerdings ist immer wieder zu beobachten, dass die durchgeführten Untersuchungen am Menschen in keiner Form anerkannten und etablierten Kriterien entsprechen oder überhaupt zur Prüfung der jeweiligen Fragestellung geeignet sind. Dies gilt insbesondere für alle Studien, die ohne Kontrollgruppe durchgeführt wurden. Ein derartiges Vorgehen kann per se keine wissenschaftliche Nachweise erbringen, da nicht geprüft werden kann, ob die beobachteten Wirkungen ursächlich auf das verabreichte Präparat selbst zurückgehen oder aber aus anderen Gründen eintreten.

So reicht meist schon die Tatsache aus, überhaupt an einer Studie teilzunehmen, um Effekte zu erzielen. Bewusst oder unbewusst werden von den Probanden Lebensstiländerungen vorgenommen, die das Studienergebnis beeinflussen. Dies dokumentiert sich darin, dass in placebokontrollierten Studien häufig auch unter Gabe des Placebos statistisch signifikante Veränderungen eintreten. Besonders gut dokumentiert ist dies beispielsweise bei der Beeinflussung von klimakterischen Beschwerden durch Soja-Isoflavone. In einer Vielzahl der Studien kam es dabei auch in der Placebogruppe zu deutlichen Verbesserungen (Wolters und Hahn 2004; s. auch Kap. 3.11.5). Selbst in Untersuchungen zum Einfluss von Vitaminen konnten solche Effekte beobachtet werden (Wolters u. Hahn 2003).

Ein wissenschaftlich anerkannter Nachweis ist nach heutigem Verständnis (s. Kap. 3.5) daher alleine auf Basis von randomisierten, placebokontrollierten Studien möglich. Ergibt sich dann am Ende der Studie ein statistisch sicherbarer Unterschied zwischen der Verum- und der Placebogruppe, so kann überhaupt erst von einem Effekt des Präparates gesprochen werden. Nicht kontrollierte Studien mit Lebensmitteln, häufig auch mit dem nicht zutreffenden, aus dem Arzneimittelbereich bekannten Begriff „Anwendungsbeobachtung" bezeichnet, stellen hingegen keinen Wirknachweis dar.

Bisweilen ist in diesem Kontext die sinngemäße Auffassung zu vernehmen, an Studien mit Lebensmitteln könnten solche Anforderungen nicht gestellt werden, da dies sonst dem entspräche, was bei Arzneimitteln notwendig sei. Dieser Standpunkt ist sachlich falsch, weil er die formale Ebene mit der inhaltlichen Ebene vermischt. In formaler Hinsicht gelten bei Studien mit Lebensmitteln selbstverständlich nicht die gleichen Anforderungen wie bei Arzneimitteln. Inhaltlich-methodisch bestehen allerdings im Allgemeinen keine Unterschiede, da ein Nachweis grundsätzlich – unabhängig von der juristischen Produktkategorie – wissenschaftlich nur durch placebokontrollierte Interventionsstudien zu erbringen ist.

Als wissenschaftlich anerkannt sind Untersuchungen zudem immer nur dann anzusehen, wenn die Ergebnisse publiziert wurden. Allerdings erfüllt nicht jede Art der Veröffentlichung die Kriterien, die ihr zu einer Anerkennung verhelfen würden. Ein Indiz für die Güte einer Untersuchung ist die Zeitschrift, in der die Ergebnisse publiziert wurden. Wissenschaftlichen Standards entsprechen nur Zeitschriften mit „peer-review"-Verfahren, bei denen die zur Veröffentlichung eingereichten Arbeiten einer externen Begutachtung durch fachlich ausgewiesene Wissenschaftler unterzogen werden. Es ist dabei die Regel, dass diese Gutachter noch kritische Fragen ausgeräumt sehen wollen bzw. Nacharbeiten an der Publikation einfordern. Da insbesondere die unkontrollierten, ohne Placebogruppe durchgeführten Untersuchungen wissenschaftliche Kriterien nicht erfüllen und einem „peer-review"-Verfahren nicht standhielten, werden sie zumeist in vielgelesenen, aber eher allgemein ausgerichteten, oft deutschsprachigen Organen publiziert, besonders im allgemeinmedizinischen und naturheilkundlichen Bereich.

Die Gründe dafür, warum bisher insgesamt noch wenige bzw. teilweise geringwertige Studien zu Nahrungsergänzungsmitteln und ergänzende bilanzierte Diäten vorliegen, sind deutlich erkennbar. Zum einen herrscht – fälschlich – die Auffasung, die Kosten hierfür seien sehr hoch. Dabei wird verkannt, dass qualitativ hochwertige und etablierten Kriterien entsprechende Studien mit Lebensmitteln vor allem wegen der geringeren Formalanforderungen erheblich preiswerter durchzuführen sind als Arzneimittelstudien. Zum anderen aber besteht bei vielen Produktkonzepten die berechtigte Befürchtung, dass keine relevanten Effekte zu erwarten sind. Gerade in diesen Fällen kann es deshalb nicht verwundern, wenn primär Untersuchungen ohne Kontrollgruppe durchgeführt und in Zeitschriften ohne wissenschaftliche Anerkennung publiziert werden.

Tendenz „Ergänzende bilanzierte Diäten"

Seit Inkrafttreten der 10. Verordnung zur Änderung der DiätV zum 01.01.2002 ist ein wahrer Boom an Präparaten zu beobachten, die für sich in Anspruch nehmen, „Lebensmittel für besondere medizinische Zwecke (bilanzierte Diäten)" im Sinne des § 1 Abs. 4a DiätV (s. Kap. 2.4.2) zu sein. Das verstärkte Produktangebot betrifft dabei nicht die „klassischen" bilanzierten Diäten in Form von z. B. Trink- und Sondennahrungen, sondern primär die ergänzenden bilanzierten Diäten in arzneimitteltypischer Galenik. Diese sind aus Marketingsicht von besonderem Interesse und gleichzeitig juristisch wie interessenspolitisch extrem umstritten. Daher soll nur diese Produktgruppe nachfolgend kurz diskutiert werden; eine ausführliche Darstellung der unterschiedlichen Positionen und eine detaillierte Bewertung der Situation würden den Rahmen sprengen.

Der Trend zu ergänzenden bilanzierten Diäten wird vor dem Hintergrund der in Kap. 1.2.1 dargestellten gesundheitspolitischen und arzneimittelrechtlichen Rahmenbedingungen verständlich und geht auf eine Besonderheit der Produktgruppe zurück, nämlich die gesetzlich vorgeschriebene Angabe einer „Indikation" (s. Kap. 2.4.3). Nach § 21 Abs. 2 Nr. 1 DiätV müssen Lebensmittel für besondere medizinische Zwecke mit dem Hinweis „'zur diätetischen Behandlung von . . .' ergänzt durch die Krankheit, Störung oder Beschwerden, für die das Lebensmittel bestimmt ist" in Verkehr gebracht werden. Aus § 21 Abs. 2 Nr. 2 DiätV ergibt sich weiterhin die Notwendigkeit einer „Beschreibung der Eigenschaften und Merkmale, denen das Lebensmittel seine Zweckbestimmung verdankt". Faktisch wird es hierdurch möglich, bilanzierte Diäten – im Gegensatz zu beispielsweise Nahrungsergänzungsmitteln – krankheitsbezogen zu positionieren und (zumindest scheinbar) auch das Krankheitswerbeverbot des § 12 Abs. 1 Nr. 1 LFGB zu umgehen. Gleichermaßen erscheint es hierdurch auf den ersten Blick möglich, einen Switch für bislang nur fiktiv zugelassene Arzneimittel in Lebensmittel durchzuführen, ohne den arzneimitteltypischen Claim vollständig zu verlieren.

Die ergänzenden bilanzierten Diäten in Kapselform weisen damit in vielfältiger Hinsicht Parallelen zu Arzneimitteln auf. Deshalb kann es nicht verwundern, dass bereits der durch die gesetzliche Deklaration hervorgehobene Anspruch der „Behandlung" kontrovers diskutiert wird. Einerseits wird aus juristischer und fachwissenschaftlicher Sicht die Auffassung vertreten (Kügel 2003, Hahn 2002b), dass die Ernährung von Patienten auf deren Behandlung abziele. Andererseits findet sich die Position, wonach die Produkte nur der Ernährung dienten, eine Behandlung also gar nicht angestrebt oder allenfalls ein Nebeneffekt sei (Streinz u. Fuchs 2003, ALS 2005). Auch in zahlreichen anderen Detailfragen herrscht Unklarheit, so beispielsweise bei der Interpretation des „medizinisch bedingten Nährstoffbedarfs" (vgl. hierzu Kap. 2.4.3), oder der sachgerechten Interpretation der Subsidiaritätsklausel (s. Kap. 2.4.7). Problematisch bleibt vielfach auch die Abgrenzung der ergänzenden bilanzierten Diäten zu Arzneimitteln (s. Kap. 2.8), da bisweilen fälschlicherweise behauptet wird, bereits die Wirkung auf eine Erkrankung spreche für pharmakologische Wirkungen und damit das Vorliegen eines Arzneimittels (s. Kap. 2.8.2). Auch die Rechtsprechung hat bisher nur teilweise dazu beigetragen, offene Fragen zu klären. Die in diesem Bereich bislang ergangenen Urteile erscheinen fachwissenschaftlich wie juristisch zum Teil fragwürdig, nicht nachvollziehbar und bisweilen eher zufällig als begründet. Die höchst variable gerichtliche Bewertung von Sachverhalten hat dazu geführt, dass auch solchen Produkten die legale Anerkennung verweigert wurde, die aus fachwissenschaftlicher Sicht alle Anforderungen erfüllen. Andererseits blieben – durch prozessuales Geschick, weniger durch begründete Entgegnungen – Präparate am Markt, die in hohem Maße zweifelhaft sind. Welche Interpretation der gesetzlichen Vorgaben „richtig" ist und welcher Standpunkt sich möglicherweise langfristig durchsetzt, soll hier nicht diskutiert werden. Auch unabhängig davon, ob Lebensmittel für besondere medizinische Zwecke eher „eng" gefasst oder aber „weit" ausgelegt werden, wird deutlich, dass bei einem Teil der in jüngerer Zeit in Verkehr gebrachten Produkte die Anforderungen der DiätV keinesfalls erfüllt sind. Solche Präparate können entsprechend keine ergänzenden bilanzierten Diäten sein, weil ihnen wesentliche gesetzlich vorgeschriebene Merkmale der Produktkategorie fehlen. Dies betrifft neben formalen Aspekten insbesondere zwei Punkte, die „Indikation" sowie den Nutzen für den angesprochenen Patientenkreis.

Nach den Vorgaben des § 1 Abs. 4a DiätV muss ein Lebensmittel für besondere medizinische Zwecke kurzgefasst für die diätetischen Behandlung von Patienten bestimmt sein. Es dient dabei der Ernährung von Personen mit einer Störung von Nährstoffaufnahme, -verwertung oder –ausscheidung bzw. einem sonstigen medizinisch bedingten Nährstoffbedarf (s. Kap. 2.4.3). Aus der grundsätzlichen Zweckbestimmung von diätetischen Lebensmitteln und den Vorgaben des § 21 Abs. 1 DiätV wird zudem klar, dass es sich um eine genau bestimmte Patientengruppe mit einer definierten Krankheit, Störung oder Beschwerde handeln muss. Derzeit sind viele am Markt befindliche Produkte als nicht verkehrsfähig anzusehen, weil ihre Bestimmung entweder gar keinem diätetischen Zweck entspricht oder aber die „Indikationen" viel zu pauschal gefasst sind (Tab. 1–4). Im ersten Fall werden Zweckbestimmungen deklariert, die in dieser Form keinen aus ernährungswissenschaftlicher und ernährungsmedizinischer Sicht definierten Zustand ansprechen oder aber auf präventive Aspekte anspielen. Beispiele sind die diätetische Behandlung von „Beschwerden in Folge oxidativen Stresses", „bei erhöhtem Nährstoffbedarf" oder bei „Fehlernährung". Diese Pseudoindikationen lassen in keiner Form Raum für eine bilanzierte Diät. Bisweilen werden auch Situationen deklariert, die nach allgemein akzeptiertem Verständnis gar nicht diätetisch zugänglich sind und bei denen insbesondere kein medizinisch bedingter Nährstoffbedarf besteht, z.B. „physische und psychische Stresssituationen", „Stress- oder Erschöpfungszustände" sowie „Konzentrationsstörungen". Derartige Zweckbestimmungen, die inzwischen nur noch vereinzelt zu finden sind, stellen allenfalls den formalen Versuch dar, die Vorgaben der DiätV zu erfüllen.

Häufig werden hingegen Produkte vermarktet, die deshalb nicht den Anforderungen der DiätV entsprechen, weil die Zweckbestimmungen viel zu pauschal gefasst sind. Derartige „unscharfe Indikationen" entspringen dem legitimen Marketingwunsch, möglichst breite Zielgruppen anzusprechen, verkennen aber, dass es sich um genau bestimmbare Patientengruppen handeln muss. So sind Angaben, die sich auf die diätetische Behandlung von „Personen mit eingeschränkter Immunleistung", „kardiovaskulären Erkrankungen" oder von „Personen mit estrogenabhängigen Erkrankungen" beziehen, grundsätzlich zu allgemein gehalten. Weder wird klar, was hierunter im Einzelfall überhaupt zu verstehen ist, noch wäre es möglich,

Tab. 1–4: Beispiele für Angaben, die keine diätetische Zweckbestimmung im Sinne der Vorgaben für bilanzierte Diäten erfüllen

Diätetische Behandlung von (Patienten mit) ...	Bewertung
Konzentrationsstörungen	Keine definierte Krankheit, Störung oder Beschwerde
Amalgamvergiftungen	Keine definierte Krankheit, Störung oder Beschwerde
Gesundheitsstörungen durch chronische Erkrankungen	Keine definierte Krankheit, Störung oder Beschwerde
Beschwerden infolge oxidativen Stresses	Krankheitsbild nicht existent bzw. definiert
Dem Risiko einer Nährstoffunterversorgung	Präventive Zweckbestimmung, keine Krankheit
Augenerkrankungen wie z. B. grauer Star und Makuladegeneration	Zu breit gefasste Patientengruppe
Knochenerkrankungen wie z. B. Osteoporose	Zu breit gefasste Patientengruppe
Stress- und Erschöpfungssyndrome	Kein konkretes und eindeutiges Krankheitsbild
Resorptions- bzw. Stoffwechselstörungen und daraus resultierenden ernährungsbedingten Mangelerscheinungen, z. B. des Herz- und Kreislaufsystems	Kein konkretes und eindeutiges Krankheitsbild, Versuch einer Verknüpfung der verschiedenen möglichen diätetischen Zweckbestimmungen (§ 1 Abs. 4a DiätV, Alternative 1 und 2)

beispielsweise jede Art von Immundefizit oder kardiovaskulärer Erkrankung durch Gabe von Nährstoffen zu „behandeln", d. h. einen anerkannten diätetischen Nutzen zu erzielen. Die diätetische Behandlung derart weit gefasster Krankheits- und Beschwerdebilder ist wissenschaftlich in keiner Form etabliert und auch deshalb gar nicht möglich, weil eine bilanzierte (!) Diät nicht für die Behandlung unterschiedlichster Zustände gleichermaßen geeignet sein kann. Das bedeutet, dass solche Produkte im Allgemeinen auch nicht „nutzbringend und sicher" im Sinne des § 14b Abs. 1 DiätV (s. auch Kap. 2.4.4) für alle angesprochenen Patienten sind. Vielfach werden allgemein und umfassend gehaltene Krankheiten oder Beschwerden durch „z. B."-Angaben ergänzt. Produkte mit Deklarationen wie „zur diätetischen Behandlung von Augenerkrankungen wie z. B. grauer Star und Makuladegeneration" oder „zur diätetischen Behandlung von Knochenerkrankungen wie z. B. Osteoporose" erfüllen aber ebenfalls nicht die Vorgaben der DiätV. Die zusätzliche Angabe einzelner Krankheitsbilder kann nicht darüber hinwegtäuschen, dass die Produkte deklaratorisch zunächst einmal einen viel umfassenderen Patientenkreis ansprechen.

Eindeutig umrissene Krankheiten, Beschwerden und Störungen sind hingegen die diätetische Behandlung von z. B. Osteoporose, erhöhten Homocysteinspiegeln oder rheumatoider Arthritis. Diese Patientengruppen können eindeutig definiert werden und sind auch einer diätetischen Intervention zugänglich.

Nicht nur die diätetische Zweckbestimmung vieler am Markt befindlicher Produkte bedarf einer kritischen Würdigung. Gleichermaßen zweifelhaft ist oft auch die Konformität mit § 14b DiätV. Dort wird gefordert (s. Kap. 2.4.4), dass die Herstellung bilanzierter Diäten auf *„vernünftigen medizinischen und diätetischen Grundsätzen"* zu beruhen hat. Darüber hinaus müssen sie sich *„sicher und nutzbringend verwenden lassen und wirksam sein in dem Sinne, dass sie den besonderen Ernährungserfordernissen der Personen, für die sie bestimmt sind, entsprechen"*. Abgesehen davon, dass auch hier noch einmal auf ein besonderes Ernährungs(!) erfordernis hingewiesen wird, heißt dies, dass bilanzierte Diäten für den jeweiligen Patienten von Nutzen sein müssen.

Ausgehend von der deklarierten Krankheit, Störung oder Beschwerde ist daher im Einzelfall zu prüfen, ob eine bilanzierte Diät diese Anforderungen beim angesprochenen Patientenkreis erfüllt. Bereits aus der Vorgabe *„vernünftiger medizinischer und diätetischer Grundsätze"* folgt, dass die Herstellung der Produkte sich an wissenschaftlich anerkannten Maßstäben messen lassen muss. Dies bedeutet u. a. auch, dass bekannt sein muss, worauf der Nutzen für den Patienten beruht. Es entspräche daher auch nicht solchen Grundsätzen, Patienten mit Stoffen zu behandeln, deren Wirkung nur am Tier nachgewiesen oder aus epidemiologischen Beobachtungen plausibel ist. Ebensowenig kann es medizinisch und diätetisch vernünftig sein, Stoffe oder Stoffgemische zur diätetischen Behandlung einzusetzen, von denen die Wirkprinzipien kaum oder nicht bekannt sind. Abgesehen davon stellt sich in diesen Fällen ohnehin die Frage, ob solche Stoffe einen medizinisch bedingten Nährstoff(!)bedarf decken können.

Der Nachweis des Nutzens für den Patienten hat dabei den Anforderungen zu genügen, die in den Kapiteln 2.4.4 und 2.5.1 dargestellt werden. In der Praxis ist zu beobachten, dass diese Kriterien nicht immer erfüllt sind. Bisweilen gründen sich Produktzusammensetzungen offenkundig auf einzelne Studienergebnisse zu einem bestimmten Fragekomplex. Dabei wird übersehen, dass diesen Einzelergebnissen häufig eine Mehrzahl (nicht einige wenige!) anderer Daten entgegensteht, sodass Belege im Sinne einer wissenschaftlich hinreichend gesicherten Wirkung fehlen. Gleichermaßen erfolgt bei einigen Produkten eine Vermischung qualitativer mit quantitativen Aspekten. Dies bedeutet, dass durchaus anerkannte Studienergebnisse vorliegen, die den Nutzen einer bestimmten diätetischen Maßnahme bei einer definierten Erkrankung zeigen, dies aber nur unzureichend berücksichtigt wird. Ein Produkt muss diesen Daten sowohl qualitativ (von der Zusammensetzung) als auch quantitativ (von den hierfür erforderlichen Mengen) Rechnung tragen. Auffallend ist, dass immer wieder Produkte zu finden sind, bei denen die Mengen nicht ausreichen, um die postulierte Wirkung zu erzielen. Ein diätetischer Nutzen nach den Vorgaben der DiätV ist damit nicht gegeben.

1.3 Vertriebswege für Nahrungsergänzungsmittel

Nahrungsergänzungsmittel und diätetische Lebensmittel dürfen als Lebensmittel grundsätzlich überall verkauft werden, sofern die einschlägigen Bestimmungen des Lebensmittelrechts eingehalten werden. Dies gilt selbstverständlich auch bei ergänzenden bilanzierten Diäten, selbst wenn diese Produkte sich explizit an Patienten richten, erklärungsbedürftig sind und von Gesetzes wegen, so zumindest die Pflichtangabe nach § 21 Abs. 2 Nr. 7 DiätV (s. Kap. 2.4.6), unter ärztlicher Aufsicht verwendet werden müssen. In der Praxis kommt diesem Hinweis damit allenfalls eine Alibifunktion zu.

Die Vertriebswege (s. Abb. 1–2) für beide Produktkategorien ergeben sich im Wesentlichen aus den finanziellen Möglichkeiten sowie der strategischen Ausrichtung und damit auch der Firmenphilosophie der einzelnen Unternehmen und sind entsprechend vielfältig. In bestimmten Fällen, bei vielen formal im Ausland beheimateten Versendern, ist es indes ausschließlich der Versuch, sich den deutschen Lebensmittelgesetzen zu entziehen, was faktisch dazu führt, dass einige dieser Firmen permanent gegen deutsche Gesetze verstoßen. Viele Firmen nutzen verschiedene Vertriebswege gleichzeitig, wobei dies nicht immer erkennbar wird, weil die verschiedenen Bereiche von rechtlich voneinander unabhängigen Unternehmen bedient werden. Der Anteil der verschiedenen Distributionswege schwankt nach Packungen und Umsätzen erheblich. Für verschiedene Bereiche sind gar keine Zahlen zugänglich. Von daher soll nachfolgend darauf verzichtet werden, Marktzahlen zu präsentieren, zumal diese nur eine Momentaufnahme darstellen können.

- Apotheke
- Klassischer Lebensmitteleinzelhandel, Discounter und Drogeriemärkte
- Reformhäuser
- Naturkostläden und Gesundheitsstores
- Ärzte („Doctor shops", an Arztpraxen angegliederte Verkaufsstellen)
- Heilpraktiker
- Ernährungs- und Gesundheitsberater
- Sport- und Fitnessstudios
- Strukturvertrieb (Multi-Level-Marketing)
- Direktvertrieb (Bestellung über Telefon, Post, Internet) durch in Deutschland ansässige Unternehmen
- Direktvertrieb (Bestellung über Telefon, Post, Internet) durch im Ausland ansässige Unternehmen

Abb. 1–2: Vertriebswege für Nahrungsergänzungsmittel

Der **Lebensmitteleinzelhandel sowie Discounter und Drogeriemärkte** haben aufgrund ihrer grundlegenden Marktposition als Versorger für Lebensmittel, Bedarfsgegenstände und Kosmetika auch am Vertrieb von Nahrungsergänzungsmitteln und freiverkäuflichen Arzneimitteln quantitativ, d.h. nach Packungen, einen erheblichen Anteil. Die angebotenen Produkte sind häufig im unteren Preisniveau angesiedelt und die Deckungsbeiträge pro verkaufter Einheit gering. Viele Ketten vertreiben dabei nicht nur Produkte anderer Unternehmen, sondern zunehmend auch Eigenmarken. Für den Verbraucher ist dieser Vertriebsweg oft unbefriedigend. Er sieht sich einem unüberschaubaren Angebot von Präparaten gegenüber, die für ihn nicht oder kaum differenzierbar sind. Eine kompetente Beratung durch sachkundiges Personal ist in der Praxis nicht zu finden, obwohl zum Sortiment üblicherweise auch freiverkäufliche Arzneimittel gehören, für deren Verkauf ein Sachkundenachweis vorgeschrieben ist.

Den Vertrieb über **Reformhäuser** nutzen üblicherweise Firmen, die bewusst eine Positionierung bei Kunden mit einem höheren Interesse an Ernährung und gesunder Lebensweise suchen. Dieses Interesse der Reformhauskäufer an „natürlicher" Unterstützung der Gesundheit ist mit einer höheren Bereitschaft verbunden, hierfür auch mehr Geld auszugeben. Gleichermaßen besteht oft Interesse gegenüber neuen Produkten mit bestimmten gesundheitsbezogenen Wirkversprechen und neuen Inhaltsstoffen, z.B. Pflanzenextrakten. Faktisch sind die in Reformhäusern angebotenen Produkte im Allgemeinen weder qualitativ besser noch ernährungsphysiologisch sinnvoller. Es finden sich gerade im Bereich des Reformhauses vielfach besonders umstrittene oder gänzlich wirkungslose, als Nahrungsergänzungsmittel gekennzeichnete Aloe Vera-, Algen-, Apfelessig- oder Kohlsuppen-Kapseln, denen aus ernährungsphysiologischer Sicht in keiner Form der propagierte Nutzen zukommt und die nicht einmal den Grundanforderungen an die Ergänzung der Ernährung (s. Kap. 2.3.2) gerecht werden. Die Beratungskompetenz in den Reformhäusern ist stark schwankend und hängt vor allem vom Engagement des jeweiligen Unternehmens und der Ausbildung der Mitarbeiter ab. Absolut vergleichbar ist die Situation in **Naturkostläden** und **Gesundheitsstores**. Auch die Kunden dieser Geschäfte stellen eine besondere Erwartung an Gesundheit und Natürlichkeit und werden in diesem Bereich mit Produkten konfrontiert, die genau dieses Bedürfnis zu befriedigen suchen, denen aber aus fachlicher Sicht durchweg kein spezifischer Wert in dieser Hinsicht zukommt.

Eine gemessen am Gesamtmarkt relativ kleine, aber steigende Bedeutung hat der Vertrieb über **Ernährungs- und Gesundheitsberater**, **Heilpraktiker** sowie **Ärzte**. In allen Fällen wird dabei gezielt die Tatsache genutzt, dass der Kunde oder Patient sich mit einem spezifischen Anliegen in die Hand des Beraters oder Therapeuten begibt. Hieraus resultieren nicht nur ein besonderes Vertrauensverhältnis und eine hohe Zustimmung, möglichen Produktempfehlungen zu folgen, sondern gleichermaßen die Bereitschaft, die in diesem Bereich durchweg geforderten hohen Preise zu bezahlen. Neben Nahrungsergänzungsmitteln werden gerade über diesen Distributionsweg in besonderem Maße ergänzende bilanzierte Diäten vermarktet. Sie entsprechen durch ihre Pflichtdeklaration „zur diätetischen Behandlung von..." gerade der Erwartung von Personen mit Gesundheitsstörungen. Inwieweit hier im Einzelfall fachlich korrekt und fundiert beraten wird, kann nicht beurteilt werden. Es muss aber davon ausgegangen werden, dass hierbei regelmäßig gegen die Vorschriften zum Schutz vor Täuschung (vgl. Kap. 2.5.1) sowie das Krankheitswerbeverbot verstoßen wird. Auffallend ist im Übrigen, dass in diesem Segment viele der Produkte angesiedelt sind, die sich der orthomolekularen Medizin als komplementärer Disziplin verschreiben. Die Einbindung der Berater, Heilpraktiker und Ärzte in die jeweiligen Vertriebssysteme erfolgt im Wesentlichen durch unmittelbare prozentuale Beteiligungen am Verkauf und/oder durch Bonussysteme und trägt bisweilen erheblich zu deren Umsatz bei. In rechtlicher Hinsicht hat der Absatz über Ärzte immer wieder zu Diskussionen geführt. Inzwischen werden aber meist ausgeklügelte Geschäftskonstruktionen gewählt[3], die zumindest formal mit ärztlichem Standesrecht vereinbar sind. Für einige Unternehmen ist dieser Absatzkanal der einzige oder zumindest der zentrale Distributionsweg. Dieser wird jedoch nicht nur von einheimischen Unternehmen mit legalen Produkten genutzt, sondern auch von im Ausland ansässigen Firmen, die auf diesem Weg Präparate vertreiben, die nicht dem deutschen Lebensmittelrecht entsprechen.

Über **Sport- und Fitnessstudios** werden insbesondere Präparate vertrieben, die den spezifischen Wünschen von Sportlern entsprechen. Dies sind vor allem Muskelaufbau und Leistungssteigerung sowie die Behandlung sportlerspezifischer Probleme, z. B. Kniebeschwerden. Auffallend ist, dass gerade auf diesem Weg neben verkehrsfähigen Nahrungsergänzungsmitteln auch zahlreiche Produkte vertrieben werden, die den gesetzlichen Anforderungen nicht entsprechen. Vielfach finden sich dabei Zutaten, die als nicht zugelassene Zusatzstoffe oder auch als Arzneimittel anzusehen sind, z. B. Methylsulfonylmethan (MSM), Extrakte von Boswellia serrata (Weihrauch) oder Tribulus terrestris (Bürzeldorn).

Der **Strukturvertrieb**, auch als Multi-Level-Marketing oder Schneeballsystem bekannt, ist dadurch gekennzeichnet, dass die Waren über ein pyramidenförmig aufgebautes Netz von „Beratern" vertrieben werden. An der Spitze stehen üblicherweise einige wenige Personen, die die Ware an Regionalleiter verkaufen, die sie dann ihrerseits an die Leiter kleinerer Gebiete abgeben usw., bis sie schließlich dem Endkunden angeboten wird. Ziel ist es dabei immer, zunächst in Privathaushalten oder bei Werbepartys im eigenen Bekanntenkreis zu verkaufen bzw. Bestellungen zu sammeln und dort auch neue „Berater" anzuwerben, da dies letztlich mit einem Aufstieg in der Hierarchie und damit besseren Verdienstmöglichkeiten verbunden ist. Strukturvertrieb von Nahrungsergänzungsmitteln bedeutet in der Praxis regel-

---

[3] „Doctor shops" oder „Gesundheitsinsitute" im direkten Umfeld der Praxis, häufig in benachbarten Räumen. Neben Verkauf von Produkten werden hier zunehmend auch Beratungen sowie verschiedene alternative Therapieformen angeboten.

mäßig auch, dass von unqualifizierten Laienberatern Präparate mit wissenschaftlich nicht haltbaren Versprechen zum Gesundheitsnutzen verkauft werden. Charakteristisch ist die manchmal geradezu sektenartige Einschwörung der Berater auf das Produkt und der ungebrochene Glaube, dass gerade dieses Präparat gegenüber allen anderen auf dem Markt angebotenen Produkten vorteilhaft sei. Eine offene Informationspolitik wird generell vermieden, eine gewisse Mystifizierung scheint erwünscht. Hinsichtlich der ernährungsphysiologischen Wertigkeit kann über die Präparate, die über einen Strukturvertrieb vermarktet werden, kein generelles Urteil gefällt werden. Es finden sich gelegentlich marktübliche Nahrungsergänzungsmittel, aber auch zahlreiche Produkte mit zweifelhafter Zusammensetzung, die den suggerierten ernährungsphysiologischen Nutzen nicht erfüllen (z. B. Obst- und Gemüsekonzentrate, Gelee Royale, Aloe Vera, Noni-Saft). Daneben werden auf diesem Weg auch Präparate vermarktet, die in Deutschland nicht verkehrsfähig sind. Bekannt sind in jüngster Zeit die Aktivitäten verschiedener aus Holland heraus agierender Unternehmen, die vorgaben, mit ihren Präparaten Tumorpatienten heilen zu können. Allen Angeboten gemeinsam ist die Tatsache, dass die Präparate gemessen an der Leistung weit überteuert sind. Aufgrund des Marketingkonzeptes und der Tatsache, dass auf jeder Vermarktungsstufe Personen mitverdienen, ist dies verständlich. Charakteristisch sind außerdem die in vielen Fällen abenteuerlichen Versprechungen zum Nutzen der Produkte, die durchweg wissenschaftlich nicht haltbar sind und oft gegen zahlreiche gesetzliche Vorschriften verstoßen. Erschwert wird eine juristische Kontrolle und angemessene Sanktionierung dadurch, dass die Werbung nicht über die üblichen Medien erfolgt, sondern in Veranstaltungen, zu denen gezielt eingeladen wird. Hierdurch wird es in der Praxis möglich, die Produkte mit irreführenden und krankheitsbezogenen Aussagen anzubieten, ohne dass dies im Allgemeinen geahndet werden kann.

Mittlerweile finden sich zahlreiche in **Deutschland ansässige Unternehmen**, die einen **Direktbezug** ihrer Produkte anbieten, den Kunden also direkt beliefern. Die Bestellung erfolgt üblicherweise telefonisch, über das Internet oder auf dem Postweg. Das Spektrum der im Direktvertrieb tätigen Unternehmen ist ausgesprochen heterogen. Neben einigen wenigen umsatzstarken und bekannteren Firmen findet sich eine Vielzahl kleiner Anbieter, oft Ein-Personen-Unternehmen, die ihre Produkte teilweise als Nebenerwerb anbieten. Das Produktsortiment ist vielgestaltig. Es umfasst bei vielen Unternehmen neben physiologisch sinnvollen Präparaten meist auch die gerade gängigen Modeprodukte, z. B. Aloe-Vera-Produkte oder Kapseln mit Grünlippmuschelpulver. Gerade einige kleine Anbieter, die ihre Waren nur über das Internet anbieten, verkaufen aber auch Präparate, die in Deutschland nicht zulässig und als Arzneimittel anzusehen sind. Wie eigene Recherchen zeigten, werden dabei bisweilen von Laien illegale Produkte distribuiert, die aus den USA oder Holland stammen, ohne dass den Anbietern überhaupt die Rechtslage bewusst ist. Es ist offenkundig, dass bei diesem Vertriebsweg die Lebensmittelüberwachung vollständig versagt und selbst Produkte, die die Gesundheit gefährden können, weiterhin in Verkehr bleiben. Auffallend ist auch ein zunehmendes Angebot von Produkten in **Internet-Auktionen**. So bietet beispielsweise eine führende Internetauktions-Plattform bereits auf der Startseite regelmäßig eine Vielzahl von nicht verkehrsfähigen oder irreführend beworbenen Produkten, die vorgeben, zu einer erheblichen Gewichtsabnahme beizutragen. Die Produktbeschreibungen der meist auch in Deutschland ansässigen Verkäufer verstoßen dabei durchweg gegen eine Vielzahl lebensmittelrechtlicher Bestimmungen.

Eklatant sind die vielfältigen wettbewerbs-, lebensmittel- und arzneimittelrechtlichen Verstöße auch bei Unternehmen, die einen **Direktvertrieb aus dem Ausland** anbieten. Dabei handelt es sich weitgehend um den illegalen Versand aus den Niederlanden, vereinzelt auch aus Österreich und der Schweiz. Die Mehrzahl der angebotenen Produkte ist nach deutschem Recht schon von der Zusammensetzung nicht als Lebensmittel verkehrsfähig. Überwiegend sind die Präparate als nicht zugelassene Arzneimittel einzustufen, womit die Vermarktung eine Straftat darstellt. Bei vielen Produkten besteht zudem aufgrund der teils extrem hohen Dosierungen bestimmter Nährstoffe oder der Verwendung von z. B. Arzneipflanzenextrakten oder Stoffen mit hormonartiger Wirkung eine Gefährdung der Gesundheit. Auch die Zweckbestimmungen sind meist arzneilicher Art; ein wissenschaftlich belegbarer Nutzen fehlt. Zusammensetzung und Bewerbung entbehren entweder jedweder Grundlage oder aber beruhen auf halb- und pseudowissenschaftlichen Ansätzen. Trotz der eindeutigen rechtlichen Situation besteht vielfach nur eine geringe Chance, den Vertrieb der Produkte zu unterbinden. Als unerlaubte Arzneimittel könnten sie zwar grundsätzlich durch den Zoll beschlagnahmt werden, der Zugriff bleibt aber eher zufällig, wenn die Waren in unscheinbarer Verpackung versendet oder durch Paketdienste ausgeliefert werden.

Die Kundengewinnung bei den wenigen marktbedeutsamen Unternehmen im Direktvertrieb erfolgt sowohl bei den im Inland als auch den im Ausland ansässigen Firmen vowiegend durch Werbeanzeigen, besonders im Bereich der Yellow Press, durch Mailings, d. h. durch mehr oder minder umfangreiche Massenwerbebriefe an potenzielle Zielgruppen sowie Kataloge, die Zeitschriften beigelegt oder als Postwurfsendungen verschickt werden. Eine fachliche Beratung wird nur von wenigen Unternehmen geboten, vielfach beschränkt sich das Angebot auf die Bestellannahme und zweifelhafte Auskünfte. Demgegenüber finden sich aber auch einige Firmen, in denen wissenschaftliches Fachpersonal fachlich korrekt und an den Bedürfnissen der Kunden orientiert berät.

Der Vertriebsort **Apotheke** wird von einigen Firmen exklusiv genutzt, von anderen aber auch in Verbindung mit Vertriebswegen wie Lebensmitteleinzelhandel oder Direktvertrieb, um Marketingsynergien zu erreichen. Für den Konsumenten ist die Apotheke einerseits mit hoher Seriosität verbunden, andererseits mit dem Gedanken an „Apothekenpreise". Gerade die Preisgestaltung im Sektor Nahrungsergänzungsmittel macht aber deutlich, dass letzteres nicht immer zutrifft und häufig andere Vertriebswege – insbesondere der Strukturvertrieb – deutlich teurer sind.

Grundsätzlich bietet die Apotheke den potenziellen Vorteil, dass der Interessent dort kompetent beraten werden könnte. In der Praxis ist die Beratungsqualität allerdings naturgemäß stark schwankend; sie hat sich aber durch eine Vielzahl von Weiterbildungsmaßnahmen im Bereich der Nährstoffsupplemente in den vergangenen Jahren deutlich verbessert. Bedauerlicherweise werden Seriosität und Kompetenz der Apotheken gerade beim Vertrieb von Nahrungsergänzungsmitteln oftmals missbraucht. So finden sich beinahe regelmäßig neue Produkte mit unsinniger Zusammensetzung oder einer arzneilichen Zweckbestimmung, deren Werbung wahre Wunder verspricht und die in Anzeigen „exklusiv" über die Apotheke angeboten werden. Der Vertrieb über die Apotheke ist dabei aus Kostengründen vielfach die einzige Möglichkeit für die entsprechenden Unternehmen, das Produkt überhaupt verkaufen zu können: Die Abgabe über den Lebensmitteleinzelhandel setzt die Zahlung hoher Listungsgebühren und vielfach Umsatzgarantien voraus. Für den Aufbau eines Direktvertriebs sind höhere Vorinvestitionen für Mailings notwendig, der Aufbau eines Strukturvertriebsnetzes gestaltet sich als langwierig. Der Apothekenverkauf setzt hingegen nur die geringe Investition in eine Pharmazentralnummer und eine Bevorratung des Großhandels voraus. Vor dem Hintergrund, dass einige dieser Produkte nur einen kurzen Lebenszyklus aufweisen, bis sie entweder verboten werden oder aber die Modewelle abgeebbt ist, ist die „Apothekenexklusivität" dem Ruf der Apotheke nur abträglich. Vom einzelnen Apotheker erfordert dies unabhängig von der unklaren Rechtssituation, die mit zweifelhaften Produkten häufig verbunden ist, letztlich eine persönliche Entscheidung, den Verkauf eines solchen Präparates abzulehnen oder eine Verdienstmöglichkeit zu nutzen. Zwar ist der Pharmagroßhandel dazu übergegangen, sich von den jeweiligen Anbietern der Produkte Gutachten freier Sachverständiger zur Verkehrsfähigkeit vorlegen zu lassen, dies bietet aber offenkundig im Einzelfall nicht immer einen Schutz vor der Listung nicht verkehrsfähiger Produkte. Über die Gründe hierfür soll nicht spekuliert werden, auch wenn sie auf der Hand liegen dürften.

1.4   Irreführende „Pseudoprodukte"

Nahrungsergänzungsmittel gerieten in früheren Jahren vor allem deshalb in Verruf, weil unseriöse Unternehmen immer wieder Produkte „zur Nahrungsergänzung" anboten, die aufgrund ihrer Zusammensetzung keinen Ergänzungscharakter besaßen, aber mit irreführenden, weit überzogenen und wissenschaftlich durch nichts zu belegenden Versprechungen vermarktet wurden. Gleichermaßen war dies in der Anfangszeit der ergänzenden bilanzierten Diäten verstärkt zu beobachten. Von einer seriösen Analyse müssen derartige Produkte ausgeschlossen werden. Sie entsprechen so offenkundig nicht den Anforderungen an die jeweiligen Produktkategorien, dass sie keiner fachlichen Würdigung bedürfen. Interessant sind allerdings die Hintergründe und Vermarktungsstrategien solcher Präparate.

Im Wesentlichen sind dabei zwei Produktgruppen zu unterscheiden: Einige Produkte können aufgrund ihrer Zusammensetzung als physiologisch „harmlos" angesehen werden. Sie enthalten entweder zulässige Dosen an z. B. bestimmten Vitaminen, Apfelessig, Olivenöl, „Kohlsuppenkonzentrat" oder Aloe Vera. Die den Präparaten zugesprochene Wirkung wird hierdurch nicht erreicht, weil entweder die Dosen für einen Effekt zu gering sind oder aber, was viel häufiger vorkommt, der postulierte Zusammenhang gar nicht besteht. Hiervon abzugrenzen sind Produkte, die zwar als Lebensmittel angeboten werden, aber eindeutig nicht zugelassene Arzneimittel darstellen, beispielsweise Hormone wie DHEA oder Melatonin, oftmals als „Altersbremse" und Schutz vor zahlreichen Erkrankungen angeboten (s. Kap. 13). Von solchen Stoffen geht ebenso wie von stark überhöhten Zufuhren bestimmter Nährstoffe ein im Einzelfall unkalkulierbares toxikologisches Risiko aus. Zudem ist auch in diesen Fällen die Wirkung durchweg nicht belegt. Tab. 1–5 listet exemplarisch einige Pseudoprodukte und die versprochenen Wirkungen auf.

Deklaration und Werbung versprechen oder suggerieren für viele dieser Mittel ausgeprägte präventive oder therapeutische Effekte, die beim Verbraucher auf große

Tab. 1–5: Beispiele für nicht als Nahrungsergänzungsmittel anzusehende Produkte (als Nahrungsergänzungsmittel angebotene Substanzen bzw. Präparate, die als Arzneimittel einzustufen sind und/oder nicht den angepriesenen Nutzen besitzen)

Produkte / Substanz	Angepriesene Wirkung
Apfelessig-Kapseln	Gewichtsreduktion
Pu-Erh-Tee-Kapseln	Gewichtsreduktion
Olivenöl-Kapseln	„Mittelmeerkost" (Herz-Kreislauf-Prävention)
Chitosan (Deacetyliertes Chitin)	„Fettfalle" (Gewichtsreduktion), Wundheilung, Antitumorwirkung, antibakterielle Eigenschaften
„Lycoven" (Lycopin und einige Vitamine)	„Gegen schwere Beine" und „Besenreiser"
„Meeresalgen-Bioschlank-Faktor"	Gewichtsreduktion
Kombucha-Kapseln	Gewichtsreduktion
Guarana	Stärkungsmittel
L-Carnitin	Fettabbau
DHEA	Altersbremse
Melatonin	Verzögerte Alterung, Vitalität
Hochdosierte Nährstoffpräparate	Schutz vor verschiedenen Erkrankungen, insbesondere Herzinfarkt
„Joghurt-Bifidus"-Tabs	Gewichtsreduktion

Resonanz stoßen. Unter wissenschaftlichen Gesichtspunkten beruhen die versprochenen Wirkungen im besten Fall auf Plausibilitätsbetrachtungen, teilweise entbehren sie auch jedweder wissenschaftlichen Grundlage. Insgesamt verstößt die Werbung praktisch ausnahmslos gegen zahlreiche Vorschriften des Lebensmittel-, Arzneimittel- und Heilmittelwerbegesetzes sowie des Gesetzes gegen den unlauteren Wettbewerb (siehe Kap. 2.3 und 2.5).

Der Erfolg von Pseudoprodukten ist im Wesentlichen darauf zurückzuführen, dass sie (durch die gesetzeswidrigen Aussagen) scheinbar einfache, klare und eindeutige Lösungen für häufig anzutreffende Gesundheitsprobleme bieten. Sie erfreuen sich dabei meist einer – vielfach nur kurzzeitigen – starken Nachfrage, die aber unter ökonomischen Gesichtspunkten für den Vertreiber lohnend ist, da der effektive Warenwert durchweg minimal, die Verkaufspreise hingegen hoch sind. Besonders lukrativ ist das Geschäft mit den Pseudoprodukten dann, wenn es durch begleitende PR-Maßnahmen – vorzugsweise durch Fernseh-Talkshows mit „Betroffenen" – gelingt, Glaubwürdigkeit aufzubauen oder das Image einer bekannten Person zu nutzen. Auf diesem Prinzip beruhte der Erfolg von Melatonin, einem Paradebeispiel für solche Produkte, das Ende 1995 massiv als Nahrungsergänzungsmittel vermarktet und dann als Arzneimittel verboten wurde. Auch die immer noch anhaltende Nachfrage nach Aloe-Vera-Produkten wurde durch derartige Maßnahmen ausgelöst.

Neben der direkten Form, Substanzen in Werbeanzeigen als Wundermittel anzupreisen, ist eine zweite Marketingstrategie erkennbar, die Seriosität und Kompetenz suggerieren soll. Dabei werden mehr oder minder ausführliche „Hintergrundinformationen" zum jeweiligen Produkt angeboten. Diese Informationen sind unbeschadet davon, dass sie meist rechtlich nicht zulässig sind, inhaltlich im Ansatz korrekt, verständlich aufbereitet und vermitteln dadurch dem Leser einen sachlichen Eindruck. In die Ausführungen eingestreut finden sich allerdings dann Wirkaussagen, die jeder Grundlage entbehren oder weit überzogen sind. Besonders beliebt ist es in diesem Zusammenhang, angebliche oder tatsächliche Forschungsergebnisse zu den besonderen Wirkungen des Inhaltsstoffes zu zitieren. Durch die Angabe von Namen, Universitäten und anderen Forschungseinrichtungen entsteht der Eindruck, die versprochenen Wirkungen seien wissenschaftlich belegt und bahnbrechend oder absolut neu. Pseudoprodukte werden zudem vielfach zu weit überhöhten Preisen angeboten, die in keinem Verhältnis zum objektiven Wert stehen.

Inzwischen ist erkennbar, dass viele Firmen ihre unseriösen Aktivitäten aus Deutschland heraus ins benachbarte Ausland verlagert haben oder aber solche Produkte ausschließlich über das Internet anbieten. Dies ist eine Folge der inzwischen sehr viel häufigeren und auch strikteren Ahndung des Vertriebs von Pseudoprodukten. Hierdurch ist die Zeitspanne, in der es möglich ist, die Produkte zu vertreiben und ökonomisch auszuschlachten, kürzer geworden als früher. Es ist auffallend, dass inzwischen einige früher in Deutschland ansässige Firmen ihren Sitz in die Niederlande verlagert haben, oft in Orte unmittelbar in Grenznähe. Beliebte Standorte sind auch Österreich und die Schweiz. Recherchen haben ergeben, dass einige dieser Firmen faktisch aber durchaus in und aus Deutschland arbeiten oder zumindest Teile ihrer Vertriebsstruktur (z. B. Call-Center, Versand) von hier aus betreiben. Der Vertrieb der Produkte ist damit nach deutscher Gesetzgebung nach wie vor illegal. Allerdings sind die Möglichkeiten, den Vertrieb zu unterbinden, vergleichsweise gering. Damit ist es auch zu erklären, dass die Marketingstrategien insgesamt noch aggressiver und die Werbeaussagen deutlich indikationsbezogener geworden sind.

2 Rechtliche Rahmenbedingungen für Nahrungsergänzungsmittel und bilanzierte Diäten

Rechtliche Definition, Einordnung und Abgrenzung von „Nahrungsergänzungsmitteln" und „Lebensmitteln für besondere medizinische Zwecke (Bilanzierte Diäten)[1] " werfen in der Praxis zahlreiche Fragen auf. Beide Produktkategorien werden in wissenschaftlicher wie auch in juristischer Hinsicht kontrovers diskutiert. Die rechtlichen Vorgaben und die sich daraus ergebenden wissenschaftlichen Anforderungen sind überaus komplex und erfordern die Berücksichtigung unterschiedlicher Aspekte. Ziel dieses Kapitels ist es, die grundlegenden rechtlichen Rahmenbedingungen für beide Produktkategorien darzustellen und in ihrer praktischen Bedeutung zu erläutern. Dies kann allerdings nur ansatzweise und exemplarisch erfolgen. Der Umfang der zu berücksichtigenden Vorgaben, aber auch die spezifischen Probleme im Einzelfall, erfordern es, jedes Produkt separat zu analysieren und lebensmittelrechtlich wie fachwissenschaftlich zu bewerten.

Für Nahrungsergänzungsmittel und bilanzierte Diäten ergeben sich unterschiedliche Anforderungen. Beiden Produktgruppen ist gemeinsam, dass sie rechtlich als Lebensmittel gelten. Die äußere, einstmals eher für Arzneimittel typische Erscheinung, aber auch Deklaration und Bewerbung sowie die offenkundig hohen Erwartungen vieler Konsumenten an solche Produkte (Wolters u. Hahn 2001) führen jedoch zu Berührungspunkten mit Arzneimitteln. Faktisch sind Nahrungsergänzungsmittel und insbesondere ergänzende bilanzierte Diäten in Kapsel- oder Tablettenform bzw. ähnlichen Darreichungen hierdurch in einem Grenzbereich und im Spannungsfeld unterschiedlichster Interessen und Meinungen angesiedelt.

Forciert durch die rechtlichen sowie politischen und damit auch wirtschaftlichen Veränderungen bei Arzneimitteln entstand ein boomender und nicht mehr überschaubarer Markt für verschiedenste „Gesundheitslebensmittel", also Produkte, die rechtlich als Lebensmittel gelten, in gewissem Umfang jedoch wie Arzneimittel am Markt positioniert werden. Neben rechtskonformen und auch wissenschaftlich begründeten Produkten finden sich gleichermaßen unzulässige oder zumindest zweifelhafte Präparate. Bislang lag, insbesondere bei Nahrungsergänzungsmitteln, ein Grund hierfür darin, dass für die Produktgruppe keine rechtliche Legaldefinition vorlag. Da verbindliche Vorgaben fehlten, wurden die Produkte bereits innerhalb

---

[1] Die Bezeichnungen „Lebensmittel für besondere medizinische Zwecke" und „Bilanzierte Diät" werden im Folgenden synonym verwendet.

Deutschlands, mehr noch aber in verschiedenen Ländern der EU, höchst unterschiedlich gehandhabt.

Die differierenden Haltungen der einzelnen EU-Mitgliedstaaten führten zu einer erheblichen Rechtsunsicherheit im europäischen Binnenmarkt und zur Behinderung des freien Warenverkehrs. Inzwischen liegen sowohl für Nahrungsergänzungsmittel als auch für bilanzierte Diäten einschlägige Rechtsvorschriften vor. Das Europäische Parlament und der Rat haben bereits am 10.06.2002 die Richtlinie über Nahrungsergänzungsmittel (Richtlinie 2002/46/EG) erlassen. Ihre Umsetzung in deutsches Recht erfolgte mit der am 28. Mai 2004 in Kraft getretenen Verordnung über Nahrungsergänzungsmittel (NemV). Somit existieren nun spezielle Vorschriften für diese Produktgruppe, wenngleich zahlreiche Fragen weiterhin offen bleiben. Die grundlegenden Vorgaben der NemV werden in Kap. 2.3 vorgestellt und erläutert.

Die Produktgruppe der Lebensmittel für besondere medizinische Zwecke (bilanzierte Diäten) wurde bereits mit der Richtlinie 1999/21/EG auf europäischer Ebene rechtlich implementiert. Ihren Eingang in deutsches Recht fanden die Produkte mit der 10. Verordnung zur Änderung der Diätverordnung (DiätV) zum 01.01.2002. Was unter bilanzierten Diäten zu verstehen ist und welche Anforderungen an sie zu stellen sind, ist Gegenstand von Kap. 2.4.

Die Differenzierung beider Produktgruppen voneinander, aber auch von anderen diätetischen Lebensmitteln, Functional Food, Medizinprodukten und Arzneimitteln ist ein zentrales praktisches Problem. Insbesondere die Abgrenzung zu Arzneimitteln steht gerade bei den bilanzierten Diäten immer wieder in der Diskussion. In der Praxis ist es häufig sehr schwierig, eine eindeutige rechtliche Zuordnung vorzunehmen. Die sich daraus ergebenden Probleme sind vielfältig und würden den Rahmen dieses Buches sprengen. Nachfolgend sollen daher in Kap. 2.8 nur einige grundsätzliche Aspekte zu diesem Fragenkomplex dargestellt werden. Für eine detaillierte Darstellung sei auf das Literaturverzeichnis verwiesen.

2.1 Einfluss des europäischen auf das deutsche Lebensmittelrecht

Die europäische Rechtsetzung übt inzwischen einen starken Einfluss auf das deutsche Recht aus. Daher erscheint es erforderlich, kurz die Beziehung zwischen europäischem und deutschem Lebensmittelrecht zu erläutern.

2.1.1 Ziele und Grenzen der Rechtsharmonisierung

Wie auch in anderen Rechtsbereichen dient das europäische Lebensmittelrecht der Sicherstellung des europäischen Binnenmarktes und der Verminderung von Handelshemmnissen zwischen den Mitgliedsstaaten (Art. 3 EGV-Vertrag). Die wesentlichen Ziele des europäischen Lebensmittelrechts liegen in einem umfassenden Gesundheits- und Täuschungsschutz sowie einer adäquaten Verbraucherinformation. Als Mitgliedsstaat der Europäischen Union (EU) hat sich Deutschland an den lebensmittelrechtlichen Vorgaben des europäischen Lebensmittelrechtes zu orientieren. Historisch gesehen bestanden deutsche Regelungen und Begriffsbestimmungen bereits lange vor der Gründung der Europäischen Gemeinschaft. Daher erfolgte eine permanente Anpassung der nationalen Vorschriften an die europäischen Vorgaben. In vielen, aber keineswegs allen Bereichen hat inzwischen eine Rechtsharmonisierung stattgefunden.

Ist ein Lebensmittel in einem Mitgliedsstaat rechtmäßig im Handel, so müssen andere Mitgliedsstaaten das Inverkehrbringen des gleichen Präparates grundsätzlich innerhalb der eigenen Landesgrenzen akzeptieren. Dies gilt selbstverständlich für jede Form von Lebensmittel, also auch für Nahrungsergänzungsmittel und bilanzierte Diäten. Ausnahmen von dieser Regel sind nur dann zu rechtfertigen, wenn entgegenstehende einzelstaatliche Regelungen existieren, die von den jeweiligen Mitgliedsstaaten für notwendig erachtet werden, um den Gesundheits- und Verbraucherschutz sicherzustellen. Das nationale Recht der Mitgliedsstaaten besitzt also einen separaten Bedeutungsraum. Es obliegt den nationalen Behörden und Gerichten im Einzelfall zu entscheiden, ob ein Präparat den nationalen Rechtsvorschriften entspricht oder nicht. Dies wurde bisher damit begründet, dass das europäische Lebensmittelrecht nicht alle Bereiche vollständig regelte. Folglich werden Nahrungsergänzungsmittel innerhalb der EU-Mitgliedstaaten zum Teil immer noch sehr unterschiedlich bewertet.

Die häufig zu hörende Auffassung, dass ein Produkt, das in einem EU-Land rechtmäßig verkauft wird, immer auch in allen anderen Ländern zulässig sein müsse, ist deshalb nicht richtig. Nur dort, wo die Modalitäten der Herstellung, des Vertriebs und der Verwendung von Produkten vollständig harmonisiert sind, können die Mitgliedsstaaten keine nationalen Maßnahmen mehr treffen, die den freien Warenverkehr aus Gründen des Gesundheitsschutzes beschränken. Im nichthamonisierten Bereich sind indes durchaus unterschiedliche Beurteilungen möglich, sodass ein Produkt in einem Land Lebensmittel und im anderen Arzneimittel sein kann[2].

2.1.2 Europäische Rechtsakte

Im Europarecht existieren vor allem zwei Rechtsakte, die für das Lebensmittelrecht von Bedeutung sind, die Verordnung und die Richtlinie. Eine europäische Verordnung besitzt unmittelbare und allgemeine Geltung in allen Mitgliedsstaaten; sie ist also für alle europäischen Bürger verbindlich. Entsprechend bedarf sie keiner Umsetzung in das nationale Recht. Im Verhältnis zum nationalen Recht ist sie

---

[2] Europäischer Gerichtshof (EuGH): verbundene Rs C-211/03, C-299/03 und C-316/03 bis C-318/03, Urteil v. 09.06.2005

höherrangig einzustufen und geht auch nationalen Gesetzen vor. Eine Richtlinie hingegen ist nur für die Mitglieds*staaten* verbindlich, an die sie gerichtet ist. Der einzelne Bürger ist also zunächst hiervon nicht erfasst. Der jeweilige Mitgliedsstaat ist verpflichtet, die Richtlinie hinsichtlich ihres Zieles in nationales Recht umzusetzen. Im Bereich des Lebensmittelrechts finden sich zahlreiche Verordnungen und Richtlinien, so auch die speziellen Vorgaben für Nahrungsergänzungsmittel und bilanzierte Diäten. Eine Richtlinie muss bis zum in der Richtlinie genannten Termin in nationales Recht umgesetzt sein. Erfolgt dies nicht fristgerecht, so kann sich der Einzelne, also auch beispielsweise der Hersteller eines Nahrungsergänzungsmittels, unter bestimmten Voraussetzungen auf einen Anwendungsvorrang des europäischen Rechtes berufen. So hätte beispielsweise die Nahrungsergänzungsmittel-Richtlinie 2002/46/EG bis zum 31.7.2003 in nationales Recht umgesetzt werden müssen. Der deutsche Gesetzgeber ist dem aber erst im Mai 2004 nachgekommen. Deshalb war es bereits ab August 2003 möglich, verschiedene Spurenelemente in Nahrungsergänzungsmitteln zu verwenden, die erstmals durch die europäische Richtlinie explizit für Nahrungsergänzungsmittel zugelassen wurden.

2.2   Grundsätzliche Charakteristika von Lebensmitteln

Rechtlich sind Nahrungsergänzungsmittel und bilanzierte Diäten den Lebensmitteln zuzuordnen. Somit gelten für sie zunächst dieselben grundsätzlichen lebensmittelrechtlichen Vorgaben wie für alle anderen Lebensmittel. In Deutschland wurden diese bislang im Lebensmittel- und Bedarfsgegenständegesetz (LMBG) festgelegt. Danach lag die überwiegende Eigenschaft von Lebensmitteln vereinfacht darin, dass sie der Ernährung und/oder dem Genuss dienten (§ 1 LMBG). Inzwischen ist diese Lebensmitteldefinition des LMBG in formalrechtlicher Hinsicht allerdings überholt. Auf europäischer Ebene gilt mit der im Februar 2002 in Kraft getretenen Lebensmittel-Basisverordnung (BasisV, EG 178/2002) mittlerweile ein anderer Lebensmittelbegriff. Der europäische Gesetzgeber hat dabei eine gemeinschaftliche Lebensmitteldefinition formuliert, die für alle EU-Mitgliedsstaaten verbindlich ist (Abb. 2–1). Sie ist allerdings sehr allgemein gefasst. Verkürzt formuliert ist alles als Lebensmittel anzusehen, das nach vernünftigem Ermessen von Menschen aufgenommen werden kann; ausgenommen vom Lebensmittelbegriff sind u.a. Arznei- und Futtermittel. Im Zuge der BasisV hat der deutsche Gesetzgeber inzwischen ein neues Lebensmittel- und Futtermittelgesetzbuch (LFGB) verabschiedet, das am 7.09.2005 in Kraft getreten ist. Dort wird auf die europäische Lebensmitteldefinition verwiesen. Das LFGB hat das bisher geltende LMBG ersetzt.

Obwohl der neuen Lebensmitteldefinition nicht mehr zu entnehmen ist, dass Lebensmittel überwiegend zum Zweck der Ernährung oder des Genusses aufgenommen werden, besitzt der Ernährungszweck eines Lebensmittels weiterhin eine

Artikel 2

Im Sinne dieser Verordnung sind „Lebensmittel" alle Stoffe oder Erzeugnisse, die dazu bestimmt sind oder von denen nach vernünftigem Ermessen erwartet werden kann, dass sie in verarbeitetem, teilweise verarbeitetem oder unverarbeitetem Zustand von Menschen aufgenommen werden. Zu „Lebensmitteln" zählen auch Getränke, Kaugummi sowie alle Stoffe – einschließlich Wasser –, die dem Lebensmittel bei seiner Herstellung oder Ver- oder Bearbeitung absichtlich zugesetzt werden. Wasser zählt hierzu unbeschadet der Anforderungen der Richtlinien 80/778/EWG und 98/83/EG ab der Stelle der Einhaltung im Sinne des Artikels 6 der Richtlinie 98/83/EG.
Nicht zu „Lebensmitteln" gehören:

- Futtermittel,

- lebende Tiere, soweit sie nicht für das Inverkehrbringen zum menschlichen Verzehr hergerichtet worden sind,

- Pflanzen vor dem Ernten,

- Arzneimittel im Sinne der Richtlinien 65/65/EWG und 92/73/EWG des Rates,

- kosmetische Mittel im Sinne der Richtlinie 76/768/EWG des Rates,

- Tabak und Tabakerzeugnisse im Sinne der Richtlinie 89/622/EWG des Rates,

- Betäubungsmittel und psychotrope Stoffe im Sinne des Einheitsübereinkommens der Vereinten Nationen über Suchtstoffe, 1961, und des Übereinkommens der Vereinten Nationen über psychotrope Stoffe, 1971,

- Rückstände und Kontaminanten.

Abb. 2–1: „Neue" Definition für Lebensmittel (§ 2 Abs. 2 LFGB = Art. 2 Verordnung EG 178/2002 – BasisV)

praktische Bedeutung. Abgesehen davon, dass auch die neuere, teils höchstrichterliche Rechtsprechung unter Hinweis auf die entsprechende Verkehrsauffassung hierauf Bezug nimmt, ist der Begriff „Ernährung" in den neuen Vorschriften für Nahrungsergänzungsmittel (NemV, s. Kap. 2.3) sowie für bilanzierte Diäten (DiätV, s. Kap. 2.4) explizit zu finden. Zudem ist der Ernährungsbegriff ein wichtiges Indiz bei der Abgrenzung von Lebensmitteln („ernährungsphysiologische Wirkung") und Arzneimitteln („pharmakologische Wirkung") siehe Kapitel 2.8. Die Frage, was unter „Ernährung" aus fachwissenschaftlicher Sicht zu verstehen ist, wird ausführlich in Kap. 3 diskutiert.

2.3 Rechtsvorschriften für Nahrungsergänzungsmittel

Obwohl Nahrungsergänzungsmittel oder in ähnlicher Weise bezeichnete Produkte (z. B. „Nährstoffsupplemente") seit vielen Jahren in Deutschland erhältlich sind, existierte lange Zeit keine rechtsverbindliche Definition. Klar war lediglich, dass die Produkte formalrechtlich zu den Lebensmitteln zählten und den allgemeinen Vorgaben für Lebensmittel unterlagen. Innerhalb der EU wurden Nahrungsergänzungsmittel höchst unterschiedlich bewertet. Während in Ländern wie z. B. Deutschland oder Spanien eine vergleichsweise restriktive Behördenpraxis üblich war, zeigten Großbritannien und die Niederlande eine liberalere Haltung. Im europäischen Binnenmarkt führte dieser Umstand faktisch zu einem eingeschränkten Warenverkehr. So durften (und dürfen!, s. Kap. 2.1) u. a. viele holländische Nahrungsergänzungsmittel nicht in Deutschland vertrieben werden, weil sie hier als Arzneimittel angesehen werden oder ihr Inverkehrbringen aus Gründen des Gesundheits- und Verbraucherschutzes untersagt wurde[3].

2.3.1 Nahrungsergänzungsmittel-Richtlinie und Nahrungsergänzungsmittel-Verordnung

Im Zuge der europäischen Rechtsharmonisierung wurde im Juni 2002 die europäische Richtlinie über Nahrungsergänzungsmittel erlassen (Richtlinie 2002/46/EG). Der Verpflichtung zur Umsetzung dieser Richtlinie folgte der deutsche Gesetzgeber – um ein Dreivierteljahr verspätet – am 24. Mai 2004 durch den Erlass der Nahrungsergänzungsmittelverordnung (NemV)[4]. Somit existiert nun erstmalig eine explizite Regelung für Nahrungsergänzungsmittel, die seit Ablauf einer Übergangsfrist bis zum 30. November 2005 uneingeschränkt verbindlich ist. Unter gesonderten Voraussetzungen gelten bestimmte Übergangsregelungen noch bis zum 31. Dezember 2009.

Insgesamt lassen die europäischen und deutschen Rechtsakte zahlreiche zentrale Fragen gänzlich offen oder enthalten wenig konkrete Vorgaben. So ist zwar der grundsätzliche und lange umstrittene Charakter der Nahrungsergänzungsmittel in arzneitypischer Darreichung festgeschrieben. Bedeutsame Fragen, z. B. die nach der Zulässigkeit bestimmter Substanzen sowie nach zulässigen Höchstmengen, bleiben aber weiterhin unbeantwortet. Konkrete Regelungen finden sich nur für die Verwendung von Vitaminen und Mineralstoffen sowie deren zulässige Verbindungen;

---

[3] Werden solche in Deutschland nicht verkehrsfähigen Produkte, wie vielfach zu beobachten, aus den Niederlanden oder einem anderen Land beispielsweise per Post oder Kurierdienst nach Deutschland verbracht, so handelt es sich damit nach wie vor um ein gesetzeswidriges und vielfach strafbewehrtes Inverkehrbringen dieser Produkte.

[4] Vollständiger Text unter: http://bundesrecht.juris.de/bundesrecht/nemv/inhalt.html

explizite Regelungen zur Zulässigkeit anderer Substanzen sind bisher nicht getroffen.

Grundsätzlich trifft die NemV damit nur in bestimmten Teilbereichen Regelungen; diese gelten explizit auch nur für Nahrungsergänzungsmittel. Als Lebensmittel unterliegen Nahrungsergänzungsmittel davon abgesehen immer auch den Dachregelungen des Lebensmittelrechtes und müssen – wie alle anderen Lebensmittel – die sich hieraus ergebenden grundsätzlichen Anforderungen erfüllen. Diese Vorschriften sind inzwischen im Lebens- und Futtermittelgesetzbuch (LFGB) niedergelegt. Außer an den Punkten, an denen die NemV abweichende Vorgaben macht, gelten für Nahrungsergänzungsmittel also nach wie vor die allgemeinen lebensmittelrechtlichen Vorgaben zur Zusammensetzung, Deklaration und Bewerbung, wie sie im LFGB und anderen Gesetzen (u. a. Lebensmittelkennzeichnungsverordnung, LMKV; Zusatzstoffzulassungsverordnung, ZZulV) zu finden sind.

2.3.2 Definition von Nahrungsergänzungsmitteln und grundsätzliche Anforderungen

Die NemV betont, was teilweise bereits vor dem Erlass dieser Verordnung galt (Abb. 2–2): Nahrungsergänzungsmittel sind Lebensmittel, die die (allgemeine) Ernährung ergänzen sollen. Nahrungsergänzungsmittel bestehen zudem aus *Nährstoffen* sowie *sonstigen Stoffen mit ernährungsspezifischer oder physiologischer Wirkung*. Sie müssen (!) außerdem in *dosierter Form* und in *abgemessenen kleinen Mengen* in Verkehr gebracht werden. Diese Begriffe bedürfen nachfolgend einer näheren Betrachtung.

Nahrungsergänzungsmittel ergänzen die allgemeine Ernährung

Nahrungsergänzungsmittel zielen darauf ab, die Ernährung zu ergänzen. Hiermit ist gemeint, dass sie gezielt (Mikro-)Nährstoffe und andere ernährungsphysiolo-

---

§ 1 NemV:
Nahrungsergänzungsmittel ...

- sind Lebensmittel

- ergänzen die allgemeine Ernährung

- sind Konzentrate von Nährstoffen oder sonstigen Stoffen mit ernährungsspezifischer oder physiologischer Wirkung

- werden in dosierter Form, in abgemessenen kleinen Mengen, in den Verkehr gebracht

Die Kriterien sind kumulativ zu erfüllen!

Abb. 2–2: Sinngemäße Definition für Nahrungsergänzungsmittel (§ 1 NemV)

gisch bedeutsame Substanzen bereitstellen sollen. Sie dienen also nicht primär der Energieversorgung. Im Allgemeinen enthalten Nahrungsergänzungsmittel nicht-energieliefernde Substanzen. Dem steht aber nicht entgegen, dass bestimmte Stoffe, wie beispielsweise Omega-3-Fettsäuren oder Aminosäuren, einen erheblichen Brennwert besitzen. Die primäre Funktion von Omega-3-Fettsäuren liegt jedoch nicht in der Energiebereitstellung, sie erfüllen vielmehr ernährungsphysiologische Funktionen in unterschiedlichen Stoffwechselprozessen. Auch Aminosäuren können gleichermaßen zur Energiegewinnung verwertet werden, dienen aber in erster Linie zum Aufbau von Körpersubstanz, z. B. Muskeln. In Anbetracht der derzeitigen Ernährungssituation in Europa und anderen Industrienationen wäre eine Ergänzung der Ernährung mit energieliefernden Nährstoffen widersinnig. Durch die Änderungen der Ernährungsgewohnheiten in der Bevölkerung ist eine potenziell inadäquate Versorgung überwiegend im Bereich von „klassischen" Mikonährstoffen und gesundheitspräventiven Nahrungsbestandteilen zu erwarten. Dies erkennt der europäische Gesetzgeber im Grundsatz an, wie Erwägungsgrund 3 der Richtlinie 2002/46/EG zeigt. Dort weist er explizit darauf hin, dass der Idealfall einer abwechslungsreichen Ernährung zur normalen Entwicklung und Erhaltung der Gesundheit nicht auf alle Bevölkerungsgruppen zutrifft.

Damit ein Nahrungsergänzungsmittel rechtmäßig in Verkehr gebracht werden kann, ist es allerdings **nicht** notwendig, dass ein Ernährungsbedürfnis vorliegt. Dies bedeutet, dass grundsätzlich jedes Produkt, das die Voraussetzungen der NemV erfüllt, Nahrungsergänzungsmittel ist, unabhängig davon, ob der Verbraucher aus der Aufnahme der enthaltenen Stoffe einen Nutzen zieht oder nicht. Nahrungsergänzungsmittel müssen – im Gegensatz zu diätetischen Lebensmitteln wie z. B. bilanzierten Diäten – demnach keinen besonderen Zweck oder eine „Sinnhaftigkeit" erfüllen. Nahrungsergänzungsmittel sollen die „allgemeine" Ernährung ergänzen. Sie dienen nicht – wie diätetische Lebensmittel (s. Kap. 2.4.1) – einem besonderen Ernährungszweck. Wenn Krankheiten oder Störungen die ergänzende Zufuhr von Nährstoffen erfordern, so fallen solche „indikationsbezogenen" Präparate nicht unter den Regelungsbereich der NemV , sondern werden durch die Diätverordnung (DiätV) erfasst. In diesem Bereich sind auch die ergänzenden bilanzierten Diäten platziert. Nahrungsergänzungsmittel sind kein Ersatz für eine ausgewogene Ernährung. Das ist ernährungsphysiologisch unstrittig und wird auch aus den gesetzlichen Vorgaben der NemV klar.

Nahrungsergänzungsmittel sind Konzentrate

Die Regelungen der NemV geben weiterhin vor, dass Nahrungsergänzungsmittel Konzentrate von Nährstoffen oder sonstigen Stoffen darstellen. Diese Formulierung kann fehlleiten. Gemeint ist nicht, dass jede Zutat zur Verwendung in einem Nahrungsergänzungsmittel zunächst konzentriert werden muss. Der Begriff verdeutlicht vielmehr, dass Nahrungsergänzungsmittel gegenüber allgemeinen Lebensmit-

teln Stoffe in konzentrierter Form enthalten. Dies wird auch mit Blick auf die eng-
lischsprachige Originalfassung der europäischen Nahrungsergänzungsmittel-Richtlinie 2002/46/EG deutlich. Dort wird fachlich richtig von *„concentrated sources
of"* gesprochen (Hagenmeyer u. Hahn 2003). Für viele Substanzen ist dies auch
eingängig: Eine Tablette mit 5 µg Vitamin D führt z. B. in konzentrierter Form eine
Menge des Vitamins zu, die sonst in der normalen Ernährung „verdünnt" mit z. B.
30 g frischem Lachs aufgenommen wird. Entsprechend enthalten „Fischöl-Kap-
seln" konzentriert langkettige Omega-3-Fettsäuren, die sonst in Form von Fettfischen verzehrt werden. Auch andere Stoffe wie z. B. Lycopin oder Soja-Isoflavone
können nur dann in ernährungsphysiologisch relevanter Menge in ein Nahrungsergänzungsmittel integriert werden, wenn sie gegenüber dem Ausgangslebensmit-
tel (im Allgemeinen durch Extraktion) konzentriert werden[5]. Aus fachwissenschaftlicher Sicht bedeutet dies, dass z. B. so genannte „Obst- und Gemüsekonzentrate" im Allgemeinen kein (Nährstoff-)Konzentrat im Sinne der NemV sein
können: Durch Wasserentzug werden zwar Nährstoffe und andere ernährungsphysiologisch bedeutsame Stoffe gegenüber dem Ursprungslebensmittel konzentriert. Wegen der galenisch bedingten geringen Mengen an Zutaten, die in Nahrungsergänzungsmitteln Verwendung finden können, werden jedoch keinesfalls
nennenswerte Mengen an Obst- und Gemüseinhaltsstoffen zugeführt; ein solches
Produkt ist also keine *„concentrated source"* für Obst und Gemüse bzw. deren
Inhaltsstoffe[6]. Eine Ausnahme stellt hier z. B. die Acerola-Kirsche dar. Der hohe Vi-
tamin-C-Gehalt könnte durchaus durch Wasserentzug so angereichert werden,
dass ein Ergänzungscharakter für Vitamin C vorliegt. Weitere Stoffe, die nicht in
signifikanten Mengen vorliegen, dürften folglich nicht explizit ausgelobt werden.
Grundsätzlich wird es jedoch nicht möglich sein, das breite Spektrum ernährungsphysiologisch bedeutsamer Substanzen in Obst oder Gemüse durch Wasserentzug
soweit anzureichern, dass eine solches Konzentrat geeignet ist, diese in nennens-
werter Menge zuzuführen. Dies ist üblicherweise nur für ausgewählte Stoffe möglich, die dann selektiv in der Zutat angereichert werden (z. B. Lycopin, Sojaisoflavone, s. o.).

Nahrungsergänzungsmittel werden in dosierter Form angeboten

Charakteristisch ist weiterhin die dosierte, lange Zeit arzneitypische Form, die damit
entgegen früher vielfach vertretener Auffassungen nicht nur allgemein akzeptiert,
sondern sogar zwingend für Nahrungsergänzungsmittel vorgeschrieben ist. Das
Definitionsmerkmal der „dosierten Form" bedeutet insbesondere, dass die Stoffe

---

[5] Zu klären ist aber die Frage, wann solche Extrakte in welcher Form für die Herstellung von
Nahrungsergänzungsmitteln verwendet werden dürfen (vgl. hierzu auch Kap. 1.2.3)
[6] Es wäre davon abgesehen auch ernährungsphysiologisch widersinnig, die „allgemeine
Ernährung" mit getrockneten (normalen) Lebensmitteln in Pulverform zu ergänzen.

„in abgemessenen kleinen Mengen" angeboten werden müssen. § 1 Abs. 1 Nr. 3 NemV nennt als mögliche Darreichungsformen exemplarisch u. a. Kapseln, Tabletten, Flüssigampullen sowie Pulverbeutel. Flüssigkeiten oder Pulver selbst werden im Gesetzestext nicht explizit genannt. Die Frage, ob solche Produkte auch Nahrungsergänzungsmittel sein können, ist nicht abschließend geklärt (Hagenmeyer u. Hahn 2004). Es ist anzunehmen, dass neben den abgeteilten Formen wie Tabletten oder Kapseln auch die dosierbaren bzw. abteilbaren Formen durch den Gesetzestext eingeschlossen sind. Hierfür spricht, dass die NemV als eine mögliche Form von Nahrungsergänzungsmitteln explizit „Flaschen mit Tropfeinsätzen" aufführt. Auch deren Füllungen sind nicht dosiert, sondern lediglich dosierbar. Somit kann davon ausgegangen werden, dass auch Pulver oder Flüssigkeiten Nahrungsergänzungsmittel sein können, wenn eine Gebrauchsanweisung mit einer genauen Verzehrsempfehlung vorliegt oder beispielsweise ein Messbecher bzw. ein Dosierlöffel beiliegt.

2.3.3   In Nahrungsergänzungsmitteln zugelassene Stoffe

Von zentraler Bedeutung ist die Frage, welche Substanzen in Nahrungsergänzungsmitteln verwendet werden dürfen. Nachstehend sollen nur die Substanzen beleuchtet werden, die aus ernährungsphysiologischen Gründen eingesetzt werden. Zu beachten ist allerdings auch die Zulässigkeit der zu technologischen Zwecken verwendeten Stoffe.

Die NemV gibt vor, dass „Nährstoffe" und/oder „sonstige Stoffe mit ernährungsspezifischer oder physiologischer Wirkung" in Nahrungsergänzungsmitteln enthalten sein können. Derzeit trifft die NemV allerdings ausschließlich Regelungen zu Vitaminen und Mineralstoffen. Nur diese gelten als „Nährstoffe" im Sinne der Verordnung. Aus ernährungsphysiologischer Sicht ist die Einschränkung des Nährstoffbegriffes auf Vitamine und Mineralstoffe allerdings nicht nur unpräzise, sondern falsch. Schließlich führt auch der Gesetzgeber an, dass Nahrungsergänzungsmittel auch „sonstige Stoffe mit ernährungsspezifischer oder physiologischer Wirkung" enthalten können, trifft hierzu jedoch keine Regelungen.

Vitamine und Mineralstoffe

Für die Verwendung von Vitaminen und Mineralstoffen macht die NemV sehr klare Vorgaben. Aus § 3 Abs. 1 NemV geht hervor, dass bei der Herstellung von Nahrungsergänzungsmitteln „nur die in Anlage 1 aufgeführten Nährstoffe (. . .) verwendet werden" dürfen. Anlage 1 NemV führt die entsprechenden Kategorien von Vitaminen und Mineralstoffen auf. Genannt werden dort alle 13 bekannten Vitamine, aber nicht alle Mineralstoffe. Für die in Nahrungsergänzungsmitteln erlaubten Vitamine und Mineralstoffe finden sich in Anlage 2 NemV die jeweils zulässigen Verbindungen dieser Stoffe. Diese stimmen weitgehend mit denen überein, die auch in bilanzierten Diäten eingesetzt werden dürfen[7]. Alle anderen Vitamine und Mineralstoffe sowie deren Verbindungen sind gegenwärtig nicht zugelassen, dürfen also auch – zumindest in isolierter Form – nicht verwendet werden. Bei den Vitaminen ist dies ohne praktische Bedeutung, weil in Europa tatsächlich nur die 13 auch in Anhang 1 NemV aufgeführten Substanzen als Vitamine gelten. Würde man allerdings Inosit oder Cholin den Vitaminen zurechnen, wie es teilweise im anglo-amerikanischen Bereich geschieht, dann dürften diese Stoffe nicht zur Herstellung von Nahrungsergänzungsmitteln eingesetzt werden. So aber sind Inosit und Cholin als „sonstige Stoffe" zu verstehen und werden nicht von vorne herein ausgeschlossen. Anders verhält es sich bei den Mineralstoffen; Anlage 1 NemV führt überwiegend nur die Mineralstoffe auf, die als essenziell (s. Kap. 3.3 zur Essenzialität v. Nährstoffen) gelten und für die durch die Fachgesellschaften eine Zufuhrempfehlung vorliegt. So fehlen u. a. das Mengenelement Schwefel und die Spurenelemente Kobalt, Nickel, Silicium, Bor, Zinn und Vanadium. Entsprechend ist es verboten, diese Mineralstoffe zur Herstellung von Nahrungsergänzungsmitteln einzusetzen, unabhängig davon, um welche Verbindung es sich handelt. Die Verwendung von nicht in Anlage 2 NemV aufgeführten Vitamin- und Mineralstoffverbindungen stellt einen Straftatbestand dar. Dabei ist es unbedeutend, ob die Vitamin- bzw. Mineralstoffverbindung als gesundheitlich unbedenklich einzustufen ist.

All diese Regelungen beziehen sich aber nur auf Vitamine und Mineralstoffe, die direkt, also isoliert eingesetzt werden. Für diese Stoffe sind außerdem die in § 3 Abs. 4 NemV festgeschriebenen Reinheitsanforderungen zu erfüllen. § 3 Abs. 1 NemV macht im Übrigen keine Aussage dazu, welchen Ursprungs die eingesetzten Substanzen sein müssen. Deshalb ist es also beispielsweise möglich, Gesteinsmehle wie Dolomit als natürlich vorkommende gemischte Quelle für Calcium- und Magnesiumcarbonat zu verwenden, sofern die festgelegten Reinheitsanforderungen im Einzelfall erfüllt werden.

Nahrungsergänzungsmittel dürfen allerdings durchaus auch Vitamine und Mineralstoffe enthalten, die nicht in Anlage 1 und 2 NemV aufgeführt sind. Voraussetzung hierfür ist, dass sie nicht als solche, also in isolierter Form, als Zutat zugesetzt werden. Dagegen ist es zulässig, Lebensmittelzutaten zu verwenden, die diese Vitamin- und Mineralstoffverbindungen enthalten. Es muss sich allerdings tatsächlich um eine erlaubte Zutat handeln, nicht etwa um einen unerlaubten Zusatzstoff (s. Kap. 2.7).

Was das bedeutet, soll kurz am Beispiel von Vitamin E verdeutlicht werden. Vitamin E, in der Anlage 1 NemV genannt, umfasst eine Reihe von Verbindungen mit qualitativ gleicher, quantitativ aber variierender Wirkung. Die Verbindung mit der höchsten Wirksamkeit ist das natürlicherweise vorkommende D-α-Tocopherol (RRR-

---

[7] Siehe Anlage 2 DiätV. Demnach sind in ergänzenden bilanzierten Diäten im Gegensatz zu Nahrungsergänzungsmitteln zusätzlich nur Pyridoxindipalmitat und Calciumsulfat zugelassen.

α-Tocopherol). Dieser Stoff selbst ist ebenso wie einige andere Vitamin-E-Formen (synthetische Mischformen wie DL-α-Tocopherol, Ester von D- und DL-α-Tocopherol) in Anlage 2 NemV aufgeführt. Andere Formen von Vitamin E, z. B. γ-Tocopherol oder die Vitamin-E-wirksamen Formen der Tocotrienole, werden hingegen nicht genannt und dürfen daher als Zutat nicht verwendet werden. Sie kommen aber in vielen Pflanzenölen in unterschiedlichen Mengen vor und könnten in dieser Form auch Bestandteil von Nahrungsergänzungsmitteln werden. Ihr Gehalt muss allerdings einheitlich normiert als „mg Tocopheroläquivalent" angegeben werden. Außerdem dürfen solche Bestandteile nur dann als wertgebende Komponenten eines Nahrungsergänzungsmittels ausgelobt werden, wenn sie in der konkreten Tagesverzehrsempfehlung die Vorgabe des § 1 Abs. 1 Nr. 1 NemV erfüllen, also – quantitativ – die Ernährung ergänzen.

Sonstige Stoffe (Stoffe mit Ausnahme von Vitaminen und Mineralstoffen)

Die am Markt angebotenen Nahrungsergänzungsmittel enthalten nicht nur Vitamine und Mineralstoffe, sondern eine Vielzahl weiterer Substanzen. Diese sind nach § 1 Abs. 1 Nr. 2 NemV als „sonstige Stoffe mit ernährungsspezifischer oder sonstiger physiologischer Wirkung" anzusehen und können damit im Einzelfall Bestandteil von Nahrungsergänzungsmitteln sein. Derzeit werden allerdings weder auf gemeinschaftsrechtlicher noch auf deutscher Ebene Regelungen zu diesen Substanzen getroffen. Die NemV trägt somit nicht dazu bei, die in weiten Bereichen existierenden Rechtsunsicherheiten bei der Verwendung anderer Substanzen zu beseitigen.

In Erwägungsgrund 6 der europäischen Nahrungsergänzungsmittel-Richtlinie 2002/46 EG wird explizit darauf verwiesen, dass „Nahrungsergänzungsmittel . . . eine breite Palette von Nährstoffen und anderen Zutaten enthalten" können. Genannt werden Aminosäuren, essenzielle Fettsäuren, Ballaststoffe und verschiedene Pflanzen- und Kräuterextrakte. Faktisch wird der Nährstoffbegriff erweitert und somit, anders als in der Definition der Richtlinie, nicht auf Vitamine und Mineralstoffe beschränkt. Aminosäuren, essenzielle Fettsäuren und Ballaststoffe sind unstrittig Nährstoffe, Pflanzen- und Kräuterextrakte hingegen nicht. Sie sind vielmehr Zutaten, die als Quelle für Nährstoffe und sonstige Stoffe dienen können. Auch andere ernährungsphysiologisch bedeutsame Stoffe, wie z.B. sekundäre Pflanzenstoffe, könnten grundsätzlich Bestandteile von Nahrungsergänzungsmitteln sein (Gerstberger 2003). Die amtliche Begründung zur NemV erwähnt das Vorhaben, andere Stoffe mit ernährungsspezifischer oder physiologischer Wirkung zu regeln, sobald eine entsprechende Änderung der europäischen Richtlinie vorliegt. Bis zum Erlass derartiger spezieller Gemeinschaftsvorschriften gelten für durch die NemV nicht geregelte Stoffe die bisher angewandten nationalen Bestimmungen.

Andere Stoffe als Vitamine und Mineralstoffe dürfen grundsätzlich dann in Nahrungsergänzungsmitteln eingesetzt werden, wenn sie den rechtlichen Voraussetzungen für Lebensmittel entsprechen. Dies bedeutet, dass sie als Zutat zulässig sein müssen. In der Praxis heißt dies insbesondere, dass die Stoffe keine neuartigen Lebensmittel oder Lebensmittelzutaten im Sinne der Novel-Food-Verordnung (Kap. 2.9.2) und auch keine nichtzugelassenen Zusatzstoffe (vgl. Kap. 2.7) sein dürfen. Voraussetzung ist weiterhin, dass die Stoffe eine (ernährungs)physiologische Wirkung ausüben und in relevanter Menge enthalten sind. Wenn folglich ein bestimmter sonstiger Stoff als Bestandteil eines Nahrungsergänzungsmittels deklariert wird, so muss die Ernährung auch tatsächlich um den jeweiligen sonstigen Stoff (wie auch Nährstoff) ergänzt werden. Das Produkt muss dementsprechend eine signifikante, die Ernährung ergänzende Menge des betreffenden Stoffes in der empfohlenen Tagesdosis bereitstellen.

2.3.4 Höchst- und Mindestmengen in Nahrungsergänzungsmitteln

Ein Ziel der europäischen Nahrungsergänzungsmittel-Richtlinie war es, den Verbraucher vor Gesundheitsrisiken sowie Täuschung durch Nahrungsergänzungsmittel zu schützen. Aus diesem Grund sieht Art. 5 Richtlinie 2002/46/EG vor, Mengenbegrenzungen für Vitamine und Mineralstoffe in Nahrungsergänzungsmitteln festzulegen. Noch festzulegende Höchstmengen sollen der Gefahr nachteiliger Wirkungen auf die Gesundheit entgegenwirken. Gegebenenfalls zu erlassende Vorschriften zu Mindestmengen an Vitaminen und Mineralstoffen dienen ebenfalls dem Verbraucherschutz, denn es sollen ausreichende Mengen enthalten sein, die ernährungsphysiologisch bedeutsam sind. Für die Festlegung der Höchstmengen an Vitaminen und Mineralstoffen gibt Art. 5 Richtlinie 2002/46/EG ein Verfahren vor. Dabei sind die sicheren Höchstmengen dieser Stoffe ebenso zu berücksichtigen wie die im Rahmen der üblichen Ernährung bereits zugeführten Mengen. Die Differenz zwischen sicherer Höchstmenge und der bereits mit „normalen" Lebensmitteln aufgenommenen Menge soll die denkbare Höchstmenge eines Stoffes in Nahrungsergänzungsmitteln darstellen (vgl. hierzu auch Kap. 3.4).

Bislang liegen noch keine rechtsverbindlichen Angaben zu Höchstmengen vor, sodass diese auch in der NemV fehlen. In der amtlichen Begründung zur NemV wird deshalb darauf hingewiesen, dass aufgrund fehlender Mengenbegrenzungen die bisher gültige Verwaltungspraxis weiterhin anzuwenden ist. Dazu können Stellungnahmen des früheren Wissenschaftlichen Lebensmittelausschusses der EU-Kommission (SCF) sowie Stellungnahmen des Bundesinstitutes für Risikobewertung (BfR – ehemaliges Bundesinstitut für gesundheitlichen Verbraucherschutz und Veterinärmedizin, BgVV) hinzugezogen werden. Seit Januar 2005 liegt ein umfangreicher und detaillierter Vorschlag für Höchstmengen an Vitaminen und Mineralstoffen in Nahrungsergänzungsmitteln und angereicherten Lebensmitteln vor. Dieser Vorschlag besitzt allerdings entgegen einer bisweilen zu findenden Fehleinschätzung keine Rechtsverbindlichkeit, da ein Bundesinstitut keine Gesetze und Verordnungen erlassen kann. Es handelt sich vielmehr um einen von mehreren wissenschaftlichen Standpunkten (s. Tab. 3–2).

In jeder Hinsicht bedeutungslos ist im Übrigen die früher teilweise angewandte „Dreifachregel". Dabei war es immer wieder Rechtspraxis, Produkte dann nicht mehr als Lebensmittel, sondern als Arzneimittel einzustufen, wenn die empfohlene Dosierung der enthaltenen Vitamine die damaligen Empfehlungen für die tägliche Nährstoffzufuhr der Deutschen Gesellschaft für Ernährung (DGE) um das Dreifache überstieg. Sowohl der Bundesgerichtshof[8] als auch der Europäische Gerichtshof haben diese Praxis inzwischen für nicht rechtmäßig erklärt[9]. Ernährungswissenschaftlich ist die rein mathematische Anwendung der „Dreifachregel" ohnehin widersinnig. Einige Vitamine, wie z.B. Vitamin C oder Viatmin B_{12} weisen auch in weitaus höheren Dosierungen weder Wirkungen auf, die sich von ihren typischen Ernährungswirkungen unterscheiden, noch sind sie geeignet, die Gesundheit zu schädigen (vgl. Kap. 3.4).

Weitaus problematischer als bei Vitaminen und Mineralstoffen ist die Festlegung von Höchstmengen allerdings bei allen anderen Stoffen in Nahrungsergänzungsmitteln. Obwohl die entsprechenden Rechtsnormen hierzu keinerlei Aussage machen, ist diese Forderung offenkundig. Bereits aus der generell formulierten Aussage in § 5 LFGB (früher § 8 LMBG) ergibt sich, dass Lebensmittel grundsätzlich gesundheitlich unbedenklich sein müssen. Während für Vitamine und Mineralstoffe relativ umfangreiches Datenmaterial vorliegt, ist dies insbesondere bei den inzwischen vielfach zu findenden sekundären Pflanzenstoffen und bei Pflanzenextrakten kaum der Fall (vgl. Kap. 1.2.3). Da die Sicherheitsbewertung derartiger Substanzen erst am Anfang steht, verbietet sich derzeit die Festlegung von Höchstmengen. Aus ernährungsphysiologischer Sicht sollte ihre Verwendung im Allgemeinen nicht über das hinausgehen, was auch im Rahmen einer üblichen Ernährung mit Lebensmitteln erreicht werden könnte. Nur die Zufuhr dieser Mengen kann üblicherweise als unbedenklich gelten. Selbst dieses Vorgehen ist allerdings nur mit Einschränkungen möglich. Bei der Verwendung von angereicherten Extrakten in Nahrungsergänzungsmitteln, die reich an sekundären Pflanzenstoffen und anderen Substanzen sind, kann nicht geschlossen werden, dass diese zwangsweise immer ebenso unbedenklich sind wie die verzehrsüblichen Lebensmittel, aus denen sie hergestellt wurden (s. hierzu auch Kap. 3.4).

Ebenso ungeklärt wie die Festlegung von Höchstmengen bleibt auch die Frage der Mindestmengen in Nahrungsergänzungsmitteln. Während die NemV hierauf keinen Bezug nimmt, verdeutlicht Art. 5 der Richtlinie 2002/46/EG, dass Vitamine und Mineralstoffe in ausreichender Menge enthalten sein sollen und Mindestmengen

---

[8] Bundesgerichtshof (BGH): „Dreifache Tagesdosis" –2 StR 374/00– ,Urt. v. 25.04.2001, NJW, 2001: 2812 – 2816

[9] Europäischer Gerichtshof (EuGH): „Kommission der EG gegen BRD", Rs. C/387/99 Urt. v. 29.04.2004, EuZW 2004: 375 – 379

ggf. festzulegen sind. Wie bei der Höchstmengenfrage muss dies sinngemäß aber auch für alle anderen Substanzen in Nahrungsergänzungsmitteln gelten. Dies ergibt sich bereits daraus, dass Nahrungsergänzungsmittel die jeweiligen Inhaltsstoffe in konzentrierter Form zuführen sollen. Eine Ergänzung der Ernährung kann nur dann gegeben sein, wenn eine signifikante und ernährungsphysiologisch bedeutsame Menge des deklarierten Stoffes zugeführt wird. Ob dies bei einem konkreten Produkt zutrifft, muss im Einzelfall entschieden werden.

2.3.5   Kennzeichnung von Nahrungsergänzungsmitteln

Für die Kennzeichnung von Nahrungsergänzungsmitteln gelten zunächst wie für andere Lebensmittel auch die Vorgaben der Lebensmittelkennzeichnungsverordnung (LMKV) mit den dort festgelegten Kennzeichnungselementen. Darüber hinaus regelt § 4 NemV zusätzliche Kennzeichnungsvorschriften für diese Produktgruppe. Nach § 4 Abs. 1 NemV müssen Nahrungsergänzungsmittel die verbindliche Verkehrsbezeichnung „Nahrungsergänzungsmittel" tragen. Jedes Produkt muss also auf der Packung mit genau diesem Begriff bezeichnet werden. Zusätzlich anzugeben sind gemäß § 4 Abs. 2 Nr. 1 die Kategorien von Nährstoffen oder sonstigen Stoffen, die für das Produkt charakteristisch sind. Die Angabe einzelner Stoffe ist nicht vorgeschrieben, aber möglich. Entsprechende Deklarationen könnten also z. B. sein: „Nahrungsergänzungsmittel mit Vitaminen", „Nahrungsergänzungsmittel mit den Vitaminen C und E und dem Mineralstoff Zink" oder „Nahrungsergänzungsmittel mit Vitaminen und Lutein" (Hagenmeyer u. Hahn 2003). Angaben wie „Vitamin- bzw. Mineralstofftabletten zur Nahrungsergänzung" sind als Verkehrsbezeichnung nicht mehr zulässig. Sie können aber zusätzlich auf der Verpackung aufgebracht werden.

Zusätzliche Pflichtangaben und Warnhinweise

Nach § 4 Abs. 2 Nr. 2 NemV muss auf einem Nahrungsergänzungsmittel die täglich empfohlene Verzehrsmenge des entsprechenden Produktes angeben werden, z. B. „2 Kautabletten pro Tag verzehren". Zusätzlich sind bestimmte Warnhinweise erforderlich. So muss auf dem Etikett der Hinweis erfolgen, dass die empfohlene Verzehrsmenge nicht überschritten werden darf (§ 4 Abs. 2 Nr. 3 NemV). Eine gleichsinnige Formulierung ist zulässig. Soweit dies sachlich richtig ist, verbietet es die NemV nicht, eine zusätzliche klärende Angabe zu machen, dass auch eine höhere Dosierung als die empfohlene Menge ohne gesundheitliche Bedenken aufgenommen werden kann.

Eine weitere vorgeschriebene Angabe bezieht sich auf den Verwendungszweck. Es muss ein Hinweis erfolgen, dass Nahrungsergänzungsmittel nicht als Ersatz für eine ausgewogene und abwechslungsreiche Ernährung verwendet werden sollten (§ 4 Abs. 2 Nr. 4 NemV). Nicht vorgeschrieben ist allerdings, dass dieser Hinweis auf das konkrete Präparat bezogen wird. Gleichermaßen ist die Angabe erforderlich, dass das Produkt außerhalb der Reichweite von kleinen Kindern zu lagern ist (§ 4 Abs. 2 Nr. 5 NemV).

Zu berücksichtigen ist außerdem die Vorgabe des § 4 Abs. 3 NemV. Danach ist die Menge an Nährstoffen oder sonstigen Stoffen in einem Nahrungsergänzungsmittel anzugeben, bezogen auf die empfohlene Tagesverzehrsmenge des Produktes. Die Angabe hat auf einer „Analyse" des Herstellers zu beruhen. Das heißt nicht, dass eine chemische Analyse des Produktes durchgeführt werden muss. Eine Analyse der Rezepturen unter Berücksichtigung der Lieferantenangaben zu den Rohstoffen ist beispielsweise ausreichend. Bedacht werden sollte, dass bei dieser Deklaration auch der Anteil von Stoffen anzugeben ist, der möglicherweise nur aus technologischen Gründen in das Produkt eingebracht wurde. Deshalb sind Substanzen mit Doppelnatur, z. B. Beta-Carotin oder Ascorbinsäure, in vollem Umfang als Nährstoffe zu berücksichtigen, auch wenn sie teilweise als technologische Zusatzstoffe dienen und im Zutatenverzeichnis entsprechend mit einem Klassennamen deklariert sind, z. B. als Farbstoff oder als Antioxidationsmittel (Hagenmeyer u. Hahn 2004).

Aus § 4 Abs. 3 NemV ergibt sich für Nahrungsergänzungsmittel die Notwendigkeit einer zusätzlichen Nährstoffkennzeichnung. Für die enthaltenen Vitamine und Mineralstoffe muss der prozentuale Gehalt dieser Substanzen in der empfohlenen Tagesverzehrsmenge des Produktes bezogen auf die in Anlage 1 der Nährwertkennzeichnungsverordnung (NKV) aufgeführten Mengen angegeben werden, soweit dort entsprechende Werte aufgeführt sind. Dies kann auch in graphischer Form erfolgen. Fachlich richtig sollte die Angabe dabei sinngemäß lauten „Prozent des Referenzwertes nach Nährwertkennzeichnungsverordnung" oder „Prozent des Referenzwertes nach EU-Richtlinie". Sachlich falsch sind die Angaben „Prozent der Tagesempfehlung" oder gar „Prozent des Tagesbedarfs". Die in Anlage 1 NKV genannten Werte sind nämlich in einigen Fällen nicht mit den Referenzwerten für die Nährstoffzufuhr der nationalen Fachgremien (DGE et al. 2000) identisch. Es ist aber möglich, zusätzliche Angaben zu machen, die sich auf diese Werte beziehen.

Da die NKV – mit Ausnahme von § 6 – auf Nahrungsergänzungsmittel keine Anwendung findet, ist eine Nährwertkennzeichnung nicht erforderlich. Bei Nahrungsergänzungsmitteln können Angaben zu Brennwert, Protein-, Kohlenhydrat- und Fettgehalt also entfallen. Die auch für Nahrungsergänzungsmittel geltende Vorgabe des § 6 NKV verbietet es, Nahrungsergänzungsmittel mit schlank machenden Eigenschaften zu bewerben (Abb. 2–3). Die Zukunft des generellen Schlankheitswerbeverbotes steht nach einem neueren Urteil des EuGH allerdings in der Diskussion (Oelrichs 2005).

§ 6 Verbot bestimmter Hinweise

1) Es ist verboten, im Verkehr mit Lebensmitteln oder in der Werbung für Lebensmittel Bezeichnungen, Angaben oder Aufmachungen zu verwenden, die darauf hindeuten, dass ein Lebensmittel schlankmachende, schlankheitsfördernde oder gewichtsverringernde Eigenschaften besitzt. Satz 1 gilt nicht für Lebensmittel im Sinne des § 14 a der Diätverordnung, die zur Verwendung als Tagesration bestimmt sind.

Abb. 2–3: Verbot der Angabe zu schlankmachenden Wirkungen (§ 6 NKV)

2.3.6 Sonstige Vorgaben durch die NemV

Anzeigepflicht

Seit Inkrafttreten der NemV besteht nach § 5 Abs. 1 dieser Verordnung für Nahrungsergänzungsmittel eine Anzeigepflicht beim zuständigen Bundesamt für Verbraucherschutz und Lebensmittelsicherheit (BVL, Postfach 14 01 62, 53056 Bonn, Fax: 0228 – 61 98 120). Somit muss dem BVL spätestens beim ersten Inverkehrbringen eines Nahrungsergänzungsmittels eine entsprechende Mitteilung zusammen mit einem Muster des Produktetikettes übermittelt werden. Die Verwendung des vom BVL entwickelten Anzeigeformulars ist dabei möglich, aber nicht notwendig. Zudem kann die Anzeige auch für mehrere Produkte gemeinsam vorgenommen werden und muss nicht für jedes Nahrungsergänzungsmittel einzeln erfolgen. Eine rückwirkende Anzeigepflicht für Produkte, die bereits vor Inkrafttreten der NemV im Verkehr waren, besteht nicht. Auch Änderungen der Verpackung oder des Produktnamens lösen keine Anzeigepflicht aus. Lediglich eine wesentliche Rezepturänderung, die ein anderes Nahrungsergänzungsmittel entstehen lässt, macht eine neue Anzeige erforderlich (Hagenmeyer u. Hahn 2004).

Das BVL leitet die Anzeige an das zuständige Ministerium für Verbraucherschutz sowie an die für die Lebensmittelüberwachung zuständigen Landesbehörden weiter (§ 5 Abs. 3 NemV). Die Anzeige ist nicht mit einem Prüfauftrag durch das BVL verbunden. Deshalb bedeutet eine ausbleibende Reaktion der Behörden auch nicht, dass das jeweilige Produkt „akzeptiert" ist. Der Inverkehrbringer trägt nach wie vor die alleinige Verantwortung für die Einhaltung der lebensmittelrechtlichen Vorschriften.

Übergangsregelung

Unter bestimmten Voraussetzungen dürfen Nahrungsergänzungsmittel mit anderen als in Anlage 2 genannten Vitamin- und Mineralstoffverbindungen noch bis zum 31. Dezember 2009 in den Verkehr gebracht werden (§ 7 Abs. 2 NemV) (ausführlich: Delewski 2004).

2.4 Rechtsvorschriften zu diätetischen Lebensmitteln für besondere medizinische Zwecke (bilanzierte Diäten)

Bei den „diätetischen Lebensmitteln für besondere medizinische Zwecke (bilanzierte Diäten)" handelt es sich um eine spezielle Kategorie von diätetischen Lebensmitteln. Entsprechend sind die Rechtsgrundlagen für bilanzierte Diäten in der Verordnung über diätetische Lebensmittel (DiätV) verankert. Dort findet sich die Produktgruppe in der jetzigen Form seit dem Erlass der 10. Verordnung zur Änderung der DiätV vom 21.12.2001, die zum 01.01.2002 in Kraft getreten ist. Die zugrunde liegende europäische Rechtsgrundlage der diätetischen Lebensmittel für besondere medizinische Zwecke (bilanzierte Diäten) ist die Richtlinie 1999/21/EG, die damit – verspätet – in deutsches Recht umgesetzt wurde.

Die Begriffe „diätetisches Lebensmittel für besondere medizinische Zwecke" und „bilanzierte Diät" sind als Synonyme zu betrachten und werden auch in der DiätV synonym verwendet[10]. Auch im Rahmen der nachfolgenden Darstellung erfolgt die Verwendung der Begriffe parallel. Es soll aber bereits an dieser Stelle darauf hingewiesen werden, dass die verbindliche, auf der Produktverpackung anzubringende Verkehrsbezeichnung nach § 21 Abs. 1 DiätV vollständig „Diätetisches Lebensmittel für besondere medizinische Zwecke (Bilanzierte Diät)" heißen muss.

Das besondere Interesse vieler Unternehmen an der Produktgruppe der bilanzierten Diäten ergibt sich durch eine gesetzlich vorgeschriebene Besonderheit. Grundsätzlich gilt bei Lebensmitteln, von einigen wenigen Ausnahmen abgesehen, das Verbot der krankheitsbezogenen Werbung (vgl. Kap. 2.5). Bilanzierte Diäten **müssen** hingegen unter Angabe einer Krankheit, Beschwerde oder Störung in den Verkehr gebracht werden. Damit ergibt sich faktisch die Möglichkeit, trotz des auch bei bilanzierten Diäten geltenden Krankheitswerbeverbotes ein Lebensmittel „indikationsbezogen" zu vermarkten, was sonst nur bei Arzneimitteln möglich ist.

2.4.1 Grundsätzliche Anforderungen an diätetische Lebensmittel

Da diätetische Lebensmittel für besondere medizinische Zwecke der DiätV unterliegen, müssen sie unabhängig von den speziellen Anforderungen, die an die Produktgruppe zu stellen sind, auch die für alle diätetischen Lebensmittel geltenden allgemeinen Anforderungen erfüllen. Diese Grundanforderungen ergeben sich aus § 1 Abs. 1 und 2 DiätV (Abb. 2–4).

---

[10] Im Verordnungstext wird die Bezeichnung „bilanzierte Diät" in Klammern gesetzt (§ 1 Abs. 4a DiätV).

Diätetische Lebensmittel ...

- sind für eine „besondere" Ernährung bei einer definierten Personengruppe bestimmt
- müssen sich für den besonderen Ernährungszweck eignen
- müssen sich hinsichtlich Zusammensetzung oder Herstellung deutlich von Lebensmitteln des allgemeinen Verzehrs unterscheiden

Die Kriterien sind kumulativ zu erfüllen!

Abb. 2–4: Sinngemäße Definition für diätetische Lebensmittel (§ 1 Abs. 1 und 2 DiätV)

Diätetische Lebensmittel sind danach Lebensmittel, die für eine besondere Ernährung bestimmt sind. Sie dienen nicht der (allgemeinen) Ernährung der Durchschnittsbevölkerung, sondern sind immer für eine jeweils genau definierte Personengruppe vorgesehen, deren Ernährungsbedürfnis von dem „normaler" Menschen abweicht. Diese Personengruppen sind in § 1 Abs. 2 Nr. 1 DiätV genannt, nämlich Personen mit Störungen von Verdauung, Resorption und Stoffwechsel, gesunde Säuglinge und Kleinkinder sowie bestimmte „Gruppen von Personen, die sich in besonderen physiologischen Umständen befinden und deshalb einen besonderen Nutzen aus der kontrollieren Aufnahme bestimmter, in der Nahrung enthaltener Stoffe ziehen können". Die letztgenannten Personengruppen sind sehr weit gefasst; Voraussetzung ist einzig der „besondere physiologische Umstand".

Weiterhin muss sich das jeweilige diätetische Lebensmittel auch für den angegebenen Ernährungszweck eignen. Schließlich liegt eine dritte Anforderung an alle diätetischen Lebensmittel darin, dass sie sich hinsichtlich Zusammensetzung oder Herstellung maßgeblich von Lebensmitteln des allgemeinen Verzehrs, also „normalen", nicht-diätetischen Lebensmitteln unterscheiden müssen.

Insgesamt ergibt sich daraus, dass ein Produkt überhaupt nur dann ein diätetisches Lebensmittel – und damit beispielsweise eine bilanzierte Diät – sein kann, wenn ein besonderes Ernährungserfordernis vorliegt, auf das dieses Lebensmittel abgestimmt ist. Zudem ist zu prüfen, ob die „maßgebliche" Unterscheidung von Lebensmitteln des allgemeinen Verzehrs vorliegt. Letzteres ist bei vielen diätetischen Lebensmitteln unstrittig gegeben. Besonders deutlich wird dies beispielsweise bei Säuglingsnahrungsmitteln oder auch bei Sondennahrungen, die an Patienten mit Kau- oder Schluckstörungen verabreicht werden. Strittig ist allerdings, ob diese Unterscheidung bei vielen der ergänzenden bilanzierten Diäten besteht, die in Form von Kapseln, Tabletten o.ä. in Verkehr gebracht werden. Diese Produkte unterscheiden sich in ihrer Zusammensetzung und ihrer Herstellung vielfach in keiner Weise von gleichartigen Nahrungsergänzungsmitteln. Somit stellt sich die Frage, ob die Grundanforderung der maßgeblichen Unterscheidung erfüllt ist. Werden Nahrungsergänzungsmittel nicht den „Lebensmitteln des allgemeinen Verzehrs" zugerechnet, so ist diese Unterscheidung gegeben. Wird aber der Standpunkt vertreten, dass Nahrungsergänzungsmittel, die der „Ergänzung der allgemeinen Ernährung" dienen, auch als Lebensmittel des allgemeinen Verzehrs anzusehen sind, so wären viele ergänzende bilanzierte Diäten aus rein formalen Gründen nicht verkehrsfähig. Der EuGH sprach sich zumindest in einem Urteil dafür aus, dass es sich bei Nahrungsergänzungsmitteln um eine „spezielle Kategorie von Lebensmitteln" handelt[11]. Eine gerichtliche Klärung dieses Aspektes steht jedoch noch aus.

2.4.2 Definition der diätetischen Lebensmittel für besondere medizinische Zwecke

Die Definition der bilanzierten Diät findet sich in § 1 Abs. 4a DiätV (Abb. 2–5). Danach sind „diätetische Lebensmittel für besondere medizinische Zwecke (bilanzierte Diäten)" „Erzeugnisse, die auf besondere Weise verarbeitet oder formuliert und für die *diätetische Behandlung von Patienten* bestimmt sind". Hieraus wird deutlich, dass bilanzierte Diäten einen **therapeutischen Anspruch** bei Personen mit gesundheitlichen Beeinträchtigungen verfolgen, was sie zunächst einmal in die Nähe von Arzneimitteln rückt. Deren Aufgabe ist es nach § 2 Abs. 1 AMG bekanntlich, „Krankheiten, Leiden, Körperschäden oder krankhafte Beschwerden zu heilen, zu lindern, zu verhüten oder zu erkennen". Bilanzierte Diäten sind dennoch keine Arzneimittel, weil die **Behandlung auf diätetischem Wege**, also über die Ernährung, erfolgt. Die primäre Zweckbestimmung einer bilanzierten Diät liegt nicht in der Gesunderhaltung, also der Prävention von Erkrankungen. Die Produkte richten sich an Patienten, also bereits Erkrankte, selbst wenn sie auch bei Gesunden prophylaktische Wirkungen haben. Die Angabe einer im weitesten Sinne vorbeugenden Wirkung ist trotzdem grundsätzlich verboten.

Weiterhin legt § 1 Abs. 4a DiätV fest, worin der besondere Ernährungszweck von bilanzierten Diäten zu sehen ist. So dienen sie entweder der *„Ernährung von Patienten mit eingeschränkter, behinderter oder gestörter Fähigkeit zur Aufnahme, Verdauung, Resorption, Verstoffwechslung oder Ausscheidung gewöhnlicher Lebensmittel oder darin enthaltener Nährstoffe oder ihrer Metaboliten"*. Oder sie sind gedacht für *„Patienten mit einem sonstigen medizinisch bedingten Nährstoffbedarf, für deren diätetische Behandlung eine Modifizierung der normalen Ernährung, andere Lebensmittel für eine besondere Ernährung oder eine Kombination aus beiden nicht ausreichen"*. Ein Lebensmittel kann also nur dann eine bilanzierte Diät sein, wenn es einem **besonderen Ernährungszweck** im vorgenannten Sinne dient.

---

[11] Europäischer Gerichtshof (EuGH): verbundene Rs C-211/03, C-299/03 und C-316/03 bis C-318/03, Urteil v. 09.06.2005

§ 1 Abs. 4a DiätV:
Diätetische Lebensmittel für besondere medizinische Zwecke (bilanzierte Diäten) ...

- sind für die diätetische Behandlung von Patienten bestimmt

- dienen der ausschließlichen oder teilweisen Ernährung dieser Patienten

- dienen der Ernährung von Patienten

  - mit Störungen von Aufnahme, Verdauung, Resorption, Stoffwechsel oder Ausscheidung oder

  - mit einem „sonstigen medizinisch bedingten Nährstoffbedarf", sofern dieser nicht durch andere Ernährungsmaßnahmen gedeckt werden kann.

Die Kriterien sind kumulativ zu erfüllen!

Abb. 2–5: Sinngemäße Definition von bilanzierten Diäten nach § 1 Abs. 4a DiätV

Bilanzierte Diäten lassen sich prinzipiell in zwei Gruppen einteilen: Vollständig bilanzierte Diäten und ergänzende bilanzierte Diäten (§ 1 Abs. 4a DiätV). Vollständig bilanzierte Diäten sind Produkte, die sich als alleinige Nahrungsquelle für die jeweilige Zielgruppe eignen müssen. Dementsprechend muss eine vollständig bilanzierte Diät energieliefernde und alle sonstigen notwendigen Nährstoffe in ausreichender Menge zuführen. Ein typisches Beispiel hierfür sind viele „Trinknahrungen"; sie stellen die „klassische" Form einer bilanzierten Diät dar. Ergänzende bilanzierte Diäten sind demgegenüber nicht als einzige Nährstoffquelle vorgesehen. Sie müssen zusätzlich zu anderen Lebensmitteln verzehrt werden, damit eine adäquate Nährstoffversorgung sichergestellt ist. Ergänzende bilanzierte Diäten werden in unterschiedlichen Formen angeboten. So finden sie sich beispielsweise in flüssiger Form wie etwa proteinreiche Zusatzdrinks mit Vitaminen und Mineralstoffen für Tumorpatienten. Auch diese Produkte sind als „Klassiker" der bilanzierten Diät lange bekannt. Daneben werden inzwischen in großem Umfang Produkte in Form von Kapseln, Tabletten, Trinkampullen oder ähnlichen Formen angeboten. In dieser Darreichungsform besitzen ergänzende bilanzierte Diäten im Allgemeinen einen vernachlässigbaren Brennwert und liefern praktisch ausschließlich Vitamine, Mineralstoffe und andere Nahrungsbestandteile, die nicht der Energieversorgung dienen. Nur diese Produkte, die in ihrer äußeren Erscheinung den Nahrungsergänzungsmitteln gleichen, sollen im Rahmen dieses Buches näher beleuchtet werden. Die prinzipielle Zulässigkeit von „Kapselprodukten" als ergänzende bilanzierte Diät wurde wiederholt in Frage gestellt. So wurde insbesondere vom früheren Bundesinstitut für gesundheitlichen Verbraucherschutz und Veterinärmedizin (BgVV) die Auffassung vertreten, aus dem Konzept „Diät" ginge hervor, dass ein solches Produkt auch nennenswerte Mengen an Makronährstoffen und Energie aufweisen müsse (BgVV 2002a). Dem gegenüber steht die Auffassung, dass dies weder aus den gesetzlichen Vorgaben abgeleitet werden kann noch fachwissenschaftlich

58

begründet ist (Hahn 2002b, Kügel 2003). Bei bestimmten Krankheiten, Beschwerden oder Störungen kann eine Erhöhung der Zufuhr an Mikronährstoffen notwendig sein, ohne dass gleichzeitig ein erhöhter Energiebedarf besteht. Verschiedene Gerichtsurteile zu ergänzenden bilanzierten Diäten bestätigen, dass das Fehlen von Makronährstoffen einer Einstufung von Produkten als ergänzende bilanzierte Diäten nicht entgegen steht [12].

2.4.3 Besondere Zweckbestimmung von bilanzierten Diäten

Aus § 1 Abs. 4a DiätV ergeben sich, wie in Kap. 2.4.2 und Abb. 2–6 angeführt, bei diätetischen Lebensmitteln für besondere medizinische Zwecke zwei mögliche Einsatzgebiete. Die erstgenannte Alternative („Störungen von Aufnahme, Verdauung" usw.) umfasst Einschränkungen der Nahrungsverwertung und ist fachwissenschaftlich klar umrissen. Sie erfasst beispielsweise Patienten mit Kau- und Schluckstörungen, die auf die Zufuhr von flüssigen Ernährungslösungen („klassische" bilanzierte Diäten) angewiesen sind, die getrunken oder über eine Sonde appliziert werden. Gleichermaßen unter diese Gruppe fallen Produkte, die bei Erkrankungen des Pankreas mit hieraus resultierenden Störungen der normalen Verdauungsfunktion eingesetzt werden. Die Patienten erhalten dann Nährstoffe in Form von Hydrolysaten, also „vorverdaut". Auch eine Tablette mit Vitamin B_{12} in einer Dosierung von ca. 100–500 µg/d „zur diätetischen Behandlung von Vitamin-B_{12}-Mangel durch chronisch-atrophische Gastritis" könnte vor diesem Hintergrund grundsätzlich eine (ergänzende) bilanzierte Diät sein, da durch Verabreichung dieser Dosis das Resorptionsdefizit kompensiert wird [13].

Weit weniger klar ist die Bedeutung der 2. Alternative aus § 1 Abs. 4a DiätV, der „sonstige medizinisch bedingte Nährstoffbedarf", der nicht durch andere Ernährungsmaßnahmen gedeckt werden kann [14]. Hier lässt die DiätV durch die Verwendung eines unklaren Begriffs Interpretationsspielräume. Zentral und für die mögliche Berechtigung von Produkten entscheidend ist deshalb die – nicht abschließend geklärte – Frage, was unter einem „sonstigen medizinisch bedingten Nährstoff-

---

[12] z.B. Oberlandesgericht (OLG) Karlsruhe: „Ergänzende bilanzierte Diät", – 4 U 30/04 –, Urt. v. 30.09.2004, MD 12/04: 1248 – 1255

[13] Bei dieser mit zunehmendem Alter häufig zu findenden Erkrankung kommt es zu einem Verlust der Magenschleimhaut. Diese als atrophische Gastritis bezeichnete Erkrankung äußert sich funktionell in einer reduzierten Magensäure- und Pepsinogen-Sekretion, im fortgeschrittenen Stadium tritt auch ein Mangel des zur Resorption von Vitamin B_{12} notwendigen „Intrinsic Factor" auf. Entsprechend sind die Patienten nicht mehr bzw. nur noch stark eingeschränkt in der Lage, das Vitamin, von dem normalerweise etwa 3 µg täglich mit der Nahrung aufgenommen werden sollten, auf dem eigentlichen physiologischen Weg zu resorbieren. Vitamin B_{12} kann aber in den angeführten deutlich höheren Dosierungen auch auf einem passiven Weg ohne Intrinsic Factor aufgenommen werden. Vgl. Kap. 4.8

[14] Zum letztgenannten Aspekt, der „Ultima-Ratio-Klausel" oder „Subsidiaritätsklausel" vgl. Kap. 2.4.7

- Osteoporose
- Erhöhter Homocysteinspiegel
- Hyperlipidämie
- Hypercholesterinämie
- Erkrankungen des rheumatischen Formenkreises (akute und chronische Arthritiden)
- Altersbedingte Makuladegeneration (AMD)
- Phenylketonurie
- Diabetes mellitus
- Laktoseintoleranz
- Zöliakie
- Niereninsuffizienz u. a.

Abb. 2–6: Potenzielle Einsatzgebiete von ergänzenden bilanzierten Diäten (Hahn 2002b, Lebensmittelchemische Gesellschaft 2003)

bedarf" zu verstehen ist. „Sonstig" ist in jedem Fall in Abgrenzung zu den vorgenannten Störungen im Bereich von Verdauung, Resorption, Stoffwechsel und Ausscheidung von Nährstoffen zu sehen. Fraglich ist allerdings, was ein „medizinisch bedingter Nährstoffbedarf" ist. Der Gesetzestext impliziert zunächst in Verbindung mit dem zur Unterteilung der bilanzierten Diäten angegebenen Hinweis einer für „bestimmte Beschwerden spezifischen oder für eine bestimmte Krankheit oder Störung angepassten Nährstoffformulierung" (s. u.), dass Patienten eine durch die Krankheit hervorgerufene (medizinisch bedingte) Veränderung aufweisen, die sich in einem veränderten (in der Praxis im Allgemeinen erhöhten) Nährstoffbedarf niederschlägt. Es besteht in diesen Fällen also ein (kausal nachvollziehbarer) Einfluss der Erkrankung auf den Bedarf an Nährstoffen und damit folglich auf die Nährstoffversorgung.

Unter Nährstoffbedarf im engeren, traditionellen Sinne der Ernährung wird aus ernährungsphysiologischer Sicht diejenige Zufuhrmenge eines Nährstoffes verstanden, die minimal notwendig ist, um die volle Funktionsfähigkeit des Organismus zu erhalten. Wie hoch der Bedarf angesetzt wird, hängt im Wesentlichen davon ab, welches Ziel erreicht werden soll (vgl. Kap. 3.3). Nach dem früheren Verständnis der Funktionen von „Ernährung" war dies – historisch erklärbar – die Vermeidung von Mangelerscheinungen, nach heutigem Kenntnisstand ist dies die optimierte Funktion des Organismus (Hahn 2002a). Die Deckung des Nährstoffbedarfs zielt damit darauf ab, die Funktionen auf optimalem Niveau zu ermöglichen, nicht nur darauf, Mangelerscheinungen zu vermeiden. Ein medizinisch bedingter Nährstoffbedarf setzt damit keinesfalls voraus, dass ein (klinisch) manifester Mangel an Nährstoffen vorliegt.

Ein medizinisch bedingter Nährstoffbedarf ist damit dann gegeben, wenn durch die jeweilige Erkrankung, Störung oder Beschwerde bzw. die damit einhergehenden therapeutischen Maßnahmen eine besondere, durch die jeweilige Erkrankung hervorgerufene und vom Gesunden abweichende Nährstoffzufuhr notwendig wird. Diese enge und unstrittige Definition des „medizinisch bedingten Nährstoffbedarfs" trifft z.B. bei vielen Tumor- und AIDS-Patienten zu. Auch wenn – in Abgrenzung zur Alternative 1 des § 1 Abs. 4a DiätV – keine Störungen der Aufnahme, Verdauung und Verstoffwechslung vorliegen, kommt es bei vielen dieser Patienten zu hyperkatabolen Zuständen, also zu einem deutlich gesteigerten Umsatz von Körpersubstanz, sodass die für den Gesunden empfohlenen Nährstoffmengen nicht ausreichend sind (s. Kap. 3.11.9). Ein „medizinisch bedingter Nährstoffbedarf" dieser Art kann aber auch iatrogen, d.h. durch ärztliche Maßnahmen im Zuge von Erkrankungen bedingt sein. So führen beispielsweise schwerwiegende operative Eingriffe, eine Strahlentherapie, aber auch die Applikation bestimmter Arzneimittel zu Veränderungen des Nährstoffbedarfs (Hahn 2002b). In welchem Ausmaß diese Veränderungen auftreten, ist indes kaum quantifizierbar.

Viele am Markt befindliche ergänzende bilanzierte Diäten genügen allerdings weder der ersten Alternative des § 1 Abs. 4a DiätV, noch dem „medizinisch bedingten Nährstoffbedarf" in der dargestellten Form. Die Produkte gründen sich vielmehr auf eine weitergehende, aber nicht unumstrittene Interpretation des „medizinisch bedingten Nährstoffbedarfs", der die diätetische Behandlung einer Krankheit, Störung oder Beschwerde durch Nährstoffe in dem Sinne betrifft, dass hierdurch eine Verminderung von Beschwerden, eine Verzögerung des Voranschreitens der Erkrankung oder eine Funktionsverbesserung erreicht werden soll (Hahn 2002b).

Dies entspricht dem Verständnis der Diätetik als Teilbereich von Ernährungswissenschaft und Ernährungsmedizin, deren generelle Absicht es ist, Krankheiten durch die Ernährung zu beeinflussen, d.h. zu lindern oder eventuell auch zu heilen (vgl. Kap. 3.6.2). Ziel ist es dabei, nicht nur einen krankheitsbedingten Nährstoffbedarf über eine angepasste Ernährung abzudecken, sondern insgesamt das Krankheitsoder Beschwerdebild positiv zu beeinflussen. Entsprechend können Lebensmittel für besondere medizinische Zwecke im Grundsatz darauf abzielen, durch Nährstoffe Einfluss auf die Erkrankung zu nehmen. Dies wird im Übrigen gleichermaßen bei der vorab dargestellten engen Auslegung des „medizinisch bedingten Nährstoffbedarfs" angestrebt. Der Ausgleich bzw. die Vermeidung eines Nährstoffmangels bei Tumorpatienten verbessert Lebensqualität und Prognose, „behandelt" also die Erkrankung insgesamt.

Vor diesem Hintergrund erweisen sich verschiedene Erkrankungen als möglicherweise diätetisch behandelbar (Hahn 2002b, Lebensmittelchemische Gesellschaft 2003). In einzelnen Fällen kann die „Diättherapie" dabei die alleine ausreichende Therapiemaßnahme sein, so z.B. bei zahlreichen Typ-2-Diabetikern („Altersdiabetikern", Hamdy et al. 2001), in den meisten Fällen wird sie aber eine adjuvante Maßnahme im Rahmen eines umfassenden Therapiekonzeptes sein. Auch bei einer Reihe weiterer Krankheiten ist offenkundig und weithin akzeptiert, dass sie im Grundsatz ernährungstherapeutisch beeinflussbar sind, so z. B. erhöhte Cholesterolspiegel (s. Kap. 3.11.1), Osteoporose (s. Kap. 3.11.4) oder Erkrankungen des rheumatischen Formenkreises (Kap. 3.11.11). Bei anderen Erkrankungen und Störungen wie z. B. Wechseljahrsbeschswerden (s. Kap. 3.11.5) oder Augenerkrankungen (s. Kap. 3.11.10) finden sich erst in jüngerer Zeit Ansätze zu einer Beeinflussung durch Ernährungsmaßnahmen, die noch weit weniger anerkannt sind. Abb. 2–6 zeigt – ohne Anspruch auf Vollständigkeit oder Wertung – eine Übersicht von Erkrankungen, Beschwerden und Störungen, bei denen sich wissenschaftliche Belege für einen therapeutischen Einfluss von Ernährungsfaktoren finden, die also einen besonderen Ernährungszweck im Sinne der DiätV darstellen könnten.

In jedem Fall muss die Patientengruppe, für die das jeweilige Produkt als bilanzierte Diät bestimmt ist, ausreichend präzise spezifiziert sein. Diese Grundanforderung wird von vielen der derzeit angebotenen Produkte nicht erfüllt (s. Kap. 1.2.3). Bedacht werden muss zudem, dass die Beeinflussung der Erkrankung auf diätetischem Weg, also durch „Ernährung" erreicht werden muss. Es darf sich also insbesondere nicht um eine pharmakologische Wirkung (s. Kap. 2.8.2) handeln, die dabei zum Tragen kommt.

2.4.4 Nutzbringende und sichere Verwendung von bilanzierten Diäten

Neben der diätetischen Zweckbestimmung, d. h. der Angabe einer genau bestimmbaren Patientengruppe mit einer definierten Krankheit, Beschwerde oder Störung müssen Lebensmittel für besondere medizinische Zwecke eine weitere Grundanforderung erfüllen, die in der Praxis sehr häufig unzureichend beachtet wird. Bereits aus § 1 Abs. 1 DiätV wird deutlich, dass sich ein diätetisches Lebensmittel für den besonderen Ernährungszweck, für den es gedacht ist, eignen muss. Im Fall der bilanzierten Diäten gelten zudem die Vorgaben des § 14b Abs. 1 DiätV hierzu. Danach hat ihre Herstellung auf *„vernünftigen medizinischen und diätetischen Grundsätzen"* zu beruhen. Gleichzeitig müssen bilanzierte Diäten sich *„sicher und nutzbringend verwenden lassen und wirksam sein in dem Sinne, dass sie den besonderen Ernährungserfordernissen der Personen, für die sie bestimmt sind, entsprechen"*. Dies ist, wie in Art. 3 Abs. 1 Richtlinie 1999/21/EG explizit zu lesen, anhand allgemein anerkannter Daten zu belegen.

Bilanzierte Diäten müssen somit eine wissenschaftlich begründbare ("vernünftige Grundsätze") Zusammensetzung aufweisen und einen definierten Nutzen für den Patienten erbringen ("den besonderen Ernährungserfordernissen entsprechen"). Insofern stellt der Gesetzgeber an diätetische Lebensmittel im Allgemeinen und an bilanzierte Diäten im Besonderen deutlich höhere Anforderungen als an Lebensmittel des allgemeinen Verzehrs sowie Nahrungsergänzungsmittel. Für Nahrungsergänzungsmittel ist nämlich kein derartiger „Wirknachweis" erforderlich; sie müssen lediglich die Ernährung ergänzen (vgl. Kap. 2.3.2). Die „Wirksamkeit" einer bilanzierten Diät beim jeweiligen Ernährungserfordernis bedingt demgegenüber, dass für das Präparat sowohl qualitativ, d. h. von der Art der Zutaten, als auch quantitativ, also bezüglich ihrer Menge, ein Nutzen für den Verwender ausgehen muss. Dieser Zusammenhang muss kausal sein, denn nur die Kenntnis von Ursache-Wirkungs-Beziehungen entspricht dem wissenschaftlichen Verständnis „vernünftiger Grundsätze".

Letztlich bedeuten die Anforderungen der DiätV, dass anhand wissenschaftlich anerkannter Daten belegt werden muss, dass das jeweilige Produkt in der konkreten Dosierung bei der angesprochenen Patientengruppe einen Nutzen erbringt und gleichzeitig sicher ist. Dies kommt faktisch einer Anwendung des Verbotes wissenschaftlich nicht hinreichend gesicherter Aussagen (vgl. Kap. 2.5.1) gleich. Epidemiologische Plausibilitätsbetrachtungen, In-vitro-Untersuchungen und tierexperimentelle Daten, sind damit als Beleg für bilanzierte Diäten ungeeignet. Sie geben allenfalls Hinweise auf bestimmte Wirkungen, zeigen aber nicht kausal den tatsächlichen Nutzen für den Patienten. Ein Nachweis kann im Allgemeinen einzig auf Basis indikationsbezogener, placebokontrollierter und randomisierter Interventionsstudien erfolgen. Nur diese genügen den wissenschaftlichen Anforderungen an einen Nachweis einer konkreten Wirkung beim Menschen (vgl. Kap. 3.5). Diese Studien müssen den allgemein anerkannten wissenschaftlichen Kriterien entsprechen. Dies ist dann der Fall, wenn die Ergebnisse in Zeitschriften mit Begutachtungsverfahren (peer-review) publiziert sind. Der wissenschaftlich hinreichende Beleg setzt nicht zwangsweise voraus, dass eine Studie mit dem konkreten Produkt vorliegt. Andere bereits publizierte Daten können als Nachweis ausreichen, sofern sie an den entsprechenden Patientengruppen mit den jeweiligen Nährstoffen in den gleichen Dosierungen durchgeführt wurden. Die Rechtsprechung setzt inzwischen hohe Hürden an den Beleg einer Wirkung, sodass diesem Aspekt besondere Aufmerksamkeit gewidmet werden sollte. Eine Orientierung, welche Kriterien im Einzelnen an Wirknachweise gestellt werden, gibt das PASSCLAIM-Projekt[15] der europäischen Kommission, organisiert vom International Life Science Institute – ILSI Europe (Diplock et al. 1999, ALS 2005, vgl. Kap. 2.10).

Im Hinblick auf die sichere Verwendung von bilanzierten Diäten gilt es insbesondere, Fehler bei der Anwendung zu verhindern (Zipfel u. Rathke 2004). So ist dafür Sorge zu tragen, dass dem Verwender einer bilanzierten Diät alle nötigen Informationen unmissverständlich dargelegt werden. Dazu gehören neben der Aufbewahrung die Haltbarkeit sowie mögliche Gegenanzeigen und zu ergreifende Vorsichtsmaßnahmen (Kügel 2003).

---

[15] PASSCLAIM = Process for the Assessment of Scientific Support for Claims on Foods

2.4.5 Zugelassene Stoffe und Mengen-begrenzungen in bilanzierten Diäten

Bei bilanzierten Diäten ist wie bei Nahrungsergänzungsmitteln auch die Frage zu klären, welche Substanzen zur Herstellung dieser Produkte verwendet werden dürfen. Die nachfolgenden Ausführungen beziehen sich wiederum nur auf die Stoffe, die aus Gründen der Ernährung eingesetzt werden, nicht auf die technologisch notwendigen Substanzen.

Grundsätzlich dürfen wie bei Nahrungsergänzungsmitteln (vgl. Kap. 2.4.5) alle Stoffe eingesetzt werden, die als Lebensmittel anzusehen sind, also keine zulassungspflichtigen Zusatzstoffe (Kap. 2.7) darstellen. Regelungen zur Verwendung bestimmter Zusatzstoffe finden sich in § 7ff. i.V.m. Anlage 2 DiätV. Hier finden sich die Zusatzstoffe und anderen Stoffe, die in diätetischen Lebensmitteln zu ernährungsphysiologischen und diätetischen Zwecken zugelassen sind. Dies bezieht sich, wie auch in Anlage 2 NemV, auf Substanzen, die als solche isoliert zugegeben werden. Entsprechend müssen von diesen Substanzen auch die Reinheitskriterien für Zusatzstoffe erfüllt werden. Die in Anlage 2 DiätV aufgeführten Substanzen dürfen damit, sofern die Liste nicht die Verwendung auf bestimmte diätetische Produkte beschränkt, auch in bilanzierten Diäten eingesetzt werden. Anlage 2 DiätV enthält neben den auch in der NemV zu findenden Kategorien „Vitamine" und „Mineralstoffe" zusätzlich die Kategorien „Aminosäuren", „Carnitin und Taurin", „Nukleotide", „Cholin und Inosit" sowie einige „sonstige Stoffe", wobei letztere hier keine Rolle spielen, da sie für bilanzierte Diäten nicht zugelassen sind. Die DiätV beschränkt bei den aufgeführten Kategorien die Verwendung auf diejenigen Stoffe, die explizit in Anlage 2 DiätV aufgeführt sind. So ist beispielsweise Pteroylmonoglutaminsäure die einzige zulässige Form der Folsäure, andere Verbindungen wie die auch natürlicherweise vorkommende 5-Methyl-Tetrahydrofolsäure dürfen hingegen derzeit nicht eingesetzt werden, da sie nicht aufgeführt sind.

Strittig ist die Frage der Zulässigkeit anderer (isolierter) Stoffe in bilanzierten Diäten. Sofern es sich dabei um Substanzen handelt, die als Zusatzstoffe anzusehen sind, wäre ihre Verwendung grundsätzlich verboten (vgl. Kap. 2.7). Andererseits könnte diskutiert werden, dass solche Substanzen dennoch verwendet werden dürfen. Die der Anlage 2 zugrunde liegende europäische Richtlinie zur Verwendung von Stoffen in diätetischen Lebensmitteln (Richtlinie 2001/15/EG; „PARNUT-Richtlinie") enthält einen Passus, der diese Möglichkeit eröffnet. Art. 1 Abs. 2 Richtlinie 2001/15/EG führt an, dass bei der Herstellung von diätetischen Lebensmitteln im Bedarfsfall auch „sonstige Stoffe" verwendet werden dürfen, sofern sie nicht unter eine der Kategorien des Anhangs dieser Richtlinie fallen. Der deutsche Gesetzgeber hat diese Öffnungsklausel bei der Umsetzung der Richtlinie 2001/15/EG in nationales Recht (vgl. Kap. 2.1.2) allerdings nicht berücksichtigt. In solchen Fällen kann durchaus die Auffassung vertreten werden, dass der Anwendungsvorrang des Gemeinschaftsrechtes zugrundezulegen ist (Gorny 1999, Hagenmeyer 2004).

Für bilanzierte Diäten ist zudem zu berücksichtigen, dass Mindest- und Höchstmengen für den Zusatz von Vitaminen und Mineralstoffen in bilanzierten Diäten (Anlage 6 DiätV), nicht jedoch für die weiteren zugelassenen Kategorien von Stoffen existieren. Die Mengenbegrenzungen für Vitamine und Mineralstoffe sind entwicklungsabhängig für „Säuglinge" und „andere als Säuglinge" festgelegt. Die genannten Werte sind jeweils auf einen Energiegehalt von 100 kcal bzw. 100 kJ bezogen. Im Gegensatz zur europäischen Richtlinie führt die DiätV den Zusatz *„bezogen auf das verzehrfertige Erzeugnis"*. Im Falle von ergänzenden bilanzierten Diäten in Kapsel- oder Tablettenform würde dieses Vorgehen zu extrem niedrigen, in keiner Form für diätetische Belange genügenden Höchstmengen führen. Allerdings erlaubt die DiätV von den Mengenbegrenzungen abzuweichen, wenn dies der Bedarfsanpassung an ein definiertes Ernährungserfordernis dient (§ 14 b Abs. 5 DiätV). Zudem hat die Arbeitsgruppe „Fragen der Ernährung" der Lebensmittelchemischen Gesellschaft richtigerweise vorgeschlagen, die Werte auf einen mittleren Energieumsatz des Patienten von 2000 kcal/d zu beziehen und nicht auf den Energiegehalt des Produktes selbst (Lebensmittelchemische Gesellschaft 2003, ALS 2005).

2.4.6 Kennzeichnungsvorschriften für bilanzierte Diäten

Bei bilanzierten Diäten gelten zunächst wie bei anderen Lebensmitteln die obligatorischen Kennzeichnungsvorschriften von LMKV und NKV (Kap. 2.3.5). Darüber hinausgehend regelt § 21 DiätV besondere Kennzeichnungselemente für die Produktgruppe. Die Deklaration von bilanzierten Diäten muss den Hinweis enthalten, „zur diätetischen Behandlung von . . ." ergänzt um die Krankheit, Störung oder Beschwerde, für die die bilanzierte Diät vorgesehen ist. Diese Pflichtangabe nach § 21 Abs. 2 Nr. 1 DiätV erfolgt unbeschadet des Verbots der krankheitsbezogenen Werbung (vgl. Kap. 2.5.2). Dieses Verbot gilt allerdings außerhalb der Pflichtkennzeichnung auch für bilanzierte Diäten. Weitergehende krankheitsbezogene Aussagen, z. B. in der Werbung, sind daher nicht zulässig. Wenn § 21 Abs. 2 Nr. 2 DiätV also eine Beschreibung der Merkmale und Eigenschaften verlangt, denen das Produkt seine Zweckbestimmung verdankt, so muss diese so gestaltet sein, dass sie das Krankheitswerbeverbot beachtet (§ 12 LFGB, früher § 18 LMBG).

Eine bilanzierte Diät darf zudem nur dann in Verkehr gebracht werden, wenn die vorgeschriebene Verkehrsbezeichnung „Diätetisches Lebensmittel für besondere medizinische Zwecke (Bilanzierte Diät)" angegeben ist. Zusätzlich muss ein Hinweis erfolgen, ob es sich um eine vollständig bilanzierte Diät oder eine ergänzende bilanzierte Diät handelt. Dieser, wie auch einigen anderen Angaben, sind die Wörter „Wichtiger Hinweis" oder eine gleichbedeutende Formulierung voran zu stellen. Abb. 2–7 gibt einen Überblick über weitere Pflichtangaben nach § 21 DiätV.

- Beschreibung der Eigenschaften und Merkmale, denen das Lebensmittel seine Zweckbestimmung verdankt

- Hinweis, wenn Nährstoffe vermehrt, vermindert, entfernt oder auf andere Weise verändert worden sind

- Hinweis, dass es sich um eine zur ausschließlichen Ernährung bestimmte oder um eine ergänzende bilanzierte Diät handelt

- Angabe der Altersgruppe, sofern das Lebensmittel für eine besondere Altersgruppe bestimmt ist

- Hinweis, wenn die bilanzierte Diät die Gesundheit von Personen gefährden kann, die nicht an den Krankheiten, Störungen oder Beschwerden leiden, für die diese bilanzierte Diät bestimmt ist

- Hinweis, dass das Lebensmittel unter ärztlicher Aufsicht verwendet werden muss

- Hinweis auf bestimmte Vorsichtsmaßnahmen oder Gegenanzeigen, sofern Wechselwirkungen mit anderen Stoffen, insbesondere mit Arzneimitteln, auftreten können

- Hinweis, dass das Lebensmittel nicht parenteral verwendet werden darf, wenn dieses Erzeugnis zur Sondenernährung geeignet ist

Abb. 2–7: Auswahl weiterer Pflichtangaben für Lebensmittel für besondere medizinische Zwecke (bilanzierte Diäten) nach § 21 DiätV

2.4.7 Sonstige Vorgaben durch die DiätV

Anzeigepflicht für bilanzierte Diäten

Wie bei Nahrungsergänzungsmitteln gilt auch bei bilanzierten Diäten eine Anzeigepflicht. Die Produkte müssen spätestens beim ersten Inverkehrbringen dem Bundesamt für Verbraucherschutz und Lebensmittelsicherheit (BVL) unter Vorlage eines Musters des Etiketts angezeigt werden. Mit der Anzeige ist ebenso wie bei Nahrungsergänzungsmitteln kein Prüfauftrag durch die Behörde verbunden. Der Inverkehrbringer ist somit vollumfänglich selbst für die Einhaltung der lebensmittelrechtlichen Vorgaben verantwortlich. Dies bedeutet, dass die Behörde die Anzeigen lediglich sammelt und in Kopie allen Landesoberbehörden sowie dem zuständigen Bundesministerium übermittelt. Behördliche Schritte gegen ein Produkt gehen damit ggf. von der Behörde aus, bei der der Inverkehrbringer seinen Firmensitz hat.

Subsidiaritätsklausel

Aus § 1 Abs. 4a DiätV ergibt sich bei bilanzierten Diäten die Vorgabe, dass diese Lebensmittel für Patienten vorgesehen sind, *„für deren diätetische Behandlung eine Modifizierung der normalen Ernährung, andere Lebensmittel für eine besondere Ernährung oder eine Kombination aus beiden nicht ausreichen"*. Raum für eine bilanzierte Diät besteht deshalb grundsätzlich nur dann, wenn andere Maßnahmen nicht ausreichend sind, um die diätetische Zweckbestimmung zu erfüllen. Die Subsidiaritätsklausel ist in der Vergangenheit von den Gerichten sehr unterschiedlich und teilweise in einer Form interpretiert worden, die den Intentionen des Gesetzestextes und dem Verbraucherschutz entgegensteht (Meyer et al. 2003). So wurde u. a. gefordert, einen möglichen medizinisch bedingten Nährstoffbedarf ggf. durch einen erhöhten Konsum von Nahrungsergänzungsmitteln zu decken. Eine sachgerechte Auslegung der Norm, wie sie inzwischen auch von verschiedenen Gerichten vorgenommen wurde, muss hingegen berücksichtigen, ob durch eine entsprechende Modifikation theoretisch und praktisch die gewünschten Effekte überhaupt erreichbar sind. Zudem ist zu untersuchen, ob die diätetische Alternative nicht mit unerwünschten Wirkungen verbunden wäre (z. B. erhöhte Energie- oder Fettaufnahme). Schließlich ist auch die Compliance des Patienten mit in die Betrachtung einzubeziehen. Es muss also gefragt werden, ob vernünftigerweise erwartet werden kann, dass die betroffenen Patienten eine möglicherweise zur Behandlung geeignete Modifikation (z. B. lebenslanger täglicher Verzehr von Fettfischen zur diätetischen Behandlung der rheumatoiden Arthritis) auch langfristig umsetzen können.

Die Zukunft der ergänzenden bilanzierten Diäten dürfte auch davon abhängen, welche Rechtsauffassung sich in dieser Frage verfestigt. Sollten sich die aus ernährungswissenschaftlicher Sicht sachfremden Interpretationen durchsetzen, dass jede Modifikation zumutbar ist, auch wenn sie für den Patienten nicht umsetzbar ist und ihm möglicherweise schadet („Ultima ratio"), so wäre dies gleichbedeutend damit, dass viele Produkte nicht mehr den Anforderungen des § 1 Abs. 4a DiätV entsprächen.

2.5 Werbung für Nahrungsergänzungsmittel und bilanzierte Diäten

Viele Diskussionen um Nahrungsergänzungsmittel und ergänzende bilanzierte Diäten entzünden sich an der Werbung für diese Produktgattungen. Die Werbevorschriften für Nahrungsergänzungsmittel und bilanzierte Diäten orientieren sich an den Regelungen, die für alle Lebensmittel gelten. Allerdings ergeben sich bei bilanzierten Diäten zumindest scheinbar einige Widersprüche, die besondere Beachtung erfordern. Neben wettbewerbsrechtlichen Vorschriften, die im Gesetz gegen den unlauteren Wettbewerb (UWG) geregelt sind, kommt insbesondere das Lebens- und Futtermittelgesetzbuch (LFGB) zum Tragen, bisweilen sind aber auch das Arzneimittelgesetz (AMG) sowie das Heilmittelwerbegesetz (HWG) tangiert. Nachfolgend sollen einige Kernpunkte dieser Rechtsnormen kurz dargestellt werden.

2.5.1 Schutz vor Irreführung und Täuschung

Der Schutz vor Irreführung und Täuschung ist neben dem Grundsatz des Gesundheitsschutzes ein wesentliches Ziel des Lebensmittelrechts. Er wird in § 11 LFGB (früher § 17 LMBG) geregelt (Abb. 2–8). Durch diese Rechtsnorm soll insbesondere verhindert werden, dass Lebensmitteln Eigenschaften zugesprochen werden, die ihnen nicht zukommen. Bei Nahrungsergänzungsmitteln und ergänzenden bilanzierten Diäten finden sich derartige Auslobungen in der Praxis dennoch überaus häufig.

Der Verbraucherschutzgedanke, der hinter diesen Vorschriften steht, zielt darauf ab, dass der Konsument von einem Nahrungsergänzungsmittel oder einer ergänzenden bilanzierten Diät Wirkungen erwarten könnte, die dieses Produkt nicht besitzt. Problematisch sind gleichermaßen Aussagen, die den Anschein eines Arzneimittels erwecken können (§ 11 Abs. 1 Nr. 4 LFGB; früher § 17 Abs. 1 Nr. 5 c LMBG). In solchen Fällen muss zunächst feststehen, dass ein Produkt von der stofflichen Zusammensetzung eindeutig Lebensmittel ist, dem Verbraucher aber suggeriert wird, das Lebensmittel hätte Wirkungen wie ein Arzneimittel. Insgesamt handelt es sich dabei um eine komplizierte Fragestellung (Schmidt-Felzmann 2002), die für jeden Einzelfall gesondert zu prüfen ist. Entsprechende Verbote der Irreführung gelten im Übrigen auch für Arzneimittel (§ 3 HWG). Danach ist es verboten, Arzneimitteln eine therapeutische Wirksamkeit oder Wirkung beizulegen, die ihnen nicht zukommt.

Im Detail ist bei allen Lebensmitteln eine Irreführung nach § 11 Abs. 1 Nr. 2 LFGB (früher § 17 Abs. 1 Nr. 5 LMBG) dann gegeben, wenn ihnen Wirkungen oder Eigenschaften beigelegt werden, die ihnen nach den Erkenntnissen der Wissenschaft nicht zukommen oder die wissenschaftlich nicht hinreichend gesichert sind. Bei der ersten Alternative (Wirkungen, die einem Lebensmittel nach den Erkenntnissen der Wissenschaft nicht zukommen) sind Wirkaussagen erfasst, die objektiv und unstrittig falsch sind. Das Verbot wissenschaftlich nicht hinreichend gesicherter Aussagen soll verhindern, dass gesundheitliche Wirkungen ausgelobt werden, die wissen-

---

§ 11
Vorschriften zum Schutz vor Täuschung

(1) Es ist verboten, Lebensmittel unter irreführender Bezeichnung, Angabe oder Aufmachung gewerbsmäßig in den Verkehr zu bringen oder für Lebensmittel allgemein oder im Einzelfall mit irreführenden Darstellungen oder sonstigen Aussagen zu werben. Eine Irreführung liegt insbesondere dann vor, wenn ...

2. einem Lebensmittel Wirkungen beigelegt werden, die ihm nach den Erkenntnissen der Wissenschaft nicht zukommen oder die wissenschaftlich nicht hinreichend gesichert sind,

4. einem Lebensmittel der Anschein eines Arzneimittels gegeben wird.

Abb. 2–8: § 11 LFGB (Vorschriften zum Schutz vor Täuschung; Auszug, Abs. 1, Nr. 2 u. 4)

schaftlich umstritten oder pseudowissenschaftlich sind. Die Irreführungsverbote gelten immer und sind gegenüber Laien wie auch Fachkreisen gleichermaßen zu berücksichtigen. Die Frage, ob etwas „wissenschaftlich hinreichend" gesichert ist, kann sich immer nur am jeweils aktuellen Stand der Wissenschaft orientieren. Grundsätzlich ist aber die Frage zu klären, was unter „wissenschaftlich hinreichend" überhaupt zu verstehen ist. Deutsche Gerichte legen bei der Werbung mit wissenschaftlichen Erkenntnissen relativ strenge Maßstäbe an und stufen strittige Aussagen nahezu durchgehend als irreführend ein (Hagenmeyer 2000). Dies ist dann der Fall, wenn es sich um fachlich umstrittene Meinungen handelt, selbst wenn Meinung wie auch Gegenmeinung fundiert sind. Deshalb wird die Bewerbung von Forschungsergebnissen meist schon dann als irreführend verboten, wenn anerkannte Wissenschaftler substanzielle Zweifel äußern.

Diese Rechtsauffassung widerspricht allerdings elementar jedwedem Verständnis von Wissenschaft an sich. Kontroverse ist ein wissenschaftsimmanentes Grundprinzip; dort wo keine gegensätzlichen Meinungen mehr bestehen, bilden sich – unwissenschaftliche – Dogmen (Ströhle u. Hahn 2003). Das Vorliegen unterschiedlicher Studienergebnisse an sich ist deshalb zunächst noch kein Indiz dafür, dass eine Auffassung nicht hinreichend gesichert ist. Dies darf im Umkehrschluss allerdings nicht dahingehend missverstanden werden, dass eine einzelne Studie oder eine Außenseitermeinung stets ausreichend sind, um eine wissenschaftlich hinreichende Absicherung zu erlangen. Eine wissenschaftlich hinreichende Sicherung kann dann angenommen werden, wenn der überwiegende Teil der allgemein anerkannten, d. h. relevanten publizierten und methodisch hochwertigen Untersuchungen zu einer Frage ein überzeugendes Gesamtbild zu einem Sachverhalt ergibt. Ein wissenschaftlicher Nachweis i.S.d. § 11 Abs. 1 Nr. 2 LFGB zur Wirkung eines Lebensmittels am Menschen kann im Allgemeinen nur über geeignete placebokontrollierte Interventionsstudien am Menschen geführt werden. Beobachtungsstudien, tierexperimentelle Daten sowie Untersuchungen ohne Kontrollgruppe liefern allenfalls Hinweise auf einen Sachverhalt. Die Frage des wissenschaftlichen Nachweises und der Evidenz wird ausführlich in Kap. 3.5 behandelt.

Bei Nahrungsergänzungsmitteln muss die Bewerbung der Produkte vor dem Hintergrund der Irreführungsverbote beachtet werden. Bei Lebensmitteln für besondere medizinische Zwecke ist das Verbot der „wissenschaftlich nicht hinreichend" gesicherten Aussagen aber auch im Hinblick auf den Produktstatus von Bedeutung. Wie in Kap. 2.4 dargestellt, müssen sich bilanzierte Diäten nach § 14b Abs. 1 DiätV „nutzbringend und sicher" verwenden lassen. Die hierfür notwendigen Nachweise sind faktisch an § 11 Abs. 1 Nr. 2 LFGB zu messen, denn einer bilanzierten Diät wird durch die Zweckbestimmung eine spezifische Wirkung an der jeweils deklarierten Patientengruppe beigemessen. Ist diese Wirkung nicht gesichert, so bedeutet dies, dass das Produkt nicht nur irreführend beworben wird, sondern gleichermaßen seinen Produktstatus als bilanzierte Diät gefährdet, weil es eine wesentliche Grundanforderung an die Produktgruppe („Nutzen") nicht nachweisen kann.

2.5.2 Verbot der krankheitsbezogenen Werbung

Lebensmittel dürfen nicht mit krankheitsbezogenen Aussagen beworben werden (§ 12 Abs. 1 Nr. 1 LFGB; früher § 18 Abs. 1 Nr. 1 LMBG). Konkret heißt dies, dass keine Aussagen erlaubt sind, die sich *„auf die Beseitigung, Linderung oder Verhütung von Krankheiten beziehen"* (Abb. 2–9). Dieses Verbot ist unabhängig von den Irreführungsverboten zu sehen, d. h. es gilt auch dann, wenn die entsprechende Aussage wissenschaftlich korrekt ist. Durch § 12 Abs. 2 Satz 1 LFGB wird das Krankheitswerbeverbot allerdings eingeschränkt. Es gilt nicht gegenüber Angehörigen der Heilberufe, des Heilgewerbes und der Heilhilfsberufe. Werden diesen Personen gegenüber Aussagen mit Krankheitsbezug getätigt, so werden diese unabhängig davon an den Vorgaben des § 11 Abs. 1 Nr. 2 LFGB gemessen; sie müssen also wissenschaftlich hinreichend gesichert sein.

Nach § 12 Abs. 2 Satz 2 LFGB gilt das Krankheitswerbeverbot *„nicht für diätetische Lebensmittel, soweit nicht das Bundesministerium durch Rechtsverordnung mit Zustimmung des Bundesrates etwas anderes beschließt"*. Genau dies liegt aber für diätetische Lebensmittel vor. Nach § 3 Abs. 1 DiätV gilt das Werbeverbot eben doch für diätetische Lebensmittel mit Ausnahme der Angaben des „Krankheitenkata-

---

§ 12
Verbot der krankheitsbezogenen Werbung

(1) Es ist verboten, beim Verkehr mit Lebensmitteln oder in der Werbung für Lebensmittel allgemein oder im Einzelfall

1. Aussagen, die sich auf die Beseitigung, Linderung oder Verhütung von Krankheiten beziehen,
2. Hinweise auf ärztliche Empfehlungen oder ärztliche Gutachten,
3. Krankengeschichten oder Hinweise auf solche,
4. Äußerungen Dritter, insbesondere Dank-, Anerkennungs- oder Empfehlungsschreiben, soweit sie sich auf die Beseitigung oder Linderung von Krankheiten beziehen, sowie Hinweise auf solche Äußerungen,
5. bildliche Darstellungen von Personen in der Berufskleidung oder bei der Ausübung der Tätigkeit von Angehörigen der Heilberufe, des Heilgewerbes oder des Arzneimittelhandels,
6. Aussagen, die geeignet sind, Angstgefühle hervorzurufen oder auszunutzen,
7. Schriften oder schriftliche Angaben, die dazu anleiten, Krankheiten mit Lebensmitteln zu behandeln, zu verwenden.

(2) Die Verbote des Absatzes 1 gelten nicht für die Werbung gegenüber Angehörigen der Heilberufe, des Heilgewerbes oder der Heilhilfsberufe. Die Verbote des Absatzes 1 Nr. 1 und 7 gelten nicht für diätetische Lebensmittel, soweit nicht das Bundesministerium durch Rechtsverordnung mit Zustimmung des Bundesrates etwas anderes bestimmt.

Abb. 2–9: § 12 LFGB (Verbot der krankheitsbezogenen Werbung entsprechender Text aus dem LFGB)

logs" und der konkret vorgegebenen Formulierungen des § 3 Abs. 2 DiätV. Hiervon sind bilanzierte Diäten nicht erfasst, sodass das Krankheitswerbeverbot gilt. Dies wird auch durch die Rechtsprechung bestätigt[16]. Zulässig (und notwendig) ist ausschließlich die vorgeschriebene Nennung der Krankheit, Störung oder Beschwerde, für die das Produkt bestimmt ist, in der Kennzeichnung (s. Kap. 2.4.6).

Nach der einschlägigen Rechtsprechung muss für einen Verstoß gegen das Krankheitswerbeverbot die Krankheit nicht unbedingt konkret benannt werden. Es genügen bereits eindeutige Umschreibungen oder die Angabe von Symptomen. Welche Aussagen im Einzelfall als zulässig angesehen werden, schwankt sehr stark (Hagenmeyer 2001). Das Krankheitswerbeverbot soll im Übrigen verhindern, dass Verbraucher zu Nahrungsergänzungsmitteln greifen, weil sie die Produkte als Erfolg versprechende Mittel zur Selbstbehandlung ansehen.

Erlaubt sind bis zum möglichen Erlass anderweitiger Vorschriften weiterhin gesundheitsbezogene Aussagen. So sind z.B. allgemeine funktionale Beschreibungen dann möglich, wenn sie sich eindeutig im Bereich von physiologischen Zuständen befinden. Entsprechend ist z.B. bei einem Nahrungsergänzungsmittel die Formulierung „zum Schutz vor Osteoporose" verboten, die Aussage „für den Erhalt gesunder Knochen" aber erlaubt, sofern das Produkt aufgrund seiner Eigenschaften hierzu auch tatsächlich einen Beitrag leisten kann (Beachtung der Irreführungsverbote!).

2.6 Ausnahmeregelungen für das Inverkehrbringen von Nahrungsergänzungsmitteln und ergänzenden bilanzierten Diäten

Lebensmittel, die nach den deutschen Lebensmittelgesetzen nicht in Verkehr gebracht werden dürfen, können unter bestimmten Voraussetzungen dennoch legal am deutschen Markt verkauft werden. Möglich wird dies auf dem Weg der Ausnahmegenehmigung bzw. der Allgemeinverfügung.

Aufgrund der unterschiedlichen Rechtslage in den EU-Mitgliedsstaaten ist es möglich, nach § 53 LFGB (vormals § 47a LMBG) in Deutschland Produkte in den Verkehr zu bringen, die nach deutschem Recht nicht zulässig sind, aber in anderen EU-Staaten rechtmäßig gehandelt werden. Hierzu muss für das entsprechende Produkt beim Bundesamt für Verbraucherschutz und Lebensmittelsicherheit (BVL) ein Antrag gestellt werden. Das BVL kann nach fachlicher Beratung durch das Bundesinstitut für Risikobewertung (BfR) eine Allgemeinverfügung erlassen, wenn das Produkt als Lebensmittel angesehen und für gesundheitlich unbedenklich gehalten

---

[16] Landgericht (LG) München: „Bilanzierte Diät", –1 HK 0 20720/02– Urt. v. 15.01.2003, MD 4/03: 506 – 511

wird. Allgemeinverfügung bedeutet, dass nun auch andere Unternehmen aus EU-Mitgliedstaaten ein gleichartiges Produkt nach Deutschland importieren dürfen. Ein in Deutschland ansässiges Unternehmen hingegen darf ein entsprechendes Produkt innerhalb Deutschlands nicht auf den Markt bringen. Diese Ungleichbehandlung („Inländerdiskriminierung") war bereits unter Geltung des § 47a LMBG seit langem ein Streitpunkt im Verkehr mit Lebensmitteln.

Für ein in Deutschland ansässiges Unternehmen bietet § 67 LFGB (vormals § 37 LMBG) die Möglichkeit, eine produktbezogene (nicht allgemein gültige) Ausnahmegenehmigung zu beantragen. Zuständig ist wiederum das BVL; auch hier muss die Annahme gerechtfertigt sein, dass eine Gefährdung der Gesundheit nicht zu erwarten ist. Die Genehmigung wird zunächst für drei Jahre erteilt, mit der Option der dreimaligen Verlängerung um jeweils drei weitere Jahre. Allgemeinverfügungen nach § 53 LFGB werden hingegen unbefristet erlassen.

2.7   Die Zusatzstoffproblematik

Ein im Hinblick auf die Verwendung bestimmter Stoffe in Lebensmitteln besonders zu beachtender und auf den ersten Blick oftmals nicht verständlicher Aspekt ist das Zusatzstoffrecht. Nach deutschem Recht sind Zusatzstoffe *„Stoffe, die dazu bestimmt sind, Lebensmitteln zur Beeinflussung ihrer Beschaffenheit oder zur Erzielung bestimmter Eigenschaften oder Wirkungen zugesetzt zu werden".* Somit sind (isolierte) Stoffe, die bei der Herstellung eines Lebensmittels Verwendung finden, zunächst als Zusatzstoffe anzusehen[17]. Sie unterliegen einem grundsätzlichen Verbotsprinzip (§ 2 Abs. 3 i.V.m. § 6 LFGB, vormals § 2 i.V.m. § 11 LMBG) mit Erlaubnisvorbehalt (§ 7 LFGB, vormals § 12 LMBG). Den Zusatzstoffen gleichgestellt sind Aminosäuren, Mineralstoffe sowie die Vitamine A und D; sie sind damit also ohne Zulassung verboten. Vom Zusatzstoffbegriff ausgenommen sind hingegen *„Stoffe, die natürlicher Herkunft (. . .) sind und nach allgemeiner Verkehrsauffassung überwiegend wegen ihres Nähr-, Geruchs- oder Geschmackswertes verwendet werden"* (§ 2 Abs. 3 Nr. 1 LFGB). Wann eine Substanz nach „allgemeiner Verkehrsauffassung" wegen ihres Nährwertes Verwendung findet, ist für die Zulässigkeit solcher Stoffe in Lebensmitteln entscheidend und bedarf im Einzelfall einer eingehenden lebensmittelrechtlichen und ernährungsphysiologischen Bewertung. In der Praxis ist häufig der Versuch zu beobachten, Substanzen vom Vorwurf des Zusatzstoffes freizuhalten, für die aus ernährungsphysiologischer Sicht eindeutig keine Verkehrsauffassung einer Verwendung wegen ihres Nährwertes vorliegt. Beispiele hier-

---

[17] Diese Darstellung ist stark vereinfacht und kann an dieser Stelle nicht vertieft werden. Faktisch bedarf jede Substanz einer Einzelfallprüfung, ob sie als Zusatzstoff oder aber als Lebensmittelzutat anzusehen ist.

für sind Stoffe wie Glucosaminsulfat oder Chondroitinsulfat, die gerne als „Gelenknährstoffe" bezeichnet werden, denen aber eine in diese Richtung geprägte Verwendung nicht zukommt. Es ist deshalb ein grundsätzliches Missverständnis, wenn bisweilen damit argumentiert wird, jede Substanz, die natürlicherweise in einem Lebensmittel vorkomme, sei kein Zusatzstoff und dürfe damit bei der Herstellung von Lebensmitteln eingesetzt werden. Entscheidend ist die Frage, ob der Stoff im Einzelfall tatsächlich nach allgemeiner Verkehrsauffassung überwiegend wegen seines Nährwertes verwendet wird.

Bei der Herstellung von Lebensmitteln dürfen somit nur solche Stoffe eingesetzt werden, die keine Zusatzstoffe sind oder die zwar als Zusatzstoffe gelten, deren Verwendung aber (für den jeweiligen Zweck) ausdrücklich erlaubt ist[18]. Keine (verbotenen) Zusatzstoffe, sondern erlaubte Zutaten, sind grundsätzlich Lebensmittel, die zur Herstellung eines anderen Lebensmittels verwendet werden. Das Einbringen von Pflanzenöl, Tomatenmark oder Brokkolipulver in einem Lebensmittel einschließlich Nahrungsergänzungsmittel oder bilanzierte Diät ist also erlaubt. Isoliertes (oder angereichertes!) Lycopin (z.B. aus Tomatenmark) oder isolierte Glucosinolate (z.B. aus Brokkoli) werden hingegen derzeit vielfach als Zusatzstoffe angesehen[19]. Aus juristischer und fachwissenschaftlicher Sicht wird dies durchaus anders gesehen (Büttner u. Hahn 2004, Hagenmeyer 2004, Meisterernst 2004, Schroeter 2003). Nicht jede isolierte Substanz gilt indes als Zusatzstoff. Keine Zusatzstoffe sind beispielsweise verschiedene Vitaminverbindungen, aber auch Stoffe wie Coenzym Q10 (Ubichinon) oder L-Carnitin. Damit darf L-Carnitin beispielsweise zur Herstellung eines Getränkes oder eines Nahrungsergänzungsmittels verwendet werden. Der Einsatz der Verbindung L-Carnitin-L-Tartrat ist hingegen bei diesen Produkten verboten, da die Substanz Zusatzstoff ist. Dies ergibt sich eindeutig aus Anlage 2 DiätV. Dort ist L-Carnitin mit zwei Sternchen als Nicht-Zusatzstoff gekennzeichnet, bei L-Carnitin-L-Tartrat fehlt diese Kennzeichnung hingegen.

Im Hinblick auf die Herstellung von Nahrungsergänzungsmitteln und bilanzierten Diäten bedeutsam ist die Tatsache, dass verschiedene Stoffe, die als Zusatzstoffe gelten, explizit für die Verwendung in diesen Produkten zugelassen sind. Anlage 2 NemV führt eine Vielzahl von Vitamin- und Mineralstoffverbindungen auf, die für Nahrungsergänzungsmittel zugelassen sind. Darunter sind viele Stoffe, die als Zusatzstoffe gelten, beispielsweise auch die Vitamine A und D. Diese Liste findet sich (fast identisch) auch in Anlage 2 DiätV, sodass diese Substanzen auch in diätetischen Lebensmitteln verwendet werden dürfen. Anlage 2 DiätV führt zudem wei-

---

[18] Eine Erlaubnis kann in bestimmten Fällen auch über eine Ausnahmegenehmigung nach § 67 LFGB (vormals § 37 LMBG) bzw. eine Allgemeinverfügung nach § 53 LFGB (vormals § 47a LMBG) erlangt werden.

[19] Oberlandesgericht (OLG) Koblenz: „Tomaten Lycopin Kapseln", –1 Ss 241/03– , Beschl. v. 12.09.2003, ZLR 6/2003: 729 – 730

tere Kategorien[20] von Stoffen mit definierten Verbindungen auf, die Verwendung finden dürfen. Hierdurch ist beispielsweise der Einsatz von Aminosäuren in bilanzierten Diäten zulässig, obwohl diese als Zusatzstoffe gelten. In Nahrungsergänzungsmitteln dürfen Aminosäuren hingegen nicht eingesetzt werden, weil sie dort nicht ausdrücklich zugelassen sind. Gleiches gilt für das angeführte Beispiel L-Carnitin-L-Tartrat: In nicht-diätetischen Lebensmitteln darf der Stoff als Zusatzstoff keine Verwendung finden, für diätetische Lebensmittel ist er indes ausdrücklich zugelassen.

Strittig ist in der Praxis von Nahrungsergänzungsmitteln und bilanzierten Diäten insbesondere der Einsatz von Pflanzenextrakten. Der europäische Gesetzgeber führt in der Nahrungsergänzungsmittel-Richtlinie 2002/46/EG Pflanzen- und Kräuterextrakte sowie essenzielle Fettsäuren und Aminosäuren explizit im Zusammenhang mit den sonstigen Stoffen als mögliche Zutaten auf (Erwägungsgrund 6 der Richtlinie 2002/46/EG). Dem steht allerdings das umfassende deutsche Zusatzstoffverbot entgegen. Dabei ist gerade bei Pflanzenextrakten der Übergang zwischen einer erlaubten Lebensmittelzutat (z. B. eines durch Wasserentzug hergestellten Lebensmittelkonzentrats) und einem selektiv angereicherten Extrakt mit bestimmten Wirkstoffen fließend. Die Rechtslage ist hier vielfach unklar und auch aus lebensmittelwissenschaftlicher Sicht regelmäßig im Einzelfall zu beurteilen. Stark vereinfacht formuliert zeichnen sich (zulässige) lebensmitteltypische Zutaten noch durch den Grundcharakter ihres Ausgangslebensmittels aus z. B. durch Geruch, Geschmack, Farbe, Nährwert, (verbotene) Zusatzstoffe sind hingegen durch eine mehr oder minder selektive Anreicherung bestimmter Stoffe, meist unter Verwendung verschiedener Lösungsmittel, charakterisiert. Grundsätzlich sind wässrige Extrakte dabei als lebensmittelnah anzusehen, mit Ethanol oder durch andere Verfahren gewonnene Extrakte sind im Allgemeinen nicht mehr lebensmitteltypisch.

Die weit verbreitete Verwendung selektiv angereicherter Extrakte ist damit umstritten. Beispiele hierfür sind polyphenolreiche Extrakte aus Grüntee oder roten Traubenschalen, isoflavonreiche Extrakte aus Soja, gemischte Carotinoide aus bestimmten Algen, Lycopin-reiche Extrakte aus Tomaten oder Lutein-Extrakte aus Tagetes (Studentenblumen)[21]. Ob derartige Extrakte nicht-zulassungspflichtige Lebensmittel oder zulassungspflichtige Zusatzstoffe sind, weil ihnen die charakteristischen

---

[20] Es handelt sich um die Kategorien „Aminosäuren", „Carnitin und Taurin", „Nukleotide" sowie „Cholin und Inosit" sowie „sonstige Stoffe". Die innerhalb der einzelnen Kategorien aufgeführten Verbindungen dürfen bei der Herstellung von diätetischen Lebensmitteln verwendet werden, allerdings nicht immer bei jeder Art von Produkt.

[21] Besonders umstritten in ihrer Zulässigkeit zu ernährungsphysiologischen Zwecken sind Stoffe, die als technologische Zusatzstoffe zugelassen sind (z. B. Lycopin und Lutein). Es stellt sich für diese Substanzen die Frage, ob sie damit immer als Zusatzstoffe gelten, also zu ernährungsphysiologischen Zwecken zugelassen werden müssten, oder aber ob sie dennoch in diesem Fall als Nicht-Zusatzstoffe angesehen werden können.

Merkmale des zugrunde liegenden Lebensmittels fehlen, muss für jeden einzelnen Extrakt eingehend juristisch und fachwissenschaftlich geprüft werden, insbesondere deshalb, weil Extrakte aus demselben Ausgangsmaterial hochgradig unterschiedlich sein können. Sofern ein einzelner Stoff oder ein Extrakt vom Zusatzstoffbegriff ausgenommen ist, weil er nach überwiegender Verkehrsauffassung wegen seines Nährwertes in diesen Produkten eingesetzt wird, steht einer Verwendung prinzipiell nichts im Wege. Ansonsten ist die Verwendung hingegen unzulässig. Teilweise wird bei solchen Substanzen im Übrigen auch die Auffassung vertreten, sie seien als Novel Food (vgl. Kap. 2.9.2) anzusehen, da sie in dieser Form bisher nicht in nennenswertem Umfang verzehrt wurden. Aus ernährungsphysiologischer Sicht muss hier angemerkt werden, dass Substanzen, die (weitgehend) in isolierter Form aufgenommen werden, sowohl im Hinblick auf ihre erwünschten wie auch auf mögliche unerwünschte Wirkungen anders zu bewerten sind als bei Aufnahme mit üblichen Lebensmitteln.

2.8 Abgrenzungsprobleme: Lebensmittel oder Arzneimittel?

Der Markt für Gesundheitsprodukte umfasst neben Nahrungsergänzungsmitteln und ergänzenden bilanzierten Diäten zahlreiche andere Produktkategorien, die aufgrund ihrer Darreichungsform, der Werbeaussagen oder der Verbrauchererwartung leicht mit diesen verwechselt werden können. Die Abgrenzung der verschiedenen Produktkategorien voneinander ist in der Praxis oft schwierig und selbst für Fachleute nicht immer auf den ersten Blick nachvollziehbar. So werden z. B. gleichermaßen Nahrungsergänzungsmittel, ergänzende bilanzierte Diäten sowie Arzneimittel angeboten, die ähnliche Substanzen, z. B. Omega-3-Fettsäuren oder bestimmte Vitamine, als wertgebende Komponenten enthalten. Bei der Beurteilung von neuen Produkten ergeben sich deshalb häufig wettbewerbsrechtliche oder behördliche Streitfälle. Dabei steht regelmäßig die Frage im Vordergrund, ob ein konkretes Produkt als Lebensmittel oder aber als Arzneimittel anzusehen ist. Diese Frage ist insofern entscheidend, als bei Lebensmitteln das Missbrauchsprinzip gilt, bei Arzneimitteln hingegen das Verbotsprinzip mit Erlaubnisvorbehalt. Arzneimittel dürfen nämlich nach § 21 AMG nur dann in Verkehr gebracht werden, wenn sie über eine behördliche Zulassung verfügen. Dieses zeit- und kostenaufwändige Zulassungsverfahren erfordert nach § 22 AMG die Einreichung von Unterlagen zur klinischen Wirkung, zu den pharmakologisch-toxikologischen Eigenschaften und zur Qualität. Lebensmittel hingegen bedürfen prinzipiell keiner Zulassung und können im Rahmen der rechtlichen Vorgaben frei vermarktet werden. Für Nahrungsergänzungsmittel und bilanzierte Diäten ist lediglich eine Anzeige beim Bundesamt für Verbraucherschutz und Lebensmittelsicherheit (BVL) erforderlich.

Die Suche nach der Grenze zwischen Nahrungsergänzungsmitteln bzw. bilanzierten Diäten, also Lebensmitteln, einerseits und Arzneimitteln andererseits hat sich deshalb mittlerweile zu einer klassischen Rechtfrage entwickelt. Da die Übergänge häufig fließend sind, existieren bis heute trotz vielfältiger Ansätze keine in allen Fällen geeigneten Kriterien, die eine sichere Abgrenzung ermöglichen. Besonders schwierig gestaltet sich die Abgrenzung von ergänzenden bilanzierten Diäten zu den Arzneimitteln, da die Berührungspunkte zwischen diesen beiden Produktgruppen besonders zahlreich sind und sie vergleichbaren Zwecken dienen. Ausgangspunkt für die Abgrenzung von Arzneimitteln ist und bleibt immer die Zweckbestimmung nach Verkehrsauffassung. Es muss also geprüft werden, welchem Zweck das jeweilige Produkt nach allgemeinem Verständnis dient.

Seit dem Erlass der Lebensmittel-BasisV, EG, 178/2002 und der somit gültigen neuen Lebensmitteldefinition hat sich bei der Abgrenzung zwischen Lebensmitteln und Arzneimitteln eine entscheidende Änderung ergeben. Gleich geblieben ist zunächst, dass ein Produkt nicht gleichzeitig Lebensmittel und Arzneimittel sein kann. Früher ergab sich aus dem Zusammenhang zwischen § 2 AMG und § 1 LMBG ein Regel-Ausnahmeverhältnis. Es musste zunächst explizit festgestellt werden, dass ein Produkt kein Lebensmittel ist, um den Arzneimittelcharakter zu bestimmen. Dies bedeutete, dass einem Produkt im Zweifelsfall regelmäßig der Lebensmittelcharakter zugesprochen wurde.

Durch die neue Lebensmitteldefinition der BasisV hingegen wird der umgekehrte Weg beschritten. Somit ist nun im Zweifelsfall von einem Arzneimittel auszugehen. Es muss also zunächst festgestellt werden, dass ein Erzeugnis kein Arzneimittel ist, um den Lebensmittelcharakter positiv festzustellen. Dies hat weitreichende Folgen für bestimmte Präparate auf Pflanzenbasis, für die eine Verkehrsauffassung als Lebensmittel und als Arzneimittel besteht (Köhler 2002).

Dieser Tatbestand ist nunmehr auch durch die europäische Richtlinie 2004/27/EG bestätigt worden. Diese dient zur Änderung der europäischen Arzneimittelrichtlinie 2001/83/EG. Durch die Änderung wird ein neuer Passus in Art. 2 Abs. 2 eingefügt. Dieser lautet: *„In Zweifelsfällen, in denen ein Erzeugnis unter Berücksichtigung aller seiner Eigenschaften sowohl unter die Definition von „Arzneimittel" als auch unter die Definition eines Erzeugnisses fallen kann, das durch andere gemeinschaftliche Rechtsvorschriften geregelt ist, gilt diese Richtlinie."* Damit gilt ein Produkt im Zweifel als Arzneimittel, nicht als Lebensmittel.

Wie bereits in Kap. 2.2 dargestellt, enthält der Wortlaut der „neuen" Lebensmitteldefinition den Ernährungszweck nicht mehr als zwingenden Tatbestand für das Vorliegen eines Lebensmittels. Im Falle der Definitionen für Nahrungsergänzungsmittel und bilanzierte Diäten ist der Ernährungszweck dieser Produkte aber explizit angeführt. Die zentrale Bestimmung dieser Produkte ist also ihr „ernährender" Charakter.

Die Zweckbestimmung von Arzneimitteln liegt hingegen darin, die menschlichen Funktionen wieder herzustellen, zu bessern oder zu beeinflussen (Funktionsarzneimittel im Sinne der Richtlinie 2001/83/EG). Bereits die sehr allgemeine Definition des Arzneimittelbegriffs verdeutlicht, dass Abgrenzungskonflikte vorprogrammiert sind, denn auch Lebensmittel dienen (aus ernährungsphysiologischer Sicht) immer dazu, die Funktionen des menschlichen Körpers zu beeinflussen.

Bei der Einordnung eines Produktes wird deshalb eine Vielzahl von Kriterien herangezogen. So geht es zunächst u. a. um die Frage, welche Substanzen ein Produkt enthält und in welchen Dosierungen sie vorkommen. Für die Einstufung eines Produktes als Lebensmittel spricht es, wenn die enthaltenen Stoffe einen Ernährungswert besitzen und in ernährungsüblichen Mengen eingesetzt werden. Ein Ernährungswert ist beispielsweise bei Vitaminen und Mineralstoffen gegeben. Auch andere Stoffe, so z. B. Ballaststoffe, sekundäre Pflanzenstoffe wie die Polyphenole oder Carotinoide sind unter ernährungsphysiologischen Gesichtspunkten bedeutsam. Sie zählen zwar nicht zu den essenziellen Nährstoffen, d. h. ihr Fehlen ruft keinen spezifischen Mangel hervor, sie besitzen aber gesundheitsfördernde Wirkungen (siehe Kap. 4.6.3). Die Verwendung als wirksam bekannter Dosen von z. B. verschiedenen Arzneidrogen in Nahrungsergänzungsmitteln und bilanzierten Diäten dürfte hingegen im Allgemeinen zu einer Einstufung als Arzneimittel führen, wie dies z. B. bei Johanniskraut oder Ginkgo biloba überwiegend der Fall ist. Diese Stoffe besitzen eine Vorprägung als Arzneimittel (Gründig u. Hey 2002). Werden sie in nicht mehr arzneilich wirksamen Dosierungen eingesetzt, so stellt sich aber die Frage, inwieweit es sich dabei um Zusatzstoffe (vgl. Kap. 2.7) bzw. Novel Food (vgl. Kap. 2.9.2) handelt. Das bedeutet, dass ein Produkt, das kein Arzneimittel ist, nicht automatisch als Lebensmittel verkehrsfähig ist.

Neben der stofflichen Zusammensetzung müssen für die Einstufung eines Produktes auch die Werbeaussagen und die Frage nach der Präsentation gegenüber dem Verbraucher geprüft werden. Im Rechtsstreit kann es vorkommen, dass ein Präparat aufgrund seiner Präsentation in den Werbeaussagen als Arzneimittel eingestuft wird, auch wenn dem Produkt jegliche therapeutische Wirksamkeit fehlt (so genannte Präsentationsarzneimittel im Sinne der Richtlinie 2001/83/EG) (Delewski 2003). Faktisch spielt es keine Rolle, ob eine rechtliche Einordnung als nicht verkehrsfähiges Lebensmittel oder nicht zugelassenes Arzneimittel erfolgt. In beiden Fällen wird die weitere Vermarktung des Produktes untersagt und der Verbraucherschutz sichergestellt. Bei einem Verstoß gegen lebensmittelrechtliche Werbevorschriften nach §§ 11, 12 LFGB (früher §§ 17, 18 LMBG) erwartet den Inverkehrbringer im schlimmsten Falle eine Geldbuße oder sogar eine Freiheits- oder Geldstrafe. Bei der Einordnung als nicht zugelassenes Arzneimittel kann gegen den Inverkehrbringer neben einer wesentlich höheren Geldstrafe auch eine längere Freiheitsstrafe verhängt werden.

2.8.1 Abgrenzungskriterien

Es hat sich mittlerweile durchgesetzt, den Produktcharakter anhand (vermeintlich) objektiver Beurteilungskriterien festzustellen. Insbesondere für die Überwachungsbehörden, aber auch für die damit befassten Gerichte ist es vielfach schwierig, Entscheidungen ausschließlich auf objektiver Basis zu treffen. Tab. 2–1 zeigt einen Überblick bisher angewandter Abgrenzungskriterien. Einige der aufgeführten Kriterien sind als „historisch" zu betrachten und haben ihre Indizfunktion für die Abgrenzung in der gegenwärtigen Rechtsprechungspraxis weitgehend verloren. Der Feststellung objektiver Wirkungsweisen der Inhaltsstoffe kam insbesondere in den letzten Jahren eine besondere Bedeutung bei der Abgrenzungsfrage zu. Es zeichnete sich auch eine gewisse Verschiebung von der rechtlichen auf die naturwissenschaftliche Ebene ab.

Tab. 2–1: Beurteilungskriterien für die Abgrenzung Lebensmittel – Arzneimittel

Frühere Abgrenzungskriterien	Aktuelle Abgrenzungskriterien
Dosierung bzw. Konzentration der Inhaltsstoffe („Dreifachregel")	Stoffliche Zusammensetzung An objektive Merkmale anknüpfende über wiegende Zweckbestimmung
Darreichungsform (in Kapseln, Pillen, Tabletten, etc.)	Bestehende Auffassung über den Zweck vergleichbarer Mittel
Vertriebsort und Vertriebsweg (Apothekenvertrieb als Indiz für Arzneimittel)	Auffassung der pharmazeutischen und medizinischen Wissenschaft
Produktname	Aufmachung des Produkts
	beigefügte oder andersweitig beworbene Hinweise; Gebrauchsanweisung

2.8.2 Pharmakologische Wirkung als Abgrenzungskriterium

Im Mittelpunkt der objektiven Wirkungsweise eines Präparates steht die Frage nach dessen „pharmakologischen Eigenschaften". Dieses Abgrenzungskriterium wurde und wird regelmäßig vom Europäischen Gerichtshof (EuGH) herangezogen. In der deutschen Rechtsprechung wurde die Verwendung durch das „L-Carnitin-Urteil" des Bundesgerichtshofes (BGH) vom 10.02.2000 geprägt[22]. Diese Methode der Abgrenzung hat sich mittlerweile in der Rechtsprechungspraxis durchgesetzt.
Bei der rechtlichen Beurteilung soll festgestellt werden, ob ein Präparat aufgrund seiner Zusammensetzung und der empfohlenen Dosierung „pharmakologische

---

[22] Bundesgerichtshof (BGH): „L-Carnitin", – I ZR 97/98 –, Urt. v. 10.02.2000, ZLR 3/2000: 375 – 381

Eigenschaften" besitzt. Die positive Feststellung pharmakologischer Eigenschaften führt zur Einordnung als (nicht zugelassenes) Arzneimittel. Folglich wird für das entsprechende Präparat ein Verkehrsverbot ausgesprochen, mit entsprechenden Sanktionen und Strafen für den Inverkehrbringer. Nach der derzeit gängigen Rechtsprechungspraxis bedeutet die Abgrenzung anhand dieses Kriteriums im Klartext: ein Lebensmittel besitzt (ernährungs-) physiologische und ein Arzneimittel pharmakologische Eigenschaften. Mit dieser Auffassung ist es naturwissenschaftlichen Disziplinen übertragen, Wirkungen (der Inhaltsstoffe) des entsprechenden Präparates zu klassifizieren (Hahn u. Hagemeyer 2003).

Nach den Vorgaben im „L-Carnitin-Urteil" des BGH sind die „pharmakologischen Eigenschaften eines Präparates", stark vereinfacht dargestellt, anhand von zwei Fragestellungen zu ermitteln:

1. Welche Auffassung besteht aus naturwissenschaftlicher Sicht zur objektiven Wirkungsweise der Inhaltsstoffe eines Präparates?

2. Welche Vorstellung hat der Verbraucher von der Wirkungsweise des Präparates?

Unter naturwissenschaftlichen Gesichtspunkten ist die erstgenannte Fragestellung bedeutsam. Auf den ersten Blick erscheint es überzeugend, den Arzneimittelcharakter anhand pharmakologischer Wirkungen und den Lebensmittelmittelcharakter anhand (ernährungs-) physiologischer Wirkungen zu bestimmen. Die rechtliche Abgrenzung wird damit durch ein naturwissenschaftliches Element erweitert. In den Rechtsnormen findet sich allerdings keine Definition des Begriffs „pharmakologisch", der auf die Abgrenzung von Arzneimitteln und Lebensmitteln anwendbar ist. Daher muss kritisch hinterfragt werden, ob naturwissenschaftliche Auffassungen geeignet sind, eine Grenze zwischen ernährungsphysiologischen und pharmakologischen Wirkungen zu ziehen, die gleichermaßen auf die rechtliche Abgrenzungsfrage anwendbar ist (Hahn u. Hagemeyer 2003).

In den naturwissenschaftlichen Disziplinen und selbst innerhalb des gleichen Wissenschaftsgebietes wird der Terminus „pharmakologisch" z. T. sehr unterschiedlich verwendet. Die Pharmakologie betrachtet sich je nach Intention im engeren Sinne als die Lehre von den Arzneistoffen. Daraus ergibt sich eine wertende Bedeutung, die bereits voraussetzt, dass es sich um Arzneistoffe handelt, mit denen ein therapeutisches Ziel verfolgt wird. Aus rechtlicher Sicht ist die Einordnung eines Stoffes als Arzneimittel jedoch nicht abhängig von seiner therapeutischen Wirksamkeit. Umgekehrt kann ein Lebensmittel wie im Falle der bilanzierten Diät durchaus auch therapeutische Effekte ausüben. Deshalb ist das Abgrenzungskriterium „pharmakologische Wirkung" auf bilanzierte Diäten noch weniger anwendbar als auf andere Lebensmittel. Entsprechend urteilte auch das Hanseatische Oberlandesgericht in einer im Januar 2005 ergangenen Entscheidung[23].

---

[23] Oberlandesgericht (OLG) Hamburg: „EPAMAX", –3 U 28/03– , Urt. v. 27.01.2005, ZLR 2/2005: 266 – 279

Gar nicht zur Abgrenzung geeignet ist der Terminus „pharmakologisch", wenn er im weiteren Sinne verwendet wird. Danach versteht sich die Pharmakologie als Lehre der Wirkungen von Substanzen auf biologische Systeme (Mutschler et al. 2001). Diese wertungsfreie Interpretation lässt keinerlei Rückschlüsse auf ernährungsphysiologische oder spezifisch pharmakologische Wirkungen zu. So besitzt auch beispielsweise das Vitamin C aus Zitrusfrüchten eine Wirkung auf das biologische System des menschlichen Organismus und beseitigt bzw. verhindert z. B. Skorbut. Zitrusfrüchte sind aber unstrittig den Lebensmitteln zuzuordnen. Dem folgend drängt sich die Frage auf, was unter ernährungsphysiologischen Wirkungen zu verstehen ist und wie diese von pharmakologischen Wirkungen abgegrenzt werden können.

An dieser Stelle entsteht ein Konflikt zwischen rechtlichen und ernährungswissenschaftlichen Auffassungen. In der Rechtsprechung wird nämlich Ernährung vielfach noch in einer fachlich überholten Form interpretiert (vgl. Kap. 2.4.3 sowie ausführlich hierzu Kap. 3.1 und 3.2). Diese auch immer noch in Rechtskommentaren zu findende Definition beschreibt Ernährung als „Zufuhr von Nährstoffen zur Deckung des energetischen und stofflichen Bedarfs des menschlichen Organismus" (Zipfel u. Rathke 1995). Nach dieser Auffassung ergibt sich lediglich eine Minimalanforderung an die Ernährung, die der Sicherstellung des Überlebens dient.

Diese Sichtweise ist historisch zu erklären und entspricht nicht mehr gegenwärtigen ernährungswissenschaftlichen Erkenntnissen. Aus heutiger Sicht ist Ernährung als Zufuhr aller Nahrungsbestandteile zu verstehen, die für die Funktion und Gesunderhaltung des menschlichen Organismus notwendig sind. Daher sind nicht nur essenzielle Nährstoffe, bei deren Unterversorgung definierte Mangelsymptome auftreten, für die Ernährung notwendig, sondern alle Nahrungsbestandteile, die positive Wirkungen auf den Organismus ausüben. Aus ernährungsphysiologischer Sicht ist Prävention demnach kein Nebeneffekt der Ernährung, sondern ein integraler Bestandteil des modernen Ernährungsbegriffes (Hahn 2002a).

Die frühere rechtliche Auslegung des Nährstoffbegriffes ist indes auch durch den Erlass der NemV kaum noch vertretbar. In der Definition für Nahrungsergänzungsmittel wird dort eine Ergänzung der Ernährung u. a. durch „sonstige Stoffe mit ernährungsspezifischer oder physiologischer Wirkung" genannt (vgl. Kap. 2.3.3). Dies zeigt die Abkehr vom eher historisch verstandenen Terminus „Nährstoff". Denn neben Vitaminen und Mineralstoffen existieren im Sinne der NemV weitere Stoffe, die einen Ernährungswert besitzen.

Unabhängig von der Auslegung des Ernährungsbegriffes kommt klassischen Nährstoffen und Nahrungsbestandteilen nur dann eine „pharmakologische Wirkung" im Sinne dieses Abgrenzungskriteriums zu, wenn die jeweilige Wirkung bei der konkreten Dosierung über das hinausgeht, was im Körper durch die normale Nahrungsaufnahme ausgelöst werden kann. Neue Erkenntnisse zeigen aber, dass bestimmte Nahrungsmittelinhaltsstoffe Wirkungsprinzipien aufweisen, die in der Vergangenheit nur den Arzneimitteln zugeordnet wurden. Daher ist zunächst anzumerken, dass bestimmte Wirkprinzipien wie z. B. die Interaktion mit Rezeptoren (Vitamin D, Phytoestrogene) oder Wachstums- und Infiltrationshemmung von Tumoren (Polyphenole) nach ernährungsphysiologischem Verständnis nicht grundsätzlich mit „pharmakologischen Wirkungen/Wirkungsprinzipien" gleichgestellt werden können, da bereits die normale Nahrungsaufnahme solche Wirkungen im Organismus auslösen kann (vgl. Kap. 3.2).

Es müssten folglich Schwellenwerte ermittelt werden, an denen bekannte Wirkungsprinzipien von Nahrungsmittelbestandteilen signifikant verändert werden. Solche Dosis-Wirkungsbeziehungen sind zwar im Bereich der Arzneimittel ein zentraler Untersuchungsgegenstand, für Nährstoffe liegen hierzu jedoch kaum Daten vor. So lassen sich z. B. für Vitamin E als klassisch essenziellem Nährstoff derzeit nicht einmal genaue Zufuhrempfehlungen auf Basis des ermittelten Bedarfs, sondern nur Schätzwerte für die wünschenswerte Zufuhr ermitteln. Selbst toxikologische Daten existieren für viele Nahrungsbestandteile nicht (vgl. Kap. 3.3 und 3.4). Unter naturwissenschaftlichen Gesichtspunkten ist es daher in den relevanten Zweifelsfällen nur selten möglich, eine klare Grenze zwischen pharmakologischen und ernährungsphysiologischen bzw. nicht-pharmakologischen Wirkungen zu finden. So deutliche Grenzen, wie rechtlich gefordert, können nach derzeitigen ernährungswissenschaftlichen Erkenntnissen für die Nährstoffe nicht gezogen werden (Hahn u. Hagenmeyer 2003).

In Analogie zum Rechtsverständnis von „Ernährung" und „Nährstoff" zeigt sich bei den „pharmakologischen Wirkungen" einmal mehr ein Konflikt bei der Integration naturwissenschaftlicher Elemente in die gängige Rechtspraxis. Das Abgrenzungsproblem wird dabei letztlich auf eine scheinbar plausible naturwissenschaftliche Ebene verlagert, kann aber naturwissenschaftlich gerade in den Zweifelsfällen nicht geklärt werden, in denen es für die Rechtsfindung notwendig wäre.

2.9 Weitere von Nahrungsergänzungsmitteln und bilanzierten Diäten abzugrenzende Produktgruppen

Neben den Arzneimitteln existieren verschiedene andere Produkte, die aus rechtlichen Gründen keine Nahrungsergänzungsmittel oder bilanzierte Diäten sein können und auch aus physiologischer Sicht davon abgegrenzt werden sollten.

2.9.1 Andere diätetische Lebensmittel

Neben den bilanzierten Diäten enthält die DiätV Vorschriften für eine Vielzahl weiterer diätetischer Lebensmittel. Grundsätzlich gelten auch für sie die Grundanforderungen des § 1 DiätV (Kap. 1.4.1). Ein besonderer Ernährungszweck ist für diese

Produkte erfüllt, wenn sie den Ernährungserfordernissen bestimmter Personen-gruppen entsprechen. Dazu gehören bestimmte Krankheiten, Funktionsanomalien und Mangelerscheinungen (§ 1 Abs. 2 DiätV). Auch bei Kleinkindern und Säuglin-gen sowie unter dem Einfluss besonderer physiologischer Umstände kann ein diäte-tischer Zweck begründet sein (z. B. Schwangere, Stillende, Sportler). Als diätetische Lebensmittel gelten auch Kochsalzersatz, Diabetikerlebensmittel, Sportlernahrung und bestimmte Produkte zur Gewichtsreduktion.

Diätetische Lebensmittel bedürfen, soweit sie nicht zu den in Anlage 8 der DiätVO genannten Produktgruppen (z. B. Sportlernahrung, Säuglingsnahrung, energiere-duzierte Lebensmittel, Diabetiker-Lebensmittel) gehören, spätestens beim ersten Inverkehrbringen einer Anzeige beim BVL (§ 4a DiätV). Das BVL prüft, ob das diäte-tische Lebensmittel den Anforderungen des § 1 Abs. 2 DiätV entspricht. Auch bei bilanzierten Diäten besteht eine Anzeigepflicht, obwohl diese in Anlage 8 DiätV aufgeführt sind; allerdings ist diese Anzeige nicht explizit mit einem Prüfauftrag ver-bunden.

Außerdem wird festgelegt, dass die Hersteller oder Importeure der diätetischen Lebensmittel, die nicht in der Anlage 8 DiätV aufgeführt sind, anhand von wissen-schaftlichen Arbeiten und Daten die Eignung der zu ernährungsphysiologischen oder diätetischen Zwecken zugesetzten Stoffe für die entsprechende Personen-gruppe belegen müssen, wenn das BVL dies verlangt. Entspricht das Produkt nicht den Anforderungen für diätetische Lebensmittel, kann eine weitere Vermarktung untersagt werden (§ 4a DiätV). Auch für diätetische Lebensmittel der Anlage 8 ein-schließlich der bilanzierten Diäten kann das BVL, ohne dass ein Prüfauftrag besteht, wissenschaftliche Arbeiten und Daten zur Eignung der zugesetzten Stoffe verlan-gen (§ 7b DiätV).

In besonderer Nähe zu Nahrungsergänzungsmitteln und bilanzierten Diäten finden sich in jüngerer Zeit verstärkt diätetische Lebensmittel in Tabletten- oder Kapsel-form, die nach § 12 DiätV für Diabetiker vorgesehen sind und nach § 3 Abs. 2 Nr. 4c DiätV die Angabe *„zur besonderen Ernährung bei Diabetes mellitus im Rahmen eines Diätplanes"* tragen. Diese Angabe ist für solche Produkte abweichend vom Krankheitswerbeverbot des § 12 Abs. 1 Nr. 1 LFGB (vormals § 18 Abs. 1 Nr. 1 LMBG; vgl. Kap. 2.5.2) explizit erlaubt.

Diese Produkte weichen von den bislang bekannten typischen „Diabetiker-Lebens-mitteln" wie beispielsweise Diabetiker-Schokolade durch ihre Darreichungsform sowie die Tatsache ab, dass sie gezielt Einzelsubstanzen zuführen, die für den Dia-betiker von Nutzen sein sollen. Zu finden sind dabei insbesondere „Diabetiker-Vita-mine" sowie Präparate mit Pflanzenkonzentraten und –extrakten (z. B. Bittermelone, Zimt, Bockshornklee), die darauf abzielen, den Glucosestoffwechsel zu beein-flussen. Die Frage, ob diese Produkte einen Ernährungszweck im Sinne der DiätV erfüllen oder aber ausschließlich darauf abzielen, pathologische Körperfunktionen zu beeinflussen und damit als Arzneimittel anzusehen sind, wird kontrovers disku-tiert.

2.9.2 Novel Food

Wie bei Arzneimitteln und Zusatzstoffen handelt es sich bei Novel Food um eine zulassungspflichtige Produktgruppe. Die gesetzlichen Vorschriften finden sich in der Novel Food Verordnung (Verordnung (EG) Nr. 258/97 über neuartige Lebensmittel und neuartige Lebensmittelzutaten). Da es sich hierbei um eine europäische Verordnung handelt, sind die Vorschriften der Novel Food Verordnung (NFV) in allen EU-Mitgliedsstaaten verbindlich (vgl. Kap. 2.1.2).

Unter Novel Food werden Lebensmittel und Lebensmittelzutaten verstanden, die in der Europäischen Gemeinschaft noch nicht in nennenswertem Umfang für den menschlichen Verzehr verwendet wurden. Hierzu gehören z.B. exotische Früchte oder bestimmte Algen. Grundsätzlich gilt auch für neuartige Lebensmittel, dass sie keine Gesundheitsgefahr für den Verbraucher darstellen dürfen, keine Irreführung des Verbrauchers bewirken und sich von vergleichbaren Produkten, die sie ersetzen sollen, nicht so unterscheiden, dass ihr normaler Verzehr Ernährungsmängel verursacht (Art. 3 NFV). Ein Lebensmittel, das als Novel Food beurteilt wird, unterliegt vor dem erstmaligen Inverkehrbringen einem Genehmigungs- (Art. 4 NFV) bzw. einem Notifizierungsverfahren (Art. 5 NFV).

Um den Regelungsbestand der NFV zu erfüllen, muss geprüft werden, ob ein Produkt einer der nachfolgenden Kategorien zuzuordnen ist:

Lebensmittel und Lebensmittelzutaten

- mit neuer oder gezielt modifizierter primärer Molekularstruktur (z.B. Fettersatzstoffe),
- die aus Mikroorganismen, Pilzen oder Algen bestehen oder aus diesen isoliert werden (z.B. Öl aus Mikroalgen),
- die aus Pflanzen bestehen oder isoliert worden sind (z.B. Phytosterole) und aus Tieren isolierte Lebensmittelzutaten. Lebensmittel und Lebensmittelzutaten, die mit herkömmlichen Vermehrungs- oder Zuchtmethoden gewonnen wurden und erfahrungsgemäß als unbedenklich gelten, gehören nicht zum Geltungsbereich der Verordnung,
- bei deren Herstellung ein nicht übliches Verfahren angewandt worden ist, wenn das Verfahren eine bedeutende Veränderung der Zusammensetzung oder Struktur bewirkt hat, die sich auf den Nährwert, den Stoffwechsel oder auf die Menge unerwünschter Stoffe im Lebensmittel auswirkt (z.B. enzymatische Konversionsverfahren).

Im Zweifelsfall kann die Europäische Kommission im Ausschussverfahren festlegen lassen, ob ein Lebensmittel oder eine Lebensmittelzutat als neuartig anzusehen ist. Bei Novel Food handelt es sich um eine selbst für Fachleute schwer zu klassifizierende Gruppe von Lebensmitteln. So ist bei einigen Substanzen nicht klar (z.B. Lycopin), ob sie dem Reglement der NFV unterliegen. Diskussionen darüber sind bereits entfacht, Lösungen bisher noch nicht gefunden.

Gentechnisch veränderte Lebensmittel

Seit dem 7. November 2003 ist eine neue Verordnung (Verordnung (EG) 1829/2003) über genetisch veränderte Lebensmittel und Futtermittel in Kraft. Sie regelt die Zulassung und Kennzeichnung von gentechnisch veränderten Lebens- und Futtermitteln. Die Bestimmungen der Verordnung müssen seit dem 18. April 2004 in allen Mitgliedsstaaten der EU angewandt werden. Mit der neuen Verordnung wird die Gruppe der gentechnisch veränderten Lebensmittel aus dem Regelungsbereich der NFV herausgelöst und einer eigenen Regelung unterstellt. Gleichzeitig werden für diese Produkte Sicherheitsanforderungen verschärft, Kennzeichnung und Informationsrechte der Öffentlichkeit erweitert. Weitreichende Änderungen gibt es auch beim Zulassungsverfahren.

2.9.3   Functional Food

Der Begriff Functional Food ist bisher nicht eindeutig definiert. Rechtlich ist die Bezeichnung unbedeutend; es existiert keine Legaldefinition für diese Produktgruppe. Nach allgemeiner Auffassung handelt es sich dabei um Lebensmittel, die neben ihrer bekannten („klassischen") ernährungsphysiologischen Bedeutung als Lieferant von Energie und typischen Nährstoffen einen zusätzlichen Nutzen bieten, indem sie Gesundheit, Leistungsfähigkeit oder Wohlbefinden steigern. Functional Food greifen damit den Paradigmenwechsel in der Ernährung auf, wonach die Ernährung nicht nur der Versorgung des Organismus mit Nährstoffen dient, sondern auch die Gesundheit erhält und Krankheiten vermeidet (vgl. Kap. 3.2).
Die Idee für Functional Food stammt ursprünglich aus Japan. Dort sind die Produkte seit etwa mehr als 20 Jahren als „FOSHU" (Food for specified health use) auf dem Markt und ökonomisch sehr erfolgreich. Sie durchlaufen ein spezielles Registrierungsverfahren und dürfen mit gesundheitsbezogenen Aussagen beworben werden. In Deutschland und der EU gibt es keine klaren gesetzlichen Regelungen für Functional Food. Die Entwicklung solcher Produkte wird zwar von Experten begrüßt, eine generelle Aussage zur Sinnhaftigkeit kann aber nicht gemacht werden, da jede Produktgruppe besondere Eigenschaften besitzt. Kontrovers wird insbesondere die Frage diskutiert, ob bereits jedweder Zusatz einer Substanz aus einem „normalen" ein „funktionelles" Lebensmittel macht. Der zusätzliche Nutzen der Functional Food wird oft durch Anreicherung mit essenziellen wertgebenden Inhaltsstoffen erreicht, die sich auch als Bestandteil von Nahrungsergänzungsmitteln finden (Abb. 2–10).
Bei Functional Food bleibt der ursprüngliche Charakter des Produktes als Lebensmittel, das üblicher Bestandteil einer Mahlzeit ist, bestehen. In Deutschland waren die probiotischen Joghurts Wegbereiter der Functional Food. Inzwischen finden sich zahlreiche weitere Produkte, die sich zumindest als Functional Food verstehen, wie ACE-Getränke, Müsliriegel mit Zusätzen an Vitaminen und Flavonoiden oder Brot mit einem Zusatz von Omega-3-Fettsäuren (Tab. 2–2).

- Probiotische Bakterienkulturen
- Fettsäuren (z. B. ω-3-FS, Linolsäure, CLA)
- Vitamine (z. B. „ACE")
- Mineralstoffe
- Proteine, Peptide, Aminosäuren (z. B. Taurin, L-Carnitin)
- Ballaststoffe (z. B. β-Glucane, Pektine)
- Oligosaccharide (z. B. Inulin)
- Phospholipide (z. B. Lecithin)
- Carotinoide (z. B. β-Carotin, Lycopin)
- Polyphenole (z. B. Resveratrol, OPC)
- Pflanzensterole
- Phytohormone (z. B. Soja-Isoflavone)
- Pflanzenextrakte (z. B. Ginkgo, Ginseng)

Abb. 2–10: Beispiele für Zusätze in Functional Food

Mittlerweile hat die EU-Kommission einen Vorschlag für eine Verordnung über angereicherte Lebensmittel veröffentlicht. Die Verordnung soll zunächst den Zusatz von Vitaminen und Mineralstoffen sowie zukünftig auch weiterer Stoffen regeln. Derzeit ist allerdings nicht klar, für welche weiteren Stoffe Regelungen getroffen werden sollen. Es liegt bereits eine hohe Anzahl von Änderungsvorschlägen für die Verordnung vor. Fraglich bleibt, ob die Verordnung der derzeitigen allgemeinen Auffassung zum funktionellen Prinzip von Lebensmitteln Rechnung tragen wird.

Tab. 2–2: In Deutschland erhältliche Functional Food

Wirksubstanz	Propagierte Wirkungen	Beispiele
Probiotische Bakterien-kulturen	Abwehr pathogener Keime, Immunstimulation	Milchprodukte, Müsli, Salami
Prebiotische Ballaststoffe (Inulin, Oligofructose)	Förderung des Wachstums erwünschter Darmbakterien	Joghurts, Müsli, Brot
Antioxidanzien	Schutz vor freien Radikalen	ACE-Getränke, spezielle (Tief-kühl-)Gemüsemischungen
Omega-3-Fettsäuren	Prävention von Herz-Kreis-lauf-Erkrankungen	Omega-Brot, Omega-Eier, Erfrischungsgetränke
Phytosterine	Senkung des Cholesterol-spiegels	Margarine, Joghurts

2.9.4 Medizinprodukte

Medizinprodukte sind kurz gefasst Instrumente, Apparate, Vorrichtungen und Stoffe, die wie auch Arzneimittel der Erkennung, Verhütung, Behandlung und Linderung von Erkrankungen dienen, ihre Hauptwirkung aber weder auf pharmakologische, noch auf immunologische, noch auf metabolische Art entfalten. Hierdurch unterscheiden sie sich von Arzneimitteln. Die gesetzlichen Anforderungen sind im Medizinproduktegesetz (MPG) formuliert. Medizinprodukte dürfen nur dann in Verkehr gebracht werden, wenn sie mit einer CE-Kennzeichnung versehen sind. Hierzu muss das Produkt ein Konformitätsbewertungsverfahren nach § 14 MPG durchlaufen. Bei den meisten Medizinprodukten, hierzu zählen beispielsweise Pflaster, Herzschrittmacher u. a. m., besteht aufgrund ihrer Erscheinung und Bestimmung keinerlei Verwechslungsgefahr mit Nahrungsergänzungsmitteln. Inzwischen werden allerdings Kapseln zur Gewichtsregulierung angeboten, die als Medizinprodukte in Erscheinung treten und fälschlicherweise als Arzneimittel oder Nahrungsergänzungsmittel angesehen werden könnten. Dabei handelt es sich z. B. um quellfähige Komprimate, die vor den Mahlzeiten mit Wasser eingenommen werden, sich im Magen auf das 10–15fache ihrer Ursprungsvolumens ausdehnen und über Dehnungsreize am Magen, d. h. über einen physikalisch verursachten Effekt, das Sättigungsgefühl verstärken sollen. Hierdurch wird angestrebt, kleinere Mahlzeiten und insgesamt weniger Energie zuzuführen und somit eine Gewichtsabnahme oder zumindest eine Gewichtskonstanz zu erreichen.

2.10 Health Claims – Nährwert- und gesundheitsbezogene Angaben

In den letzten Jahren wurden zahlreiche Diskussionen zur Zulässigkeit bestimmter „Health Claims" für Lebensmittel entfacht. Dies betrifft auch Nahrungsergänzungsmittel, da sie einerseits rechtlich Lebensmittel sind und andererseits durch die NemV mit Ausnahme der in Kap. 2.3.5 dargestellten Vorgaben keine gesonderten Werbevorschriften gemacht werden. Ergänzende bilanzierte Diäten hingegen sind von dieser Diskussion weitgehend ausgenommen, da die Diätverordnung bestimmte Ausnahmen und Vorschriften über Angaben in Bezug zu Krankheiten, Störungen und Beschwerden nicht nur zulässt, sondern in der Pflichtkennzeichnung sogar vorschreibt.

Seit einiger Zeit zeigt sich trotz der Anwendung des § 12 LFGB (vormals § 18 LMBG) eine gewisse Aufweichung im Bereich der krankheitsbezogenen Angaben. Bestimmte Aussagen, die früher als unzulässiger Krankheitsbezug angesehen wurden, finden inzwischen Akzeptanz. So finden sich zahlreiche Functional Food, die laut Herstellerangaben z. B. „...zur Stärkung des Immunsystems" oder „.. zur körperlichen und geistigen Fitness" beitragen sollen. Die Unsicherheit seitens der Hersteller zur Zulässigkeit bestimmter Angaben führt gleichermaßen zu einer Inflation vager Aussagen, wie z. B. „hält jung" oder „erfrischt Körper und Geist". Zwar dürfte es schwer fallen, diesen Angaben einen Irreführungscharakter oder einen Krankheitsbezug zu unterstellen, allerdings entziehen sich solche Angaben jeglichem wissenschaftlichem Hintergrund.

In der Vergangenheit standen insbesondere zwei Varianten von gesundheitsbezogenen Angaben im Mittelpunkt der Diskussion. Der Health Claim Typ A (enhanced function claim) sollte Angaben zur funktionellen Bedeutung eines Lebensmittels oder Lebensmittelinhaltsstoffs hervorheben, z. B. „Calcium erhöht die Knochendichte" oder „Produkt X senkt den Blutcholesterinspiegel". Unter dem Health Claim Typ B (disease risk reduction claim) wurden Angaben zur krankheitsrisikoverhütenden Wirkung eines Lebensmittels oder Lebensmittelinhaltsstoffs verstanden, z. B. „..eine adäquate Aufnahme von Calcium kann dazu beitragen, das Risiko von Osteoporose im Alter zu senken.." Wissenschaftler und Juristen sprachen sich in erster Linie für den Health Claim Typ B aus, wobei auch der Aspekt der Krankheitsprävention, wie er für Arzneimittel als Zweckbestimmung (§ 1 AMG) aufgeführt ist, sinngemäß für Lebensmittel übernommen werden sollte (Küpper 1999). Tatsächlich kollidieren derzeit insbesondere Auslobungen, die dem Health Claim Typ B entsprechen, mit den Werbeverboten des deutschen Lebensmittelrechts. Selbst eine wissenschaftlich belegbare und akzeptierte Angabe darf nach derzeitigem Recht nicht gemacht werden, wenn sie einen Krankheitsbezug herstellt (vgl. Kap. 2.5.2).

In den USA sind bestimmte Health Claims bereits seit einigen Jahren zulässig. Die Anerkennung eines Health Claims muss bei der Food and Drug Administration (Center for Food Safety and Applied Nutrition, Office of Food Labeling) beantragt werden. Einige inzwischen zugelassene Beispiele sind in Tab. 2–3 aufgeführt.

Innerhalb der EU haben einige Mitgliedsstaaten bereits Regelungen zu nährwert- und gesundheitsbezogenen Angaben getroffen. Dies führte häufig zu Unstimmigkeiten beim freien Lebensmittelverkehr und zur Behinderung des Binnenmarktes. Die Europäische Kommission reagierte nach langer Ankündigung und verabschiedete am 16.7.2003 einen höchst umstrittenen „Vorschlag für eine Verordnung des Europäischen Parlaments und des Rates über nährwert- und gesundheitsbezogene Angaben für Lebensmittel". Im Sinne der Verordnung werden alle Lebensmittel erfasst und nicht nur solche, die mit bestimmten Substanzen angereichert sind oder als Functional Food bezeichnet werden. Es werden ausschließlich Angaben geregelt, die freiwillig vom Hersteller gemacht werden können. Somit besteht, im Gegensatz zu den verbindlichen Vorgaben der LMKV und NKV, keine Verpflichtung, bestimmte Aussagen zu treffen. Deutlich hebt der Vorschlag die Gewährleistung des Irreführungs- und des Gesundheitsschutzes hervor. Die zu erwartende Verordnung soll künftig regeln, zu welchen Lebensmitteln bestimmte Angaben erlaubt werden, die sich auf den Nährwert und die Gesundheit beziehen. Aussagen wie

Tab. 2–3: Zugelassene Health Claims in den USA und Beispiele für deren Spezifizierung (nach Küpper 1999)

Muster Claim	Anforderungen an das Produkt und Produktbeispiele
Calcium – Osteoporose Regular exercise and healthy diet with enough calcium helps teen and young adult white and Asian women maintain good bone health and may reduce their high risk of osteoporosis later in life.	Pro Portion mindestens 200 mg Calcium nicht mehr Phosphor als Calcium Bsp.: fettarme und fettfreie Milch(produkte)
Natrium – Bluthochdruck Diets low in sodium may reduce the risk of high blood pressure, a disease associated with many factors.	Pro Portion höchstens 140 mg Natrium Bsp.: ungesalzener Tunfisch, Obst, Gemüse, fettarme Milch, Cerealien
Folat – Neuralrohrdefekte Healthful diets with adequte folate may reduce a woman's risk of having a child with a brain or spinal cord birth defect.	Pro Portion mindestens 40 µg Folat nicht mehr als 100 % der empfohlenen Vitamin-A- und Vitamin-D-Zufuhr Bsp.: angereicherte Vollkornprodukte, Cerealien, grüne Blattgemüse
Obst, Gemüse, Getreideprodukte, die insbes. lösliche Ballaststoffe enthalten – Koronare Herzkrankheiten Diets low in saturated fat and cholesterol and rich in fruits and vegetables, and grain products that contain some types of dietary fiber, particularly soluble fiber, may reduce the risk of heart disease, a disease associated with many factors.	Pro Portion höchstens 1 g gesättigte Fettsäuren, 15 En % aus gesättigten Fettsäuren, 20 mg Cholesterin, 3 g Gesamtfett Produkte müssen ohne Anreicherung mindestens 0,6 g lösliche Ballaststoffe enthalten.

„energiearm", „leicht", „fettarm" oder „fettfrei" dürfen nur noch bei Einhaltung vorgegebener Kriterien angegeben werden.

Zukünftig sollen dagegen bestimmte Angaben erlaubt werden, die sich sowohl auf „traditionelle" Nährstoffe, als auch auf andere Stoffe mit ernährungsphysiologischen Wirkungen beziehen. Die EU-Kommission sieht zudem vor, Produktangaben zu erlauben, die sich auf die Gesundheit und auf die Verminderung von Krankheitsrisiken beziehen.

Gesundheitsbezogene Angaben müssen nach dem Vorschlag zur Verordnung zunächst durch die Europäische Behörde für Lebensmittelsicherheit (European Food Safety Authority, EFSA) bewertet und anschließend in Form eines Registers veröffentlicht werden. Eine Ausnahme bilden gesundheitsbezogene Angaben, die die Bedeutung eines Nährstoffs oder einer anderen Substanz für Wachstum, Entwicklung und normale physiologische Körperfunktionen auf der Grundlage etablierter und unumstrittener wissenschaftlicher Erkenntnisse beschreiben. Für diese Kategorie wird eine Gemeinschaftsliste zulässiger Angaben geschaffen.

Aussagen, die sich auf die Verminderung von Krankheitsrisiken beziehen, müssen einem entsprechenden Zulassungsverfahren durch die EFSA unterzogen werden. Der Antragsteller ist verantwortlich, einen wissenschaftlichen Nachweis zu getroffenen Aussagen vorzulegen. Insofern werden Humanstudien zur Prüfung der Wirkungen von Lebensmitteln weiter an Bedeutung gewinnen. Die EU-Kommission spricht sich darüber hinaus für ein Verbot bestimmter Auslobungen aus. So sollen gewichtsverringernde und schlankmachende Angaben generell verboten sein. Auch vage Aussagen, wie z.B. „... ist gesund" und Angaben, die sich auf psychische Funktionen oder Verhaltensfunktionen beziehen, wie z.B. „... verringert den Stress", sollen künftig nicht mehr möglich sein.

Die möglichen Auswirkungen der geplanten Verordnung führten in Deutschland und vielen anderen EU-Ländern zu einer regen Diskussion in den Medien und bei Interessenverbänden. Insbesondere Interessenverbände der Industrie kritisieren einen Aspekt, der sich durch die Verordnung ergibt: Waren gesundheitsbezogene Angaben bisher grundsätzlich erlaubt, wenn sie nicht gegen geltendes Recht verstießen, erhebt die Verordnung nun den Anspruch, gesundheitsbezogene Angaben nur dann zu erlauben, wenn eine explizite Genehmigung besteht. Dadurch würden die Möglichkeiten der Bewerbung von Lebensmitteln erheblich eingeschränkt.

Mittlerweile liegt eine Vielzahl von Änderungsvorschlägen für die Verordnung vor. Das Europäische Parlament hat sich inzwischen dagegen ausgesprochen, bestimmte Aussagen zum Nährwertprofil, z.B. Gehalt an Fett, Zucker oder Salz, einem Zulassungsverfahren zu unterziehen. Welche Inhalte der Verordnung bestehen bleiben und wann die Verordnung letztlich erlassen wird, ist derzeit jedoch schwer abzuschätzen, vermutlich dürfte sie nicht vor 2007/2008 verbindlich werden.

Nahrungsergänzungsmittel und ergänzende bilanzierte Diäten aus ernährungsphysiologischer Sicht

3

Eine Beurteilung von Nahrungsergänzungsmitteln und (ergänzenden) bilanzierten Diäten muss aus physiologischer Sicht grundsätzlich mit Blick auf die Aufgaben der Ernährung vorgenommen werden. Wie bereits die in Kap. 1 dargestellten rechtlichen Hintergründe zeigen, dienen Nahrungsergänzungsmittel der Ergänzung der Ernährung (s. Kap. 2.3.1), ergänzende bilanzierte Diäten erfüllen Aufgaben einer besonderen Ernährung (s. Kap. 2.4.1). Die Bedeutung der Ernährung geht aus heutiger Sicht weit über die Versorgung des Organismus mit (zufuhr)essenziellen Nährstoffen hinaus. Eine adäquate Ernährung trägt durch ihren Gehalt an vielfältigen Substanzen gleichermaßen zu Vitalität, geistiger Leistungsfähigkeit und zur Vermeidung von Krankheiten bei. Bei bereits Erkrankten trifft dies sinngemäß ebenso zu. Auch hier ist es nicht nur Ziel, den jeweiligen Patienten ausreichend mit Nährstoffen zu versorgen und Mangelerscheinungen zu vermeiden, sondern gleichermaßen den Krankheitsverlauf insgesamt positiv zu beeinflussen und das Voranschreiten der Erkrankung sowie Folgeerscheinungen zu verzögern oder zu verhindern.

3.1 Aufgaben und Bedeutung der Ernährung: Frühere Sichtweise

Die Gesundheit des Menschen wird wesentlich durch die Ernährung beeinflusst. Dabei stand traditionell und historisch erklärbar die Betrachtung vergleichsweise kurzfristiger Effekte im Vordergrund des Interesses. Lange Zeit wurde die physiologische Aufgabe der Ernährung primär in der Bereitstellung aller für Bau und Funktion des Organismus notwendigen Substanzen in ausreichender Menge gesehen. Ernährung war damit definiert als Zufuhr von (Nähr)Stoffen und Energie, die darauf abzielt, Mangelerscheinungen zu vermeiden und die normale Funktion des Organismus zu ermöglichen. Diese sehr enge Vorstellung von den Aufgaben der Ernährung ist, wie nachfolgend noch dargestellt, inzwischen wissenschaftlich überholt und nur durch die geschichtliche Entwicklung des Faches verständlich.
Obwohl die Ernährung zu den elementaren Grundbedürfnissen des Menschen zählt, ist die Humanernährung als eigenständige und systematische Wissenschaft

eine sehr junge Disziplin. In Deutschland wurde der erste Lehrstuhl für Ernährung des Menschen erst 1956 eingerichtet (Hans-Dietrich Cremer, Universität Gießen). Traditionell waren Fragen der menschlichen Ernährung Randthemen von Landwirtschaft und Medizin. Auch im Hinblick auf die Arbeitsweise standen diese Fächer Pate. Zentrales Element der ernährungswissenschaftlichen Forschung war daher bis in die späten 1980er Jahre die Vermeidung ernährungsbedingter Mangelerscheinungen. In diesem Sinne wurden vornehmlich zwei Fragen geklärt, nämlich das „was" und das „wieviel": Welche Substanzen müssen mit der Nahrung zugeführt werden und in welcher Menge werden sie benötigt, damit kein Mangel entsteht? Diese Fokussierung wird wiederum mit Blick auf die Historie verständlich. So ist beispielsweise die erst ab ca. 1900, also vergleichsweise spät erfolgte Entdeckung der Vitamine in praktisch allen Fällen mit – oft lange bekannten – Erkrankungen verbunden, die sich als Mangel an einem Nahrungsinhaltsstoff entpuppten. Klassische Vitaminmangelerscheinungen wie Skorbut oder Beri-Beri waren zwar seit Jahrhunderten bekannt, die Tatsache, dass es sich um einen Mangel an einzelnen Nahrungsfaktoren handelt, wurde aber erst sehr spät erkannt.

Gerade die Geschichte der Vitamine ist geprägt durch eine Betrachtungsweise, in deren Zentrum die Verhütung bzw. Beseitigung von Mangelerscheinungen stand. Noch in den 1940er Jahren bei der Entdeckung der Folsäure stand die Suche nach den Ursachen einer Erkrankung im Vordergrund. Die von Lucy Wills geführten Studien hatten das Ziel, eine bei Schwangeren typische Anämieform, die „pernicious anemia of pregnancy", zu erforschen und gipfelten in der Isolierung von wenigen Milligramm des Vitamins als therapeutisch wirksamem Agens aus vier Tonnen Spinatblättern. Ziel all dieser Bemühungen war es letztlich, jene Stoffe zu finden, die mit der Nahrung zugeführt werden müssen, also lebensnotwendig oder (zufuhr)essenziell sind. Essenzielle Nährstoffe im klassischen ernährungsphysiologischen Sinne sind demnach Substanzen, die der Mensch nicht oder nicht in ausreichenden Mengen synthetisieren kann (s. Kap. 3.3.2). Eine unzureichende Zufuhr essenzieller Nährstoffe führt zur Entwicklung klinisch-biochemischer Mangelsymptome und schließlich zum Tode. Die Ernährungsforschung war in der Folge darauf ausgerichtet, die Mengen an essenziellen Nährstoffen zu bestimmen, die ausreichen, um Struktur und Funktionen des Organismus zu erhalten und Mangelerscheinungen zu vermeiden. Gleichzeitig wurde versucht, potenziell toxische Nahrungsinhaltsstoffe zu identifizieren. Dazu gehörten Kontaminanten, mikrobielle Verunreinigungen, aber auch natürlicherweise vorkommende Substanzen, wie z. B. Alkaloide der Nachtschattengewächse.

3.2 Aufgaben und Bedeutung der Ernährung: Heutige Sichtweise

Aus heutiger Sicht kommt der Ernährung eine duale Funktion zu. Sie dient nicht nur dazu, die Versorgung des Menschen mit allen die normale Funktion, d. h. Überleben, Wachstum und Fortpflanzung, notwendigen Substanzen sicherzustellen, sondern trägt gleichermaßen zur langfristigen Gesunderhaltung bei. Ernährung und Gesundheit sind also nicht nur im Sinne einer bloßen „Mangelverhütung" verbunden. Besonders evident wurde dieser Zusammenhang in den letzten drei bis vier Generationen. Waren bis dahin die gesundheitlichen Probleme der meisten Menschen durch Nahrungsmittelengpässe und Infektionskrankheiten geprägt, so hat sich diese im Prinzip seit Jahrmillionen andauernde Situation innerhalb kürzester Zeit gewandelt. Fortschritte auf den Gebieten der Lebensmittelerzeugung, der Medizin und der Pharmazie führten dazu, dass Infektionskrankheiten als einstmals primäre Todesursache in den Industrieländern nur noch eine vergleichsweise geringe Rolle spielen. Insbesondere die mit der Technisierung der Agrarwirtschaft verbundene Sicherstellung eines ganzjährig vielseitigen Lebensmittelangebots ermöglichte die Überwindung ernährungsbedingter Defizite und dadurch begünstigter Todesfälle. Der bis dahin nie gekannte Überfluss führte dazu, dass in diesen Ländern seit den 1950er Jahren klinisch erkennbare Nährstoffmangelerscheinungen in der Praxis nur noch eine geringe Rolle spielen.

Allerdings wurde gleichzeitig die Zweischneidigkeit dieser Entwicklung deutlich. So erweisen sich Fehl- und Überernährung als ebenso negativ für die Gesundheit wie eine mangelhafte Versorgung. Besonders deutlich wird dies bei der Adipositas und ihren Folgeerkrankungen. Die Prävalenz dieser Erkrankungen ist in Zeiten knapper Nahrungsressourcen niedrig und steigt mit einer Verbesserung der Versorgungslage an. Ernährungfaktoren besitzen aus heutiger Sicht eine herausragende Rolle in Prävention (und auch Therapie) zahlreicher Erkrankungen wie Adipositas, Diabetes mellitus, Herz-Kreislauf-Erkrankungen und Osteoporose.

Diese Erkenntnisse zeigten, dass eine Beschränkung der Ernährung auf „essenzielle Nährstoffe" und „Mangelvermeidung" nicht ausreichen. Erstmals zeigte sich dies in der Diskussion um Ballaststoffe. Vorherrschende Lehrmeinung war lange Zeit, „Ballaststoffe" stellten lediglich unverdauliche Nahrungsbestandteile dar, die keine erwünschten ernährungsphysiologischen Wirkungen besäßen. Bereits der Begriff Ballaststoffe verdeutlicht, dass diese Substanzen nicht nur für verzichtbar, sondern sogar für unnötig und unerwünscht gehalten wurden. Sie liefern weder (nennenswert) Energie, noch besitzen sie definierte biochemische Funktionen. Ihr Fehlen in der Ernährung ruft streng genommen keine definierten Mangelsymptome hervor, die durch Gabe der entsprechenden Substanzen behoben werden können.

Durch Untersuchungen von Burkitt und Trowell, zwei englischen Epidemiologen, wurde aber erstmals Ende der 1960er Jahre die Kernthese formuliert, dass viele „Zivilisationskrankheiten", mit einem geringen Verzehr von pflanzlichen Faserstoffen, den Ballaststoffen, einhergehen. Auch wenn nicht alle Annahmen der Forscher bestätigt werden konnten, so zeigte sich doch, dass dieses Postulat im Grundsatz richtig ist. Ballaststoffe gelten heute wissenschaftlich unumstritten als ernährungsphysiologisch erwünschte Bestandteile von Lebensmitteln, obwohl sie nicht die Charakteristika „essenzieller Nährstoffe" besitzen.

In den 1980er Jahren konnte dann gezeigt werden, dass der Konsum von Obst und Gemüse invers mit dem Risiko für verschiedene Erkrankungen korreliert ist. Besonders deutlich wird dies bei den Beziehungen zur Krebshäufigkeit. Heute stützen immer mehr Studienergebnisse die Erkenntnis, dass die Effekte nicht nur auf die Gehalte an bekannten (essenziellen) Nährstoffen wie Vitaminen und Mineralstoffen zurückzuführen sind, sondern maßgeblich auf sekundäre Pflanzenstoffe (s. Kap. 10). Auch diese Stoffe sind nicht (zufuhr)essenziell im Sinne der ursprünglichen Definition. Ihr präventives Potenzial hat aber dazu geführt, dass sie heute einen zentralen Gegenstand ernährungswissenschaftlicher Forschung darstellen.

Insgesamt führten diese und andere Erkenntnisse zur physiologischen Bedeutung von Nahrungsinhaltsstoffen dazu, dass in der Ernährungswissenschaft innerhalb weniger Jahre ein tief greifender Paradigmenwechsel stattfand. Die Ernährung besitzt aus heutiger Sicht nicht mehr nur die Aufgabe, Mangelerscheinungen zu vermeiden. Sie trägt durch die Zufuhr von protektiv wirksamen Nahrungsbestandteilen gleichermaßen zu einer langfristigen Erhaltung von Gesundheit und Wohlbefinden bei und wirkt damit der Entstehung (ernährungsassoziierter) Erkrankungen entgegen. Zudem dient sie dazu, bereits bestehende Erkrankungen zu beeinflussen.

3.3 Nährstoffbedarf und Empfehlungen für die Nährstoffzufuhr

In der Diskussion um Nahrungsergänzungsmittel und ergänzende bilanzierte Diäten spielen Begriffe wie Ernährung (s. Kap. 3.1 und 3.2), Nährwert, Nährstoff, Nährstoffbedarf und Nährstoffempfehlungen eine wichtige Rolle. Vielfach werden dabei unscharfe Definitionen verwendet oder Begriffe vermischt, sodass zunächst eine Klarstellung versucht werden soll.

3.3.1 Nährstoffe

Im historischen Rückblick (s. Kap. 3.1) war die Ernährungswissenschaft lange Zeit damit befasst, die Grundbedürfnisse der Ernährung zu definieren, d. h. die lebensnotwendigen Nährstoffe zu identifizieren und die erforderlichen Mengen festzulegen. Aus diesen Erkenntnissen heraus wurde der Begriff „Nährstoff" definiert. Hierzu finden sich im Detail voneinander abweichende Definitionen, die aber in ihrer grundsätzlichen Orientierung identisch sind. Eine bei genauer Interpretation umfassende und zeitgemäße Definition findet sich in den „Allgemeinen Grundsätzen für den Zusatz von essenziellen Nährstoffen zu Lebensmitteln" des Codex Alimentarius. Danach ist ein „Nährstoff (. . .) ein normalerweise als Bestandteil der Nahrung verzehrter Stoff,

a) der Energie liefert; oder
b) der für Wachstum, Entwicklung und Erhalt des gesunden Lebens notwendig ist; oder
c) bei dessen Fehlen charakteristische biochemische oder physiologische Veränderungen auftreten".

In diesen Begriffsbestimmungen findet sich als erstes unstrittiges Kriterium die Bereitstellung von Energie. Primär sind die energieliefernden Bestandteile von Lebensmitteln bekanntlich Kohlenhydrate und Fette. Zwar liefern auch Proteine, Alkohol, organische Säuren, Zuckeraustauschstoffe und die beim bakteriellen Abbau bestimmter Ballaststoffe entstehenden kurzkettigen Fettsäuren in unterschiedlichem Ausmaß Energie. Die ernährungsphysiologische Bedeutung dieser Stoffe ist aber nicht primär in ihrer Rolle als Energielieferant zu sehen.

Schon deutlich schwieriger zu bewerten ist, ob das Fehlen eines Stoffes zum „Auftreten charakteristischer biochemischer oder physiologischer Veränderungen" führt. Dies setzt nämlich in der Regel ein gezieltes Mangelexperiment voraus. Nur wenn es experimentell gelingt, die zu untersuchende Substanz aus der Nahrung zu entziehen, sind Rückschlüsse darauf zulässig, welche Veränderungen auftreten können. Zwar liegen ältere Daten aus Mangelexperimenten am Menschen vor, grundsätzlich verbieten sich derartige Untersuchungen aber schon aus ethischen Erwägungen. Selbst wenn solche Studien durchführbar sind, finden sich Limitationen: So muss es zunächst überhaupt erst einmal gelingen, die zu untersuchende Substanz tatsächlich und vollständig zu entfernen. Darüber hinaus gestaltet es sich unter Umständen schwierig, Parameter zu identifizieren, die durch einen Mangel an diesem Stoff beeinflusst werden.

Besonders abstrakt, aber gleichzeitig am umfassendsten definiert ist der Nährstoffbegriff durch das unter b) genannte Kriterium („für Wachstum, Entwicklung und Erhalt des gesunden Lebens notwendig"). In der Regel lässt sich die Wirkung eines Nährstoffs auf diese Parameter wegen der langen Beobachtungszeiträume gezielt, d. h. durch Intervention, meist nur tierexperimentell untersuchen.

Entsprechend dem heutigen umfassenden Verständnis darüber, was die Ernährung leisten soll (s. Kap. 3.2), hat sich auch das Bild von den Funktionen der Nährstoffe grundlegend gewandelt. Sie werden nun nicht mehr nur im Hinblick auf ihre „klassischen" Wirkungen (Energielieferung, Baustoffe, bekannte biochemische Funktionen, z. B. als Coenzyme) betrachtet. Grundsätzlich macht der umfassende Nähr-

Physiologische Bedeutung von Nährstoffen

- Energiebereitstellung (z. B. Fette und Kohlenhydrate)

- Bausubstanzen für Zellen und Gewebe
  (z. B. Proteine, verschiedene Mineralstoffe)

- Bestandteile von Hormonen und anderen Regulationsfaktoren (z. B. Jod, Zink)

- Cofaktoren von enzymkatalysierten Reaktionen (z. B. B-Vitamine, Magnesium, Zink)

- Endokrine Wirkungen (z. B. Vitamin D, Phytoestrogene)

- Beteiligung an Biotransformation und Detoxifikation (z. B. Polyphenole, Vitamin C)

- Modulation der Zellkommunikation (z. B. Carotinoide)

- Inhibierung von Tumorwachstum und -infiltration (z. B. Polyphenole)

- Regulation gastrointestinaler Funktionen (z. B. Ballaststoffe)

- Bestandteile antioxidativer Systeme (z. B. Vitamine E, C, Carotinoide, Polyphenole, Selen)

- Beeinflussung von Signaltransduktion und Genexpression (z. B. Vitamin A, D, B_6)

Abb. 3–1: Physiologische Bedeutung von Nährstoffen (Hahn et al. 2004a)

stoffbegriff deutlich, dass alle diejenigen Inhaltsstoffe von Lebensmitteln als Nährstoffe anzusehen sind, die für die Funktion und Gesunderhaltung des Organismus notwendig sind. Dies umfasst eindeutig nicht nur Kohlenhydrate, Fette, Proteine, Vitamine, Mineralstoffe und Wasser. Aus heutiger Sicht erfüllen auch zahlreiche weitere Verbindungen wie z. B. Vitaminoide (siehe Kap. 9), Ballaststoffe (siehe Kap. 12) und sekundäre Pflanzenstoffe (siehe Kap. 10) diese Kriterien und sind deshalb ebenfalls als Nährstoffe im Sinne dieser Definition anzusehen. Bisweilen wird versucht, beispielsweise die letztgenannte Stoffgruppe sinngemäß als „Schwellennährstoffe" einzuordnen, da ihre Bedeutung noch nicht umfassend geklärt ist. Eine derartige Subdifferenzierung ist allerdings nicht sinnvoll, weil danach selbst einige Vitamine und Ballaststoffe heute noch mit diesem Terminus bezeichnet werden müssten.

Nach heutiger Kenntnis besitzen Nahrungsinhaltsstoffe Funktionen, die lange Zeit entweder gar nicht bekannt oder in ihrer physiologischen Bedeutung nicht zu bewerten waren. Wie Abb. 3–1 zeigt, kommen dabei vielfältige Mechanismen zum Tragen, die früher nur von Arzneimitteln bekannt waren, weil sie dort erstmals untersucht wurden. Diese Effekte treten bei üblicher Nahrungsaufnahme als intrinsische Eigenschaften der jeweiligen Nahrungsinhaltsstoffe auf. Welche Zufuhrhöhe eines Nährstoffes letztlich als „Bedarf" angesehen wird, hängt davon ab, welches Ziel mit dieser Zufuhr erreicht werden soll. Sehr deutlich wird dies an den Beispielen Vitamin C und Vitamin E (Hahn u. Hagenmeyer 2003, Hahn et al. 2004a). So liegt die zur Erzielung von präventiven Effekten mindestens notwendige Zufuhr an Vitamin C um den Faktor 10 höher als diejenige, die erforderlich ist, um Skorbut zu vermeiden.

Wissenschaftlich nicht definiert und im Kontext mit Nährstoffen völlig ungeeignet ist der umgangssprachlich, in populärwissenschaftlichen Veröffentlichungen sowie in der Werbung vielfach zu findende Begriff der „Vitalstoffe". Er umfasst je nach Sichtweise ein unterschiedliches Spektrum von in der Nahrung vorkommenden Stoffen mit im Allgemeinen (funktions)essenzieller Bedeutung. Teilweise werden unter diesem Begriff aber auch alle Substanzen verstanden, die für Funktion und Gesunderhaltung der Zellen notwendig sind, also z. B. auch Enzyme. Wissenschaftlich ist der Begriff „Vitalstoffe" bedeutungslos und findet deshalb keine Verwendung, weil er eine Vielzahl unterschiedlichster Substanzen mit unterschiedlichen Wirkmechanismen zusammenfasst, die ernährungsphysiologisch differenziert werden müssen.

Im Zusammenhang mit dem ursprünglichen Nährstoffbegriff ist auch das vor rund 100 Jahren entwickelte Konzept der essenziellen Nährstoffe zu diskutieren. Nach einer Definition des Codex Alimentarius versteht man hierunter einen „normalerweise als Bestandteil der Nahrung verzehrte(n) Stoff, der für Wachstum, Entwicklung und Erhaltung gesunden Lebens notwendig ist und nicht in angemessenen Mengen vom Körper synthetisiert werden kann". Wie bereits angemerkt, ist ein Nachweis von „Essenzialität" aus methodischen und ethischen Gründen vielfach kaum machbar. Besonders deutlich wird dies bei den Ultra-Spurenelementen. So ist beispielsweise die Essenzialität von Silicium bei vielen Tierarten nachgewiesen. Für den Menschen steht ein solcher Nachweis aber noch aus. Noch schwieriger wird die Situation bei sekundären Pflanzenstoffen. Sie werden im Körper weder synthetisiert, noch ist definitiv bekannt, ob eine unzureichende Versorgung mit einzelnen Vertretern aus diesen Gruppen zu gesundheitlichen Beeinträchtigungen führt. Unbestritten ist allerdings, dass die in zahlreichen epidemiologischen Studien ermittelten Befunde über die schützenden Effekte eines hohen Gemüse- und Obstverzehrs im Hinblick auf die Kanzerogenese auch auf die Gehalte an sekundären Pflanzenstoffen in diesen Lebensmitteln zurückzuführen sind (siehe Kap. 10).

Die Essenzialität einzelner Nährstoffe wird zudem unterschiedlich beurteilt. So gilt z. B. Cholin in Deutschland als nicht-essenziell. In den USA hingegen wird die Substanz als essenziell eingestuft. Auch in Abhängigkeit von Alter und physiologischer Situation ergeben sich Veränderungen. Besonders deutlich wird dies etwa bei den Aminosäuren (siehe Kap. 6). Neben der absoluten, für alle Menschen gegebenen Essenzialität existiert daher noch eine konditionelle Essenzialität in bestimmten Situationen.

Im Hinblick auf die Beurteilung des Ernährungswerts – und damit auch die Bewertung der ernährungsphysiologischen Qualität von Lebensmitteln – ist die Essenzialität deshalb ein denkbar ungeeignetes Kriterium. Sie reduziert die Funktion der Ernährung nämlich auf das absolute Minimum, d. h. auf das Überleben. Aus heutiger Sicht existieren zahlreiche Nahrungsbestandteile, die diese Eigenschaft nicht erfüllen, aber aufgrund ihrer gesundheitlichen Wirkungen wünschenswerte Bestandteile von Lebensmitteln darstellen und Nährstoffeigenschaften besitzen. Es ist erkennbar, dass der Einzug zellbiologischer und molekularbiologischer Methoden in die Ernährungswissenschaft das Verständnis für die Wirkung von Lebensmittelinhaltsstoffen wesentlich erweitert hat und noch erweitern wird. Dabei ist bereits jetzt offensichtlich, dass auch nicht-essenzielle Nährstoffe zelluläre Stoffwechselprozesse modulieren und zur Gesunderhaltung beitragen. Noch dazu bestehen im Sprachgebrauch häufig Missverständnisse. So kann auch ein Stoff, der nicht (zufuhr)essenziell ist, weil der menschliche Organismus ihn üblicherweise in ausreichender Menge synthetisiert, dennoch (funktions)essenziell sein, also für bestimmte Stoffwechselfunktionen unentbehrlich. Dies trifft beispielsweise auf Vitaminoide wie Coenzym Q10 und α-Liponsäure oder auf Aminosäurederivate wie L-Carnitin und Taurin zu.

3.3.2 Nährstoffbedarf und Referenzwerte für die Nährstoffzufuhr

Die Begriffe Nährstoffbedarf und Referenzwerte für die Nährstoffzufuhr (vielfach auch noch unpräzise als „Empfehlungen für die Nährstoffzufuhr" bezeichnet) sind strikt voneinander zu trennen, was in der Praxis aber häufig unterbleibt. Der Nährstoffbedarf ist eine für jede Person individuelle Größe, die definitorisch aus der ernährungswissenschaftlichen Frühzeit stammt. Sie gibt an, welche zugeführte Menge eines Nährstoffes notwendig ist, um Mangelerscheinungen zu vermeiden. Es kann daher grundsätzlich auch keinen „empfohlenen Bedarf" geben, wie bisweilen als sachlich vollkommen falsche und irreführende Angabe auf Verpackungen von Lebensmitteln zu lesen ist.

Der Nährstoffbedarf wird von einer FAO/WHO Expert Group (1970) wie folgt definiert: „Der Mindestbedarf an einem Nährstoff entspricht, nach üblicher Ansicht, der niedrigsten Zufuhr, die erforderlich ist, um Mangelerscheinungen zu verhüten, die durch klinische Merkmale und Symptome und/oder durch Messgrößen biochemischer oder physiologischer Funktionen nachzuweisen sind". Bereits aus dieser Formulierung wird deutlich, dass eine Deckung des Nährstoffbedarfs im oben formulierten Sinne nicht mehr mit den heutigen Vorstellungen zu den Aufgaben der Ernährung kompatibel ist. Die oben gegebene Definition entstammt der „klassischen" Sichtweise der Ernährung (s. Kap. 3.1), die lediglich auf die Sicherung der lebensnotwendigen physischen und psychischen Funktionen des Menschen und die Vermeidung nährstoffspezifischer Mangelsymptome und -krankheiten abzielte. Schon von daher ist der Begriff des Nährstoffbedarfs im althergebrachten Sinne nicht mehr ausreichend und sachgerecht, wenn Ernährungsempfehlungen gegeben, aber auch bestimmte Lebensmittelgruppen wie Nahrungsergänzungsmittel und ergänzende bilanzierte Diäten beurteilt werden sollen. Es wäre deshalb gleichermaßen falsch, den „medizinisch bedingten Nährstoffbedarf" bei bilanzierten

Diäten (s. Kap. 2.4.3) nur dahingehend zu interpretieren, dass ein Ernährungsbe-dürfnis im Sinne einer Mangelvermeidung zu decken ist.

Der Nährstoffbedarf eines Individuums wird von einer Vielzahl von Faktoren (z. B. Alter, Größe, Geschlecht, Gesundheitszustand, Belastungssituationen, Einnahme von Arzneimitteln) beeinflusst und variiert daher auch im zeitlichen Ablauf beträchtlich. Er ist zudem methodisch schwer zu ermitteln (Hahn et al. 2005). Ins-gesamt liegen zum Nährstoffbedarf im Allgemeinen nur wenige, meist an kleinen Kollektiven ermittelte Daten vor. Von besonderem Interesse ist es, geeignete und empfindliche Parameter für die Nährstoffversorgung zu ermitteln. Hohe Spezifität und Empfindlichkeit weisen in der Regel biochemische Messgrößen auf, die bereits vor dem Auftreten klinischer Symptomatik auf eine unzureichende Versorgung hin-deuten können, wie z. B. vitaminabhängige Metaboliten oder Enzymaktivitäten. Zum Teil treten auch physische Symptome frühzeitig auf, z. B. morphologische Ver-änderungen von Blutzellen oder Hautveränderungen. Diese sind jedoch meist unspezifisch und können somit nicht als Versorgungsparameter dienen. Gerade im Frühstadium eines Nährstoffmangels kommt es häufig sowohl zu uncharakteristi-schen Beeinträchtigungen der Leistungsfähigkeit und der Infektabwehr als auch zu psychischen Störungen. Eine klare Grenzziehung wird dadurch sowohl in Studien zum Nährstoffbedarf als auch im klinischen Alltag deutlich erschwert.

Um eine Orientierung für die jeweils angemessene Aufnahme von Nährstoffen in verschiedenen Bevölkerungsgruppen zu geben, werden auf Basis bekannter Bedarfszahlen „Empfehlungen für die Nährstoffzufuhr" festgesetzt. Diese gründen sich auf die jeweils vorhandenen Daten zum Nährstoffbedarf (DGE et al. 2000). Übergeordnetes Ziel dieser Referenzwerte soll „die Erhaltung und Förderung der Gesundheit und damit der Lebensqualität" sein (DGE et al. 2000). Die Werte sind dabei so beschaffen, dass sie „bei nahezu allen gesunden Personen der Bevölke-rung die lebenswichtigen metabolischen, physischen und psychischen Funktionen sicherstellen". Nährstoffbedingte Mangelerscheinungen in der Bevölkerung sollen ebenso wie eine Überversorgung mit Energie und z. B. Fett vermieden werden.

Die derzeit gültigen „D-A-CH-Referenzwerte" [1] für die Nährstoffzufuhr (DGE et al. 2000) unterscheiden noch zwischen „nutritiven" und „präventiven" Aspekten. Ers-teres entspricht der „klassischen" Bedeutung von Ernährung zur Mangelvermei-dung, letzteres beinhaltet die zusätzlichen Gesichtspunkte im Sinne des heute gülti-gen Ernährungsbegriffes (s. Kap. 3.2). Allerdings wurde teilweise auch bei den „nutritiven" Empfehlungen schon versucht, präventive Gesichtspunkte zu berück-sichtigen.

Die D-A-CH-Referenzwerte beinhalten Empfehlungen, Schätzwerte und Richtwerte für die wünschenswerte Zufuhr von Nährstoffen. Dabei werden Empfehlungen aus-

---

[1] Referenzwerte für die Nährstoffzufuhr der Deutschen Gesellschaft für Ernährung, Österrei-chische Gesellschaft für Ernährung, Schweizerische Gesellschaft für Ernährungforschung, Schweizerische Vereinigung für Ernährung.

Ernährungsphysiologische Sicht

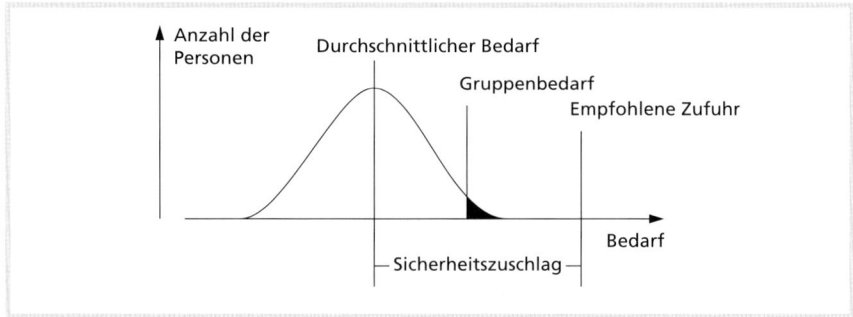

Abb. 3–2: Herleitung der Empfehlungen für die Nährstoffzufuhr (Wolfram 1988)

gesprochen, wenn der durchschnittliche Bedarf einer Population an einem Nährstoff mit ausreichender Genauigkeit bekannt ist. Unter der Annahme einer Normalverteilung werden ausgehend vom ermittelten Durchschnittsbedarf zwei Standardabweichungen addiert. Bei vielen Nährstoffen wird zusätzlich noch ein weiter Sicherheitszuschlag addiert. Liegen keine Daten zur Häufigkeitsverteilung des Bedarfs vor, erfolgt stattdessen ein Zuschlag von 20–30 %, von dem angenommen wird, dass er einer zweifachen Standardabweichung entspricht. In einigen Fällen – wenn zur Höhe des Bedarfs nur wenige Daten vorliegen – werden zusätzlich Sicherheitszuschläge addiert. Somit wird mit einer Aufnahme in Höhe der errechneten Empfehlung theoretisch der Bedarf von 97,5 % der gesunden Bevölkerung gedeckt (s. Abb. 3–2). Dieser rechnerische Wert wurde gewählt, weil die Forderung nach einer Versorgung von 100 % eines Kollektivs gleichbedeutend damit wäre, dass die Bedarfswerte der Personen mit dem höchsten Bedarf („statistische Ausreißer") zugrunde gelegt werden müssten. Dies wäre gleichbedeutend mit sehr hohen, vielfach nicht realisierbaren Werten. Für einige Nährstoffe, z. B. Vitamin E, Biotin, Kupfer und Selen, liegen keine ausreichenden Daten zur Ableitung eines Bedarfs vor. Hier können deshalb nur Schätzwerte für eine wünschenswerte Zufuhr angegeben werden (DGE et al. 2000).

Erreicht die Nährstoffzufuhr einer Person die jeweilige Empfehlung, ist eine unzureichende Versorgung unwahrscheinlich. Je weiter die Zufuhr darunter liegt, desto größer wird das Risiko eines Mangels. Allerdings eignen sich die Empfehlungen zur Beurteilung der Nährstoffversorgung von Bevölkerungsgruppen nur bedingt. Die Versorgung von Einzelpersonen kann aufgrund der individuellen Streubreite des Bedarfs überhaupt nicht beurteilt werden, was in der Praxis dennoch häufig geschieht. Zudem gelten die Referenzwerte generell nur für die „gesunde Durchschnittsbevölkerung", da bei ihrer Berechnung keine besondere Anforderungen wie schwere körperliche Belastungen, extreme Klimaverhältnisse, Erkrankungen oder erhöhte Fremdstoffbelastungen berücksichtigt werden. Referenzwerte für die Nährstoffzufuhr sind deshalb von ihrem konzeptionellen Ansatz her nicht dazu geeignet, die Ernährungsbedürfnisse von Patienten zu beurteilen. Sie können deshalb auch bei der Bewertung von ergänzenden bilanzierten Diäten allenfalls als Orientierungsgröße herangezogen werden.

Für Substanzen, die nicht als essenziell gelten, wurden von der Deutschen Gesellschaft für Ernährung traditionell keine Empfehlungen gegeben. Dies ist verständlich, da es für solche Stoffe keinen nutritiven „Bedarf" geben kann, aus dem sich Empfehlungen ableiten ließen. Eine Abkehr von diesem Standpunkt erfolgte erst mit den im Jahr 2000 erschienenen Referenzwerten, in denen erstmals eine wünschenswerte Zufuhr von 2–4 mg β-Carotin pro Tag genannt wurde (DGE et al. 2000). Die Angabe orientierte sich in diesem Fall an epidemiologischen Studien, die Rückschlüsse auf eine gesunderhaltende Zufuhr der entsprechenden Substanz ermöglichten. Eine Erweiterung dieses Konzeptes ist für die Zukunft sicher wünschenswert. So existieren für die Vielzahl anderer sekundärer Pflanzenstoffe (z. B. Polyphenole, Terpene, Indole, Phytoestrogene) bisher noch keine Empfehlungen, sondern lediglich der für die Praxis richtige Hinweis, täglich fünf Portionen Obst und Gemüse zu verzehren.

Im Gegensatz dazu wurden in den vom amerikanischen Food and Nutrition Board herausgegebenen Dietary Reference Intakes (DRI) bereits Nährstoffe aufgenommen, die im klassischen Sinne keinen essenziellen Charakter haben, wie z. B. Cholin und Lycopin (Institute of Medicine 1998a,b). Dies entspricht den in den DRI formulierten Grundsätzen „Maximierung der Gesundheit" und „Verbesserung der Lebensqualität", die die klassische Basis „Vermeidung des an klinisch messbaren Veränderungen feststellbaren Mangels" ersetzten. Neu war zu diesem Zeitpunkt auch, dass die Zufuhrempfehlungen zwar durch den Verzehr von konventionellen Lebensmitteln abgedeckt werden sollen, erstmals aber auch die Verwendung von angereicherten Lebensmitteln oder Nährstoffsupplementen grundsätzlich akzeptiert wird. Diese Erweiterung findet sich in den deutschen Referenzwerten ebenfalls wieder (DGE et al. 2000).

In den DRI werden vier verschiedene Kenngrößen zur Aufnahme von Nährstoffen verwendet (siehe Tab. 3–1).

Die Ermittlung des Estimated Average Requirement (EAR) erfolgt unter Berücksichtigung streng kontrollierter Studien, wobei sehr viel sensitivere Messgrößen als nur klinische Symptome herangezogen werden. Hierbei finden auch die Bioverfügbarkeit und – soweit möglich – langfristige Wirkungen Berücksichtigung. Der RDA-Wert (Recommended Dietary Allowance) wird vom EAR abgeleitet und stellt eine Zielgröße dar, die die Einzelperson erreichen sollte. Wenn der RDA erreicht wird, ist das Risiko einer unzureichenden Versorgung wenig wahrscheinlich (2–3 %). Adequate Intake (AI) wiederum wird verwendet, wenn das Datenmaterial zur Festlegung von EAR und RDA nicht ausreicht. Er dürfte in aller Regel den RDA-Wert übersteigen, ist aber aufgrund mangelnder Studien mit größerer Unsicherheit behaftet. Der Tolerable Upper Intake Level (UL) gibt eine Aufnahmemenge an, die bei langfristiger Zufuhr keine unerwünschten Wirkungen mit sich bringt. Er wurde etab-

Tab. 3–1: Definitionen der Dietary Reference Intakes (Yates u. Schlicker 1998, Hages et al. 1998)

Abkürzung	Bedeutung	Definition
RDA	Recommended Dietary Allowance	Tägliche Zufuhrmenge eines Nahrungsbestandteils, die ausreicht, um den Bedarf von 97–98 % der gesunden Personen einer definierten Bevölkerungsgruppe zu decken.
EAR	Estimated Average Requirement	Tägliche Zufuhrmenge eines Nahrungsbestandteils, die ausreicht, um den Bedarf von 50 % der gesunden Personen einer definierten Bevölkerungsgruppe zu decken.
AI	Adequate Intake	Experimentell ermittelte tägliche Zufuhrmenge eines Nahrungsbestandteils, die ausreicht, um den Bedarf von (einer) Versuchsgruppe(n) zu decken. Wird verwendet, wenn RDA nicht bestimmt werden kann.
UL	Tolerable Upper Intake Level	Höchste tägliche Zufuhrmenge eines Nahrungsbestandteils, die bei dauerhafter Zufuhr keinen gesundheitlich nachteiligen Einfluss auf die Gesamtbevölkerung hat.

liert, da die zunehmende Nährstoffanreicherung von Lebensmitteln sowie die insbesondere in den USA verbreitete Einnahme hochdosierter Supplemente zu Aufnahmemengen führen können, die die Empfehlungen deutlich überschreiten. Insgesamt sind die neuen DRI weitaus umfangreicher als die bisherigen Empfehlungen; sie wurden zudem mit hohem wissenschaftlichem Aufwand erstellt. Aufgrund der Erarbeitung dieser Werte durch ausgewählte Spezialisten, die in sieben speziell zusammengesetzten Expertengruppen in mehrjähriger Arbeit die Werte ermittelten, wird davon ausgegangen, dass ein hohes Maß an Objektivität gegeben ist.

3.4 Toxikologische Aspekte

Bei Nahrungsergänzungsmitteln und ergänzenden bilanzierten Diäten wird neben dem potenziellen Nutzen oft auch die Frage diskutiert, ob solche Produkte unter Umständen zur Aufnahme toxikologisch relevanter Stoffe bzw. Stoffmengen führen und die Gesundheit damit gefährden können. Vielfach ist in der Vergangenheit der Eindruck erweckt worden, die in Supplementen enthaltenen Substanzmengen seien allgemein zu hoch. Immer wieder werden Produkte in Untersuchungen generell abgewertet, wenn sie Dosierungen aufweisen, die oberhalb der täglich von den Fachgremien empfohlenen Zufuhrmengen liegen. Hervorgerufen wurde die kritische Betrachtung ursprünglich vor allem durch Studien aus den 1990er Jahren, die gezeigt haben, dass höher dosierte Supplemente mit β-Carotin das Bronchialkarzinomrisiko bei Rauchern erhöhen können (ATBC-, CARET-Studie, siehe Kap. 10.2). Zwei jüngere Publikationen stellen inzwischen zudem die Sicherheit hochdosierter Vitamin-E- und -C-Präparate in Frage (Miller et al. 2005, Lee et al. 2004). Das Thema bedarf allerdings einer differenzierten Betrachtung. Aus den Studien lässt sich die allgemeine Schlussfolgerung ziehen, dass eine Supplementierung – ohne therapeutischen Anspruch – nur mit Dosierungen erfolgen sollte, die auch über die Nahrung erreichbar sind. Allerdings macht die Dosis-Wirkungs-Kurve (s. Abb. 3–3) der meisten Nährstoffe deutlich, dass eine über den Bedarf hinausgehende Zufuhr möglich ist, ohne dass dies gesundheitlich bedenklich wäre. Grund hierfür ist die Tatsache, dass sich für die meisten Nährstoffe ein breiter Indifferenzbereich ergibt, innerhalb dessen der überschüssige Nährstoff keine Funktionsverbesserung bewirkt, aber auch noch nicht als Pharmakon oder Gift wirkt. In diesem Zufuhrbereich wird der Nährstoff vermindert absorbiert, vermehrt gespeichert und/oder verstärkt ausgeschieden. Erst hierdurch ist es überhaupt möglich, Empfehlungen für die Nährstoffzufuhr zu etablieren, die wie dargestellt bei vielen Personen den individuellen Bedarf übersteigen.

Auch die oben beschriebenen vom amerikanischen Institute of Medicine im Rahmen der neuen Empfehlungen festgesetzten Tolerable Upper Intake Levels (UL) (Institute of Medicine 1998a,b) und die vom Scientific Committee on Food der Europäischen Union herausgegebenen Höchstwerte (SCF 2000a-h, 2001a-c, 2002a-e, 2003a-e) stützen diese Sichtweise (s. Abb. 3–4).

Das Risiko einer Überdosierung ist dann nach heutigem Kenntnisstand mit Sicherheit auszuschließen, wenn die (langfristige!) Gesamtzufuhr eines Nährstoffes den UL nicht übersteigt. Ausgehend von diesem Diktum können im Prinzip sichere Höchstmengen für Nährstoffe in Supplementen abgeleitet werden, wenn der UL bekannt ist. Stark vereinfacht wird vom UL die Substanzmenge subtrahiert, die in der Bevölkerung bereits über die normale Ernährung zugeführt wird. Dabei wird aus Sicherheitsgründen nicht die durchschnittliche Aufnahme über die Ernährung

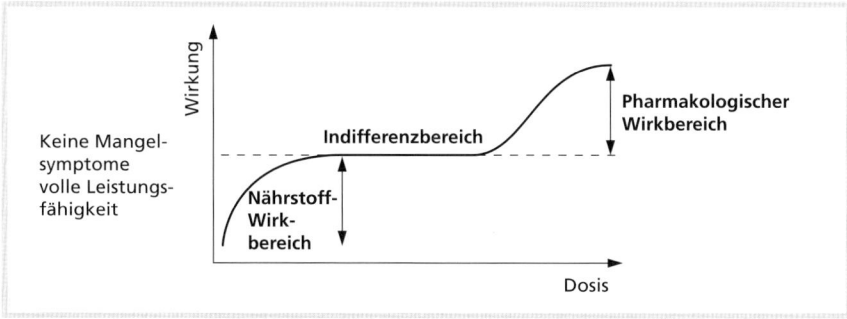

Abb. 3–3: Dosis-Wirkungs-Kurve von Nährstoffen

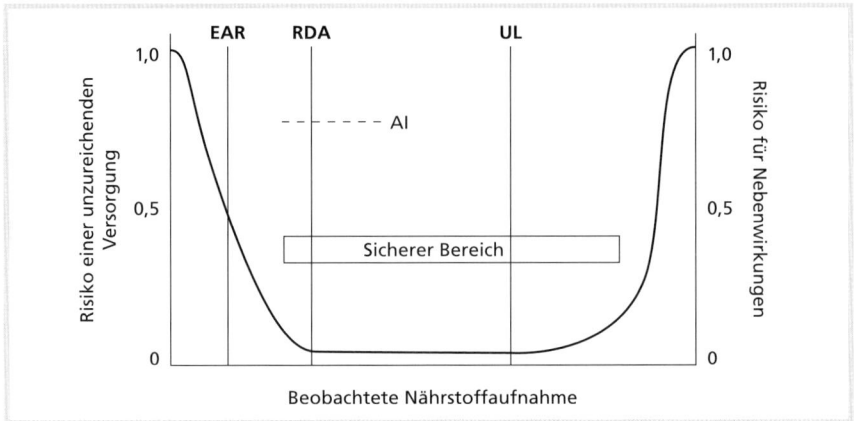

Abb. 3–4: Bewertungsschema zur sicheren Aufnahme von Nährstoffen

zugrundegelegt, sondern die 97,5-Perzentile der Zufuhr, also die bei den Personen mit der höchsten Aufnahme zu beobachtende Aufnahmemenge. Die verbleibende Differenz zwischen UL und Zufuhr über normale Lebensmittel ist die Menge eines Nährstoffes, die über angereicherte Lebensmittel und über Supplemente insgesamt noch ohne Bedenken aufgenommen werden kann. Dieses prinzipielle Vorgehen entspricht im Übrigen dem in Art. 5 Richtlinie 2002/46/EG genannten Verfahren (s. Kap. 2.3.4).

Auf Basis dieser und ähnlicher Ansätze liegen inzwischen verschiedene Vorschläge für Höchstmengen an Vitaminen und Mineralstoffen in Supplementen vor (Auswahl in Tab. 3–2). Vielfach wird bei Höchstmengen noch Bezug genommen auf eine – zu keiner Zeit rechtsverbindliche – Empfehlung, die vom damaligen Bundesinstitut für gesundheitlichen Verbraucherschutz und Veterinärmedizin (BgVV) im Jahr 1998 veröffentlicht und bei der Erteilung von Allgemeinverfügungen (s. Kap. 2.6) als Beurteilungsbasis herangezogen wurde. In dieser wurde die maximale tägliche Dosis an Vitaminen und Mineralstoffen in Nahrungsergänzungsmitteln angegeben (Tab. 3–2). Danach sollten Mineralstoffe (Mengenelemente) sowie die Vitamine A und D nur in solchen Mengen in Nahrungsergänzungsmitteln enthalten sein, die der einfachen empfohlenen Tageszufuhr entsprechen. Bei allen wasserlöslichen Vitaminen sowie bei Vitamin E und K wurde die dreifache DGE-Empfehlung als Tagesdosis toleriert („Dreifachregel"). Hierbei wurde grundsätzlich die Empfehlung für die Altersgruppe mit dem höchsten Bedarf zugrunde gelegt, wobei Schwangere, Stillende und Säuglinge ausgenommen waren. Aus Gründen des vorbeugenden Gesundheitsschutzes wurden insbesondere für die Zufuhr von Spurenelementen Obergrenzen vorgeschlagen, die in der Regel noch unterhalb oder im unteren Bereich der DGE-Empfehlungen bzw. der Schätzwerte für eine angemessene Zufuhr liegen (BgVV 1998). Inzwischen liegt eine aktualisierte, sehr detaillierte

Tab. 3–2: Empfehlungen zum maximalen Gehalt an Nährstoffen in Supplementen pro Tagesdosis (BgVV 1998, DGE et al. 2000, Domke et al. 2004a,b, Hagenmeyer u. Hahn 2003)

Nährstoff	Einheit	Empfohlene Zufuhr (Personen von 25–51 Jahren; DGE et al. 2000)		BgVV 1998	BfR 2004	Hagenmeyer u. Hahn 2003
		m	w			
Vitamin A	mg RÄ[1]	1,0	0,8	–	0,4	0,8
Vitamin D	µg	5		–	5	25
Vitamin E	mg TÄ[2]	14	12	36	15	250
Vitamin K	µg	70	60	240	80	400
Vitamin B_1	mg	1,2	1,0	4,8	4,0	40
Vitamin B_2	mg	1,4	1,2	5,4	4,5	50
Vitamin B_6	mg	1,5	1,2	6,3	5,4	15
Vitamin B_{12}	µg	3		9	9	500
Folsäure	µg FÄ[3]	400		900	400	600
Niacin	mg	16	13	60	17	250
Biotin	µg	30–60		300	180	500
Pantothen-säure	mg	6		18	18	200
Vitamin C	mg	100		225	225	600
Calcium	mg	1000		1000[4]	500	1000
Magnesium	mg	400	310	400[4]	250	250
Eisen	mg	10	15	5	0	15
Kupfer	mg	1–1,5		1	0	1
Zink	mg	10	7	5	2,25	10
Mangan	mg	2–5		2	0	1
Jod	µg	200		100	100	150
Chrom	µg	30–100		60	60	50
Molybdän	µg	50–100		80	80	200
Selen	µg	30–70		30	30	150
Fluorid	mg	3,8	3,1	–	0	1,5

[1] Retinoläquivalent
[2] Tocopheroläquivalent
[3] Folsäureäquivalent
[4] Keine explizite Nennung; Dosierung in Höhe der DGE-Empfehlung

Tab. 3–3: Toxikologische Kenndaten von Nährstoffen (Scientific Committee on Food 2000a-h, 2001a-c, 2002a-e, 2003a-f, Institute of Medicine 1998a,b, 2000a,b, 2002a,b)

Nährstoff	Einheit	Empfohlene Zufuhr (Personen von 25–51 Jahren; DGE et al. 2000)		NOAEL[1] (SCF)	UL[2] (SCF)	UL[2] (DRI)
		m	w			
Vitamin A	mg RÄ[3]	1,0	0,8	3,0	3,0	3,0
Vitamin D	µg	5		100	50	50
Vitamin E	mg TÄ[4]	14	12	800	300	1000[9]
Vitamin K	µg	70	60	10000	–	–
Vitamin B$_1$	mg	1,2	1,0	50	–	–
Vitamin B$_2$	mg	1,4	1,2	200	–	–
Vitamin B$_6$	mg	1,5	1,2	200	25	100
Vitamin B$_{12}$	µg	3		–	–	–
Folsäure	µg FÄ[5]	400		1000	1000	1000[7]
Nicotinsäureamid	mg	16	13	1500	900	35[7]
Biotin	µg	30–60		–	–	–
Pantothensäure	mg	6		1000	1000	–
Vitamin C	mg	100		–	–	2000
Calcium	mg	1000		2500	2500	2500
Magnesium	mg	400	310	250	250[7]	350[7]
Eisen	mg	10	15	–	–	45
Kupfer	mg	1–1,5		10	5	10
Zink	mg	10	7	50	25	40
Mangan	mg	2–5		–	–	11
Jod	µg	200		1800	600	1100
Chrom	µg	30–100		–	–[8]	–
Molybdän	µg	50–100		900[6]	600	2000
Selen	µg	30–70		850	300	400
Fluorid	mg	3,8	3,1	–	–	10

[1] No Observed Adverse Effect Level
[2] Tolerable Upper Intake Level
[3] Retinoläquivalent
[4] Tocopheroläquivalent
[5] Folsäureäquivalent
[6] Werte aus Tierversuchen pro kg Körpergewicht
[7] Wert nur für Zufuhr aus Supplementen und angereicherten Lebensmitteln
[8] WHO: 250 µg/d aus Supplementen (SCF 2003f)
[9] Summe aus allen α-Tocopherol-Isomeren

Stellungnahme des Bundesinstituts für Risikobewertung (BfR) als Nachfolgeinstitution aus dem Jahr 2004 vor. Diese enthält neben Risikobewertungen und vorgeschlagenen sehr restriktiven Höchstmengen zur Verwendung von Vitaminen und Mineralstoffen in Nahrungsergänzungsmitteln auch Angaben zur Anreicherung von Lebensmitteln des allgemeinen Verzehrs, die nach Ansicht der Behörde nicht überschritten werden sollten (Domke et al. 2004a,b). Auch diese Zusammenstellung ist wie alle anderen Vorschläge zu Höchstmengen nur als Diskussionsbeitrag zu sehen. Die in Tab. 3–2 angegebenen Grenzwerte für Vitamine und Mineralstoffe verdeutlichen, dass die in Deutschland akzeptierten Obergrenzen aus toxikologischer Sicht als eher niedrig anzusehen sind (Tab. 3–3). Eine rechtliche Vorgabe wird erst in absehbarer Zeit auf EU-Ebene erarbeitet werden. Es bleibt abzuwarten, welche dabei rechtsverbindlich werden.

Kritischer zu betrachten sind Substanzen, bei denen keine Angaben zum Bedarf bzw. zu sinnvollen Zufuhrmengen gemacht werden können und vergleichsweise wenig über die Toxikologie bekannt ist. So sind beispielsweise für eine Reihe von Substanzen aus pflanzlichen Lebensmitteln protektive Effekte belegt (Watzl u. Leitzmann 1999). Dennoch dürfen in der Prävention auf den ersten Blick viel versprechende Substanzen nicht bedenkenlos in hoher Dosierung in Nahrungsergänzungsmitteln eingesetzt werden. Insbesondere bei sekundären Pflanzenstoffen sollten die Gehalte aufgrund des derzeit noch unzureichenden Kenntnisstandes auf Mengen begrenzt werden, die auch mit einer üblichen Ernährung realisierbar wären. Dies ist beispielsweise der Fall bei Isoflavonen (s. Kap. 10.8). Dies scheint auch im Hinblick darauf notwendig, dass viele dieser Substanzen in isolierter Form eine höhere Bioverfügbarkeit aufweisen als bei Aufnahme mit normalen Lebensmitteln bzw. sich bisher kaum bekannte Synergien und Antagonismen ergeben. Mit Unwägbarkeiten ist hier in jedem Fall zu rechnen. Insbesondere kann deshalb nicht automatisch davon ausgegangen werden, dass die isolierte Aufnahme eines bestimmten Stoffes in toxikologischer Hinsicht ebenso zu bewerten ist wie die Zufuhr der gleichen Substanz in gleicher Menge

3.5   Wissenschaftliche Evidenz

Ausgehend von Kanada und Nordamerika gewinnt der Ruf nach einer auf (natur) wissenschaftlich gesicherten, belegbaren Erkenntnissen basierenden Medizin zunehmend an Bedeutung (Berger et al. 1997). Dieses unter dem Begriff „Evidence-Based-Medicine" (EBM) bekannte Paradigma wird als „gewissenhafter, ausdrücklicher und vernünftiger Gebrauch der gegenwärtig besten externen wissenschaftlichen Evidenz für Entscheidungen in der medizinischen Versorgung" bezeichnet (Sackett et al. 1996). In Abhängigkeit von der Validität der Forschungsergebnisse wurde eine Evidenz-Hierarchie erarbeitet, die eine Aussage über den Grad der Belegbarkeit erlaubt (Tab. 3–4).

Danach gelten randomisierte, kontrollierte Studien (randomized clinical trial, RCT) als „Goldstandard" (Schulz et al. 1995). Liegen – wie meist – mehrere, sich z.T. in ihren Ergebnissen widersprechende RCTs vor, so kann eine gesonderte statistische Auswertung vorgenommen werden, deren Ergebnisse in Form von Meta-Analysen bzw. systematischen Übersichtsarbeiten dokumentiert wird (Hunt u. McKibbon 1997). Wie aus Tab. 3–4 ersichtlich, geben biochemische oder tierexperimentelle Befunde bestenfalls Hinweise auf mögliche Wirkungen am Menschen. Ihre eigentliche Funktion solcher Untersuchungen besteht darin, prinzipielle Mechanismen zu beschreiben und zu entschlüsseln, nicht jedoch Wirknachweise zu erbringen, die für den Menschen Relevanz besitzen. Gerade dies wird häufig nicht beachtet, wenn für bestimmte Substanzen oder Produkte Empfehlungen ausgesprochen werden. Schon gar nicht ist es möglich, aus **qualitativen** biochemischen Zusammenhängen **quantitative** Dosisempfehlungen für den Menschen herzuleiten, wie dies vielfach zu beobachten ist. Dies gilt gerade bei der Verabreichung unphysiologisch hoher Megadosen, die auf Vorbeugung oder gar Therapie bestimmter Erkrankungen abzielt (Hahn et al. 2004a).

Es wäre – schon wissenschaftstheoretisch – falsch, davon auszugehen, dass diese Standards an den Nachweis von Wirkungen für Lebensmittel nicht gelten, sondern lediglich auf Arzneimittel anzuwenden sind. Die Ernährungsempfehlungen und die hieraus abgeleiteten diätetischen Strategien bilden einen wichtigen Teil der präventivmedizinischen und therapeutischen Maßnahmen (Kasper 2000, Leitzmann et al. 2001). Deshalb sind auch bei der Beurteilung ernährungsbezogener Empfehlungen dieselben evidence-based-Kriterien anzulegen wie bei anderen Maßnahmen auch. Nur randomisierte placebokontrollierte Interventionsstudien sind methodisch über-

Tab. 3–4: Hierarchie der wissenschaftlichen Evidenz nach den Kriterien der Evidence-Based-Medicine (Stärkste Evidenz auf Stufe Ia)

Stufe	Evidenz-Typ
Ia	Evidenz aufgrund wenigstens einer Metaanalyse bzw. eines systematischen Reviews auf der Basis methodisch hochwertiger randomisierter kontrollierter Studien (RCT)
Ib	Wenigstens ein ausreichend großer, methodisch hochwertiger RCT
IIa	Wenigstens eine methodisch hochwertige kontrollierte Studie ohne Randomisierung
IIb	Wenigstens eine methodisch hochwertige quasi-experimentelle Studie (z.B. prospektive Kohortenstudie)
III	Methodisch hochwertige, nicht experimentelle Studien (z.B. Fall-Kontroll-Studien)
IV	Meinungen und Überzeugungen von angesehenen Autoritäten; Expertenkommissionen; Einzelfallberichte

haupt dazu geeignet, Nachweise für postulierte Wirkungen zu erbringen. Fehlen solche Daten oder sind sie in hohem Maße widersprüchlich, so kann eine Maßnahme nicht als wissenschaftlich gesichert angesehen werden.

Dabei müssen auch die untersuchten Parameter dazu geeignet sein, valide „wissenschaftliche" Aussagen zu treffen. Für den Bereich der Humanernährung ergibt sich dabei die grundsätzliche Schwierigkeit, dass besonders im Hinblick auf langfristige Effekte (Gesundheit, Lebensqualität, Lebensdauer) nur eingeschränkt Daten in Interventionsstudien erhoben werden können. Für gesunde Personen können harte „Endpunktmarker" (Morbidität, Mortalität) schon aus methodischen Gründen in der Regel nicht erbracht werden. Um dieses Problem zu umgehen, bedient man sich meist „funktioneller Biomarker". Hierunter sind spezielle Laborparameter zu verstehen, die es ermöglichen, die durch Nahrungseinflüsse hervorgerufenen Veränderungen exakt quantitativ ermitteln zu können (Milner 1999). Im Bereich der Arterioskleroseforschung sind solche funktionellen Biomarker seit längerem etabliert. Beispiele hierfür sind die Konzentrationen des LDL-Cholesterols und die der Aminosäure Homocystein im Plasma (Branca et al. 2001). In den letzten Jahren zeigte eine Vielzahl von Interventionsstudien, dass Nahrungsfaktoren solche Risikoparameter positiv beeinflussen können. Allerdings – und dies ist zu bedenken – wurden hier vorwiegend isolierte Nährstoffe wie Antioxidanzien (s. Kap. 3.9.4) und B-Vitamine (s. Kap. 3.11.1) eingesetzt. Im Vergleich hierzu liegen bislang nur wenige Interventionsstudien mit Lebensmitteln bzw. Kostformen vor.

Allerdings müssen funktionelle Biomarker auch geeignet sein, den gewünschten Effekt zu belegen. So finden sich beispielsweise im Bereich der Knochengesundheit kaum geeignete Biomarker, gesicherte Nachweise sind hier also nur über Endpunkte wie die Frakturhäufigkeit möglich (Prentice et al. 2003).

3.6 Ernährungsempfehlungen in der Praxis

Unter praktischen und gesundheitspolitischen Gesichtspunkten besteht ein Ziel der Ernährungswissenschaft darin, die gewonnenen Erkenntnisse zur Anwendung zu bringen. Ausgehend vom jeweiligen Wissensstand wird deshalb versucht, fundierte Empfehlungen für eine optimierte Ernährung abzuleiten.

3.6.1 Präventive Ernährungsempfehlungen

Die im allgemeinen Sprachgebrauch oft wenig differenzierte Verwendung der Begriffe Nährstoffbedarf und Nährstoffempfehlungen (s. Kap. 3.3.2) führt bisweilen dazu, dass von ausgeprägten Mangelerscheinungen an bestimmten Nährstoffen in der Bevölkerung die Rede ist. Echte Mangelerscheinungen an Mikronährstoffen finden sich im Allgemeinen jedoch selten. Allerdings ist die Zufuhr verschiedener Mikronährstoffe in der Allgemeinbevölkerung suboptimal, sodass bei diesen

Ernährungsphysiologische Sicht

Tab. 3–5: Kritische Mikronährstoffe in der Allgemeinbevölkerung (DGE 2004)

Nährstoff	Betroffene Gruppen
Folsäure	Alle Gruppen deutlich zu niedrig
Vitamin D	Gesamtbevölkerung, aber Eigensynthese
Carotinoide	Jüngere Frauen, Männer aller Altersgruppen
Calcium	Männer und Frauen, fast alle Altersgruppen
Magnesium	Männer, vor allem jüngere Altersgruppen
Eisen	Großteil der Frauen im gebärfähigen Alter
Zink	Rechnerisch unkritisch, aber niedrige Empfehlung
Jod	Gesamtbevölkerung

eine ergänzende Aufnahme aus ernährungsphysiologischer Sicht sinnvoll ist (Tab. 3–5). Außerdem zeichnet sich ab, dass bei bestimmten Substanzen wie z. B. Vitamin D (Zittermann 2003a) eine über den bisherigen Empfehlungen liegende zusätzliche Gabe im Hinblick auf die Prävention bestimmter Erkrankungen von Nutzen sein kann.

Auch die Tatsache, dass die von verschiedenen Gremien bzw. Institutionen empfohlenen Zufuhrwerte voneinander abweichen und sich zudem von Zeit zu Zeit ändern, trägt immer wieder zur Verwirrung bei. Der Grund hierfür liegt zum einen darin, dass sich der wissenschaftliche Erkenntnisstand in Abhängigkeit von der Datenlage ändern kann. Zum anderen aber hängt die empfohlene Zufuhr davon ab, welche Effekte erzielt werden sollen. So ist es z. B. zu erklären, dass die Vitamin-C-Empfehlungen heute vielfach deutlich höher liegen als früher. Grundsätzlich ist eine höhere Zufuhrempfehlung nur dann wissenschaftlich hinreichend belegt und legitim, wenn zuvor gezeigt werden konnte, dass bei entsprechenden Dosierungen auch die postulierten Effekte zu beobachten sind.

Zwar werden von allen Fachgesellschaften nährstoffbezogene Empfehlungen ausgesprochen, diese sind jedoch primär akademischer Natur und zeigen den Wandel der wissenschaftlichen Erkenntnis. Es wäre allerdings ein Irrtum, diesen Werten in einer naturwissenschaftlichen „Zahlengläubigkeit" zu verfallen und beispielsweise Produktkonzepte nur hierauf zu gründen. Ziel ist es vielmehr, leicht in die Praxis umsetzbare Empfehlungen zu verwenden, die für den Verbraucher verständlich und nachvollziehbar sind. Deshalb sind auch die wissenschaftlichen Gremien dazu übergegangen, ihre Empfehlungen für die Bevölkerung in Form lebensmittelbezogener Vorgaben zu formulieren. Das bedeutet, dass quantitative und qualitative Empfehlungen zum Verzehr einzelner Lebensmittelgruppen ausgesprochen werden. Zur besseren Kommunikation gegenüber dem Verbraucher sind diese in visualisierter Form dargestellt. Während die Deutsche Gesellschaft für Ernährung (DGE) bislang die Darstellung als „Ernährungskreis" favorisiert, hat sich international die Verwendung von „Ernährungspyramiden" durchgesetzt.

Obwohl die Grundzüge einer gesund erhaltenden Ernährung wissenschaftlich gut abgesichert und allgemein akzeptiert sind, werden in verschiedenen Ländern unterschiedliche Ernährungspyramiden proklamiert. Dies ist sowohl auf kulturelle Unterschiede zurückzuführen, als auch auf den jeweiligen wissenschaftlichen Erkenntnisstand und dessen Interpretation. So führt beispielsweise die im asiatischen Raum gebräuchliche Ernährungspyramide keine Milchprodukte auf, was schon mit Blick auf die endemisch verbreitete Lactoseintoleranz nachvollziehbar ist. In der Ernährungspyramide für den mediterranen Kulturkreis spielt demgegenüber das Olivenöl eine zentrale Rolle.

Wesentlich für die Praxis ist die Tatsache, dass diese Ernährungsempfehlungen nicht nur zur Prävention **einer** bestimmten Erkrankung geeignet sind, sondern sich damit das Risiko für eine Vielzahl von chronisch-degenerativen Erkrankungen minimieren lässt. Dies kann als gesichert gelten für atherosklerosebedingte Herz-Kreislauf-Erkrankungen (Hu u. Willett 2002), essenzielle Hypertonie (Srinath et al. 2004), maligne Tumore (Key et al. 2004) und Diabetes mellitus Typ 2 (Parillo u. Riccardi 2004; Steyn et al. 2004). Nachdem kürzlich auch eine Assoziation zwischen dem Lipidstoffwechsel und dem Osteoporoserisiko nachgewiesen wurde, kann eine kardioprotektive Ernährung vermutlich gleichermaßen als günstig für die Gesunderhaltung des Skelettsystems angesehen werden (Ott 2004). Wichtig ist, dass bislang keine Hinweise vorliegen, wonach eine Ernährung, die den vorgenannten Erkrankungen vorbeugt, in irgendeiner Hinsicht negativ zu bewerten wäre.

3.6.2   Diätetische Therapie

Die Diätetik stellt ein sehr altes, bereits aus der Antike bekanntes Behandlungsprinzip von Krankheiten dar und ist gleichberechtigt neben der Pharmakotherapie zu sehen. Generelles Ziel der Diätetik[2] ist es, Krankheiten durch die Ernährung zu beeinflussen, d. h. zu lindern oder eventuell auch zu heilen. Dabei hat sich die Diätetik in vielen Bereichen im Laufe der Zeit von einer vorwiegend erfahrungsgeprägten Therapie zu einer wissenschaftlich begründeten, kausalen Behandlungsweise gewandelt. Ziel im Sinne der heutigen Vorstellungen von den Aufgaben der Ernährung ist es dabei, durch eine an die besondere Situation des Patienten angepasste Ernährung Einfluss auf das Krankheitsgeschehen zu nehmen. Dabei geht es zum einen darum, Mangelerscheinungen an Nährstoffen (und ggf. auch an Energie) zu

---

[2] Im allgemeinen Sprachgebrauch wird der Begriff Diät vielfach mit einer reduzierten Nahrungsaufnahme zur Verminderung des Körpergewichts gleichgesetzt. Dies ist nicht nur im Sinne des aus dem Griechischen stammenden Wortes „Dieta" (gesunde Lebensführung), sondern auch im Hinblick auf die übliche wissenschaftliche Interpretation falsch.

vermeiden und zum anderen insgesamt das Krankheits- oder Beschwerdebild positiv zu beeinflussen (Hahn 2002b).

Besonders deutlich wird dies am Beispiel der „Diabetes-Diät[3]": Früher wurde in erster Linie versucht, dem vermeintlichen Hauptproblem der Erkrankung entgegen zu treten, der Störung des Kohlenhydratstoffwechsels. Um den Körper von Kohlenhydraten zu „entlasten", wurden deshalb teilweise sehr kohlenhydratarme, fettreiche Diäten verabreicht. Aus heutiger Sicht war dies nicht nur unnötig und nutzlos, sondern verstärkte sogar Diabetes-assoziierte Folgeschäden (Liebermeister 2002). Das derzeitige Konzept der Ernährungstherapie von Diabetikern beruht darauf, durch eine adäquate Zufuhr von Nahrungsinhaltsstoffen nicht nur den Blutzuckerspiegel möglichst gleichmäßig zu halten, sondern vor allem das Risiko für langfristig im Zuge von Diabetes auftretende Gesundheitsschäden wie z.B. Herzinfarkt, Nierenversagen, Erblindung zu verhindern (Katsilambros 2001). Vereinfacht heißt dies, dass auch zahlreiche andere Inhaltsstoffe von Lebensmitteln, beispielsweise Antioxidanzien, Beachtung finden, weil sie einen diätetischen Nutzen besitzen könnten (Seufert 2002).

Entsprechend wird deshalb zunehmend diskutiert, inwieweit sich durch die gezielte Supplementierung bestimmter Substanzen Einfluss auf bereits bestehende Erkrankungen nehmen lässt. Mit zunehmenden Erkenntnissen zu den Wirkungen einzelner Nährstoffe bzw. Nährstoffgruppen gewinnt daher nicht nur die „klassische" Diätetik mit ganzen Kostformen an Bedeutung, sondern gleichermaßen die Intention, Erkrankungen zusätzlich mit Mikronährstoff(kombination)en zu behandeln. Viele dieser Produkte werden aus den in den Kapiteln 2.4.3 und 1.2.3 geschilderten Gründen als ergänzende bilanzierte Diäten in Verkehr gebracht.

In diesem Zusammenhang ist es wesentlich, darauf hinzuweisen, dass Referenzwerte für die Nährstoffzufuhr (s. Kap. 3.3.2) sich immer nur auf gesunde Personen beziehen (DGE et al. 2000). Sie sind nicht für die adäquate Versorgung von Kranken oder Rekonvaleszenten konzipiert. Sie gelten, wie auch die wissenschaftlichen Fachgesellschaften betonen, nicht für Personen mit Verdauungs- und Stoffwechselstörungen oder bei Belastungen durch erhöhten Alkoholkonsum oder Einnahme bestimmter Arzneimittel. Diese Personenkreise bedürfen einer gesonderten Behandlung. Daher ist es auch nicht sachgerecht, bei der Bewertung von ergänzenden bilanzierten Diäten ausschließlich auf die Referenzwerte für Gesunde Bezug zu nehmen.

---

[3] Das Beispiel Diabetes mellitus wird wegen seiner leichten Nachvollziehbarkeit hier im Zusammenhang mit bilanzierten Diäten herangezogen, unbeschadet der Tatsache, dass für Diabetiker-Lebensmittel nach Anlage 8 zu § 4a Abs. 1 DiätVO eine Einzelregelung existiert.

3.7 Bevölkerungsgruppen mit speziellen Ernährungsanforderungen

Da sich Referenzwerte für die Nährstoffzufuhr und daraus abgeleitete Lebensmittelempfehlungen auf die gesunde Durchschnittsbevölkerung beziehen (s. Kap. 3.3.2 und 3.6.2), berücksichtigen sie im Allgemeinen nicht den erhöhten Nährstoffbedarf, der sich in einzelnen Bevölkerungsgruppen oder auch in besonderen Lebenssituationen ergeben kann. So steigen durch akute und chronische Erkrankungen, physiologische Extremsituationen, die Einnahme bestimmter Medikamente und auch mit zunehmendem Alter die erforderlichen Mengen an einigen Nährstoffen an (Abb. 3–5, Hahn 1995a,b, Volkert 1994b). Nur für einige Gruppen, beispielsweise ältere Menschen, werden angepasste Empfehlungen ausgesprochen. Grundsätzlich muss betont werden, dass im Hinblick auf die als adäquat anzusehende Nährstoffzufuhr bei einigen Nährstoffen und Personengruppen noch erhebliche Unsicherheiten bestehen.

Mit der üblichen Ernährung gelingt es in bestimmten Situationen nicht, den Nährstoffbedarf optimal zu decken oder gar entleerte Nährstoffspeicher wieder aufzufüllen. Dies wird vielfach dadurch verstärkt, dass ohnehin eine eingeschränkte Nahrungsauswahl besteht, die zu einer einseitigen Kostzusammenstellung führen kann. Abb. 3–6 zeigt eine Übersicht über Personengruppen, für die eine zusätzliche Gabe bestimmter Nahrungsinhaltsstoffe sinnvoll sein kann. Die konkreten Ernährungsprobleme von Risikogruppen werden in den folgenden Abschnitten dargestellt.

- Geschlecht
- Größe
- Körperliche Aktivität
- Physiologischeer Status
- Ernährungsgewohnheiten
- Alter
- Körpergewicht
- Stress
- Gesundheitsstatus
- Aufnahme von Fremdstoffen oder Pharmaka

Abb. 3–5: Faktoren mit Einfluss auf den Nährstoffbedarf

- Ältere Menschen

- Chronisch Kranke

- Personen, die einem erhöhten oxidativen Stress ausgesetzt sind

- Leistungssportler

- Personen mit einseitigen Ernährungsgewohnheiten (z.B. keine warme Mahlzeit am Tag, Außenseiterdiäten)

- Menschen, die regelmäßig bestimmte Medikamente einnehmen

- Menschen mit geringer Nahrungsaufnahme (z.B. Reduktionskost, Anorexia nervosa)

- Personen, die einen erhöhten Nährstoffbedarf aufweisen

Abb. 3–6: Zielgruppen für Ergänzungspräparate

3.7.1   Senioren

Eine unzureichende Ernährung ist insbesondere bei hochbetagten Menschen häufiger anzutreffen. Bedauerlicherweise wird eine derartige Malnutrition vielfach wenig beachtet. Anzeichen von Altersschwäche, wie z.B. ein schlechter Allgemeinzustand, Müdigkeit, Apathie oder geringe Leistungsfähigkeit, sind häufig die Folge einer Unterversorgung mit bestimmten Nährstoffen, der vielfältige Ursachen zugrunde liegen können. Hinzu kommen bei allgemeiner Schwäche und beeinträchtigter Muskelfunktion ein erhöhtes Risiko für Stürze und Frakturen sowie eine erhöhte Infektanfälligkeit aufgrund der reduzierten Immunfunktion, die durch den Nährstoffmangel verursacht wird.

Grundsätzlich muss bei der sehr heterogenen Gruppe der Senioren unterschieden werden, ob es sich um Menschen handelt, die noch gesund und leistungsfähig sind, oder ob bereits eine oder mehrere Krankheiten vorliegen. Die jüngeren, gesunden Senioren weisen häufig die gleichen Ernährungsprobleme wie jüngere Erwachsene auf, d.h. eine zu hohe Energie- und Fettzufuhr bei gleichzeitig geringer Aufnahme an Ballaststoffen. Versorgungsengpässe treten bei diesen Personen in der Regel nur bei einzelnen Mikronährstoffen auf.

Die Ursache einer unzureichenden Nährstoffversorgung im Alter beruht insbesondere auf einem Missverhältnis zwischen dem Energiebedarf und dem Bedarf an Mikronährstoffen. Während der Energiebedarf aufgrund physiologischer Gegebenheiten (verminderter Grundumsatz) und veränderter körperlicher Aktivität sinkt, bleiben die Empfehlungen für die Vitamin- und Mineralstoffzufuhr im Alter unverändert bzw. sind wie beispielsweise bei Calcium, Vitamin B_{12} u. Vitamin D sogar erhöht (DGE et al. 2000, Nieves 2003, Ströhle et al. 2004a, Allain und Dhesi 2003). Die sich daraus ergebenden Anforderungen an das Ernährungsverhalten, wie insbesondere die Aufnahme von Lebensmitteln mit hoher Nährstoffdich-

▪ Falsche Ernährungsgewohnheiten	▪ Unwissen
▪ Chronische Erkrankungen	▪ Vereinsamung/ soziale Isolation
▪ Appetitlosigkeit	▪ Körperliche Behinderung
▪ Zahnprobleme	▪ Psychische Störungen
▪ Erhöhter Nährstoffbedarf	▪ Armut
▪ Verdauungs- und Resorptionsstörungen	▪ Depression
▪ Alkoholismus	▪ Demenz
▪ Einnahme von Medikamenten	

Abb. 3–7: Ursachen für Mangelernährung im Alter (Hahn et al. 1999)

te[4], werden überwiegend nicht erfüllt (Stehle 2000a). Dies kann nicht wirklich überraschen, da eine derartige Ernährungsweise eine gravierende Umstellung der Lebensmittelauswahl bedeuten würde und dies vor dem Hintergrund langjähriger Ernährungsgewohnheiten kaum realisierbar ist. Hinzu kommt, dass in der Praxis bei einer Energieaufnahme von weniger als ca. 6 MJ/d (ca. 1500 kcal/d) selbst eine vielseitige Ernährung im Allgemeinen den Bedarf an Mikronährstoffen kaum noch decken kann.

Auf dem Speiseplan vieler älterer Menschen stehen leicht konsumierbare, ballaststoff- und vielfach mikronährstoffarme Kohlenhydratträger wie Weißmehlbrötchen, Gebäck, Marmelade, Gries, Biskuit und Mehlspeisen im Vordergrund. Frisches Obst und Gemüse werden aufgrund der häufig vorhandenen Zahnprobleme und Kaubeschwerden nur unzureichend verzehrt. Daraus ergibt sich ein Ernährungsverhalten, das im Hinblick auf Nahrungsauswahl, -zubereitung und Mahlzeitenfolge oft einseitig und unzureichend ist.

Insbesondere ältere Männer, die sich allein versorgen, sind eine Risikogruppe für kombinierte Vitaminmangelzustände (Seiler u. Stähelin 2004, Stehle 2000a). Multimorbidität und eine damit verbundene umfassende Pharmakotherapie sind weitere Gründe einer defizitären Nährstoffzufuhr und -ausnutzung. Hinzu kommt, dass ältere Menschen gehäuft aufgrund verschiedenster Faktoren unter Inappetenz leiden. Diese kann sowohl als Nebenwirkung der Pharmakotherapie auftreten als auch durch psychische Belastungen, Depressionen und Einsamkeit verursacht sein. Abb. 3–7 gibt eine Übersicht über verschiedene Ursachen der Mangelernährung im Alter.

---

[4] Die Nährstoffdichte ist definiert als Quotient aus Nährstoff-Gehalt und Brennwert (mg/ 100 kcal bzw. mg/MJ). Lebensmittel mit einer hohen Nährstoffdichte für bestimmte Nährstoffe zeichnen sich also dadurch aus, dass sie relativ hohe Mengen an (nicht-energieliefernden) Mikronährstoffen bei gleichzeitig geringem Energiegehalt zuführen.

Bei Senioren kann insbesondere der Versorgungsstatus an den Substanzen ungünstig sein, die schon in der Bevölkerung insgesamt kritisch zu bewerten sind. Dies trifft beispielsweise auf Folsäure (Wolters et al. 2003), Vitamin D und Calcium (Stehle 2000a) zu. Eine unzureichende Aufnahme findet sich zudem häufiger bei den Vitaminen B_1, B_6, C, Niacin sowie bei den Mineralstoffen Magnesium, Eisen, Zink und Selen (Seiler u. Stähelin 2004, Naurath 2002, Johnson et al. 2002, Van Grevenhof u. Funderburg 2003, Wolters et al. 2003). Wegen der geringen Zufuhr frischer pflanzlicher Lebensmittel ist auch die Aufnahme sekundärer Pflanzenstoffe gering, was aufgrund der diskutierten präventiven Wirkungen ungünstig ist.

Weitaus dramatischer ist die Situation bei multimorbiden Senioren. Die Ernährungsprobleme dieser kranken, häufig hochbetagten Senioren weichen von denen jüngerer Senioren und von denen in der Gesamtbevölkerung deutlich ab. So werden von dieser Gruppe häufig zu wenig Energie, zu wenig essenzielle Nährstoffe wie Protein, Vitamine und Mineralstoffe, zu wenig Wasser sowie zu wenig Ballaststoffe aufgenommen. Trotz subnormaler Ernährungsparameter sehen die Betroffenen z. B. aufgrund von Ödembildungen häufig nicht mager aus, wodurch die Diagnose erschwert wird. Der schlechte Versorgungszustand alter Menschen spiegelt sich u. a. in einer Gewichtsabnahme und einem unzureichenden Versorgungsstatus mit Vitaminen wider (Schlierf et al. 1996, De Groot et al. 2002, Margetts et al. 2003, Saletti et al. 2005).

Unter den Vitaminen kommt dem **Cobalamin-Mangel** bei älteren Menschen eine besondere Bedeutung zu. Das Defizit an Vitamin B_{12} beruht im Alter fast immer auf einer unzureichenden Bildung von Magensaft (HCl und Pepsinogen), wodurch die Absorption der in der Nahrung enthaltenen Cobalamin-Protein-Komplexe deutlich reduziert ist. Hauptursache hierfür sind entzündliche Prozesse der Magenmukosa, die primär auf dem Boden einer atrophischen Gastritis vom Typ B entstehen (Ströhle et al. 2004a). Untersuchungen belegen einen schlechten Versorgungszustand bei älteren Menschen. Je nach diagnostischem Parameter variiert die Prävalenz subnormaler Cobalaminkonzentrationen bei Älteren zwischen 10 und 43 %, wobei die klassischen Mangelsymptome wie megaloblastäre Anämie vielfach nicht in Erscheinung treten. Wird der früher als ausreichend angesehene Grenzwert von 150 pmol/l Serum zugrunde gelegt, weisen nur 10–15 % der älteren Menschen einen Cobalaminmangel auf. Heute wird jedoch ein höherer Wert von mindestens 220 pmol/l für ältere Personen als wünschenswert erachtet bzw. andere empfindlichere Marker wie die Homocystein- oder Methylmalonsäurekonzentration herangezogen. Während die Homocysteinspiegel von der Zufuhr an Folsäure, Vitamin B_6 und B_{12} abhängig sind, ist die Methylmalonsäure ein Metabolit, dessen Erhöhung spezifisch auf ein Vitamin-B_{12}-Defizit hinweist (Wolters et al. 2004b).

Neben einer Erhöhung der Homocysteinkonzentration und dem damit assoziierten Atheroskleroserisiko (vgl. Kap. 3.11.1) steht eine Beeinträchtigung des Vitamin-B_{12}-Status auch im Zusammenhang mit neuropsychiatrischen Symptomen (Konzentrationsstörungen, depressive Stimmungslage). Da eine Reihe von Studien darauf hindeutet, dass sich bereits marginale Nährstoffdefizite negativ auf Gesundheit und Leistungsfähigkeit (z. B. Immunkompetenz, Demenzrisiko) auswirken können, sollten auch diese Defizite ernst genommen werden (Chandra 2002, van Grevenhof u. Funderburg 2003, Lesourd 2004, Wolters et al. 2004a, b). Dies gilt insbesondere dann, wenn gleichzeitig ein Defizit an Folsäure besteht.

Aufgrund der unsicheren Bedarfsdeckung empfiehlt sich eine regelmäßige Kontrolle der Vitamin-B_{12}-Versorgung älterer Personen ($\geq$ 60 Jahre). Außerdem kann eine generelle Supplementierung von $\geq$ 50 µg/d in Erwägung gezogen werden (Ströhle et al. 2004a). Bei Patienten mit diagnostiziertem Vitamin-B_{12}-Mangel sind diese präventiven Dosierungen allerdings nicht ausreichend. Daher muss strikt zwischen präventiver und therapeutischer Supplementierung unterschieden werden. Für die Therapie ist eine Dosierung von 1000–2000 µg/d Cyanocobalamin erforderlich, die bei den meisten Patienten mit B_{12}-Mangel die parenterale Substitution ersetzen kann (Wolters et al. 2004b)

Auch die Versorgung mit **Folsäure** ist bei älteren Menschen häufig nicht sichergestellt. Zahlreiche Studien haben gezeigt, dass das Cobalamindefizit meist mit einem unzureichenden Folatstatus vergesellschaftet ist. Ähnlich wie bei Vitamin B_{12} bedingen gastrointestinale Dysfunktionen eine Änderung des pH-Wertes. Das Optimum der Folatabsorption liegt mit einem pH-Wert von 6,2–6,3 im schwach sauren Bereich. Verschiebt sich dieser Wert wie im Fall der atrophischen Gastritis ins alkalische Milieu, so wird die Folatabsorption herabgesetzt (Wolters et al. 2004a). Unter 1160 Überlebenden des Framingham-Studienkollektivs im Alter von 67 – 96 Jahren lag die Prävalenz erhöhter Homocysteinkonzentrationen (> 14 µmol/l) bei 29,3 % und war bei Personen mit niedrigem Folatstatus am höchsten (Selhub et al. 1993). Auffällig ist die hohe Prävalenz eines erniedrigten Folsäurestatus bei Patienten mit Demenz, Depressionen und verminderter kognitiver Leistungsfähigkeit (Selhub et al. 2000, Reynolds 2002). Darüber hinaus gehen viele Medikamente mit einer Beeinträchtigung des Folsäurestatus einher (siehe Kap. 3.10). Diese Problematik ist insbesondere bei der häufig vorhandenen Polypharmakotherapie älterer Menschen bedeutsam, in der geriatrischen Betreuung findet sie jedoch zu wenig Beachtung.

Derartige Risiken können durch die Nahrungsaufnahme in der Regel nicht aufgefangen werden. Lange Steh- und Warmhaltezeiten des Essens und das „Weichkochen" der Speisen, wie es insbesondere in der Gemeinschaftsverpflegung, z. B. in Altenheimen, vielfach zu beobachten ist, führen zu Nährstoffverlusten, die gerade bei hitzeempfindlichen Nährstoffen wie der Folsäure Versorgungsengpässe hervorrufen. Bei gleichzeitig kritischer Vitamin-B_{12}- und/oder Vitamin-B_6-Versorgung ergeben sich daraus neben möglichen anderen Mangelerscheinungen die Gefahr hoher Homocysteinspiegel und ein gesteigertes atherosklerotisches Risiko.

Pyridoxin (Vitamin B_6) muss bei älteren Menschen als kritisches Vitamin angesehen werden (Bates et al. 1999, Van den Berg 1999). In einem Kollektiv in Deutschland wiesen 25 % der 65–75Jährigen erniedrigte Vitamin-B_6-Konzentrationen im

Plasma auf (Herrmann et al. 2000). Auch bei britischen Senioren wurden niedrige Plasma-Pyridoxalphosphat-Konzentrationen ermittelt (Bates et al. 1999). Eigene Untersuchungen an gesunden Seniorinnen ab 60 Jahren ergaben einen unzureichenden Pyridoxinstatus bei 38,5 % der Frauen, obwohl die Vitamin-B_6-Zufuhr im empfohlenen Bereich lag. Nach sechsmonatiger Supplementierung mit einer Multivitaminmischung (u. a. 3,4 mg Vitamin B_6/d) wiesen noch 19 % der Probandinnen eine marginale Versorgung auf. Gleichzeitig wurde eine Verminderung der Homocysteinkonzentration um 15 % beobachtet. Obwohl andere Studien zeigen, dass in erster Linie Folsäure und Vitamin B_{12} die Homocysteinkonzentration vermindern, erwies sich auch der Vitamin-B_6-Status als Einflussfaktor auf das Ausmaß der Homocysteinsenkung (Wolters et al. 2004c).

Besonders kritisch ist die Versorgungssituation mit **Vitamin D**. Während bei jüngeren Menschen die durchweg deutlich zu niedrige Aufnahme des Vitamins über die Nahrung durch die körpereigene Synthese in der Haut kompensiert wird, ist diese in der Haut älterer Menschen meist stark reduziert. Daher wird die Zufuhr über Supplemente in vielen Fällen zwingend erforderlich. Dies gilt insbesondere vor dem Hintergrund, dass Menschen ab 65 Jahren generell 10 µg/d des Vitamins und damit doppelt so viel wie jüngere Erwachsene zuführen sollten. Eine marginale Vitamin-D-Versorgung zieht eine ungenügende Resorption von Calcium nach sich, sodass das ohnehin erhöhte Risiko für Osteoporose im Alter zusätzlich steigt. Ältere Menschen weisen nicht nur im Winter erniedrigte Serum-Konzentrationen an 25-(OH)-D auf. Eine unzureichende Vitamin-D-Versorgung erhöht nicht nur das Osteoporoserisiko, sondern beeinträchtigt auch die Muskelfunktion, sodass das Risiko für Stürze steigt (Gennari 2001, Zittermann 2003, Bischoff-Ferrari et al. 2004).

Unter den Mineralstoffen sind es vor allem die Spurenelemente **Eisen** und **Zink**, deren Versorgung ein Problem bei älteren Menschen darstellt. Häufig gefundene subnormale Werte sind in den meisten Fällen alimentär bedingt, beispielsweise durch eine zunehmend fleischärmere Ernährung im Alter. Fleisch und Fleischwaren tragen deshalb in besonderem Maße zur Versorgung mit den beiden Spurenelementen bei, weil sie diese in gut absorbierbarer Form enthalten. Die bei älteren Menschen häufig vorliegende Anämie verläuft meist mild und asymptomatisch. Eine Ursache von Eisenmangel im Alter kann auch die Hypo- bzw. Achlorhydrie bei atrophischer Gastritis sein, da Salzsäure für den Proteinaufschluss und die Lösung des freigesetzten Eisens fehlt. Eine unbehandelte Anämie bei Senioren ist u. a. mit erhöhter Mortalität, schlechtem Gesundheitsstatus und Müdigkeit assoziiert. Darüber hinaus können kardiovaskuläre und neurologische Komplikationen auftreten (Schümann u. Weiss 2002, Balducci 2003).

Ein Zinkmangel hat weitreichende Auswirkungen auf den Proteinstoffwechsel. So gefährdet eine Unterversorgung die Proteinsynthese in der Leber und damit letztlich die Erhaltung der Lean-Body-Mass, während die Fettmasse anwächst. Zinkmangel beeinträchtigt außerdem die Immunfunktion, da Zink für die normale Aktivität von T-Helferzellen, T-Killerzellen und Natürlichen Killerzellen erforderlich ist (Elsen-

- Bedarfsangepasste Energiezufuhr
- Vielseitige und abwechslungsreiche Lebensmittelauswahl
- Reichliche Flüssigkeitszufuhr (1,5–2 l/Tag)
- Ausreichende Aufnahme essenzieller Nährstoffe durch bewusste Wahl nährstoffdichter Lebensmittel (Obst, Gemüse, Milch- und Vollkornprodukte) und schonende Zubereitung
- Bewusste Wahl ballaststoffreicher Lebensmittel unter Beachtung der Verträglichkeit
- Berücksichtigung individueller Erfordernisse (Gesundheits- und Lebenssituation)
- Bewegung

Abb. 3–8: Empfehlungen für die Ernährung im höheren Lebensalter (nach Volkert 1994a)

hans 2002). Darüber hinaus führt ein Zinkmangel zu einem veränderten Geruchs- und Geschmackssinn und vermindert den Appetit, wodurch wiederum die Malnutrition verstärkt wird (Heyneman 1996, Seiler u. Stähelin 2004).

Insgesamt verdient die Ernährung bei älteren Menschen damit besondere Beachtung. Da die Adaptationsfähigkeit des Organismus an unterschiedliche Versorgungsniveaus absinkt, zahlreiche andere physiologische Veränderungen auftreten und schließlich auch die Immunkompetenz vermindert ist, können sich Defizite rascher und gravierender manifestieren. Hinzu kommt, dass vielfach ungünstige Voraussetzungen wie Erkrankungen, geringe Mobilität oder Einsamkeit eine einseitige Ernährungsweise fördern. Abb. 3–8 fasst die wesentlichen Empfehlungen für ältere Menschen zusammen.

Aufgrund der unsicheren Bedarfsdeckung bei zahlreichen Nährstoffen und möglichen protektiven Effekten einer erhöhten Zufuhr gibt es inzwischen sogar Empfehlungen zur generellen Supplementierung von Mikronährstoffen bei älteren Menschen. So wurde die aus den amerikanischen *Dietary Guidelines for the Americans* abgeleitete Ernährungspyramide in einer modifizierten Version für Menschen im Alter von über 70 Jahren veröffentlicht (s. Abb. 3–9). Diese überarbeitete Pyramide unterscheidet sich von der herkömmlichen dahingehend, dass neben einer ausreichenden Flüssigkeitszufuhr auch eine tägliche Supplementierung von Calcium, Vitamin D und Vitamin B_{12} empfohlen wird. Da in den USA die Anreicherung von Mehl mit Folsäure vorgeschrieben ist, wird auch die ergänzende Folsäureaufnahme vorausgesetzt (Russell et al. 1999).

Neben den in der Pyramide zur Supplementierung empfohlenen Mikronährstoffen besteht jedoch auch bei weiteren Nährstoffen die Gefahr einer unzureichenden Versorgung. Tab. 3–6 fasst die Nährstoffe zusammen, die von älteren Menschen häufig in unzureichender Menge aufgenommen werden.

Ernährungsphysiologische Sicht

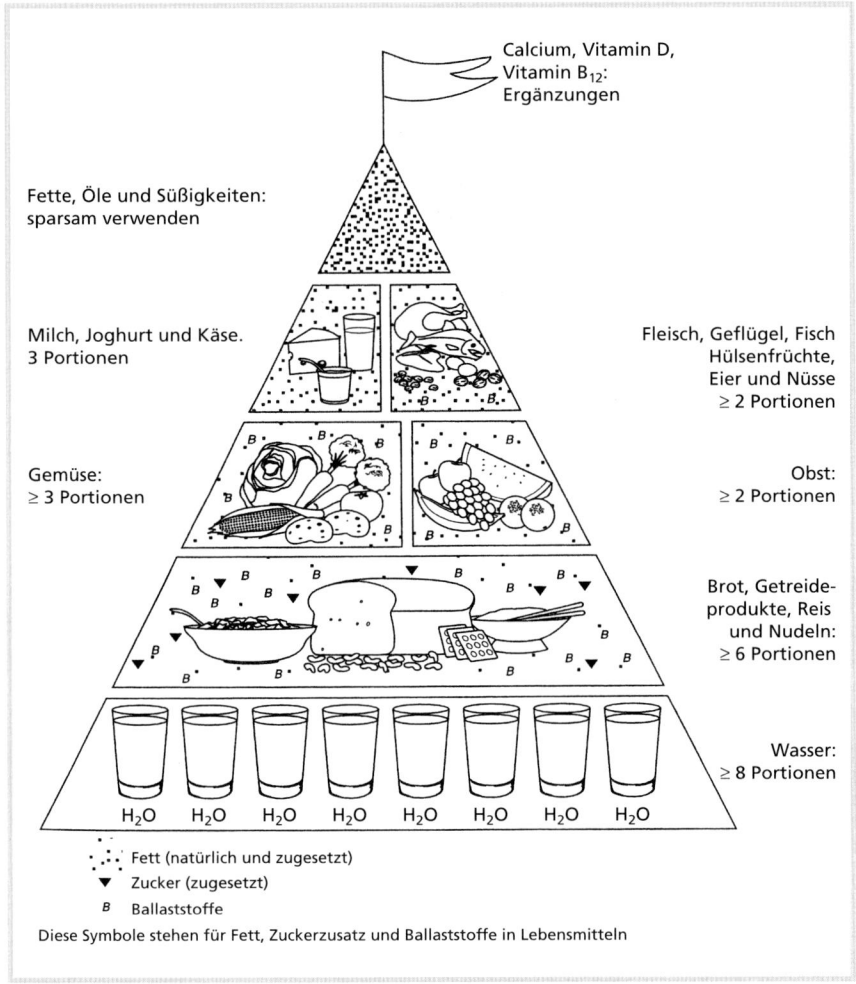

Abb. 3–9: Ernährungspyramide für Menschen ab 70 Jahren (Russell et al. 1999)

Tab. 3–6: Kritische Nährstoffe bei Senioren

Vitamine		Mineralstoffe	
Vitamin B$_{12}$	Folsäure	Zink	Kalium
Vitamin D	Niacin	Eisen	Jod
Vitamin B$_1$	Vitamin A	Calcium	Selen
Vitamin B$_6$	Vitamin C	Magnesium	

3.7.2   Schwangere und Stillende

In Schwangerschaft und Stillzeit ist der Nährstoffbedarf aus mehreren Gründen erhöht. Durch die Neubildung fetalen und mütterlichen Gewebes und die damit verbundene hohe Zellteilungsrate ergibt sich ein erheblicher Mehrbedarf an zahlreichen Vitaminen und Mineralstoffen. Demgegenüber ist der Mehrbedarf an Energie vergleichsweise gering. Die Deutsche Gesellschaft für Ernährung (DGE et al. 2000) bringt dies in ihren Empfehlungen zum Ausdruck: Während eine energetische Zulage von etwa 1,1 MJ (255 kcal)/d über die gesamte Schwangerschaft als ausreichend gilt, d. h. ca. 10–15 % mehr als bei Nicht-Schwangeren, liegen die Vitamin- und Mineralstoffempfehlungen um bis zu 100 % höher. Um diesen Erfordernissen Rechnung zu tragen, wäre eine Ernährung mit sehr hoher Nährstoffdichte notwendig, um die Versorgung auf nutritivem Wege zu sichern. Für die meisten Nährstoffe wäre dies grundsätzlich zu erreichen, wird in der Praxis aber vielfach nicht realisiert.

Bestimmte Bevölkerungsgruppen erreichen bereits die Zufuhrempfehlungen an Nährstoffen für gesunde Erwachsene ohne besondere Belastung nur mit Schwierigkeiten. Dies gilt besonders für Personen aus niedrigen sozio-ökonomischen Schichten (DGE 1996, 2000). Da also ein Teil der Frauen bereits ohne Schwangerschaft die empfohlenen Mengen an bestimmten Nährstoffen nicht zuführt, muss während der Schwangerschaft mit einer weiteren Verschärfung der Lage gerechnet werden. Erschwert wird diese Situation, wenn Frauen eine Schwangerschaft bereits mit Nährstoffdefiziten beginnen. Hinzu kommt, dass ein Teil der Schwangeren vor allem im ersten Trimenon Arzneimittel verwenden, und zwar vor allem Antiemetika, Laxantien, Tranquillantien, Analgetika und Schlafmittel. Hierdurch kann die Versorgung mit den bereits ohne Medikamenteneinnahme als kritisch einzustufenden Nährstoffen Folsäure, Eisen, Thiamin, Riboflavin, Pyridoxin, Vitamin A und D zusätzlich erschwert werden (Hahn 2004).

Während der Schwangerschaft wird der Fetus bei der Nährstoffversorgung im Vergleich zur Schwangeren bevorzugt. So zeigen die Blutwerte des Fetus an wasserlöslichen Vitaminen Konzentrationen von 150–160 % im Vergleich zum mütterlichen Blut. Dies wird durch aktiven Transport über die Placenta-Schranke erreicht (Schanler 1991).

Unter den **Mineralstoffen** ist in der Schwangerschaft und Stillzeit insbesondere der Bedarf an Calcium, Eisen, Zink und Jod erhöht. Die für Schwangere empfohlene Gesamtzufuhr an **Calcium** von 1000 mg/d wird vielfach nicht erreicht. Inbesondere bei einer Abneigung gegen Milch und Milchprodukte kann eine ausreichende Zufuhr kaum gewährleistet werden, sodass eine ergänzende Supplementierung ratsam ist. Auch eine Erhöhung der **Magnesium**zufuhr ist erforderlich. Darüber hinaus ist eine therapeutische Substitution von Magnesium in der Schwangerschaft vielfach bei nächtlichen Wadenkrämpfen und vorzeitigen Wehen oder auch bei Obstipation indiziert (s. Kap. 5.3).

Die empfohlene **Eisen**zufuhr in der Schwangerschaft liegt mit 30 mg/d doppelt so hoch wie bei Nicht-Schwangeren. Da junge Frauen vielfach mit niedrigen Eisenspeichern in die Schwangerschaft gehen, tritt ein Eisenmangel relativ häufig auf. Charakteristisches Symptom des Mangels ist die hypochrome Anämie, die wiederum für verschiedene Schwangerschaftskomplikationen und Fehlentwicklungen beim Kind verantwortlich sein kann. Zur Substitution sollten gut resorbierbare zweiwertige Eisenverbindungen eingesetzt werden. Da über die Milch nur relativ geringe Eisenmengen an den Säugling abgegeben werden, wird während der Stillzeit eine Eisenzufuhr von 20 mg als empfehlenswert angesehen (DGE et al. 2000).

Die empfohlene **Jod**aufnahme wird allgemein von Kindern und Erwachsenen nur etwa zur Hälfte erreicht. Bereits jede vierte Frau geht laut einer Stellungnahme des „Arbeitskreises Jodmangel" mit einer Jodmangelstruma in die Schwangerschaft. Eine ausreichende Jodzufuhr ist im Hinblick auf mögliche Folgeerkrankungen beim Kind jedoch von großer Bedeutung. So kann es im Mangel zu Kretinismus, geistiger Retardierung, erhöhter perinataler Mortalität und Säuglingssterblichkeit sowie zu Hypothyreose und Kropf beim Neugeborenen kommen (Bergmann et al. 1997). Da auch über die zusätzliche Jodierung des Speisesalzes kein befriedigender Versorgungsstatus der Schwangeren erreicht werden kann, fordert der „Arbeitskreis Jodmangel" bei Frauen mit gesicherter Schwangerschaft eine generelle Jodmangelprophylaxe in Höhe von 200 µg täglich oder einmal wöchentlich mit 1,5 mg Jod. Die Substitution sollte während der Stillzeit fortgesetzt werden (Quaas 2004). Die **Zink**spiegel sinken während der Schwangerschaft kontinuierlich bis auf Werte, die nur etwa 35 % der Werte Nicht-Schwangerer betragen. Aufgrund der geringen Aussagekraft von Plasma- und Serumwerten (s. Kap. 5.5) ist die Bedeutung dieses Absinkens unklar. Es existieren jedoch Hinweise darauf, dass ein schlechter Versorgungsstatus der Mutter die Wahrscheinlichkeit für Komplikationen während der Schwangerschaft und negative Folgen für die Entwicklung des Kindes haben kann (Osendarp et al. 2003). Ab dem 4. Schwangerschaftsmonat wird eine Zinkzufuhr von 10 mg täglich empfohlen (DGE et al. 2000), Experten sehen jedoch eine tägliche Aufnahme von 15 mg Zink als sinnvoll an (Osendarp et al. 2003).

In Schwangerschaft und Stillzeit ist der Bedarf an den meisten **Vitaminen** deutlich erhöht (siehe Tab. 3–7, Tab. 3–8). Die DGE empfiehlt bei Folsäure eine Mehrzufuhr von 50 %, aber auch bei anderen Vitaminen liegen die Empfehlungen z. T. deutlich höher als bei Nicht-Schwangeren. Als besonders kritisch in der Schwangerschaft gilt insbesondere die Versorgung mit Vitamin A, Vitamin B_6 und Folsäure, aber auch bei Thiamin und Riboflavin können Defizite auftreten.

Der **Vitamin-A**-Bedarf ist vor allem im letzten Drittel der Schwangerschaft erhöht. Bei einer Unterversorgung der Mutter kann es zu intrauteriner Wachstumsretardierung, niedrigem Geburtsgewicht und vorzeitiger Geburt kommen. Im Falle einer Supplementierung mit Vitamin A muss jedoch beachtet werden, dass eine überhöhte Retinolaufnahme zu kongenitalen Defekten führen kann. Aufgrund der möglichen Nebenwirkungen wird Schwangeren und Frauen, die schwanger wer-

Tab. 3–7: Empfohlene tägliche Mehrzufuhr an Nährstoffen in der Schwangerschaft (DGE et al. 2000)

Nährstoff	Empfohlene Mehrzufuhr	Relative Mehrzufuhr	Empfohlene Gesamtzufuhr/Tag
Vitamin A[1]	0,3 mg	38 %	1,1 mg
Vitamin E[2]	1 mg	8 %	13 mg
Vitamin B_1	0,2 mg	20 %	1,2 mg
Vitamin B_2	0,3 mg	25 %	1,5 mg
Vitamin B_6	0,7 mg	58 %	1,9 mg
Vitamin B_{12}	0,5 µg	17 %	3,5 µg
Vitamin C	10 mg	10 %	110 mg
Niacin	2 mg	15 %	15 mg
Folsäure[3]	0,2 mg	50 %	0,6 mg
Calcium[4]	200 mg	20 %	1200 mg
Phosphor	100 mg	14 %	800 mg[5]
Magnesium	10 mg	3 %	310 mg[6]
Eisen	15 mg	100 %	30 mg
Zink	3 mg	43 %	10 mg

[1] Retinoläquivalent   [4] nur für Schwangere <19 Jahre
[2] Tocopheroläquivalent   [5] für Schwangere <19 Jahre 1250 mg/d
[3] Folsäureäquivalente   [6] für Schwangere <19 Jahre 350 mg/d

den könnten, geraten, nicht mehr als 10.000 I.E./d Vitamin A (= 3 mg) aufzunehmen (DGE et al. 2000). Zu beachten ist bei einer Supplementierung, dass bereits mit der Nahrung Vitamin A aufgenommen wird.

Ein Mangel an **Vitamin D** in der Schwangerschaft führt zu Störungen des Calciumhaushaltes bei Mutter und Kind. Tetanien, neonatale Hypocalcämie und Osteomalazie der Mutter sind mögliche Konsequenzen. Aufgrund der geringen Sonneneinstrahlung ist die körpereigene Vitamin-D-Produktion in den Wintermonaten besonders niedrig. Daher kann eine Substitution von Vitamin D in Schwangerschaft und Stillzeit erforderlich sein (Quaas 2004).Die Erhöhung der empfohlenen **Folsäure**zufuhr um 50 % während der Schwangerschaft stellt viele Schwangere vor große Probleme, da die Zufuhr in allen Altersgruppen bereits ohne Schwangerschaft weit unter der empfohlenen Höhe liegt (Mensink et al. 2002, DGE et al. 2000). Die zentrale Rolle der Folsäure für die Replikation der DNA und damit für das Zellwachstum macht deutlich, weshalb ein Folsäuremangel zu niedrigem Geburtsgewicht und Wachstumsretardierung, Knochenmarksveränderungen sowie neurologischen Auf-

Tab. 3-8: Empfohlene tägliche Mehrzufuhr an Nährstoffen in der Stillzeit (DGE et al. 2000)

Nährstoff	Empfohlene Mehrzufuhr	Relative Mehrzufuhr	Empfohlene Gesamtzufuhr/Tag
Vitamin A[1]	0,7 mg	88 %	1,5 mg
Vitamin E[2]	5 mg	42 %	17 mg
Vitamin B_1	0,4 mg	40 %	1,4 mg
Vitamin B_2	0,4 mg	33 %	1,6 mg
Vitamin B_6	0,7 mg	58 %	1,9 mg
Vitamin B_{12}	1 µg	33 %	4 µg
Vitamin C	50 mg	50 %	150 mg
Niacin	4 mg	31 %	17 mg
Folsäure[3]	0,2 mg	50 %	0,6 mg
Calcium[4]	200 mg	20 %	1200 mg
Phosphor	200 mg	29 %	900 mg[5]
Magnesium	90 mg	30 %	390 mg[6]
Eisen	5 mg	33 %	20 mg
Zink	4 mg	57 %	11 mg

[1] Retinoläquivalent
[2] Tocopheroläquivalent
[3] Folsäureäquivalente
[4] nur für Stillende <19 Jahre
[5] für Stillende <19 Jahre 1250 mg/d
[6] für Stillende <19 Jahre 350 mg/d

fälligkeiten bei Neugeborenen führen kann (Quaas 1997). Auch wenn ein direkter Zusammenhang noch nicht als endgültig bewiesen gelten kann, so gibt es doch zahlreiche Arbeiten, die einen Zusammenhang zwischen kindlichen Neuralrohrdefekten und einer Folsäureunterversorgung der Mutter sehr wahrscheinlich machen (Stanger et al. 2003, Werler et al. 1993). Klinische Arbeiten konnten diesen Zusammenhang in randomisierten Doppelblindstudien belegen (Czeizel 1992). Speziell bei Frauen, die bereits ein Kind mit Neuralrohrdefekt geboren haben, werden für weitere Schwangerschaften 4 mg Folsäure bereits einen Monat vor der Konzeption und während des ersten Trimenons empfohlen, in dem der Neuralrohrschluss erfolgt (Committee on Genetics 1993). Vermutlich weisen einige Frauen, die Kinder mit Neuralrohrdefekten geboren haben, Transportstörungen auf, die die Vitamine Folsäure und Cobalamin betreffen, sodass eine sehr stark erhöhte Zufuhr notwendig wird, um trotzdem entsprechende Gewebespiegel zu realisieren (Pietrzik u. Prinz-Langenohl 1997). Während der restlichen Schwangerschaft sind je nach Expertengremium 300–400 µg Folsäure als Supplementierung angeraten.

Die Übertragung von **Vitamin B$_{12}$** auf den Feten beträgt etwa 0,1–0,2 µg/d; diese Menge führt bei gut gefüllten Speichern zu Beginn der Schwangerschaft nicht zu Mangelsymptomen. Für den Fall reduzierter Speicher wird dennoch eine Zulage von 0,5 µg/d für die Schwangerschaft und von 1 µg/d für die Stillzeit empfohlen (DGE et al. 2000).

Bei **Thiamin** steigt der Bedarf bereits aufgrund der höheren Energiezufuhr. Allerdings liegt die empfohlene Steigerung der Thiaminzufuhr um 20 % deutlich über der energetischen Zulage von etwa 8–10 % (DGE et al. 2000). Während der Laktation tritt noch einmal eine Steigerung des Thiaminbedarfs auf, die sich bei etwa 800 ml Milch täglich auf 0,12–0,2 mg/d Thiamin zusätzlich beläuft. Diese Menge geht direkt durch die Milchabgabe verloren (Quaas 1997). Während der Stillperiode empfiehlt die DGE daher eine Zulage von 40 % (DGE et al. 2000). Thiaminmängel kommen während der Schwangerschaft und der Stillzeit häufiger vor und nehmen mit steigender Zahl der Schwangerschaften zu (Vir et al. 1980).

Durch den erhöhten Energieumsatz und die erhöhte Sekretion während der Stillzeit ergibt sich auch bei **Riboflavin** ein Mehrbedarf. So sollten während der Schwangerschaft 0,3 mg und während der Stillzeit 0,4 mg Riboflavin pro Tag zusätzlich zugeführt werden (DGE et al. 2000). Riboflavinmängel konnten bei 25–40 % der Schwangeren festgestellt werden, insbesondere, wenn Milch und Milchprodukte als Hauptquelle von Riboflavin gemieden werden (Schanler 1991).

Pyridoxin gilt ebenfalls als kritischer Nährstoff während der Schwangerschaft. Die Empfehlungen der DGE steigen von 1,2 mg/d auf 1,9 mg/d für Schwangere und Stillende. Diese Zulage von fast 60 % ist alimentär sehr schwer zu realisieren. Die Einnahme estrogenhaltiger oraler Kontrazeptiva scheint heute zwar nicht mehr generell negative Auswirkungen auf den Pyridoxinstatus zu haben (s. Kap. 3.10), dennoch gibt es Anhaltspunkte, dass Verwenderinnen oraler Kontrazeptiva niedrige Werte an Pyridoxin während der Schwangerschaft aufweisen und auch die Vitamin-B$_6$-Konzentrationen in der Milch dieser Frauen erniedrigt sind (Miller 1986). Pyridoxindefizite führen zu einer erhöhten Frühgeburtenrate und einem niedrigen Neugeborenengewicht. Es kommt beim Neugeborenen zu Gedeihstörungen, Durchfällen, Veränderungen des Blutbildes und Krampfanfällen (Schuster et al. 1982, Borschel et al. 1986). Vor diesem Hintergrund ist verständlich, warum bei Schwangeren und Stillenden eine ausreichende Supplementierung empfohlen wird (Schanler 1991).

Die **Vitamin-C**-Versorgung während der Schwangerschaft gilt bei einer Zufuhr von 110 mg/d Vitamin C als gesichert. Für Stillende wird aufgrund der Abgabe über die Milch eine Aufnahme von 150 mg/d empfohlen (DGE et al. 2000).

In Schwangerschaft und Stillzeit ist insbesondere auf die ausreichende Zufuhr der Nährstoffe zu achten, für die ein deutlich erhöhter Bedarf vorliegt. Dies sind insbesondere Eisen, Zink, Jod, Vitamin D und Folsäure. Darüber hinaus sollte bei einer geplanten Schwangerschaft bereits im Vorfeld rechtzeitig mit einer Folsäuresupplementierung begonnen werden, um das Risiko für Neuralrohrdefekte zu minimieren.

- Abwechslungsreiche Kost
- Angepasste Körpergewichtszunahme während der Schwangerschaft
- Ausreichende Versorgung mit Vitaminen und Mineralstoffen, bei Bedarf gezielte Supplementierung
- Präkonzeptionell Folsäuresupplementierung
- Hohe Ballaststoffzufuhr zur Vorbeugung der Obstipation
- Ausreichende Flüssigkeitszufuhr
- Häufig kleine Mahlzeiten, um Heißhungerattacken vorzubeugen
- Einschränken oder Meiden von Coffein
- Kein Alkohol- und Drogenkonsum, Rauchen vermeiden

Abb. 3–10: Empfehlungen für Schwangerschaft und Stillzeit

In der nachstehenden Übersicht sind generelle Empfehlungen für die Ernährung in Schwangerschaft und Stillzeit dargestellt (siehe Abb. 3–10).

3.7.3 Sportler

Eine geringe sportliche Belastung, wie sie im Breiten- oder Gesundheitssport praktiziert wird, ist nur mit einem unwesentlich erhöhten Bedarf an Nährstoffen verbunden. Mit einer entsprechend erhöhten Aufnahme vollwertiger Lebensmittel kann dieser Mehrbedarf gedeckt werden (Schek 2002, DGE et al. 2000). Dagegen können leistungssportliche Belastungen zu einem gesteigerten Nährstoffbedarf führen, der nicht immer über die übliche Ernährung ausgeglichen werden kann (Filiberti et al. 1997, Schek 2002). Zu bedenken ist in diesem Zusammenhang auch die in einigen Bevölkerungsgruppen kritische Versorgungslage mit einigen Nährstoffen, z.B. Jod, Vitamin E oder Thiamin, die durch intensive körperliche Aktivität noch verstärkt wird. Besonders häufig ist eine niedrige Zufuhr an Mikronährstoffen bei Sportlern mit niedrig-kalorischen Diäten zu beobachten, z.B. im Turnen, Ballett oder Langstreckenlauf sowie beim „Gewichtmachen" in Disziplinen mit Gewichtsklassen (Manore 2000, Schek 2002, Hultman et al. 1999).

Mineralstoffe

Nur etwa 25 % der beim Sport aufgewendeten Energie kann in Bewegung umgesetzt werden, der Rest muss in Form von Wärme (Schwitzen, Perspiratio insensibilis) an die Umgebung abgegeben werden. Je nach Umgebungstemperatur, Trainingszustand, Art und Intensität der sportlichen Belastung können Wasserverluste von bis zu 2,5 l/h auftreten; in Extremfällen wie dem Ironman auf Hawaii wurden Verluste von bis zu 20 l/d berichtet (Schek 2002). Mit dem Schweiß gehen auch immer erhebliche Mengen an Mineralstoffen verloren (s. Tab. 3–9 und Tab. 3–10). Zusätzlich ist nach intensiven Belastungen die Ausscheidung einiger Mineralien mit dem Urin erhöht, insbesondere von Eisen, Zink und Chrom (Haymes 1997). Diese Faktoren führen zu einem teilweise deutlich erhöhten Mineralstoffbedarf von Sportlern. Dieser muss jedoch nicht bei allen Substanzen bereits während des Sports gedeckt werden. Bei längeren Belastungen ab ca. einer Stunde sollte ein Sportgetränk konsumiert werden, das neben Kohlenhydraten in jedem Fall Natrium enthält. Andere Elektrolyte können in einer Konzentration enthalten sein, die diejenige im Schweiß multipliziert mit der Absorptionsrate nicht übersteigt (Schek 2002).

Magnesium ist für die Erregbarkeit von Muskel- und Nervenzellen erforderlich und an der Biosynthese von ATP beteiligt. Calcium ist für die Reizübermittlung zur Kontraktion der Muskelfasern sowie für die Freisetzung von Glucose aus Glykogen erforderlich. Eine unzureichende Versorgung mit einem der beiden Elemente kann zu Muskelkrämpfen führen. Die Bedeutung von Kalium liegt für den Sportler insbesondere in der Rolle als intrazelluläres Elektrolyt und als Cofaktor für die Glykogeneinlagerung. Eisen ist Bestandteil sauerstoffübertragender Gruppen; eine suboptimale Zufuhr kann deshalb vor allem in Ausdauersportarten die Leistungsfähigkeit limitieren. Bei Sportlern wurde in den meisten Studien eine erhöhte Prävalenz suboptimaler Eisenversorgung festgestellt, v.a. bei weiblichen Ausdauersportlern (Suedekum u. Dimeff 2005, Akabas u. Dolins 2005, Newhouse u. Clement 1988, Nickerson et al. 1989). Allerdings resultieren die geringen Hämoglobinwerte bei Sportlern

Tab. 3–9: Elektrolytkonzentrationen im Schweiß (mg/l)

Quelle	Natrium	Chlorid	Kalium	Calcium	Magnesium
McArdle et al. 1996	1379–1839	1418–3191	176	30	40
Brouns 1991	413–1091	533–1495	121–225	13–67	4–34
Mao et al. 2001	1270 (545–2440)		155 (78–313)	13 (7–24)	

Tab. 3–10: Konzentration von Spurenelementen im Schweiß (mg/l)

Quelle	Eisen	Zink	Kupfer
Waller u. Haymes 1996	0,14–0,22		
Omokhodion u. Howard 1994		0,36 (0,12–0,65)	0,49 (0,19–0,98)
Aruoma et al. 1988	0,20–0,50	0,42–0,83	0,52–0,89
Paulev et al. 1983	0,13–0,20		
Jacob et al. 1981	0,07–0,08	0,03–1,46	

(Sportler-Anämie) zum Teil nur aus einer trainingsbedingten Erhöhung des Plasmavolumens, die zu einer Verdünnung der Erythrocyten führt (Schumacher et al. 2002). Zink ist als Cofaktor zahlreicher Enzyme im Kohlenhydrat-, Fett- und Proteinstoffwechsel involviert. Darüber hinaus spielt es eine wichtige Rolle im Immunsystem (s. Kap. 5.5). Bei Ausdauersportlern sind die Verluste über den Schweiß bedeutsam (s. Tab. 3–10), insbesondere in Verbindung mit einer kohlenhydratbetonten Ernährung, die häufig in einer niedrigen Zinkzufuhr resultiert (Kopp-Woodroffe et al. 1999, Beals u. Manore 1998). Kupfer wird sowohl für die oxidative Phosphorylierung als auch in der Erythropoese und im Catecholaminstoffwechsel benötigt. Chrom ist vor allem für die Insulinwirkung von Bedeutung. Die Chromausscheidung mit dem Urin wird sowohl durch Ausdauer- als auch Kurzzeitbelastungen erhöht. Eine erhöhte Absorptionsrate gleicht diese Verluste jedoch wieder aus (Rubin et al. 1998). Selen wiederum ist für Sportler in seiner Funktion als Antioxidans und als Bestandteil der Dejodase von Bedeutung (Schek 2002). Jod ist für die Synthese der Schilddrüsenhormone nötig und wird ebenfalls in relevanten Mengen über den Schweiß ausgeschieden. So wurden bei trainierten Fußballern in Taiwan innerhalb einer Stunde Spielzeit Verluste von 52 µg (37 µg/l Schweiß) festgestellt. Dabei wiesen 46 % der Spieler bereits eine vergrößerte Schilddrüse auf, jedoch nur 1 % der untersuchten Nichtsportler (Mao et al. 2001).

Vitamine

Aufgrund ihres erhöhten Energieumsatzes weisen Leistungssportler einen erhöhten Bedarf an einigen Vitaminen auf. In erster Linie gilt dies für Thiamin, Riboflavin und Niacin (Clarkson 1997); eine hohe Proteinaufnahme erhöht den Bedarf an Pyridoxin (Schek 2002, DGE et al. 2000). Unstrittig ist, dass eine unzureichende Vitaminversorgung mit einer eingeschränkten Leistungsfähigkeit verbunden ist. Besonders häufig ist dies bei Sportlern mit niedrig-kalorischen Diäten der Fall, z. B. im Turnen, Ballett oder Langstreckenlauf (Manore 2000, Schek 2002, Hultman et al. 1999). Auf der anderen Seite scheint jedoch eine ergänzende Zufuhr von Vitaminen, auch in Megadosierungen, bei Sportlern mit gutem Versorgungsstatus keine leistungssteigernden Effekte zu besitzen (Hultman et al. 1999).

Der hohe Energie- und insbesondere Kohlenhydratumsatz des Hochleistungssportlers ist mit einem vermehrten Thiaminbedarf verbunden. Die Zufuhrempfehlung für Thiamin beträgt 0,5 mg pro 1000 kcal umgesetzter Energie (DGE et al. 2000); diese wird von vielen Sportlern jedoch nicht erreicht (Clarkson 1997). Darüber hinaus erhöht der gesteigerte Umsatz von Hauptnährstoffen den Bedarf an Riboflavin, das nicht nur an der Atmungskette und der ATP-Synthese beteiligt ist, sondern auch als Coenzym von Flavoproteinen im Aminosäuren-, Fett- und Purinstoffwechsel eine Rolle spielt. Hieraus folgt die ebenfalls auf den Energieumsatz bezogene Empfehlung von 0,6 mg Riboflavin pro 1000 kcal (DGE et al. 2000). Auch der Niacinbedarf kann aufgrund der höheren Stoffwechselaktivität gesteigert sein, die empfohlene

Aufnahme von 6,7 mg pro 1000 kcal wird jedoch in den meisten Fällen erreicht (Clarkson 1997). Mit einer hohen Nahrungsproteinzufuhr beim Sportler steigt auch der Pyridoxinbedarf an. Für jedes Gramm Protein in der Nahrung sollten 0,02 mg Pyridoxin zugeführt werden (DGE et al. 2000). Extrem proteinreiche Diäten mit 3–4 g Protein pro Kilogramm Körpergewicht, die trotz gegenteiliger Erkenntnisse immer noch häufig in Kraftsportarten propagiert werden (Schek 2002), müssten somit bei einem Körpergewicht von 100 kg rechnerisch 6–8 mg/d Pyridoxin enthalten. Eine Zufuhr in dieser Höhe ist jedoch über die Ernährung nicht zu realisieren, sodass diese Kostform zusätzlich zu einer unnötigen Belastung der Nieren auch noch zu einer Unterversorgung mit Pyridoxin führen kann. Eine Supplementierung mit Vitamin C steigerte die Leistungsfähigkeit bei Personen, die einen schlechten Versorgungszustand aufwiesen (Buzina et al. 1984), Studien an normal ernährten Probanden zeigten jedoch keinen derartigen Effekt (Maxwell et al. 1993, Keren u. Epstein 1980, Keith u. Driskell 1982, Keith u. Merrill 1983). Selbst eine kurzzeitige Vitamin-C-Restriktion mit einer Aufnahme von 10–25 mg/d hatte nach 7 Wochen keine Auswirkung auf die Leistung (van der Beek et al. 1990). Da Vitamin C die Absorption anorganisch gebundenen Eisens fördert (s. Kap. 5.4), kann sich eine höhere Zufuhr vorteilhaft auf den Eisenstatus auswirken. Von besonderer Bedeutung ist außerdem eine ausreichende Versorgung mit Vitamin E. Defizite, die eine verschlechterte Sauerstoffversorgung sowie eine herabgesetzte physische Leistungsfähigkeit zur Folge hatten, wurden zwar nur im Tierversuch festgestellt (Evans 2000), verschiedene Studien weisen jedoch auf einen verbesserten Schutz vor Muskelschäden durch Belastung nach Vitamin-E-Supplementierung hin (Rokitzki et al. 1994, Itoh et al. 2000, Meydani et al. 1993a). Da andere Untersuchungen jedoch keinen Effekt auf die sportliche Leistungsfähigkeit oder Muskelschädigung zeigen konnten (Petersen et al. 2001, Buchman et al. 1999b, Dawson et al. 2002), sind mögliche Auswirkungen einer erhöhten Zufuhr von Vitamin E beim Sportler weiterhin unklar.

Ergogene Substanzen

Insbesondere im Leistungssport ist der Einsatz von (vermeintlich) ergogenen Substanzen zur legalen Steigerung der Leistungsfähigkeit weit verbreitet. Häufig beruht die Anwendung jedoch mehr auf einer Mischung aus Aberglauben und geschickter Vermarktung der Hersteller als auf einer tatsächlich nachgewiesenen leistungsfördernden Wirkung.

So werden einer ergänzenden Gabe von **Proteinen** oder **Aminosäuren** im Sport vielfach ergogene Wirkungen zugeschrieben, weshalb Zufuhrempfehlungen von 3–4 g Protein pro kg Körpergewicht speziell in Kraftsportarten immer noch gängig sind. An trainierten Athleten konnte jedoch gezeigt werden, dass der Proteinbedarf durch das Training nur gering ansteigt. Bereits mit einer Zufuhr von 1,4 g/kg und Tag war die Stickstoffbilanz ausgeglichen; die daraus abgeleitete Empfehlung von

1,76 g/kg und Tag sichert demnach in jedem Fall die Versorgung, auch in Phasen des Muskelaufbautrainings (Tarnopolsky et al. 1992). Mittlerweile haben die meisten Autoren ihre Empfehlungen an die Erkenntnisse angepasst, sodass bereits seit längerer Zeit Zufuhrempfehlungen von maximal 2 g/kg Körpergewicht und Tag üblich sind (DGE 1997). Ausdauerbelastungen erhöhen den Proteinbedarf durch den verstärkten Katabolismus von Muskelprotein zur Energiegewinnung. Die Zufuhrempfehlung für Protein von 1,6 g/kg und Tag wird jedoch üblicherweise aufgrund der höheren Energiezufuhr erreicht (Schek 2002).

Weil der Proteinbedarf von Sportlern üblicherweise gedeckt ist, kann auch von Aminosäurepräparaten nicht generell ein anaboler Effekt erwartet werden. Allerdings sind direkt nach einem Krafttraining bei entsprechender Zufuhr sowohl die Aufnahme von Aminosäuren in die Muskelzelle als auch die Syntheserate von Muskelgewebe deutlich erhöht (Wolfe 2000, Schek 2002). Innerhalb von 2–3 Stunden erreichen diese Werte wieder ihr normales Niveau (Esmarck et al. 2001, Levenhagen et al. 2001), sodass sich möglicherweise die schnelle Verfügbarkeit von Aminosäuren aus Hydrolysaten vorteilhaft auf den Muskelaufbau auswirken könnte.

Bei Ausdauerbelastungen werden insbesondere die bevorzugt in der Muskulatur verstoffwechselten **verzweigtkettigen Aminosäuren** Leucin, Valin und Isoleucin vermehrt zur Energiegewinnung herangezogen; einige Untersuchungen zeigen deshalb sinkende Plasmakonzentrationen bei längerer intensiver Belastung (Blomstrand 2001). Die Ergebnisse von Supplementierungsstudien im Hinblick auf Ausdauerleistung, Muskelabbau und Muskelproteinsynthese sind jedoch widersprüchlich (Mittleman et al. 1998, Madsen et al. 1996, van Hall et al. 1995). Bei anhaltender Ausdauerbelastung kommt es auch zum Absinken des Glutaminspiegels im Muskel (Rennie et al. 1981). Da **Glutamin** für die Proteinsynthese, als Regulator der Muskelproteinbilanz sowie als entscheidendes Zwischenprodukt im Aminosäurestoffwechsel bedeutend ist, und zudem eine wichtige Energiequelle für Immun- und Darmzellen darstellt (s. Kap. 6.2), wird eine unzureichende Glutaminversorgung mit einer erhöhten Infektanfälligkeit und einem Leistungsabfall assoziiert. Nach Glutamingabe konnte ein positiver Effekt auf die Immunabwehr von Sportlern gezeigt werden (Castell et al. 1996). Darüber hinaus werden in Sportlernahrungen vielfach Arginin und Ornithin eingesetzt, da beide Substanzen in hohen Dosierungen die Freisetzung von Wachstumshormon stimulieren können. Die Ergebnisse von Humanstudien sind jedoch in dieser Hinsicht ernüchternd. So wurde selbst nach oralen Gaben von bis zu 5,7 g/d kein diesbezüglicher Effekt beobachtet (Marcell et al. 1999, Lambert et al. 1993, Fogelholm et al. 1993, Abel et al. 2005).

L-Carnitin gehört bei Sportlern zu den besonders stark beworbenen Substanzen. Aufgrund der normalen physiologischen Funktion im Fettsäuretransport an der Mitochondrienmembran (s. Kap. 6.5) werden Wirkungen auf Körperzusammensetzung und Ausdauerleistung behauptet. Zahlreiche Studien konnten jedoch keine derartigen Effekte beim gesunden Menschen nachweisen (Wächter et al. 2002, Colombani et al. 1996, Barnett et al. 1994, Trappe et al. 1994, Vukovich et al.

1994, Villani et al. 2000). Eine Supplementierung von L-Carnitin ist daher nicht zu empfehlen (Ströhle et al. 2004).

Auch **Creatin** wird für Sportler, meist in Form von Creatinmonohydrat, angeboten. Ergänzende Gaben im Grammbereich zeigten in den meisten, jedoch nicht allen Studien positive Effekte auf die Leistungsfähigkeit bei kurzen, intensiven Belastungen mit Pausen. Auf reine Maximalleistungen hatte die Supplementierung meist keinen Effekt (s. Kap. 6.7). Daraus wurde die Schlussfolgerung gezogen, dass eine Creatineinnahme nur für eine sehr begrenzte Zahl von Sportlern von Nutzen sei (Schek 2000). Dabei ist jedoch zu bedenken, dass ein erheblicher Teil des Trainings in vielen Kraft-, Schnellkraft- und Spielsportarten in Form wiederholter intensiver Belastungen absolviert wird. Eine leistungssteigernde Wirkung ist demnach grundsätzlich auch in diesen Disziplinen zu erwarten, wenn durch die Creatineinnahme höhere Trainingsintensitäten möglich sind. Da in Studien zur Creatinwirkung üblicherweise kein Training absolviert wurde, konnten diese Effekte nicht zum Tragen kommen. Negativ kann sich in einigen Sportarten jedoch die durch Wassereinlagerung bedingte Gewichtszunahme von durchschnittlich 2 kg auswirken.

Zusammenfassende Empfehlungen für Sportler

Für Breitensportler gelten die allgemeinen Empfehlungen zur Ernährung, spezielle Ernährungsmaßnahmen oder Produkte sind nicht erforderlich. Bei leistungssportlicher Belastung ist vor allem auf eine ausreichende Zufuhr von Flüssigkeit und Kohlenhydraten zu achten. Da Schweiß nennenswerte Mengen an Mineralstoffen, v.a. an Spurenelementen, enthält, kann die Versorgung diesbezüglich kritisch sein. Aufgrund des hohen Energieumsatzes ist auch der Bedarf an einigen Vitaminen erhöht, insbesondere der B-Gruppe. Abb. 3–11 zeigt generelle Empfehlungen für die Ernährung im Leistungssport.

- An die Sportart sowie die Belastungsphase angepasste Ernährungsweise
- Mehrere kleine Mahlzeiten über den Tag verteilt
- Ausreichende Flüssigkeits- und Elektrolytzufuhr
- Hohe Kohlenhydratzufuhr
- Adäquate, aber nicht überhöhte Proteinaufnahme
- Generelle Supplementierung von Vitaminen und Mineralstoffen bei Sportarten mit strikter Energierestriktion
- Ausreichende Zufuhr an Ascorbinsäure, Riboflavin und Thiamin
- Ausgleich von Defiziten an Calcium, Eisen, Zink und eventuell weiteren Spurenelementen wie Selen, Jod und Chrom
- Ausreichende Zufuhr der antioxdativ wirksamen Vitamine

Abb. 3–11: Ernährungsempfehlungen für Leistungssportler

Die Verwendung angeblich leistungssteigernder Supplemente (ergogene Substanzen) bringt in den meisten Fällen keinen Nutzen. Für den größten Teil der Substanzen konnte in kontrollierten Studien kein Beleg für die postulierte Wirkung erbracht werden, sodass die Einnahme im besten Fall sinnlos ist.

3.7.4 Personen, die alternative Ernährungsformen praktizieren

Eine zunehmende Zahl von Menschen praktiziert aus ethischen oder gesundheitlichen Gründen eine Ernährungsweise, die von der üblichen Kost abweicht. Diese alternativen Ernährungsformen, sofern sie pflanzlich orientiert sind, weisen zwar zahlreiche gesundheitsförderliche Faktoren auf, sind aber hinsichtlich der bedarfsdeckenden Zufuhr an „klassischen" Nährstoffen unterschiedlich zu beurteilen. Auch innerhalb einer Kostform ist das Spektrum sehr breit, wobei für die Nährstoffversorgung letzten Endes die Vielseitigkeit der Lebensmittelauswahl entscheidend ist. Viele Alternative Ernährungsformen, z. B. der Vegetarismus oder die Vollwert-Ernährung, können nicht nur problemlos praktiziert werden und sichern in den meisten Fällen die Nährstoffzufuhr, sondern weisen auch Vorteile gegenüber der üblichen Ernährung mit hohem Anteil tierischer Produkte auf. Einseitige Kostformen mit sehr eingeschränkter Lebensmittelauswahl wie die Makrobiotik gehen hingegen mit einem erhöhten Risiko für eine unzureichende Nährstoffzufuhr einher. Dabei muss unterschieden werden, ob die Kostform als kurzfristige Diät konzipiert ist, oder ob es sich um eine Ernährungsform handelt, die lebenslang praktiziert werden soll. Während die Kurzzeitdiät mit einem geringeren Risiko für Defizite verbunden ist, erfordert die Nahrungsmittelauswahl bei einer langfristig durchgeführten Kostform unter Umständen besondere Kenntnisse, um Mängel zu vermeiden. Hinzu kommt, dass Alternative Ernährungsformen in der Regel auch von Personen mit erhöhtem Nährstoffbedarf wie Kindern, Schwangeren und Stillenden praktiziert werden und daher diesen Risikogruppen für Nährstoffdefizite ebenfalls gerecht werden müssen.

Vegetarische Ernährungsformen

Die überwiegende Mehrzahl der Alternativen Ernährungsformen ist vegetarisch ausgerichtet. Hierbei muss unterschieden werden, ob es sich um lakto-vegetarische Kostformen handelt, bei denen zwar kein Fleisch, jedoch Milch und/oder Milchprodukte verzehrt werden, oder ob eine vegane, rein pflanzliche Ernährung praktiziert wird. Die **lakto-vegetarische Ernährung** ist allgemein mit geringeren Risiken für eine Unterversorgung an Nährstoffen verbunden. Lediglich die Aufnahme von Zink, Jod und Vitamin D liegt etwas unterhalb der Zufuhr von Nicht-Vegetariern, was jedoch nicht zwangsläufig mit einer Mangelsituation gleichzusetzen ist. Im Hinblick auf die Zufuhr anderer Nährstoffe (z. B. die Vitamine Folsäure,

E und C) ist die Situation sogar weitaus günstiger zu bewerten als bei einer üblichen Mischkost.

Insbesondere in der Laienpresse wird dennoch bisweilen der Eindruck erweckt, mit einer fleischlosen Kost wäre es nicht möglich, ausreichende Mengen an einigen Nährstoffen aufzunehmen. Als besonders kritisch wird in diesem Zusammenhang vor allem die Eisenversorgung gesehen, da die Absorption aus pflanzlichen Lebensmitteln geringer ist als aus tierischen (s. Kap. 5.4). Auf der anderen Seite zeigen Studien z. T. eine höhere absolute Aufnahme von Eisen in vegetarischen Kollektiven als bei Mischköstlern (Waldmann et al. 2004, Craig 1994, Larsson u. Johansson 2002, Wilson u. Ball 1999). Dies ist möglicherweise der Grund für widersprüchliche Ergebnisse zur Inzidenz eines Eisenmangels bei Vegetariern und Veganern. Einige Studien zeigen lediglich erniedrigte Ferritinkonzentrationen als Zeichen reduzierter Eisenspeicher (Haddad et al. 1999, Craig 1994, Wilson u. Ball 1999), was vor allem in Zeiten eines erhöhten Eisenbedarfs, z. B. vor oder während einer Schwangerschaft, als ungünstig anzusehen ist. In den meisten Untersuchungen wurde jedoch anhand klinischer Parameter keine erhöhte Mangelhäufigkeit gegenüber Mischköstlern festgestellt (Hunt 2002). Eine deutliche Tendenz zu Eisendefiziten besteht bei der veganen Rohkost-Ernährung. Im Gegensatz zu den übrigen Veganern verzichten Rohköstler häufig ganz auf Getreide und Getreideprodukte, sodass eine ausreichende Mineralstoffversorgung insgesamt in Frage gestellt ist (Koebnick et al. 1997). Eine makrobiotische Ernährung nach Ohsawa oder Kushi führt zumindest bei Kindern und Jugendlichen neben zu geringer Energie- und Proteinzufuhr zu einer deutlichen Unterversorgung mit Eisen, Vitamin D und Vitamin B_{12} (Dagnelie et al. 1989, 1990, 1991a).

Die Zufuhr von Zink ist bei vegetarischen Ernährungsformen generell als kritisch zu werten. Aus pflanzlichen Lebensmitteln werden erheblich niedrigere Absorptionsraten erreicht als aus tierischen (Hunt et al. 1998), weshalb in den amerikanischen DRI eine um 50 % höhere Zinkzufuhr für Vegetarier empfohlen wurde (Institute of Medicine 2002a). Da kein zuverlässiger Parameter zur Ermittlung des Zinkstatus bekannt ist (s. Kap. 5.5), besteht im Gegensatz zur Eisenversorgung keine Möglichkeit der Verlaufskontrolle.

Die zu geringe Zufuhr von Jod stellt kein spezifisches Problem der vegetarischen Ernährung dar. Auch bei Nicht-Vegetariern liegt die Aufnahme in Deutschland mit ca. 120 µg/d Jod weit unter der empfohlenen täglichen Zufuhr von 200 µg (DGE 2000). Die Empfehlung, ausschließlich Jodsalz zu verwenden und auch bei Brot und anderen Backwaren mit Jodsalz hergestellte Produkte zu bevorzugen, richtet sich deshalb sowohl an Mischköstler als auch an Vegetarier und Veganer. Eine Supplementierung ist insbesondere in Zeiten eines erhöhten Bedarfs zu empfehlen. Auch die Zufuhr von Calcium ist bei veganer Ernährung gering. Durch den Verzicht auf Milch und Milchprodukte liegt sie deutlich unter der von Mischköstlern und Lakto-Vegetariern (Larsson u. Johansson 2002). In der veganen Ernährung ist mit ernstzunehmenden Engpässen zu rechnen, wobei die Calciumversorgung von vegan ernährten Kindern als besonders kritisch gilt. Eine Supplementierung ist deshalb auch hier anzuraten.

Die Zufuhr an Vitamin D ist durch das Meiden von Fisch und Milchprodukten in der veganen Ernährung kritisch (Rottka et al. 1988). Grundsätzlich könnte hier die körpereigene Synthese des Vitamins unter Einfluss von Sonnenlicht eine Kompensation schaffen, wenn für einen vermehrten Aufenthalt im Freien gesorgt wird. Dies ist jedoch nicht immer möglich. Bei marginaler alimentärer Zufuhr an Calcium und Vitamin D ist die ausreichende Mineralisierung der kindlichen Knochensubstanz in Frage gestellt. Die Entstehung von Rachitis als Folge unzureichender Vitamin-D-Versorgung stellt insbesondere bei vegan ernährten Säuglingen und Kindern ein großes Problem dar (Curtis et al. 1983, Hellebostad et al. 1985), das letztlich nur durch eine Vitamin-D-Supplementierung in Schwangerschaft und Stillzeit völlig auszuschließen ist. Die Versorgung mit Vitamin B_{12} ist bei Veganern marginal, jedoch auch bei Vegetariern nicht unproblematisch. So wurden bei 68 % der Ovo-Lacto-Vegetarier und bei 83 % der Veganer erhöhte Spiegel von Methylmalonsäure, einem Indikator für Cobalamin-Mangel, gefunden (Herrmann et al. 2003). Auch eigene Untersuchungen im Rahmen der Deutschen Vegan-Studie bestätigen diesen Befund und zeigen eine inverse Beziehung zwischen Versorgungssituation und Zeitdauer der veganen Ernährung (Waldmann et al. 2004). Nahrungsergänzungen aus Algen oder Bierhefe, die Veganern häufig empfohlen werden, enthalten praktisch ausschließlich unwirksame Analoga des Vitamins, die selbst keine Vitaminfunktion aufweisen und zusätzlich Resorption und Metabolismus der aktiven B_{12}-Vitamere blockieren (s. Kap. 14.1 und 14.2).

Da Milch und Milchprodukte die Hauptquelle für Riboflavin darstellen, gestaltet sich das Erreichen einer zufrieden stellenden Zufuhr bei veganer Ernährung schwierig. In Getreide ist das Vitamin primär in den Randschichten lokalisiert, sodass ausschließlich Vollkornprodukte zur Bedarfsdeckung beitragen. Bei ausgewogener veganer Ernährung ist jedoch eine ausreichende Zufuhr sowohl für Erwachsene als auch für Kinder möglich (Leitzmann u. Hahn 1996). Dagegen ist immerhin bei einem Drittel der Veganer die Versorgung mit Vitamin B_6 marginal, obwohl die empfohlene Zufuhr sogar überschritten wird. Dies dürfte darauf zurückzuführen sein, dass ein erheblicher Teil des Vitamin B_6 in Pflanzen in Form von Glucosiden vorkommt und daher nur partiell verfügbar ist (Dörr 1998).

3.8   Ernährung und Säure-Basen-Haushalt

Die biochemischen Prozesse im menschlichen Körper sind an bestimmte pH-Bereiche gebunden. Um die Konstanz des pH-Wertes aufrecht zu erhalten, verfügt der Organismus über ein komplexes Regulationssystem, das als Säure-Basen-Haushalt bezeichnet wird. Die an diesem System beteiligten Komponenten – neben der Lunge und der Niere sind dies vor allem das Blut und die intrazellulären Kompartimente – stehen untereinander in wechselseitiger Beziehung. Verschiedene Puffersysteme sind für die eigentliche Regulation des Säure-Basen-Haushalts verantwortlich. Dabei handelt es sich um schwache Säuren, die sich mit ihrer korrespondierenden Base in einem chemischen Gleichgewicht befinden. Bei Zugabe von Säuren (H_3O^+) oder Basen (OH^-) verschiebt sich das Konzentrationsverhältnis der Elemente des Puffersystems zueinander, der pH-Wert bleibt jedoch weitgehend konstant. Das wichtigste Puffersystem des Blutes ist das Kohlensäure-Bikarbonatsystem, das als offenes System besonders effektiv ist. Die Regeneration weiterer Puffersysteme wie verschiedener Plasmaproteine und der Hämoglobin- und Phosphatpuffer erfolgt gekoppelt an den Kohlensäure-Bikarbonat-Puffer.

Ernährungsfaktoren beeinflussen in unterschiedlicher Weise den Säure-Basen-Haushalt des Organismus. Säuren (H_3O^+-Ionen) entstehen vorwiegend beim Abbau der schwefelhaltigen (Methionin und Cystein) und kationischen (Lysin, Arginin) Aminosäuren. Vor allem Nahrungsmittel tierischen Ursprungs wie Fleisch, Fisch, Eier und Käse enthalten hohe Mengen dieser Verbindungen, weshalb sie als säurebildend einzustufen sind (Remer 2000). Dagegen bewirkt die Aufnahme anionischer Aminosäuren (Glutamat, Aspartat) wie auch der Abbau organischer Säuren (z. B. Laktat, Citrat, Malat) die Bildung von Basenäquivalenten in Form von OH^--Ionen. Anorganische Kationen (Na^+, K^+, Mg^{2+}, Ca^{2+}) wirken ebenfalls basisch. Der Großteil der pflanzlichen Nahrungsmittel, besonders Gemüse und Obst, weist einen hohen Gehalt an Basen bildenden Inhaltsstoffen auf (Remer 2000). Fette und Kohlenhydrate führen zu keiner Nettobelastung des Organismus mit Säuren oder Basen. Zwar entstehen im Zuge des oxidativen Endabbaus erhebliche Mengen an CO_2, die zu Kohlensäure reagieren. Allerdings wird dieses über die Lunge wieder abgeatmet, sodass die Säure-Basen-Bilanz ausgeglichen bleibt. Bei einer typisch westlichen Kost fällt pro Tag ein Überschuss von etwa 100 mmol H_3O^+ an (Arnett 2003, Kurtz 2003). Dieser kann über die Nieren ausgeschieden werden, da selbst bei einer extrem einseitigen, Protein betonten Ernährung die hohe Ausscheidungskapazität der Nieren von 1000 mmol/d nicht ausgeschöpft wird (Kurtz 2003).

In den letzten Jahren wurde eine Reihe von Studien publiziert, die zeigen, dass die oben ausgeführte Darstellung die Zusammenhänge zu stark vereinfacht (Remer 2000, Frassetto et al. 2001). Wie erwartet führt eine starke Erhöhung der Säureausscheidung im Urin nicht zu einer pH-Wert-Änderung des Plasmas. Allerdings ist bei Versuchstieren selbst dann noch eine erhöhte Säureexkretion über den Urin messbar, wenn die nutritive Säurebelastung bereits beendet ist (Vormann u. Daniel 2001). Dies spricht für eine Retention von Säuren im Körper; welche Effekte hiervon ausgehen könnten, ist derzeit in der Diskussion. Unter präventivmedizinischen Gesichtspunkten scheint es jedoch angebracht, einer chronischen, alimentär bedingten Säurebelastung verstärkt Beachtung zu schenken. So erhärten epidemiologische und experimentelle Studien den Verdacht, dass eine langjährig überhöhte Säurebelastung mit gesundheitlichen Risiken assoziiert ist. Entsprechende Zusammenhänge liegen insbesondere für den Knochenstoffwechsel vor (Bushinsky 2001, Arnett 2003). Es wird vermutet, dass die chronische Säurebelastung mit einer Abnahme der Pufferkapazität des Blutes assoziiert ist und zur Pufferung organische Salze aus der Knochenoberfläche hydrolytisch abgespalten werden. Da das hierdurch freigesetzte Calcium vermehrt über den Urin ausgeschieden wird, kann dies bei unzureichender Calciumaufnahme zu einer negativen Calciumbilanz führen und das Osteoporoserisiko erhöhen (Frassetto et al. 2001). Einige Interventionsstudien stützen diese These. Diese zeigten, dass die alimentäre Zufuhr von Basenlieferanten mit einer Verbesserung der Calciumbilanz verbunden ist und den Knochenstoffwechsel vorteilhaft beeinflusst (Arnett 2003).

Ein im Zusammenhang mit dem Säure-Basen-Haushalt besonders häufig diskutierter Aspekt ist der des Bindegewebsstoffwechsels. Dieser Gewebetyp besteht zu einem hohen Anteil aus Proteoglycanen mit stark negativ geladenen Seitenketten, die u. a. für die Bindung von Wasser verantwortlich sind. Nach Ansicht einiger Alternativmediziner fungiert das Bindegewebe als „Säurespeicher", das überschüssige Protonen vorübergehend oder dauerhaft „festhält". Unter langfristiger Säurebelastung sollen sich nach dieser Vorstellung die Ladungsverhältnisse innerhalb der Proteoglycane derart ändern, dass die Wasserbindungskapazität und Elastizität des Gewebes abnimmt. Damit in Zusammenhang werden verschiedene Erkrankungen gebracht, insbesondere rheumatische Beschwerden. Allerdings existieren bislang keine naturwissenschaftlichen Beweise für diese These (Leitzmann et al. 1999), wenngleich das zugrunde liegende Erklärungsmodell plausibel erscheint. Eine ausreichende wissenschaftliche Rationale für die ergänzende Gabe von Basenpulvern bei Gesunden oder Patienten mit verschiedenen Erkrankungen besteht daher nicht. Entsprechende Effekte sind nicht ausreichend belegt.

3.9 Freie Radikale und Antioxidanzien

Inzwischen ist unstrittig, dass freie Radikale und reaktive Sauerstoffspezies (ROS) in Zusammenhang mit zahlreichen chronisch-degenerativen Erkrankungen stehen. Zwar sind viele Mechanismen erst im Ansatz geklärt, es spricht jedoch vieles dafür, dass ein vermehrter Anfall freier Radikale einen wichtigen pathogenetischen Faktor hierbei darstellt. Deshalb wird intensiv die Frage diskutiert, ob die zusätzliche Gabe von Antioxidantien einen präventiven oder gar therapeutischen Nutzen bringt und welche Dosierungen ggf. notwendig sein könnten.

3.9.1 Definition und Wirkungen freier Radikale

Freie Radikale sind Atome oder Moleküle, die ein oder mehrere ungepaarte Elektronen aufweisen. Diese freien Elektronen haben das Bestreben, ein Elektronenpaar zu bilden und sind für den hochreaktiven und instabilen Charakter radikalischer Verbindungen verantwortlich. Freie Radikale, die sich von molekularem Sauerstoff ableiten (Sauerstoffradikale), nehmen dabei einen besonderen Stellenwert ein. Unter dem Begriff „Sauerstoffradikal" werden im allgemeinen Sprachgebrauch häufig auch Sauerstoffderivate erfasst, die nicht als radikalische Substanzen zu betrachten sind. Daher sollten die reaktiven Sauerstoff-Spezies eher als reaktive Sauerstoffmetabolite (ROS) (z. B. Singulettsauerstoff) bezeichnet werden. Je reaktionsfreudiger ein ROS-Metabolit ist, desto geringer ist seine Halbwertszeit. Einige Sauerstoffradikale sind auch in der Lage, Membranen zu passieren und an Stellen, die nicht mit ihrem Bildungsort identisch sind, Voraussetzungen zur Bildung weiterer radikalischer Moleküle zu schaffen.

ROS reagieren mit einem anderen Radikal, indem beide ihr freies Elektron „paaren" und eine kovalente Bindung eingehen. Da die meisten biologischen Moleküle nicht-radikalischer Natur sind, führt die Reaktion dieser Stoffe mit reaktiven Radikalen zu Kettenreaktionen, die ständig neue, wiederum oxidativ wirksame Radikale hervorbringen. Diese kumulative Radikalbildung führt zu Schäden an verschiedenen Zellelementen. So können insbesondere mehrfach ungesättigte Fettsäuren (MUFS) durch reaktive Sauerstoffspezies nicht nur oxidiert werden, sondern es kann auch zur Spaltung bzw. Verkürzung ihrer Kohlenstoffkette kommen. Aus der Oxidation membranständiger MUFS können Veränderungen der physiologischen Membranfunktionen resultieren, die im schlimmsten Fall zum völligen Zusammenbruch der Membraneigenschaften führen. Auch die biologische Aktivität von Proteinen kann sich infolge von Reaktionen mit ROS stark verändern, während die oxidative Schädigung von Kohlenhydraten scheinbar weniger dramatische Konsequenzen hat. Dagegen kann die oxidative Veränderung der DNA dramatische Folgen in Form von Fehlpaarungen und Mutationen haben. Darüber hinaus geht man davon aus, dass freie Radikale eine kausale Rolle bei der Entstehung und dem Fortschrei-

Tab. 3–11: Wichtige reaktive Sauerstoffspezies. Freie Elektronen sind durch einen Punkt(˙) in der Formel symbolisiert.

Direkt wirksame Radikale		Vorläufer freier Radikaler	
Hydroxylradikal	HO˙	Singulettsauerstoff	O_2
Superoxidanion	$O_2^{-)}$	Ozon	O_3
Peroxidradikal	R-O˙	Wasserstoffperoxid	H_2O_2
Alkoxylradikal	RO˙	Stickstoffmonoxid	NO
		Stickstoffdioxid	NO_2

ten von „Free Radical Diseases" einnehmen, obwohl sie bei diesen Erkrankungstypen auch sekundäre Phänomene darstellen könnten. Tab. 3–11 zeigt eine Übersicht über wichtige Sauerstoffradikale.

3.9.2 Herkunft freier Radikale

Freie Radikale werden physiologischerweise permanent im Organismus gebildet, denn sie erfüllen verschiedene Aufgaben in spezifischen Zellkompartimenten, Geweben und extrazellulären Flüssigkeiten. So sind sie an einer Reihe von Stoffwechselprozessen (z. B. unspezifische zelluläre Infektabwehr, Zellkommunikation) beteiligt. Zudem entstehen geringe Mengen an ROS auch als Nebenprodukte der Atmung oder bei der Synthese komplexer biochemischer Strukturen. Darüber hinaus liefern die Lipidperoxidation, oxidative Enzymreaktionen (z. B. Xanthinoxidase, Aminoxidasen) sowie andere oxidative Prozesse weitere ROS.

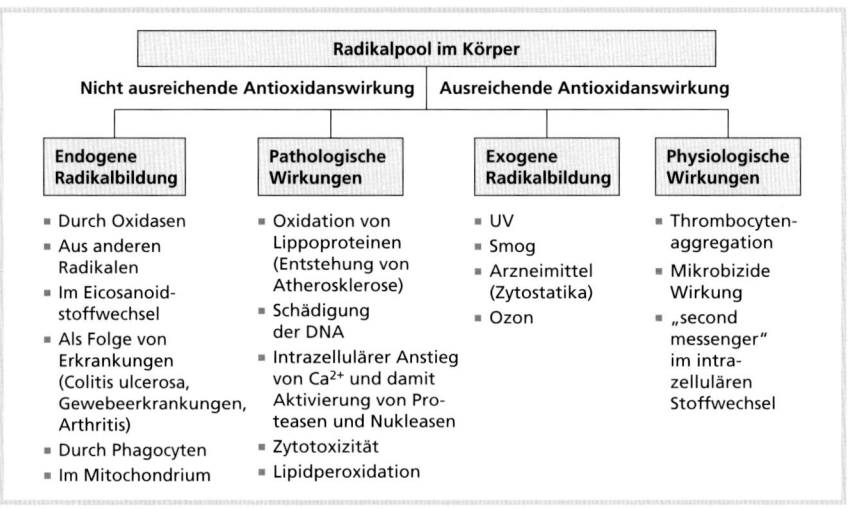

Abb. 3–12: Herkunft und Bedeutung freier Radikale im Stoffwechsel

Tab. 3–12: Antioxidative Schutzsysteme des Organismus

Enzymsysteme	Nicht-enzymatische Antioxidanzien		
Glutathionperoxidase Katalase Superoxiddismutase	Hydrophile, metall-bindende Komponenten	Wasserlösliche Antioxidanzien	Fettlösliche Antioxidanzien
	Transferrin Caeruloplasmin Albumin	Ascorbinsäure Harnsäure Bilirubin	α-Tocopherol β-Carotin Coenzym Q_{10}

Freie Radikale können jedoch auch exogenen Ursprungs sein. Als Quellen gelten beispielsweise halogenierte Kohlenwasserstoffe, Alkoholkonsum, ionisierende und ultraviolette Strahlung, Tabakrauch, Luftverschmutzung, Ozon und bestimmte Arzneimittel (Abb. 3–12).

3.9.3 Antioxidative Schutzsysteme

Der Organismus verfügt sowohl über endogene als auch über exogene Faktoren bzw. Mechanismen, die einen effektiven Schutz vor einem Überschuss an freien Radikalen gewährleisten und so die Balance zwischen notwendiger Bereitstellung an freien Radikalen und deren übermäßigem Auftreten verhindern. Endogene antioxidative Schutzmechanismen sind spezielle Enzyme (z. B. Superoxiddismutase), Proteine (z. B. Bilirubin) und Thiole (z. B. Glutathion) sowie physiologische Substanzen, deren Wirkungsgrad über die exogene Zufuhr bestimmter nutritiver Substanzen (z. B. Vitamin E und C sowie sekundäre Pflanzenstoffe) erhöht bzw. erweitert wird. Das Verhältnis zwischen den Wirkungen von freien Radikalen und den entsprechenden Abwehrmechanismen befindet sich normalerweise in einem Gleichgewichtszustand, der im Krankheitsfall jedoch gestört sein kann. Da Nahrungsinhaltsstoffe mit antioxidativen Eigenschaften dieses Gleichgewicht positiv beeinflussen, sind sie in der Lage, zur Prävention und Therapie von Erkrankungen beizutragen. Tab. 3–12 zeigt im Stoffwechsel wirksame enzymatische und nicht-enzymatische Antioxidanzien.

Die antioxidativen Substanzen Vitamin E, Vitamin C und β-Carotin ergänzen sich in ihrer Wirkung. So stellt Vitamin C das wichtigste Antioxidans in der hydrophilen Phase dar, während Vitamin E in lipophilen Medien (z. B. Zellmembran, LDL) ROS eliminiert und lipidperoxidative Prozesse unterbricht. Im Bereich der Phasengrenzen wirken beide Vitamine synergistisch zusammen, wobei Vitamin E sein antioxidatives Potenzial zurückgewinnt. β-Carotin ergänzt die antioxidative Wirkung von Vitamin E, indem es eine Unterbrechung oxidativer Kettenreaktionen herbeiführt. Coenzym Q_{10} ist wiederum in der Lage, Vitamin E zu regenerieren.

3.9.4 Antioxidanzien in der Prävention: Möglichkeiten und Grenzen

Verschiedene epidemiologische Studien legen nahe, dass antioxidative Nährstoffe sowohl bei Erkrankungen des Herz-Kreislauf-Systems als auch bei Krebs, neurodegenerativen Erkrankungen und Katarakt ein präventives Potenzial aufweisen. Obwohl ein suboptimaler Versorgungsstatus nicht zur Manifestation klassischer Mangelsymptome führt, scheint dadurch das Risiko für diese Erkrankungen deutlich erhöht. So geht aus vielfältigen epidemiologischen Beobachtungen hervor, dass Personen, in deren Ernährung pflanzliche Lebensmittel (v.a. Gemüse und Obst) nur einen geringen Stellenwert einnehmen oder die niedrige Carotinoidspiegel im Plasma aufweisen, einem erhöhten Karzinom- und Herzinfarktrisiko ausgesetzt sind (Abb. 3–13). Entsprechend haben zahlreiche epidemiologische Untersuchungen ein reduziertes Risiko für Tumor- und Herz-Kreislauf-Erkrankungen bei hohem Obst-und Gemüseverzehr gezeigt. Die Kostformen reichen dabei von mehr oder weniger strikt vegetarischen und relativ fettarmen Ernährungsformen bis hin zu relativ fettreichen, aber vielseitigen und pflanzenbetonten mediterranen Diäten. Diese liefern neben antioxidativen Vitaminen auch andere Mikronährstoffe wie z.B. Polyphenole, Carotinoide und weitere sekundäre Pflanzenstoffe, die ebenfalls präventive Wirkungen ausüben können.

Bestimmte Personengruppen sind aufgrund von Lebensstilfaktoren oder beruflichen Gegebenheiten einer erhöhten exogenen Belastung durch freie Radikale ausgesetzt. Daher sollte die Versorgung mit antioxidativ wirksamen Substanzen bei diesen Personenkreisen besondere Beachtung finden. *Abb. 3–14* gibt eine Über-

- Atherosklerose
- Ischämie (Herz, Darm, Nieren, Nieren, ZNS)
- Asthma
- Kataraktbildung der Linse
- Chronische Polyarthritis
- Krebs
- Colitis
- Mongolismus (Down's Syndrom)
- Hauterkrankungen
- Morbus Parkinson

Abb. 3–13: Erkrankungen mit Beteiligung von freien Radikalen und aktiven Sauerstoffspezies (Müller 1992)

- Raucher
- Leistungssportler (siehe Kap. 3.7.3)
- Innenstadtbewohner
- Regelmäßige, starke Sonnenlicht-/ UV-Exposition
- Chronisch Kranke (rheumatische Erkrankungen, Diabetiker)
- Regelmäßige Einnahme bestimmter Pharmaka (siehe Kap. 3.10)
- Flugpersonal

Abb. 3–14: Personen bzw. Situationen mit vermehrter Aufnahme/Bildung von freien Radikalen

sicht über Risikogruppen, bei denen von einer erhöhten Belastung durch freie Radikale ausgegangen wird.

Mit Hilfe der Plasma-Antioxidanzienspiegel ist eine Abschätzung der Antioxidanzienzufuhr möglich. Diese schwanken allerdings in Abhängigkeit von der individuellen Ernährungsweise (z. B. Zubereitungsverfahren, Art und Höhe der Fettzufuhr), homöostatischen Regulationsmechanismen und anderen individuellen Einflussgrößen (z. B. Lebensstil). Man geht mittlerweile davon aus, dass Plasmawerte, welche die präventiven Schwellenwerte (siehe *Abb. 3–15*) um 25–30 % unterschreiten, das Erkrankungsrisiko statistisch verdoppeln.

Für eine Optimierung der Antioxidanzienspiegel können nur Bereiche angegeben werden, da der Organismus – abhängig von individuellen Merkmalen – unterschiedlich auf eine definierte Zufuhrmenge reagiert. Die Angaben für die Zufuhr von Antioxidanzien, die für einen „präventiven" Plasmaspiegel notwendig sind, beziehen sich daher lediglich auf die Mehrzahl der Gesunden bis zum 65. Lebensjahr, die keinem besonderen oxidativen Stress ausgesetzt sind (siehe *Abb. 3–16*).

- Lipid-standardisiertes Vitamin E $\geq$ 30 µmol/l
  (α-Tocopherol/ Cholesterol-Verhältnis > 5,2 µmol/ mmol)
- Vitamin C > 50 µmol/l
- β-Carotin > 0,4 µmol/l

Abb. 3–15: Als optimal angesehene Plasmakonzentrationen antioxidativer Vitamine (Biesalski et al. 1997)

- Vitamin E etwa 15 – 30 mg
- Vitamin C etwa 75 – 150 mg
- β-Carotin etwa 2 – 4 mg

Abb. 3–16: Empfohlene tägliche Vitaminaufnahmen zur Optimierung der Antioxidanzien-Plasmaspiegel (Biesalski et al. 1997)

Für andere Gruppen (z. B. Personen mit erhöhtem Nährstoffbedarf wie Schwangere, Raucher oder chronisch Kranke) kann abhängig von der Stoffwechselsituation eine höhere Zufuhrmenge angenommen werden.

Eine **Vitamin-E-Zufuhr** im vorgeschlagenen Rahmen lässt sich alimentär lediglich über die Zufuhr von pflanzlichen Fetten erzielen, da Obst und Gemüse nur begrenzt Vitamin E enthalten (1–10 mg pro 100 g). Pflanzenöle mit einem hohen Vitamin-E-Gehalt und einem günstigen Vitamin E/Polyenfettsäuren-Verhältnis (z. B. Weizenkeimöl) sind wichtige Vitamin-E-Quellen. Allerdings erreicht ein Großteil der Bevölkerung schon heute nicht die geschätzten Werte für eine angemessene Vitamin-E-Zufuhr von 11–15 mg/d. Eine aus prophylaktischen Gründen anzustrebende Erhöhung auf 15–30 mg/d erscheint vor diesem Hintergrund über die Nahrung unrealistisch. Zudem erfordert eine Erhöhung der Polyenfettsäurezufuhr über pflanzliche Öle gleichzeitig noch eine Steigerung der Vitamin-E-Zufuhr. So empfiehlt die DGE pro Gramm aufgenommener Dienfettsäure zusätzlich 0,4–0,6 mg α–Tocopherol (DGE et al. 2000).

In der US-amerikanischen Bevölkerung, die in vielen Fällen eine unzureichende Antioxidanzienversorgung aufweist, wurde bei Personen, die **Vitamin-C**-haltige Multivitaminpräparate (> 130 mg Vitamin C) einnahmen, eine signifikant niedrigere Sterberate infolge von Herz-Kreislauf-Erkrankungen (42 %) beobachtet. Allerdings dürften für diesen Effekt auch andere Vitamine, insbesondere Vitamin E, verantwortlich sein. Hinzu kommen möglicherweise auch Auswirkungen durch die Senkung des Homocysteinspiegels über die vermehrte Zufuhr der Vitamine B_6, B_{12} und Folsäure. Die **Linxian-Studie** aus China konnte in einem unterversorgten Kollektiv zeigen, dass eine kombinierte Supplementierung mit Vitamin E, β-Carotin und Selen in 5–6 Jahren zu einer Verringerung der letalen Hirninfarkte um 10 % führt, während eine kombinierte Multivitamin/Multimineral-Mischung in der dreifachen RDA-Dosis die Anzahl der Schlaganfälle mit Todesfolge um 38 % vermindert (Li et al. 1993, Blot et al. 1993). Die mit Ausnahme von Vitamin E gut mit antioxidativen Vitaminen versorgten Beschäftigten im amerikanischen Gesundheitswesen profitierten in vergleichbarer Weise von einer Supplementierung mit 100 I. E. bzw. 67 mg Vitamin E täglich. Ihre KHK-Erkrankungsquote reduzierte sich um rund 37 % (Rimm et al. 1993).

Die antioxidative Wirkung von Polyphenolen in Rotwein wird zum Teil als Erklärung für das French Paradoxon herangezogen. Mit diesem Begriff wird die Beobachtung beschrieben, dass bei der Bevölkerung Frankreichs trotz hoher Fettaufnahme seltener Herz-Kreislauf-Erkrankungen auftreten. Auch im Hinblick auf Krebserkrankungen spielt der antioxidative Stoffwechsel eine entscheidende Rolle (s. Kap. 3.11.3). An Ratten konnte gezeigt werden, dass hoher Rotweinkonsum *in vivo* die oxidative Schädigung von Darmmucosazellen reduzieren kann (Giovannelli et al. 2000). Das antioxidative Potenzial von Rotwein korreliert stark mit dem Polyphenolgehalt und wird in erster Linie auf **Anthocyane** zurückgeführt. Da die bekannten Polyphenole im Rotwein nur ein Viertel der gesamten Antioxidanzienaktivität ausmachen, wird davon ausgegangen, dass weitere, nichtidentifizierte komplexe Polyphenole zur antioxidativen Aktivität beitragen (Miller u. Rice-Evans 1995). Antioxidative Wirkungen wurden auch für Weißwein beschrieben, die wiederum mit den Gehalten an **Catechinen** und **Hydroxyzimtsäuren** in Zusammenhang gebracht werden (Watzl u. Leitzmann 1999). Auch die anderen Vertreter verschiedener Gruppen **sekundärer Pflanzenstoffe** wie z.B. Flavonoide, Sulfide, Saponine oder Phytoestrogene weisen antioxidative Eigenschaften auf. Eine vermehrte Aufnahme erscheint wünschenswert, obwohl der bisherige Kenntnisstand noch nicht ausreicht, um konkrete Zufuhrempfehlungen zu geben. Die vorhandenen Daten deuten aber auf eine Vielzahl von präventiven Effekten hin, insbesondere im Hinblick auf die Karzinogenese und die Atherogenese. Mit einer stärkeren Betonung pflanzlicher Nahrungsquellen steigt ihre Aufnahme ebenfalls an.

Eine wünschenswerte Verzehrsmenge von täglich etwa 650 g Obst und Gemüse wird in den meisten Altersklassen von weniger als 20 % der Personen erreicht und bei jungen Männern sogar von weniger als 10 % realisiert. Auch unter Berücksichtigung der Aufnahme von Obst- und Gemüsesäften wird die empfohlene Zufuhr in den meisten Altersklassen von lediglich 30–40 % der Personen erfüllt (Mensink et al. 2002). Eine Verbesserung der Carotinoid-Versorgung ließe sich über eine Verdoppelung der heute im Bundesdurchschnitt üblichen Obst- und Gemüseverzehrsmengen auf mindestens 500 g/d erzielen. Gute Quellen für β-Carotin sind besonders orangefarbene, dunkelgrüne und tiefgelbe Gemüsesorten. In Karotten findet sich zusätzlich das α-Carotin, in Tomaten das Lycopin. Lutein ist vor allem in Spinat und Broccoli enthalten, β-Cryptoxanthin in Orangen.

Obwohl vielfältige epidemiologische Studien auf eine inverse Beziehung zwischen dem Auftreten von Krebserkrankungen und der Antioxidanzienversorgung hindeuten, lieferten Interventionsstudien (z.B. ATBC-Studie, CARET-Studie, Heart Protection Study Collaborative Group 2002, Lonn et al. 2005) enttäuschende Ergebnisse. Die über sechs Jahre hinweg durchgeführte **ATBC-Studie** untersuchte den Effekt von hochdosiertem β-Carotin (20 mg/d) und Vitamin E (50 mg/d) auf das Lungenkrebsrisiko. Das Kollektiv bestand aus 29.000 Rauchern (Alter 50–69 Jahre), die über einen Zeitraum von 30 Jahren mehr als 20 Zigaretten konsumiert hatten. Es zeigte sich, dass die β-Carotin-Supplementierung nachteilige Wirkungen hatte; so stieg die Lungenkrebsrate im Vergleich zur Placebogruppe um 18 %, die Todesfälle infolge anderer Ursachen erhöhten sich um 8 %. In der Verum-Vitamin-E-Gruppe reduzierte sich die Lungenkrebsinzidenz nur unwesentlich, die Inzidenz von Prostatakrebs sank dagegen um 34 % und die von Colorectalkrebs um 19 %. Die Gesamtmortalität blieb davon unbeeinflusst. Allerdings hatten Kritiker schon vor Studienbeginn Befürchtungen zum Ausdruck gebracht, dass die Versuchsanordnung kaum geeignet sein dürfte, um das Potenzial dieser zwei antioxidativen Vitamine zur Primärprävention zu analysieren. Insbesondere die Auswahl der Probanden gab Anlass zu Kritik. So kann bei der späten Supplementierung der relativ alten, chronischen Raucher und der langen Entwicklungszeit von Lungenkarzinomen nicht ausgeschlossen werden, dass bereits vor Studienbeginn Präneoplasien vorlagen und somit der Anspruch eines primärpräventiven Studiendesigns nicht erfüllt wurde. Ähnlich liegt der Fall bei der **CARET-Studie**. Sie widmete sich der Frage, ob eine hochdosierte Supplementierung mit β-Carotin (30 mg/d) und Vitamin A (7,5 mg/d) bei rund 18.000 langjährigen starken Rauchern ($\sim$ 50 Zigaretten/d) und Ex-Rauchern im Alter von 45–64 Jahren, die daneben langfristig Asbest ausgesetzt waren, die Tumorinzidenz und die Gesamtmortalität senkt. Die Studie wurde nach vier Jahren Laufzeit abgebrochen, da ihre Zwischenergebnisse keinen positiven Effekt erbrachten, sondern scheinbar die Ergebnisse der ATBC-Studie bestätigten. So erhöhten sich die Lungenkrebsfälle um 28 % und die Todesfälle aufgrund anderer Ursachen um 17 %. Auch in diesem Fall handelte es sich bei den Probanden jedoch um ein Hochrisikokollektiv. Die **Physicians' Health Study** mit 22.000 männlichen Probanden zeigte dagegen keinen Unterschied im Auftreten von Lungenkrebs zwischen der Verum- und der Placebogruppe. Die Supplementierung bestand aus 50 mg β-Carotin jeden 2. Tag über eine Dauer von 12 Jahren. Auch in der relativ kleinen Untergruppe der Raucher wurde kein Effekt gefunden (Hennekens et al. 1996). Auch in der **HOPE-** bzw. **HOPE-TOO Studie** schützte eine langfristige Vitamin-E-Supplementierung Patienten mit Gefäßerkrankungen oder Diabetes mellitus nicht vor Krebserkrankungen, Herzinfarkt oder Schlaganfall. Demgegenüber wurde nach Vitamin-E-Supplementierung sogar ein erhöhtes Risiko für Herzinsuffizienz ermittelt (Lonn et al. 2005).

Die Resultate der umfangreichen **Linxian-Studie** deuten hingegen hinsichtlich der Krebsmortalität auf eine protektive Wirkung einer kombinierten Substitution von Vitamin E, β-Carotin und Selen (Bestandteil des Enzyms Glutathionperoxidase) hin. Sie legt den Schluss nahe, dass eine Supplementierung bei mangelhaft versorgten Personen einen signifikanten antikarzinogenen Effekt haben kann (Li et al. 1993, Blot et al. 1993). Die Linxian-Daten stehen im Einklang mit den übrigen epidemiologischen Befunden, wonach eine suboptimale Antioxidanzienversorgung als Risikofaktor für die Karzinogenese eingestuft werden kann. Aufgrund der unterschiedlichen und synergistischen Antioxidanzieneffekte ist es möglich, dass sie zusammen mit anderen Nahrungsmittelinhaltsstoffen vor allem auf der Stufe der Initiation in das Krebsgeschehen eingreifen. Protektive Effekte während der Progressionsphasen sind derzeit nicht nachweisbar, weshalb Interventionsstrategien auf die frühe Prävention ausgerichtet sein müssen. Die ersten Hinweise auf eine krebsprotektive Wirkung von Selen stammen bereits aus den 60er Jahren des 20. Jhd. (Schrauzer 2000). Eine Vielzahl epidemiologischer Studien ergab eine negative Korrelation zwischen Selenzufuhr und Krebshäufigkeit. Dieser Zusammenhang zeigte sich bei Karzinomen von Dickdarm, Prostata, Mamma, Ovarien, Speiseröhre und Lungen (Anke u. Schümann 2004, Ujiie u. Kikuchi 2002). Große Interventionsstudien zeigten eine deutliche Verringerung von Krebserkrankungen durch Selensupplementierung (s. Kap. 5.8). Für eine optimale Prophylaxe wäre nach diesen Ergebnissen eine Zufuhr von ca. 1,5 µg Se/kg Körpergewicht pro Tag erforderlich (Combs et al.

2001). Neben der Förderung von Immunfunktionen durch eine Aktivitätssteigerung der Glutathionperoxidase scheint die präventive Wirkung des Spurenelements auch auf dem enzymatischen Abbau von Kokarzinogenen in Form eines „suppressing agent" zu basieren (Schrauzer 1985, Steinmetz 1991).

Nach aktuellem Wissensstand ist eine Optimierung der Antioxidanzienzufuhr wünschenswert, obwohl ihre unterschiedlichen und teilweise auch synergistischen Wirkungen bisher noch nicht vollständig bekannt sind. Es spricht jedoch vieles dafür, dass antioxidative Vitamine in der frühzeitigen Prävention von kardiovaskulären Erkrankungen, Krebs und möglicherweise auch anderen Erkrankungen eine Rolle spielen, wenngleich die durchgeführten Interventionsstudien an Patienten keine positiven Effekte zeigen. Für die beobachteten positiven Wirkungen einer reichlichen Antioxidanzienzufuhr mit der Nahrung sind vermutlich auch die in pflanzlichen Lebensmitteln enthaltenen sekundären Pflanzenstoffe von Bedeutung. Dass auf diesem Gebiet noch kein Konsens besteht, zeigt Tab. 3–13. Die dort zusammengefassten Ergebnisse verschiedener anerkannter Experten weichen beträchtlich voneinander ab. Insgesamt muss aber inzwischen davon ausgegangen werden, dass die teils beträchtlichen Hoffnungen zu einer Prävention mit Antioxidanzien sich nicht erfüllt haben. Die meisten der aus epidemiologischen Studien abgeleiteten Hypothesen zu einer Schutzwirkung durch die Gabe zusätzlicher Antioxidantien bei zuvor normal versorgten Personen konnten nicht bestätigt werden. Protektive Effekte, wie z. B. in der Linxian-Studie, ergaben sich primär bei schlechter oder marginaler Versorgungslage.

Tab. 3–13: Optimale Antioxidanzienzufuhr nach Auffassung verschiedener Experten

	Offizielle tägliche Zufuhr-empfehlung	Empfohlene optimale tägliche Aufnahme
Vitamin C	60/75/80 mg (RDA[4]/DGE[5]/ILSI[6]) Raucher 100 mg (RDA[2])	75 – 150 mg[a] 100 – 150 mg[b,c] 60 – 250 mg[d]
Vitamin E (RDA[4]/DGE[5]/ILSI[6])	15 – 30 mg Vit. E[a] 30 – 60 mg α-TE[b] 60 – 100 mg α-TE[c] 60 – 100 mg[d]	100 mg α-TE[2]
Beta–Carotin	–/2mg/-(RDA[4]/DGE[5]/ILSI[6])	2 – 4 mg[a] 15 mg[b] 15 – 20 mg[c] 6 – 15 mg[d]

[1] zusätzliche Tagesgaben für Risikogruppen ohne Berücksichtigung des Nahrungsanteils
[2] α-Tocopheroläquivalente
[3] auf mehrere Mahlzeiten verteilt
[4] Recommended Dietary Allowances
[5] Deutsche Gesellschaft für Ernährung
[6] International Life Science Institute

[a] Biesalski et al. 1997
[b] Gey et al. 1993
[c] Diplock 1993
[d] Roth 1993

3.9.5 Antioxidanzien und Rauchen

Mit dem Inhalieren von Zigarettenrauch werden große Mengen an freien Radikalen aufgenommen. Darüber hinaus führen Inhaltsstoffe des Zigarettenrauchs zu einer weiteren endogenen Bildung freier Radikale im Organismus. Um den schädigenden Folgen der reaktiven Sauerstoffspezies entgegenzuwirken, liegt theoretisch die Empfehlung nahe, dieser Risikogruppe eine optimale Versorgung mit Antioxidanzien anzuraten.

Seit langem ist bekannt, dass Raucher geringere Vitamin-C-Spiegel im Plasma aufweisen als Nichtraucher. So fand sich bei Erwachsenen ein um 21 % niedrigerer Vitamin-C-Spiegel als bei Nichtrauchern (Schectman 1993), während die Situation bei Jugendlichen noch ungünstiger zu sein scheint. Bei dieser Rauchergruppe wurden um 25 % erniedrigte Vitamin-C-Spiegel festgestellt (Faruque et al. 1995). Diese Effekte gehen nicht allein auf eine verminderte Vitamin-C-Aufnahme bei Rauchern zurück, da die Zufuhr mit der Nahrung nur um 16 % niedriger lag als bei Nichtrauchern. Die Ursache für die niedrigen Plasmaspiegel liegt möglicherweise in einem erhöhten metabolischen Umsatz von Vitamin C, der offenbar 40 % über dem von Nichtrauchern liegt (Biesalski 2004, Kallner et al. 1981). Aufgrund der Aufnahme von freien Radikalen mit dem Zigarettenrauch und der vermehrten Radikalbildung als Konsequenz des Rauchens ergibt sich bei Rauchern daher eine sehr ungünstige Situation: Der erhöhten Radikalbelastung steht ein unbefriedigender Versorgungsstatus mit einem wichtigen Antioxidans gegenüber. Um einen Versorgungsstatus zu erreichen, der dem von Nichtrauchern entspricht, müssen Raucher doppelt soviel Vitamin C aufnehmen, sodass in einigen Ländern die Zufuhrempfehlungen für Raucher entsprechend erhöht wurden. Letztlich ist jedoch nicht sicher, welche Zufuhrmengen für Raucher ausreichend sind. So liegen die bisherigen RDA-Empfehlungen für Raucher von 100 mg Vitamin C täglich vermutlich zu niedrig (Hampl u. Betts 1999).

Aufgrund der Vielzahl tierexperimenteller und epidemiologischer Studien, die auf präventive Effekte von β-Carotin hinweisen, wurden zwei placebokontrollierte Doppelblindstudien durchgeführt, bei denen starke, langjährige Raucher mit β-Carotin (20 mg) bzw. β-Carotin (30 mg) und zusätzlich Vitamin A supplementiert wurden (ATBC- und CARET-Studie). Da in beiden Studien die Lungenkrebshäufigkeit in der Verumgruppe im Vergleich zur Placebogruppe zunahm (s. o.), wird heute von einer hochdosierten β-Carotin-Supplementierung bei Rauchern abgeraten. Wegen der negativen Wirkungen von β-Carotin bei Rauchern wurde sogar verschiedentlich die Forderung erhoben, den Gehalt der Substanz in Nahrungsergänzungsmitteln und angereicherten Lebensmitteln zu begrenzen.

Auch bei anderen Nährstoffen weisen Raucher eine niedrigere Zufuhr und damit verringerte Plasmaspiegel auf. Eine ausreichende Antioxidanzienversorgung wird zusätzlich dadurch erschwert, dass Raucher in der Regel eine weniger ausgewogene Kost aufnehmen als Nichtraucher. Dies gilt für Erwachsene, muss aber auch für jugendliche Raucher angenommen werden (Hampel u. Betts 1999). Es sei am Rande vermerkt, dass Kinder, deren Eltern rauchten, eine signifikant niedrigere Energie-, Ballaststoff- und Vitamin-A-Zufuhr aufwiesen als Kinder von Nichtrauchern (Johnson et al. 1996). Junge Raucherinnen verzehren signifikant geringere Mengen an Gemüse und Obst, während junge Raucher zwar weniger Obst und Obstsäfte, aber nicht weniger Gemüse als Nichtraucher verzehren. Die höhere Gemüsezufuhr könnte bei ihnen jedoch auch auf eine vermehrte Aufnahme von Kartoffelprodukten wie Pommes frites zurückzuführen sein (Crawley u. While 1995, Zondervan et al. 1996). Unter Rauchern fanden sich niedrigere Aufnahmen an Eisen, Calcium, β-Carotin, Folsäure und Vitamin E. Die Vitamin-E- und β-Carotin-Zufuhr lag 11 bzw. 12 % unter der von Nichtrauchern. Dies wird auch deshalb als problematisch angesehen, da Raucher seltener Vitamin- und Mineralstoffsupplemente verwenden als Nichtraucher (Subar u. Harlan 1993, Hampl u. Betts 1999), sodass ein Ausgleich von Nährstoffdefiziten über Supplemente bei Rauchern, besonders mit niedrigem sozialen Status, eher selten ist. Rauchen ist deshalb unabhängig von der möglichen direkten Wirkung auf die Versorgung mit Antioxidanzien als Indikator für ein geringeres Gesundheitsbewusstsein und eine schlechtere Nährstoffversorgung anzusehen.

3.9.6 Antioxidanzien bei chronischer Arzneimitteleinnahme

Die Pharmakotherapie bei verschiedenen Erkrankungen ist vielfach mit einer erhöhten Bildung von freien Radikalen verbunden. Bei der Entstehung von Sauerstoffradikalen durch Pharmaka kann es sich entweder um einen erwünschten Wirkmechanismus handeln, wie bei den Anti-Malariamitteln Primaquin und anderen Aminochinolinen, oder aber die Radikalentstehung ist eine unerwünschte Nebenwirkung (Abb. 3–14). So entstehen freie Radikale vielfach durch die enzymatische Arzneistoffmetabolisierung. Arzneistoffe werden häufig zu einem Radikal reduziert, welches dann durch molekularen Sauerstoff unter Bildung eines Superoxid-Radikals wieder zur Ausgangsverbindung oxidiert wird. Dieser Zyklus kann mehrfach durchlaufen werden, wobei pro Zyklus ein Superoxid-Radikal erzeugt wird, welches in der Folge wiederum zur Bildung weiterer aktiver Sauerstoffspezies führt. Ein solcher Aktivierungsmechanismus trifft z. B. für einige Zytostatika, Laxantien sowie Paracetamol zu, aber auch das Antibiotikum Chloramphenicol, das Chemotherapeutikum Nitrofurantoin oder das Hypnotikum Nitrazepam werden zum Radikal reduziert. Auch das Herbizid Paraquat durchläuft einen solchen Zyklus (Müller 1992).

Andere Arzneimittel neigen zur Autoxidation mit Bildung radikalischer Zwischenprodukte, das heißt die Radikalentstehung erfolgt spontan ohne den Einfluss von Enzymen. Dies gilt z. B. für phenolische Substanzen wie Dopa und Adrenalin sowie für das in der Therapie der Schuppenflechte eingesetzte Antipsoriatikum Dithranol. Pharmaka können auch als Sensibilisatoren wirken. Dabei werden sie durch Lichtabsorption in einen angeregten Zustand versetzt und können die überschüssige

146

Ernährungsphysiologische Sicht

Tab. 3–14: Substanzen, deren Toxizität auf der Bildung freier Radikale beruht (Marquardt u. Schäfer 1994)

Substanz	Zielorgan	Mechanismus
Paraquat (Herbizid)	Lunge	Selektive Anreicherung. enzymatische Reduktion zu einem Bipyridiniumkation; Entstehung reaktiver Sauerstoffspezies
Adriamycin (Zytostatikum)	Herz	Reduktion zum Semichinonradikal; Entstehung reaktiver Sauerstoffspezies
Bleomycin (Zytostatikum)	Lunge	Interaktion mit Eisen; Redoxcyclus des Komplexes
6-Hydroxy-dopamin (Neurotransmitter)	Nervensystem (periphere adrenerge u. zentrale catecholaminerge Neuronen)	Autoxidation unter Chinonbildung; kovalente Bindung und Entstehung reaktiver Sauerstoffspezies
Paracetamol (Schmerzmittel)	Leber	Oxidation zum N-Acetyl-p-benzochinonimin, weitere Oxidation zum Chinonimin (Entstehung reaktiver Sauerstoffspezies?); kovalente Bindung
Tetrachlorkohlenstoff (Lösungsmittel)	Leber	Reduktive Dehalogenierung zum Trichlormethylradikal; kovalente Bindung und Lipidperoxidation
Ethanol	Leber	Entstehung reaktiver Sauerstoffspezies (Aldehydoxidasereaktion); Hemmung der anaeroben Energiegewinnung

Energie auf molekularen Sauerstoff übertragen, der dann in Singulett-Sauerstoff übergeht und zur Radikalbildung führen kann (Müller 1992).

Ein häufig beschriebenes Beispiel für eine radikalbedingte Schädigung ist die Lebertoxizität von Paracetamol. Dieses wird durch Cytochrom-P-450 zu einem reaktiven Metaboliten (N-Acetyl-p-Benzochinonimin) aktiviert, der auf unterschiedliche Weise weiterreagiert. Er kann zum einen durch die Bildung eines harngängigen Konjugates mit Glutathion entgiftet werden, zum anderen können zelluläre Folgeschäden entstehen, wenn die Substanz kovalent an Makromoleküle bindet und diese dadurch in ihrer Funktion beeinträchtigt. Zum dritten kann durch einen Redoxzyklus Wasserstoffperoxid gebildet werden, für dessen Entgiftung wiederum

Glutathion notwendig ist. Aus nicht entgiftetem Wasserstoffperoxid können in der Folge verschiedene Radikal-Typen entstehen, die teilweise ebenfalls durch Glutathion entgiftet werden können (Kahl 1994).

Eine ergänzende Zufuhr von Antioxidanzien könnte bei chronischer Einnahme bestimmter Arzneimittel die schädigenden Konsequenzen der Therapie bei den Betroffenen abschwächen.

3.10 Arzneimitteleinnahme und Nährstoffstatus

Eine chronische Medikamenteneinnahme geht mit einem erhöhten Risiko für Nährstoffdefizite einher, da Pharmaka und Nahrungsinhaltsstoffe grundsätzlich gleiche Stoffwechselwege durchlaufen und sich dabei wechselseitig beeinflussen können (s. Abb. 3–17). Dadurch ergeben sich sowohl Veränderungen der Arzneimittelwirkung durch Nahrungsbestandteile als auch Einflüsse von Arzneimitteln auf Nährstoffabsorption, -metabolismus und -versorgung (Hahn u. Wolters 2001). Ob und inwieweit sich dabei für die Praxis relevante negative Auswirkungen auf den Nährstoffstatus ergeben, hängt von verschiedenen Faktoren, insbesondere der Dauer der Medikamenteneinnahme, ab.

Verschiedene Wirkstoffe sind in der Lage, einen Nährstoffmangel zu begünstigen, wobei es allerdings nur selten zu klinisch manifesten Mangelsymptomen kommt. Frühe und unspezifische Befindlichkeitsstörungen treten vermutlich häufiger auf; ihnen wird aber nur wenig oder keine Aufmerksamkeit geschenkt.

Das Risiko für Nährstoff-Medikamenten-Interaktionen wird durch einige Faktoren erhöht (Abb. 3–18). Insbesondere ältere Menschen laufen Gefahr für solche Interaktionen, da in dieser Gruppe oft zahlreiche Medikamente gleichzeitig verwendet werden und altersbedingte pathophysiologische Veränderungen, hormonelle Störungen sowie Einschränkungen in der Kostzusammenstellung gehäuft anzutreffen sind. Auch chronisch Kranke und Kinder sind im Hinblick auf Wechselwirkungen zwischen Nahrungs- und Arzneimitteln stärker gefährdet als Erwachsene. Um die Wirksamkeit einer Therapie zu optimieren und unerwünschte Nebenwirkungen der Medikation zu reduzieren, sollten Patienten hinsichtlich möglicher Interaktionen ausführlich beraten werden. In der Praxis findet dieses Thema aber bisher relativ wenig Beachtung (Maka u. Murphy 2000).

3.10.1 Grundsätzliche Mechanismen der Interaktionen

Besonders vielgestaltig zeigen sich die Wechselwirkungen durch Einflüsse auf die Verdauung und Absorption. So spielen neben direkten Reaktionen zwischen Nahrungsbestandteilen und Arzneimitteln weitere Einflüsse im Magen-Darm-Trakt eine Rolle. Veränderungen der Wirkstoffverteilung ergeben sich u.a. durch Beeinflus-

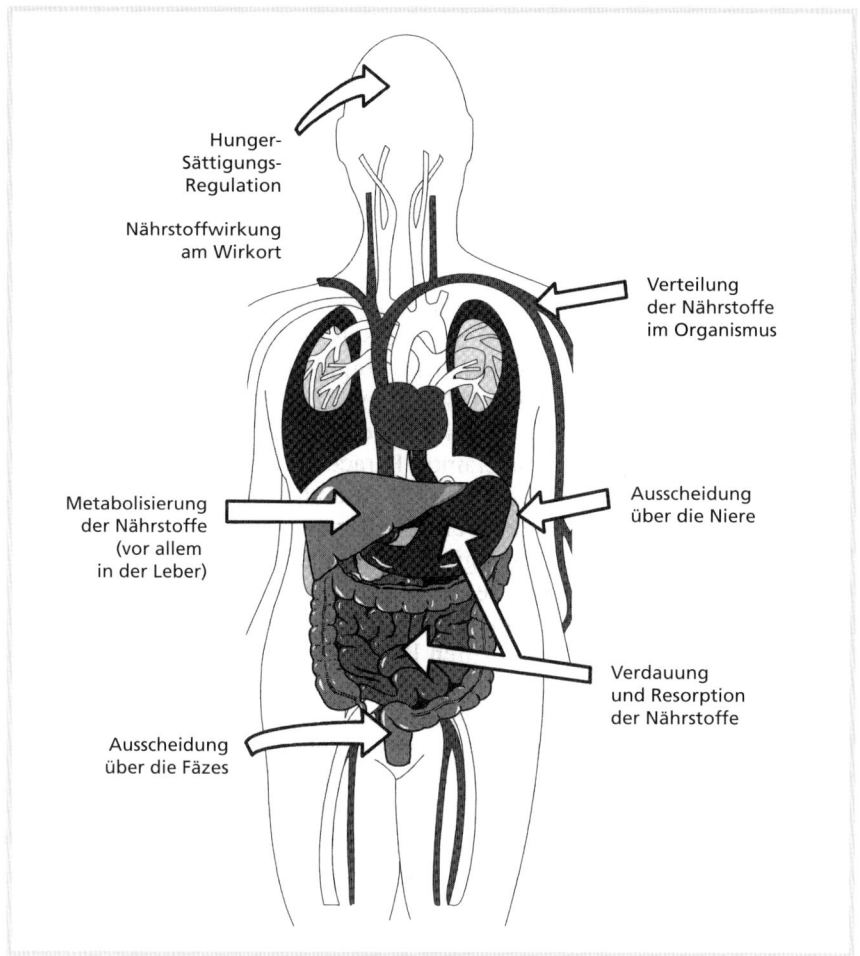

Abb. 3–17: Stoffwechselebenen von Pharmaka-Nährstoff-Interaktionen (Hahn 1994)

sung der Proteinbindung oder direkte Wechselwirkungen zwischen Pharmakon und Nahrungsinhaltsstoff. Bei der Metabolisierung von Arznei- und Nahrungsstoffen können wechselseitige Einflüsse auf metabolisierende Enzyme einen beschleunigten oder verzögerten Abbau hervorrufen. Die renale Ausscheidung wiederum kann u. a. durch den pH-Wert und Einflüsse auf die Nierenfunktion beeinflusst werden.

- Multiple Medikation
- Unausgewogene Ernährung
- Nährstoffverluste durch Lebensmittelverarbeitung und -zubereitung
- Anorexia / Essstörungen
- Alkoholismus und / oder Drogenabhängigkeit
- Chronische auszehrende Erkrankungen / Kachexie
- Renale oder hepatische Erkrankungen
- Maldigestion und / oder Malabsorption
- Niedriger sozioökonomischer Status

Abb. 3–18: Risikofaktoren für Nährstoff-Pharmaka-Interaktionen (Thomas 1995)

3.10.2 Beeinflussung der Hunger- und Sättigungs-Regulation

Zahlreiche Pharmaka verursachen Übelkeit, Erbrechen sowie Schleimhautschädigungen und können so zu einer gravierenden Einschränkung der Nahrungsaufnahme führen. Treten diese Nebenwirkungen nur kurzfristig zu Beginn der Therapie auf, sind sie von untergeordneter Bedeutung. Problematischer ist die längerfristige Einschränkung der Nahrungsaufnahme, z. B. bei Verabreichung von Zytostatika, herzwirksamen Glykosiden oder bei dauerhafter Einnahme von nichtsteroidalen Antiphlogistika. Eine Appetitminderung wurde auch bei Gabe von Digitalispräparaten beobachtet, während eine Beeinträchtigung von Geruchs- und Geschmackssinn nach Allopurinolgaben zur Gichtbehandlung sowie als sekundäre Folge eines Zinkmangels auftritt. Darüber hinaus kann die u. a. durch Sedativa, Anticholinergika und Hypnotika induzierte Verminderung der Speichelsekretion zu Schluckbeschwerden, vermindertem Geschmacksempfinden und damit einer reduzierten Nahrungsaufnahme führen (Tab. 3–15).

Tab. 3–15: Ursachen einer Appetitverminderung durch verschiedene Pharmaka (Hahn 1994)

Ursache	Substanzgruppen (Auswahl)
Übelkeit	Unterschiedliche
Erbrechen	Unterschiedliche
Verminderte Geruchs- und Geschmacksempfindung	Allopurinol, diverse Antibiotika, Analgetika
Widerwillen gegen bestimmte Speisen	Sulfonamide, Antibiotika, Zytostatika
Verminderte Speichelsekretion	Sedativa, Hypnotika, Anticholinergika
Schleimhautschädigungen in Magen und Darm	Nichtsteroidale Antiphlogistika (wie Acetylsalicylsäure und Indometacin), Colchicin, Zytostatika

Auf der anderen Seite sind auch appetitsteigernde Wirkungen durch Pharmaka möglich. Dies gilt insbesondere für Psychopharmaka, die über eine Einwirkung auf übergeordnete Zentren der Hunger-Sättigungs-Regulation die Nahrungaufnahme erhöhen oder eine Veränderung des Ernährungsmusters hervorrufen und u.U. das Risiko für Adipositas verstärken können.

3.10.3 Arzneimittelbedingte Veränderungen im Gastrointestinaltrakt

Im Magen-Darm-Trakt ergeben sich vielfältige Pharmaka-Nährstoff-Wechselwirkungen, die die Nährstoffversorgung insgesamt oder auch einzelne Nährstoffe betreffen können (Tab. 3–16). Insbesondere Veränderungen der Passagezeit bis hin zur Diarrhö können die Nährstoffausnutzung gravierend beeinträchtigen, da die Verweildauer bzw. die Kontaktzeit der Nährstoffe mit den resorbierenden Darmzellen für eine effiziente Absorption nicht ausreicht. Eine Erhöhung des pH-Wertes

Tab. 3–16: Die Nährstoffversorgung beeinflussende Auswirkungen von Pharmaka auf den Gastrointestinaltrakt (ausgewählte Beispiele) (Hahn u. Wolters 2001)

Mechanismus	Effekt auf	Hervorgerufen durch
Veränderte gastrointestinale Motilität / Diarrhöe	Alle Nährstoffe, insbesondere Mineralstoffe	Laxanzien, Metoclopramid, Anticholinergika, Antibiotika, Methyldopa
Bindung von Gallensäuren	Fette, fettlösliche Vitamine	Lipidsenker Colestipol, Colestyramin; Antibiotikum Neomycin
Bildung schwerlöslicher Pharmaka-Nährstoff-Komplexe	Mineralstoffe, bes. Fe, Cu, Zn, einige Vitamine	Al- oder Mg-hydroxid haltige Antazida, Tetracycline
Verschiebung des pH-Wertes	Folsäure, Vitamin B_{12}	Antazida, H_2-Blocker
Störung des enteralen Metabolismus	Folsäure	Methotrexat, Phenytoin, Sulfasalazin
Zerstörung der intestinalen Flora	Intestinale Synthese von Vitamin K, Biotin	Verschiedene Antibiotika wie Neomycin, Tetracycline
Selektive Interaktionen mit dem Nährstofftransport	Vitamin B_{12}, Biotin	Antidiabetikum Metformin; Antiepileptika wie Carbamazepin, Primidon
Schädigung der Darmschleimhaut	Alle Nährstoffe; Gefahr von Eisenverlusten durch Blutungen	Analgetika wie ASS, Indometacin, Diclofenac; Mitosehemmstoffe z.B. Colchicin; Zytostatika wie Methotrexat, Actinomycine; Antibiotika wie Neomycin

durch Antazida oder H_2-Blocker verringert die Absorption der Nährstoffe, die bevorzugt bei niedrigem pH-Wert aufgenommen werden wie z. B. Folsäure. Zudem wird die Folsäureabsorption auch durch andere Pharmaka vermindert, da die in der Nahrung hauptsächlich vorliegenden Polyglutamylformen der Folsäure zunächst mit Hilfe von spezifischen Polyglutamathydrolasen zu den entsprechenden Folsäuremonoglutamaten hydrolisiert werden müssen. Diese werden in ihrer Aktivität jedoch durch orale Kontrazeptiva, Sulfasalazin und die Antiepileptika Primidon, Phenytoin und Carbamazepin gehemmt (Boullata u. Armenti 2004).

3.10.4 Auswirkungen von Pharmaka auf die Nährstoffdistribution, -metabolisierung und -ausscheidung

Die Verteilung und Metabolisierung der Nährstoffe kann ebenfalls über unterschiedliche Mechanismen durch Arzneimittel beeinträchtigt werden (Tab. 3–17). So reagieren die Antituberkulotika Isoniazid und Cycloserin mit der Aldehydgruppe von Pyridoxal bzw. Pyridoxalphosphat unter Bildung einer Schiff'schen Base, sodass Vitamin B_6 hierdurch inaktiviert und verstärkt ausgeschieden wird. Dies führt bei etwa 40 % der behandelten Patienten zu peripheren Polyneuropathien als Folge eines Vitamin-B_6-Mangels. Eine Prophylaxe durch die gleichzeitige Gabe von Pyridoxin ist möglich. Da im Vitamin-B_6-Mangel auch die pyridoxalphosphatabhängige Bildung von Niacin aus Tryptophan vermindert ist, kann zudem ein Niacinmangel resultieren. Auch das Zytostatikum Procarbazin interagiert mit Vitamin B_6, worauf seine neurotoxische Wirkung zurückgeführt wird. Von eher untergeordneter physiologischer Bedeutung scheint hingegen die Verdrängung von Folsäure und Ascorbinsäure aus der unspezifischen Bindung an Plasmaproteine durch Acetylsalicylsäure (Hahn u. Wolters 2001).

Einflüsse auf die Metabolisierung von Nährstoffen, aber auch Arzneistoffen, ergeben sich insbesondere durch Pharmaka, die zu einer Induktion fremdstoffmetabolisierender Leberenzyme führen. So erhöhen die Antiepileptika Phenobarbital und Phenytoin, das Antituberkulotikum Rifampicin sowie das Antimykotikum Griseofulvin innerhalb weniger Tage die Aktivität mikrosomaler Monooxygenasen. Dies führt nicht nur zu einem beschleunigten Abbau von Arzneimitteln, sondern kann auch die Metabolisierung von Nährstoffen beschleunigen. Dementsprechend ist bei Epileptikern, die dauerhaft Phenytoin einnehmen, der Vitamin-D-Abbau verstärkt und hierdurch die intestinale Calciumaufnahme reduziert. In der Folge treten bei 10 bis 30 % dieser Patienten Hypocalcämien und in seltenen Fällen Osteomalazie auf.

Diuretika erhöhen entsprechend ihrer Indikation die Wasser- und Elektrolytausscheidung. Eine bedeutende Nebenwirkung von Schleifendiuretika und Thiaziden ist der Verlust an Kaliumionen. Während Thiazide darüber hinaus die Magnesiumausscheidung steigern, führen Schleifendiuretika vom Furosemid-Typ auch zu einer verstärkten Calciumionen-Ausscheidung. Gleichermaßen kann bei zahlreichen Diuretika ein Absinken des Zinkspiegels beobachtet werden. Daneben besteht die

Tab. 3–17: Veränderungen des Nährstoffmetabolismus durch Pharmaka am Beispiel verschiedener Vitamine (Hahn 1995a)

Betroffenes Vitamin	Medikament(engruppe)	Art der Einwirkung
Folsäure	Phenytoin, Phenobarbital (Antikonvulsiva)	Veränderte zelluläre Bildung von Folsäure-Polyglutamaten, dadurch veränderte Enzymaktivitäten
Folsäure	Triamteren (Diuretikum)	Veränderter Metabolismus durch Hemmung der Dihydrofolatreduktase
Folsäure	Trimethoprim (Antibiotikum)	Veränderter Metabolismus durch Hemmung der Dihydrofolatreduktase
Pyridoxin	Isoniazid (Antituberkulotikum)	Störung des Metabolismus durch Hemmung der Pyridoxal-Kinase
Pyridoxin/Tryptophan	Orale Kontrazeptiva	Hemmung der pyridoxalphosphatabhängigen Kynureninase; Störungen des Abbaus von Tryptophan
Retinol	Antikonvulsiva	Verstärkte Mobilisierung der Vitamin-A-Speicher
Riboflavin	Antikonvulsiva	Erhöhter Bedarf durch Induktion von Flavoenzymen
Riboflavin	Trizyklische Antidepressiva	Herabgesetzte Synthese von FMN und FAD
Vitamin C	Orale Kontrazeptiva	Erhöhter Katabolismus durch Induktion von Caeruloplasmin
Vitamin D	Antikonvulsiva außer Valproat	Beschleunigter Katabolismus durch Enzyminduktion
Vitamin D	Cimetidin (H_2-Blocker)	Störung des Metabolismus durch Hemmung der 25-Hydroxylase
Vitamin K	Antikonvulsiva	Verstärkter Katabolismus
Vitamin K	Cephalosporine (Antibiotika)	Hemmung der Vitamin-K-abhängigen Carboxylierung von Glutamat, Hemmung der Epoxid-Reduktase

Gefahr einer Interaktion mit der renalen Nährstoffausscheidung bei allen Arznei-mitteln, die die Nierenfunktion beeinträchtigen. Hierzu gehören beispielsweise das Antibiotikum Gentamicin und das Zytostatikum Cisplatin. Zu erhöhten Nährstoff-verlusten über die Fäzes kommt es insbesondere nach der Gabe von Laxanzien, die mit Ausnahme der Quellstoffe bei langfristiger Anwendung zu Elektrolytstoff-wechselstörungen, insbesondere zum Kaliumverlust, führen. Eine Erhöhung der Ausscheidung von Nährstoffen ergibt sich zudem zwangsläufig bei den bereits auf-geführten Schädigungen der enteralen Schleimhaut, die zu einer gesteigerten Aus-scheidung von Eisen und anderen Spurenelementen sowie zu Proteinverlusten füh-ren (Boullata u. Armenti 2004).

3.10.5 Hemmung der Nährstoffwirkung durch Arzneimittel

Eine erwünschte Hemmung der Nährstoffwirkung am Wirkort stellt das therapeuti-sche Prinzip einiger Pharmaka wie des Folsäureantagonisten Methotrexat und der Vitamin-K-Antagonisten Warfarin und Phenprocoumon dar. Demgegenüber ist eine geringfügig folsäureantagonistische Wirkung beim Menschen durch das bak-teriostatisch wirksame Trimethoprim und das Antiprotozoenmittel Pyrimethamin unerwünscht. Da diese spezifisch die Dihydrofolsäurereduktase der empfindlichen Erreger hemmen und die Affinität zum entsprechenden Enzym bei Säugern gering ist, wird allerdings davon ausgegangen, dass sie den Folsäurestoffwechsel des Men-schen kaum beeinflussen. Die schwach Folsäure-antagonistische Wirkung des Diu-retikums Triamteren, das ebenfalls eine folsäureähnliche Struktur aufweist, kann insbesondere bei prädisponierten Patienten (z. B. mit schwerer Leberzirrhose) zu einer megaloblastären Anämie führen (Hahn u. Wolters 2001).

3.11 Supplemente in Prävention und Therapie von Erkrankungen

Die Verwendung von Nahrungsergänzungsmitteln und bilanzierten Diäten erfolgt entsprechend den in Kap. 3.2 und 3.6 dargestellten Zielen mit unterschiedlicher Intention. Zum einen zielen die Produkte darauf ab, eine ausreichende Nährstoff-versorgung zu gewährleisten. Zum anderen aber werden sie gerade auch deshalb verwendet, weil von ihnen präventive Effekte bzw. die Beeinflussung bereits beste-hender Erkrankungen erwartet werden.

Zahlreiche Erkrankungen gehen mit Nährstoffdefiziten einher. Dabei kommen ver-schiedene Aspekte zum Tragen, die den Versorgungsstatus des Patienten beein-trächtigen können. So führen einige chronische Erkrankungen direkt zu Appetitlo-sigkeit, Übelkeit, Maldigestion und -absorption, vermehrten Nährstoffverlusten oder einem gesteigerten Nährstoffbedarf. Derartige Effekte müssen nicht durch die

Erkrankung selbst hervorgerufen werden, sie können auch durch therapeutische Maßnahmen ausgelöst sein (s. Kap. 3.10). Diesen erhöhten Nährstoffanforderungen alleine mit einer ausgewogenen, nährstoffdichten Kost zu begegnen, reicht vielfach nicht aus und fällt den Patienten insbesondere dann schwer, wenn Appetitlosigkeit und Übelkeit hinzukommen. So sind 50 % der Menschen, die aufgrund von Krebserkrankungen behandelt werden, mangelernährt (Stähelin 2004). Eine optimierte Ernährung von Patienten, wie sie bei diätetischen Maßnahmen grundsätzlich angestrebt wird, trägt allerdings nicht nur zur Vermeidung von Nährstoffdefiziten bei. Sie ist in vielen Fällen gleichermaßen in der Lage, das Krankheitsbild positiv zu beeinflussen. Dies kann sowohl eine Verbesserung der jeweiligen Symtomatik als auch die Verzögerung des Voranschreitens der Erkrankung umfassen. Echte „heilende" Effekte, die ausschließlich auf die Ernährung zurückgehen, sind allenfalls in Ausnahmefällen zu beobachten. Die diätetische Therapie ist somit praktisch immer als adjuvante Maßnahme im Kontext mit anderen Maßnahmen zu sehen.

Darüber hinaus gibt es bei einigen Erkrankungen Hinweise auf die präventive Wirkung von Ernährungsfaktoren. So zeigt sich zum Beispiel bei Morbus Alzheimer und Atherosklerose, dass ein schlechter Versorgungsstatus mit bestimmten Lebensmittelinhaltsstoffen bereits in der Pathogenese der Erkrankungen eine Rolle spielen könnte (Reynish et al. 2001, Gonzales-Gross et al. 2001, Renaud u. Lanzmann-Petithory 2001, Solfrizzi et al. 2003, Srinath Reddy u. Katan 2004). Das bedeutet, dass ein Teil der Patienten schon vor Auftreten der Erkrankung einen unzureichenden Versorgungsstatus aufwies, wodurch die Entstehung der Erkrankung vemutlich begünstigt wurde.

Nachfolgend sollen für einige ausgewählte ernährungsassoziierte Erkrankungen mögliche Effekte einer Nährstoffsupplementierung dargestellt werden. Eine Berücksichtigung aller Erkrankungen, die mit der Ernährung in Zusammenhang stehen, würde den Rahmen dieses Buches sprengen.

3.11.1 Atherosklerose und kardiovaskuläre Erkrankungen

Unter dem Begriff „Atherosklerose" werden chronisch degenerative Veränderungen der Arterienwände zusammengefasst, die im Bereich der Intima beginnen und sich später über die gesamte Gefäßwand erstrecken. Kennzeichen der Erkrankung sind herdförmige Ablagerungen von Stoffwechselprodukten (v. a. Lipide) im arteriellen Gewebe, Zellwucherungen sowie reaktive Entzündungen. Hierbei verlieren elastische und kontraktile Elemente ihre Struktur, was zu einer Verdickung und Verhärtung (Sklerose) der gesamten Gefäßwand führt und ihre Funktionen einschränkt (Wahrburg u. Assmann 2004). Die Atherosklerose ist die häufigste Erkrankung der Arterien und stellt mit ihren organbedingten Komplikationen weltweit die Hauptodesursache dar. In Abhängigkeit von der Lokalisation atherosklerotischer Gefäßwandveränderungen können verschiedene Manifestationsformen unterschieden werden. Zu den drei klinischen Hauptmanifestationsformen der Atherosklerose zählen die Koronare Herzkrankheit, akute und chronische cerebrale Ischämien sowie die chronische periphere arterielle Verschlusskrankheit (Kreuzer u. Tiefenbacher 2003).

Die der Entstehung und Progression der Atherosklerose zugrunde liegenden Mechanismen sind bis heute nicht in allen Details geklärt. Nach der „Response-to-injury"-Hypothese ist die Atherogenese ein reaktiver inflammatorischer Prozess als Antwort auf eine Schädigung des Gefäßendothels durch mechanische, immunologische und/oder endotheltoxische Noxen. Hierbei spielen eine Reihe potenziell atherogener Faktoren (z. B. blutdruckvermittelte mechanische Einflüsse, modifizierte Lipoproteine), die z. T. in enger Beziehung zum individuellen Lebens- und Ernährungsstil stehen, eine Rolle. Initiale Ereignisse wie die Bildung von endothelialen Adhäsionsmolekülen und das Rekrutieren von Immunzellen (v.a. Monocyten) sind charakteristische Reparaturmechanismen in Sinne einer „Antwort auf Schaden" (Ross et al. 1977, Sullivan et al. 2000). Die von Brown und Goldstein (1983) begründete Hypothese einer durch Lipidakkumulation verursachten Atherosklerose (Lipidhypothese) stellt hingegen die Hypercholesterolämie als zentralen Faktor des Atheroskleroseprozesses heraus. Hiermit assoziiert ist die Theorie der oxidativen Modifikation von LDL-Lipoproteinen (oxLDL), wodurch die unkontrollierte Anreicherung von ox-LDL in Makrophagen und deren Konversion zu lipidbeladenen Schaumzellen eingeleitet wird. Die in die Hypothese involvierten und durch reaktive Sauerstoffspezies hervorgerufenen Oxidationsprozesse an LDL-Lipoproteinen haben dazu geführt, dass neben effektiven Strategien zur Senkung erhöhter LDL-Plasmaspiegel auch der Einsatz von Antioxidanzien in der Atheroskleroseforschung an Bedeutung gewonnen hat.

Die Entstehung und Progression Atherosklerose bedingter Herz-Kreislauferkrankungen wird durch eine Vielzahl an Risikofaktoren beeinflusst (Abb. 3–19).

Die Ausschaltung bzw. Korrektur der Risikofaktoren nimmt einen wichtigen Stellenwert in der Prävention und Therapie kardiovaskulärer Erkrankungen ein. Ein Teil dieser Risikofaktoren ist durch Lebensmittelinhaltsstoffe beeinflussbar.

So können **Omega-3-Fettsäuren** (vgl. Kap. 8.2) über verschiedene Mechanismen antiatherogene Effekte entfalten (Abb. 8–3) (von Schacky 2003). An Teilnehmerinnen der Nurses' Health Study in den USA wurde eine inverse Beziehung zwischen der Häufigkeit des Fischverzehrs und dem Auftreten von Herzerkrankungen gefunden. Beim höchsten Verzehr von >5 mal Fisch pro Woche betrug das relative Risiko für tödliche Herzinfarkte verglichen mit dem niedrigsten Verzehr von <1 mal pro Monat nur 0,55 (Hu et al. 2002). Sowohl die Nurses' Health Study als auch die Health Professionals' Study zeigten zudem einen positiven Effekt von α-Linolensäure auf das Risiko für Herzerkrankungen (Hu et al. 1999, Ascherio et al. 1996). Allerdings konnten nicht alle Studien einen Zusammenhang zwischen Fischverzehr und koronarer Herzkrankheit (KHK) aufzeigen. Weder in der Health Professionals' Follow Up Study (Ascherio et al. 1995) noch in der US Physicians' Health Study

Klassische Hauptrisikofaktoren

- Alter
- Männliches Geschlecht
- Positive Familienanamnese
- Hypercholesterolämie, erniedrigtes HDL
- Hypertonie
- Diabetes mellitus
- Rauchen
- Adipositas
- Körperliche Inaktivität

„Neue", potenzielle Risikofaktoren

- Hypertrigylceridämie
- Erhöhtes Lipoprotein (a)
- Hoher Anteil kleiner, dichter LDL-Subtypen (small dense LDL)
- Hyperhomocysteinämie
- Oxidativer Stress
- Erhöhtes C-reaktives Protein
- Chlamydieninfektion
- Prokoagulatorische Faktoren (z. B. erhöhtes Fibrinogen)
- Hyperinsulinämie, Insulinresistenz

Abb. 3–19: Einteilung kardiovaskulärer Risikofaktoren nach dem Kriterium „wissenschaftliche Evidenz" (modifiziert nach Kreuzer u. Tiefenbacher 2003, Tribble u. Krauss 2001)

(Albert et al. 1998) wurde eine Reduktion des Risikos für KHK durch erhöhten Fischkonsum gefunden. Beide Kollektive hatten einen relativ gesunden Lebensstil mit niedriger Zufuhr an gesättigten Fettsäuren, geringem Prozentsatz an Rauchern und einer niedrigen Herzinfarktquote. In zwei prospektiven Kohortenstudien, die Personen mit höherem Risiko untersuchten, wurde dagegen jeweils ein deutlicher inverser Zusammenhang zwischen Fischverzehr und tödlichem Herzinfarkt festgestellt (Kromhout et al. 1985, Daviglus et al. 1997).

Daneben können weitere Nahrungsbestandteile den Lipidstoffwechsel positiv beeinflussen. Hierzu gehören **lösliche Ballaststoffe,** die cholesterolsenkende Eigenschaften insbesondere durch ihre Fähigkeit zur Bindung von Gallensäuren aufweisen (vgl. Kap. 12) Auf diese Weise kommt es zu einer erhöhten Ausscheidung von Gallensäuren mit den Fäzes, sodass in der Leber ihre Neusynthese aus Cholesterol verstärkt wird. Hierdurch sinkt der LDL-Spiegel ab. Diesen Effekt haben vor allem Pektin, Guar, Psyllium und Haferkleie, während für unlösliche Ballaststoffe wie Cellulose und Hemicellulose keine cholesterinsenkende Wirkung nachgewiesen werden konnte. Diskutiert wird auch ein hemmender Einfluss der kurzkettigen Fettsäuren auf die hepatische Cholesterinsynthese (Hollenbeck 1986, Biesenbach u. Grafinger 1993). Eine Meta-Analyse zur Wirkung von 2–10 g isolierter löslicher Ballaststoffe (Pektin, Haferkleie, Psyllium) zeigte eine geringfügige, aber signifikante Senkung der Gesamtcholesterol- und LDL-Konzentration (Brown et al. 1999b). Die Zufuhr von Haferballaststoffen führte in 28 von 38 Studien zu einer signifikanten Senkung der Gesamtcholesterol- und der LDL-Konzentration, wohingegen in 10 Studien kein signifikanter Effekt zu beobachten war. Die Gesamtcholesterolsenkung variierte in diesen Untersuchungen von 0–18 %. Weizenballaststoffe haben dagegen keine Auswirkung auf den Cholesterolspiegel (Truswell 2002).

Neben Ballaststoffen sind auch **Phytosterole** und **-stanole** (vgl. Kap. 10.9) in der Lage, die intestinale Aufnahme von Cholesterol zu inhibieren, indem sie den Cholesteroleinbau in die Mizellen kompetitiv hemmen. Daneben werden auch systemische Effekte diskutiert. Studien haben gezeigt, dass eine regelmäßige tägliche Zufuhr von etwa 2 g Phytosterinen zu einer durchschnittlichen Senkung des Serumcholesterins um 8–13 % führt (Weststrate u. Meijer 1998). Toxikologisch gelten die in entsprechenden Margarinesorten enthaltenen Phytosterol- und -stanolmengen als unbedenklich, allerdings wurde über einen Abfall der Plasma-Carotinoidkonzentration berichtet (Weststrate und Meijer 1998, Hallikainen et al. 2000, Judd et al. 2002).

Bereits moderat erhöhte **Homocysteinspiegel** werden als Risikofaktor für atherosklerotische (Ueland et al. 2000, Brattström u. Wilcken 2000, Mangoni u. Jackson 2002) sowie für thrombotische Ereignisse (Welch u. Loscalzo 1998, Coppola et al. 2000) angesehen. Eine milde Erhöhung der Plasma-Homocystein-Konzentration findet sich bei etwa 5–7 % der Allgemeinbevölkerung (McCully 1996), während dies bei Personen mit atherosklerotischen Erkrankungen in 20–50 % der Fälle zu beobachten ist (Weiss et al. 1999). Eine Meta-Analyse, in der 30 Studien mit insgesamt 5073 Fällen von ischämischer Herzerkrankung und 1113 Fällen von Apoplexie ausgewertet wurden, ergab, dass erhöhte Homocysteinwerte einen moderaten unabhängigen Prädiktor für diese Erkrankungen in gesunden Bevölkerungsgruppen darstellen. So ließ sich aus den prospektiven Untersuchungen nach Korrektur der Daten um verschiedene Störgrößen (u. a. Alter, Blutdruck, Rauchen, Cholesterolkonzentration) ableiten, dass ein um 25 % geringerer Homocysteinwert (etwa 3 μmol/l) mit einem um 11 % verminderten Risiko für ischämische Herzerkrankungen und mit einem um 19 % geringeren Apoplexie-Risiko verbunden ist (N.N. 2002).

Bislang ist zwar nicht genau bekannt, auf welchen Mechanismus das atherogene Potenzial von Homocystein zurückzuführen ist, einzelne Effekte sind jedoch gut dokumentiert (Abb. 3–20) (Stanger et al. 2003).

Zur Prävention der Atherosklerose sollten niedrige Plasma-Homocysteinkonzentrationen von ≤10 μmol/l angestrebt werden (Omenn et al. 1998, Gerhard u. Duell 1999, Jacques et al. 1999).

Die nicht proteinogene Aminosäure Homocystein kann im Organismus über verschiedene Reaktionswege abgebaut werden. Der Abbau steht unter dem Einfluss der Vitamine Folsäure, Cobalamin und Pyridoxin. Während **Folsäure** (vgl. Kap. 4.9)

Ernährungsphysiologische Sicht

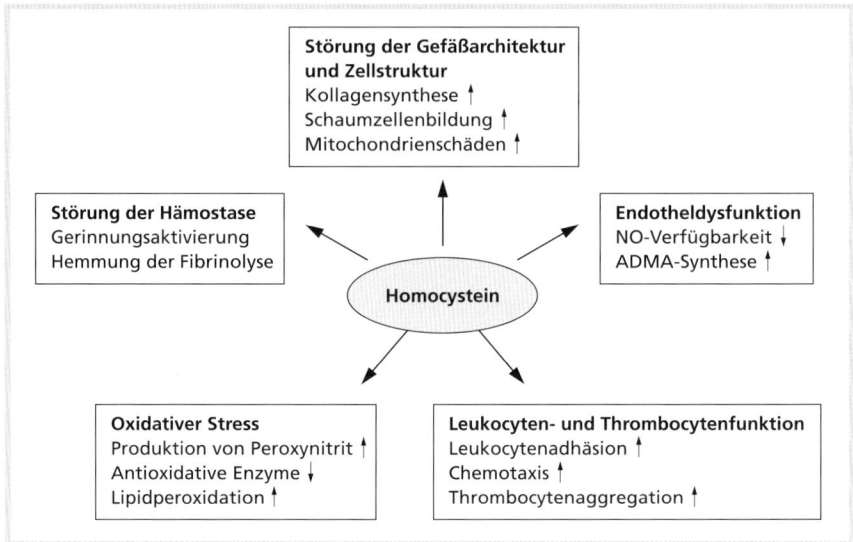

Abb. 3–20: Atherogene Effekte von Homocystein (Wolters et al. 2004)

die Methylgruppe zur Remethylierung zu Methionin liefert, ist **Vitamin B12** (vgl. Kap. 4.8) als Coenzym an dieser Reaktion beteiligt. Das **Vitamin B6** (vgl. Kap. 4.7) nimmt am Umbau von Homocystein zu Cystein teil. In einer Vielzahl von Studien konnte mittlerweile eine deutliche Senkung des Homocysteinspiegels als Risikofaktor der Atherosklerose durch eine Supplementierung der Vitamine Folsäure, Vitamin B_6 und B_{12} belegt werden. Tab. 3–18 gibt eine Übersicht über hierzu durchgeführte Untersuchungen.

Unter den drei Vitaminen, die für den Homocystein-Abbau erforderlich sind, treten am häufigsten bei der Folsäure Versorgungsengpässe in der Bevölkerung auf. Eine unzureichende Versorgung äußert sich schnell in einem Anstieg des Homocysteinspiegels im Blut. Die Supplementierung der am Homocysteinspiegel beteiligten Vitamine führte bereits bei einer Dosierung etwa in Höhe der DGE-Empfehlung zu einer signifikanten Abnahme des Homocysteins. Dieser Effekt konnte selbst bei Probanden mit Vitamin- und Homocysteinspiegeln im Normalbereich beobachtet werden (Wolters et al. 2004c).

Da bei Senioren neben einer kritischen Folsäureversorgung vielfach auch ein unzureichender Vitamin-B_{12}-Versorgungsstatus vorliegt, tritt ein erhöhter Homocysteinspiegel häufiger auf (vgl. Kap. 3.7.1). Abb. 3–21 zeigt die Rolle von Folsäure und Vitamin B_{12} beim Abbau von Homocystein im Stoffwechsel.

Sojaprotein mit den darin enthaltenen Isoflavonen kann offenbar ebenfalls präventiv in die Atherogenese eingreifen (vgl. Kap. 10.8). So zeigte sich in klinischen Studien, dass der Verzehr von Sojaprotein mit Isoflavongehalten zwischen 50 und

Tab. 3–18: Studien zur Wirkung einer Vitaminsupplementierung auf den Homocysteinspiegel bei Gesunden und Patienten (modifiziert nach Homocysteine Lowering Trialists' Collaboration 1998)

Quelle	Anzahl der Probanden V=Verum P=Placebo	Alter (Mittelwerte)	Dauer der Intervention in Wochen	Eingesetzte Vitamine und Dosierung	Durchschnittl. Veränderung des Homocysteinspiegels
Brönstrup et al. 1998	V1 = 51 V2 = 49 V3 = 50	24	4	V1: 0,4 mg Folsäure V2: 0,4 mg Folsäure, 0,006 mg B_{12} V3: 0,4 mg Folsäure 0,4 mg B_{12}	V1: − 11 % V2: − 15 % V3: − 18 %
Den Heijer et al. 1998	V = 25 P = 27	56	8	5 mg Folsäure, 0,4 mg B_{12}, 50 mg B_6	V: − 37 % P: − 6 %
Den Heijer et al. 1998	V1 = 36 V2 = 35 V3 = 36 V4 = 35 P = 36	53	8	V1: 0,5 mg Folsäure V2: 5 mg Folsäure V3: 0,4 mg B_{12} V4: 5 mg Folsäure, 0,4 mg B_{12}, 50 mg B_6	V1: − 23 % V2: − 26 % V3: − 10 % V4: − 31 % P: − 5 %
Den Heijer et al. 1998	V = 46 P = 46	61	8	5 mg Folsäure, 0,4 mg B_{12}, 50 mg B_6	V: − 36 % P: + 3 %
Woodside et al. 1997	V = 57 P = 55	40	8	1 mg Folsäure, 0,02 mg B_{12}, 7,2 mg B_6	V: − 36 % P: − 9 %
Cuskelly et al. 1995	V = 9 P = 8	23	12	0,4 mg Folsäure	V: − 14 % P: − 3 %
Dierkes 1995	V = 33 P = 37	25	4	0,4 mg Folsäure, 0,1 mg B_{12}, 2 mg B_6	V: − 19 % P: + 7 %

Tab. 3–18: Fortsetzung

Quelle	Anzahl der Probanden V=Verum P=Placebo	Alter (Mittelwerte)	Dauer der Intervention in Wochen	Eingesetzte Vitamine und Dosierung	Durchschnittl. Veränderung des Homocysteinspiegels
Dierkes 1995	V = 42 P = 86	25	4	0,4 mg Folsäure, 2 mg B_6	V: − 15 % P: + 2 %
Landgren et al. 1995	V1 = 16 V2 = 17 P = 20	65	6	V1: 2,5 mg Folsäure V2: 10 mg Folsäure	V1: − 29 % V2: − 28 % P: − 4 %
Naurath et al. 1995	V = 143 P = 142	75	3	1,1 mg Folsäure, 1 mg B_{12}, 5 mg B_6	V: − 35 % P: − 4 %
Saltzmann et al. 1994	V = 5 P = 5	58	4	2 mg Folsäure	V: − 23 % P: + 6 %
Ubbink et al. 1994	V1 = 19 V2 = 17 V3 = 18 V4 = 20 P = 17	39	6	V1: 0,6 mg Folsäure V2: 10 mg B_6 V3: 0,4 mg B_{12} V4: 0,6 mg Folsäure, 0,4 mg B_{12}, 10 mg B_6	V1: − 41 % V2: − 1 % V3: − 15 % V4: − 49 % P: − 2 %
Ubbink et al. 1993	V = 13 P = 13	40	6	1 mg Folsäure, 0,4 mg B_{12}, 10 mg B_6	V: − 61 % P: − 6 %

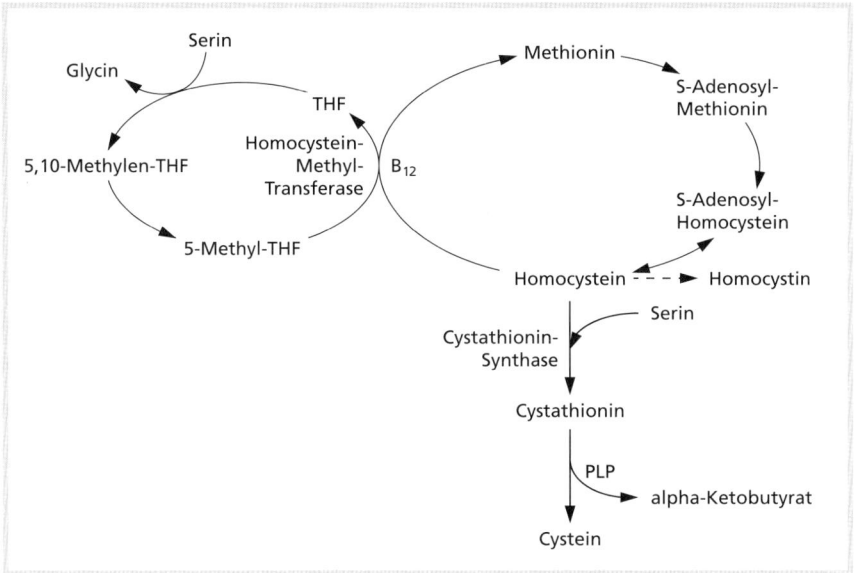

Abb. 3–21: Rolle von Folsäure und Vitamin B_{12} im Homocystein-Stoffwechsel

150 mg/d über einen Zeitraum von 4–12 Wochen zu einer Senkung des LDL-Cholesterins und der Triglyzeride im Serum sowie zu einer Steigerung des HDL-Cholesterins führt. Allerdings waren isolierte Isoflavone in dieser Hinsicht meist unwirksam. Auch wenn die Wirksamkeit von Sojaisoflavonen im Hinblick auf eine positive Beeinflussung der Blutlipide umstritten ist, liegen Hinweise dafür vor, dass Isoflavone andere kardioprotektive Eigenschaften entfalten (Kulling u. Watzl 2003, Messina et al. 2002). So besitzen Isoflavone antioxidative Wirkung und erhöhen die Oxidationsresistenz von LDL-Lipoproteinen. Auf diese Weise schützen sie vor der oxidativen Modifikation der LDL (Wiseman et al. 2000, Tikkanen et al. 1998). In einer Untersuchung an 24 Personen, die im Crossover-Design eine Kost mit isoflavonreichem oder isoflavonarmem Soja erhielten, zeigte sich eine signifikante Verminderung der Plasmakonzentration des F_2-Isoprostans 8-epi-Prostaglandin $F_{2\alpha}$, einem Biomarker der in-vivo-Lipidperoxidation, nach isoflavonreichem Soja. Auch die kupferinduzierte LDL-Oxidierbarkeit ex vivo war nach Verzehr des isoflavonreichen Soja geringer (Wiseman et al. 2000). Bei postmenopausalen Frauen wurde eine verbesserte arterielle Funktion nach Sojaproteinaufnahme festgestellt, wohingegen sich diese bei Männern verschlechterte (Clarkson 2002). Aufgrund der kardioprotektiven Eigenschaften von Soja wurde von Seiten der U.S. Food and Drug Administration im Jahre 1999 ein „Health Claim" für Sojaprotein (wenngleich nicht isolierte Isoflavone) erlaubt, mit dem die positiven Effekte im Hinblick auf die Prävention von koronaren Herzkrankheiten ausgelobt werden dürfen (Kulling u. Watzl

2003, Messina et al. 2002). Allerdings bestehen Hinweise auf mögliche Risiken hoch dosierter Isoflavongaben bei Frauen mit Mamma- oder Endometriumkarzinom bzw. entsprechender genetischer Prädisposition (vgl. Kap. 3.11.3).

Nach der Theorie der oxidativen Modifikation von LDL-Lipoproteinen spielen Oxidationsprozesse als initialer Mechanismus bei der Atherogenese eine bedeutende Rolle, sodass **Antioxidanzien** (vgl. Kap. 3.11.1) präventive Effekte ausüben könnten. Substanzen mit antioxidativer Wirkung wie z. B. **Vitamin E** (vgl. Kap. 4.3), **Vitamin C** (vgl. Kap. 4.13), **Carotinoide** (vgl. Kap. 10.2), **Polyphenole** (vgl. Kap. 10.7), **Coenzym Q10** (vgl. Kap. 9.1) und **Selen** (vgl. Kap. 5.8) wurden in zahlreichen Studien auf mögliche präventive Effekte in der Atherogenese überprüft. Ergebnisse von in-vitro-Untersuchungen, tierexperimentelle Befunde und epidemiologische Studien deuten auf eine präventive Wirkung von Antioxidanzien hin. So vermindert Vitamin E die Lipidperoxidation, die Thrombocytenaggregation und wirkt antiinflammatorisch. Darüber hinaus zeigen epidemiologische Studien, dass niedrige Antioxidanzienkonzentrationen mit einem erhöhten Risiko für kardiovaskuläre Erkrankungen assoziiert sind (Harris et al. 2002a). Trotz dieser viel versprechenden Daten erwiesen sich die Ergebnisse placebokontrollierter, randomisierter Studien in der Primär- und Sekundärprävention als enttäuschend (vgl. auch Kap. 3.9.4). Nur in vier von 11 Studien zeigte sich ein Nutzen der Antioxidanziengabe im Hinblick auf den primären klinischen Endpunkt (Jilial u. Devaraj 2003). Auch eine umfassende Auswertung der publizierten Daten zur Primär- und Sekundärprävention zeigte, dass die Ergebnisse kontrollierter, randomisierter Studien zur Wirkung einzelner Antioxidanzien oder kombinierter Antioxidanzien auf die Inzidenz oder Mortalität kardiovaskulärer Erkrankungen keine übereinstimmenden oder signifikanten Effekte erkennen lassen. Gleichwohl räumen die Autoren ein, dass einige qualitativ hochwertige Kohortenstudien auf eine Assoziation zwischen der Verwendung von Vitaminsupplementen und einem verminderten Risiko für kardiovaskuläre Erkrankungen hindeuten (Morris u. Carson 2003). Auch die Datenlage zu antioxidativ wirksamen sekundären Pflanzenstoffen wie **Flavonoiden** (vgl. Kap. 10.7) oder **Carotinoiden** (vgl. Kap. 10.2) ist aufgrund fehlender Interventionsstudien bis heute unzureichend.

3.11.2   Diabetes mellitus

Unter der Bezeichnung Diabetes mellitus werden alle Formen der akuten oder chronischen Hyperglykämie zusammengefasst, die mit Störungen im Kohlenhydrat-, Protein- und Fettstoffwechsel einhergehen. Gemeinsames Merkmal aller Diabetes-Formen ist das Vorliegen eines relativen oder absoluten Insulinmangels. Bei 95 % der Diabetiker liegt ein Typ-2-Diabetes vor, der sich durch eine Insulinresistenz auszeichnet, d. h. eine unzureichende Wirkung des Insulins bei Vorliegen normaler oder vielfach sogar überhöhter Insulinspiegel. Leitsymptom des Diabetes mellitus ist die Hyperglykämie, die insbesondere bei unzureichender Stoffwechselführung das

Risiko für Folgekomplikationen wie Mikroangiopathie (pathologische Prozesse am Kapillarnetz) und Makroangiopathie (Atherosklerose der großen Gefäßbahnen) erhöht. Eine zentrale Bedeutung kommt der chronischen Hyperglykämie bei der Entstehung der Mikroangiopathie zu. In einer reversiblen Additionsreaktion kann die Aldehydgruppe der Glucose mit der Aminogruppe von Proteinen unter Bildung einer Schiff'schen Base (Aldiminform) reagieren, die über Amadori-Umlagerung zur irreversiblen Bildung von „Advanced Glycosylation End Products" (AGEs) führt. Diese binden an Rezeptoren der Zellmembran und stimulieren die Ablagerung von Kollagen in der Basalmembran der Gefäße. Die hierdurch ausgelöste Verdickung der Basalmembran engt das Lumen der Kapillargefäße mehr und mehr ein, wodurch das klinische Bild der Mikroangiopathie entsteht (Landgraf u. Haslbeck 1999, Seufert 2002). Auch die vermehrte Bildung von glykosyliertem Hämoglobin (HbA1c) stellt eine Folge von Glykosylierungsprozessen an Proteinen dar. HbA1c nimmt beim Diabetiker oft weit mehr als 10 % des totalen erythrocytären Hämoglobins ein, wohingegen die Werte bei Stoffwechselgesunden nur bei 4–6 % liegen. Scheinbar spielen in der Pathogenese der Mikroangiopathie auch Veränderungen der Blutrheologie sowie der Blutgerinnungsprozesse eine Rolle. So weisen Diabetiker erhöhte Konzentrationen an Gerinnungsfaktoren auf, woraus eine verstärkte Koagulationsneigung resultiert. Darüber hinaus waren eine hohe Aggregationsbereitschaft der Thrombocyten sowie eine verminderte fibrinolytische Aktivität bei Diabetikern nachweisbar (Lipinski 2001).

Die als Makroangiopathie bezeichneten atherosklerotischen Gefäßerkrankungen treten beim Diabetiker nicht nur häufiger als beim Stoffwechselgesunden in Erscheinung, sie manifestieren sich auch früher. Dabei bestehen keine morphologischen Unterschiede zwischen einer Atherosklerose von Diabetikern und Nicht-Diabetikern. Die permanente hyperglykämische Stoffwechselsituation löst Reaktionen aus, die nicht nur Auswirkungen auf die Atherogenese haben, sondern auch an der Entstehung weiterer Diabeteskomplikationen beteiligt sind. Hierzu zählen die diabetische Katarakt, die diabetische Neuropathie sowie der „diabetische Fuß" (Laube u. Mehnert 1999). Deshalb zielen diätetische Maßnahmen im Bereich des Diabetes mellitus insbesondere darauf ab, ein Voranschreiten der Erkrankung und die damit einhergehenden schwerwiegenden Folgeschäden zu reduzieren, die vielfach die Todesursache von Diabetikern darstellen.

Bei Diabetes mellitus zeigt sich ein Ungleichgewicht zwischen oxidativen und antioxidativen Prozessen mit der Folge eines gesteigerten „oxidativen Stresses". Es konnte sowohl eine gesteigerte Bildung reaktiver Sauerstoffverbindungen als auch eine Herabsetzung der körpereigenen antioxidativen Schutzmechanismen beobachtet werden (Opara 2002). Erhöhte Blutwerte an Indikatoren für oxidativen Stress fanden sich insbesondere bei Diabetikern mit ungenügender Stoffwechselführung (Jain 2000, Anderson et al. 1999). Zwischenzeitlich liegen zahlreiche Hinweise vor, die belegen, dass oxidativer Stress bei der Entstehung der Mikro- und Makroangiopathie eine bedeutende Rolle einnimmt. Der Hyperglykämie scheint

dabei als Mediator eines erhöhten oxidativen Stresses zentrale Bedeutung zuzukommen (Opara 2002). Der mit einer verstärkten Freisetzung von Sauerstoffradikalen einhergehende oxidative Stress führt nicht nur zu einer vermehrten Gerinn-
nungsaktivierung, sondern auch zu einer verstärkten Oxidation von LDL-Lipoproteinen (Lipinski 2001) (vgl. Kap. 3.11.1). Hieraus ergibt sich ein erhöhter Bedarf an
Antioxidanzien (vgl. Kap. 3.9.4) bei Diabetes mellitus (Kromhout 2001).
So kann die Ergänzung der antioxidativ wirksamen Nährstoffe wie **Vitamin C** und
E sinnvoll sein, wobei **Vitamin E** (vgl. Kap. 4.3) eine besondere Stellung einnimmt.
Untersuchungen zeigen, dass beim Diabetiker bereits Vitamin-E-Dosierungen unter
150 mg TÄ zu einer reduzierten Aggregationsneigung und einer verminderten
Thromboxanbildung führen (Gerster 1993). Darüber hinaus wurde eine Hemmung
der Proteinkinase-C-abhängigen Signalübertragung am Gefäß- und Nervensystem
durch Vitamin-E-Substitution festgestellt. Diese wird für diabetische Sekundärver-
änderungen verantwortlich gemacht (Tschöpe 1999, Seufert 2002). Bei Diabetikern
mit Nephropathie konnte durch ergänzende Vitamin-E-Gaben die Albuminurie
deutlich verringert werden. Bei Typ-2-Diabetikern ergab sich eine Verbesserung der
Insulinresistenz und bei Ergänzung von Vitamin C und E wurde eine Verminderung
der Proteinglykosylierung beim Kollagen beobachtet (Laube u. Mehnert 1999). Die
kombinierte Gabe von 24 mg β-Carotin, 1000 mg Vitamin C und 800 I.E. Vitamin E
pro Tag bewirkte bei Typ-2-Diabetikern signifikante Verbesserungen verschiedener
Marker für oxidativen Stress (Anderson et al. 1999). Aus diesen Gründen wird eine
zusätzliche Gabe von Antioxidanzien bei Diabetes mellitus empfohlen; mit
200–600 mg Vitamin C und 100 I.E. (67 mg) Vitamin E pro Tag liegen die Dosierungen jedoch aufgrund möglicher negativer Wirkungen einer dauerhaften hochdosierten Einnahme (s. Kap. 4.3, 4.13, 10.3) deutlich niedriger (Seufert 2002).
Untersuchungen deuten auf einen positiven Einfluss von **Thiamin** auf die Bildung
von „advanced glycosylation endproducts" (AGE) und auf diabetische Folgeerkrankungen hin (vgl. Kap. 4.5). So zeigten sich insbesondere durch hochdosierte Thiamingaben bzw. die Verabreichung von Allithiaminen positive Effekte auf die diabetische Polyneuropathie (Winkler et al. 1999, Thornalley 2002) sowie einen hemmenden Einfluss auf die Entwicklung der Nephropathie (Babaei-Jadidi et al. 2003)
und der Retinopathie (Hammes et al. 2003).
Hinweise auf einen präventiven Effekt von **Nicotinamid** (vgl. Kap. 4.11) auf die
Entstehung von Diabetes mellitus Typ 1 konnten in zwei Interventionsstudien nicht
bestätigt werden (Daaboul u. Schatz 2003). Beobachtungen sprechen jedoch dafür,
dass **Vitamin D** einen möglichen Schutzeffekt gegenüber der Entstehung des Diabetes mellitus Typ 1 ausübt. Dieser könnte auf einer Beeinflussung der in der Pathogenese bedeutenden Autoimmunreaktion durch Vitamin D zurückzuführen sein.
Weitere denkbare Mechanismen sind allerdings auch die Funktion des Vitamins als
Radikalfänger sowie seine hemmende Wirkung auf die Bildung von N-Nitroso-Ver-
bindungen, die ebenfalls mit der Pathogenese des Typ-1-Diabetes in Verbindung
gebracht werden (Virtanen u. Knip 2003).

Unter den Mineralstoffen kommt dem Spurenelement **Chrom** (vgl. Kap. 5.10) beim Diabetes mellitus eine besondere Bedeutung zu, da es für die Übermittlung der zellulären Wirkung von Insulin mit verantwortlich ist. Auf molekularer Ebene wird dieser Effekt von einem chrombindenden Oligopeptid, dem Chromodulin, vermittelt. Dabei bildet Chrom zusammen mit apo-Chromodulin die biologisch aktive Form holo-Chromodulin. Dieses bindet an der cytosolischen Seite an den Insulinrezeptor, wodurch die Transduktion des Insulinsignals ins Zellinnere ermöglicht wird. Daneben wird vermutet, dass Chrom an der Expression von Genen des Glucosestoffwechsels beteiligt ist (Vincent 2000). Alle insulinabhängigen Stoffwechselvorgänge, insbesondere der Glucose- und Lipidmetabolismus, sind deshalb auf Chrom angewiesen. Die Ergebnisse randomisierter, placebokontrollierter Studien zum Nutzen zusätzlicher Gaben von Chrom sind widersprüchlich. Während eine Meta-Analyse mit 15 Studien, von denen nur vier mit Diabetikern durchgeführt worden waren, keinen Effekt von Chrom auf die Glucose- und Insulinkonzentration ergab (Althuis et al. 2002), zeigte sich in drei von acht Studien mit Diabetikern eine Verminderung der Nüchtern- und/oder postprandialen Glucosekonzentration nach Chromgabe (Yeh et al. 2003).

Im Hinblick auf die besondere Stoffwechselsituation von Diabetikern kommt **Zink** eine zentrale Rolle zu, da es für die Synthese, die Speicherung und die Sekretion von Insulin notwendig ist, für die Integrität des Insulinmoleküls Bedeutung hat und antioxidative Effekte aufweist (Chausmer 1998, Elsenhans 2002, Faure 2003). Diabetiker weisen niedrigere Plasma-Zinkspiegel auf als Kontrollpersonen, wobei die Konzentration im Pankreas normal ist. Vermutlich ist die Hyperglykämie verantwortlich für eine erhöhte renale Zinkausscheidung und einen verminderten Gesamt-Zinkgehalt des Körpers bei Diabetes mellitus (Chausmer 1998).

Die gute Quellfähigkeit einiger wasserlöslicher **Ballaststoffe** wie Guar, Carrageen, Pektin und Methylcellulose kann in der Therapie des Diabetes mellitus von diätetischem Nutzen sein. Eine besondere Rolle scheint hierbei die verzögerte Spaltung und Resorption von Nährstoffen – insbesondere der Kohlenhydrate – zu spielen, die auf einer Volumenerhöhung des Speisebreies und dem verlangsamten Transit durch den Dünndarm beruht. Andere Studien gehen allerdings von einem noch nicht genau erforschten multifaktoriellen Zusammenhang aus. Insgesamt sind die Kenntnisse über Interaktionen zwischen Ballaststoffen und anderen Nährstoffen einer Mahlzeit und die daraus abzuleitenden Stoffwechselreaktionen derzeit noch lückenhaft. So ist z.B. unklar, in welchem Verhältnis Ballaststoffe und verwertbare Kohlenhydrate stehen sollten, um die Stoffwechselreaktionen beim Diabetes mellitus zu verbessern (Lüder 1993). Unstrittig ist, dass lösliche Ballaststoffe (insbesondere Guar und Carrageen) je nach Menge und Dauer der Verabreichung zu einer Absenkung der Blutglucose sowie zu einer Verbesserung der Insulinsensitivität und des Lipidprofils führen (siehe Kap. 12) (Fukagawa et al. 1990, Brown et al. 1999b, Jenkins et al. 2000). Auch Psyllium (Flohsamen) verbesserte in einigen Studien die Glucosehomöostase und das Lipidprofil bei Typ-2-Diabetikern (Moreno et al. 2003).

- Reduzierung der Nahrungsenergiezufuhr bei adipösen Typ-2-Diabetikern
- Meiden schnell absorbierbarer („isolierter") Kohlenhydrate
- Bevorzugung von Lebensmitteln mit einem hohen Anteil löslicher Ballaststoffe
- Hohe Aufnahme pflanzlicher Lebensmittel, insbesondere Gemüse, um eine adäquate Zufuhr von Vitaminen und sekundären Pflanzenstoffen zu gewährleisten
- Reduzierte Zufuhr von Fett, insbesondere gesättigten Fettsäuren
- Angepasste Proteinzufuhr
- Eingeschränkte Kochsalzzufuhr
- Meiden von Alkohol
- Verwendung von Süßstoffen, Zuckeraustauschstoffen und diätetischen Lebensmitteln für Diabetiker nicht notwendig
- Evtl. Ergänzung von Vitamin C, E und β-Carotin, Selen, Zink, Chrom, Magnesium

Abb. 3–22: Ernährungsempfehlungen für Diabetiker

Aufgrund der positiven Wirkungen sollten Diabetiker 25–50 g Ballaststoffe täglich bzw. 15–25 g/4200 kJ aufnehmen (Anderson et al. 2004). Diese Menge wird in der Allgemeinbevölkerung nicht erreicht, insbesondere bei Frauen liegt die Zufuhr je nach Altersgruppe nur im Bereich von 23–26 g/d (RKI 2002).

In der Therapie der diabetischen Polyneuropathie wird vielfach die Substitution von **α-Liponsäure** propagiert (s. Kap. 9.2). Aufgrund ihrer antioxidativen Eigenschaften soll sie für die Prävention und Therapie diabetischer Komplikationen, die aus einer vermehrten Bildung reaktiver Sauerstoff- und Stickstoffspezies resultieren, geeignet sein. Darüber hinaus erhöht Liponsäure die Glucoseaufnahme in die Zelle (Packer et al. 2001). Eine Meta-Analyse mit vier Studien, in denen die Wirkung von täglich 600 mg intravenös verabreichter Liponsäure über einen Zeitraum von drei Wochen bei Diabetikern untersucht wurde, zeigte eine deutliche Verbesserung der sensorischen Symptome (Ziegler et al. 2004). Die perorale Verabreichung von Liponsäure übt hingegen nur marginale Effekte aus (Evans u. Goldfine 2000). Die in einigen Diabetiker-Produkten zu findenden Dosierungen von 30–50 mg/d besitzen somit keinen Nutzen; entsprechende Produktauslobungen mit einer Wirkung bei Diabetikern sind als irreführend anzusehen. Abb. 3–22 stellt die Empfehlungen für Diabetiker zusammengefasst dar.

3.11.3 Krebs

Krebs stellt in Deutschland nach Herz-Kreislauf-Erkrankungen mit etwas mehr als 25 % aller Todesursachen die zweithäufigste Krankheits- und Todesursache dar. Die Bezeichnung „Krebs" umfasst über einhundert maligne Erkrankungen in unterschiedlichen Stadien, mit differierenden Tumoreigenschaften und Lokalisationen.

Der komplexe Vorgang der Entstehung eines malignen Tumors vollzieht sich nach heutiger Vorstellung in mehreren Phasen, die sich grob in Initiation, Promotion und Progression einteilen lassen. Diese können von verschiedenen exogenen Faktoren sowie gewebespezifischen Gegebenheiten in äußerst vielfältiger Weise beeinflusst werden. Bei zahlreichen Tumoren spielen darüber hinaus genetische Faktoren eine wesentliche Rolle. Als Initiation wird die Umwandlung einer normalen, ausdifferenzierten und teilungskontrollierten Zelle hin zu einer entdifferenzierten Tumorzelle bezeichnet. Die Initiation umfasst die irreversible Modifikation der molekularen Struktur der DNA durch physikalische (z. B. UV-Strahlung), chemische (z. B. freie Radikale, bakterielle Toxine, Nitrosamine, polychlorierte Biphenyle) und/oder biologische Noxen (z. B. onkogene Viren wie das Epstein-Barr-Virus) verstanden. Substanzen, die selbst in geringsten Dosen bleibende DNA-Strukturveränderungen auslösen, werden als Initiatoren bezeichnet. Vorstufen von Karzinogenen rufen selbst keine Schäden hervor, werden aber durch enzymatische Umsetzung im Organismus in Karzinogene umgewandelt. Die enzymatische Aktivierung erfolgt meist durch Phase-I-Enzyme, eine Gruppe von Cytochrom-P450-abhängigen Monooxygenasen. Kokarzinogene können die krebserzeugende Wirkung anderer Substanzen verstärken, sodass diese bereits in minimalen Konzentrationen wirksam werden. Sie sind jedoch nicht in der Lage, selbst Mutationen an zellulärem Erbmaterial hervorzurufen (Petrides 2003a).

Darüber hinaus wurden verschiedene Gene und Genprodukte identifiziert, die eine intakte Zelle in eine Tumorzelle überführen können. Diese als Proto-Onkogene bezeichneten DNA-Abschnitte steuern die geordnete Proliferation von Zellen und stellen damit Kontrollinstanzen im Zellzyklus dar. An der Steuerung des Zellzyklus sind zudem Tumorsupressor-Gene (Anti-Onkogene) beteiligt, die die Aktivität der Proto-Onkogene regulieren und die Zelle vor Entartung schützen. Auch Defekte von Mutatorgenen, die die Erbinformation des DNA-Reparatur-Systems enthalten, sowie Defekte am DNA-Reparatur-System selbst können das Risiko für Zellentartungen erhöhen. Wird eine initiierte Zelle nicht eliminiert, leiten Promotoren die zweite Stufe der Tumorentstehung, die Promotion ein, die über Jahre bis Jahrzehnte andauern kann. Promotoren stören die metabolische Zellkooperation initiierter Zellen mit Nachbarzellen, indem sie die physiologische Zell-Zell-Kommunikation über gap junctions unterbrechen. Dieser Informationstransfer dient als Kontrollinstanz für das Wachstum von initiierten Zellen. Die dritte Phase der Kanzerogenese, die Progression, ist durch ungezügeltes Zellwachstum gekennzeichnet, was letztlich das invasive Tumorwachstum und die Metastasenbildung zur Folge hat (Farber 1984, Herrmann u. Drings 2002, Petrides 2003a).

Als Prävention von Krebserkrankungen wäre es am wirksamsten, wenngleich nicht realisierbar, die Einwirkung von Karzinogenen und Promotoren zu vermeiden oder zumindest zu reduzieren. Nahrungsfaktoren können sowohl als Karzinogene wirken und das Tumorwachstum fördern, wie z. B. Nitrosamine und Alkohol, als auch präventiv in den Prozess eingreifen. Insbesondere ein hoher Verzehr von Gemüse und Obst erwies sich in den meisten epidemiologischen Studien als präventiv im Hinblick auf das Risiko für fast alle Krebsarten (Weber 2002).

Zahlreiche Hinweise sprechen für krebshemmende Eigenschaften antioxidativer Verbindungen, hier insbesondere der Vitamine C, E und des Provitamins β-Carotin. Die genannten Substanzen sind in der Lage, freie Radikale zu neutralisieren (vgl. Kap. 3.9) und auf diese Weise die Initiation von Tumorzellen zu unterbinden. Daneben existieren Hinweise, wonach die genannten Antioxidanzien auch in der Promotionsphase hemmend eingreifen. Insbesondere **β-Carotin** (vgl. Kap. 10.2) verbessert die Kommunikation über gap junctions und unterdrückt so das Wachstum initiierter Zellen. Ergebnisse von Interventionsstudien zeigen allerdings, dass eine hohe Zufuhr des Carotinoids das Tumorwachstum nicht hemmt (Collins 2001).

Eine hohe Vitamin-C-Zufuhr über die Nahrung ist vor allem mit einem verminderten Magen-, Brust- und Lungenkrebsrisiko assoziiert. Insbesondere der Entwicklung des Magenkarzinoms scheint **Vitamin C** (vgl. Kap. 4.13) entgegen zu wirken, da es die Bildung von Nitrosaminen hemmt. Zudem kann die Helicobacter pylori-Infektion, die einen wichtigen Risikofaktor für Magenkrebs darstellt, durch hohe Vitamin-C-Dosierungen von 5 g/d über vier Wochen signifikant reduziert werden. Eine Interventionsstudie mit fast 30.000 Risikopatienten für Magenkrebs konnte allerdings keinen Effekt einer täglichen Gabe von 120 mg über 5 Jahre feststellen (Weber 2002).

Epidemiologische Studien deuten darauf hin, dass Personen mit höheren Vitamin-E-Konzentrationen im Serum und solche, die **Vitamin E** supplementieren, ein geringeres Risiko für einige Krebserkrankungen wie z. B. Lungen-, Magen- und Prostatakrebs aufweisen. Neben seinen antioxidativen Eigenschaften könnten sich die beobachteten antikanzerogenen Eigenschaften von Vitamin E auch aus der Bedeutung für die Aufrechterhaltung der Immunfunktionen ergeben (vgl. Kap. 4.3). Die derzeitige Datenlage reicht jedoch nicht aus, um Vitamin E aufgrund potenzieller antikanzerogener Wirkungen in der Prävention oder Therapie von Krebserkrankungen zu empfehlen (Brigelius-Flohé et al. 2002, Sung et al. 2003).

Ebenfalls aus epidemiologischen Studien bekannt ist ein inverser Zusammenhang zwischen der **Folat**zufuhr aus Nahrung und Supplementen und dem Auftreten colorectaler Adenome und Karzinome (Wolters et al. 2005). Insbesondere einige groß angelegte prospektive Kohortenstudien (Giovannucci et al. 1995, 1998b, Jacobs et al. 2001, 2003, Fuchs et al. 2002) belegen den protektiven Effekt einer hohen Folsäurezufuhr (vgl. Kap. 4.9).

Jüngere Untersuchungen deuten darauf hin, dass **Vitamin D** antikanzerogene Effekte aufweist. Epidemiologisch konnte ein – wenn auch nicht immer einheitlicher – inverser Zusammenhang zwischen der Versorgung mit Vitamin D und der Häufigkeit insbesondere des Prostata- und Colonkarzinoms ermittelt werden. Experimentelle Studien unterstützen die Bedeutung von Vitamin D in der Krebsprävention. Die chemopräventiven Effekte von Vitamin D werden zum überwiegenden Teil auf die regulatorischen Eigenschaften von $1,25(OH)_2\text{-}D_3$ bei der Zelldifferenzierung und –proliferation zurückgeführt. So ist Calcitriol in der Lage, die Proliferationsrate entarteter Zellen zu senken (Lin u. White 2004).

Epidemiologische Studien und Interventionen deuten darauf hin, dass eine höhere **Selen**zufuhr präventiv gegenüber Krebserkrankungen wirken könnte (vgl. Kap. 5.8). Aufgrund seiner antioxidativen Funktion bewahrt Selen empfindliche Zellstrukturen, u.a. die DNA, vor oxidativen Schäden. Auch die oxidative Aktivierung prokanzerogener Verbindungen wird so minimiert. Darüber hinaus verbessert eine optimale Selenzufuhr die zelluläre und humorale Immunabwehr. Initiierte Zellen können so bereits in der Frühphase der Krebsentstehung besser erkannt und eliminiert werden (Köhrle et al. 2000, Flohé et al. 2000).

Im Zusammenhang mit krebsprotektiven Nahrungsfaktoren in pflanzlichen Lebensmitteln werden insbesondere die antikanzerogenen Effekte der **sekundären Pflanzenstoffe** intensiv erforscht. So hat sich gezeigt, dass diese Substanzen auf verschiedenen Ebenen und über unterschiedliche Mechanismen in das Krebsgeschehen eingreifen können. Einige sekundäre Pflanzenstoffe können der Aktivierung von Prokarzinogenen zu Karzinogenen durch Hemmung von Phase-I-Enzymen entgegen wirken. Weiterhin sind einige Substanzen in der Lage, Phase-II-Enzyme (Konjugationsreaktionen) zu induzieren und so die Entgiftung von aktivierten Kanzerogenen zu fördern. Zahlreiche sekundäre Pflanzenstoffe können freie Radikale (vgl. Kap. 3.9) abfangen oder ihre Entstehung hemmen und beugen so der Zellschädigung durch freie Radikale vor.

Hinweise auf mögliche protektive Effekte liegen insbesondere für **Carotinoide** wie **β-Carotin** (vgl. Kap. 10.2) und **Lycopin**, den roten Farbstoff der Tomate vor (vgl. Kap. 10.4). Daneben wurden auch für **Sulfide** aus Zwiebeln und Knoblauch in zahlreichen epidemiologischen und experimentellen Studien antikanzerogene Eigenschaften festgestellt. Auch die in Grüntee sowie in Obst und Gemüse enthaltenen **Flavonoide** (Kap. 10.7) zeigten in Untersuchungen antikanzerogene Effekte.

Obgleich eine Reihe von Studie nahe legt, dass **Phytoestrogene** (vgl. Kap. 10.8) einen Schutzeffekt gegenüber hormonabhängigen Tumoren entfalten, bestehen auf der anderen Seite Bedenken, dass insbesondere bei Frauen mit erhöhtem Brustkrebsrisiko oder vorhandenem Mammakarzinom prokarzinogene Effekte von Phytoestrogenen überwiegen könnten (Allred et al. 2004a). Untersuchungen zufolge scheint der Zeitpunkt der Phytoestrogenexposition entscheidend für die Risikominderung bzw. -erhöhung zu sein. Schutzeffekte ergeben sich vermutlich vor allem bei einer Isoflavonexposition, die bereits im Kindes- und Jungendalter einsetzt (Colditz u. Frazier 1995). So ergaben 13 Studien, in denen die Beziehung zwischen der Zufuhr von Sojaprodukten und dem Brustkrebsrisiko untersucht wurde, insgesamt keine protektiven Effekte. Lediglich bei Frauen, die bereits im Jugendalter Phytoestrogene aufnahmen, oder bei solchen, die sehr hohe Dosierungen zuführen, könnte eine Risikominderung gegeben sein (Peeters et al. 2003). Versuche mit Nagern zeigen, dass Tiere, die mindestens einen Brusttumor hatten und auf eine Sojakost mit Isoflavonen gesetzt wurden, in der Folge weniger Brusttumoren entwickelten (Hawrylewicz et al. 1995). Demgegenüber konnte das Tumorzellwachstum nach Implantation von Brustkrebszellen in ovarektomierten Mäusen durch Gabe von Genistein induziert werden (Hsieh et al. 1998). Diese Beobachtung wird durch neuere Daten untermauert, in denen zudem der wachstumshemmende Effekt des in der Tumortherapie eingesetzten Tamoxifen durch Genistein aufgehoben wurde (Ju et al. 2001, 2002). Zwar wurde dieses Tiermodell aus verschiedenen Gründen kritisiert und widerspricht auch Ergebnissen an Mäusen mit implantierten Brustkrebszellen, denen Genistein injiziert wurde (Shao et al. 1998). Dennoch deuten auch zwei Humanstudien darauf hin, dass Soja schwach estrogene Effekte auf die Brust ausübt (Petrakis et al. 1996, Hargreaves et al. 1999). Inzwischen wurde in einer tierexperimentellen Arbeit gezeigt, dass stärker verarbeitete Sojaprodukte und isolierte Isoflavone die Zellproliferation von Brustkrebszellen offenbar stärker induzieren als unverarbeitete Sojaprodukte (Allred et al. 2004b). Untersuchungen, in denen die Dichte des Brustgewebes ermittelt wurde, ergaben jedoch keine Hinweise auf ein erhöhtes Brustkrebsrisiko. Die Dichte des Brustgewebes wird als bedeutender Indikator des Mammakarzinomrisikos angesehen. Eine Erhöhung der Dichte, wie sie durch die Hormonersatztherapie erfolgt, zeigt ein erhöhtes Risiko an, wohingegen Substanzen wie Tamoxifen, die die Dichte erniedrigen, mit einem verminderten Risiko assoziiert sind (Messina et al. 2002). Um zu beurteilen, ob Sojaisoflavone zu einer Erhöhung bzw. Senkung des Brustkrebsrisikos bei postmenopausalen Frauen führen, fehlt derzeit die klinische Evidenz (Peeters et al. 2003, Mishra et al. 2003). Vor dem Hintergrund, dass insbesondere die Kombination von Estrogen plus Progesteron, aber nicht Estrogen allein das Brustkrebsrisiko erhöht, ist davon auszugehen, dass ein entsprechender Effekt durch Soja, welches keine Progesteron-Aktivität aufweist, unwahrscheinlich ist (Messina 2002).

Bedenken gegenüber der Verwendung von Isoflavonen bestehen auch im Hinblick auf das Endometriumkarzinom. So zeigte sich in einer randomisierten, placebokontrollierten Interventionsstudie mit 298 postmenopausalen Frauen nach fünfjähriger Behandlungsdauer (150 mg/Tag) ein signifikant höheres Auftreten einer endometrialen Hyperplasie in der Isoflavongruppe im Vergleich zur Placebogruppe (Unfer et al. 2004).

Insgesamt scheint eine orale Dosis von 50 mg Isoflavonen täglich für die Mehrheit der Bevölkerung sicher zu sein (Barnes 2003). Aufgrund der Studiendaten ist davon auszugehen, dass die kurzzeitige Verwendung von Sojaprodukten nicht mit unerwünschten Nebenwirkungen verbunden ist (Huntley u. Ernst 2004). Frauen mit estrogenrezeptorpositivem Mammakarzinom oder Endometriumkarzinom bzw. solche mit einer entsprechenden Prädisposition sollten aber auf eine langfristige Verwendung verzichten.

Sowohl wasserlösliche als auch wasserunlösliche **Ballaststoffe** zeigen präventive Wirkungen im Hinblick auf Colon- und Rectumkarzinome. Durch eine Erhöhung des Stuhlgewichts reduzieren sie die Konzentration potenziell karzinogener Substanzen im Darmlumen und verkürzen durch eine Reduzierung der Passagezeit den Kontakt dieser Stoffe mit der Darmwand. Von Bedeutung ist auch ihr Einfluss auf sekundäre Gallensäuren als prokarzinogene Substanzen. Sie werden von wasserunlöslichen Ballaststoffen adsorbiert und über diese vermehrt mit den Fäzes ausgeschieden. Außerdem führt die pH-Absenkung durch kurzkettige Fettsäuren zu einer verminderten bakteriellen Umwandlung primärer und sekundärer Gallensäuren. Die Absenkung des intestinalen pH-Wertes ist auch ausschlaggebend für eine Reduktion fäulnisbildender Bakterien zugunsten gärungsaktiver Spezies, die nur in geringem Umfang zur Bildung kanzerogener Verbindungen befähigt sind. Die fermentativ entstehenden kurzkettigen Fettsäuren sind außerdem in der Lage, die Integrität der Colonmucosa zu fördern. Sie werden von der Dickdarmschleimhaut aufgenommen und energetisch verstoffwechselt. Etwa 30 % der Energie nutzen die Darmbakterien für ihren eigenen Stoffwechsel (Wisker u. Opp 1993, Heilbrunn et al. 1989, Bleyl 1993).

Allerdings sind sowohl die epidemiologischen Daten als auch die Ergebnisse randomisierter, klinischer Interventionsstudien uneinheitlich. Eine Meta-Analyse mit 5 Studien (4349 Patienten) zur Auswirkung einer erhöhten Ballaststoffzufuhr auf das Wiederauftreten von Colonadenomen ergab keinen Unterschied zwischen Interventions- und Kontrollgruppe im Hinblick auf das Auftreten von mindestens einem Adenom. Eine systematische Übersicht zur Wirkung von Ballaststoffen auf colorectale Neoplasien, in die Fall-Kontroll-Studien, Kohortenstudien und randomisierte, kontrollierte Studien einbezogen wurden, zeigte für 13 von 24 Fall-Kontroll-Studien eine Assoziation mit Ballaststoffen als protektivem Faktor, während nur in 3 von 13 longitudinalen Studien eine derartige Beziehung nachgewiesen wurde (French u. Kendall 2003).

3.11.4 Osteoporose

Als Osteoporose wird eine lokal begrenzte oder allgemeine Reduktion der Knochenmasse, -struktur und -funktion bezeichnet. Trotz des Knochengewebsschwundes ändert sich dabei das Verhältnis zwischen kollagener Grundsubstanz (Ossein) und mineralischen Knochenanteilen nicht. Ausgeprägte qualitative Mängel der Knochenfeinstruktur können selbst bei geringen Belastungen oder Verletzungen einen Knochenbruch herbeiführen. Eine wichtige Determinante des Osteoporose-Risikos ist die individuelle maximale Knochenmasse („peak bone mass"), die etwa im Alter von 30–35 Jahren erreicht wird. Danach beginnt der Knochenabbau die Neusynthese zu übersteigen.

Die Prozesse des Knochenauf- und -abbaus sind beim Gesunden präzise aufeinander abgestimmt. Während Osteoblasten (Vorläufer der Osteocyten) an der Vermehrung der Knochenmasse mitwirken, lösen Osteoklasten das Knochenmaterial auf. Die Aktivität und die Zusammenarbeit beider Zelltypen bei der „Kultivierung" des Knochengewebes werden über Hormone, Wachstumsfaktoren (z. B. IGF-1) sowie

Cytokine kontrolliert. Diese Einflussgrößen sorgen für eine ständige „Restauration" des Knochengewebes (Kruse 1998, Deutzmann et al. 2003).

An der Regulation des Knochenstoffwechsels sind primär drei Hormone beteiligt: die beiden Peptidhormone Thyreocalcitonin und Parathormon (PTH) sowie das Steroidhormon Cholecalciferol (Vitamin D). Thyreocalcitonin wird bei hohen Calciumserumspiegeln in die Blutbahn abgegeben. Am Knochengewebe wirkt es als direkter Antagonist zu PTH, indem es die Osteoklastentätigkeit hemmt und die Calciumfreisetzung reduziert. Im Gegensatz zu Calcitonin mobilisiert PTH Calcium und Phosphationen aus dem Knochengewebe und steigert die Ca^{2+}-Resorption am distalen Tubulus, sodass der Ca^{2+}-Spiegel im Blut ansteigt. PTH steigert die renale Synthese von Calcitriol, dem biologisch aktiven Vitamin D. Dieses wiederum interagiert am Knochen mit Osteoblastenrezeptoren und induziert die Synthese verschiedener Proteine, die vermutlich für den Aufbau der Knochenmatrix und deren Calcifizierung eine Rolle spielen. Frauen tragen ein größeres Osteoporoserisiko als Männer, da postmenopausal ihre Gonadenfunktion erlischt. Der dadurch bedingte Estrogenentzug hemmt die Synthese des biologisch aktiven Calcitriols, sodass die intestinale Calciumresorption abnimmt. Der resultierende Abfall des Plasmacalciumspiegels führt zu einer kompensatorischen Hochregulation der PTH-Sekretion, wodurch die Calciumauslagerung aus dem Skelett gefördert wird (Mutschler 2001, Kurtz 2003).

Obwohl die Pathogenese der Osteoporose entscheidend durch genetische, hormonelle und metabolische Faktoren beeinflusst wird, spielen auch nutritive und Lebensstilfaktoren eine wichtige Rolle. Neben dem Bewegungsverhalten ist eine unzureichende Vitamin-D- und Calciumaufnahme von Bedeutung. Sowohl tierexperimentelle als auch epidemiologische Studien haben gezeigt, dass eine hohe **Calcium**zufuhr (vgl. Kap. 5.2) mit einer erhöhten „peak bone mass" und einem verminderten Frakturrisiko assoziiert ist. Auch die Mehrzahl der bislang publizierten Interventionsstudien untermauert diese Ergebnisse (Prentice 2004). Schon in den Jahren der Kindheit und Jugend sowie im frühen Erwachsenenalter wird die Basis für den Erwerb der „peak bone mass" geschaffen, da in diesen Lebensabschnitten die Calciumretention besonders effektiv ist. So konnte durch eine langfristige Calciumgabe bei Kindern und Jugendlichen die Knochendichte signifikant erhöht werden (Lau u. Woo 1998, Bonjour et al. 1997, Lee et al. 1994). Die Calciumzufuhr beeinflusst darüber hinaus das Ausmaß des postmenopausal beschleunigten Knochenschwunds. So zeigt eine Meta-Analyse zum Einfluss von Calcium auf den Knochenverlust bei postmenopausalen Frauen, dass Calcium allein einen geringfügig positiven Effekt auf die Knochendichte ausübt. Die Auswertung ergab einen Trend zu verminderten Wirbelbrüchen, wobei unklar bleibt, ob Calcium auch die Inzidenz nichtvertebraler Brüche reduziert (Shea et al. 2004).

Die Interaktion zwischen dem Calcium- und dem Vitamin-D-Stoffwechsel unterstreicht die Rolle von **Vitamin D** (vgl. Kap. 4.2) bei der Gesunderhaltung des Skeletts. Eine unzureichende Vitamin-D-Versorgung vermindert die intestinale Calciumresorption, steigert die PTH-Sekretion und bewirkt die Demineralisation des Knochens. Besonders in den sonnenarmen Wintermonaten ist die Vitamin-D-Versorgung häufig unzureichend (Zittermann 1997a). Ein Mangel an Vitamin D ist mit einer erhöhten Frakturrate assoziiert. Die Verluste an Knochensubstanz und die Häufigkeit von Frakturen können insbesondere durch die kombinierte Gabe von Calcium und Vitamin D reduziert werden (Lewis u. Modlesky 1998, Ullom-Minnich 1999). Positive Effekte einer Vitamin-D-Supplementierung auf die Knochendichte und Frakturinzidenz ergeben sich bei postmenopausalen Frauen. In einer Meta-Analyse mit 25 randomisierten Studien, in denen Vitamin D mit oder ohne Calcium supplementiert wurde, zeigte sich eine signifikant geringere Inzidenz vertebraler Frakturen (RR=0,63; p<0,01) sowie ein Trend zu einer verminderten Inzidenz nicht-vertebraler Frakturen (RR=0,77; p=0,09) bei Vitamin-D-Gabe (Papadimitropoulos et al. 2002). Darüber hinaus zeigte sich in einer weiteren Meta-Analyse ein signifikant vermindertes Risiko für Stürze nach Supplementierung von Vitamin D (Bischoff-Ferrari et al. 2004). Gegenwärtig wird davon ausgegangen, dass ältere Menschen, insbesondere bei bereits verminderter Knochendichte, von einer zusätzlichen Vitamin-D-Zufuhr (800 IE bzw. 20 µg/d) profitieren. Gleichzeitig ist auf eine ausreichende Calciumversorgung (1000–1500 mg/d) zu achten (Zittermann 1997b, Woolf und Akesson 2003).

Der Stellenwert des **Vitamin K** (vgl. Kap. 4.4) für die Knochengesundheit konnte bis heute nicht vollständig aufgeklärt werden. Bekannt ist, dass Vitamin K als Cofaktor verschiedener am Knochenstoffwechsel beteiligter Enzyme fungiert. So ist es u. a. an der Bildung von Osteocalcin beteiligt, ein mit der Aktivität der Osteoblasten in Zusammenhang stehendes Protein. Auch weitere im Knochengewebe synthetisierte Vitamin-K-abhängige Proteine besitzen offenbar eine wichtige Bedeutung für die Calcifizierung des Skeletts (Vermeer 1995, Zittermann 2001). Epidemiologische Studien wie die Nurses Health Study mit einer Laufzeit von 10 Jahren unterstreichen die Bedeutung einer adäquaten Vitamin-K-Versorgung für die Knochenstruktur. Frauen mit der niedrigsten Vitamin-K-Aufnahme hatten ein um 30 % erhöhtes Hüftfrakturrisiko verglichen mit Personen mit der höchsten Vitamin-K-Zufuhr (Feskanich et al. 1999). Ergebnisse aus klinischen Untersuchungen untermauern die Bedeutung von Vitamin K für die Knochengesundheit. So sind hohe Konzentrationen an nicht carboxyliertem Osteocalcin – einem sensitiven Marker für die Vitamin-K-Versorgung – in mehreren Untersuchungen mit einer verminderten Knochendichte und/oder einem erhöhten Frakturrisiko verbunden (Meunier 1999). Während die Datenlage zu präventiven Effekten physiologischer Vitamin-K-Gaben unzureichend ist, konnte in Studien durch extreme Dosierungen an Vitamin K_2 (Menatetrenone) bei Osteoporose-Patienten der weitere Knochenmineralverlust vermindert und das Frakturrisiko reduziert werden (Zittermann 2001). So ergab sich in einer klinischen Studie mit 45 mg (!) Vitamin-K_2-Gabe über zwei Wochen eine Verminderung der Konzentration an untercarboxyliertem Osteocalcin ohne Veränderung der Konzentration an carboxyliertem Osteocalcin (Miki et al. 2003). Zudem konnte durch die gleiche Dosierung an Vitamin K_2 eine geringere Frakturinzidenz und eine verminderte Abnahme der Knochendichte im Vergleich zur Kontrollgruppe erzielt werden (Shiraki et al. 2000). Auch bei Frauen mit Leberzirrhose wurde eine Verminderung des Knochenmasseverlustes anhand der Knochendichtemessung nach Gabe von Vitamin K_2 nachgewiesen (Shiomi et al. 2002). Im Hinblick auf die Knochendichte der Lendenwirbelsäule bei Frauen mit Osteoporose erwies sich die kombinierte Gabe von Vitamin D_3 und Vitamin K_2 als überlegen im Vergleich zur separaten Gabe der Vitamine und verglichen mit der ausschließlichen Gabe von Calcium (Iwamoto et al. 2000).

Fluorid (vgl. Kap. 5.9) bestimmt u. a. die Härte des Knochengewebes und die Widerstandsfähigkeit des Skeletts. Seine Wirkung auf den Knochen scheint ebenso konzentrations- wie zeitabhängig zu sein. Es ist denkbar, dass eine langfristig optimale Fluoridzufuhr (über Jahrzehnte) dem Knochengewebe in gleicher Weise nützlich ist wie im Falle der Kariesprophylaxe. Fluorid stimuliert die Osteoblasten und kann so zu einer erhöhten Knochenmasse beitragen. Die Daten zur Effektivität der Fluoridgabe bei Osteoporose sind bislang allerdings inkonsistent. Eine Meta-Analyse zur Wirksamkeit von Fluoridgaben bei postmenopausalen Frakturen mit elf eingeschlossenen Studien zeigte, dass Fluorid zwar die Knochendichte der Lendenwirbelsäule erhöht, hierdurch jedoch keine Verminderung vertebraler Frakturen erzielt wurde. Besonders bei hoher Dosierung und langfristiger Einnahme erhöht sich zudem das Risiko nicht vertebraler Frakturen sowie gastrointestinaler Nebenwirkungen (Haguenauer et al. 2000).

Fütterungsversuche an Ratten deuten darauf hin, dass eine hohe **Magnesium**zufuhr trotz Hemmung der Calciumabsorption einen positiven Einfluss auf die Knochenstabilität hat (Toba et al. 2000). Möglicherweise wirkt sich auch die in einer Untersuchung mit jungen Männern festgestellte Verminderung des Knochenturnovers durch Magnesiumgabe präventiv im Hinblick auf Knochenverluste bei Osteoporose aus (Dimai et al. 1998). In einer anderen Humanstudie führte die Gabe von 250 mg Magnesium pro Tag über 4 Wochen zwar zu einer verminderten Calciumabsorption, Parathormon im Serum und Deoxypyridinolin im Urin (als Marker des Knochenabbaus) blieben jedoch unverändert (Basso et al. 2000). Im Magnesiummangel ist zwar die Parathormonsekretion und damit auch der Calciumstoffwechsel gestört (Ilich u. Kerstetter 2000); aus den bisherigen Daten lässt sich jedoch keine Empfehlung zur Gabe von Magnesium in der Osteoporoseprävention ableiten.

Die Spurenelemente **Zink** und **Kupfer** sind ebenfalls für das Skelettsystem von Bedeutung, da sie als essenzielle Cofaktoren von Enzymen an der Synthese verschiedener Knochenmatrixproteine beteiligt sind (Ilich u. Kerstetter 2000, Lowe et al. 2002). Ausreichende Daten zur Bedeutung dieser Spurenelemente in der Osteoporoseprävention und -therapie liegen jedoch bisher nicht vor.

Zahlreiche Studien liefern Hinweise auf eine Bedeutung der **Phytoestrogene** (vgl. Kap. 10.8) in der Prävention der Osteoporose. Aufgrund der vorliegenden

Daten lässt sich jedoch bisher kein eindeutiger protektiver Effekt von Isoflavonen auf die Knochendichte und das Osteoporoserisiko postmenopausaler Frauen nachweisen, sodass weitere gut kontrollierte Langzeitstudien erforderlich sind (Valtuena et al. 2003). Gleichermaßen strittig ist, ob Isoflavone einen Nutzen bei bereits vorliegender Osteoporose besitzen. Darüber hinaus bestehen widersprüchliche Daten hinsichtlich möglicher Risiken durch eine hohe Isoflavonzufuhr (vgl. Kap. 3.11.3).

3.11.5   Klimakterische Beschwerden

Wechseljahrsbeschwerden treten üblicherweise in der Übergangsphase von der Geschlechtsreife zum Alter auf. Als Menopause wird der Zeitpunkt der letzten Menstruation infolge der nachlassenden Ovarialfunktion bezeichnet. Sie tritt im Mittel mit 52 Jahren ein. Der Verlauf wird in eine prämenopausale, eine perimenopausale und eine postmenopausale Phase unterteilt und ist durch Störungen des hormonalen Gleichgewichts infolge des Absinkens der Zahl bis hin zum Wegfall der Follikelreifungen geprägt. Im Durchschnitt dauert die Umstellungsphase 10–12 Jahre. Sie wird auch als Klimakterium bezeichnet. Das Klimakterium ist durch eine Labilität des autonomen Nervensystems geprägt, die mit unregelmäßigen Blutungen, Hitzewallungen, Depressionen, Schlafstörungen, Tachykardie und weiteren Störungen einhergehen kann. Hierfür werden zum einen die Schwankungen bzw. die Abnahme des Estrogenspiegels verantwortlich gemacht. Zum anderen sind Veränderungen der Noradrenalinkonzentration und α-adrenerge Rezeptoren im Zentralnervensystem insbesondere an der Entstehung von Hitzewallungen beteiligt (N.N. 2004). Langfristig betrachtet steigt darüber hinaus das Risiko der Frau für Osteoporose und koronare Herzkrankheiten (KHK).

„Vasomotorische Symptome" („hot flashes') wie Hitzewallungen, Schweißausbrüche und insbesondere auch Nachtschweiß sind Anzeichen der nahenden Menopause. Die Symptome werden von den meisten Frauen als gering oder moderat beschrieben und verschwinden im Laufe der Zeit meist ohne therapeutische Intervention. Dennoch empfinden viele Frauen die ‚hot flashes' als so unangenehm, dass sie nach Behandlungsmöglichkeiten suchen, um die Beschwerden zu lindern. Bei den meisten Frauen halten die Symptome über einen Zeitraum von sechs Monaten bis zu zwei Jahren an, in einigen Fällen treten sie jedoch über 10 Jahre und länger auf. Aufgrund gravierender Nebenwirkungen der klassischen Hormonersatztherapie (Hormone Replacement Therapy, HRT) mit Estrogenen (Manson et al. 2003) besteht zunehmendes Interesse an alternativen Verfahren, um klimakterische Beschwerden zu minimieren.

In diesem Zusammenhang sollen **Phytoestrogene** (vgl. Kap. 10.8), insbesondere aus Soja und Rotklee, basierend auf ihrer schwach estrogenagonistischen Wirkung, positive Effekte ausüben. Inwieweit sie tatsächlich ‚hot flashes' und andere klimakterische Beschwerden vermindern, ist derzeit noch Gegenstand kontroverser

Diskussionen. Hierbei spielen auch Bedenken hinsichtlich der Sicherheit von Soja-isoflavonen eine Rolle (s. Kap. 3.11.3).

Das Auftreten klimakterischer Beschwerden scheint allerdings interkulturell zu variieren. So berichten japanische Frauen seltener über menopausale Symptome wie Hitzewallungen als kanadische Frauen. Gleichzeitig gaben nur 4 % der japanischen Frauen an, Estrogene als Hormonersatztherapie zu verwenden, während 30 % der US-amerikanischen Frauen Estrogene im Rahmen einer HRT substituierten. Obwohl für diese Unterschiede verschiedene Ursachen in Frage kommen, wird vermutet, dass die geringere Häufigkeit menopausaler Beschwerden bei Japanerinnen auf die schwach estrogene Wirkung einer phytoestrogenreichen Kost zurückzuführen sein könnte (Adlercreutz u. Mazur1997, Brandi 1999). Epidemiologische Untersuchungen untermauern diese Vermutung. So zeigte sich bei japanischen Frauen nach der Korrektur um Störvariablen, dass die Aufnahme von Sojaprodukten oder Isoflavonen negativ mit dem Auftreten von ‚hot flashes‘ korreliert (Nagata et al. 2001).

Um die Wirksamkeit von Isoflavonen zur Linderung klimakterischer Beschwerden zu untersuchen, wurden zahlreiche Interventionsstudien mit Frauen in der Peri- und Postmenopause durchgeführt, die zu widersprüchlichen Ergebnissen führten. Übereinstimmend zeigte sich in den meisten Untersuchungen eine signifikante Verminderung klimakterischer Beschwerden, insbesondere der Hitzewallungen, wenn die Symptome vor und nach der Interventionsphase verglichen wurden. Da eine Reduktion menopausaler Symptome jedoch nahezu in allen Studien auch in der Placebogruppe beobachtet wurde, waren die Unterschiede zwischen Verum- und Placebogruppe häufig statistisch nicht signifikant. Insgesamt zeigten elf Interventionsstudien keine statistisch signifikanten Unterschiede zwischen Soja-Behandlung und Placebogruppe, während fünf Untersuchungen eine signifikant stärkere Verminderung vasomotorischer Symptome in der Sojagruppe im Vergleich zur Placebogruppe belegen (Wolters u. Hahn 2004). Eine Ursache für die widersprüchlichen Studiendaten könnte in den unterschiedlichen Untersuchungsvoraussetzungen liegen. So wurden nicht nur verschiedene Soja- bzw. Isoflavonzubereitungen in unterschiedlichsten Dosierungen eingesetzt, sondern auch die untersuchten Studienkollektive variierten. Es handelte sich vielfach sowohl um perimenopausale als auch postmenopausale Frauen mit unterschiedlich schweren Symptomen. Zudem ist insbesondere bei Verwendung von Sojaextrakten zu berücksichtigen, dass diese je nach eingesetztem Rohmaterial und technologischem Verfahren unterschiedliche Gehalte und Relationen an Isoflavonen aufweisen und das pharmakokinetische Profil deutlich variieren kann (Setchell et al. 2001). Auch in einer kürzlich publizierten Meta-Analyse randomisierter klinischer Studien zur Behandlung perimenopausaler Symptome mit Sojapräparaten schlussfolgern die Autoren, dass eine abschließende Bewertung zur Wirksamkeit der Sojapräparate aufgrund der Heterogenität der Studien und der kontroversen Ergebnisse derzeit nicht möglich ist (Huntley u. Ernst 2004). Insgesamt lässt sich aus den vorhandenen Daten ableiten, dass eine Sojaisoflavonaufnahme zu einer Reduktion der ‚hot flashes‘ um 30–50 % führen kann. Aufgrund des starken Placeboeffektes liegt der tatsächliche Effekt der Isoflavone aber nur bei 10–20 % (Kurzer 2003). Inwieweit dieser relativ geringe zusätzliche Effekt der Phytoestrogene zum Placeboeffekt klinisch relevant ist, muss von jeder Frau individuell erwogen werden.

Zur Wirksamkeit von Rotklee-Isoflavonen wurden sehr viel weniger Studien durchgeführt, die aber ebenso uneinheitliche Ergebnisse lieferten. So konnte hier nur in einer von vier randomisierten, placebokontrollierten Doppelblindstudien eine Verbesserung vasomotorischer Symptome nachgewiesen werden (N.N. 2004). Die North American Menopause Society rät Frauen mit leichten vasomotorischen Symptomen zunächst zu Lebensstiländerungen (z.B. Entspannungstechniken) allein oder kombiniert mit nicht verschreibungspflichtigen Mitteln wie Isoflavonen (N.N. 2004). Die Sicherheit von Isoflavonen im Hinblick auf eine mögliche Erhöhung des Mammakarzinomrisikos wird jedoch nach wie vor kontrovers diskutiert (vgl. Kap. 3.11.3).

3.11.6 Adipositas

Unter Übergewicht versteht man eine das physiologische Maß überschreitende Zunahme der Körpermasse. Die Ursachen hierfür können sowohl ein erhöhter Körperfettanteil als auch eine vermehrte Muskelmasse oder Wasseransammlungen sein. Die Bezeichnung Adipositas (Obesitas, Fettsucht) bezieht sich dagegen ausschließlich auf eine Zunahme des Körperfettanteils. Zur Klassifizierung der Adipositas ist heute der Body-Mass-Index (BMI, Körpermassenindex) am gebräuchlichsten, der den Quotienten aus dem Körpergewicht (kg) und dem Quadrat der Körperlänge (m^2) darstellt. Als Faustregel gilt, dass Personen mit einem BMI > 25 kg/m^2 als übergewichtig und solche mit einem BMI > 30 kg/m^2 als adipös anzusehen sind. In Deutschland sind rund 50 % der Bevölkerung übergewichtig; etwa 20 % gelten als adipös (Müller et al. 2001). Damit zählt Deutschland zu den Ländern mit dem weltweit höchsten Anteil adipöser Personen.

Eine Vermehrung des abdominellen Fettgewebes ist mit einem besonders hohen Gefährdungspotenzial verbunden. Viszerale Fettzellen, d.h. Fettzellen im Bereich des Bauches, wie sie bei Männern typischerweiser, aber auch bei Frauen zu finden sind, zeichnen sich u.a. durch ihre im Vergleich zum gluteal-femoralen Fettgewebe (Fettansatz im Bereich von Hüfte und Gesäß) durch eine erhöhte Catecholaminempfindlichkeit aus, während die Insulinsensitivität herabgesetzt ist. Hieraus resultiert eine verstärkte Lipolyserate, sodass vermehrt freie Fettsäuren ins Blut abgegeben werden, die eine Insulinresistenz fördern. Gleichzeitig induzieren die freien Fettsäuren in der Leber die Sekretion von triglyzeridreichen Lipoproteinen. Die Aufnahme der Triglyzeride aus den Lipoproteinen ist zudem vermindert, da bei vorhandener Insulinresistenz auch die Aktivität der Lipoproteinlipase reduziert ist. Hierdurch kommt es zur Dyslipoproteinämie. Diese Zusammenhänge erklären u.a. die enge Verbindung zwischen Adipositas und dem metabolischen Syndrom. Als metabolisches Syndrom wird das gemeinsame Auftreten von Adipositas, Hypertonie, Fettstoffwechselstörungen und Diabetes mellitus Typ 2 verstanden. Diese Konstellation ist gleichbedeutend mit einem extrem hohen Atheroskleroserisiko und wird deshalb auch als „tödliches Quartett" bezeichnet (Joost et al. 2000, Roberts et al. 2000).

Trotz zahlreicher Therapiekonzepte gelingt insbesondere eine langfristige Gewichtsnormalisierung nur in wenigen Fällen und erfordert vom Patienten ein erhebliches Maß an Motivation, Mitarbeit und die Bereitschaft, seinen Lebensstil einer gründlichen „Revision" zu unterziehen (Steinbeck 2002). Angesichts dieser Situation suchen viele übergewichtige Personen nach scheinbar bequemeren Methoden, um ihrer überschüssigen Pfunde Herr zu werden. Nicht verwunderlich ist daher, dass immer neue „Schlankheitsprodukte" vor allem als Medizinprodukte, Nahrungsergänzungsmittel und teilweise auch in Form von Functional Food angeboten werden.

L-Carnitin (vgl. Kap. 6.5) ist die wohl am meisten beworbene „Schlankheitssubstanz" und wird häufig als „fat-burner" ausgelobt. Bislang existiert nur eine randomisierte placebokontrollierte Doppelblindstudie, die die Wirkung einer Carnitinsupplementierung auf den Gewichtsverlust beim Menschen untersuchte. Dabei konnte kein Effekt nachgewiesen werden (Villani et al. 2000). Somit kommt L-Carnitin keine eigenständige Eigenschaft als „Schlankheitsmittel" zu (Ströhle et al. 2004b).

Auch **CLA** (konjugierte Linolsäure, vgl. Kap. 8.4) wird als „Schlankmacher" angeboten, obwohl es sich vielmehr um eine Substanz handelt, die Einfluss auf die Körperzusammensetzung nimmt. Humanstudien, die die Wirkung von CLA auf das Körpergewicht bzw. den Körperfettgehalt untersucht haben, lieferten widersprüchliche Ergebnisse. Ein positiver Effekt scheint vor allem den beiden Isomeren cis-9-trans-11 und trans-10-cis-12 zuzukommen. Zudem sind positive Resultate erst ab einer Zufuhr von mindestens 3,4 g/d CLA zu erwarten. Werden diese Kriterien beachtet, ergeben sich unter Umständen günstige Effekte von CLA auf die Körperzusammensetzung, insbesondere in Verbindung mit sportlicher Betätigung (Ströhle et al. 2004b). Ungeklärt sind jedoch zurzeit noch mögliche unerwünschte Effekte einer hochdosierten CLA-Gabe im Hinblick auf eine Verstärkung der Insulinresistenz und mögliche prokarzinogene Wirkungen, sodass die Einnahme nicht empfohlen werden kann.

Die gewichtsreduzierenden Effekte von **Chrom** (vgl. Kap. 5.10) werden seit längerer Zeit ausgelobt. In tierexperimentellen Untersuchungen konnte gezeigt werden, dass Chromgaben den Körperfettgehalt vermindern und die Lean Body Mass (LBM) erhöhen (Anderson 1998). Inzwischen liegen verschiedene Interventionsstudien vor, die der Fragestellung nachgingen, welche Effekte Chromsupplemente auf die Entwicklung des Körpergewichts bzw. die Körperzusammensetzung bewirken. Dabei zeigten sich widersprüchliche Ergebnisse. Obwohl es Hinweise gibt, dass Chrom die Körperzusammensetzung positiv beeinflusst (Steigerung der LBM und/oder Senkung des Körperfettgehalts), zeigen mehrere gut kontrollierte Studien keinen derartigen Effekt. Auch in neueren Untersuchungen konnten keine Wirkungen auf die Körperzusammensetzung festgestellt werden. Im Hinblick auf eine Gewichtsreduktion sind die Wirkungen von Chrom ebenfalls gering. So ergab die Auswertung von 10 randomisierten, placebokontrollierten Doppelblindstudien einen nur schwachen Effekt, der im Wesentlichen auf die in einer einzelnen Studie erzielte Gewichtsabnahme zurückgeführt werden konnte (Ströhle et al. 2004b).

Hydroxycitrat (vgl. Kap. 14.9) ist in der Lage, das Enzym ATP-Citrat-Lyase zu hemmen, das eine Schlüsselstellung bei der Bildung von Fettsäuren und Körperfett aus Kohlenhydraten einnimmt. Hydroxycitrat ist in Nahrungsergänzungsmitteln mit Garcinia-Extrakten enthalten und wird als „Schlankheitsmittel" ausgelobt (Jena et al. 2002). Mehrere in-vitro-Untersuchungen und tierexperimentelle Studien bestätigen die Hemmung der Lipogenese durch (-)-Hydroxycitrat. Daneben werden weitere Effekte diskutiert, die eine Gewichtsabnahme begründen sollen. Von den fünf bislang publizierten Interventionsstudien belegen vier signifikant positive Effekte von Hydroxycitrat auf die Gewichtsabnahme. Allerdings weisen die Untersuchungen teils erhebliche Mängel auf. Die einzige methodisch saubere, gut kontrollierte, randomisierte, placebokontrollierte Doppelblindstudie konnte dagegen keine positiven Wirkungen hinsichtlich einer Gewichtsabnahme nachweisen. Insgesamt existieren keine ausreichenden wissenschaftliche Belege, die für eine gewichtsreduzierende Wirkung von (-)-Hydroxycitrat sprechen (Ströhle et al. 2004b).

Coffein (1,3,7-Trimethylxanthin) zählt zu den ältesten Genussmitteln. Es kommt vor allem in den Beeren, Samen und Blättern des Kaffeebaumes, des Teestrauchs, der Matepflanze, des Kakao- und Kolabaumes sowie im aus *Paullinia cupana* gewonnenen Guarana vor und wird in dieser Form auch in Functional Food und Nahrungsergänzungsmitteln eingesetzt. Neben seiner zentral stimulierenden Wirkung erhöht Coffein die Plasma-Adrenalinspiegel und steigert die Lipolyse. In mehreren Studien führte Coffein zu einer Steigerung der Thermogenese. Der erhöhte Energieverbrauch und die Steigerung der Fettoxidation legen einen gewichtsreduzierenden Effekt von Coffein nahe. Zahlreiche Humanstudien widmeten sich deshalb der Frage, ob Coffein eine Gewichtsreduktion induzieren kann. Ein steigernder Effekt auf den Energieverbrauch wurde in einer Untersuchung bestätigt, wohingegen in einer randomisierten, placebokontrollierten Doppelblindstudie kein höherer Gewichtsverlust in der mit Coffein behandelten Gruppe im Vergleich zur Placebogruppe festgestellt wurde. Auch die Verabreichung von Coffein kombiniert mit Chrom und Ballaststoffen führte nicht zu Gewichtsverlusten, die über denen der Placebogruppen lagen. Die vorliegenden Daten machen deutlich, dass Coffein keine signifikante Gewichtsreduktion induziert (Ströhle et al. 2004b).

MCT ist die Abkürzung für „mittelkettige Triglyceride". Dabei handelt es sich um eine Gruppe von Glycerinderivaten, die mit Fettsäureresten mittlerer Kettenlänge verestert sind. MCT wurde in jüngerer Zeit als „das Fett, das nicht dick macht" beworben. Durch den Austausch von LCT gegen MCT konnte in einer Reihe von tierexperimentellen Studien eine Abnahme des Körpergewichts – vornehmlich durch eine Reduktion der Fettdepots – erzielt werden. Allerdings konnten rund 30 % der Studien keinen Effekt auf das Körpergewicht zeigen, sodass die tierexperimentellen Ergebnisse keinesfalls einheitlich sind. Beim Menschen existieren mehrere Studien, die zeigen, dass MCT den Energieverbrauch geringfügig (um 240–300 kJ/d, 57–72 kcal/d) steigern kann. Mit Ausnahme einer methodisch hochwertigen, gut kontrollierten randomisierten, placebokontrollierten Doppelblindstudie konnte von der Mehrzahl der publizierten Interventionsstudien kein höherer Gewichtsverlust bei Gabe von MCT-Fetten bestätigt werden. Im Rahmen einer Reduktionsdiät scheint der Austausch von LCT gegen MCT dennoch den Körperfettabbau zu verbessern. Somit kann die Verwendung von MCT eine Gewichtsreduktion unterstützen, wobei allerdings das Ausmaß des zu erwartenden Gewichtsverlustes gering ist. Da größere Mengen zu unerwünschten gastrointestinalen Begleiterscheinungen wie abdominellen Schmerzen, Diarrhö und Flatulenz führen können, sollten MCT einschleichend in die Kost einbezogen und ihre Zufuhr auf ca. 40–60 g/d begrenzt werden (Ströhle et al. 2004b).

Die Supplementierung von **Pyruvat** (vgl. Kap. 14.8) soll zur Leistungssteigerung und zur Verbesserung der Körperzusammensetzung beitragen. In zwei randomisierten, placebokontrollierten Studien, in denen Probanden mit einem BMI ≥ 25 kg/m^2 eingeschlossen wurden, zeigte sich keine über der Placebogruppe liegende Gewichtsabnahme in den Pyruvatgruppen. Vor diesem Hintergrund muss Pyruvat als ungeeignet zur Verbesserung der Gewichtsreduktion eingestuft werden (Pittler u. Ernst 2004).

Ballaststoffe (vgl. Kap. 12) bewirken aufgrund der Magenfüllung und des höheren Kauaufwandes in der Regel ein länger anhaltendes Sättigungsgefühl. Dementsprechend wird auch eine Reihe von Supplementen auf Ballaststoffbasis angeboten. So finden sich zunehmend quellfähige Ballaststoffpräparate am Markt, die die Gewichtsreduktion erleichtern sollen. **Chitosan** (vgl. Kap. 14.13) wird durch Deacetylierung aus Chitin gewonnen. Chitin ist ein N-haltiges, der Cellulose nahe verwandtes Polysaccharid-Derivat (Poly-β(1->4)-N-Acetyl-D-Glucosamin). Chitosan stellt lebensmittelrechtlich gesehen einen nicht zugelassenen Zusatzstoff dar und darf daher in Nahrungsergänzungsmitteln nicht verwendet werden. Teilweise sind Chitosanpräparate als Medizinprodukt auf dem Markt. Laut Werbeaussagen soll Chitosan die Fettabsorption reduzieren. Insgesamt 10 randomisierte Doppelblindstudien mit übergewichtigen oder adipösen Patienten zeigen jedoch, dass Chitosan keine gewichtsreduzierenden Eigenschaften besitzt (Pittler u. Ernst 2004). Ebenso erwies sich das aus der Guarbohne (*Cyamopsis tetragonoloba*) gewonnene **Guar gum** in einer Meta-Analyse mit 11 doppelblinden, placebokontrollierten, randomisierten Studien als kein geeignetes Mittel zur Gewichtsreduktion (Pittler u. Ernst 2004). **Psyllium** (vgl. Kap. 14.11) ist ein wasserlöslicher Ballaststoff aus der Samenschale von Plantago ovata. In einer placebokontrollierten, randomisierten Doppelblindstudie mit Typ-2-Diabetikern (mittlerer BMI = 29 kg/m^2) zeigten sich keine signifikanten Veränderungen des Körpergewichts verglichen mit der Placebogruppe, sodass es als adjuvantes Mittel zur Gewichtsreduktion ungeeignet ist (Pittler u. Ernst 2004). Für **Glucomannan,** das als Bestandteil der Konjakwurzel aus *Amorphophallus konjac* gewonnen wird, wurde in einer placebokontrollierten, randomisierten Doppelblindstudie mit übergewichtigen Patienten eine signifikant höhere Gewichtsabnahme im Vergleich zur Placebogruppe festgestellt (Walsh et al. 1984). Dem gegenüber fand sich bei übergewichtigen Kindern kein Effekt von Glucomannan verglichen mit der Placebogruppe (Vido et al. 1993).

Aufgrund der sehr mäßigen Effekte selbst solcher Substanzen, die eine Wirkung auf den Gewichtsverlust ausübten, ist der Nutzen einer Supplementierung bestimmter Substanzen in der Adipositastherapie fragwürdig. Für viele Stoffe finden sich indes keine wissenschaftlich fundierten Belege, sodass ihre Verwendung ohnehin jeglicher Basis entbehrt.

Diäten zur Gewichtsreduktion sind üblicherweise mit einer eingeschränkten Energiezufuhr im Bereich von 800–1500 kcal/d verbunden und werden über Zeiträume von wenigen Tagen bis zu mehreren Monaten oder länger praktiziert. Zu Engpässen kommt es dabei insbesondere bei Eisen, Folsäure, Vitamin B_6 und Zink. Bei Diäten mit nur 800–1100 kcal/d ist eine Supplementierung mit Vitaminen und Mineralstoffen obligatorisch (Pi-Sunyer 1999). In der Praxis ist eine ausreichende Versorgung mit Mikronährstoffen bereits unterhalb einer Energiezufuhr von 1500 kcal/d nicht mehr sicherzustellen. Besonders ungünstig wirken sich einseitige Crash-Diäten mit drastischer Kalorienreduktion auf die Versorgung aus, insbesondere wenn sie über einen langen Zeitraum praktiziert werden. Eine Reihe von Gewichtsreduktionsprogrammen, wie die Brigitte Diät oder Weight Watchers, bieten eine sinnvolle Kostzusammenstellung an. Weit verbreitet zur Gewichtsreduktion ist jedoch auch die einfache Formel „FdH". Die Reduzierung einer in der Regel bereits vor der Diät nicht ausgewogenen Lebensmittelauswahl auf die Hälfte führt jedoch zwangsläufig zu Defiziten. Eine starke Restriktion der Energiezufuhr kann nur dann eine ausreichende Versorgung gewährleisten, wenn sie mit einer gleichzeitigen Erhöhung der Nährstoffdichte gekoppelt ist. Dies ist in der Praxis jedoch häufig nicht der Fall, sodass bei Reduktionskost eine ergänzende Zufuhr von Vitaminen und Mineralstoffen in physiologischer Dosierung über ein entsprechendes Supplement grundsätzlich empfohlen werden kann.

Um mögliche Nährstoffdefizite durch eine sehr energiearme Reduktionskost zu vermeiden, finden in vielen Programmen spezielle diätetische Lebensmittel für eine kalorienarme Ernährung Verwendung. Sie unterliegen den Vorgaben insbesondere des § 14a DiätV und enthalten vorgegebene Mengen an Protein, Kohlenhydraten, essenziellen Fettsäuren, Vitaminen und Mineralstoffen. Die Produkte finden auch im Rahmen verschiedener Programme zur Gewichtsreduktion Verwendung und sollen hier nicht näher besprochen werden.

3.11.7 Immundefizite

In den letzten Jahrzehnten hat sich die Ernährungswissenschaft zunehmend mit der Frage beschäftigt, inwiefern sich der Ernährungsstatus auf das Immunsystem auswirkt. Besonders in den weniger entwickelten Ländern ist ein deutlicher Zusammenhang zwischen Ernährung, Immunsystem und Infektionskrankheiten zu beobachten. Hier gilt Unterernährung als Hauptursache für eine sekundäre (erworbene) Immunschwäche (NAIDS = Nutritionally-Acquired Immuno Deficiency Syndrome). In den Industrieländern ist dagegen im Allgemeinen eine ausreichende Versorgung mit Nährstoffen gewährleistet. Dennoch treten auch hier teilweise Mangelerscheinungen infolge von Fehlernährung auf. Hiervon sind insbesondere Alkoholiker, Tumor- oder AIDS-Patienten sowie ältere Menschen betroffen.

Auch bei einer allgemein ausreichenden Ernährung kann bereits die suboptimale Zufuhr eines Vitamins oder Mineralstoffes die Immunantwort beeinträchtigen. Da die einzelnen Komponenten des Immunsystems einem ständigen Auf- und Abbau unterliegen, ist der Substratbedarf für die Erneuerung im Vergleich zu vielen anderen Geweben sehr hoch. Nur bei einer bedarfsgerechten Zufuhr aller essenziellen Nährstoffe laufen die biochemischen Stoffwechselvorgänge und zellulären Mechanismen, die die Grundlage des Immunsystems bilden, optimal ab. Mangel-, jedoch auch Überernährung, kann die zellulären und humoralen Abwehrreaktionen negativ beeinflussen (Chandra 1997, Yoshida et al. 1999).

Proteine sind ein wesentlicher Baustein der zellulären und humoralen Immunfaktoren, daher kann eine ungenügende Proteinzufuhr die Abwehrmechanismen entscheidend beeinträchtigen. Von besonderer Bedeutung sind dabei die Aminosäuren Arginin und Glutamin sowie das Tripeptid Glutathion. **Arginin** (vgl. Kap. 6.3) verfügt über zahlreiche immunstimulierende Eigenschaften, wobei die Wirkungsweisen noch nicht in allen Einzelheiten geklärt sind. In tierexperimentellen Untersuchungen steigerte Arginin die Proliferation und die Aktivität von T-Lymphocyten und stimulierte die Synthese von Wachstumshormon. Besonders bedeutsam ist Arginin für die cytotoxische Aktivität von Makrophagen. Beim Menschen erhöhen pharmakologische Argininzusätze die Lymphocytenantwort sowie die Aktivität und Konzentration natürlicher T-Killerzellen. Auf molekularer Ebene werden die immunmodulierenden Effekte auf verschiedene Wirkmechanismen zurückgeführt. So führt ein erhöhtes Argininangebot zu einer vermehrten Synthese von Polyaminen, die ihrerseits eine bedeutsame Funktion bei der Proliferation und Differenzierung von Lymphocyten einnehmen. Darüber hinaus ist Arginin Ausgangssubstrat für die endogene NO-Produktion, das wiederum bei der Regulation von Inflammation und Immunität eine entscheidende Rolle spielt (Stehle 2000b, Grimble 2001). Die Ergebnisse zum Einsatz von Arginin bei kritisch kranken Patienten sind allerdings widersprüchlich (Suchner et al. 2000).

Eine weitere Aminosäure, der immunmodulierende Effekte zugesprochen werden, ist **Glutamin** (vgl. Kap. 6.2). In vitro dient Glutamin als wichtige Energiequelle für die Zellen des Immunsystems. Es gilt als gesichert, dass höhere Glutaminkonzentrationen die Lymphocytenproliferation fördern. Auch die Differenzierung von B-Lymphocyten zu Plasmazellen sowie die Freisetzung von Interleukinen werden durch Glutamin stimuliert. Des Weiteren steigt bei höheren Konzentrationen der Aminosäure die Phagocytosekapazität der Makrophagen an. Vor allem unter metabolischem Stress, wie er im Postaggressionsstoffwechsel auftritt, ist auf eine adäquate Glutaminzufuhr zu achten. Hinzu kommt, dass Glutamin die endogene Synthese des Tripeptids Glutathion moduliert, das als wichtiges Antioxidans und Radikalfänger fungiert. Darüber hinaus wirkt Glutathion bei der Synthese einiger Prostaglandine und Leukotriene mit. Ein Mangel an Glutathion wirkt sich nachteilig auf den Lymphocytenstoffwechsel und die cytotoxische T-Zellaktivität aus. Vermutlich lässt sich durch eine gesteigerte Glutaminzufuhr die Glutathionsynthese steigern, wie tierexperimentelle Studien zeigen (Grimble 2001). Die Gabe von **Nucleotiden** (RNA) als Quelle von Purinen und Pyrimidinen hat einen günstigen Einfluss auf Gewebe mit hoher Proliferationsrate. Dies betrifft insbesondere die T-Zell-abhängige Immunantwort, sofern die Nahrung keinen ausreichenden Nucleotidgehalt aufweist (Ockenga u. Lochs 2003). Intensivpatienten profitieren offenbar von einer enteralen immunmodulierenden Sondenkost, während unter den Sepsispatienten nur solche mit leichter Sepsis profitieren. Bei Patienten mit schwerer Sepsis war eine Standardsondenkost der Immunonutrition überlegen (Ockenga u. Lochs 2003).

Die Bedeutung der **essenziellen Fettsäuren** für das Immunsystem resultiert im Wesentlichen aus ihrer Funktion als Ausgangsprodukte der Eicosanoidsynthese. Je nach Fettsäuremuster der mit der Nahrung zugeführten Lipide werden unterschiedliche Eicosanoide (Prostaglandine, Thromboxane oder Leukotriene) gebildet, die die immunologischen Prozesse – auch in Abhängigkeit von der gebildeten Menge – mehr oder weniger stark beeinflussen. Die mehrfach ungesättigten ω-**3-Fettsäuren** (vgl. Kap. 8.2), insbesondere α-Linolensäure und ihre Metaboliten (z. B. Eicosapentaensäure und Docosahexaensäure), wirken je nach Konzentration entzündungshemmend, beeinflussen die Antikörperbildung und verringern in verschiedenem Ausmaß die Aktivität der Helferzellen. Die antiinflammatorischen Eigenschaften von ω-3-Fettsäuren macht man sich bei einer Reihe entzündlicher Erkrankungen zunutze. Hierzu zählen Rheuma, Colitis ulcerosa, Neurodermitis sowie Atherosklerose. Auch im Rahmen der sogenannten „Immunonutrition" finden ω-3-Fettsäuren Beachtung. So war bei Patienten mit ARDS (Adult Respiratory Distress Syndrome) eine Verbesserung durch eine mit ω-3-Fettsäuren und Antioxidanzien angereicherten Sondenkost zur enteralen Ernährung festzustellen (Ockenga u. Lochs 2003, Yoshida et al. 1999).

Aus verschiedenen Untersuchungen ist bekannt, dass auch eine unzureichende Versorgung mit den Vitaminen A, B_6, Folsäure sowie mit Eisen, Zink und Selen immunologische Parameter negativ beeinflusst (Daniel u. Benterbusch 1991, Lesourd 1999). Die Verabreichung eines Multivitamin-/Multimineralstoff-Präparates an gesunde ältere Probanden führte in einer placebokontrollierten Studie zu einer signifikanten Verstärkung der Hautreaktion vom verzögerten Typ (Bogden et al. 1994). Auch andere immunologische Parameter wurden durch eine Supplementierung mit Mikronährstoffen positiv beeinflusst. So zeigen Arbeiten von Chandra (1992) bzw. Pike und Chandra (1995), dass die ergänzende Zufuhr von Mikronährstoffen (Vitamin B_1, B_2, B_6, B_{12}, Folsäure, Niacin, Vitamin C, D, E, A, Beta-Carotin, Zink, Kupfer, Eisen, Jod, Selen, Calcium und Magnesium) bei gesunden älteren Menschen zu einer Stimulierung des Immunsystems führt und die Anfälligkeit für Infektionskrankheiten vermindert. Die Dosierungen lagen mit Ausnahme von Vitamin E (44 mg) und β-Carotin (16 mg) im Bereich der allgemeinen Empfehlungen (Chandra 1992).

Ein Mangel an **Vitamin A** beeinträchtigt sowohl unspezifische als auch spezifische Abwehrmechanismen. Die Integrität von Haut und Schleimhäuten, insbesondere im Bereich des Darms sowie des Respirationstraktes, ist im Vitamin-A-Mangel verschlechtert. Durch die Schwächung der Haut-Schleimhaut-Barriere können Keime leichter in den Körper eindringen und das Infektrisiko nimmt zu. Des Weiteren führt eine Unterversorgung mit Vitamin A zu einer Atrophie der primären und sekundären Organe des Immunsystems. Die im Vitamin-A-Defizit gestörte zelluläre Immunität zeigt sich in einer beeinträchtigten Proliferation und Zytotoxizität von T-Lymphocyten sowie in einer herabgesetzten Aktivität natürlicher Killerzellen. Durch die Gabe von pharmakologischen Vitamin-A-Dosen lassen sich unspezifische Abwehrmechanismen (z. B. Phagocytose) sowie die Antikörperproduktion stimulieren (Yoshida et al. 1999).

Die Funktion von **Vitamin D** (vgl. Kap. 4.2) im Immunsystem ist erst seit einigen Jahren bekannt. Es wird vermutet, dass es an der lokalen Regulation von Immun- und Entzündungsprozessen beteiligt ist. Auch das als Antioxidans bekannte **Vitamin E** (vgl. Kap. 4.3) übt einen positiven Effekt auf das Immunsystem aus, indem es die immunsuppressive Wirkung freier Radikale vermindert. Zudem konnte festgestellt werden, dass höhere Vitamin-E-Gaben humorale und zelluläre Abwehrmechanismen stimulieren (Yoshida et al. 1999). Bei einer ergänzenden Zufuhr von Vitamin E fanden sich in Untersuchungen positive Effekte auf die Immunantwort. Die verabreichten Dosierungen lagen in Bereichen von 200–800 mg/d Tocopherol (Meydani et al. 1990, 1997). Sehr hohe Dosierungen von 1600 mg/d verminderten allerdings die Immunantwort bei älteren Menschen (Chandra 2002). **Vitamin C** (vgl. Kap. 4.13) schützt aufgrund seiner antioxidativen Eigenschaften phagocytierende Zellen vor der Autoxidation. Die Supplementierung von Vitamin C verbessert die Phagocytoseeigenschaft der neutrophilen Granulocyten (Rümelin 2002). In einer Studie an gesunden Männern, deren Vitamin-C-Zufuhr über 60 Tage von 250 auf 5, 10 oder 20 mg pro Tag reduziert wurde, fand sich eine verminderte Immunantwort bei der Hautreaktion vom verzögerten Typ, einem Parameter der Funktionsfähigkeit des Immunsystems. Die Immunantworten fielen auch nach dreiwöchiger Erhöhung auf 60 mg/d oder auf 250 mg/d noch niedriger aus als vor Versuchsbeginn (Kelley u. Bendich 1996). Eine hohe Zufuhr an Vitamin C wurde lange Zeit als wirksamer Schutz gegen Erkältungskrankheiten angesehen. Einige Studienergebnisse deuten darauf hin, dass die Gabe von mehreren Gramm pro Tag den Grad der Erkrankung und die Schwere der Symptome mindern könnte (Gorton u. Jarvis 1999, Hemilä u. Douglas 1999, Hemilä u. Herman 1995), eine neuere Arbeit konnte diesen Effekt jedoch nicht bestätigen (Audera et al. 2001). Darüber hinaus ist ein Mangel an **Pyridoxin** mit Beeinträchtigungen der zellulären und humoralen Immunabwehr verbunden (Lesourd 1997, Frank 2002).

Eisen (vgl. Kap. 5.4) ist für das Immunsystem von zentraler Bedeutung. In den Zellen der unspezifischen Abwehr ist Eisen Bestandteil des Enzyms Myeloperoxidase, das an der intrazellulären Entstehung freier Radikale beteiligt ist. Diese Radikale werden zur Abtötung von Bakterien benötigt, worauf die bakterizide Wirkung der Granulocyten und Monocyten beruht. Eine Supplementierung mit Eisen während einer Infektion muss jedoch kritisch betrachtet werden. Da Eisen gleichzeitig auch Wachstumsfaktor für zahlreiche Mikroorganismen ist, verringert sich der Plasma-Eisenspiegel als Antwort auf eine bakterielle Infektion. Dies könnte eine „Schutzmaßnahme" des Organismus sein, um das bakterielle Wachstum einzudämmen (Yoshida et al. 1999, Weiss 2002).

Zink (vgl. Kap. 5.5) steht in engem Zusammenhang mit der Reifung und Aktivität der T-Lymphocyten. Als Bestandteil von Thymulin, einem Peptidhormon der Thymuszellen, stimuliert es die Bildung von T-Lymphocyten. Außerdem verstärkt Zink die Lymphocytenproliferation und die Blastogenese der B-Lymphocyten (Rink u. Gabriel 2000). In einer Studie mit 118 Bewohnern eines Altenheims, die eine Supplementierung von Vitamin A und Zink erhielten, ergaben sich durch die Zinksupplementierung Verbesserungen der zellvermittelten Immunreaktion, wohingegen Vitamin A eher negative Effekte auf die Immunantwort auslöste (Fortes et al. 1998). Bislang nicht ausreichend wissenschaftlich bewiesen ist hingegen der therapeutische Einsatz von Zink bei Erkältungskrankheiten (Walker u. Black 2004).

Selen (vgl. Kap. 5.8) besitzt – vermutlich aufgrund seiner Funktion als Bestandteil der Glutathionperoxidase – zahlreiche immunmodulatorische Wirkungen. Das Element stimuliert die Lymphocytenproliferation, aktiviert cytotoxische T-Zellen und erhöht die Zytotoxizität von Phagocyten. Im Selenmangel steigt die Syntheserate solcher Eicosanoide an, die am Entzündungsgeschehen beteiligt sind. Hingegen ist die Synthese der für die Chemotaxis von Immunzellen notwendigen Leukotriene verringert. Neben einer verminderten Antikörperbildung finden sich im Selen-Mangel zahlreiche weitere Einschränkungen der Immunabwehr. Hierzu gehört die verminderte Zytotoxizität immunkompetenter Zellen sowie die Abnahme der Lymphocytenproliferation. Insgesamt resultiert hieraus eine gesteigerte Infektanfälligkeit (Yoshida 1999, Arthur et al. 2003).

Probiotika (vgl. Kap. 11.1) wie L. acidophilus und Bifidobacterium bifidum führten in Untersuchungen zu einer Verbesserung der Phagocytoseaktivität von Granulocyten. Darüber hinaus konnte durch Probiotika die Schwere akuter Diarrhö bei Kindern vermindert werden und die mit Antibiotikagabe assoziierte Diarrhö verbessert werden. Auch ein Nutzen in der Prävention von Harnwegsinfekten und eine Reduktion der Atopie bei Kindern wurde beobachtet (Lopez-Varela et al. 2002, Macfarlane u. Cummings 2002).

Grundsätzlich muss angemerkt werden, dass insbesondere die ergänzenden bilanzierten Diäten zur diätetischen Behandlung von Immundefiziten einer kritischen Betrachtung bedürfen. Vielfach sind die Indikationen viel zu weit gefasst. Einer diätetischen Intervention zugänglich sind ohnehin lediglich Immunstörungen, die sich auf Basis einer unzureichenden Nährstoffversorgung ergeben, z.B. im Zuge von Tumorerkrankungen.

3.11.8 Darmerkrankungen

Malabsorption und -maldigestion werden durch unterschiedliche Erkrankungen des Magen-Darm-Traktes bzw. der Leber, der Gallenblase oder des Pankreas verursacht oder entstehen durch das Fehlen absorptionsrelevanter Darmabschnitte, sodass eine reguläre Verdauung und/oder Absorption verhindert wird. Häufige Ursache für die Malabsorption und -digestion sind vor allem die chronisch-entzündlichen Darmerkrankungen, die gluteninduzierte Enteropathie und das Kurzdarmsyndrom, aber auch eine mikrobielle Überbesiedelung im Dünndarm kann Nährstoffe des Chymus, speziell Vitamin B_{12}, entziehen, die dadurch der Absorption entgehen.

Chronisch entzündliche Darmerkrankungen

Unter dem Begriff chronisch-entzündliche Darmerkrankungen (CED) versteht man schubweise auftretende, rezidivierende Erkrankungen des Intestinaltrakts. Die Entstehung der CED basiert auf chronisch fortschreitenden inflammatorischen Prozessen, in deren Verlauf gastrointestinale Gewebe beschädigt werden. Die Krankheitsbilder sind in der Regel nur symptomatisch zu behandeln, eine kurative Therapie besteht bislang nicht. Unter **Colitis ulcerosa** ist eine Erkrankung des Colons zu verstehen, die einen akuten, chronisch wiederkehrenden Verlauf nimmt und in ihrem Schweregrad erheblich variieren kann. In der Regel beginnt sie im Rectum und dehnt sich dann auf Colonabschnitte oder das gesamte Colon aus. Ist ausschließlich das Rectum betroffen, spricht man von einer Proktitis. Von der Erkrankung ist meistens die Mucosa betroffen, nur in seltenen Fällen werden auch tiefere Wandschichten erfasst. Als **Morbus Crohn** werden chronische, granulomatöse Entzündungen des Intestinaltrakts bezeichnet, deren Ursache noch unklar ist. Der Verlauf der Erkrankung ist durch azyklische, akute Schübe charakterisiert. Die Entzündungsprozesse konzentrieren sich primär auf die Submucosa, können aber auch die gesamte Darmwand erfassen und zu einer Reihe von Komplikationen führen. Obwohl die Entzündungsherde prinzipiell in jeder Region des gastrointestinalen

Systems – von der Mundhöhle bis zum Anus – auftreten können, ist der obere Verdauungsapparat relativ selten betroffen. Typisch für die Erkrankung sind lokal begrenzte Entzündungsareale, die sich von makroskopisch intakten Mucosaarealen deutlich abheben (Griffiths 1999).

Sowohl bei Morbus Crohn als auch bei Colitis ulcerosa lassen sich Vitamin- und Mineralstoffdefizite feststellen. Neben der ausgeprägten Malabsorption kommt es häufig zu einer geringen Nahrungsaufnahme und damit zu einer reduzierten Zufuhr von Vitaminen und Mineralstoffen, in akuten Phasen kommen Erbrechen, hohes Fieber und eine ausgeprägte Toxämie hinzu (Lohr u. Keppler 1999). Unter den Vitaminen finden sich häufig Defizite bei Folsäure, Vitamin B_{12} und Vitamin D (Griffiths 1999). Untersuchungen zeigen, dass bei 21 % der Patienten mit chronisch-entzündlichen Darmkrankheiten die Vitamin-A-Versorgung unterhalb der Norm liegt, Vitamin B_{12} in 48 % der Fälle, Folsäure bei 54 bis 64 %, Vitamin C bei 12 % und Vitamin D in 25 bis 65 % der Fälle. Auch bei anderen Vitaminen wie Niacin, Vitamin E und K wird von Defiziten berichtet (Rosenberg et al. 1985). Durch die entzündlich veränderte Darmoberfläche geht Darmsekret, bei Colitis ulcerosa oft auch Blut verloren, sodass eine Eisenmangelanämie bei Patienten mit Colitis ulcerosa häufiger ist als bei Crohn-Patienten (Kasper u. Scheppach 2004). Das Meiden von Milchprodukten und die Auswirkungen der Corticosteroidtherapie auf die Absorption und Ausscheidung von Calcium erhöhen das Risiko für einen Calciummangel (Griffiths 1999). Darüber hinaus weisen Patienten mit entzündlichen Darmerkrankungen häufig verminderte Serumkonzentrationen an Kalium, Magnesium und Zink auf (Kasper u. Scheppach 2004). Das Ausmaß der Unterversorgung hängt wesentlich von der Schwere der Erkrankung ab.

In der Ernährungstherapie der CED hat sich die Gabe von ω-3-Fettsäuren als viel versprechend erwiesen. Da sie die Umwandlung von Arachidonsäure in LTB_4 senken und im Gegenzug die Synthese des äußerst schwachen Entzündungsmediators LTB_5 stimulieren, drosseln diese die entzündliche Aktivität im Gewebe. Eine Besserung des histologischen, klinischen und endoskopischen Schweregrades ließ sich bei Patienten mit Colitis ulcerosa durch den Einsatz von 5 g ω-3-Fettsäuren täglich erzielen, auch bei Morbus Crohn soll die Supplementierung von Fischölen zu einer verminderten Remissionsrate geführt haben, wobei die Ergebnisse hierzu uneinheitlich waren (Kasper u. Scheppach 2004, Jones u. Papamandjaris 2001).

Abb. 3–23 zeigt Empfehlungen zur Ernährung bei chronisch entzündlichen Darmerkrankungen.

Gluteninduzierte Enteropathie

Das Krankheitsbild der gluteninduzierten Enteropathie, die im Kindesalter als **„Zöliakie"** und im Erwachsenenalter als **„einheimische Sprue"** bezeichnet wird, beruht auf einer Intoleranz gegenüber einer Teilfraktion des Getreideproteins Gluten. Auch bei dieser Erkrankung kommt es häufig zur Mangelernährung (Holtmeier

- Künstliche enterale oder, falls nicht möglich, parenterale Ernährung
- Orale Eisenzufuhr bei chronischen Sickerblutungen
- Substitution von Zink sowie evtl. von Calcium, Kalium, Magnesium
- Evtl. Supplementierung von allen fett- und wasserlöslichen Vitaminen, v.a. Folsäure, Vitamin B_{12}, Vitamin D
- Bei Resektion oder Funktionsverlust von mehr als 100 cm des terminalen Ileums parenterale Vitamin-B_{12}-Substitution
- Evtl. Supplementierung mit 5 g ω-3-Fettsäuren

Abb. 3–23: Ernährungsempfehlungen für Patienten mit chronisch entzündlichen Darmerkrankungen

u. Stein 1999). Zu Beginn der Therapie sollten die Patienten in jedem Fall mit einem Multivitamin-Multimineralstoff-Präparat versorgt werden, um entstandene Versorgungslücken rasch zu schließen. Patienten, die eine glutenfreie Kost einhalten, haben eine weitgehend normale Zottenausprägung und dann auch eine physiologische Nährstoffversorgung. Insbesondere bei den Vitaminen A, D und Folsäure sowie bei Calcium, Eisen und Selen finden sich häufig Defizite. Vor allem in der Pubertät, wenn die Diätvorgaben weniger konsequent eingehalten werden, kommt es trotz ausreichender Zufuhr zu einer Verschlechterung des Folsäurestatus (Hjelt u. Krasilnikoff 1990). Bei entsprechender Schwere des Folsäuredefizits muss auch mit anderen Vitaminmängeln gerechnet werden. Darüber hinaus besteht je nach Ausmaß der Malabsorption auch ein Lactasemangel, sodass Milchzucker zu meiden ist. Bei nichtbehandelter Sprue oder nicht eingehaltenen Diätvorgaben ist die Deckung des Calciumbedarfs nicht gesichert (Kasper u. Scheppach 2004). Die bisweilen zu findende Substitution des Enzyms Lactase durch Nahrungsergänzungsmittel ist nicht als Ernährungswirkung anzusehen. Aus wissenschaftlicher Sicht handelt es sich um den Ersatz einer körpereigenen Substanz, die in unzureichender Menge vorliegt und damit um eine Arzneimittelwirkung.

Kurzdarmsyndrom

Der Begriff Kurzdarmsyndrom umschreibt die klinischen Auswirkungen nach der Resektion von Darmsegmenten. Die häufigsten Anlässe für diese chirurgischen Eingriffe sind Durchblutungsstörungen im Bereich der versorgenden Gefäße (Mesenterialinfarkt), chronisch-entzündliche Darmerkrankungen (Morbus Crohn) sowie Strahlenenteritis und Unfälle. Für die Schwere der Malabsorption beim Kurzdarmsyndrom ist entscheidend, welcher Teil des Darms, wie umfänglich und vor wie langer Zeit reseziert wurde. Bis zu einem Drittel des Dünndarms können ohne Folgen entfernt werden, vorausgesetzt, das terminale Ileum ist wegen der Vitamin-B_{12}-Resorption und dem enterohepatischen Kreislauf nicht betroffen (Andersson et al.

1986). Wird das terminale Ileum entfernt, so kann es durch Unterbrechung des enterohepatischen Kreislaufs zu Erniedrigungen der intraluminalen Gallensäure-konzentration kommen und dadurch sekundär zu einer verschlechterten Absorption von Fetten, fettlöslichen Vitaminen und von Folsäure. Die Gabe von Mineral-stoffen wie Calcium, Eisen, Magnesium und Phosphat oder Spurenelementen wie Zink ist häufig ebenfalls ratsam, weshalb sich auch hier der Einsatz eines Multi-vitamin-Multimineralstoff-Präparates anbietet. Bei totaler Resektion des terminalen Ileums muss eine parenterale Gabe von Vitamin B_{12} erfolgen. Sind wesentlich grö-ßere Anteile als ein Drittel des Dünndarms entfernt worden, kann es selbst bei opti-maler oraler Zufuhr zu subnormalen Werten bei verschiedenen Vitaminen kommen (Andersson et al. 1986), vor allem in geringem zeitlichem Abstand zur Resektion. Mit größerem zeitlichem Abstand zu der Resektion ergeben sich Adaptationsleis-tungen, die die Substitution einiger Vitamine überflüssig machen. So wurde berich-tet, dass bei Kindern mit einem Rest-Ileum von 8 cm einige Monate nach der Resek-tion eine Vitamin-B_{12}-Substitution unterbleiben konnte (Ooi et al. 1992). Ob diese Adaptation für alle Vitamine gelungen ist, muss allerdings von Fall zu Fall durch ent-sprechende Statusuntersuchungen entschieden werden. Neben den oben aufge-führten Erkrankungen an sich können die für deren Therapie verwendeten Arznei-mittel wie Sulfasalazin den Vitaminstatus beeinflussen.

3.11.9 Patienten mit konsumierenden Erkrankungen

Etwa die Hälfte aller Tumorkranken verliert im Verlauf der Erkrankung an Gewicht (Selberg u. Müller 1992). Entscheidend für Umfang und Häufigkeit der Kachexie ist u. a. die Krebslokalisation. Während beim Mammakarzinom rund 40 % der Patien-ten Gewichtsverluste erleiden, sind bei Magen-, Pankreas-, Bronchial- und Prostata-karzinomen 60 bis 80 % der Erkrankten betroffen (Kasper 2000). Nicht nur in der Prävention von Krebserkrankungen spielt die Ernährung eine wesentliche Rolle, auch in der Therapie kommt ihr ein zentraler Stellenwert zu. Ein Großteil der Patien-ten verstirbt letztlich an den Folgen einer tumorbedingten Unternährung. Eine aus-reichende, an die Erkrankung angepasste Ernährung ist damit nicht nur für den Erhalt der Lebensqualität bedeutsam, sie ist auch Voraussetzung für eine erfolgrei-che Therapie. Die Rolle der Ernährung liegt dabei darin, alle Voraussetzungen für optimale Körperfunktionen zu schaffen, insbesondere für das Immunsystem. Ent-gegen der Vorstellung vieler Betroffener existieren allerdings keine „Krebsdiäten", also Kostformen, die geeignet wären, das Tumorwachstum zu hemmen (Merca-dante 1996, Kasper 2000).

Das stetige Tumorwachstum wird von einer Reihe anthropometrischer und bioche-mischer Veränderungen begleitet. Mit fortschreitendem Wachstum ergibt sich das Bild der Tumorkachexie („Auszehrung"). Die vermehrte Freisetzung von Cytokinen, in deren Folge es u. a. zu Anorexie, Hypermetabolismus, Lipolysesteigerung und Hemmung der Proteinsynthese kommt, führt vielfach zu einer dramatischen

Gewichtsabnahme, die durch therapeutische Maßnahmen oft noch gesteigert wird. Sowohl Operationen als auch Chemo- und Strahlentherapie können sich negativ auf Nahrungsaufnahme und -utilisation auswirken (Selberg u. Müller 1992). Bei der Chemotherapie und häufig notwendigen Analgesien kommen verschiedene Einflüsse zum Tragen. So führen Zytostatika häufig zu Erbrechen und Anorexie. Darüber hinaus schädigen sie durch systemische Anwendung oft nicht nur das Tumorgewebe, sondern auch andere schnell proliferierende Gewebe wie die Enterocyten. Die absorbierende Oberfläche wird dadurch vermindert, Darmbluten mit entsprechenden Nährstoffverlusten kann auftreten. Darüber hinaus wirken einige Chemotherapeutika als Antivitamine (Methotrexat, Aminopterin) oder beeinträchtigen den Vitaminstoffwechsel (Hahn 2004). Morphinderivate als häufig angewandte Analgetika bei terminalen Patienten führen zu Obstipation und können daher das Wohlbefinden und die Nahrungsaufnahme noch weiter beeinträchtigen. Im Sinne einer palliativen Therapie und zur Erhaltung der Lebensqualität verdient eine ausreichende Nährstoffversorgung gerade bei dieser Patientengruppe besonderes Augenmerk.

Auch die Bestrahlung sowie mögliche später auftretende Strahlenschäden können zu Malabsorption führen. Daneben erhöhen sie den Vitaminbedarf durch Abforderung aller für die Wundheilung notwendigen Stoffe, also auch der Vitamine. Dabei ist weniger die sich direkt an die Bestrahlung anschließende Colitis gefürchtet, die meist spontan wieder abklingt. Deutlicher in der Auswirkung ist die drei oder mehr Monate später auftretende Strahlencolitis. Da das Gewebe unmittelbar geschädigt ist, stehen hierbei nur wenige therapeutische Möglichkeiten zur Verfügung (Lohr 1999). Es zeigen sich die gesamten Probleme der Colitis mit Malabsorptionsphänomenen in Abhängigkeit von der Entzündungsschwere.

Das Ausmaß der Kachexie und Malnutrition beeinträchtigt nicht nur die Lebensqualität von Tumorpatienten, sondern begünstigt auch das Auftreten zahlreicher Komplikationen (u. a. Wundheilungsstörungen, Dekubitus und Infektionen), die die Mortalität der Patienten steigern. Aus diesen Gründen kommt einer frühzeitigen, gezielten Ernährungstherapie eine besondere Bedeutung zu (Shils u. Shike 1999).

Ziel einer jeden verantwortungsvoll durchgeführten Ernährungstherapie ist es, den Ernährungszustand von Krebspatienten zu verbessern und so positiv auf die Regenerationsfähigkeit des Organismus einzuwirken. Krebspatienten sollten so lange wie möglich oral ernährt werden, wobei sich die Auswahl der Lebensmittel weitestgehend an den Präferenzen des Patienten orientieren sollte. Bei Bedarf kann eine enterale bzw. parenterale Ernährungstherapie erfolgen, wobei der enteralen Applikation immer der Vorzug gegeben werden sollte.

Die Ernährungsempfehlungen bei Tumorerkrankungen insbesondere während der Chemo- und Strahlentherapie sind in Abb. 3–24 zusammengefasst.

Schluckbeschwerden

Keine feste Nahrung

Hochkalorische, flüssige Nahrungssupplemente

Häufig kleine Mengen trinken (Pfefferminztee)

Entzündungen des oberen Verdauungstraktes

Keine scharfen Gewürze

Keine stark gesalzenen Speisen

Keine säurehaltigen Lebensmittel

Speisen nicht zu heiß verzehren

Kohlensäurehaltige Getränke meiden

Supplemente mit Vitaminen, Mineralstoffen und Spurenelementen evtl. notwendig

Durchfall, Erbrechen

Kein frisches Obst

Keine blähenden Gemüse oder Salate

Reichlich Flüssigkeit (2,5–3 l)

Supplementierung mit Elektrolyte und Mikronährstoffen

Veränderung der Geschmacksempfindung

Herabgesetzte Geschmacksschwelle für bitter beachten

Erhöhte Schwelle für süß berücksichtigen

Bei Abneigung gegen Fleisch und Wurst auf Milch, Milchprodukte, Eier und Fisch wechseln

Appetitlosigkeit

Essen, wenn Appetit vorhanden ist

Starke Essensgerüche vermeiden

Kleine Portionen

Gepflegte, appetitliche Darbietung der Speisen

Appetitanregende Getränke

Abb. 3–24: Empfehlungen zur Ernährung bei Krebserkrankungen, v.a. bei Chemo- und Strahlentherapie (Stähelin 2004)

3.11.10 Augenerkrankungen

Die quantitativ bedeutendsten Erkrankungen des Auges mit Bezug zur Ernährung sind die Hypovitaminose A mit den Folgeerkrankungen Xerophtalmie und Keratomalazie sowie die altersabhängige Makuladegeneration (AMD) und die Katarakt. In westlichen Industrienationen kommt ein schwerer Vitamin-A-Mangel nur selten vor, während er in Entwicklungsländern die Hauptursache für Erblindung darstellt (DGE et al. 2000). Häufiger sind hierzulande AMD und Katarakt, deren Beeinflussung durch Nahrungsinhaltsstoffe bereits seit längerer Zeit Gegenstand intensiver Forschung ist.

Lutein und Zeaxanthin sind die beiden einzigen Carotinoide in der Netzhaut (Mares-Perlman et al. 2002). Gemeinsam scheinen sie im gelben Fleck der Makula vor oxidativen Schäden zu schützen, die durch kurzwelliges Licht ausgelöst werden (Khachik et al. 1997). Epidemiologische Daten bestätigen die Bedeutung von Lutein und Zeaxanthin in der Entwicklung der **altersabhängigen Makuladegeneration (AMD)**. So zeigten sich Zusammenhänge zwischen dem Erkrankungsrisiko und den Plasmaspiegeln (Eye Disease Case-Control Study Group 1993, Gale et al. 2003) bzw. der Zufuhr an beiden Carotinoiden (Seddon et al. 1994). Andere Studien zeigten dagegen keine Assoziation (Mares-Perlman et al. 2002). Positive Effekte auf die Pigmentdichte konnten v.a. mit der Einnahme von Lutein in Dosierungen zwischen 4 und 30 mg/d erzielt werden (s. Kap. 10.5) (Richer et al. 2004, Bernstein et al. 2002, Landrum et al. 1997, Hammond et al. 1997, Berendschot et al. 2000). Bei Patienten mit beginnender AMD in verschiedenen Stadien zeigte die Supplementierung mit 80 mg/d Zink und 2 mg/d Kupfer positive Effekte auf das Fortschreiten der Krankheit (Age-Related Eye Disease Study Research Group 2001). Die hier verwendete Dosierung von Zink liegt jedoch weit über dem UL von 25 mg/d (s. Kap. 5.5) und sollte somit ausschließlich der Therapie vorbehalten sein. Für die alleinige Therapie der AMD mit Lutein fehlt bisher der wissenschaftliche Nachweis. Eine erste Studie (Richer et al. 2004) weist auf mögliche positive Ergebnisse hin, wird von den Autoren selbst aber zu Recht nur als erster Ansatzpunkt gesehen.

Bezüglich des Einflusses von Nährstoffen auf die **Katarakt**entwicklung ist die Datenlage weniger ergiebig. Epidemiologisch existieren Hinweise auf einen Einfluss von Lutein auf das Erkrankungsrisiko (Lyle et al. 1999, Jaques et al. 2001, Brown et al. 1999a); Patienten, bei denen bereits eine Katarakt diagnostiziert worden war, zeigten eine verbesserte Sehschärfe nach Supplementierung mit Lutein (Olmedilla et al. 2003).

3.11.11 Erkrankungen des rheumatischen Formenkreises

An Entzündungsprozessen in Gelenken sind Eicosanoide beteiligt, die aus Arachidonsäure gebildet werden, einer Fettsäure, die mit Lebensmitteln tierischer Herkunft aufgenommen wird. Die entzündliche Reaktion kann verschiedene Ursachen haben: Sie kann bakteriell bedingt sein, durch Virus- oder Bakterienantigene, durch lokale Irritationen bei Arthrosen oder immunologisch bei Autoimmunerkrankungen. In allen Fällen kommt es zu einer Stimulation der Granulocyten, die eine erhöhte Bildung von Sauerstoffradikalen zur Folge hat. Hierdurch werden Phagocyten aktiviert, die Eicosanoide bilden. Des Weiteren führt der vermehrte Anfall der Sauerstoffradikale zu einer erhöhten Freisetzung von Arachidonsäure aus Zellmembranen, die wiederum zur Eicosanoidsynthese dient und somit das entzündliche Geschehen weiter verschärft (Adam 2004b). Aufgrund ihrer Bedeutung im Entzündungsprozess wird eine arachidonsäurereiche Ernährung als Risikofaktor für das Fortschreiten rheumatischer Erkrankungen angesehen. Eine hohe Linolsäurezufuhr birgt hingegen keine Gefahr, da die Synthese der Arachidonsäure aus Linolsäure aufgrund einer Enzymhemmung gering ist (Adam 2004b). Von therapeutischem Interesse sind hier die ω-**3-Fettsäuren**, die aufgrund einer kompetitiven Hemmung die Umwandlung von Arachidonsäure in entzündungsfördernde Eicosanoide vermindern. So führte die Supplementierung mit Dosierungen an ω-3-Fettsäuren (Eicosapentaen- und Docosahexaensäure) oberhalb von 2,5 g/d in einer Reihe von Studien – insbesondere in Verbindung mit einer arachidonsäurearmen Kost – zur Verbesserung klinischer Parameter, u. a. bessere Beweglichkeit befallener Gelenke, Rückgang der Morgensteifigkeit, Abnahme von Entzündungsparametern (Kremer et al. 1987, Sperling et al. 1987, Kjeldsen-Kragh et al. 1992, James et al. 2000, Adam et al. 2003). Andere Untersuchungen zeigten einen signifikant geringeren Bedarf an nicht-steroidalen Antiphlogistika (Sköldstam et al. 1992, Lau et al. 1993). Die genannten Effekte wären theoretisch auch durch hohe Gaben von α-**Linolensäure** denkbar, jedoch läuft die Umwandlung von α-Linolensäure zu Eicosapentaensäure nur sehr langsam ab. Wahrscheinlich ist dies der Grund dafür, dass positive Wirkungen von α-Linolensäure bei Arthritis-Patienten nicht belegt werden konnten (Rennie et al. 2003). Für die ω-6-Fettsäure γ-**Linolensäure** wurden in Dosierungen von 2–3 Gramm ebenfalls entzündungshemmende Eigenschaften aufgrund von Enzymkonkurrenz nachgewiesen (Adam 2004b).

Schädigende Einflüsse von ROS auf Gelenkstrukturen wurden in verschiedenen in-vitro- und in-vivo-Studien nachgewiesen. Epidemiologisch existieren Zusammenhänge zwischen dem Arthritis-Risiko und erniedrigten Spiegeln bzw. niedriger Zufuhr an Vitamin E, Vitamin C, β-Carotin, Selen und Zink (Darlington u. Stone 2001, Rennie et al. 2003, Knekt et al. 2000). Interventionsstudien zeigten jedoch widersprüchliche Ergebnisse. Die Gabe von **Selen** an Patienten mit rheumatoider Arthritis bewirkte in einigen Studien eine Verbesserung der Symptome, hatte in anderen dagegen keinen Effekt (Rennie et al. 2003). Über den Arachidonsäuremetabolismus nimmt **Vitamin E** direkt Einfluss auf den Entzündungsprozess, indem es die Freisetzung von Arachidonsäure aus Phospholipiden hemmt sowie die Aktivität der Lipoxygenase vermindert (Darlington u. Stone 2001). Diese Effekte führten in einigen – jedoch nicht allen – Studien mit hohen Dosierungen an Vitamin E zu einer Verbesserung des Druck- und Bewegungsschmerzes sowie der allgemeinen Beweglichkeit bei Arthritis-Patienten (Rennie et al. 2003). Darüber hinaus können hochdosierte tägliche Vitamin-E-Gaben auch dazu beitragen, ohne eine Verringerung des anti-inflammatorischen Effekts nebenwirkungsreiche steroidale und nicht-steroidale Antirheumatika einzusparen (Golly et al. 2000, Schattenkirchner u. Miehlke 1996). Gesicherte Empfehlungen zu einer Hochdosierung von Vitamin E als Adjuvans neben einer Basistherapie liegen noch nicht vor. Eine sinnvolle Dosierung bei rheumatoider Arthritis ist relativ hoch, jedoch nicht über 400 I.E./d (268 mg) anzusiedeln. Demgegenüber lagen die bei Arthrosen wirksamen Dosierungen, die zu einer Verminderung der Schmerzen führten, bei 800–1200 I.E. (rund 540–800 mg), wobei jedoch nur ein Teil der Patienten auf die Therapie anspricht (Adam 2004b). Die bei diesen Krankheitsbildern einzusetzenden Dosierungen liegen eindeutig im therapeutischen Bereich, sodass ein diesbezüglicher Einsatz von Vitamin E weder in Bezug auf die Dosis noch auf die Zweckbestimmung als Nahrungsergänzung anzusehen ist. Die in Nahrungsergänzungsmittel enthaltenen Mengen sind hierfür zu gering.

Ergebnisse zur Wirkung einer **Gelatine**einnahme bei Gelenkentzündungen sind widersprüchlich. Es wurde sowohl über Besserungen der Schmerzsymptomatik (Adam 1991) als auch über fehlende Effekte (Moskowitz 2000) nach Gabe von 10 g/d Gelatine berichtet (s. Kap. 6.1). Dagegen zeigte sich die Supplementierung von **Glucosaminsulfat** als effektiv bei Patienten mit Osteoarthritis (s. Kap. 14.12). In einer Dosierung von 1500 mg/d konnten Verbesserungen in Bezug auf Beweglichkeit, Schmerzempfinden und Knorpelmasse erzielt werden (Reginster et al. 2001, McAlindon et al. 2000). **Enzympräparate** (s. Kap. 14.10) mit Bromelain und/oder Papain, die u. a. mit entzündungshemmenden Wirkungen beworben werden, haben keinerlei nachgewiesene Wirksamkeit in Bezug auf entzündliche Erkrankungen (Heyll et al. 2003).

Stoffe in Nahrungsergänzungsmitteln und ergänzenden bilanzierten Diäten

TEIL II

4 Vitamine

Vitamine sind zentraler Bestandteil von vielen Nahrungsergänzungsmitteln und bilanzierten Diäten. Sie sind definiert als organische Verbindungen, die der Mensch nicht oder nur in unzureichendem Maß synthetisieren kann. Sie müssen daher mit der Nahrung zugeführt werden. Chemisch handelt es sich um sehr unterschiedliche Substanzen; die Bezeichnung Vitamine (für das Leben notwendige Amine) leitet sich davon ab, dass Thiamin (Vitamin B_1) als erstes identifiziertes Vitamin diese strukturelle Eigenschaft aufwies. Vitamine können sich in ihrer Funktion nicht gegenseitig ersetzen, synergistische Wirkungen sind jedoch bekannt. Die weithin bekannte Einteilung in fettlösliche (Vitamin A, D, E, K) und wasserlösliche Vitamine (Thiamin, Riboflavin, Pyridoxin, Niacin, Pantothensäure, Biotin, Folsäure, Cobalamin, Ascorbinsäure) reflektiert in gewissem Umfang auch das physiologische Grundverhalten der einzelnen Substanzen. Mit Ausnahme von Vitamin K werden fettlösliche Vitamine im Körper in großem Umfang gespeichert. Dies trifft auf wasserlösliche Vitamine, abgesehen von Vitamin B_{12}, nicht zu. Sie werden nur in dem Umfang retiniert, wie sie der Organismus gerade benötigt; überschüssige Mengen gelangen über die Niere schnell zur Ausscheidung. Ein erhöhter Vitaminbedarf muss deswegen kurzfristig durch eine erhöhte Zufuhr gedeckt werden. Die Reservekapazität, mit der, ausgehend von einer guten Versorgungslage, eine unzureichende Zufuhr ohne manifeste Mangelerscheinungen überbrückt werden kann, ist für die einzelnen Vitamine sehr unterschiedlich (s. Tab. 4–1). Bei einer überhöhten Vitaminzufuhr kann es zu Hypervitaminosen kommen, dies gilt insbesondere für die Vitamin A und D (s. Kap. 4.1 und 4.2).

Die grundsätzlichen Funktionen der Vitamine liegen in der Regulation und Steuerung des Stoffwechsels. Vor allem molekularbiologische Erkenntnisse der letzten Jahre haben gezeigt, dass Vitamine dabei weitaus mehr und komplexere Aufgaben wahrnehmen als früher angenommen. Nach der klassischen Betrachtungsweise treten bei einer Vitaminunterversorgung verschiedene Stadien des Mangels auf, die fließend ineinander übergehen (s. Abb. 4–1). Welche Änderungen möglicherweise bereits in früheren Phasen auf molekularer Ebene eintreten, ist derzeit kaum bekannt. Im beginnenden Mangel entleeren sich zunächst die Speicher, die Synthese von Metaboliten sowie die Aktivität vitaminabhängiger Enzyme und Hormone sinkt. Im weiteren Verlauf des Mangels kommt es zu metabolischen und morphologischen Störungen. Schließlich entsteht im späteren Stadium eines Mangels

Tab. 4–1: Reservekapazitäten des Erwachsenen für verschiedene Vitamine[1] (Gaßmann u. Kübler 1994)

Vitamin B_1	4–10 Tage
Vitamin C, Vitamin B_2, Vitamin B_6, Niacin[2], Vitamin K	2–6 Wochen
Folsäure, Vitamin D	2–4 Monate
Vitamin E	6–12 Monate
Vitamin A[3]	1–2 Jahre
Vitamin B_{12}	3–5 Jahre

[1] Für diese Zeiträume kann der Bedarf aus den Speichern gedeckt werden, wenn die Retentionskapazität durch reichliche Zufuhr voll ausgenutzt ist.
[2] abhängig von der Protein- und Tryptophanversorgung
[3] abhängig von der Zufuhr an Provitaminen

das für das jeweilige Vitamin mehr oder minder charakteristische Symptombild mit der Gefahr irreversibler Schädigungen, die zum Tode führen können. Solch schwerwiegende Mangelerscheinungen treten in den Industriestaaten extrem selten auf. Demgegenüber kann eine marginale Versorgungslage mit unspezifischen Symptomen durchaus häufiger vorkommen.

Der Vitaminbedarf hängt von den individuellen Gegebenheiten, der Stoffwechselsituation (z. B. Schwangerschaft) und äußeren Einflüssen (z. B. extreme klimatische

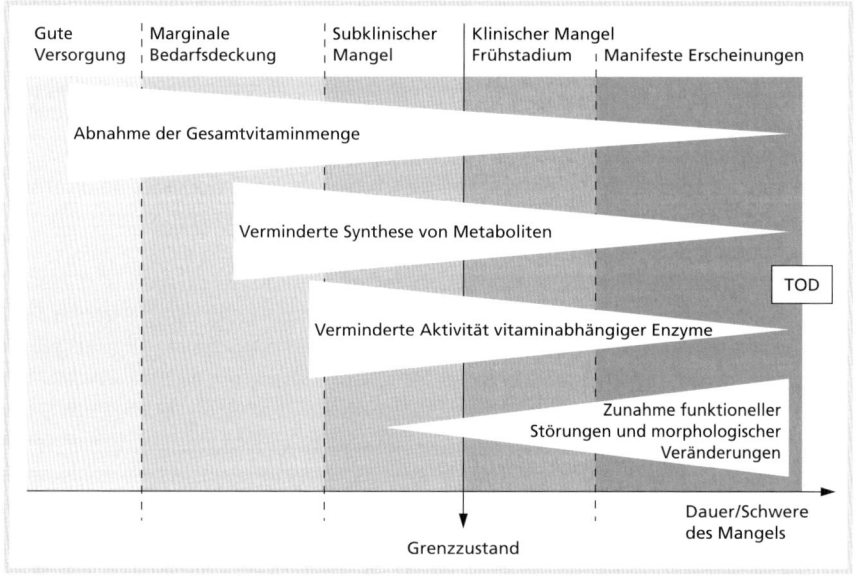

Abb. 4–1: Stadien eines Vitaminmangels (nach Brubacher 1988)

Bedingungen) ab, sodass eine Aussage über den jeweiligen individuellen Bedarf nicht möglich ist. Die Deutsche Gesellschaft für Ernährung gibt Referenzwerte für die Vitaminzufuhr heraus, die – soweit möglich – vom Durchschnittsbedarf verschiedener Bevölkerungsgruppen abgeleitet wurden und Sicherheitszuschläge enthalten (DGE et al. 2000) (siehe Kap. 3.3). Sie sind so bemessen, dass sie eine ausreichende Versorgung und einen gewissen Reservepuffer für gesunde Personen sicherstellen, die keinen besonderen Belastungen unterliegen. Diese Daten zu den einzelnen Vitaminen finden sich in den Tabellen im Anhang.

4.1 Vitamin A

Die Bezeichnung Vitamin A ist ein Oberbegriff für alle synthetischen und natürlichen Verbindungen, die qualitativ die biologische Aktivität von Retinol aufweisen. Hierzu gehören all-trans-Retinol, Retinylester wie z. B. Retinylpalmitat und Retinylacetat sowie Retinal. Retinoide (Retinsäure und ihre synthetischen Derivate) sind von dieser Definition ausgenommen. Sie können nicht zur Ausgangssubstanz Retinol metabolisiert werden und besitzen deshalb nicht die volle Vitamin-A-Wirksamkeit. Darüber hinaus können etwa 50 der 600 bekannten Carotinoide (s. Kap. 10) in Retinol umgewandelt werden. Die mengenmäßig bedeutendsten für die menschliche Ernährung sind β-Carotin sowie α- und γ-Carotin, von denen β-Carotin über die größte Provitamin-A-Aktivität verfügt.

4.1.1 Vorkommen und Bioverfügbarkeit

Präformiertes Vitamin A kommt ausschließlich in vom Tier stammenden Lebensmitteln vor, insbesondere in Leber, Eiern, Butter, Käse und Vollmilch. Provitamin-A-aktive Carotinoide sind in Lebensmitteln pflanzlicher Herkunft weit verbreitet, vor allem in gelbem und grünem Gemüse.

Vitamin A wird entsprechend einer Sättigungskinetik absorbiert, wobei Fette und Gallensäuren die Absorption begünstigen, wodurch eine Absorptionsrate von bis zu 75 % erreicht werden kann. Über die Lymphbahn erfolgt dann der Transport in Form von Retinylestern, die in Chylomikronen inkorporiert werden. Nach entsprechend hoher Zufuhr wird Vitamin A als Ester in der Leber gespeichert, bei Bedarf hydrolysiert und an das Retinolbindende Protein (RBP) gebunden über das Blut zu den Zielzellen transportiert. Beim Erwachsenen kann der Bedarf aus diesen Speichern meist über einen Zeitraum von bis zu einem Jahr gedeckt werden.

Die Gehalte an Vitamin A in Lebensmitteln und die empfohlenen Zufuhrmengen werden üblicherweise in Retinoläquivalenten (RÄ) angegeben. Hiermit wird berücksichtigt, dass die Carotinoide unterschiedliche Vitamin-A-Aktivität aufweisen; dadurch soll eine direkte Vergleichbarkeit ermöglicht werden. 1 RÄ entspricht hierbei 1 µg Retinol, 6 µg β-Carotin oder 12 µg anderer Provitamin-A-Carotinoide. Neuere Daten zeigen jedoch, dass die Bildung von Vitamin A aus Carotinoiden in der Praxis überschätzt wurde. Daher wurde in den zuletzt erschienenen Zufuhrempfehlungen für die USA der Umrechnungsfaktor „Retinol Activity Equivalent (RAE)" eingeführt, der diesen Erkenntnissen Rechnung tragen soll. Danach entspricht 1 RAE = 1 µg Retinol = 12 µg all-trans-β-Carotin = 24 µg anderer Provitamin-A-Carotinoide (Institute of Medicine 2002a). Die Angabe Internationaler Einheiten (I.E.) ist vor allem im pharmazeutischen Bereich üblich; eine I.E. entspricht dabei 0,3 µg Retinol.

4.1.2   Etablierte physiologische Funktionen

Vitamin A besitzt in folgenden Funktionsbereichen Bedeutung:
- Sehprozess (Retinol und Retinal),
- Embryogenese und andere Bereiche der Reproduktion (Retinol),
- Wachstum und Differenzierung von Epithel- sowie Knochengewebe, z.B. Bildung von gap-junctions (Retinol und Retinsäure),
- Beeinflussung des Immunsystems (Retinoide).

4.1.3   Bedarf, Versorgungssituation und Empfehlungen

Ausgeprägte Vitamin-A-Mangelerscheinungen finden sich ausschließlich in den Ländern der Dritten Welt. Dort sind sie weit verbreitet und mit hoher Sterblichkeit sowie häufiger Erblindung verbunden. In den Industrienationen werden mit einer gemischten Kost im Allgemeinen ausreichend Vitamin-A- bzw. Provitamin-haltige Lebensmittel aufgenommen, um die empfohlene Zufuhr von 0,8 mg/d für Frauen sowie 1 mg/d für Männer sicherzustellen (DGE et al. 2000, DGE 2004). Eine alimentär bedingte Hypovitaminose tritt bei gesunden Erwachsenen selten auf, da Zufuhrschwankungen durch den großen Speichervorrat an Vitamin A in der Leber (ausreichend für 1–2 Jahre) ausgeglichen werden.

Besonders bedeutsam ist eine optimale Vitamin-A-Zufuhr in der Schwangerschaft, da sowohl eine Unterversorgung als auch eine überhöhte Aufnahme zu schwerwiegenden Missbildungen des Neugeborenen bzw. zu Aborten führen können. Ab dem 4. Schwangerschaftsmonat wird eine Mehrzufuhr von 0,3 mg RÄ/d empfohlen (DGE et al. 2000). Bei Kindern mit zu geringer Vitamin-A-Zufuhr treten gelegentlich unspezifische Symptome mit einem erhöhten Risiko für Erkrankungen des Respirations- und Darmtraktes auf (z.B. Diarrhö) (Biesalski 1988, Barreto et al. 1994).

Unter normalen Bedingungen ist eine über die Empfehlung hinausgehende Zufuhr von Vitamin A unzweckmäßig, zumal die physiologischen Vitaminfunktionen wie Fertilität und Sehvermögen nicht durch erhöhte Aufnahme gesteigert werden können. Wird Vitamin A dennoch zur Sicherung der Bedarfsdeckung supplementiert, bietet sich eine kombinierte Gabe mit Vitamin E an. Dieses verhindert den oxidativen Abbau von Vitamin A im Gastrointestinaltrakt und trägt zu dessen Verteilung in Leber und peripheren Geweben bei (Yang et al. 1977, Napoli et al. 1984). Einer Supplementierung mit Vitamin A ist allerdings eine Ergänzung mit den Provitaminen A (z. B. β-Carotin) vorzuziehen. Diese werden zur Bedarfsdeckung in Vitamin A umgewandelt, ohne eine Vitamin-A-Intoxikation auszulösen. Zusätzlich zur Retinol-Versorgung kommen günstige Effekte der Carotinoide zum Tragen, die von der Provitamin-Wirkung unabhängig sind (siehe Kap. 10.2).

4.1.4 Supplementierung

Klinische Studien haben günstige Effekte von Retinoiden bei verschiedenen Hauterkrankungen ergeben, z. B. bei Akne und Psoriasis. Die hierfür therapeutisch eingesetzten Substanzen unterscheiden sich allerdings in ihrer Struktur von den in Nahrungsergänzungsmitteln üblicherweise eingesetzten Retinylestern (Mutschler et al. 2001). Ein Effekt auf das Hautbild ist von diesen demnach nicht zu erwarten. Aufgrund der hierzulande allgemein guten Versorgung mit Vitamin A besteht für eine zusätzliche Zufuhr über Nahrungsergänzungsmittel keine Notwendigkeit. Die in einigen Multivitaminpräparaten enthaltenen Dosierungen von 0,8–1 mg sind jedoch unbedenklich, zumal im Allgemeinen ein Teil des Vitamins in Form von Carotinoiden enthalten ist. Von dauerhaft höheren Dosierungen ist hingegen wegen möglicher unerwünschter Wirkungen abzuraten.

4.1.5 Negative Auswirkungen einer hohen Zufuhr

Eine langfristig deutlich überhöhte Zufuhr von Vitamin A führt zu zahlreichen Symptomen einer Intoxikation wie z. B. Hautveränderungen, Haarausfall, Rhagaden, Müdigkeit, Übelkeit, Knochen- und Gelenkschmerzen, Kopfschmerz, Hepatomegalie, Fibrose und Erhöhung des cerebrospinalen Liquordrucks. Die mit diesen Wirkungen verbundenen Dosierungen lagen zwischen 30 und 60 mg pro Tag bei Erwachsenen; üblicherweise sind die negativen Erscheinungen nach einer Korrektur der Vitaminzufuhr reversibel (Bundesanzeiger 1994). Darüber hinaus existieren Hinweise auf eine verminderte Knochendichte bei überhöhter Vitamin-A-Zufuhr (Feskanich et al. 2002). Eine ältere Übersicht listet detailliert 385 Fälle von Vitamin-A-Hypervitaminose auf. In der überwiegenden Zahl der Fälle war die Ursache eine zu hohe Aufnahme retinolreicher Lebensmittel (v.a. Leber von Hai oder Polarbär), seltener eine Supplementierung (Bauernfeind 1980).

Besonders schwerwiegend sind teratogene Effekte von Vitamin A, insbesondere im ersten Trimenon der Schwangerschaft. Das höchste Risiko scheint zwischen der 2. und der 5. Woche nach Empfängnis zu bestehen. Eine überhöhte Zufuhr kann sich in Fehlbildungen der Hörorgane, des Zentralnervensystems oder des kardiovaskulären Systems äußern (SCF 2002c). Einer prospektiven Studie mit 22.748 Frauen zufolge führt bereits eine Gesamtzufuhr von 4,5 mg Vitamin A pro Tag aus Nahrung und Supplementen zum gehäuften Auftreten der genannten Schädigungen (Rothman et al. 1995).

Für Erwachsene einschließlich Frauen im gebärfähigen Alter wurde auf Basis der vorliegenden Daten der UL auf eine Zufuhr von 3 mg/d festgelegt (SCF 2002c). Allerdings liegen verschiedene widersprüchliche Ergebnisse zu möglichen negativen Wirkungen bereits bei geringeren Aufnahmen vor. So deutet eine Studie aus Schweden auf eine erniedrigte Knochendichte bereits bei einer Vitamin-A-Zufuhr über 1,5 mg/d hin (Melhus et al. 1998). Zwei ältere Studien aus den USA mit einer Zufuhr von 1,5–2 mg Vitamin A pro Tag zeigten jedoch keinen derartigen Effekt (Freudenheim et al. 1986, Houtkooper et al. 1995). Demgegenüber stieg die Häufigkeit von Hüftfrakturen während einer 18 Jahre dauernden epidemiologischen Studie mit steigender Zufuhr von Vitamin A ab 1,3 mg/d Retinol aus Nahrung und Supplementen an (Feskanich et al. 2002). Um Risiken auszuschliessen, sollte die Zufuhr insbesondere bei Frauen nach der Menopause 1,5 mg pro Tag nicht überschreiten. Nahrungsergänzungsmittel enthalten üblicherweise maximal 1 mg Retinol; für freiverkäufliche Arzneimittel gilt eine Höchstdosis von 1,5 mg (Biesalski 1996).

4.2 Vitamin D

Die Bezeichnung Vitamin D steht für eine Reihe biologisch aktiver Calciferole. Die quantitativ bedeutendsten Verbindungen sind das pflanzliche Ergocalciferol (Vitamin D_2) und das tierische Cholecalciferol (Vitamin D_3), das auch endogen in der Haut über die Zwischenstufe 7-Dehydrocholesterol aus Cholesterol gebildet werden kann. Beide Formen sind Vorstufen für das aktive 1,25-Dihydroxycholecalciferol (Calcitriol), die Hauptwirkform von Vitamin D. Die erste der beiden Hydroxylierungen erfolgt in der Leber, die zweite zur aktiven Form $1,25(OH)_2D_3$ in der Niere. Da Calcitriol aufgrund der Steroidstruktur und der Wirkungsweise eher zu den Hormonen als zu den Vitaminen zu rechnen ist, sollten Ergo- und Cholecalciferol folglich als „Pro-Hormone" bezeichnet werden. Beim Menschen weist Vitamin D_3 eine etwas höhere Aktivität als Vitamin D_2 auf.

4.2.1 Vorkommen und Bioverfügbarkeit

Verschiedene Lebensmittel wie Milchprodukte und einige Fleischsorten enthalten Vitamin D in geringen Mengen. Hohe Konzentrationen finden sich in Fischleber, die jedoch kaum verzehrt wird und nur in Form von Lebertran in einigen Präparaten Verwendung findet. Fetthaltige Fischsorten wie Lachs, Sardinen oder Hering sowie Eigelb tragen mit Mengen von 1–25 µg Vitamin D pro 100 g wesentlich mehr zur

Versorgung bei, allerdings schwanken die Gehalte in tierischen Lebensmitteln in Abhängigkeit von der Jahreszeit; sie sind aufgrund der UV-abhängigen Synthese im Sommer höher als im Winter. Unter den pflanzlichen Lebensmitteln haben nur Avocado und Champignons nennenswerte Gehalte an Vitamin D. Die Absorptionsrate wird mit durchschnittlich 80 % angegeben, wobei die Aufnahme durch Nahrungsfette gefördert wird (DGE et al. 2000).

4.2.2　Etablierte physiologische Funktionen

Die Wirkungen von 1,25-Dihydroxycholecalciferol als aktivem Metaboliten von Vitamin D beruhen auf der Transkription spezifischer, teilweise noch unbekannter Gene. Die Substanz ist an folgenden Stoffwechselprozessen beteiligt:
- Aufrechterhaltung der Calcium- und Phosphathomöostase gemeinsam mit Parathormon und Calcitonin,
- Wachstum und Differenzierung epidermaler und hämatopoetischer Zellen,
- Beeinflussung endokriner Drüsen (Sekretion von Insulin, Schilddrüsenhormonen, Parathormon),
- Immunmodulation,
- Beeinflussung der Karzinogenese.

4.2.3　Bedarf, Versorgungssituation und Empfehlungen

Die Empfehlung der DGE in Höhe von 5 µg Vitamin D pro Tag bezieht sich ausschließlich auf oral zugeführtes Vitamin D. Daten zur Zufuhr liegen je nach Alter bei Frauen zwischen 2,0 und 3,7 µg/d Vitamin D und bei Männern zwischen 2,2 und 6,1 µg/d (DGE 2004). Der Bedarf des gesunden Erwachsenen kann jedoch prinzipiell auch über die Vitamin-D-Synthese der Haut gedeckt werden, wenn genügend UVB-Strahlung die Haut erreicht (DGE et al. 2000). Die Voraussetzungen für eine ausreichende Eigensynthese sind allerdings aus geographischen, klimatischen, kulturellen und anderen Gründen (z. B. Alter, Luftverschmutzung, Sonnenschutzmittel, Aufenthalt in geschlossenen Räumen) nicht bei allen Menschen gegeben (Holick 1995). Insbesondere am Ende des Winters und im Frühjahr befindet sich die Versorgung aufgrund der eingeschränkten Sonneneinstrahlung in einem kritischen Bereich. So zeigte die VERA-Studie eine Prävalenz erniedrigter Plasmawerte von 5 % im Winter und 10–12 % im Frühjahr; als Grenzwert wurde hierbei eine Konzentration von 10 nmol/l verwendet (Heseker et al. 1994). Aufgrund neuerer Daten wird heute ein 25(OH)D_3-Spiegel von 25 nmol/l als Mindestwert angesehen (DGE et al. 2000), der jedoch von vielen Personen nicht erreicht wird. So wiesen in einer Studie, die in Dänemark, Finnland, Irland und Polen durchgeführt wurde, 37 % der untersuchten Mädchen und 17 % der älteren Frauen Serumkonzentrationen unterhalb dieses Wertes auf (Andersen et al. 2005). Besonders gefährdet sind aufgrund der stärker pigmentierten Haut Immigranten aus sonnenreichen Ländern. Eine Osteomalazie zeigt sich dabei vor allem bei Jugendlichen mit niedriger Vitamin-D-Zufuhr über die Nahrung (Lawson et al. 1999). Auch die Verschleierung bei muslimischen Frauen kann die Entwicklung eines Vitamin-D-Mangels begünstigen, insbesondere in Ländern mit geringer Sonneneinstrahlung (Diamond et al. 2002, Glerup et al. 2000, Hatun et al. 2005). Gleichermaßen beeinträchtigt die dauerhafte Einnahme von Glucocorticoiden den Versorgungsstatus (Mutschler et al. 2001). Auch bei Patienten unter Antikonvulsiva-Therapie wurden erniedrigte Vitamin-D-Spiegel sowie eine verringerte Knochendichte beobachtet (Farhat et al. 2002, Feldkamp et al. 2000).

Aufgrund der zahlreichen vorliegenden Daten zur Toxizität von oral zugeführtem Vitamin D (s. u.) und der insgesamt unzureichenden Versorgungslage bei der Bevölkerung in Regionen mit geringer Sonneneinstrahlung wird von einigen Experten mittlerweile die Supplementierung mit 25–50 µg/d Vitamin D gefordert (Holick 2004, Hollis 2005, Barthel u. Scharla 2003), um Serumkonzentrationen von 50–100 nmol/l zu erreichen (Hollis 2005, Zittermann 2003, Vieth 1999).

4.2.4 Supplementierung

Unabhängig von der Sonnenexposition und der Zufuhr über die Nahrung empfiehlt die Deutsche Gesellschaft für Kinderheilkunde zur Rachitisprophylaxe die Gabe von 10–12,5 µg/d Vitamin D an alle reifgeborenen Säuglinge im 1. Lebensjahr und in den Wintermonaten des Folgejahres. Für die Altersgruppe ab 65 Jahren ist die Zufuhrempfehlung aufgrund der verminderten Eigensynthese und der Bedeutung von Vitamin D in der Osteoporose-Prophylaxe auf 10 µg/d angehoben worden (DGE et al. 2000). Diese Aufnahme ist in der Praxis über die Ernährung nicht zu realisieren, sodass in jedem Fall eine Substitution angebracht ist. Handelsüblich ist synthetisch hergestelltes Vitamin D_3, das in Nahrungsergänzungsmitteln üblicherweise in Dosierungen bis zu 5 µg enthalten ist. Frei verkäuflich sind Arzneimittel mit Gehalten bis zu 25 µg in der Tagesdosierung; Präparate, mit denen mehr Vitamin D aufgenommen wird, sind in Deutschland rezeptpflichtig.

Osteoporose

Die Versorgung mit Vitamin D wird im Allgemeinen anhand der Serumkonzentration von 25(OH)D_3 beurteilt. Neuere Daten unterstreichen die protektiven Effekte höherer Serumspiegel in Bezug auf die Knochengesundheit. Während in älteren Veröffentlichungen ein Wert von 10 nmol /l als Grenze für eine mangelhafte Versorgung herangezogen wurde (Heseker et al. 1994), gelten heute 40 nmol/l als unterste Grenze (Need et al. 2000, Vieth et al. 2001a). Deutlich wird dies bei gleichzeitiger Betrachtung des Spiegels an Parathormon (PTH). Aufgrund dessen Stellung im Calciumstoffwechsel (s. Kap. 5.2) wird seine Konzentration als Marker für die Calciumversorgung verwendet und im Hinblick auf die Osteoporoseprophylaxe eine möglichst niedrige PTH-Konzentration angestrebt. Nur bei Personen mit einer Plasmakonzentration von mindestens 50 nmol/l führte die Supplementierung mit 1250 µg Vitamin D einmal wöchentlich in Kombination mit 1000–1500 mg Calcium täglich nicht zu einem Absinken der Parathormon-Spiegel (Malabanan et al. 1998). Andere Studien zeigen eine minimale PTH-Konzentration sogar erst bei 25(OH)D$_3$-Spiegeln über 100 nmol/l (Dawson-Hughes et al. 1997a, Kinyamu et al. 1998). Werte zwischen 100 und 160 nmol/l 25(OH)D$_3$ wurden auch bei Personen gemessen, die dauerhaft intensiver Sonnenbestrahlung ausgesetzt waren (Holmes u. Kummerow 1983, Linhares et al. 1984); einzelne Personen erreichten dadurch sogar Konzentrationen von >200 nmol/l 25(OH)D$_3$ (Dawson-Hughes et al. 1997b). Aufgrund dieser Ergebnisse wird mittlerweile davon ausgegangen, dass ein Plasmaspiegel im Bereich von 100–200 nmol/l 25(OH)D$_3$ optimal für die Knochengesundheit ist (Zittermann 2003, Vieth 1999, Hollis 2005). Bei geringer UV-Bestrahlung ist für eine Serumkonzentration von 100 nmol/l (OH)D$_3$ die Aufnahme von mindestens 20 µg Vitamin D$_3$ pro Tag erforderlich (Dawson-Hughes et al. 1997a, Chapuy et al. 1992); in einigen Studien zeigte sich sogar erst ab einer Dosis von 100 µg Vitamin D$_3$ pro Tag ein Serumspiegel in dieser Höhe (Vieth et al. 2001 b, Tjellesen et al. 1986).

Allerdings konnte bei älteren Frauen bereits durch Supplementierung mit 10 µg/d Vitamin D die Knochendichte erhöht werden (Ooms et al. 1995), jedoch wurde kein Einfluss auf die Häufigkeit von Frakturen gefunden (Lips et al. 1996). In Kombination mit Calcium ergab sich hingegen bei älteren Personen auch eine Senkung der Frakturrate. In einem gemischten Kollektiv (>65 Jahre), das 3 Jahre lang 500 mg/d Calcium und 17,5 µg/d Vitamin D$_3$ oder ein Placebo erhielt, wurden signifikant weniger Frakturen in der Verumgruppe beobachtet. Die Knochendichte stieg am Oberschenkelhals um 0,5 % und an der Wirbelsäule um 2,1 % (Dawson-Hughes et al. 1997a). Bei älteren Frauen (84 ± 6 Jahre), die 18 Monate lang 1200 mg/d Calcium und 20 µg/d Vitamin D$_3$ erhielten, wurden 43 % weniger Hüftfrakturen beobachtet als in der Placebogruppe. Die Serumkonzentration von 25(OH)D$_3$ stieg signifikant an, die von Parathormon sank ab und die Knochendichte am proximalen Femur erhöhte sich um 2,7 %, während sie in der Placebogruppe im selben Zeitraum um 4,6 % sank (Chapuy et al. 1992).

Krebs

Epidemiologische Daten zeigen eine inverse Korrelation zwischen der Vitamin-D-Zufuhr und der Häufigkeit von Colonkrebs (Guyton et al. 2001). Eine Fall-Kontroll-Studie mit mehr als 25.000 Teilnehmern bestätigte diesen Zusammenhang. Serumspiegel von >65 nmol/l 25(OH)D$_3$ waren mit einem signifikant verminderten Risiko für Darmkrebs verbunden (Garland et al. 1991). Die Brustkrebshäufigkeit in einem britischen Kollektiv war bei Frauen mit Serumkonzentrationen unter 50 nmol/l ebenfalls signifikant erhöht (Lowe et al. 2005). Ein vermehrtes Auftreten von Prostatakrebs bei niedrigen 25(OH)D$_3$-Serumspiegeln zeigte sich in einer Langzeituntersuchung an 19.000 finnischen Männern in der Altersklasse 40–51 Jahre. Bei älteren Männern wurde kein Einfluss der Vitamin-D-Versorgung gefunden (Tuohimaa et al. 2001). Der Mechanismus beruht vermutlich auf einer anti-proliferativen und Apoptose-fördernden Wirkung von Vitamin D, die bei verschiedenen Zellen nachgewiesen werden konnte (Guyton et al. 2001).

Weitere Aspekte

Das Risiko für die Entwicklung einer Osteoarthritis steigt bei 25(OH)D$_3$-Serumkonzentrationen unterhalb 85 nmol/l und einer Vitamin-D-Zufuhr von weniger als 9,7 µg/d (McAlindon et al. 1996). Im Tiermodell wurden positive Effekte auf den Krankheitsverlauf durch die Gabe von 1,25(OH)$_2$D$_3$ erzielt (DeLuca u. Cantorna 2001). Humanstudien konnten eine Wirkung auf die Schmerzsymptomatik durch 50 µg/d 25(OH)D$_3$ zeigen (Dottori et al. 1982); die Einnahme von 2 µg 1α-(OH)D$_3$ bewirkte eine signifikante Senkung des C-reaktiven Proteins im Serum (Andjelkovic et al. 1999).
Die Prävalenz der Multiplen Sklerose steigt global betrachtet mit sinkender UV-Strahlung. Ausnahmen bilden Regionen, in denen auch in Höhen oberhalb von 2000 m ü. N.N. Menschen leben, sowie Gruppen mit einer hohen Zufuhr von Vitamin D über die Ernährung (VanAmerongen et al. 2004, Hayes et al. 1997, Dichgans u. Diener 1987, Schwartz 1992). Bei MS-Patienten konnte durch eine 1–2 Jahre dauernde Supplementierung mit täglich 125 µg Vitamin D sowie 16 mg Ca/kg Körpergewicht und 10 mg Mg/kg die Häufigkeit von Krankheitsschüben gesenkt werden (Goldberg et al. 1986).

4.2.5 Negative Auswirkungen einer hohen Zufuhr

Das Risiko einer Hypercalcämie bzw. überhöhter 25(OH)D$_3$-Spiegel steigt in Teilen der Bevölkerung ab einer Zufuhr von 100 µg/d Vitamin D (NOAEL). Aufgrund unterschiedlicher individueller Reaktion auf eine hohe Zufuhr wurde daraus ein UL für Erwachsene von 50 µg/d abgeleitet (SCF 2002d). Einige Experten befürworten dagegen eine deutlich höhere Zufuhr. Um Serumwerte von 140 nmol/l 25(OH)D$_3$ zu erreichen, die auch nach intensiver Sonneneinstrahlung gemessen wurden, wäre eine dauerhafte Zufuhr von etwa 250 µg Vitamin D pro Tag erforderlich. Eine Hypercalcämie wurde in Studien erst bei Serumkonzentrationen >200 nmol/l 25(OH)D$_3$ gefunden, wofür eine Aufnahme von etwa 1000 µg Vitamin D pro Tag notwendig wäre (Vieth 1999, Zittermann 2003). Hypervitaminosen infolge intensiver Sonnenbestrahlung sind nicht bekannt (DGE et al. 2000). Insgesamt zeichnet sich die Tendenz ab, zukünftig höhere Zufuhren an Vitamin D zu empfehlen (Hollis 2005, Barthel u. Scharla 2003).

4.3 Vitamin E

Die Bezeichnung Vitamin E umfasst alle natürlichen und synthetischen Tocol- und Tocotrienolderivate, die qualitativ die biologische Aktivität von RRR-α-Tocopherol, dem natürlich vorkommenden Stereoisomer, besitzen. Die Vitamin-E-Aktivität der einzelnen Tocopherol-Derivate variiert in Abhängigkeit von Anzahl und Stellung der Methylgruppen am Chromanring. Danach unterscheidet man α-, β-, γ- und δ-Tocopherol, wobei α-Tocopherol am weitesten verbreitet ist und über die höchste biologische Wirksamkeit verfügt. Zur Standardisierung der Vitamin-E-Aktivität wurde der Begriff „d-α-Tocopherol-Äquivalent" (α-TÄ) eingeführt, das 1 mg RRR-α-Tocopherol bzw. 1,49 I.E. entspricht.

4.3.1 Vorkommen und Bioverfügbarkeit

Zur Biosynthese von Vitamin E sind ausschließlich Pflanzen befähigt. Besonders hohe Gehalte weisen pflanzliche Öle wie Weizenkeim-, Sonnenblumen- und Olivenöl auf. Soja-, Maiskeim- und Palmöl enthalten vor allem das weniger wirksame γ-Tocopherol. Im Allgemeinen enthalten langsam wachsende bzw. ausgewachsene grüne Pflanzen höhere Vitamin-E-Gehalte als junge, schnell wachsende Pflanzen. Die Absorptionsrate für Vitamin E wird mit durchschnittlich 30 % angegeben, ist jedoch dosisabhängig. Von 54 % bei einer Gabe von 12 mg sinkt sie auf 10 % bei einer pharmakologischen Dosierung von 200 mg. Lecithin und mittelkettige gesättigte Fettsäuren fördern, langkettige mehrfach ungesättigte Fettsäuren hemmen die Absorption (DGE et al. 2000). Alle Formen von Vitamin E zeigen eine vergleichbare Absorption im Dünndarm und werden gleichberechtigt in Chylomikronen eingebaut (Institute of Medicine 2000a). Tocopherylester, die in Nahrungsergänzungsmitteln und angereicherten Lebensmitteln Verwendung finden, werden im Darm hydrolysiert und in gleichem Maße wie die freie Form absorbiert (Cheeseman et al. 1995). In der Leber wird Vitamin E mit Hilfe des α-Tocopherol-Transferproteins, das RRR-α-Tocopherol („natürliches Vitamin E") den anderen Varianten des Vitamins vorzieht, in VLDL inkorporiert und dann an das Plasma abgegeben (Kaplowitz et al. 1989); als Folge bestehen etwa 90 % des Vitamin E im menschlichen Organismus aus RRR-α-Tocopherol (SCF 2003a).

4.3.2 Etablierte physiologische Funktionen

Von den vielfältigen, in ihrem Mechanismus teilweise noch nicht vollständig geklärten Wirkungen des Vitamins, spielt die Funktion als Antioxidans eine übergeordnete Rolle:

- Schutz mehrfach ungesättigter Fettsäuren in den Zellmembranen und in anderen Strukturen (z. B. LDL-Partikel),

- Beeinflussung der Membranfluidität (Aufrechterhaltung der Membranstruktur),
- immunmodulierende Wirkung aufgrund antioxidativer Eigenschaften,
- Erhöhung der Stabilität von Vitamin A bei gleichzeitiger Zufuhr.

4.3.3 Bedarf, Versorgungssituation und Empfehlungen

Bisher besteht kein allgemeingültiger Konsens über die wünschenswerte Höhe der Vitamin-E-Zufuhr, sodass die Empfehlungen weltweit starken Schwankungen unterliegen. Grundsätzlich wird davon ausgegangen, dass sich der Bedarf an der Polyenfettsäurezufuhr orientieren sollte. Für den Schutz von 1 g Linolsäure werden dabei 0,4 mg Tocopherol-Äquivalente angesetzt. Aus den Empfehlungen zu Energiezufuhr und prozentualer Aufteilung von Fettsäuren ergeben sich für die empfohlene Aufnahme von Tocopherol-Äquivalenten bei Erwachsenen Werte zwischen 11 und 15 mg/d. Ohne Berücksichtigung der Polyensäurezufuhr beträgt der Mindestbedarf 4 mg Vitamin E pro Tag. Liegt die Zufuhr darunter, steigt die Lipidperoxidation deutlich an (DGE et al. 2000).

Die Versorgung mit Vitamin E hat sich in den letzten Jahren erheblich verbessert. So wurden die Schätzwerte für eine angemessene Zufuhr in Deutschland nach dem Ernährungsbericht 2000 nur von Kindern und Senioren erreicht (DGE 2000); mittlerweile liegt die Zufuhr in allen Altersgruppen etwa in Höhe des jeweiligen Referenzwertes (DGE 2004). Dennoch gibt es nach wie vor Risikogruppen, die einen erhöhten Bedarf an Vitamin E aufweisen. Dazu zählen Personen, die aus unterschiedlichen Gründen vermehrt oxidativem Stress ausgesetzt sind (siehe Kap. 3.9). Darüber hinaus erfordern präventive Wirkungen im Hinblick auf das Krebs- und das KHK-Risiko ebenfalls eine Vitamin-E-Zufuhr oberhalb der derzeitigen Empfehlungen (Rimm et al. 1993, Stampfer et al. 1993). Um die von verschiedenen Autoren als protektiv angesehenen Plasmaspiegel zu erreichen, ist eine Zufuhr zwischen 20 und 35 mg Vitamin E pro Tag erforderlich (Biesalski et al. 1995, Weber et al. 1997b, Gey 1998). Aufgrund der geringen Toxizität auf der einen und Hinweisen auf protektive Wirkungen auf der anderen Seite werden z. T. auch höhere Vitamin-E-Dosierungen von 268 mg (400 I.E.) pro Tag empfohlen (Willett u. Stampfer 2001). Selbst die niedrigeren dieser Empfehlungen sind jedoch über die normale Ernährung praktisch nicht zu erreichen. Schon die Verdoppelung der Vitamin E-Zufuhr auf 21 mg/d nur durch Änderung der Lebensmittelauswahl bereitete im Rahmen einer Studie erhebliche Probleme (McGavin et al. 2001). Eine deutlich höhere Zufuhrempfehlung für Vitamin E ist also gleichbedeutend mit einer Empfehlung zur Supplementierung.

4.3.4 Supplementierung

Die verschiedenen Wirkungen einer Vitamin-E-Supplementierung sind in erster Linie auf dessen antioxidative Kapazität zurückzuführen. Diese wurde in zahlreichen Studien bei Gesunden und Patienten mit Diabetes mellitus (Kaikkonen et al.

2001, Engelen et al. 2000), Atherosklerose (Singhal et al. 2001) und anderen Krankheiten sowie bei Rauchern (Fuller et al. 2000) bestätigt.

Als handelsüblich gelten neben dem vor allem aus Soja gewonnenen natürlichen RRR-α-Tocopherol synthetische Gemische der Stereoisomeren des α-Tocopherols (all-rac-α-Tocopherol) sowie die Acetyl- und Succinylester dieser Verbindungen. Die synthetische Form stellt eine Mischung aus 8 Isomeren dar und besitzt etwa zwei Drittel der Aktivität von natürlichem Vitamin E. Nahrungsergänzungsmittel enthalten üblicherweise 12–36 mg Vitamin E, inzwischen werden auch darüber hinausgehende Dosierungen angeboten. In bilanzierten Diäten sind Dosierungen über 100 mg am Markt zu finden, in freiverkäuflichen Arzneimitteln häufig 200, 400 oder 600 I.E. (134, 268 bzw. 402 mg TÄ). In klinischen Studien untersuchte Dosierungen liegen zu einem Großteil bei mindestens 400 I.E./d (268 mg/d).

Prävention der Atherosklerose

Aufgrund der zentralen Funktion von oxidiertem LDL-Cholesterol in der Pathogenese der Atherosklerose spielt der Oxidationsschutz durch Vitamin E eine offensichtliche Rolle in der Prävention. Eine erhöhte Aufnahme kann deshalb vermutlich zur Verminderung des Risikos klinischer Manifestationen beitragen (koronare Herzkrankheit, Infarkt, periphere Durchblutungsstörungen und Aneurysmen). Dieser Zusammenhang konnte bereits 1991 empirisch in der MONICA-Studie gezeigt werden. Es wurde dabei ein inverser Zusammenhang zwischen den α-Tocopherol-Spiegeln und koronaren Herzerkrankungen gefunden (Gey et al. 1991). Ein sinkendes Risiko für tödliche Herzinfarkte wurde auch mit steigender Zufuhr von Vitamin E über die Nahrung festgestellt (Knekt et al. 1994). Dagegen zeigte sich in der Iowa Women's Health Study lediglich im Hinblick auf Schlaganfall ein vermindertes Risiko bei hoher Vitamin-E-Zufuhr aus der Nahrung. Gegenüber der Quintile mit nur 4 mg/d hatten die Personen mit 12 mg/d ein um 60 % geringeres Schlaganfallrisiko. Die Aufnahme von Supplementen hatte keinen Einfluss auf das Risiko (Yochum et al. 2000). Insgesamt zeigte sich bei systematischer Analyse von 9 großen epidemiologischen Studien mit 293.172 Teilnehmern kein signifikanter Zusammenhang zwischen der Aufnahme von Vitamin E aus der Nahrung oder aus Supplementen und der Häufigkeit koronarer Herzerkrankungen (Knekt et al. 2004).

Studien zur Wirkung von Supplementen konnten die postulierten protektiven Effekte von Vitamin E gegenüber koronaren Herzerkrankungen nur zum Teil bestätigen. In der Nurses' Health Study mit 87 000 beteiligten Frauen und in der Health Professionals Follow-up Study mit 39 910 Männern in den USA führte die Supplementierung mit 100–200 I.E./d Vitamin E (67–134 mg) über einen Zeitraum von zwei Jahren zu einer Risikominderung für koronare Herzkrankheiten bei Frauen um 41 % und bei Männern um 37 % (Stampfer et al. 1993, Rimm et al. 1993). Bei bereits bestehender KHK verringerte die Supplementierung mit 400 oder 800 I.E. pro Tag über durchschnittlich 17 Monate im Rahmen der Cambridge Heart Antioxidant Study (CHAOS) das Auftreten von nichttödlichem Herzinfarkt um 77 % (Stephens et al. 1996). Die Gabe von 400 I.E./d Vitamin E zusätzlich zur Medikation mit Aspirin führte bei Patienten mit ischämischen Attacken zu einer signifikanten Reduktion der Anfälle und einer verminderten Aggregation der Thrombocyten (Steiner et al. 1995). Dagegen wurde in der „Heart Outcomes Prevention Evaluation Study" an Personen mit hohem Risiko für Herzerkrankungen keine Auswirkung einer Vitamin-E-Supplementierung festgestellt. Nach 4,5 Jahren waren in der Versuchsgruppe, die 400 I.E./d Vitamin E erhalten hatte, gleich viele Herzinfarkte und Schlaganfälle aufgetreten wie in der Placebogruppe (Yusuf et al. 2000). Nach weiteren 4 Jahren zeigte sich ebenfalls kein protektiver Effekt der Vitamingabe, jedoch war das Risiko einer Herzinsuffizienz unter Verum signifikant höher als unter Placebo (HOPE and HOPE-TOO Trial Investigators 2005). Auch in einer großen Multicenter-Studie in Italien zur Sekundärprävention nach einem überlebten Myokardinfarkt hatte die Einnahme von 300 mg/d synthetischem Vitamin E über 3,5 Jahre keinen Einfluss auf die Häufigkeit weiterer koronarer Ereignisse (GISSI-Prevenzione Investigators 1999). Die „Oxford Heart Protection Study" in Großbritannien zeigte ebenfalls keinen Effekt einer Antioxidanziengabe. Eine Kombination aus 600 mg Vitamin E, 250 mg Vitamin C und 20 mg β-Carotin hatte in einem Kollektiv aus 20.536 Personen keinen Einfluss auf das Auftreten von Herzinfarkt, Schlaganfall oder auf die Mortalität über einen Beobachtungszeitraum von 5 Jahren (Heart Protection Study Collaborative Group 2002). Auch in der Sekundärprävention nach einer Koronarangioplastie hatte die hochdosierte Gabe von Vitamin E keine Wirkung. Nach 4 Monaten mit 1.200 I.E./d mussten sich in der Vitamingruppe ebenso viele Patienten einer erneuten Behandlung unterziehen wie in der Placebogruppe (DeMaio et al. 1992). Eine aktuelle Meta-Analyse zur Wirkung einer langfristigen Vitamin-E-Gabe zeigt für niedrige Dosierungen bis 150 I.E./d eine leicht protektive Wirkung in Bezug auf die Gesamtsterblichkeit, für Mengen ab 400 I.E./d jedoch eine leichte Erhöhung der Mortalität (Miller et al. 2005).

Insgesamt deuten die inzwischen vorliegenden Ergebnisse darauf hin, dass eine niedrig dosierte Gabe von Vitamin E einen Nutzen in der Prävention der Atherosklerose besitzen könnte. Möglicherweise profitieren jedoch nur Personen mit einer geringen Zufuhr an Vitamin E und anderen Antioxidanzien von einer Supplementierung. So zeigte sich in einer finnischen Studie eine drastische Abnahme tödlicher Herzinfarkte mit steigender Vitamin-E-Zufuhr, die oberste Tertile begann jedoch bereits bei einer Aufnahme von 8,9 mg/d für Männer und bei 7,1 mg/d für Frauen (Knekt et al. 1994). Die in den epidemiologischen Studien beobachteten Zusammenhänge könnten deshalb weniger auf die Aufnahme an Vitamin E über die Nahrung selbst zurückgehen, sondern vielmehr durch die Tatsache zu erklären sein, dass hiermit eine bestimmte protektiv wirksame Ernährungsweise verbunden ist.

Prävention von Tumorerkrankungen

Epidemiologische Studien stützen eine positive Korrelation zwischen niedrigen Vitamin-E-Blutkonzentrationen und dem Auftreten von Krebs, insbesondere Lungen- und Brustkrebs (Knekt et al. 1991a). Keine Assoziation wurde jedoch zwischen den Vitamin-E-Spiegeln und Darmkrebs gefunden (Malila et al. 2002). Auch Interventionsstudien mit α-Tocopherol zeigten keinen protektiven Effekt auf die Entstehung von Krebs der Harnorgane (Virtamo et al. 2000) bzw. Darmkrebs (Albanes et al. 2000). Keine Auswirkung auf die Krebsinzidenz oder -mortalität wurde nach Supplementierung eines großen Kollektivs mit 400 I.E./d Vitamin E über insgesamt 9,5 Jahre beobachtet (HOPE and HOPE-TOO Trial Investigators 2005).

Förderung der Immunfunktionen

Vitamin E schützt in seiner Funktion als Antioxidans metabolische Regulatoren (z. B. Vitamin A und Ubichinon) und ist an einer Hemmung der Biosynthese immunsuppressiv wirkender Prostaglandine (v.a. PGE_2) beteiligt. Weiterhin scheint Vitamin E für die normale Funktion der T-Lymphocyten unentbehrlich zu sein. Bei älteren Menschen mit Plasmaspiegeln von mindestens 1,35 mg/dl Vitamin E wurde eine niedrigere Inzidenz von Infektionskrankheiten gefunden (Chavance et al. 1985). Allerdings weisen etwa 60 % der Bevölkerung in Deutschland niedrigere Werte auf (Heseker et al. 1994). Verschiedene Studien zur Wirkung von Vitamin E auf das Immunsystem zeigten bei verschiedenen Kollektiven einen positiven Effekt der Supplementierung. Die verwendeten Dosierungen lagen zwischen 60 und 800 mg Vitamin E (Meydani et al. 1990, 1993b, 1997, Pallast et al. 1999, Lee u. Wan 2000).

Diätetische Behandlung des Diabetes mellitus

Die Versorgung mit Vitamin E zeigt auf verschiedenen Ebenen Einflüsse auf den Krankheitsverlauf des Diabetes. So wurden in Thrombocyten von Diabetikern verminderte Vitamin-E-Konzentrationen gefunden (Watanabe et al. 1984). Die damit verbundene erhöhte Produktion von Thromboxan A_2 und B_2 mit resultierender erhöhter Plättchenaggregation konnte durch Supplementierung mit Vitamin E reduziert werden (Colette et al. 1988, Gisinger et al. 1988, Jain et al. 1998), ebenso verminderten sich Adhäsionsmoleküle im Plasma als Marker für eine erhöhte Gerinnungsneigung (Devaraj et al. 2002). Verschiedene Parameter für oxidativen Stress, die bei Diabetikern häufig gesteigert sind, wurden durch eine hochdosierte Vitamin-E-Zufuhr reduziert (Reaven et al. 1995, Fuller et al. 1996, Jain et al. 1998, Upritchard et al. 2000). Die oft eingeschränkte Vasodilatation konnte bei Typ-1-Diabetikern durch die Gabe von Vitamin E signifikant verbessert werden (Skyrme-Jones et al. 2000), bei Typ-2-Diabetikern zeigte die Supplementierung keinen derartigen Effekt (Gazis et al. 1999).

Tab. 4–2: Ergebnisse placebokontrollierter Studien zur Vitamin-E-Supplementation bei Diabetes mellitus

Quelle	Kollektiv	Studiendauer	Dosierung	Ergebnis[1]
Colette et al. 1988	9 Typ-1-Diabetiker	35 Tage	1000 mg	Senkung der Thrombocytenaggregation
Ceriello et al. 1991	20 Typ-1-Diabetiker	2 Monate	600 I.E./1200 I.E.	Dosisabhängige Senkung von HbA$_1$ und glykosylierten Plasmaproteinen
Paolisso et al. 1993	25 Typ-2-Diabetiker	3 Monate	900 mg d-α-Tocopherol	Senkung von Blutglucose, Triglyceriden, Gesamt- und LDL-Cholesterol, ApoB und HbA$_1$
Reaven et al. 1995	21 nicht insulinpflichtige Diabetiker	10 Wochen	1600 I.E.	Senkung der LDL-Oxidierbarkeit, kein Effekt auf glykosyliertes Hb und Plasmaprotein
Fuller et al. 1996	28 Typ-1- und Typ-2-Diabetiker	8 Wochen	1200 I.E.	Senkung der LDL-Oxidierbarkeit, kein Effekt auf glykosyliertes Hb und Plasmaprotein
Jain et al. 1996	35 Typ-1-Diabetiker	3 Monate	100 I.E.	Senkung von glykosyliertem Hb und Plasmaprotein sowie Nüchternglucose
Jain et al. 1998	29 Typ-1-Diabetiker	3 Monate	100 I.E.	Senkung von Malondialdehyd um 30 %, von Thromboxan B$_2$ um 51 %, von Triglyceriden um 22 %
Tütüncü et al. 1998	11 Typ-2-Diabetiker	6 Monate	900 mg synthetischer Vitamin E-Ester	Verbesserung der Nervenleitung, kein Effekt auf HbA$_1$ und Serumglucose nüchtern oder postprandial
Gazis et al. 1999	48 Typ-2-Diabetiker	8 Wochen	1600 I.E.	Kein Effekt auf Vasodilatation
Bursell et al. 1999	36 Typ-1-Diabetiker	4 Monate	1800 I.E.	Normalisierung von Creatinin-Clearance und Blutfluss in der Retina, kein Effekt auf HbA$_1$C
Upritchard et al. 2000	12 Typ-2-Diabetiker	4 Wochen	800 I.E.	Senkung des C-reaktiven Proteins im Plasma um 49 % und der LDL-Oxidierbarkeit um 54 %
Skyrme-Jones et al. 2000 Skyrme-Jones u. Meredith 2001	41 Typ-1-Diabetiker	3 Monate	1000 I.E.	Verbesserung der Vasodilatation, kein Effekt auf bereits normale Thrombosemarker im Plasma

[1] nur statistisch signifikante Ergebnisse

Verschiedene andere Begleiterscheinungen des Diabetes mellitus zeigten in einzelnen Studien ebenfalls positive Reaktionen auf eine Vitamin-E-Supplementierung. Der Blutfluss in der Retina sowie die Creatinin-Clearance von Typ-1-Diabetikern wurden normalisiert (Bursell et al. 1999), die Reizleitung bei Polyneuropathie verbesserte sich (Tütüncü et al. 1998), C-reaktives Protein (Upritchard et al. 2000, Devaraj u. Jialal 2000) sowie Gesamt- und LDL-Cholesterol (Paolisso et al. 1993) wurden gesenkt.

Die Wirkungen auf Parameter des Glucosestoffwechsels waren dagegen uneinheitlich. Manche Studien zeigten eine Abnahme der glykosylierten Proteine bei Typ-1-Diabetikern (Ceriello et al. 1991, Jain et al. 1996), andere weder bei Typ-1- noch bei Typ-2-Patienten (Reaven et al. 1995, Fuller et al. 1996, Tütüncü et al. 1998, Bursell et al. 1999).

Rheumatische Erkrankungen

Entzündungen der Gelenke sind mit einer überschießenden Phagocytose assoziiert, was eine vermehrte Produktion reaktiver cytotoxischer Sauerstoffverbindungen zur Folge hat. Deshalb liegt eine positive Beeinflussung von Erkrankungen des rheumatischen Formenkreises durch Vitamin E aufgrund seiner Radikalfängerfunktion nahe (s. Kap. 3.9). Umgekehrt kann ein Mangel an Antioxidanzien auf diese Weise längerfristig die Entstehung von Gewebe- und Knorpelschäden begünstigen (Heliovaara et al. 1994, Van Staden et al. 1993, Honkanen et al. 1989). In Tierversuchen konnte gezeigt werden, dass Vitamin E bei bereits vorhandener Entzündung die Radikalentstehung hemmt (Yoshikawa et al. 1983). Ältere Humanstudien bestätigten die Wirksamkeit von Vitamin E bei rheumatischen Erkrankungen. An Patienten mit Arthrose konnte eine schmerzlindernde Wirkung sowie eine Verbesserung der Beweglichkeit durch Gabe von 800–1200 mg Vitamin E wiederholt gezeigt werden (Scherak et al. 1990, Link u. Dreher 1990, Blankenhorn 1986). Auch Studien an Patienten mit chronischer Polyarthritis hatten bei gleich hohen Dosierungen wiederholt positive Ergebnisse in Bezug auf Morgensteifigkeit, Schmerzempfinden und Verbrauch von entzündungshemmenden Medikamenten (Wittenborg et al. 1998, Edmonds et al. 1997, Kolarz et al. 1990). Zwei neuere Studien, in denen lediglich 340 mg (500 I.E) Vitamin E an Patienten mit Osteoarthritis verabreicht wurden, zeigten hingegen keinen Effekt (Brand et al. 2001, Wluka et al. 2002). Die für eine alleinige Wirkung bei rheumatischen Erkrankungen benötigten Dosierungen von Vitamin E liegen somit eindeutig in Dosierungsbereichen, die für Lebensmittel als unzulässig angesehen werden müssen. Mit den in Nahrungsergänzungsmitteln und bilanzierten Diäten enthaltenen Dosierungen sind allerdings adjuvante Effekte durch eine Minderung des oxidativen Stresses denkbar.

Weitere Anwendungen

Bei Patienten mit atopischer Dermatitis führte die Supplementierung mit 400 I.E. Vitamin E pro Tag über 8 Monate zu einer signifikanten Verbesserung der Symptome (Tsoureli-Nikita et al. 2002).

Die in den USA durchgeführte „Longitudinal Study of Cataract", an der 764 Personen teilnahmen, zeigte ein um 57 % reduziertes Risiko einer Linsentrübung bei Personen, die regelmäßig Vitamin-E-Supplemente einnahmen (Leske et al. 1998).

Bei Läufern bewirkte die Gabe von 1200 I.E. Vitamin E pro Tag über 4 Wochen vor einer extremen mehrtägigen Belastung einen geringeren Anstieg von Creatinkinase und Lactatdehydrogenase als in der Placebogruppe. Dies wurde als Indiz für eine weniger ausgeprägte Muskelschädigung interpretiert (Itoh et al. 2000). In Kombination mit 500 mg Vitamin C zeigten 400 mg Vitamin E, die für 2 Wochen vor einem Bergab-Lauf gegeben wurden, jedoch keinen derartigen Effekt (Petersen et al. 2001).

4.3.5 Negative Auswirkungen einer hohen Zufuhr

Im Vergleich zu anderen fettlöslichen Vitaminen zeigt Vitamin E eine geringe Toxizität. Die Grenze, ab der Vitamin E potenziell toxisch wirkt (LOAEL), konnte in klinischen Studien, in denen das Vitamin oral verabreicht wurde, bisher nicht eindeutig bestimmt werden. Die Mehrzahl der Humanstudien zeigte keine negativen Effekte bei Dosierungen von bis zu 1.800 mg/d TÄ. In einer Fallbeschreibung wurde von verlängerter Blutungszeit bei einem Patienten unter Warfarin-Therapie berichtet, der 800 mg/d TÄ eingenommen hatte (Corrigan u. Ulfers 1981). Dieser Effekt konnte in einer späteren Studie mit 537 bzw. 800 mg/d TÄ jedoch nicht bestätigt werden (Kim u. White 1996). Studien an gesunden Probanden zeigten ebenfalls keine Veränderungen der Thrombocytenaggregation oder –adhäsion nach Gabe von bis zu 800 mg/d TÄ bzw. der Blutgerinnung nach 604 mg/d TÄ (Kitagawa u. Mino 1989, Meydani et al. 1998). Aus den z.T. widersprüchlichen Ergebnissen wurde gefolgert, dass hohe Dosierungen von Vitamin E bei einem schlechten Vitamin-K-Status die Blutgerinnung hemmen können (SCF 2003a). Zwei Wochen vor und nach operativen Eingriffen sollte deshalb von einer Vitamin-E-Supplementierung ab 800 mg/d TÄ abgesehen werden (Elmadfa u. Bosse 1985). Der NOAEL wurde vom SCF aufgrund der Ergebnisse von Meydani et al. (1998) mit 540 mg TÄ (800 I.E.) definiert; daraus wurde ein UL für Erwachsene von 300 mg/d TÄ abgeleitet (SCF 2003a). In Fütterungsversuchen an Ratten wurde ein LOAEL von 500 mg all-rac-α-Tocopherylacetat pro kg Körpergewicht und Tag ermittelt. Auf Basis dieses Wertes legte das Food and Nutrition Board in den USA nach Kombination mehrerer Unsicherheitsfaktoren einen UL von 14 mg/kg/d fest, woraus eine Obergrenze für die Gesamtaufnahme an Vitamin E – unabhängig von der chemischen Form – in Höhe von 1000 mg pro Tag resultierte (Institute of Medicine 2000a). Die genannten

Daten wurden durch eine aktuelle Meta-Analyse in Frage gestellt, die eine erhöhte Gesamtsterblichkeit bei Einnahme von Supplementen mit ≥400 I.E./d Vitamin E ergab (Miller et al. 2005). Da jedoch 3 weitere Meta-Analysen auch bei höheren Dosierungen keinen Einfluss einer Vitamin-E-Einnahme auf die Gesamt- oder KHK-Mortalität zeigten (Eidelman et al. 2004, Shekelle et al. 2004, Vivekananthan et al. 2003), wurde bereits eine Erhöhung des UL auf 800–1200 I.E./d gefordert (Azzi et al. 2005). Aufgrund dieser widersprüchlichen Ergebnisse kann die Frage nach der langfristig sicheren Aufnahme von Vitamin E noch nicht sicher beantwortet werden.

4.4 Vitamin K

Die Bezeichnung Vitamin K steht für alle Substanzen, die sich chemisch vom natürlicherweise nicht vorkommenden 2-Methyl-1,4-Naphthochinon ableiten. Es sind bis zu 100 Verbindungen mit Vitamin-K-Wirksamkeit bekannt, von denen aber nur Vitamin K_1 (α-Phyllochinon) und K_2 (Menachinone) praktische Bedeutung besitzen. Phyllochinon wird in den Chloroplasten grüner Pflanzen gebildet, während Menachinone von Bakterien synthetisiert werden.

4.4.1 Vorkommen und Bioverfügbarkeit

Aufgrund von analytischen Schwierigkeiten existieren teilweise stark voneinander abweichende Angaben über die Vitamin-K-Gehalte in Lebensmitteln. Besonders reich an Vitamin K sind gelbe und grüne Blattgemüse (30–800 µg/100 g), wobei die Gehalte jahreszeitlich schwanken. Fleisch (Leber), Fisch und Milch zeigen mittlere Gehalte, Früchte und Getreide enthalten wenig Vitamin K. Zubereitungsverluste sind zu vernachlässigen. Die Absorptionsrate liegt zwischen 40 und 80 %; sie wird durch langkettige – insbesondere ungesättigte – Fettsäuren sowie Fettersatzstoffe gehemmt.

4.4.2 Etablierte physiologische Funktionen

Vitamin K wird in zahlreichen Proteinen für die Carboxylierung proteingebundener Glutaminsäurereste zu γ-Carboxyglutaminsäure (Gla) benötigt. Dabei treten Vitamin-K-abhängige Proteine und Enzyme häufig dort im Organismus auf, wo Stoffwechselwege mit Calcium verbunden sind.
- Beteiligung an der Synthese von Blutgerinnungsfaktoren,
- Beteiligung an der Synthese des Knochenproteins Osteocalcin,
- Hinweise auf eine Beteiligung an Mechanismen der Atmungskette.

4.4.3 Bedarf, Versorgungssituation und Empfehlungen

Analytische Probleme sowie die Ungewissheit über die durchschnittliche Vitamin-K-Aufnahme sind der Grund dafür, dass genaue Angaben über den Vitamin-K-Bedarf bislang nicht möglich sind. Die von der DGE festgelegten Zufuhrempfehlungen von 60 µg/d für Frauen und 70 µg/d für Männer (DGE et al. 2000) orientieren sich an den Schätzwerten der amerikanischen RDA, nach denen eine Vitamin-K-Bedarfsdeckung bei 1 µg/kg Körpergewicht und Tag vermutet wurde.

Beim gesunden Erwachsenen kommt ein Vitamin-K-Mangel praktisch nicht vor, sodass eine Ergänzung in Form von Supplementen aus diesem Grund nicht notwendig ist. Der Bedarf wird im Allgemeinen durch die Zufuhr mit der Nahrung und vermutlich auch durch den Beitrag enteral synthetisierter Menachinone gedeckt (DGE 2004). In welcher Höhe die enterale Synthese zur Bedarfsdeckung beiträgt, wird allerdings kontrovers diskutiert (SCF 2003b).

Unter bestimmten Voraussetzungen sind Vitamin-K-Defizite kaum zu vermeiden. Dazu gehören Resorptionsstörungen als Folge chronischer Dünndarmerkrankungen oder die längerfristige Einnahme bestimmter Medikamente (Bechthold u. Andrassy 1988, Krasinski et al. 1985). Bei der Medikamenteneinnahme ist zu unterscheiden, ob der Antagonismus zu Vitamin K therapeutisches Prinzip ist wie bei Antikoagulantien oder ob Interaktionen mit dem Vitamin-K-Stoffwechsel als unerwünschte Begleiterscheinungen auftreten. Letzteres ist z.B. bei der weit verbreiteten Einnahme von Antiemetika und Antibiotika der Fall, deren Verabreichung über einen längeren Zeitraum zu Vitamin-K-Defiziten führt. Eine längerfristige Einnahme der genannten Medikamente lässt eine prophylaktische Ergänzung sinnvoll erscheinen.

4.4.4 Supplementierung

Üblicherweise sind in Multivitaminpräparaten 30 µg Vitamin K je Tagesdosis in Form von Phyllochinon enthalten.

Osteoporose

Im Hinblick auf die Osteoporoseprophylaxe ist der Schätzwert für die empfehlenswerte Zufuhr möglicherweise zu niedrig. Epidemiologische Daten zeigen einen Zusammenhang zwischen der Zufuhr von Vitamin K und der Knochendichte, wobei Frauen mit der höchsten Zufuhr von 309 µg/d eine signifikant höhere Dichte von Oberschenkelhals und Wirbeln aufwiesen als Frauen, die nur 70 µg/d aufnahmen (Booth et al. 2003). Unter den Teilnehmerinnen der Nurses' Health Study wurde ein erhöhtes Risiko für Hüftfrakturen bei einer Vitamin-K-Zufuhr unter 109 µg/d beobachtet (Feskanich et al. 1999).

Aufgrund der Funktion von Vitamin K bei der γ-Carboxylierung von Osteocalcin wird vielfach der Carboxylierungsgrad als Marker für die Vitamin-K-Versorgung verwendet (Douglas et al. 1995, Haffa et al. 2000). Die hochdosierte Gabe eines sythetischen Vitamin-K-Derivats führte bei Kindern zu einem Absinken des unter-carboxylierten Osteocalcins im Serum und zu einem Anstieg der Knochendichte in den Lendenwirbeln (Inoue et al. 2001). Bei postmenopausalen Frauen mit vermin-derter Knochendichte wurde nach Gabe von 80 µg Vitamin K pro Tag eine Erhö-hung des carboxylierten Osteocalcins auf normale Werte beobachtet (Schaafsma et al. 2000). Eine geringe Carboxylierung war bei älteren Frauen mit einer verminder-ten Knochendichte (Szulc et al. 1993) sowie mit einem erhöhten Risiko für Hüft-frakturen verbunden (Vergnaud et al. 1997).

4.4.5 Negative Auswirkungen einer hohen Zufuhr

Toxische Wirkungen sind auch bei einer Hochdosierung von Phyllochinonen (500fach über der Empfehlung) nicht nachweisbar. Der NOAEL-Wert liegt bei 30 mg/d. Dieser Wert ist nicht auf Menachinone übertragbar und gilt ferner nicht bei Einnahme von Cumarin-Derivaten (Olson 1994). Aufgrund der Datenlage konnte kein UL definiert werden (SCF 2003b).

4.5 Vitamin B$_1$ (Thiamin)

Vitamin B$_1$ besteht aus einer Pyrimidin- und einer Thiazolkomponente, die über eine Methylengruppe miteinander verbunden sind. Die enzymatisch aus Thiamin gebil-deten und ineinander umwandelbaren Phosphorsäureester werden ebenfalls als Thiamin bezeichnet. Verbindungen mit veränderten Substituenten führen zum Wir-kungsverlust bzw. zur Bildung von Antivitaminen.

4.5.1 Vorkommen und Bioverfügbarkeit

Thiamin kommt in geringen Konzentrationen sowohl in Lebensmitteln pflanzlicher als auch tierischer Herkunft vor. In physiologischen Dosierungen bis ca. 1 mg liegt die Absorption zwischen 50 und 100 %, darüber sinkt sie ab und beträgt bei einer Zufuhr von 20 mg nur noch ca. 25 %. Hohe Konzentrationen des Vitamins finden sich in den Randschichten und im Keim aller Getreidearten sowie in Hülsenfrüch-ten, Kartoffeln, Innereien und Muskelfleisch, insbesondere vom Schwein. Im neut-ralen und alkalischen Bereich ist Thiamin besonders hitzelabil. Abhängig von den Garbedingungen und der Lebensmittelart treten Verluste von 10–70 % auf; im Durchschnitt liegen sie bei etwa 30 %.

4.5.2 Etablierte physiologische Funktionen

Unterschieden wird zwischen den Funktionen von Thiamin als Coenzym im Intermediärstoffwechsel der meisten Organe einschließlich des Gehirns (Thiamindiphosphat; TDP) und den nicht-enzymatischen Funktionen des Vitamins im Nervengewebe (Thiamintriphosphat; TTP).

- TDP ist Coenzym bei der Decarboxylierung von α-Ketosäuren (Einschleusung von Intermediärmetaboliten in den Citratcyclus, Aufbau von Fettsäuren, Steroiden und Acetylcholin, Abbau einiger Aminosäuren).
- TDP ist Coenzym der Transketolase im Pentosephosphatweg (Bereitstellung von Pentosen für die Bildung von Nucleinsäuren, NADPH-Quelle für die Synthese von Fettsäuren, Cholesterol und Steroiden).
- Beteiligung von TTP an der Reizleitung im peripheren Nervensystem. Vermutet wird zum einen, dass die Kontrolle des Natriumtransports (Na^+/K^+-ATPase) an der axonalen Membran über die Phosphorylierung von Thiamintriphosphat gesteuert wird. Außerdem liegen Hinweise auf eine Beteiligung von TTP am Stoffwechsel und der Freisetzung des Neurotransmitters Acetylcholin vor.

4.5.3 Bedarf, Versorgungssituation und Empfehlungen

Die wünschenswerte tägliche Thiaminzufuhr von 1,0 mg (Frauen) und 1,2 mg (Männer) ergibt sich aus dem Energieumsatz bzw. der Energiezufuhr. Grundlage ist eine Relation von 0,5 mg Thiamin pro 4,2 MJ (1000 kcal) Energieaufnahme (DGE et al. 2000). Die klassische Vitamin-B_1-Mangelerkrankung, die Beriberi, ist üblicherweise durch eine zusätzliche Protein-Energie-Malnutrition gekennzeichnet und kommt ausschließlich in Entwicklungsländern häufig vor. Hierzulande ist das Wernicke-Korsakow-Syndrom als polyneuritische Form von Beriberi eine Begleiterscheinung bei Alkoholkrankheit.

In der Allgemeinbevölkerung hat sich die Versorgungslage mit Vitamin B_1 in den letzten Jahren durch den zunehmenden Verzehr von Vollkornprodukten verbessert. So werden mittlerweile mit 1,1–1,5 mg Thiamin pro Tag bei Frauen und 1,3–1,8 mg bei Männern mehr als 100 % der DGE-Empfehlung aufgenommen. Lediglich bei Kindern und Jugendlichen bis 15 Jahren liegt die durchschnittliche Zufuhr unterhalb der Empfehlung (DGE 2004). Trotz dieser Ergebnisse ist jedoch auch bei Erwachsenen nicht automatisch von einer unproblematischen Thiaminversorgung auszugehen. So erreichten in einer Untersuchung unter den Personen, die keine Supplemente einnahmen, 17,5 % der Männer und 37,7 % der Frauen nicht die jeweilige Empfehlung (Beitz 2002). Eigene Untersuchungen ergaben auch bei insgesamt gut mit Nährstoffen versorgten älteren Frauen vielfach einen unzureichenden Versorgungsstatus (Wolters et al. 2003). Da für Thiamin nur eine geringe Speicherkapazität besteht und das Vitamin eine kurze biologische Halbwertszeit von wenigen Tagen aufweist, kann sich die Versorgungssituation als kritisch erweisen.

4.5.4   Supplementierung

In Präparaten wird Thiamin entweder in Form von wasserlöslichen Salzen wie z.B. Thiaminchlorid und Thiaminnitrat oder lipophilen Allithiaminen wie Bentiamin und Benfotiamin verwendet. Letztere sind bislang den Arzneimitteln vorbehalten und werden insbesondere in höheren Dosierungen vermehrt resorbiert, länger retiniert und bewirken höhere Thiaminkonzentrationen in den Erythrocyten. Multivitaminpräparate enthalten üblicherweise 1–2,5 mg Thiamin in wasserlöslicher Form.

Diabetes mellitus

In-vitro-Untersuchungen zufolge könnte Thiamin in hoher Dosierung einen hemmenden Einfluss auf die Bildung von „advanced glykosylation endproducts" (AGE) besitzen (La Selva et al. 1996, Booth et al. 1996). Auch der hemmende Einfluss hoher Glucosespiegel auf die Migration von Endothelzellen nach Schädigung und die Sekretion von Adhäsionsmolekülen bei Hyperglykämie konnten durch Thiaminzugabe zum Medium reduziert werden (Ascher et al. 2001). Diese Befunde deuten möglicherweise auf positive Effekte hochdosierter Thiamingaben bei Diabetikern in Bezug auf Angiopathien und Atherosklerose. Humanstudien hierzu stehen jedoch noch aus.

Im Gegensatz dazu konnten in Humanstudien bereits positive Effekte hoher Dosierungen an Thiamin auf andere Begleiterscheinungen des Diabetes gezeigt werden. Eine Studie an Kindern mit Typ-1-Diabetes zeigte eine unzureichende Thiaminversorgung, die durch Supplementierung mit 50 mg/d des Allithiamins Benzoyloxymethylthiamin normalisiert werden konnte. Es zeigte sich jedoch kein Einfluss auf HbA$_1$c oder die benötigte Insulinmenge (Valerio et al. 1999). Dagegen wurde eine positive Wirkung von Benfotiamin auf Schmerzempfinden und periphere Sensibilität bei diabetischer Polyneuropathie beobachtet. Bei einer Dosierung von 150 mg/d konnte eine signifikante Verbesserung erzielt werden; der Effekt war mit der höchsten Dosierung von 320 mg Benfotiamin am deutlichsten (Winkler et al. 1999).

Alkoholkonsum

Eine chronisch hohe Alkoholzufuhr wirkt sich negativ auf den Thiaminstatus aus (Tallaksen et al. 1992, Cook et al. 1998). Zusätzlich zur damit oft verbundenen niedrigen Thiaminzufuhr sind auch die Resorption sowie die Speicherung des Vitamins in der Leber gestört. Hieraus resultiert häufig die alkoholische Polyneuropathie, die durch hochdosierte orale oder parenterale Thiamingabe therapiert werden kann (Schiffter et al. 1979, Woelk et al. 1998).

4.5.5 Negative Auswirkungen einer hohen Zufuhr

Oral verabreicht ist Thiamin – aufgrund der raschen renalen Clearance – selbst bei hohen Zufuhrmengen untoxisch. Die orale Aufnahme von 500 mg Thiamin pro Tag für bis zu 4 Wochen zeigte keine negativen Auswirkungen. Aufgrund fehlender Dosisfindungs-Studien und dem Ausbleiben von Symptomen selbst bei extrem hohen Dosierungen konnte bis jetzt kein UL für die orale Aufnahme definiert werden. Die parenterale Gabe von 400 mg bewirkt üblicherweise Übelkeit, Anorexie, Lethargie und Pruritus, bei 0,1 % der Probanden zeigen sich derartige Symptome bereits nach 100 mg (SCF 2001a).

4.6 Vitamin B$_2$ (Riboflavin)

Vitamin B$_2$ stellt ein Isoalloxazinderivat mit hoher Strukturspezifität dar. Verbindungen mit veränderten Substituenten führen zum Wirkungsverlust bzw. zur Bildung von Antivitaminen. Aktive Derivate sind Flavinmononucleotid (FMN) und Flavinadenindinucleotid (FAD).

4.6.1 Vorkommen und Bioverfügbarkeit

In Form seiner coenzymatisch aktiven Derivate ist Vitamin B$_2$ Bestandteil pflanzlicher und tierischer Organismen. Den höchsten Gehalt weist Hefe auf, die jedoch in der Ernährung des Menschen keine Rolle spielt. Unter den pflanzlichen Lebensmitteln sind schnellwachsende Gemüse (z. B. Broccoli) und Getreideerzeugnisse niedriger Ausmahlung gute Vitamin-B$_2$-Lieferanten. Höhere Gehalte sowie eine bessere Verfügbarkeit weisen Lebensmittel tierischer Herkunft auf (z. B. Seefisch, Fleisch, Käse, Eier). Milch und Milchprodukte stellen in der Ernährung des Menschen die wichtigsten Quellen dar.
Der Vitamin-B$_2$-Gehalt von Lebensmitteln wird durch Lichteinflüsse erheblich reduziert. So können bei Milch und Milchprodukten Verluste von über 80 % auftreten. Die lichtbedingten Riboflavinverluste bei Lagerung und Verarbeitung werden im Durchschnitt auf 20 % geschätzt. Zubereitungsverluste treten praktisch nur über das Kochwasser auf, da das Vitamin recht hitzestabil ist.
In physiologischen Dosierungen wird Riboflavin quantitativ absorbiert. Selbst nach einer Gabe von 20 mg in Tablettenform betrug die absorbierte Menge innerhalb von 4,4 Stunden 95 % der Testdosis (Zempleni et al. 1996).

4.6.2 Etablierte physiologische Funktionen

Die biologisch aktiven Formen des Riboflavins sind die wasserstoff- und elektronen-übertragenden Coenzyme FMN und FAD. Sie sind Bestandteil von über 60 Enzymen, die zahlreiche Oxidations- und Reduktionsreaktionen katalysieren:

- Zentrale Bedeutung im Elektronentransport der Atmungskette (Bildung von ATP aus dem Abbau von Kohlenhydraten, Fetten und Proteinen),
- Fettsäuresynthese und -abbau,
- Coenzymfunktion im Pyridoxin-, Niacin-, Folsäure- und Vitamin-K-Stoffwechsel,
- Glutathionreduktion (Schutz vor oxidativen Schäden durch Peroxide und Xenobiotika),
- Monoaminoxidation (Abbau von Neurotransmittern),
- Beteiligung am Cytochrom-P450-Monooxigenasesystem (Entgiftung von Xenobiotika).

4.6.3 Bedarf, Versorgungssituation und Empfehlungen

Aufgrund der Funktionen von Vitamin B$_2$ im oxidativen Stoffwechsel erweist sich der Energieumsatz als geeignete Bezugsgröße für die Zufuhrempfehlung. Empfohlen wird eine Aufnahme von 0,6 mg Vitamin B$_2$ pro 4,2 MJ (1000 kcal). Bezogen auf den Tagesenergiebedarf bei leichter körperlicher Aktivität ergibt sich so eine wünschenswerte Zufuhr von 1,2 mg/d für Frauen und 1,2–1,5 mg/d für Männer. Erwachsene sollten auch bei reduzierter Energieaufnahme eine Riboflavinzufuhr von 1,2 mg/d nicht unterschreiten (DGE et al. 2000). Da die Speicher an Riboflavin den Bedarf für etwa 2–6 Wochen decken (SCF 2000a), sind kurzfristige Schwankungen der Aufnahme unproblematisch. In den meisten Gruppen werden die im Jahr 2000 abgesenkten Empfehlungen erreicht bzw. überschritten; lediglich Kinder und Jugendliche bis 15 Jahren erreichen im Mittel oft nicht ihren jeweiligen Referenzwert (DGE 2004).

Kritisch ist im Hinblick auf die Vitamin-B$_2$-Versorgung die chronische Einnahme psychotroper und chemotherapeutischer Medikamente zu beurteilen, da sie zu einer stark vermehrten renalen Vitaminausscheidung führen können (Hahn 1995a,b). Aluminiumhaltige Antazida bilden mit Riboflavin schwerlösliche Komplexe und beeinträchtigen so die Absorption (Hahn 2004). Insgesamt findet sich beim Menschen nur selten ein manifester Vitamin-B$_2$-Mangel. Er kommt gelegentlich bei Senioren, chronischem Alkoholabusus, chronischer Diarrhö bzw. im Zusammenhang mit allgemeiner Unterernährung vor (Mutschler et al. 2001).

4.6.4 Supplementierung

Riboflavin wird in Deutschland kaum als Monopräparat angeboten, ist jedoch in fast allen Multivitamin- und B-Vitamin-Präparaten in Dosierungen von meist etwa 1,5–3 mg enthalten. Zur Prophylaxe bei unsicherer Bedarfsdeckung werden orale

Tagesdosen von 1–2 mg Vitamin B_2 empfohlen (Bundesanzeiger 1988a). Bisweilen finden sich auch Präparate mit deutlich höheren Dosierungen am Markt.

Antioxidative Kapazität

Aufgrund der Funktion von FAD bei der Bereitstellung von reduziertem Glutathion als Substrat für die antioxidativ wirksame Glutathionperoxidase (siehe Kap. 5.8) kann Vitamin B_2 den antioxidativen Vitaminen zugerechnet werden. Es schützt vor radikal-assoziierten Schäden durch Peroxide und Xenobiotika, die bei ungenügender Riboflavinversorgung zur Lipidperoxidation und deren Konsequenzen beitragen (siehe Kap. 3.9) (Christensen 1993).

Ein unzureichender Riboflavinstatus wird epidemiologisch mit der Entwicklung von Katarakten im höheren Lebensalter in Verbindung gebracht (Leske et al. 1995), da eine hohe Aktivität der Glutathionreduktase für die Stabilisierung der gelösten Linsenproteine notwendig ist (Xie et al. 1991).

4.6.5 Negative Auswirkungen einer hohen Zufuhr

Es liegen nur wenige Daten über die orale Zufuhr sehr hoher Riboflavinmengen vor. In Humanstudien wurden bis zu 400 mg/d ohne negative Folgen verabreicht. Anzahl und Qualität der Studien sind allerdings für die Festlegung eines UL noch nicht ausreichend (SCF 2000a).

4.7 Vitamin B_6 (Pyridoxin)

Die Bezeichnung Vitamin B_6 umfasst alle Derivate des 3-Hydroxy-2-Methylpyridins mit biologischer Aktivität des Pyridoxins. Dazu zählen Pyridoxol, Pyridoxal, Pyridoxamin und deren 5′-Phosphorsäureester. Die genannten Metaboliten unterscheiden sich durch die Restgruppe am vierten C-Atom im Molekül, das an der Coenzymfunktion beteiligt ist. Sie sind im Stoffwechsel ineinander überführbar.

4.7.1 Vorkommen und Bioverfügbarkeit

Vitamin B_6 ist nahezu ubiquitär verbreitet. Gute Quellen sind z.B. Leber, Hühner- und Schweinefleisch, Fisch sowie verschiedene Gemüse und Weizenkeime. Beim Braten und Kochen tierischer Produkte kommt es zu Verlusten von 30–40 %. Da das hauptsächlich in Pflanzen vorkommende Pyridoxin stabiler ist, sind die Zubereitungsverluste hier geringer. Bei üblicher Lebensmittelauswahl und schonender Zubereitung liegen die Verluste bei 20 %. Eine licht- und luftgeschützte Aufbewahrung reduziert die Lagerungsverluste.

4.7.2 Etablierte physiologische Funktionen

Pyridoxalphosphat (PLP) ist als Coenzym an etwa 100 enzymatischen Reaktionen, vorwiegend im Aminosäurestoffwechsel, beteiligt. Daneben finden sich weitere, teilweise unspezifische Wirkungen. Hervorzuheben sind neben der generellen Beteiligung des Vitamins an den Umwandlungen der Aminosäuren folgende Funktionen:

- Freisetzung von Glucose aus Glykogen,
- Bildung von Sphingolipiden im Lipidstoffwechsel,
- Bildung von Neurotransmittern im Nervensystem,
- Beeinflussung des Nucleinsäurestoffwechsels,
- Beteiligung an der Quervernetzung des Bindegewebes,
- Bildung von Porphyrinen, Cobalamin und Niacin.

Nicht-coenzymatische Wirkungen:
- Modulierung der Wirkung von Steroidhormonen,
- Beeinflussung der Genexpression.

4.7.3 Bedarf, Versorgungssituation und Empfehlungen

Der Vitamin-B$_6$-Bedarf ergibt sich aufgrund der zentralen Rolle des Vitamins im Aminosäurestoffwechsel durch die Proteinzufuhr. Die DGE empfiehlt eine Aufnahme von 0,02 mg Pyridoxin pro Gramm Nahrungsprotein. Daraus ergibt sich unter Zugrundelegung der empfohlenen Proteinzufuhr eine Zufuhrempfehlung von 1,2 mg/d für Frauen und 1,4–1,5 mg/d für Männer. Wird mehr Protein zugeführt, sollte die Pyrodoxinaufnahme entsprechend angepasst werden. Die Speicherkapazität für Vitamin B$_6$ beträgt 2–6 Wochen (DGE et al. 2000). Der größte Teil ist als Cofaktor der Glykogenphosphorylase in der Muskulatur gebunden und wird bei Depletion der Glykogenspeicher freigesetzt, nicht jedoch bei einem Defizit an Vitamin B$_6$. Insofern fungiert der Bestand im Muskelgewebe nicht als Speicher für Phasen unzureichender Zufuhr (SCF 2000b).

Die Zufuhrempfehlungen für Vitamin B$_6$ werden im Allgemeinen erreicht. Trotz der deutlich über dem Bedarf liegenden Proteinzufuhr in allen Altersgruppen ergibt sich rechnerisch mit 22 µg Vitamin B$_6$ pro Gramm Protein ein ausreichendes Verhältnis der beiden Nährstoffe (DGE 2004).

Die Bestimmung der Vitamin-B$_6$-Versorgung ist nach wie vor problematisch. Die Konzentrationsbestimmung im Plasma ist eine häufig angewandte Methode, jedoch existieren keine verlässlichen Daten, aus denen sich Normalwerte bzw. Mindestwerte für eine ausreichende Versorgung ableiten ließen. Aufgrund fehlender Mangelsymptome bei 20 nmol/l PLP wurde dieser Wert als ausreichend erachtet und als Grundlage für die Berechnung der amerikanischen Zufuhrempfehlungen verwendet (Institute of Medicine 1998b). Auch der Aktivierungskoeffizient des PLPabhängigen Enzyms α-EAST (Aspartat-Aminotransferase) in den Erythrocyten wird zur Statusbestimmung eingesetzt; Werte über 2,0 werden als Indikator für eine unzureichende Aufnahme von Vitamin B_6 gewertet (Hansen et al. 1997).

Eine suboptimale Versorgung wurde mit beiden Methoden bei älteren Männern und Frauen sowie jungen Verwenderinnen von oralen Kontrazeptiva festgestellt (Heseker et al. 1994, Bender 1993, Bundesanzeiger 1988b). In einer Studie an älteren Frauen (Durchschnitt 63 Jahre) erreichten 17 % der Teilnehmerinnen nicht die Zufuhrempfehlung für Vitamin B_6; der α-EAST-Aktivierungskoeffizient war bei 37 % erhöht (Wolters et al. 2003). Bei den Auswirkungen der hormonellen Kontrazeption handelt es sich dagegen häufig um vorübergehende Effekte. So zeigte sich in einer Vergleichsstudie mit 7 verschiedenen Kombinationspräparaten ein Absinken der Plasmaspiegel an Pyridoxalphosphat, nach 6 Monaten lagen die Werte jedoch wieder im Normalbereich (van der Vange et al. 1989). Eine prophylaktische Ergänzung in physiologischer Dosierung scheint somit insbesondere bei Senioren angebracht. Die langfristige Einnahme von Isoniazid, D-Penicillamin oder Protionamid kann zu Neuritiden[1] infolge eines Vitamin-B_6-Mangels führen, die mit hohen oralen Dosen (100–300 mg) behandelt werden (Mutschler et al. 2001).

4.7.4 Supplementierung

Verwendung für die orale Gabe finden hauptsächlich Pyridoxin und Pyridoxinhydrochlorid. Diese sind in wässrigen sauren Lösungen relativ stabil, jedoch empfindlich gegen UV-Strahlen. Die Dosierungen liegen in Nahrungsergänzungsmitteln üblicherweise zwischen 1,5 und 3 mg. Das ehemalige Bundesgesundheitsamt gibt für die „Vorbeugung und Behandlung eines nachgewiesenen Vitamin-B_6-Mangels" eine Dosierungsempfehlung von 1,5–25 mg (Bundesanzeiger 1988b).

Einfluss auf das Atheroskleroserisiko

Gemeinsam mit Cobalamin (Vitamin B_{12}, siehe Kap. 4.8) und Folsäure (siehe Kap. 4.9) hat Vitamin B_6 einen Stellenwert in der Prävention von Atherosklerose, der allerdings geringer ist als derjenige der anderen beiden Vitamine. Dabei ist Vitamin B_6 mitbeteiligt an der Reduktion moderat erhöhter Homocysteinspiegel im Plasma, indem es den Abbau der schwefelhaltigen, atherogen wirksamen Aminosäure zu Cystein fördert (s. Kap. 3.11.1). Eine Senkung des Herzinfarktrisikos wurde epidemiologisch für eine hohe Zufuhr von Vitamin B_6 u. a. aus angereicherten Lebensmitteln und Nahrungsergänzungsmitteln gezeigt. So fand sich in der Nurses' Health Study für die Quintile mit der höchsten Aufnahme von durchschnittlich 4,6 mg Vitamin B_6 pro Tag ein um 33 % erniedrigtes Risiko für KHK im Vergleich zur Gruppe

---

[1] Nervenentzündungen, die sich je nach Grad der Schädigung in unterschiedlich stark ausgeprägten Lähmungen oder Sensibilitätsstörungen äußern können (Zetkin u. Schaldach 1999)

mit 1,1 mg/d (Rimm et al. 1998). Die Ansprechbarkeit des Homocysteinspiegels auf die Gabe von Vitamin B$_6$ wurde in mehreren Studien untersucht, es konnte jedoch kein Effekt einer alleinigen Supplementierung mit Vitamin B$_6$ gefunden werden, sodass weitere protektive Wirkungen des Vitamins nahe liegen (Ubbink et al. 1994, Dierkes et al. 1998). Die Addition von Vitamin B$_6$ zu einer Kombination von Folsäure und Vitamin B$_{12}$ bewirkte in den meisten Studien keine weitere Senkung der Homocysteinspiegel (Homocysteine Lowering Trialists' Collaboration 1998).

Prämenstruelles Syndrom

Eine kontroverse Diskussion besteht über den Einsatz von Vitamin B$_6$ beim Prämenstruellen Syndrom (PMS)[2]. Es gibt Anhaltspunkte, dass Verwenderinnen estrogenhaltiger oraler Kontrazeptiva niedrige Werte an Pyridoxin aufweisen (Miller 1986). Bei diesen Patientinnen führten Pyridoxin-Tagesdosen von 40–500 mg dosisabhängig zu einer deutlichen Symptomverbesserung (Brush et al. 1988). Allerdings konnte dieser Zusammenhang in einer Reihe von Studien nicht verifiziert werden (Kleijnen et al. 1990, Berman et al. 1990, Diegoli et al. 1998). Insgesamt rechtfertigen die vorliegenden Studien – auch aufgrund der weit über dem UL liegenden verwendeten Dosierungen – keine Empfehlung zur Supplementierung von Vitamin B$_6$ beim Prämenstruellen Syndrom (Bendich 2000).

4.7.5   Negative Auswirkungen einer hohen Zufuhr

Dosierungen von 500 mg Pyridoxin pro Tag über mindestens ein Jahr verursachen schwere neurologische Störungen. Weniger schwere Folgeerscheinungen treten bereits bei 100 mg/d, vereinzelt ab 50 mg/d auf. Der UL wurde deshalb auf 25 mg/d festgelegt. Bei dieser Dosierung sind auch in Langzeitstudien keine Nebenwirkungen beobachtet worden (SCF 2000b).

---

[2] Wiederkehrendes Auftreten von Kopfschmerzen, psychischen Verstimmungen, Mastodynie bzw. Verschlimmerung bestehender Krankheiten wie Migräne, Epilepsie oder gastrointestinalen Störungen in den Tagen vor Eintritt der Menstruationsblutung (Zetkin u. Schaldach 1999).

4.8 Vitamin B₁₂ (Cobalamin)

Die Bezeichnung Vitamin B_{12} bezeichnet eine Gruppe von vitaminwirksamen Substanzen mit einem cobalthaltigen Corrin-Ring-System. In biologischen Systemen kann am Cobaltatom als Restgruppe ein Wassermolekül (Aquocobalamin), eine Hydroxyl- (Hydroxycobalamin), eine Methyl- (Methylcobalamin) oder eine Desoxyadenosylgruppe (Adenosylcobalamin) gebunden sein. Methyl- und Adenosylcobalamin besitzen Coenzymwirksamkeit. Auch das physiologischerweise nicht vorkommende Cyanocobalamin (Cyanid als Restgruppe) wird im Organismus in die Wirkformen umgewandelt und kann so verwertet werden.

4.8.1 Vorkommen und Bioverfügbarkeit

Bedeutsame Mengen an Vitamin B_{12} sind ausschließlich in Lebensmitteln tierischer Herkunft enthalten. Die höchsten Gehalte finden sich in Leber, Niere und einigen Fischsorten wie Hering oder Forelle. Da Vitamin B_{12} von Bakterien gebildet wird, kann es in Spuren jedoch auch in Pflanzen vorkommen, die mit Bakterien in Symbiose leben (z. B. Leguminosen). Vergorene Lebensmittel (z. B. Bier, Sauerkraut) enthalten ebenfalls Spuren des Vitamins, Bierhefe dagegen größtenteils inaktive Derivate. Die Absorption von Vitamin B_{12} erfolgt nach Bindung an das in Magenschleimhautzellen gebildete Protein Intrinsic Factor (IF). Für eine IF-unabhängige Vitamin-B_{12}-Aufnahme sind sehr hohe Dosen erforderlich, die jedoch nur zu 1 % resorbiert werden.

4.8.2 Etablierte physiologische Funktionen

Die als Coenzyme wirksamen Vitaminformen Methylcobalamin (Wirkort Zytosol) und Adenosylcobalamin (Wirkort Mitochondrien) sind an drei Reaktionen beteiligt: Methylcobalamin (Methylgruppendonator) im Zytosol:

▪ Bildung von Methionin durch Übertragung einer Methylgruppe von Methyltetrahydrofolsäure auf Homocystein; durch Remethylierung von Homocystein wird aktive Tetrahydrofolsäure regeneriert.

Adenosylcobalamin (intramolekulare Umlagerungen) im Mitochondrium:

▪ Einschleusung von Propionsäure in den Citratcyclus.

4.8.3 Bedarf, Versorgungssituation und Empfehlungen

Bereits die Zufuhr von 1 μg Vitamin B_{12} pro Tag reicht aus, um den Minimalbedarf zu decken (SCF 2000c). Unter Berücksichtigung von Resorptionsverlusten empfiehlt die DGE eine Aufnahmemenge von 3 μg/d, die mit einer durchschnittlichen Kost deutlich überschritten wird (DGE et al. 2000, DGE 2004). Hinzuweisen ist in diesem Zusammenhang darauf, dass die in der Nährwertkennzeichnungsverordnung aufgeführte Menge, an der sich die Deklaration von Nahrungsergänzungsmitteln orientiert, bei 1 µg/d liegt. Die Angabe „100 % des Tagesbedarfs" ist bei Cobalamin somit nicht gleichbedeutend damit, dass ein Produkt die von der DGE empfohlene Zufuhr gewährleistet.

Aufgrund der hohen Zufuhr treten in der Durchschnittsbevölkerung üblicherweise keine alimentären Mängel auf, zumal große Speicher für Vitamin B$_{12}$ bestehen und die enterohepatische Reabsorption sehr effektiv ist. Dennoch ist ein Mangel an diesem Vitamin die klinisch am häufigsten zu therapierende Vitaminmangelerkrankung (Heseker 1996). Ursache hierfür ist entweder eine Verwertungsstörung durch eine chronisch-atrophische Gastritis und einen dadurch entstehenden Mangel an Intrinsic Faktor oder eine extrem einseitige Ernährung. Vor allem Untersuchungen an älteren Personen zeigen besonders häufig eine unzureichende Versorgung. Erniedrigte Serumspiegel (<258 pmol/l) wurden bei 40 % der Senioren gefunden; die Konzentration von Methylmalonsäure (MMA), die bei einem Vitamin-B$_{12}$-Defizit ansteigt, war bei 10 % der Untersuchten erhöht. In einer jüngeren Vergleichsgruppe zeigten sich bei 17,9 % der Personen erniedrigte Serumspiegel und bei 5,7 % erhöhte MMA-Werte (Wolters et al. 2003, Lindenbaum et al. 1994). Kritisch kann die Versorgungssituation auch bei vegetarischer Ernährung sein. So wurden bei 68 % der Ovolacto-Vegetarier und bei 83 % der Veganer erhöhte Spiegel von MMA gefunden (Herrmann et al. 2003). Auch eigene Studien mit Veganern bestätigen diesen Befund und zeigen eine inverse Beziehung zwischen Versorgungssituation und Zeitdauer der veganen Ernährung (Waldmann et al. 2004).

Da die Versorgungslage in der Bevölkerung mit Ausnahme der oben genannten Gruppen gut bis sehr gut ist, kann selbst von einer hochdosierten Gabe keine Steigerung der Leistungsfähigkeit oder Verbesserung des allgemeinen Wohlbefindens erwartet werden, wie von einigen Anbietern behauptet wird.

4.8.4 Supplementierung

Die orale Gabe erfolgt in Form der Vorstufen Cyanocobalamin und Hydroxocobalamin, die erst im Organismus in die aktiven Formen umgewandelt werden. Algen, die häufig als Nahrungsergänzung insbesondere für Veganer angeboten werden, enthalten – anders als von den Anbietern vielfach behauptet – praktisch ausschließlich unwirksame Analoga des Vitamins, die zudem in der Lage sind, Resorption und Metabolismus der aktiven B$_{12}$-Vitamere zu blockieren.

Senioren

Vor allem Ältere sind wie dargestellt häufig von einem Vitamin-B$_{12}$-Mangel betroffen. Je nach Ausprägung des IF-Mangels sind in einigen Fällen Dosierungen von bis zu 100 µg/d Vitamin B_{12} erforderlich (Ubbink et al. 1994). Besteht bereits ein Vitamin-B_{12}-Mangel, sind Gaben von 1000 µg/d peroral oder die parenterale Verabreichung üblich.

Um den Homocysteinspiegel als Risikofaktor für Atherosklerose effektiv zu senken, ist eine kombinierte Gabe von Folsäure und Vitamin B_{12} zu empfehlen (siehe Kap. 3.11.1). So bewirkte die Ergänzung einer Folsäure-Supplementierung mit Vitamin B_{12} in Höhe von 20–1000 µg/d eine Senkung der Homocystein-Spiegel um weitere 3–10 % (Homocysteine Lowering Trialists' Collaboration 1998).

Alternative Ernährungsformen

Eine weitere Risikogruppe bilden Veganer, die auf jegliche Produkte tierischer Herkunft verzichten. Insbesondere voll gestillte Säuglinge von sich vegan ernährenden Müttern sind einem hohen Risiko eines Vitamin-B_{12}-Mangels ausgesetzt (Stötter u. Mayrhofer 1996). Bei makrobiotisch ernährten Jugendlichen mit diagnostiziertem Mangel an Vitamin B_{12} wurden eingeschränkte Leistungen bei kognitiven Tests (Louwman et al. 2000) und zudem bei 53 % der Veganer sowie 29 % der Vegetarier erhöhte Homocysteinspiegel gefunden (Krajcovicova-Kudlackova et al. 2000 a). Somit besteht bei rein pflanzlichen Ernährungsformen eine klare Notwendigkeit zur Vitamin-B_{12}-Supplementierung (SCF 2000c, Herrmann et al. 2003), aufgrund der Bedeutung des Vitamins im Homocysteinstoffwechsel kann die zusätzliche Einnahme jedoch auch für Ovo-Lakto-Vegetarier sinnvoll sein (s. Kap. 3.7.4).

4.8.5   Negative Auswirkungen einer hohen Zufuhr

Aufgrund der mit steigender Dosierung deutlich sinkenden Absorptionsrate weist Vitamin B_{12} eine geringe Toxizität auf. In Studien wurden Dosierungen bis zu 5 mg auch über lange Zeiträume gegeben, ohne dass negative Effekte auftraten. Es kann deshalb zur Zeit kein UL definiert werden (SCF 2000c).

4.9   Folsäure/Folat

Unter dem Begriff Folsäure oder Folate wird eine Gruppe von rund 100 verschiedenen Verbindungen zusammengefasst, die sich von der Pterolymonoglutaminsäure ableiten. Die Substanz kommt in dieser Form in der Natur nicht vor, ist aber physiologisch voll verwertbar und wegen ihrer vergleichsweise hohen Stabilität das einzig in Supplementen eingesetzte Derivat. Pteroylmonoglutamat besteht aus einem Pteridinring und para-Aminobenzoesäure, an deren Carboxylende ein Glutaminsäuremolekül gebunden ist. Die natürlich vorkommenden Folate unterscheiden sich hiervon durch ihren Redoxstatus, verschiedene C_1-Substituenten und eine variierende Zahl von Glutaminsäureresten. Aus ernährungsphysiologischer Sicht bedeutsam ist die Unterscheidung der Folsäure-Monoglutamate (ein Glutamylrest im Molekül) von den Polyglutamaten, die bis zu neun Glutamylreste enthalten können. Sie dominieren in Nahrungsmitteln und stellen auch die Speicherform des Vitamins dar.

4.9.1 Vorkommen und Bioverfügbarkeit

Folate kommen sowohl in Lebensmitteln pflanzlicher als auch tierischer Herkunft vor. Besonders folatreich sind dunkelgrüne Blattgemüse (z.B. Spinat, Salat), Kohl, Vollkornprodukte, Weichkäse, Leber, Niere und Hefe.

Die Bioverfügbarkeit von Nahrungsfolaten variiert in Abhängigkeit vom Mono-/ Polyglutamatverhältnis der Nahrungsmittel. Die überwiegend in der Nahrung vorkommenden Polyglutamate sind nur zu etwa 20 % verfügbar, Monoglutamate werden dagegen annähernd quantitativ absorbiert. Aufgrund der unterschiedlichen Absorption wurde der Begriff „Folat-Äquivalente" eingeführt, der eine Angabe der Folate als freie Folsäure (Monoglutamat) erlaubt. 1 µg Folsäure-Äquivalent entsprechen dabei 1 µg Nahrungsfolat oder 0,5 µg synthetischer Folsäure (DGE et al. 2000). Da diese Strukturvarianten in den gängigen Nährwerttabellen jedoch unberücksichtigt bleiben, ist eine zuverlässige Berechnung der Folataufnahme kaum möglich. Insgesamt scheint die Verfügbarkeit bei einer gemischten Kost unter 50 % zu liegen. Zur schlechten Verfügbarkeit von Nahrungsfolaten kommen noch erhebliche Verluste durch Lagerung und Zubereitung hinzu, die bis zu 100 % betragen können (Friedrich 1987). Da viele folatreiche Lebensmittel jedoch ohne Zubereitung gegessen werden, wird insgesamt mit Verlusten von ca. 35 % gerechnet (Bognar 1995).

4.9.2 Etablierte physiologische Funktionen

Die biologisch aktive Form der Folsäure ist die Tetrahydrofolsäure (THF). Sie ist Akzeptor und Donator von Einkohlenstoffverbindungen (C_1-Einheiten; z.B. Methyl-, Hydroxymethyl- oder Formylgruppen), und dadurch Coenzym bei zahlreichen Reaktionen, besonders im Protein- und Nucleinsäurestoffwechsel:

- Purin- und Pyrimidinsynthese,
- DNA-Synthese,
- Auf- und Abbau verschiedener Aminosäuren (z.B. Methylierung von Homocystein zu Methionin).

Darüber hinaus besitzt Folsäure auch nicht-coenzymatische Funktionen wie z.B. die Beeinflussung des Stoffwechsels von Neurotransmittern und die Beteiligung an der Biosynthese von Hämoglobin, Phospholipiden und dem Hormon Melatonin.

4.9.3 Bedarf, Versorgungssituation und Empfehlungen

Ein Mangel an Folsäure ist weltweit verbreitet, auch in Industrieländern. Die Ursachen dafür sind vielfältig (s. Abb. 4–2). Auch in Deutschland ist die Versorgungslage insgesamt unbefriedigend. Gemäß den Referenzwerten der DGE sollten gesunde Personen ab 10 Jahren täglich 400 µg Folat-Äquivalente aufnehmen (DGE et al. 2000). Dieser Wert wird von beiden Geschlechtern und in allen Altersgruppen bei weitem nicht erreicht. So liegt die durchschnittliche Zufuhr von Männern und Frauen bei etwa 215 µg/d Folatäquivalenten (DGE 2004). Neben der geringen Zufuhrmenge können zahlreiche weitere Faktoren zur Entstehung eines Folatmangels beitragen (Abb. 4–2).

Kritisch ist die Situation insbesondere bei Schwangeren und Säuglingen sowie bei älteren Personen. Gerade ältere Patienten, die längere Zeiträume in Kranken- und Pflegeeinrichtungen verbringen müssen, sind häufig mit Folsäure unterversorgt. Nach Aufnahme in die geriatrische Abteilung eines Krankenhauses betrug die Folatzufuhr im Verlauf eines Jahres nur 210–250 µg; nach einem Jahr wurde eine erniedrigte Konzentration im Serum bei 37 % und in den Erythrocyten bei 17 % der Patienten festgestellt (Essama-Tjani et al. 2000). Einen schlechten Folsäurestatus weisen zudem Personen mit chronischer Einnahme bestimmter Medikamente auf (siehe Kap. 3.10). Hierzu gehören vor allem Antikonvulsiva (Lewis et al. 1995) und Antiepileptika (Carl et al. 1997, Hendel et al. 1984).

Folglich kann bereits im Hinblick auf die Vermeidung von Mangelzuständen eine generelle Folsäuregabe in Betracht gezogen werden. Bei den vorgenannten Gruppen ist sie in jedem Fall anzuraten. Empfehlenswert ist die Ergänzung in Form eines

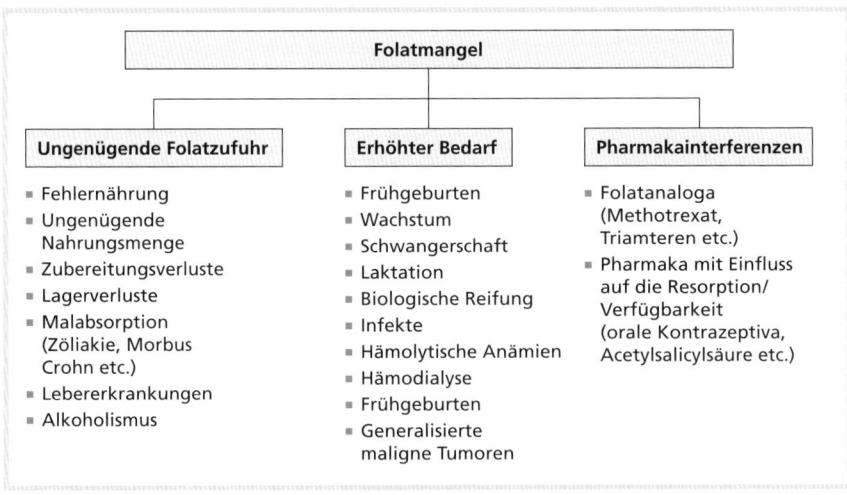

Abb. 4–2: Ursachen für einen Folatmangel (nach Hages et al. 1987)

Multivitaminpräparates, das gleichzeitig die Vitamine B_6 und B_{12} enthält. Grund dafür ist neben der Senkung des Homocysteinspiegels auch die Gefahr der Maskierung eines Vitamin-B_{12}-Mangels infolge erhöhter Aufnahme von Folsäure (siehe Kap. 3.7). In der Schwangerschaft sollte die Substitution bei mindestens 400 µg synthetischer Folsäure täglich liegen (DGE et al. 2000).

4.9.4   Supplementierung

Für die Verwendung in Lebensmitteln oder Supplementen wird ausschließlich das synthetische Pteroylmonoglutamat eingesetzt. In dieser Form ist das Vitamin sehr stabil und wird als Reinsubstanz nahezu quantitativ (> 90 %) absorbiert. Nahrungsergänzungsmittel enthalten allgemein 200 bis 400 µg, Arzneimittel bis zu 5 mg synthetischer Folsäure je Tagesdosis.

Atherosklerose

Zwischen der Aufnahme von Folsäure und dem Risiko für koronare Herzerkrankungen zeigen sich deutliche Zusammenhänge. So wiesen die Teilnehmerinnen der Nurses' Health Study ein sinkendes Risiko mit steigender Zufuhr auf (Abb. 4–3). In der Quintile mit der höchsten Zufuhr aus Nahrung und Supplementen von 696 µg/d betrug das relative Risiko nur 0,69 im Vergleich zur untersten Quintile mit 158 µg/d (Rimm et al. 1998). Die durchschnittliche Folsäurezufuhr von Frauen in Deutsch-

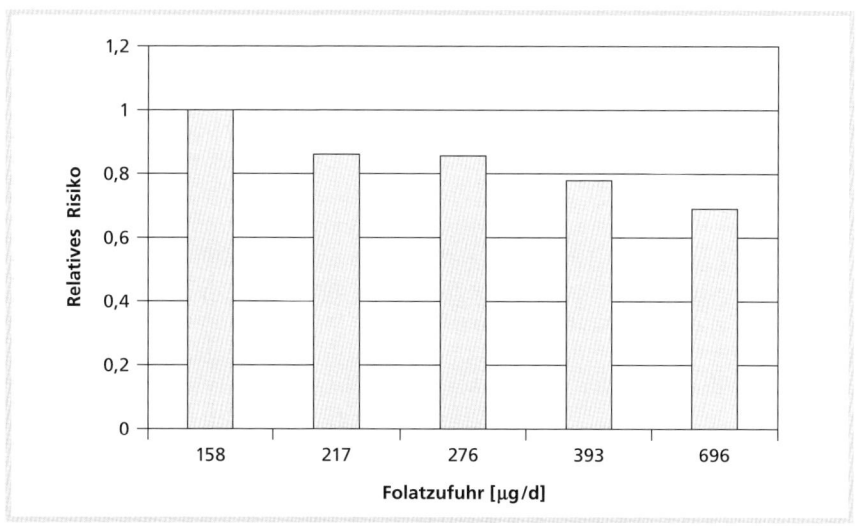

Abb. 4–3: Relatives Risiko für koronare Herzerkrankungen in Abhängigkeit von der täglichen Folatzufuhr nach Daten der Nurses' Health Study (Rimm et al. 1998)

land entspricht mit 215 µg/d (DGE 2004) dem Wert in der zweiten Quintile, die ein relatives Risiko von 0,86 aufwies. Mit einer Aufnahme etwa in Höhe der DGE-Empfehlung von 393 µg/d Folsäure betrug das relative Risiko 0,78 (Rimm et al. 1998). Eine Supplementierung der Vitamine Folsäure, Vitamin B_6 und B_{12} in physiologischer Dosierung bewirkt eine signifikante Abnahme der Homocysteinkonzentration im Plasma. Dabei scheint die Wirkung von Folsäure am stärksten zu sein, denn ihre alleinige Gabe zeigte in Untersuchungen den größten Effekt, eine Kombination mit Vitamin B_{12} nur einen geringen und die Zugabe von Vitamin B_6 praktisch keinen Zusatznutzen. Hierbei unterschieden sich Dosierungen zwischen 0,5 und 5 mg Folat pro Tag nicht in ihrer Wirkung. Die deutlichste Senkung wurde mit 39 % bei Probanden in der höchsten Quintile der Homocysteinspiegel (>18,5 µmol/l) erzielt; bei einem in westlichen Industrienationen verbreiteten Homocysteinspiegel von 12 µmol/l betrug die Reduktion 25 % (Homocysteine Lowering Trialists' Collaboration 1998). Eine Senkung in dieser Höhe wurde in einer Dosis-Findungsstudie als maximal möglicher Effekt bei Ausgangswerten des untersuchten Kollektivs von 11,6 µmol/l berechnet; bereits mit einer Dosierung in Höhe von 392 µg/d konnte jedoch eine Homocysteinsenkung um 22,3 % erreicht werden (van Oort et al. 2003). In einer aktuellen Meta-Analyse wird eine Absenkung des Homocysteins in dieser Größenordnung mit einem um 11 % verringerten Risiko für ischämische Herzerkrankungen und mit einem um 19 % erniedrigten Schlaganfall-Risiko in Verbindung gebracht (Homocysteine Studies Collaboration 2002). Die Einnahme von 400 µg synthetischer Folsäure kann somit als sinnvolle Maßnahme zur Senkung erhöhter Homocysteinspiegel und damit zur Atheroskleroseprophylaxe bezeichnet werden.

Krebs

Epidemiologische Daten weisen auf einen protektiven Effekt von Folsäure gegenüber Krebserkrankungen hin. Eine marginale Versorgung erhöht insbesondere das Risiko für Colonkarzinome (Giovannucci 2002, Prinz-Langenohl et al. 2001). Auch die Häufigkeit von Adenomen als Vorläufer des Colonkarzinoms zeigt einen Zusammenhang mit der Folatzufuhr. Unter den Teilnehmern der Health Professionals' Follow-Up Study und der Nurses' Health Study war das Adenomrisiko in der Quintile mit der höchsten Aufnahme an Folat (Frauen: 711 µg/d, Männer: 847 µg/d) um etwa 35 % geringer als in der Quintile mit der niedrigsten Zufuhr (Frauen: 166 µg/d, Männer: 241 µg/d). Da sich bei Ausschluss der Zufuhr aus Supplementen nur noch eine schwache, nicht signifikante Beziehung zur Adenomhäufigkeit fand (Giovannucci et al. 1993), zeigte sich hier ein deutlicher protektiver Effekt der Folsäuresupplementierung. Dieses Ergebnis wird durch eine Folgeauswertung unterstützt, die ein vermindertes Colonkarzinomrisiko bei einer hohen Folsäurezufuhr belegt. Verglichen mit Frauen, die nur 200 µg/d aufnahmen, hatten diejenigen mit einer Aufnahme von 400 µg Folat pro Tag ein um ca. 30 % niedrigeres Risiko, an

Colonkrebs zu erkranken. Teilnehmerinnen, die mindestens 400 μg Folsäure pro Tag in Form von Supplementen zuführten, profitierten mit einer Risikosenkung um 75 % nach 15 Jahren gegenüber Nichtverwenderinnen (Giovannucci et al. 1998b). In Bezug auf das Brustkrebsrisiko zeigte sich ein deutlicher Effekt bei hohem Alkoholkonsum (>15 g/d). In dieser Gruppe war bei einer Aufnahme von mindestens 600 μg/d Folat das Risiko für prämenopausale Frauen um 35 % und für postmenopausale Frauen um 51 % erniedrigt, verglichen mit einer Zufuhr von 150–299 μg/d (Zhang et al. 1999). Verantwortlich dafür scheint zum einen die Hypomethylierung der DNA zu sein, die im Folsäuremangel beobachtet wurde (Rampersaud et al. 2000, Kim et al. 1997), zum anderen eine Beeinflussung des Baseneinbaus in die DNA, die im Folsäuremangel zu einer verminderten Stabilität des DNA-Stranges und somit zu häufigeren Chromosomenbrüchen führt (Choi u. Mason 2002). Bei Probanden unter folatarmer Kost zeigte sich entsprechend eine höhere Anzahl von Chromosomenbrüchen, die sich durch Folsäuregabe wieder normalisieren ließ (Blount et al. 1997).

Kognitive Funktion

Verschiedene Studien weisen auf einen Zusammenhang zwischen einer unzureichenden Folsäureversorgung und einer Verminderung der geistigen Leistungsfähigkeit sowie der Entwicklung von Demenz hin. So wurden bei Patienten mit diagnostizierter Demenz (Nilsson et al. 1996, 2000) und mit Morbus Alzheimer (Joosten et al. 1997) häufig erniedrigte Folat- und erhöhte Homocysteinkonzentrationen gefunden. Postmortal durchgeführte Untersuchungen an Ordensschwestern zeigten eine alterskorrigierte signifikant negative Korrelation zwischen der Serum-Folat-Konzentration und der Schwere atrophischer Veränderungen des Gehirns (Snowdon et al. 2000).

Auch auf das altersabhängige Nachlassen der geistigen Leistung zeigte sich ein Einfluss von Folsäure. So fanden sich in einer Gruppe spanischer Senioren bessere Ergebnisse in mentalen Tests bei Probanden mit einer höheren Zufuhr und Blutkonzentration an Folat verglichen mit Probanden, die einen schlechteren Folatstatus aufwiesen (Ortega et al. 1996). Ähnliche Ergebnisse erzielten Riggs et al. (1996), die eine signifikante positive Korrelation zwischen der Fähigkeit von Probanden, etwas räumlich nach Vorlage zu zeichnen mit dem Folsäure- und Vitamin-B_{12}-Status ermittelten. Der stärkste Prädiktor für die Leistungsfähigkeit der Probanden in diesem Test war jedoch der Homocysteinspiegel (Riggs et al. 1996). Untersuchungen an einem älteren Kollektiv in Oxford zufolge ist die Homocysteinkonzentration zu 11 % für die Varianz in kognitiven Leistungstests, unabhängig vom Intelligenzquotienten, verantwortlich (Budge et al. 2000). Interventionsstudien zum Einfluss einer Folsäuresupplementierung auf den Erhalt der kognitiven Leistung bzw. die Entwicklung von Demenz liegen nicht vor, obwohl Daten auf einen möglichen Nutzen hindeuten (Reynolds 2002).

Schwangerschaft

Zahlreiche Untersuchungen deuten darauf hin, dass eine Folsäureunterversorgung in der Schwangerschaft für das Auftreten von Komplikationen und Entwicklungsstörungen beim Feten verantwortlich ist. Insbesondere Gehirnschäden oder Schäden am Neuralrohr wie Spina bifida (Spaltbildung in der Wirbelsäule) werden mit einer Folatunterversorgung in Verbindung gebracht. Eine Fehlbildungsprophylaxe ist nur bei perikonzeptionell einsetzender Folsäuregabe zu erwarten, da der Neuralrohrverschluss bereits in der 3. Schwangerschaftswoche erfolgt. Eine Schwangerschaft wird jedoch zumeist erst in der 6. bis 8. Woche festgestellt, wo es im Folsäuremangel bereits zur Spaltenbildung gekommen ist, sodass Folsäuregaben zu diesem Zeitpunkt ohne Effekt sind (Rösch 1999).

In den Industrienationen wird ein marginaler Folsäuremangel bei 20–50 % der Schwangeren beobachtet, bei 3–5 % tritt sogar eine manifeste Mangelerscheinung in Form der megaloblastischen Anämie auf (Brody et al.1984, Friedrich 1987). Besonders kritisch ist die Situation, wenn die Schwangerschaft bereits mit Nährstoffdefiziten begonnen wird. Häufig sind davon beispielsweise die Verwenderinnen estrogenhaltiger oraler Kontrazeptiva betroffen. So kann es nach langjähriger Einnahme der Pille zu Mängeln an Folsäure und Pyridoxin kommen, insbesondere bei Frauen mit Mehrlingsschwangerschaften bzw. Zweit- oder Drittschwangerschaften. Hinzu kommt, dass ein großer Anteil der Schwangeren vor allem im ersten Trimenon Arzneimittel verwendet (z.B. Antiemetika, Laxantien, Analgetika, Tranquillantien und Schlafmittel), wodurch die Versorgung mit Folsäure erheblich verschlechtert werden kann (Hahn 1995a,b, Mutschler et al. 2001).

Dieser Problematik ist in den aktualisierten Zufuhrempfehlungen Rechnung getragen worden. Frauen, die schwanger werden wollen oder könnten, wird die Supplementierung von 400 μg/d Folsäure empfohlen (DGE et al. 2000), bei einer vorausgegangenen Schwangerschaft mit Neuralrohrdefekt sollten 4 mg Folsäure pro Tag eingenommen werden (American Academy of Pediatrics 1993).

4.9.5 Negative Auswirkungen einer hohen Zufuhr

Folsäure weist auch in hohen Dosierungen eine geringe Toxizität auf. Das potenzielle Risiko der Maskierung eines unentdeckten Vitamin-B_{12}-Mangels (perniziöse Anämie) wurde in der Vergangenheit weit überbewertet. Bisher wurde nur über wenige Fälle berichtet, die erst bei Folsäure-Dosierungen ab 5 mg/d auftraten (LOAEL). Als Obergrenze für die sichere Höhe der Aufnahme (UL) wurde daraus eine Zufuhr von bis zu 1 mg/d Folsäure abgeleitet (Institute of Medicine 1998b). Aufgrund dieser Ergebnisse wurde auch der europäische UL auf 1 mg Folsäure pro Tag festgelegt (SCF 2000d).

4.10   Biotin

Biotin, ein Vitamin der B-Gruppe, ist ein cyclisches Harnstoffderivat, an das Valeriansäure gekoppelt ist. Von den acht möglichen Stereoisomeren ist nur das D-(+)-Biotin biologisch aktiv. Die Bezeichnung Vitamin H (Haut) ist heute nicht mehr gebräuchlich.

4.10.1   Vorkommen und Bioverfügbarkeit

Biotin ist in geringen Konzentrationen in vielen Lebensmitteln enthalten. In Nahrungsmitteln tierischer Herkunft findet sich das Vitamin vorwiegend proteingebunden, wodurch es schlechter bioverfügbar ist als freies Biotin. Gute Biotinlieferanten sind neben Leber, Niere, Milch, Eiern und Hefe auch verschiedene pflanzliche Quellen (z. B. Nüsse, Reis, verschiedene Getreidearten sowie Cerealien). Die Verfügbarkeit liegt insgesamt bei etwa 50 % aus Lebensmitteln; freies Biotin aus Vitaminpräparaten wird zu annähernd 100 % absorbiert.

4.10.2   Etablierte physiologische Funktionen

Biotin fungiert im Stoffwechsel des Menschen als enzymgebundene prosthetische Gruppe bei vier Carboxylasereaktionen, über die es am Metabolismus sämtlicher energieliefernder Nährstoffe beteiligt ist, d. h. bei:
- Gluconeogenese,
- Fettsäuresynthese,
- Abbau essenzieller Aminosäuren (Leucin, Isoleucin, Methionin, Threonin),
- Abbau ungeradzahliger Fettsäuren.

4.10.3   Bedarf, Versorgungssituation und Empfehlungen

Bisher ist der alimentäre Biotinbedarf nicht zuverlässig zu beziffern. Neueren Untersuchungen zufolge werden in Deutschland mit der Kost durchschnittlich 30–60 µg Biotin pro Tag zugeführt. Da bei dieser Aufnahme keine Mangelerscheinungen bekannt sind, wurde der Schätzwert für die wünschenswerte Zufuhr in dieser Höhe festgelegt. Die Bildung von Biotin durch Dickdarmbakterien trägt nur geringfügig zur Bedarfsdeckung bei (DGE et al. 2000).
Eine Biotinunterversorgung ist äußerst selten, wird jedoch vereinzelt als Folge genetisch bedingter Defekte beobachtet. Diese können zu einem Mangel an Biotinidase oder an Holocarboxylase-Synthetase führen. Der daraus resultierende multiple Carboxylase-Mangel wird mit therapeutischen Dosierungen von bis zu 100 mg/d behandelt (SCF 2001b). Auch nach langfristig hoher Zufuhr von rohem Eiklar (Aufnahme von 2–6 Eiern täglich über mehrere Monate) traten Fälle von Biotinmangel

auf. Eiklar enthält Avidin, welches Biotin bindet und so der Resorption entzieht. Es wird durch Hitze (mehrere Minuten bei 100°C) inaktiviert (Sweetman u. Nyhan 1986, SCF 2001a). Die Biotinversorgung während der Schwangerschaft scheint ebenfalls nicht immer gewährleistet zu sein. Es wurden erniedrigte Biotinkonzentrationen im Urin und eine erhöhte Ausscheidung von 3-Hydroxyisovaleriansäure als Indikatoren für eine unzureichende Versorgung bei mehr als 50 % der untersuchten Schwangeren festgestellt (Mock et al. 1997). Durch Gabe von 300 µg Biotin pro Tag über 2 Wochen wurden die Werte normalisiert (Zempleni u. Mock 2000).

4.10.4 Supplementierung

In Multivitamin- und B-Komplex-Präparaten ist Biotin überwiegend in Dosierungen bis zu 200 µg enthalten. Monopräparate, die als freiverkäufliche Arzneimittel auf dem Markt sind, beinhalten üblicherweise 2,5 oder 5 mg des Vitamins.

Wirkungen auf Haut, Haare und Nägel

Dermatologische Störungen und Haarausfall als eindeutige Folgen eines Biotinmangels können durch Biotingaben im pharmakologischen Dosierungsbereich therapiert werden (Sweetman u. Nyhan 1986). Die Schlussfolgerung, durch Supplementierung mit Biotin ohne Vorliegen eines manifesten Mangels sei eine kosmetische Aufwertung der Hautbeschaffenheit zu erzielen, ist jedoch wissenschaftlich nicht belegt.

Obwohl eine erhöhte Brüchigkeit von Fingernägeln kein erwiesenes Symptom eines Biotinmangels ist, konnte in einer kontrollierten klinischen Studie durch die tägliche Gabe von 2,5 mg Biotin über 6 Monate eine Verdickung und eine verbesserte Morphologie der Nägel festgestellt werden (Colombo et al. 1990). In einer anderen Untersuchung mit Biotinsupplementierung fand sich bei 63 % der Probanden eine Erhöhung der Nageldicke, während bei 37 % keine Veränderung auftrat (Hochman et al. 1993).

4.10.5 Negative Auswirkungen einer hohen Zufuhr

Hinreichende Untersuchungen zur Toxizität größerer Mengen an Biotin stehen bisher noch aus. Der NOAEL von 2500 µg/d Biotin resultiert aus Untersuchungen, in denen bei dieser Dosierung keinerlei Anzeichen von Nebenwirkungen nachweisbar waren. Zum LOAEL existieren keine Angaben (Miller u. Hayes 1982, SCOGS 1987). Aufgrund der Datenlage konnte bis jetzt kein UL definiert werden (SCF 2001b).

4.11   Niacin

Niacin ist der Sammelbegriff für die Verbindungen Nicotinsäure und Nicotinamid sowie deren biologisch aktive Coenzyme Nicotinamid-Adenin-Dinucleotid (NAD) und Nicotinamid-Adenin-Dinucleotid-Phosphat (NADP). Nicotinsäure und ihre Amide verfügen über die gleiche biologische Aktivität und können im Stoffwechsel ineinander überführt werden.

4.11.1   Vorkommen und Bioverfügbarkeit

Nicotinsäure kommt vorwiegend in pflanzlichen Lebensmitteln vor, während Nicotinamid vor allem in Lebensmitteln tierischer Herkunft enthalten ist. Gute Niacinquellen sind Fleisch und Fisch. In Getreide (Aleuronschicht) liegt Nicotinsäure gebunden vor, sodass die Verwertbarkeit eingeschränkt ist. Bohnenkaffee enthält größere Mengen Nicotinsäure, da Trigonellin (ein Bestandteil der Kaffeebohne) beim Rösten teilweise zu Nicotinsäure demethyliert wird. Nicotinsäure und Nicotinamid sind sehr stabil. Lediglich beim Kochen treten durch Auslaugung ins Kochwasser Verluste von 15–25 % auf.

4.11.2   Etablierte physiologische Funktionen

Niacin fungiert im Stoffwechsel in Form von NAD und NADP bzw. deren reduzierten Formen NADH + H$^+$ (vielfach vereinfacht als NADH$_2$ bezeichnet) und NADPH + H$^+$ bei rund 200 Dehydrogenasereaktionen als Coenzym:

- Beteiligung am Auf- und Abbau von Kohlenhydraten, Fettsäuren und Aminosäuren,
- unabhängig von seiner Coenzymfunktion dient NAD als Quelle zur (Poly-) ADP-Ribosylierung von Proteinen und Nucleoproteinen (DNA-Replikation und -Reparatur, Zelldifferenzierung).

4.11.3   Bedarf, Versorgungssituation und Empfehlungen

Der Bedarf an Niacin wird in Niacinäquivalenten (NÄ) angegeben, die sich aus der Summe des mit der Nahrung aufgenommenen und des endogen aus der Aminosäure Tryptophan gebildeten Niacins zusammensetzen. Es wird davon ausgegangen, dass etwa 60 mg Tryptophan 1 mg Niacinäquivalent entsprechen. Die DGE empfiehlt für Frauen jeden Alters die Aufnahme von 13 mg NÄ/d und für Männer 17 mg NÄ/d zwischen 19 und 24 Jahren, mit zunehmendem Alter absinkend auf 13 mg/d für Männer über 65 Jahren (DGE et al. 2000). Da die durchschnittlichen Aufnahmemengen in Deutschland bei etwa 30 mg/d NÄ liegen, sind manifeste Mängel mit Symptomen der Pellagra extrem selten (DGE 2004). Die Umwandlung von Tryptophan zu Niacin setzt eine ausreichende Versorgung mit Eisen, Vitamin B$_2$

und B$_6$ voraus, darüber hinaus muss ein Überschuss an Tryptophan aus der Nahrung vorliegen (Institute of Medicine 1998b).

In industrialisierten Ländern kommt ein Niacinmangel – nicht zuletzt aufgrund des hohen Fleischkonsums – kaum vor. Er ist zumeist die Folge von Alkoholismus oder chronischer Diarrhö (DGE et al. 2000). Für eine ergänzende Zufuhr des Vitamins besteht aus derzeitiger Sicht keine Notwendigkeit.

4.11.4 Supplementierung

Die orale Gabe in nutritiven Mengen erfolgt fast ausschließlich als Nicotinamid. Nahrungsergänzungsmittel enthalten in den meisten Fällen zwischen 18 und 34 mg pro Tagesdosis. Nur zur Behandlung der Hyperlipoproteinämie wurde Niacin in Form von Nicotinsäure in eindeutig pharmakologischen Dosierungen verwendet (s. u.).

Prävention des Diabetes mellitus Typ 1

Hinweise, nach denen Nicotinamid in der Prävention des insulinabhängigen Diabetes mellitus wirksam sein könnte, wurden in Pilotstudien mit Verwandten ersten Grades von Typ-1-Diabetikern untersucht. Allerdings zeigte sich in der Deutschen Nicotinamid Interventionsstudie (DENIS) keine statistisch signifikante Prävention in der Hochrisikogruppe der 3–12jährigen Kinder, sodass möglicherweise nur Personen mit einem geringeren Risiko von der Gabe profitieren können (Lampeter et al. 1998). Die Nicotinamidgabe soll aufgrund der Aktivität von NADH als Radikalfänger wirksam sein und so nachfolgende DNA-Schäden verhindern sowie zur Normalisierung des NAD-Gehaltes der Inselzellen beitragen (Böhles u. Herwig 1999). Bis weitere Ergebnisse vorliegen, sind diese Überlegungen jedoch rein hypothetisch.

Senkung des Cholesterolspiegels

Obwohl Nicotinsäure in Gramm-Dosierungen die hepatische Produktion von VLDL und Triglyceriden senkt sowie die Lipoproteinlipase stimuliert und damit zur Regulierung der Cholesterolspiegel beitragen kann, wird sie aufgrund zahlreicher Nebenwirkungen (s. u.) kaum noch eingesetzt (Rett u. Häring 1999).

4.11.5 Negative Auswirkungen einer hohen Zufuhr

Bei den für eine Senkung der Cholesterolspiegel erforderlichen Dosierungen an Nicotinsäure treten Hautrötung, Gefäßerweiterung, Hitzegefühle, Hyperurikämie und Leberschäden als Nebenwirkungen auf. Das sogenannte „flushing" wurde in 5 % der Fälle bei einmaligen Dosen von 50 mg Nicotinsäure beobachtet, vereinzelt bereits bei 30 mg. Der UL wurde daraufhin auf 10 mg Nicotinsäure pro Tag festgelegt. Die Gabe von Nicotinamid ist mit erheblich weniger Nebenwirkungen verbunden, deshalb ist diese Form von Niacin üblicherweise in Nahrungsergänzungsmitteln enthalten. Dosierungen von bis zu 3 g/d wurden ohne negative Effekte über einen Zeitraum von bis zu 3 Jahren verabreicht. Der UL ist deshalb mit 900 mg Nicotinamid pro Tag entsprechend hoch (SCF 2002a).

4.12 Pantothensäure

Pantothensäure ist ein Vitamin des B-Komplexes. Es besteht aus β-Alanin und 2,4-Dihydroxy-3,3-Dimethylbutyrat (Pantoinsäure), die über eine Peptidbindung miteinander verknüpft sind. Biologisch aktiv sind neben der D(+)-Pantothensäure auch die entsprechenden Calcium- und Natriumsalze sowie der Alkohol (D-Panthenol bzw. Dexpanthenol), der etwa 80 % der Wirksamkeit von Pantothensäure besitzt und auch über die Haut aufgenommen wird. Da Pantothensäure eine zähe Flüssigkeit ist, werden in Supplementen ihre Salze verwendet.

4.12.1 Vorkommen und Bioverfügbarkeit

Bereits die Bezeichnung des Vitamins (griech.: pantos = überall) verdeutlicht, dass Pantothensäure ubiquitär verbreitet ist und in fast allen Lebensmitteln vorkommt. Sie liegt zum größten Teil als Bestandteil von Coenzym A und Fettsäuresynthase vor. Besonders hohe Gehalte weisen Innereien und verschiedene Getreidesorten auf. Die Resorption des Vitamins erfolgt in Form von Pantothensäure oder Panthenol, wobei letzteres wesentlich besser verfügbar ist. Die Verfügbarkeit aus der Nahrung liegt insgesamt bei 50 %.

4.12.2 Etablierte physiologische Funktionen

Die zentrale Bedeutung von Pantothensäure basiert darauf, dass sie als Baustein von Coenzym A sowie des Acyl-Carrier-Proteins bei der Fettsäuresynthese fungiert:
- Auf- und Abbau von Kohlenhydraten, Fetten und Aminosäuren sowie Energiegewinnung in Form von Acetyl-CoA (Ester des Coenzym A),
- Beteiligung an der Steroidsynthese (Cholesterol, Gallensäuren, Provitamin D, Nebennierenrinden- und Sexualhormone),
- Hämsynthese (Hämoglobin, Myoglobin, Cytochrome der mitochondrialen Atmungskette und der arzneimittelabbauenden Systeme),
- Bildung von Neurotransmittern (Acetylcholin, Taurin).

4.12.3 Bedarf, Versorgungssituation und Empfehlungen

Genaue Daten zum Bedarf und der sich daraus ableitenden Empfehlung für die Zufuhr von Pantothensäure liegen nicht vor. Bisher existieren lediglich Schätzwerte für eine wünschenswerte Aufnahme, die bei 6 mg/d für Erwachsene liegen (DGE et al. 2000). Diese Werte werden von einem Großteil der Bevölkerung nicht erreicht. Die mittlere Aufnahme lag bei Frauen mit 4,6 mg/d und bei Männern mit 5 mg/d deutlich niedriger (DGE 2004). Untersuchungen an amerikanischen Studenten haben ergeben, dass 38 % der jungen Frauen weniger als 2 mg Pantothensäure pro 1000 kcal aufnahmen und damit deutlich unter der wünschenswerten Tageszufuhr blieben (Eissenstat 1986).

Vor dem Hintergrund des derzeitigen Ernährungsverhaltens, der ungenauen Bedarfszahlen sowie der teilweise in Studien belegten niedrigen Zufuhr von Pantothensäure ist die bisher vielfach beschriebene bedarfsdeckende Versorgungslage mit Vorbehalt zu betrachten. Daher kann eine Substitution insbesondere für junge Frauen sinnvoll sein, zumal Pantothensäure eine sehr geringe Toxizität aufweist.

4.12.4 Supplementierung

Sowohl Pantothensäure als auch das stabilere Dexpanthenol werden oral, parenteral und topisch mit gleicher Wirksamkeit angewendet. Aufgrund der Instabilität der Säure werden primär die Salze verwendet. Die Dosierung in Multivitaminpräparaten beträgt üblicherweise 6 mg. Zur Prophylaxe eines Vitaminmangels werden bis zu 10 mg/d empfohlen (Bundesanzeiger 1993).

Antioxidative Kapazität

In jüngster Zeit wird eine antioxidative Wirkung von Pantothensäure diskutiert. Demnach wird Acetyl-CoA ein Stellenwert bei der Unterbrechung der Lipidperoxidation zugesprochen sowie bei der Stärkung von Reparaturmechanismen, die in die Synthese von Phospholipiden involviert sind (Gaßmann 1999).

4.12.5 Negative Auswirkungen einer hohen Zufuhr

Pantothensäure zählt zu den am wenigsten toxischen Vitaminen. Im Tierversuch wurden Dosierungen von bis zu 200 mg/kg Körpergewicht und Tag gut vertragen. Klinische Studien, in denen Erwachsene über mehrere Wochen bis zu 2 g Pantothensäure pro Tag erhielten, ergaben ebenfalls keine negative Wirkungen. Die bisher vorliegenden Daten bieten keine ausreichende Grundlage für die Festlegung eines LOAEL bzw. UL (SCF 2002b).

4.13 Vitamin C

Vitamin C ist der Oberbegriff für L-Threo-hex-2-enono-1,4-lacton und seine Derivate mit L-Ascorbinsäure-Wirkung. D-Ascorbinsäure sowie L- und D-Isoascorbinsäure sind biologisch inaktiv, Dehydroascorbinsäure wird im Körper zu Ascorbinsäure reduziert und besitzt dann volle Wirksamkeit.

4.13.1 Vorkommen und Bioverfügbarkeit

Vitamin C wird von höheren Pflanzen und vielen Tierspezies aus Glucose synthetisiert und kommt entsprechend weit verbreitet vor. Sehr gute Vitamin-C-Quellen sind Frischobst und Frischgemüse sowie daraus hergestellte Säfte. Da Ascorbinsäure besonders licht- und sauerstoffempfindlich ist, können Lagerung und Zubereitung zu beachtlichen Vitamin-C-Verlusten führen.

Dosierungen von bis zu 200 mg Vitamin C werden im Nüchternzustand vollständig resorbiert, bei höheren Dosierungen nimmt die Bioverfügbarkeit ab. Aus einer Einzeldosis von 3 g werden nur noch 40 % absorbiert, aus 12 g noch 16 % (Hornig et al. 1980).

4.13.2 Etablierte physiologische Funktionen

Die biologischen Wirkungen von Vitamin C beruhen auf seiner antioxidativen Kapazität. Dabei wirkt Vitamin C sowohl als Cofaktor von Enzymen, besonders bei Hydroxylierungsreaktionen, als auch nicht-enzymatisch.

- Wasserlösliches Antioxidans und Regeneration von Vitamin E über das Acorbinsäure/Dehydroascorbinsäure-Redoxsystem,
- zahlreiche Syntheseleistungen (Bildung von Kollagen, Catecholaminen, verschiedenen Peptidhormonen und L-Carnitin),
- Erhöhung der körpereigenen Abwehr,
- Verbesserung der Eisenabsorption,
- Hemmung der Nitrosaminbildung aus Nitrit und sekundären Aminen,
- Inaktivierung vieler Arzneistoffe und Noxen in der Leber.

4.13.3 Bedarf, Versorgungssituation und Empfehlungen

Klinische Zeichen eines Vitamin-C-Mangels treten in industrialisierten Ländern praktisch nicht auf, da sie schon durch geringe Zufuhren von 10 mg Ascorbinsäure pro Tag verhindert werden können. Die derzeitige Empfehlung der DGE zur wünschenswerten Aufnahme liegt bei 100 mg/d (DGE et al. 2000) und wäre über die übliche Kost zu realisieren, wird aber in Teilen der Bevölkerung nicht erreicht. Mit einer Zufuhr in dieser Höhe wird eine Plasmakonzentration von >50 μmol/l erzielt

(Gaßmann 1998), die als ausreichend in Bezug auf die antioxidative Kapazität angesehen wird (Biesalski 1995). Da jedoch der Transport in Zellen des Immunsystems erst bei Plasmaspiegeln über 70 μmol/l seine maximale Geschwindigkeit erreicht, sprechen sich einige Autoren für eine höhere Zufuhrempfehlung im Bereich von 200 mg aus (Gaßmann 1998, Levine et al. 1996).

Ernährungserhebungen ergaben für die erwachsene Durchschnittsbevölkerung eine Vitamin-C-Zufuhr von etwa 100–160 mg/d (DGE 2004) bzw. 130–140 mg/d (Beitz 2002). Dennoch erreichen 29 % der Frauen und 33 % der Männer ohne die Einnahme von Supplementen nicht die empfohlene Zufuhr (Beitz 2002). Darüber hinaus finden sich Risikogruppen, deren Vitamin-C-Versorgung grundsätzlich in Frage gestellt ist. Hierzu zählen ältere Personen, bei denen Defizite häufig die Folge veränderter Verzehrsgewohnheiten sind (siehe Kap. 3.7.1), sowie Raucher, denen aufgrund verminderter Absorption und höherem Turnover eine Zufuhr von 150 mg Vitamin C pro Tag empfohlen wird. Darüber hinaus wird der Ascorbinsäurebedarf durch zahlreiche weitere Faktoren erhöht. Dazu zählen verschiedene Erkrankungen, Stress, die Einnahme von Medikamenten (z. B. orale Kontrazeptiva oder acetylsalicylsäurehaltige Schmerzmittel) sowie jede Form von oxidativem Stress (siehe Kap. 3.9). In diesen Fällen ist eine Ergänzung der Ernährung mit Vitamin C sinnvoll, um Defizite zu vermeiden.

4.13.4 Supplementierung

Vitamin C gehört zu den am häufigsten in Form von Nahrungsergänzungsmitteln konsumierten Substanzen. Es ist dementsprechend in den verschiedensten Darreichungsformen als Monopräparat oder in Kombination erhältlich. Übliche Dosierungen liegen zwischen 60 und 300 mg, freiverkäufliche Arzneimittel und bilanzierte Diäten enthalten bis zu 1000 mg.

Erkältungskrankheiten

Die Gabe hoher Dosierungen von Vitamin C zur Prophylaxe und Therapie von Erkältungskrankheiten wird besonders von Vertretern der „Orthomolekularen Medizin" empfohlen, die sich dabei auf den Nobelpreisträger Linus Pauling berufen (Pauling 1970). Verschiedene Studienergebnisse deuten tatsächlich auf immunstimulierende Effekte von Vitamin C hin, die Auswirkungen auf den Verlauf von Erkältungskrankheiten begründen könnten. So schützt Vitamin C u. a. die Phagocytenmembran vor oxidativer Selbstzerstörung (Hu et al. 1993). Nach Vitamin-C-Supplementierung mit 1–3 g/d wurde eine Aktivierung des Komplementsystems, ein Anstieg der Serumkonzentrationen von IgA und IgM sowie der chemotaktischen Aktivität beobachtet (Prinz et al. 1977).

Die Studienergebnisse am Menschen zur Wirkung von Vitamin-C-Gaben auf die Häufigkeit und Intensität von Erkältungskrankheiten sind jedoch nach wie vor widersprüchlich. Die Neuauswertung eines Übersichtsartikels aus dem Jahr 1975 zeigte anders als das Original eine um 21 % verkürzte Krankheitsdauer durch die Gabe von 1–6 g/d Vitamin C (Hemilä u. Herman 1995), eine neuere Übersicht lediglich von 5 %, wobei in 2 großen Studien die krankheitsbedingten Fehltage um 14–21 % verringert waren. Die Erkältungsinzidenz wurde nur bei Probanden mit starker körperlicher Belastung um 50 % gesenkt. In vier Studien mit britischen Männern ergab sich eine Verminderung des Auftretens von Erkältungskrankheiten um 30 %, was mit einer schlechten Versorgung bei Studienbeginn erklärt wurde (Hemilä u. Douglas 1999). Bei Studenten fand sich nach Verabreichung von Vitamin C in Höhe von mehreren Gramm, die im Verlauf von Erkältungskrankheiten und grippalen Infekten gegeben wurden, eine Verminderung der Symptome um 85 % verglichen mit der Kontrollgruppe (Gorton u. Jarvis 1999). Eine neuere Studie an 400 Personen, in der bis zu 3 g Vitamin C bei Auftreten der ersten Symptome verabreicht wurden, zeigte dagegen keinen Effekt auf die Dauer oder Schwere der Erkältung (Audera et al. 2001).

Krebserkrankungen

Epidemiologische Daten zeigen einen negativen Zusammenhang zwischen der Vitamin-C-Zufuhr aus der Nahrung und dem Auftreten von Krebserkrankungen (Byers u. Guerrero 1995, Freudenheim et al. 1996, Negri et al. 2000, You et al. 2000). Bei erniedrigten Plasmaspiegeln von Vitamin C wurde eine erhöhte Sterblichkeit an Krebs beobachtet (Loria et al. 2000, Khaw et al. 2001). Ob diese Ergebnisse auf einer direkten Vitaminwirkung beruhen oder ob die Vitamin-C-Zufuhr repräsentativ für einen höheren Obst- und Gemüsekonsum und somit einer allgemein höheren Zufuhr an protektiven Substanzen wie Antioxidanzien und Ballaststoffen ist, bleibt unklar.

Vitamin C hat aufgrund seiner hohen Konzentration im Magen ein ausgeprägtes präventives Potenzial in Bezug auf Magenkrebs (Stähelin et al. 1987). So kann es die Bildung von Nitrosaminen verhindern, was sowohl im Magen, als auch im Ösophagus, Nasopharynxbereich und in der Blase zum Tragen kommt. Dennoch konnten Interventionsstudien zum Effekt einer Vitamin-C-Supplementierung keine Reduktion der Magenkrebshäufigkeit zeigen (O'Toole u. Lombard 1996, Blot et al. 1993) (s. Kap. 3.11.3).

Epidemiologisch zeigt sich ein deutlicher Zusammenhang zwischen Vitamin C und Lungenkrebs. So wurde in verschiedenen Studien eine negative Assoziation zwischen der Vitamin-C-Zufuhr und dem Krankheitsrisiko gefunden (Fontham et al. 1988, Knekt et al. 1991b, Yong et al. 1997, Ocke et al. 1997, Bandera et al. 1997). Wiederum konnte jedoch kein Effekt einer Supplementierung auf die Krebshäufigkeit nachgewiesen werden (Yong et al. 1997).

Im Gegensatz zu einer älteren Meta-Analyse, die einen negativen Zusammenhang zwischen der Vitamin-C-Zufuhr und dem Risiko für Brustkrebs zeigte (Howe et al.

1990), wurde in späteren epidemiologischen Studien kein Einfluss auf die Brust-krebsinzidenz gefunden (Graham et al. 1992, Hunter et al. 1993, Kushi et al. 1996, Järvinen et al. 1997). Lediglich eine nicht signifikante Senkung des Risikos durch Supplementierung mit mindestens 500 mg Vitamin C pro Tag wurde beobachtet (Kushi et al. 1996).

Eine Reduktion des Krebsrisikos durch Supplementierung mit Vitamin C lässt sich nach derzeitigem Stand nur erwarten, wenn die Zufuhr über die Nahrung niedrig ist und so eine unzureichende Versorgung ausgeglichen werden kann.

Atherosklerose

Empirische Daten deuten darauf hin, dass Personen mit hohen Vitamin-C-Plasma-spiegeln ein reduziertes Risiko für ischämische Herzkrankheiten aufweisen (Gey et al. 1987, 1993, Nyyssönen et al. 1997a, Langlois et al. 2001). Ein positiver Zusam-menhang wurde auch zwischen den Plasmaspiegeln von Ascorbinsäure und HDL-Cholesterol gefunden (Gatto et al. 1996, Hallfrisch et al. 1994). Auch In-vitro-Untersuchungen machen eine protektive Wirkung von Vitamin C plausibel. So konnte die Oxidation von LDL-Cholesterol als wesentlichem Schritt der Atheroge-nese durch die Zugabe von Vitamin C in physiologischen Dosierungen verhindert und die Konzentrationen an Vitamin E und Beta-Carotin erhalten werden (Jialal u. Grundy 1991).

Die Ergebnisse zur antioxidativen Wirkung von Vitamin C in vivo sind jedoch wider-sprüchlich. Wie Tab. 4–3 zeigt, hatte die Supplementierung mit Vitamin C bei Rau-chern in den meisten Studien keinen Effekt auf Parameter des antioxidativen Stoff-wechsels. Zumindest über die meist kurzen Studienphasen profitierten die Raucher nicht messbar von der Vitamingabe. Lediglich nach einer Depletionsphase zeigte sich eine verminderte Oxidierbarkeit des LDL-Cholesterols durch 1000 mg Ascorbin-säure pro Tag über 4 Wochen (Fuller et al. 1996) sowie bei starken Rauchern durch 2000 mg pro Tag (Reilly et al. 1996). Bei Nichtrauchern wurden dagegen häufiger positive Effekte der Vitamin-C-Gabe beobachtet (Anderson et al. 1997a, Wen et al. 1997, Harats et al. 1998, Naidoo u. Lux 1998).

Trotz der widersprüchlichen Datenlage zur antioxidativen Wirkung scheint die Ein-nahme von Vitamin C langfristig protektive Effekte auszuüben, wie eine aktuelle Übersicht zeigt. Die systematische Auswertung mehrerer großer Kohortenstudien mit insgesamt 293.172 Teilnehmern ergab nach Korrektur um zahlreiche Einfluss-faktoren eine signifikante Senkung des Risikos koronarer Herzerkrankungen bei einer dauerhaften Verwendung von Vitamin-C-Supplementen. Das geringste Risiko wurde bei einer zusätzlichen Einnahme von mindestens 400 mg/d beobachtet, wobei sich kein Zusammenhang mit der Zufuhr von Vitamin C aus der Nahrung zeigte (Knekt et al. 2004). Ein umgekehrter Trend wurde bei postmenopausalen Diabetikerinnen beobachtet. In der Iowa Women's Health Study mit 41.836 Teil-nehmerinnen stieg das KHK-Mortalitätsrisiko mit der Zufuhr von Vitamin C aus

Tab. 4–3: Ergebnisse placebokontrollierter Studien zur antioxidativen Wirkung von Vitamin C

Quelle	Kollektiv	Dosierung Vitamin C pro Tag	Studiendauer	Ergebnis[1]
Cadenas et al. 1996	21 gesunde Männer	1000 mg	30 Tage	Kein Einfluss auf Urin-TBARS
Fuller et al. 1996	19 Raucher	1000 mg	4 Wochen	Senkung von konjugierten Dienen und TBARS
Mulholland et al. 1996	16 Raucher	1000 mg	2 Wochen	Kein Einfluss auf Malondialdehyd und antioxidatives Potenzial des Serums
Anderson et al. 1997	48 Nichtraucher (Männer und Frauen)	60 mg/ 6000 mg	Je 2 Wochen	Mit beiden Dosierungen Anstieg der antioxidativen Kapazität; kein Einfluss auf Oxidationsprodukte
Nyyssönen et al. 1997b	59 Raucher	500 mg slow-release oder normal	2 Monate	Kein Einfluss auf LDL-Oxidierbarkeit, Anstieg von Malondialdehyd mit normalem Vitamin C
Samman et al. 1997	8 Raucher	1000 mg	2 Wochen	Kein Einfluss auf LDL-Oxidierbarkeit
Wen et al. 1997	20 Nichtraucher	1000 mg	4 Wochen	Senkung von Malondialdehyd, kein Einfluss auf LDL-Oxidierbarkeit
Fuller et al. 2000	30 Raucher	1000 mg	8 Wochen	Kein Einfluss auf LDL-Oxidierbarkeit
Huang et al. 2002	184 Nichtraucher	500 mg	2 Monate	Kein Einfluss auf 8-iso-PGF oder MDA im Urin, Erhöhung der anti-oxidativen Kapazität im Serum

[1] nur statistisch signifikante Ergebnisse

Supplementen an, wobei das niedrigste Risiko mit einer Ergänzung von 1–99 mg/d verbunden war. Eine signifikante Erhöhung ergab sich bei Dosierungen von ≥ 300 mg/d (Lee et al. 2004).

Verringerung des Kataraktrisikos

Da Ascorbinsäure freie Radikale in der Augenlinse neutralisieren kann, schützt es Linsenproteine offenbar vor der Oxidation. Die Einnahme von Vitamin C in Form von Supplementen zeigte in der Nurses' Health Study jedoch erst bei einer Anwendung von mindestens 10 Jahren einen positiven Effekt auf das Kataraktrisiko. Verglichen mit Frauen, die kein Vitamin C einnahmen, hatten die langjährigen Verwenderinnen ein um 77–83 % erniedrigtes Risiko für Linsentrübungen (Hankinson et al. 1992). In 2 Fall-Kontroll-Studien zeigte sich eine Risikoreduktion um 75 % bei einer gesamten Vitamin-C-Aufnahme von >490 mg pro Tag im Vergleich zur Gruppe mit <125 mg/d (Jaques u. Chylack 2001) bzw. um 70 % bei >300 mg/d Vitamin C (Robertson et al. 1989).

4.13.5 Negative Auswirkungen einer hohen Zufuhr

Vitamin C wird auch bei jahrelanger Dosierung von 1 g/d (NOAEL) in der Regel sehr gut vertragen. Das gelegentliche Auftreten eines laxierenden Effekts bei einer Dosierung ab 2 g/d Vitamin C rechtfertigt keine Festlegung eines Grenzwertes im Sinne des LOAEL (Hathcock 1997), jedoch wurde in den Dietary Reference Intakes aus diesem Grund der „Tolerable Upper Intake Level" auf 2 g/d festgelegt (Institute of Medicine 2000a).

Vereinzelt wurde über potenzielle Nebenwirkungen von Vitamin C in Studien berichtet, die sich in Folgeuntersuchungen allerdings in keinem Fall bestätigen ließen. So wird z. B. die früher beschriebene übermäßige Bildung von Oxalsäure als Stoffwechselprodukt der Ascorbinsäure mit der Provozierung einer Hyperoxalurie bzw. Oxalaturolithiasis heute als widerlegt betrachtet. Kontraindiziert sind Gramm-Mengen des Vitamins nur bei bestehender Vorbelastung, z. B. bei Steinträgern oder Patienten mit Hyperoxalurie (Costello 1993).

Gleiches gilt für die diskutierte prooxidative Wirkung von Ascorbinsäure, die nur dann eintreten kann, wenn eine meist genetisch bedingte Störung der Eisenverwertung vorliegt (Hämosiderose, Hämochromatose, Thalassaemia major) (Cook et al. 1994). Befunde über oxidative DNA-Veränderungen nach chronischer Aufnahme von 500 mg/d Ascorbinsäure über 6 Wochen und davon abgeleitete kanzerogene Wirkungen werden kontrovers diskutiert (Podmore et al. 1998). In Frage gestellt werden diese Daten u. a. durch eine Studie, in der selbst nach intravenöser Gabe von 7.500 mg/d über 6 Tage keine Veränderung der 8-oxo-Guanosin-Ausscheidung in Kombination mit gesunkenen Spiegeln an TBARS festgestellt wurde (Mühlhöfer et al. 2004).

5 Mineralstoffe

Mineralstoffe sind anorganische Bestandteile des Organismus, die mit der Nahrung in anorganischer (z. B. Natriumchlorid) und organischer Form (Eisen im Hämoglobin) zugeführt werden. Entsprechend ihrer Konzentration im Organismus werden Mineralstoffe in Mengen- und Spurenelemente unterteilt[1]. Als Mengenelemente werden Mineralstoffe bezeichnet, die im Organismus in einer Konzentration von > 50 mg/kg Körpergewicht vorliegen. Spurenelemente finden sich hingegen nur in einer Konzentration von < 50 mg/kg Körpergewicht. Obwohl Eisen in einer Konzentration von etwa 60 mg/kg Körpergewicht im Organismus vorliegt, wird es aufgrund seiner Funktion und Wirkungsweise den Spurenelementen zugerechnet.

Zu den Mengenelementen gehören die Metalle Natrium, Kalium, Calcium und Magnesium sowie die Nicht-Metalle Chlor, Phosphor und Schwefel. Diese Elemente werden auch als Elektrolyte bezeichnet. Die Spurenelemente umfassen Eisen, Zink, Chrom, Mangan, Molybdän, Cobalt, Kupfer, Selen, Jod, Fluor, Arsen, Nickel, Vanadium, Silicium und Zinn. Elektrolyte spielen für den Wasserhaushalt, die Aufrechterhaltung des osmotischen Gradienten und die Elektroneutralität eine entscheidende Rolle. Sie bilden auch die Voraussetzung für die Erregbarkeit der Zellen. Außerdem spielen Mengenelemente wie Calcium und Magnesium für die Mineralisation von Knochen und Zähnen sowie die Aktivierung von Enzymen eine entscheidende Rolle. Die Spurenelemente sind für den Aufbau von Hartsubstanzen, als Bestandteile von Hormonen oder Cofaktoren von Enzymen erforderlich. Für eine Reihe von Spurenelementen konnte bis heute nicht eindeutig geklärt werden, ob sie akzidenteller Bestandteil des menschlichen Organismus sind oder aber eine physiologische Funktion ausüben (z. B. Cadmium, Quecksilber). Auch bei Silicium stellt sich nach wie vor diese akademische Frage. Sie zeigt das zentrale Problem: Da sich gezielte Mangelexperimente beim Menschen verbieten und bei normaler Ernährung keine sichtbaren Mangelerscheinungen auftreten, steht der letztgültige Nachweis der Essenzialität aus. Hieraus zu folgern, dass Silicium (und auch anderen Spurenelementen) keine Bedeutung zukommt, wäre aber schon wissenschaftstheoretisch falsch.

---

[1] Die vielfach zu findende Bezeichnung Mineralstoffe und Spurenelemente ist aus systematischen Gründen falsch, weil sie zwei Einteilungskriterien vermischt, nämlich einerseits den anorganischen Charakter, andererseits die Konzentration im Organismus.

Der Bedarf an Mineralstoffen ist von physiologischen Gegebenheiten abhängig und schwankt indivuell. Die Empfehlungen der DGE für einzelne Mineralstoffe finden sich im Anhang. Für einige Elemente, wie Natrium, Kalium und Selen, ist der genaue Bedarf nicht bekannt, sodass geschätzte Werte angegeben werden.

Die Versorgungssituation bei den Mineralstoffen ist unterschiedlich zu beurteilen. So gilt die Zufuhr an Natrium, Chlorid und Phosphor in den Industrienationen generell als gesichert bzw. sogar als zu hoch. Daher sind sie als Bestandteil in Nahrungsergänzungsmitteln nicht als wertgebende Inhaltsstoffe einzustufen. Sie bleiben daher auch in den folgenden Abschnitten über die Einzelsubstanzen unberücksichtigt.

5.1 Kalium

Kalium gehört zur Gruppe der Alkalimetalle. Der Körperbestand beträgt etwa 100–150 g, wovon etwa 98 % intrazellulär vorliegen. Damit ist es quantitativ das bedeutendste Kation im Intrazellulärraum; im Blutplasma befinden sich dagegen nur 0,4 % des Körperkaliums.

5.1.1 Vorkommen und Bioverfügbarkeit

Besonders reich an Kalium sind pflanzliche Lebensmittel. Unter diesen weisen Trockenobst, Hülsenfrüchte und Nüsse sehr hohe Gehalte auf, Obst und Gemüse allgemein mittlere Gehalte. Lebensmittel tierischer Herkunft sind hingegen kaliumarm. Die Verarbeitung von Lebensmitteln kann insbesondere durch Auslaugen in das Kochwasser zu deutlichen Verlusten führen. Mit 90–95 % wird Kalium fast quantitativ absorbiert.

5.1.2 Etablierte physiologische Funktionen

Kalium spielt als quantitativ bedeutendstes intrazelluläres Kation eine entscheidende Rolle im Zellstoffwechsel:

- Aufrechterhaltung des Membranpotenzials an Nerven- und Muskelzellen,
- Osmotisch wirksam → Bedeutung für Hydratation der Zellen,
- Aktivierung verschiedener Enzyme,
- Regulation von Protein- und Glykogensynthese,
- Beteiligung an der Blutdruckregulation.

5.1.3 Bedarf, Versorgungssituation und Empfehlungen

Vor dem Hintergrund der geschätzten Mindestzufuhr von 2 g Kalium pro Tag für Erwachsene wird die durchschnittliche Zufuhr von 2–4 g/d als ausreichend erachtet (DGE 2004). Ein manifester Mangel tritt im Allgemeinen nur als Folge krankhafter

Zustände wie Durchfall, Erbrechen, metabolischer Alkalose bzw. Coma diabeticum oder nach Verwendung von Diuretika oder Laxanzien auf (Kim u. Han 2002a).

5.1.4 Supplementierung

In Nahrungsergänzungsmitteln ist Kalium häufig in irrelevanten und damit irreführend niedrigen Dosierungen von 20–80 mg enthalten, üblicherweise in Form von Kaliumiodid, -chlorid oder -citrat. Ergänzende bilanzierte Diäten weisen z.T. Gehalte von über 1000 mg auf. Als Monopräparat findet Kalium ausschließlich in der Therapie z.B. nach Erbrechen oder Durchfall Verwendung; die Dosierungen liegen hier zwischen 400 und 6000 mg.

Blutdruck

Epidemiologische Studien zeigen, dass die Kaliumzufuhr invers mit dem Blutdruck korreliert. Die Supplementierung von Kalium zeigte allerdings unterschiedliche Effekte. Während eine ältere Meta-Analyse über 19 klinische Studien diesen Zusammenhang bestätigte (wobei der Wirkmechanismus ungeklärt ist) (Cappuccio u. MacGregor 1991), zeigte eine neuere Meta-Analyse weder vorbeugende Effekte einer erhöhten Kaliumaufnahme gegenüber Hypertonie noch eine blutdrucksenkende Wirkung. Dennoch empfehlen die Autoren eine tägliche Kaliumaufnahme von mindestens 2300 mg, um das Risiko tödlicher Schlaganfälle zu minimieren (Burgess et al. 1999). Möglicherweise beruhen die widersprüchlichen Ergebnisse zur Supplementierung auf einer zu geringen Dosierung oder zu kurzen Dauer einiger Studien, da bereits die Gabe von 940 mg/d Kalium über einen Zeitraum von 6 Wochen zu einer signifikanten Blutdrucksenkung führte (Naismith u. Braschi 2003). Auch eine Dosierung von 2500 mg über 4 Wochen bewirkte bei Bluthochdruckpatienten eine signifikante Senkung der Werte (Kawano et al. 1998a). Eine weitere Rolle spielt der Versorgungszustand des Kollektivs. Bei Frauen mit geringer Zufuhr über die Nahrung bewirkte die Gabe von 1600 mg/d ebenfalls eine geringe, aber signifikante Senkung des Blutdrucks (Sacks et al. 1998). Von den in Nahrungsergänzungsmitteln üblicherweise enthaltenen Dosierungen sind in dieser Hinsicht jedoch keine Effekte zu erwarten.

5.1.5 Negative Auswirkungen einer hohen Zufuhr

Das Risiko durch eine hohe Kaliumaufnahme mit der Nahrung ist bei intakter Nierenfunktion bis hin zu Mengen von 5–6 g/d gering. Die Einnahme von Supplementen kann jedoch bereits bei 1 g/d gastrointestinale Probleme bereiten, bei 5–7 g/d wurde vereinzelt über Herzprobleme berichtet. Die vorliegenden Daten reichen jedoch zur Festlegung eines UL nicht aus (EFSA 2005b). Die häufigste Ursache für eine Hyperkaliämie (> 5,5 mmol/l) ist eine chronische Niereninsuffizienz mit Störung der Kaliumausscheidung. Auch verschiedene Medikamente können eine Hyperkaliämie verursachen; hierzu gehören beispielsweise nichtsteroidale Entzündungshemmer, Heparin, Beta-Blocker und ACE-Hemmer (Kim u. Han 2002b). Nahrungsergänzungsmittel und bilanzierte Diäten mit bedeutsamem Kaliumgehalt sollten deshalb mit einem entsprechenden Warnhinweis versehen werden.

5.2 Calcium

Calcium zählt zur Gruppe der Erdalkalimetalle. Der menschliche Körper enthält 1000–2000 g des Minerals, wovon mehr als 99 % in Knochen und Zähnen vorliegen, zum größten Teil als Calciumapatit. Nur etwa 1 % befindet sich im Plasma, wobei sich drei Fraktionen unterscheiden lassen: 45–50 % ionisiertes (biologisch aktive Form), 8–10 % komplexiertes (mit Phosphat, Bicarbonat oder Citrat) und 40–45 % proteingebundenes (mit Albumin oder Globulin) Calcium.

5.2.1 Vorkommen und Bioverfügbarkeit

Milch und Milchprodukte sind die Hauptquellen für Calcium, wobei die Gehalte der einzelnen Käsesorten in Abhängigkeit vom Herstellungsverfahren stark schwanken. So sind Hartkäse im Allgemeinen wesentlich calciumreicher als Weich- oder Schmelzkäse. Fleisch und Fleischprodukte enthalten kaum Calcium; pflanzliche Lebensmittel zeigen dagegen mittlere Calciumgehalte, wobei die Verfügbarkeit durch die Anwesenheit absorptionshemmender Substanzen wie Phytat und Oxalat vielfach eingeschränkt ist (s. Tab. 5–1). Die Ergebnisse zur oft postulierten Wechselwirkung zwischen Calcium und Magnesium bei der Absorption sind widersprüchlich. Es wurde sowohl eine verringerte Calciumabsorption durch eine Supplementierung mit 250 mg Magnesium pro Tag gefunden (Basso et al. 2000), als auch ein fehlender Einfluss bei Dosierungen von bis zu 550 mg/d Mg (Spencer et al. 1994).

Tab. 5–1: Die Calciumverfügbarkeit vermindernde Faktoren

Verminderte Absorption	Vermehrte Ausscheidung mit dem Urin
▪ Vitamin-D-Mangel ▪ Exzessive Phosphat- und Magnesiumzufuhr ▪ Viel Oxalat, Phytat und Ballaststoffe in der Nahrung ▪ Lactose bei Lactasemangel ▪ Erhöhte Darmmotilität ▪ Medikamente (Glucocorticoide, Antikonvulsiva) ▪ Wenig Magensäure (Achlorhydrie) im Alter	▪ Proteinreiche Ernährung ▪ Hohe Kochsalzzufuhr ▪ Reichlicher Kaffeekonsum (Coffein) ▪ Regelmäßiger Akoholgenuss ▪ Störung des Säure-Basen-Gleichgewichts zugunsten saurer Valenzen (Acidose)

Der lösliche Ballaststoff Inulin übt einen positiven Einfluss auf die Absorption von Calcium aus (Delzenne et al. 1995, Coudray et al. 1997, Scholz-Ahrens et al. 2001). Bei niedriger Calciumzufuhr steigt die Absorptionsrate an, insgesamt liegt sie bei gemischter Kost und üblicher Zufuhr zwischen 25 und 40 %, aus Milch und Milchprodukten beträgt sie etwa 30 %.

5.2.2 Etablierte physiologische Funktionen

Calcium übt zusammen mit anorganischem Phosphat in Form des Hydroxylapatits in Knochen und Zähnen Stützfunktionen aus. Der nicht in den Hartgeweben lokalisierte Anteil von Calcium ist mit unter 1 % des Gesamtkörperbestandes sehr gering. Allerdings sind die teilweise sehr niedrigen Calciumkonzentrationen im Intra- und Extrazellulärraum für verschiedene physiologische Funktionen von zentraler Bedeutung. Hieraus erklärt sich, dass der Calcium-Plasmaspiegel einer ausgeprägten homöostatischen Regulation unterliegt. Die wesentlichen Funktionen außerhalb von Knochen und Zähnen sind:

- Blutgerinnung,
- neuromuskuläre Erregbarkeit,
- Aktivierung von Enzymen,
- Stabilisierung von Zellmembranen.

5.2.3 Bedarf, Versorgungssituation und Empfehlung

Calcium gilt als kritischer Nährstoff, dessen durchschnittliche Zufuhr in allen Altersklassen sowohl bei Frauen als auch bei Männern unterhalb der empfohlenen Zufuhr von 1000 mg liegt (DGE 2004). Dies stellt ein Risiko für die Knochengesundheit, insbesondere in Bezug auf die Entwicklung von Osteoporose dar. Besonders kritisch ist das Ergebnis einer Ernährungserhebung, die zeigte, dass 75 % der jungen Frauen im Alter von 19–25 Jahren lediglich 83 % der Empfehlung und weniger erreichen (DGE 1996). Hinzu kommt eine allgemein hohe Kochsalz- und Proteinzufuhr, wodurch die Calciumverluste mit dem Urin erhöht werden. Eine Ausscheidung von 100 mmol NaCl (2,3 g) bewirkt einen gleichzeitigen Verlust von 24–40 mg Calcium (Itoh u. Suyama 1996, Creedon u. Cashman 2000), jedes Gramm zugeführtes Protein erhöht die Calciumausscheidung um 1,6 mg (Lemann 1999).

Problematisch ist die Situation vor allem bei älteren Menschen. Ein Grund hierfür ist die beschleunigte postmenopausale Abnahme der Knochenmasse infolge eines veränderten Estrogenstatus bei Frauen. Inzwischen findet sich Osteoporose jedoch auch zunehmend bei Männern, v.a. aufgrund gesunkener körperlicher Aktivität im Berufsleben.

Aus diesem Grund empfiehlt das „Kuratorium Knochengesundheit" für ältere Frauen eine Calciumaufnahme von 1,5 g/d (DVO 2003). Auch für Kinder und Jugendliche wurde eine Erhöhung der Empfehlungen gefordert. Danach soll für die

Knochenbildung eine Zufuhr von 1250 mg Calcium pro Tag für Kinder und von 1450 mg für Jugendliche optimal sein (Andon et al. 1994). Diese Zufuhrempfehlungen sind in der Praxis über die normale Ernährung nicht zu realisieren. Deshalb ist eine präventive Supplementierung von Calcium – vorzugsweise in Kombination mit Vitamin D – in physiologischen Mengen für Senioren sowie Personen mit geringem Verzehr von Milch und Milchprodukten in jedem Fall empfehlenswert. Darüber hinaus ist auch für andere Personengruppen eine zusätzliche Gabe von Calcium zu erwägen, um die durchschnittlich zu niedrige Zufuhr auszugleichen.

5.2.4 Supplementierung

In Calciumsupplementen findet eine Vielzahl von Salzen Verwendung, z.B. Calciumlactat, -gluconat, -citrat, -oxid oder verschiedene Phosphate. Am häufigsten – vor allem in Brausetabletten – wird Calciumcarbonat eingesetzt, dessen Bioverfügbarkeit mit der von Milchprodukten vergleichbar ist (Recker et al. 1988). Die Dosierungen liegen in Multinährstoffpräparaten aus galenischen Gründen (großes Volumen) meist nur zwischen 100 und 200 mg, Monopräparate enthalten häufig 500 oder 1000 mg.

Osteoporose-Vorbeugung

Positive Effekte einer Calcium-Supplementierung auf den Knochenstoffwechsel wurden vor allem bei Kindern und Jugendlichen sowie älteren Menschen gefunden. So führte die tägliche Gabe von 500 mg Calcium bei Jugendlichen zu einem 4%igen Anstieg des Knochencalciums (Lau u. Woo 1998). In einer doppelblinden, placebokontrollierten Studie an 149 präpubertären Mädchen wurde eine signifikante Erhöhung der Knochendichte durch die zusätzliche Gabe von 850 mg/d Calcium über 48 Wochen gefunden, wobei die Knochendichte in den untersuchten Regionen in unterschiedlichem Ausmaß stieg (Bonjour et al. 1997). Um den positiven Effekt auf die Knochendichte zu erhalten, muss die Supplementierung dauerhaft erfolgen. So wurde in einer Untersuchung an Kindern mit niedriger Zufuhr durch Calciumgabe über 18 Monate zwar eine Erhöhung der Knochendichte erreicht (Lee et al. 1994), bei einem Follow-Up 18 Monate nach Beendigung zeigte sich jedoch kein Unterschied mehr zwischen Verum- und Kontrollgruppe (Lee et al. 1996). Eine wichtige Rolle spielt in diesem Zusammenhang auch die körperliche Aktivität. Mädchen zwischen 8 und 13 Jahren zeigten nach einjähriger Supplementierung mit 800 mg/d Calcium nur in Verbindung mit regelmäßigem Training eine signifikante Erhöhung der Knochendichte, wohingegen Bewegung oder Calcium alleine keinen Effekt hatten (Courteix et al. 2004).

Bei Frauen nach der Menopause reduzierte eine Supplementierung mit 1000 mg/d Calcium die Aktivität der Osteoklasten (Horowitz et al. 1984). Die Gabe von 1000 mg Calcium abends hatte einen deutlich positiven Effekt auf Knochenabbauparameter während der Nacht, jeweils 500 mg Calcium morgens und abends beeinflusste diese hingegen nur tagsüber positiv. Die Kombination von 500 mg morgens und 1000 mg abends wirkte sich über den kompletten Zeitraum günstig aus (Scopacasa 2002). Die Verluste an Knochenmasse konnten mit einer Gabe von 800 mg/d bei postmenopausalen Frauen vermindert sowie die Frakturhäufigkeit bei älteren Personen gesenkt werden (Lau u. Woo 1998). Am deutlichsten ist die Wirkung einer Supplementierung erwartungsgemäß bei sehr niedriger Calciumzufuhr über die Nahrung und bei Frauen, deren Menopause bereits mehrere Jahre zurückliegt (Dawson-Hughes et al. 1990). Eine jüngere Meta-Analyse zeigt jedoch trotz z. T. guter Calciumzufuhr über die Nahrung einen zusätzlichen Effekt der Supplementierung auf die Knochendichte bei älteren Frauen. Die verwendeten Dosierungen lagen zwischen 500 und 2000 mg/d Ca, die Dauer der Studien betrug mindestens ein Jahr. Es zeigte sich in den Versuchsgruppen insgesamt eine um 2 % höhere Gesamtkörper-Knochendichte als in den Placebogruppen, die Wirkung auf Hüftknochen und Lendenwirbel war mit 1,64 % bzw. 1,66 % geringer, aber ebenfalls signifikant. Das relative Risiko für Wirbelbrüche in den Calciumgruppen betrug 0,77 verglichen mit den Placebogruppen, jedoch war dieser Unterschied nicht signifikant (Shea et al. 2002). Bei einer Gruppe postmenopausaler Frauen, die bereits mit ihrer normalen Kost ca. 1100 mg/d Ca aufnahmen, hatte die zusätzliche Gabe von Calcium in Dosen zwischen 250 und 1500 mg/d dagegen keinen Einfluss auf Parameter des Knochenstoffwechsels (Kärkkäinen et al. 2001). Aufgrund der zumeist geringen Effekte einer reinen Calciumgabe auf Knochendichte und Frakturhäufigkeit liegt der Schluss nahe, dass die gleichzeitige Verabreichung von Vitamin D eine entscheidende Rolle für die Prävention der Osteoporose spielt (vgl. Kap. 4.2).

Protektiver Effekt gegenüber Karzinomen

Bereits seit längerem wird eine Hemmung der Fett- bzw. Gallensäure-induzierten Zellproliferation der Colonmucosa durch Calcium diskutiert. Der Effekt beruht vermutlich darauf, dass Fettsäuren mit Calcium in Form von Kalkseifen präzipitieren (Holt 1999). Tatsächlich zeigen epidemiologische Daten einen inversen Zusammenhang zwischen der Zufuhr an Calcium und dem Risiko für colorectale Karzinome. Eine aktuelle Analyse von 10 Kohortenstudien mit insgesamt mehr als 500.000 Teilnehmern ergab ein reduziertes Risiko für die Personen mit der höchsten Calciumzufuhr (Cho et al. 2004). Unterstrichen wird dieses Ergebnis durch Befunde, nach denen neben der Calciumzufuhr aus der Nahrung auch die Aufnahme des Mineralstoffes aus Supplementen mit einer zusätzlichen unabhängigen Risikoreduktion im Hinblick auf Karzinome und Adenome des Dickdarms verbunden ist (McCullough et al. 2003, Peters et al. 2004). Ein positiver Zusammenhang zeigte sich dagegen zwischen der Calciumzufuhr und dem Auftreten von Prostatakarzinomen. Männer in der Tertile mit der höchsten Zufuhr (921 mg/d) wiesen ein doppelt so hohes Risiko auf wie Männer in der untersten Tertile (455 mg/d) (Tseng et al. 2005).

In der Sekundärprävention wurde das erneute Auftreten von Adenomen nach operativer Entfernung durch eine hohe Calciumzufuhr gesenkt. So zeigte sich in der Gruppe mit einer Aufnahme von mindestens 1068 mg/d Calcium aus Nahrung und Supplementen ein um 44 % erniedrigtes Risiko verglichen mit Teilnehmern, die weniger als 698 mg/d Calcium zuführten (Martinez et al. 2002). Interventionsstudien stützen diese Befunde. So wurde in der „Calcium Polyp Prevention Study" eine signifikante Senkung des Wiederauftretens von Adenomen durch Gabe von 1200 mg/d Calcium über 4 Jahre beobachtet (Baron et al. 1999). An einem kleineren Kollektiv und kürzerer Studiendauer zeigte sich in der European Cancer Prevention Organisation Intervention Study nach Gabe von 2000 mg/d Calcium ebenfalls ein verringertes Risiko, allerdings war hier das Ergebnis nicht signifikant (Bonithon-Kopp et al. 2000). Auch die Gabe von 1.200 mg/d Calcium in Form von Carbonat über einen Zeitraum von vier Jahren senkte das Risiko für erneute Adenome um 19 % verglichen mit der Placebogruppe (Baron et al. 1999).

Der Konsum von Milch und Milchprodukten zeigte in einer Langzeitstudie über 24 Jahre einen signifikant protektiven Effekt gegenüber Colonkarzinomen. In der Quartile mit der höchsten Aufnahme von Milchprodukten inclusive Trinkmilch betrug das relative Risiko nur 0,37 im Vergleich zu Personen mit der niedrigsten Zufuhr. Personen mit der höchsten Calciumzufuhr (F: $\geq$1416 mg/d, M: $\geq$1953 mg/d) zeigten ein relatives Risiko von 0,63 im Vergleich zu denen mit der niedrigsten Zufuhr (F: <863 mg/d, M: <1178 mg/d), jedoch war dieser Zusammenhang nicht signifikant (Järvinen et al. 2001). Im Gegensatz zum Colonkarzinom war eine hohe Zufuhr von Milchprodukten bzw. Calcium in epidemiologischen Untersuchungen mit einem erhöhten Risiko für Prostatakrebs verbunden. Dabei wirkte die Calciumaufnahme aus der Nahrung und aus Supplementen unabhängig voneinander risikoerhöhend. Als Ursache wurde eine Absenkung der Vitamin-D-Spiegel durch hohe Calciumkonzentrationen vermutet (Tseng et al. 2005, Chan et al. 2001, Giovannucci et al. 1998a). Vor diesem Hintergrund stellt sich die Frage, ob eine Empfehlung zu höherer Calciumaufnahme auch bei Männern ohne Einschränkung gegeben werden kann.

Beeinflussung des Blutdrucks

Die Ergebnisse verschiedener Studien legen nahe, dass Calcium eine Rolle bei der Regulation des Blutdrucks spielt (Arnaud u. Sanchez 1996). So konnte durch eine Supplementierung von Calcium in der Schwangerschaft das Auftreten von schwangerschaftsbedingtem Bluthochdruck reduziert werden (Sanchez-Ramos et al. 1994). Auffällig ist zudem eine häufig bei Hypertonikern gefundene niedrige Plasmacalciumkonzentration. Unklar ist jedoch, ob es sich hier um die Folge oder die Ursache des Bluthochdrucks handelt (Hermansen 2000). Mehrere Interventionsstudien zur Calciumsupplementierung ergaben eine leichte, jedoch nur kurzfristige Senkung des Blutdrucks (Kawano et al. 1998b, Grobbee u. Hofman 1986, Arnaud

u. Sanchez 1996). In anderen Studien konnte kein signifikanter Zusammenhang zwischen der Calciumaufnahme und dem Blutdruck festgestellt werden (Feinleib et al. 1984). Eine Meta-Analyse, in die 33 Studien zum Einfluss einer Calciumsupplementierung auf den Blutdruck einbezogen wurden, zeigte lediglich eine mittlere Abnahme des systolischen Wertes um 1,27 mmHg und des diastolischen um 0,24 mmHg (Bucher et al. 1996). Eine weitere Meta-Analyse ergab bei Bluthochdruck eine Senkung des systolischen Drucks um 1,68 mmHg (Allender et al. 1996). Die vorliegenden Ergebnisse rechtfertigen keine Empfehlung zur Einnahme von Calciumpräparaten bei Hypertonie.

Prämenstruelles Syndrom (PMS)

Die Supplementierung mit Calcium bewirkte in verschiedenen Studien eine Verminderung der Symptome des PMS (Bendich 2000, Thys-Jacobs 2000). Eine prospektive, placebokontrollierte Doppelblindstudie in den USA zeigte bei 466 Frauen eine Verminderung des gesamten Symptomkomplexes durch die zusätzliche Gabe von 1200 mg Calcium pro Tag (Thys-Jacobs et al. 1998).

5.2.5 Negative Auswirkungen einer hohen Zufuhr

In Studien wurden Dosierungen von bis zu 2500 mg Calcium pro Tag ohne Nebenwirkungen verabreicht. Aufgrund der guten Datenlage wurde ein Unsicherheitsfaktor als unnötig erachtet und der UL für Erwachsene auf 2500 mg/d festgelegt (SCF 2003c). Die Bildung von calciumhaltigen Nierensteinen ist entgegen früherer Ansicht nicht durch eine hohe Zufuhr bedingt. Verschiedene epidemiologische Studien zeigten im Gegenteil sogar eine niedrigere Calciumaufnahme bei den Patienten mit Nierensteinen verglichen mit gesunden Personen (SCF 2003c).

Der Einfluss einer hohen Calciumzufuhr auf die Absorption von Magnesium, Eisen und Zink war häufig Gegenstand von Untersuchungen. Keinen Einfluss auf den Magnesiumstoffwechsel hatte eine Calciumzufuhr von bis zu 3 g/d aus Nahrung und Supplementen. Auch bei Eisen konnte in Langzeitstudien kein Effekt von Supplementen oder Calciumanreicherung auf den Status gefunden werden, obwohl eine Anreicherung einzelner Mahlzeiten mit Calcium zu einer reduzierten Absorption führte (SCF 2003c). Dagegen scheint Calcium in Verbindung mit Phytat die Bioverfügbarkeit von Zink deutlich zu vermindern (Forbes et al. 1984, Hunt et al. 1998). Auch in wässrigen Lösungen wurde die Zinkabsorption durch 600 mg Calcium als Citrat um 80 % vermindert (Argiratos u. Samman 1994). Entsprechende Supplemente sollten deshalb mit zeitlichem Abstand eingenommen werden.

5.3 Magnesium

Magnesium zählt zur Gruppe der Erdalkalimetalle; die Ionen neigen zur Komplexbildung. In pflanzlichen Geweben findet sich Magnesium als Zentralatom im Chlorophyll. Im menschlichen Organismus findet es sich eingebaut in Hydroxylapatit vorwiegend in den Zähnen, aber auch im Skelettsystem. Es ist zudem Bestandteil zahlreicher Enzyme und energiereicher Phosphatverbindungen und fungiert als Elektrolyt in den Körperflüssigkeiten. 60 % des Körperbestandes befinden sich im Skelett, 1 % in der Extrazellulärflüssigkeit, der Rest in den weichen Geweben, v.a. in der Muskulatur.

5.3.1 Vorkommen und Bioverfügbarkeit

Magnesium ist im Pflanzen- und Tierreich weit verbreitet, die Gehalte variieren allerdings beträchtlich. Besonders reich an Magnesium sind Vollgetreide und daraus hergestellte Produkte, Nüsse, Hülsenfrüchte und grüne Gemüse; auch manche Trink- und Mineralwässer weisen hohe Gehalte auf. Oxalsäure, Phytat und Ballaststoffe senken die Bioverfügbarkeit; im Tierversuch erhöhten die Ballaststoffe Inulin und resistente Stärke die Absorption (Younes et al. 2001). Insgesamt liegt die Absorptionsrate zwischen 35 und 55 %.

5.3.2 Etablierte physiologische Funktionen

Magnesium ist essenzieller Cofaktor bei über 300 enzymatischen Reaktionen des Intermediärstoffwechsels und damit in praktisch allen Stoffwechselbereichen von großer Bedeutung:
- Muskelkontraktion,
- Proteinbiosynthese,
- Speicherung und Freisetzung von Hormonen und Neurotransmittern,
- Aufrechterhaltung des elektrischen Potenzials von Nerven- und Muskelmembranen,
- Erregungsleitung.

5.3.3 Bedarf, Versorgungssituation und Empfehlungen

Die Empfehlungen der DGE von 300 mg/d für Frauen und 350 mg/d für Männer (DGE et al. 2000) sind im internationalen Vergleich relativ niedrig angesetzt und werden im Durchschnitt erreicht; lediglich bei Jugendlichen zwischen 13 und 19 Jahren liegt die mittlere Zufuhr unterhalb der Empfehlung (DGE 2004). Die US-amerikanischen DRI liegen bei 310–320 mg/d für Frauen und 400–420 mg/d für Männer (Institute of Medicine 2000b). Werte in dieser Höhe werden von größeren

Teilen der männlichen Bevölkerung in Deutschland nicht erreicht (DGE 2004). Auch in den USA selbst nehmen 68 % der Erwachsenen weniger Magnesium auf als empfohlen, 19 % erreichen nicht einmal die Hälfte der Empfehlung (King et al. 2005).

Leistungssport und körperliche Anstrengungen bei hohen Temperaturen können sich bedarfserhöhend auswirken, wobei der erhöhte Magnesiumbedarf von Sportlern bei vollwertiger Ernährung durch die insgesamt höhere Nahrungsaufnahme gedeckt werden kann. Hingegen wurden bei älteren Menschen häufiger marginale Magnesiumspiegel beobachtet, die sich durch wiederholte Magnesiumgaben kompensieren lassen (Heseker 1998).

5.3.4 Supplementierung

Die am häufigsten verwendete Verbindung für die Supplementierung ist Magnesiumcarbonat. Weniger verbreitet sind Magnesiumoxid oder organische Verbindungen wie -orotat oder -citrat. Monopräparate enthalten meist zwischen 100 und 300 mg Magnesium, Kombinationspräparate schon aus galenischen Gründen selten mehr als 60–120 mg in der Tagesdosis.

Einfluss auf Stressreaktionen

In Stresssituationen sowohl physischer als auch emotionaler Art ist der Bedarf an Magnesium erhöht (Seelig 1994). Im Magnesiummangel kann es zu stressinduzierten physiologischen Schäden kommen (Galland 1992). Sowohl tierexperimentelle Untersuchungen als auch Studien am Menschen lieferten beispielsweise Hinweise darauf, dass mit sinkenden Serummagnesiumspiegeln die Empfindlichkeit gegenüber Lärmstress ansteigt (Classen 1982), umgekehrt führte eine mehrstündige Lärmbelastung zu einer erhöhten Urinausscheidung von Magnesium (Mocci et al. 2001). Bei Personen, die dauerhaft Stress ausgesetzt waren, wurden erniedrigte Serum-Magnesiumspiegel gefunden (Cernak et al. 2000). Aufgrund dieser Wechselwirkungen wird Magnesium auch als „Stress-Mineral" bezeichnet. Ob jedoch eine Supplementierung bei normaler Versorgungslage zu einer erhöhten Widerstandsfähigkeit gegenüber Stress beiträgt, ist nicht geklärt.

Muskelkrämpfe

Da es im Magnesiummangel zu Muskelkrämpfen kommt (Platen 2002), wird das Element häufig beim Auftreten von Krämpfen in Wade, Oberschenkel und Fuß eingesetzt. Bei Schwangeren findet Magnesium zur Behandlung der Eklampsie Verwendung (Belfort et al. 2003). Da jedoch Magnesiummangel nur eine von vielen möglichen Ursachen für Krämpfe darstellt (Marotta et al. 2000), sollte bei ausbleibendem Erfolg einer Supplementierung keinesfalls die Dosis weiter gesteigert, sondern in anderer Richtung nach dem Auslöser gesucht werden. So zeigte in einer

Studie selbst die Gabe von 1800 mg Magnesiumcitrat pro Tag keinen Effekt auf die Häufigkeit nächtlicher Krämpfe (Frusso et al. 1999).

Einsatz im Sport

Die Verwendung von Magnesiumsupplementen ist unter Sportlern v.a. aufgrund der Bedeutung des Minerals im Energiestoffwechsel weit verbreitet. Der Ausgleich erhöhter Verluste über Schweiß und Urin ist grundsätzlich ohne Supplemente möglich, wie verschiedene Untersuchungen an Sportlern anhand normaler Serumspiegel zeigen konnten (Fogelholm et al. 1992, Crespo et al. 1995). Da in einigen Studien bei Sportlern jedoch erniedrigte Serumkonzentrationen (Casoni et al. 1990, Finstad et al. 2001) und erhöhte Krampfneigung (Platen 2002) beobachtet wurden, scheint die Bedarfsdeckung nicht immer problemlos zu sein.

Darüber hinausgehende Effekte sind allerdings zweifelhaft. So lieferten Studien zur Wirkung von Magnesium auf die Leistungsfähigkeit je nach untersuchter Sportart widersprüchliche Resultate. Durch Magnesiumgabe konnte bei Ausdauersportlern (Steinacker et al. 1987, Golf et al. 1998) und im Krafttraining (Brilla u. Haley 1992) die Leistung gesteigert werden. Triathleten zeigten nach vierwöchiger Supplementierung mit 400 mg/d Mg niedrigere Cortisolspiegel sowie einen verminderten Anstieg von Creatinkinase und Leukocytenzahl durch Belastung (Golf et al. 1998). Kein Einfluss zeigte sich dagegen bei Marathonläufern auf die Wettkampfzeit, Creatinkinase oder Ausscheidung von Hydroxyprolin durch 365 mg/d Mg (Terblanche et al. 1992). Auch bei weiblichen Breitensportlern mit niedrigen Ausgangswerten führte die Gabe von 212 mg/d Mg nicht zu einer Verbesserung der Laufleistung (Finstad et al. 2001). Da in Studien zur Auswirkung von Magnesium auf die körperliche Leistungsfähigkeit nur selten Zufuhr oder Serumspiegel erfasst wurden, könnten die widersprüchlichen Ergebnisse auf einen unterschiedlichen Versorgungsstatus der untersuchten Gruppen zurückzuführen sein.

Blutdruck

Anzeichen einer Blutdrucksteigerung im Magnesiummangel werden auf einen Anstieg der intrazellulären Calciumkonzentration zurückgeführt. Des Weiteren ist ein Mangel an Magnesium mit erheblichen Kaliumverlusten assoziiert, die besonders die Herzmuskelzellen betreffen (Heseker 1998). Die Daten zum Einfluss von Magnesium auf den Blutdruck sind widersprüchlich. Eine große Atherosklerose-Studie mit 7731 Teilnehmern fand einen Zusammenhang zwischen Serum-Magnesium und Bluthochdruck, jedoch nicht zwischen der Magnesium-Zufuhr und Bluthochdruck (Peacock et al. 1999). Dagegen wurde in einer anderen Studie eine inverse Beziehung von Magnesium-Zufuhr und Blutdruck gefunden (Stamler et al. 1997). Die Supplementierung mit 300 mg/d Magnesium führte bei Typ-2-Diabetikern mit Bluthochdruck zu einer signifikanten Senkung der Werte, zusätzlich fielen auch die Konzentrationen an Insulin und Triglyceriden (Yokota et al. 2004).

5.3.5 Negative Auswirkungen einer hohen Zufuhr

Magnesium weist nur eine sehr geringe Toxizität auf. Bei überhöhter Zufuhr kommt es zu einem laxierenden Effekt; dieser tritt vereinzelt bei einer Supplementierung ab 360 mg/d auf. Der UL wurde deshalb auf 250 mg/d aus Präparaten festgelegt (SCF 2001c).

5.4 Eisen

Eisen ist ein Übergangsmetall, das in chemischen Verbindungen in zweiwertiger (Fe^{2+}) und dreiwertiger Form (Fe^{3+}) vorliegen kann. Aus physiologischer Sicht ist die Präzipitationsneigung von Fe^{3+} bereits im schwach sauren bis neutralen Bereich von Bedeutung, da das Spurenelement dann nicht mehr verfügbar ist.

5.4.1 Vorkommen und Bioverfügbarkeit

Eisen ist in Lebensmitteln pflanzlicher und tierischer Herkunft weit verbreitet, wobei der Beitrag eines Nahrungsmittels zur Eisenversorgung weniger von seinem absoluten Eisengehalt, sondern eher von der Bindungsform sowie der Anwesenheit resorptionsfördernder und –hemmender Begleitstoffe abhängt. Zudem zeigt sich ein deutlicher Einfluss des Eisenstatus auf die Absorption aus pflanzlichen Quellen, wohingegen das überwiegend porphyringebundene Häm-Eisen in Lebensmitteln tierischer Herkunft weitgehend unreguliert aufgenommen wird (Kohlmeier et al. 1995). Insgesamt werden aus tierischen Lebensmitteln etwa 20 %, aus pflanzlichen 3–8 % absorbiert. Bei gemischter Kost ergibt sich daraus eine mittlere Absorptionsrate von etwa 10–15 % (DGE et al. 2000).

Die Absorption von Eisenionen aus Pflanzen ist in erster Linie abhängig von ihrer Wertigkeit. So ist dreiwertiges Eisen im schwach alkalischen Milieu des oberen Dünndarms nicht löslich und wird daher der Resorption entzogen. Zweiwertiges Eisen ist dagegen bis zu einem pH-Wert von 8 löslich und kann dementsprechend besser aufgenommen werden. Das Verhältnis von zweiwertigem zu dreiwertigem Eisen wird von bestimmten Nahrungsfaktoren beeinflusst (Tab. 5–2). Reduktiv wirksame Inhaltsstoffe der Nahrung begünstigen das Vorliegen von Fe^{2+} und damit die Eisenverwertung. Komplexbildner wie Phytat, Phosphat oder Gerbsäuren inhibieren die Resorption von Nicht-Hämeisen, indem sie mit dem ionisierten Eisen schwerlösliche Komplexe eingehen und es so partiell der Resorption entziehen. Auch Oxalat, Ballaststoffe, Calciumsalze und Arzneimittel wie Acetylsalicylsäure oder Antazida hemmen die Resorption. Bei isolierter Aufnahme hoher Dosierungen wurde eine Hemmung der Eisenabsorption durch Zink gefunden, in Mahlzeiten wirkte sich jedoch selbst ein Zink:Eisen-Verhältnis von 5:1 nicht auf die Eisenaufnahme aus (Crofton et al. 1989, Rossander-Hulten et al. 1991).

Tab. 5–2: Der Einfluss von Nahrungsfaktoren auf die Eisenverfügbarkeit (Leitzmann u. Hahn 1996)

Eisenverfügbarkeit fördernde Faktoren	
In der Nahrung	Endogen
<ul><li>Ascorbinsäure (Vitamin C)</li><li>Fructose</li><li>Citronensäure</li><li>Aminosäuren (Lysin, Methionin, Cystein)</li><li>Milchsäure</li></ul>	<ul><li>Unzureichend gefüllte Eisenspeicher</li><li>Gesteigerte Erythropoese</li><li>Gesteigerter Eisenbedarf (Wachstum, Schwangerschaft)</li><li>Magensäure</li></ul>
Eisenverfügbarkeit hemmende Faktoren	
In der Nahrung	Endogen
<ul><li>Oxalate (Spinat, Rhabarber, Kakao)</li><li>Phytinsäure (Vollgetreide, Kleie, Soja)</li><li>Carbonate</li><li>Calcium, Phosphat</li><li>Tannine, Polyphenole (schwarzer Tee, Kaffee, Hirse, Spinat, Rotwein)</li><li>Ballaststoffe (nicht Cellulose)</li><li>Proteinmangel in der Nahrung</li><li>Exzessive Zufuhr anderer Metallionen: Mn^{2+}, Co^{2+}, Cu^{2+}, Zn^{2+}</li></ul>	<ul><li>Gefüllte Eisenspeicher</li><li>Infektionen</li><li>Entzündungen</li><li>Mangel an Magensäure</li></ul>

5.4.2 Etablierte physiologische Funktionen

Der Hauptteil des Eisens (über 60 %) findet sich im Organismus als Bestandteil des Sauerstoff transportierenden Hämoglobins in den Erythrocyten, ferner auch in Form von Myoglobin als Sauerstoffspeicher im Muskelgewebe. Darüber hinaus findet sich Eisen als Bestandteil zahlreicher Häm- und Nicht-Häm-Enzyme in unterschiedlichsten Stoffwechselwegen (z. B. Atmungskette, Citratcyclus).

5.4.3 Bedarf, Versorgungssituation und Empfehlungen

Der tatsächliche Eisenbedarf, d. h. die Eisenmenge, die täglich ersetzt werden muss, ist bei Männern und nicht-menstruierenden Frauen mit etwa 1 mg/d sehr gering. Durch die menstruationsbedingten Eisenverluste (5–35 mg/Zyklus) erhöht sich der Eisenbedarf bei Frauen im gebärfähigen Alter auf einen mittleren Wert von ca. 1,5 mg/d. Aufgrund der geringen Bioverfügbarkeit sollten Frauen vor der Menopause daher täglich 15 mg Eisen zuführen, andere Erwachsene 10 mg/d (DGE et al. 2000). In Deutschland beträgt die durchschnittliche tägliche Eisenaufnahme bei Frauen und Männern gleichermaßen ca. 13,5 mg (DGE 2004).

Kinder und Jugendliche haben aufgrund des Körperwachstums einen deutlich erhöhten Eisenbedarf. Untersuchungen mit stabilen Eisenisotopen zeigten in der Altersgruppe von 13 bis 17 Jahren einen Bedarf von 1,47 mg/d bei den männlichen und von 1,15 mg/d bei den weiblichen Probanden (Fomon et al. 2003). Angesichts der niedrigen Absorptionsrate wäre somit die Zufuhrempfehlung von 12 mg Eisen pro Tag (DGE et al. 2000) für männliche Jugendliche dieser Altersklasse zu niedrig. Die Prävalenz des Eisenmangels in Deutschland ist schwierig zu beurteilen, da nur wenige Daten vorliegen und verschiedene Parameter mit unterschiedlichen Grenzwerten zur Beurteilung herangezogen werden. Wird eine Ferritinkonzentration von 12 μg/l als unterer Grenzwert für die Eisenspeicher angesehen, müssen unter den 25–34jährigen Personen etwa 10 % der Frauen und 4 % der Männer als defizitär eingestuft werden, in der Altersgruppe zwischen 35 und 44 Jahren 13 % der Frauen und 3 % der Männer. Die Häufigkeit eines Mangels unter Verwendung der Transferrinsättigung als Indikator liegt bei Frauen in gleicher Höhe, wohingegen bei Männern zwischen 35 und 44 Jahren ebenfalls 10 % als defizitär eingestuft werden (Kohlmeier et al. 1995). Ein Jahr nach der Geburt eines Kindes wiesen 9,5 % der untersuchten Frauen eine Unterversorgung mit Eisen auf, jedoch waren nur 2,2 % von einem manifesten Mangel mit erniedrigter Hämoglobinkonzentration betroffen. Risikofaktoren für eine mangelhafte Versorgung waren vegetarische Kost, Geburt mehrerer Kinder und geringer Bildungsstand (Wagener et al. 2000). Die Zahlen für die USA sind vergleichbar. So wurden bei 11 % der Frauen zwischen 16 und 49 Jahren bei mindestens 2 von 3 Laborwerten zur Eisenversorgung erniedrigte Werte festgestellt. Eine Hämoglobinkonzentration unter 120 g/l Blut fand sich bei 3–5 % der Teilnehmerinnen (Looker et al. 1997). In einer anderen Untersuchung wiesen 14 % der nicht schwangeren Frauen (Alter 15–44 Jahre) mit einer durchschnittlichen Eisenzufuhr von 11 mg/d Anzeichen eines latenten Eisenmangels auf (DGE et al. 2000). Postmenopausale Frauen waren dagegen bei gleicher Eisenaufnahme nur zu 2,7 % unterversorgt (Liu et al. 2003).

Allgemein steigt das Risiko eines Eisenmangels mit sinkendem Fleischkonsum, wie eine britische Studie an 2197 Frauen und Männern zeigen konnte (Gibson u. Ashwell 2003). Studien zum Eisenstatus von Vegetariern lieferten jedoch widersprüchliche Ergebnisse. Es wurde sowohl eine erhöhte Prävalenz für Eisenmangel gefunden (Wilson u. Ball 1999, Donovan u. Gibson 1995, Shaw et al. 1995), als auch eine normale Häufigkeit selbst bei veganer Ernährung (Haddad et al. 1999). Eigene Untersuchungen mit Veganern zeigen, dass die unzureichende Versorgung weit verbreitet ist. So fanden sich bei 40 % der Veganerinnen unter 50 Jahren Ferritinwerte unter 12 ng/ml als Indikator für entleerte Eisenspeicher (Waldmann et al. 2004). Bei Sportlern wurde in den meisten Studien ebenfalls eine erhöhte Prävalenz erniedrigter Parameter der Eisenversorgung festgestellt, v.a. bei weiblichen Ausdauersportlern (Suedekum u. Dimeff 2005, Akabas u. Dolins 2005, Newhouse u. Clement 1988, Nickerson et al. 1989). Nur selten war der Anteil der unterversorgten Sportler gleich hoch wie in der Gesamtbevölkerung (Risser et al. 1988). Bei

747 männlichen Sportlern aus verschiedenen Disziplinen und Leistungsstufen wurden lediglich niedrigere durchschnittliche Ferritinspiegel verglichen mit Nichtsportlern gefunden, jedoch lagen die Mittelwerte für alle Parameter der Eisenversorgung im Normalbereich (Schumacher et al. 2002).

5.4.4 Supplementierung

Für die orale Anwendung werden üblicherweise zweiwertige Eisenverbindungen eingesetzt, z.B. Eisensulfat, -gluconat oder -fumarat. Dreiwertige Formen finden fast nur in der parenteralen Therapie Verwendung. In Nahrungsergänzungsmitteln finden sich meist 3–5 mg Eisen pro Tagesdosierung, in Arzneimitteln bis zu etwa 100 mg.

Infektionskrankheiten

Studien aus den 70er Jahren, denen zufolge es nach einer Eisen-Supplementierung zu einem drastischen Anstieg an Infektionen kam, konnten später nicht bestätigt werden. Dagegen hat ein manifester Eisenmangel negative Auswirkungen auf die Immunabwehr (Beard 2001). Verschiedene Ergebnisse deuten darauf hin, dass eine Supplementierung mit Eisen in Malariagebieten zu einer erhöhten Krankheitshäufigkeit führt (Oppenheimer 2001), zumindest für Kinder konnte dies jedoch weder in einer Meta-Analyse älterer Studien (Gera u. Sachdev 2002) noch einer aktuellen 12 Monate dauernden Intervention (Mebrahtu et al. 2004) bestätigt werden.

5.4.5 Negative Auswirkungen einer hohen Zufuhr

Vor allem bei Männern sowie mit zunehmendem Alter bei beiden Geschlechtern finden sich häufig hohe Ferritinwerte als Zeichen großer Eisenspeicher im Körper. Diese treten offenbar infolge vermehrten Verzehrs gut resorbierbaren Eisens aus Lebensmitteln tierischer Herkunft auf. So zeigte sich in der Altersklasse 55–64 Jahre bei 34 % der Männer und bei 6,5 % der Frauen ein Ferritinspiegel > 200 µg/l (Kohlmeier et al. 1995). Für Werte in dieser Höhe fand eine empirische Studie aus Finnland bei Männern ein um den Faktor 2,2 erhöhtes Herzinfarktrisiko im Vergleich zu den Teilnehmern mit niedrigeren Spiegeln (Salonen et al. 1992). Auch eine Folgestudie, in der der Quotient von löslichem Transferrinrezeptor zu Ferritin als Statusparameter verwendet wurde, kam zu ähnlichen Ergebnissen. Männer im mittleren Tertil des Quotienten mit einer Eisenaufnahme von 16,0–19,4 mg/d hatten ein 2fach erhöhtes Risiko für Herzinfarkt gegenüber denen im oberen Tertil mit der niedrigsten Eisenzufuhr von <16 mg/d. Bei den Personen im untersten Tertil, die eine Zufuhr von >19,4 mg Eisen/d aufwiesen, war das Risiko um den Faktor 2,9 erhöht. Aufgrund der hohen Eisenzufuhr in diesem Kollektiv ist die Übertragbarkeit auf andere Gruppen jedoch fraglich (Tuomainen et al. 1998). Den beiden Befunden widersprechen verschiedene Untersuchungen aus anderen Ländern, die keinen Zusammenhang zwischen hohen Plasmaferritinspiegeln und einem erhöhten Risiko für koronare Herzerkrankungen feststellen konnten (Bozzini et al. 2002, Sempos et al. 2001, Sempos et al. 1996, Moore et al. 1995, Morrison et al. 1994, Giles et al. 1994). Die Verwendung der Transferrinsättigung als Parameter für die Eisenversorgung ergab in fünf Kohortenstudien ebenfalls keinen Zusammenhang mit dem Risiko für KHK (Danesh u. Appleby 1999). Zudem führt regelmässiges Blutspenden, das den Eisenbestand des Körpers um jeweils etwa 250 mg reduziert (Petrides 2003b), nicht zu einem verringerten KHK-Risiko (Ascherio et al. 2001). So kommen die Autoren zweier Übersichtsarbeiten zu dem Schluss, dass die vorliegenden Daten keinen Zusammenhang zwischen dem Eisenstatus und der KHK-Inzidenz bestätigen (Sempos 2002, Ma u. Stampfer 2002). Eine aktuelle Auswertung der Iowa Women's Cohort Study mit 34.492 Frauen zeigt lediglich bei Teilnehmerinnen mit regelmässigem Alkoholkonsum von mindestens 10 g/d reinem Alkohol eine positive Assoziation des KHK-Risikos mit der Aufnahme von Hämeisen. Hierbei stieg das Risiko bei höherem Alkoholkonsum noch an. Allerdings war auch hier eine höhere Zufuhr von Hämeisen mit einem insgesamt ungesünderen Lebensstil verbunden, sodass der Beitrag von Eisen oder Hämoglobin nicht abzuschätzen ist (Lee et al. 2005a).

Die Ergebnisse epidemiologischer Studien an Patienten mit Hämochromatose sind dagegen widersprüchlich. Während Personen mit der homozygoten Form der Krankheit aufgrund des Transporterdefekts große Mengen Eisen absorbieren und eine erhöhte Sterblichkeit an Herzinfarkt, Leberkrebs, Leberzirrhose und Diabetes infolge schwerer Eisenüberladung aufweisen (Yang et al. 1998), ist die heterozygote Variante nicht eindeutig mit einer geringeren Lebenserwartung verbunden. Von insgesamt 10 Studien, in denen der Zusammenhang zwischen der Cys282Tyr-Mutation – der häufigsten Form der Hämochromatose – und dem Auftreten von Herz-Kreislauf-Erkrankungen untersucht wurde, zeigten 3 eine positive Assoziation, in den übrigen konnte kein erhöhtes Risiko festgestellt werden (Ma u. Stampfer 2002, Bozzini et al. 2002). Zwar wurden signifikant erhöhte Ferritinspiegel bei Personen mit unterschiedlichen Varianten der Hämochromatose festgestellt, mit 176 µg/l lag der Mittelwert jedoch im Normalbereich und im Vergleich zur Konzentration von 131 µg/l bei gesunden Vergleichspersonen war der Unterschied gering (Claeys et al. 2002). Offenbar führt die heterozygote Variante nicht zu einer signifikant gesteigerten Absorption von Eisen aus vollständigen Mahlzeiten (Roe et al. 2005), sodass es bei diesen Personen nicht zu einer Eisenüberladung kommt.

Aufgrund unsicherer Datenlage konnte kein UL für die Aufnahme von Eisen festgelegt werden (EFSA 2004). Es kann jedoch auf Basis der genannten Daten davon ausgegangen werden, dass eine Eisensupplementierung in physiologischen Dosierungen bei Gesunden keine negativen Folgen nach sich zieht, zumal die Regulation der Eisenversorgung auf der Absorptionsebene erfolgt (Schümann u. Hunder 1999) und keine unkontrollierte Anreicherung im Körper wie bei einer hohen Aufnahme von Hämeisen erfolgt. Der NOAEL für Eisen wurde mit 65 mg/d festgelegt (Hathcock 1997). In diätetischen Lebensmitteln muss der Eisengehalt lt. Anlage 6 DiätV zwischen 0,5 und 2 mg/100 kcal liegen, sodass bereits bei einer Energiezufuhr von 1000 kcal/d bis zu 20 mg Eisen pro Tag zugeführt werden. Vor diesem Hintergrund wurde für Nahrungsergänzungsmittel eine Höchstmenge von 15 mg Eisen pro Tagesdosis vorgeschlagen; bei dieser Menge sind nach der aktuellen Datenlage keine nachteiligen Wirkungen zu erwarten (Hagenmeyer u. Hahn 2003).

5.5 Zink

Der Gesamtbestand an Zink im Körper liegt bei etwa 2 g. Davon befinden sich 60 % im Muskelgewebe, 30 % in den Knochen und nur etwa 0,1 % im Plasma. Aufgrund der ähnlichen physiko-chemischen Eigenschaften von Zink und Kupfer kann es zu antagonistischen Wechselwirkungen zwischen den beiden Elementen kommen.

5.5.1 Vorkommen und Bioverfügbarkeit

Hohe Gehalte an gut verfügbarem Zink finden sich in Lebensmitteln tierischer Herkunft, v.a. Käse, Innereien, Muskelfleisch, einigen Fischsorten und besonders Schalentieren. In Getreide ist Zink überwiegend in den Randschichten enthalten, sodass Vollkornprodukte ebenfalls hohe Gehalte aufweisen. Da jedoch die Bioverfügbarkeit durch Phytat stark eingeschränkt wird, tragen diese nur wenig zur Zinkversorgung bei. Calcium hat ebenfalls einen negativen Einfluss auf die Zinkabsorption aus der Nahrung, indem es die hemmende Wirkung von Phytat verstärkt (King 2000). In wässrigen Lösungen wird die Absorption von Zink durch anorganisches Eisen erniedrigt, wenn beide in Höhe von 25 mg enthalten sind (Solomons u. Jacob 1981). Keine Hemmung wurde dagegen bei physiologischen Dosierungen von 2–5 mg festgestellt, wenn Eisen und Zink bis zu einem Verhältnis von 2,5:1 gegeben wurden (Sandström et al. 1985). Die Absorptionsrate von Zink aus kompletten Mahlzeiten wird durch den Eisengehalt dagegen kaum beeinflusst (Davidsson et al. 1995, Valberg et al. 1984). Allgemein erhöhen tierisches Protein sowie Histidin die Absorption (Lönnerdal 2000), ein positiver Einfluss wurde auch für Inulin gezeigt (Delzenne et al. 1995, Coudray et al. 1997). Die prozentuale Absorption aus Präparaten mit Zinksulfat sinkt mit steigenden Dosierungen ab, sodass Dosierungen >20 mg nur noch zu sehr geringen Steigerungen der absorbierten Menge führen (Tran et al. 2004).

5.5.2   Etablierte physiologische Funktionen

Zink hat als ubiquitär vorkommendes Spurenelement ein breites physiologisches Spektrum und ist an nahezu allen Lebensvorgängen beteiligt. Ein Großteil der Funktionen ist an zinkabhängige Enzyme gekoppelt, von denen derzeit etwa 300 bekannt sind:

- Beeinflussung des Immunsystems (Transformation der Thymocyten in aktive T-Zellen durch das zinkabhängige Thymushormon Thymulin),
- Beteiligung an der Genexpression,
- Beeinflussung des Metabolismus von Hormonen (Wachstumshormone, Insulin und Sexualhormone),
- Geschmacksempfindung,
- Speicherung von Insulin in den β-Zellen des endokrinen Pankreas,
- Antioxidative Wirkung.

5.5.3   Bedarf, Versorgungssituation und Empfehlungen

Die früher in Deutschland geltenden Empfehlungen für die Zinkzufuhr von 15 mg/d für Männer und 12 mg/d für Frauen wurden von der DGE im Jahr 2000 auf 10 mg/d bzw. 7 mg/d nach unten korrigiert. Die Zahlen basieren auf obligatorischen Verlusten von 1,6 mg/d bei Frauen und 2,2 mg/d bei Männern sowie einer angenommenen Absorptionsrate von 30 % (DGE et al. 2000). Allerdings wurde aus kompletten Mahlzeiten wiederholt eine deutlich niedrigere Absorptionsrate im Bereich von 20–25 % ermittelt (Hunt et al. 1998, Watson et al. 1999, Coudray et al. 1997, Manary et al. 2002). Eine neuere Studie zeigte unter Verwendung von stabilen Isotopen eine durchschnittliche Absorptionsrate von 30,1 % bei Frauen, die eine kontrollierte Diät mit 7 mg Zink pro Tag erhielten. Allerdings ergaben sich erhebliche interindividuelle Schwankungen. Die Absorption bei den 6 Teilnehmerinnen lag zwischen 18,1 und 45,8 %, wobei die Ausscheidung mit dem Stuhl bei 2 Personen ebenso hoch war wie die orale Zufuhr (Lowe et al. 2000). Aufgrund dieser Ergebnisse ist möglicherweise davon auszugehen, dass die geltenden Zufuhrempfehlungen für Teile der Bevölkerung zu niedrig sind. Diese Annahme wird durch ältere Bilanzstudien gestützt, die bei Männern und Frauen wiederholt negative Zinkbilanzen trotz einer Zufuhr in Höhe der aktuellen Empfehlungen zeigten (Hallfrisch et al. 1987, Hunt et al. 1992, Hunt et al. 1995) und in denen Mangelsymptome wie Akne oder schuppige Haut bei einzelnen Probanden trotz positiver Zinkbilanz auftraten (Johnson et al. 1993). Aufgrund der niedrigen Bioverfügbarkeit aus Getreideprodukten benötigen Vegetarier möglicherweise sogar eine bis zu 50 % höhere Zufuhr an Zink (Institute of Medicine 2002a).

Im Durchschnitt nehmen Männer 10–14 mg/d und Frauen 9–12 mg/d auf, die Versorgung gilt deshalb als ausreichend (DGE 2004). Diese Schlussfolgerung muss vor dem Hintergrund der genannten Ergebnisse zumindest in Frage gestellt werden.

Risikogruppen für eine unzureichende Zufuhr sind Vegetarier, Leistungssportler, Kinder und Jugendliche sowie insbesondere ältere Menschen (Roth u. Kirchgessner 1999). Da bis heute kein zuverlässiger Indikator für den Zinkstatus etabliert wurde, ist eine routinemäßige Überprüfung potenziell gefährdeter Personen nicht möglich. Die Zinkkonzentration in Serum oder Plasma wird – abgesehen von Situationen mit einer extrem hohen oder niedrigen Zufuhr – in einem engen Bereich aufrecht erhalten und spiegelt somit nicht die Versorgung des Körpers wider (Hambidge 2003, Institute of Medicine 2002a).

5.5.4 Supplementierung

In Nahrungsergänzungsmitteln und bilanzierten Diäten werden unterschiedliche Zinksalze, vor allem -sulfat, -oxid und -gluconat sowie Zinkhefe eingesetzt. Die Dosierung in Kombinationspräparaten beträgt meist 5 mg/d; vereinzelt werden aber auch Produkte mit bis zu 15 mg Zink pro Tagesdosis angeboten. Im Bereich der bilanzierten Diäten finden sich inzwischen Produkte zur diätetischen Behandlung der altersbedingten Makuladegeneration (AMD), die bis zu 80 mg/d Zink in Form von Zinkoxid enthalten, da sich diese Dosierung als effektiv in einer Interventionsstudie erwiesen hat (Age-Related Eye Disease Study Research Group 2001). Ob eine ergänzende Zinkzufuhr schon im Sinne einer Mangelvermeidung sinnvoll ist, bleibt derzeit strittig. Unabhängig davon werden allerdings zahlreiche weitere Einsatzgebiete von Zink diskutiert.

Infektionskrankheiten

Eine Aktivierung des Immunsystems ist mit einem erhöhten Bedarf an Zink verbunden (Fraker et al. 2000). Bereits ein leichter Zinkmangel führt zu einer eingeschränkten Immunantwort und somit zu einer erhöhten Infektanfälligkeit bei Mensch und Tier (Dardenne 2002). Die Supplementierung von Zink bei Erkältungen – üblicherweise in Form von Lutschtabletten – zeigte jedoch widersprüchliche Ergebnisse. So war die Krankheitsdauer bei Probanden, die alle 2–3 Stunden 13,3 mg Zink in Form von Gluconat erhielten, mit durchschnittlich 2,5 Tagen gegenüber 3,5 Tagen in der Placebogruppe signifikant verkürzt. Es zeigte sich jedoch kein Effekt auf die Schwere der Symptome. Die Gabe von 5 oder 11,5 mg Zink als Acetat – ebenfalls alle 2–3 Stunden – hatte dagegen weder auf die Dauer noch auf die Schwere der Erkältung einen Einfluss (Turner u. Cetnarowski 2000). Eine Dosierung von 4,5 mg Zink alle 1–1,5 Stunden hatte sich bereits früher als unwirksam erwiesen (Weisman et al. 1990). Mit höheren Dosierungen wurde in mehreren Studien eine verkürzte Dauer von Erkältungssymptomen, z.T. auch eine geringere Schwere beobachtet. Prasad et al. (2000) verabreichten bei Auftreten der ersten Anzeichen für eine Infektion alle 2 bis 3 Stunden eine Tablette mit 12,8 mg Zink an 50 Studienteilnehmer. Die Zeit bis zum Verschwinden der Symptome betrug in der Placebogruppe 8,1 Tage und in der Versuchsgruppe 4,5 Tage; auch die Schwere der Erkältung wurde von den Teilnehmern in der Zinkgruppe geringer beurteilt. Eine ähnlich hohe Dosierung wurde von Mossad et al. (1996) mit 13,3 mg Zink alle 2 Stunden verwendet, der Effekt auf die Krankheitsdauer war ebenfalls signifikant. In der Verumgruppe waren die Symptome nach 4,4 Tagen vollständig verschwunden, in der Placebogruppe nach 7,6 Tagen. In einer weiteren Studie fand sich zwar eine geringfügig vermindernde Wirkung auf die Ausprägung der Erkältungssymptome bei Gabe von 23 mg Zink alle 2 Stunden, jedoch hatte die Behandlung keinen Einfluss auf die Dauer im Vergleich zur Placebogruppe (Smith et al. 1989). Keinerlei Effekt auf die Dauer oder Schwere der Krankheit wurde bei Kindern und Jugendlichen erzielt, die 5–6 Mal pro Tag 10 mg Zink erhielten (Macknin et al. 1998).

Aufgrund der widersprüchlichen Ergebnisse und der durchweg extrem hohen Dosierungen von ca. 60–140 mg/d Zink in Studien, die eine positive Wirkung auf den Krankheitsverlauf zeigten, kann der Einsatz einer Zinksupplementierung bei Erkältungskrankheiten nicht generell empfohlen werden. Da diese Dosierungen langfristig betrachtet bereits im toxikologisch relevanten Bereich liegen, bietet sich die Zinkgabe in dieser Hinsicht ohnehin nur als kurzfristige Maßnahme an. Auch die praktische Umsetzung stellt sich problematisch dar, da in Studien üblicherweise Lutschtabletten verwendet wurden, die in den genannten Dosierungen kaum erhältlich sind. Ob die jeweiligen Ergebnisse vom jeweiligen Versorgungszustand abhängig sind und ob physiologische Dosierungen von Zink in vivo über den Ausgleich einer unzureichenden Versorgung hinaus immunstimulatorische Effekte ausüben, ist nicht geklärt.

Sport

Bei sportlichen Belastungen gehen relevante Mengen an Zink über den Schweiß verloren. Die Konzentration liegt bei 0,5–1 mg/l Schweiß (Tipton et al. 1993, Aruoma et al. 1988, Cordova u. Navas 1998), was selbst bei breitensportlichen Belastungen mit 1–2 Liter Schweißproduktion zu einem Zinkverlust von 1–2 mg führen kann. Bei einer Absorptionsrate von 25 % wäre hierfür eine Zufuhr von zusätzlich 4–8 mg erforderlich. Da insbesondere Ausdauersportler aufgrund der kohlenhydratbetonten Ernährung häufig eine niedrige Zufuhr aufweisen (Kopp-Woodroffe et al. 1999, Beals u. Manore 1998, Singh et al. 1993, Rankinen et al. 1995, 1998), könnten sie deshalb von einer Supplementierung profitieren.

5.5.5   Negative Auswirkungen einer hohen Zufuhr

In einer Untersuchung wurde bei Zinkgaben ab 50 mg/d eine Senkung der HDL-Konzentration beobachtet (Black et al. 1988). Andere Studien mit bis zu 150 mg Zink pro Tag zeigten entweder keinen Einfluss auf die Lipoproteine oder sogar eine

Senkung von LDL- bzw. Gesamtcholesterol (Samman u. Roberts 1988, Freeland-Graves et al. 1982, Milne et al. 2001).

Trotz kurzzeitig reduzierter Kupferabsorption bei Zinkdosierungen ab 18 mg/d wurde in Studien über mehrere Wochen kein negativer Effekt auf den Kupferstatus bis zu einer Zinkzufuhr von 50 mg/d gefunden. Die tägliche Gabe von 75 mg Zink kann zu einer Störung der Kupferverwertung führen, was therapeutisch bei Morbus Wilson – einem genetischen Defekt des Kupferstoffwechsels mit exzessiver Kupferspeicherung in der Leber – genutzt wurde. Aufgrund der geringen Probandenzahl in den zugrunde gelegten Studien wurde ein Unsicherheitsfaktor von 2 als angemessen erachtet und somit ein UL von 25 mg Zink/d festgelegt, der auch für Schwangere und Stillende gilt (SCF 2003d). Die Beeinflussung des Kupfer-Stoffwechsels bei hohen Zink-Dosierungen kann durch zusätzliche Gaben von Kupfer ausgeglichen werden. Dies wird beispielsweise bei der diätetischen Behandlung der altersbedingten Makuladegeneration (AMD) genutzt. Um die potenziell toxischen Wirkungen der in einer Studie als wirksam erwiesenen Gabe von 80 mg/d Zink (als Zinkoxid) zu kompensieren, werden gleichzeitig 2 mg/d Kupfer verabreicht.

5.6 Kupfer

Kupfer gehört zu den Übergangsmetallen und kommt als Cu^{1+} und Cu^{2+} vor, wobei in biologischen Systemen die zweiwertige Form überwiegt. Die Metallionen neigen zur Komplexbildung und liegen deshalb nie in freier Form vor.

5.6.1 Vorkommen und Bioverfügbarkeit

Kupfer findet sich vor allem in den Randschichten von Getreide. Daher ist es in großen Mengen in Vollkornprodukten zu finden. Nüsse, Kakao und einige grüne Gemüse enthalten ebenfalls beträchtliche Mengen an Kupfer. Unter den Lebensmitteln tierischer Herkunft sind Innereien von Wiederkäuern (z.B. Leber, Niere), Fische und Schalentiere gute Kupferlieferanten. Die Absorption von Kupfer liegt zwischen 75 % bei einer Zufuhr von 0,4 mg/d und 12 % bei einer Aufnahme von 7,5 mg/d. Eine hohe Zufuhr von Eisen und Zink aus Supplementen kann die Absorption reduzieren und damit einen Kupfermangel verursachen. Auch Dosierungen von mehr als 1500 mg/d Vitamin C wirken sich negativ aus (Finley u. Cerklewski 1983).

5.6.2 Etablierte physiologische Funktionen

Kupfer findet sich im Organismus als Bestandteil von Enzymen, die an zahlreichen Redoxprozessen beteiligt sind:

- Überführung von Ferritin (Speichereisen) zu Transferrin (Transporteisen) durch Ferrioxidase I (Caeruloplasmin),
- Abbau von Superoxid-Radikalen unter Bildung von Wasserstoffperoxid (Superoxiddismutase),
- Quervernetzung des Bindegewebes (Lysyloxidase, damit auch Bedeutung für die Knochenmatrix),
- Atmungskette (Cytochrom-C-Oxidase)

Auch im Gehirn und den Myelinscheiden der Nerven ist Kupfer von Bedeutung.

5.6.3 Bedarf, Versorgungssituation und Empfehlungen

Aufgrund der weiten Verbreitung kupferhaltiger Lebensmittel und der im Vergleich zu anderen Spurenelementen guten Bioverfügbarkeit gilt die Kupferversorgung der Bevölkerung als gesichert. Die angemessene Zufuhr von Kupfer wird auf 1–1,5 mg/d geschätzt (DGE et al. 2000), die durchschnittliche Aufnahme liegt mit 2–3 mg/d deutlich darüber (DGE 2004). Bisher existieren zudem keine wissenschaftlich belegten Befunde, die den präventiven Nutzen einer Kupfer-Supplementierung rechtfertigen. Damit ist Kupfer als Nahrungsergänzung im Allgemeinen verzichtbar.

5.6.4 Supplementierung

In Nahrungsergänzungmitteln wird Kupfer üblicherweise in Form von Kupfer-(II)-Sulfat bis zu einem Gehalt von 1 mg pro Tagesdosierung eingesetzt.

Bedeutung der pro- bzw. antioxidativen Eigenschaften

Die Rolle des Spurenelements Kupfer wird im Hinblick auf mögliche antioxidative Effekte unterschiedlich beurteilt. Einerseits sind kupferabhängige Metalloproteine und Enzyme wie die Superoxiddismutase (SOD) oder die Cytochrom-C-Oxidase antioxidativ wirksam (Schümann 2002). So zeigte sich bei niedrigen Kupferspiegeln im Tiermodell eine Aktivitätsabnahme der Superoxiddismutase, wodurch prooxidative Prozesse begünstigt werden (Halliwell et al. 1989).

Andererseits deuten mehrere epidemiologische Studien auf Assoziationen zwischen hohen Serumkonzentrationen an Kupfer, Eisen und Aluminium und einer Beschleunigung atherosklerotischer Prozesse hin, die vermutlich über prooxidative Wirkungen vermittelt werden (Leonhardt et al. 1999).

5.6.5 Negative Auswirkungen einer hohen Zufuhr

Im Rahmen einer Supplementierungsstudie über 12 Wochen, in der 10 mg Kupfer pro Tag verabreicht wurde, zeigten sich keine negativen Effekte. Dieser Wert wurde deshalb als NOAEL definiert. Hieraus wurde ein UL von 5 mg/d Kupfer abgeleitet, der aufgrund fehlender Daten jedoch nicht für Schwangere und Stillende gilt (SCF 2003e). Die in der überwiegenden Zahl von Nahrungsergänzungsmitteln enthaltene Tagesdosis von bis zu 1 mg Kupfer ist demnach unkritisch.

5.7 Jod

Jod ist im Organismus überwiegend in den Schilddrüsenhormonen 3,5,3,5-Tetrajodthyronin (Thyroxin = T_4) bzw. 3,5,3-Trijodthyronin (T_3) gebunden. Nur geringe Mengen des Spurenelements liegen in ionisierter Form im Organismus vor.

5.7.1 Vorkommen und Bioverfügbarkeit

Die Jodgehalte in Lebensmitteln sind von saisonalen Schwankungen sowie vom Jodgehalt des Bodens und des Wassers abhängig. Zu den wenigen Lebensmitteln, die nennenswert zu einer Deckung des Jodbedarfs beitragen, zählen Meeresfische (z.B. Kabeljau, Schellfisch, Seelachs) und Krustentiere (z.B. Garnelen, Muscheln). Aufgrund der verbreiteten Verwendung stellt mittlerweile auch jodiertes Speisesalz (15–25 mg Jod/kg Kochsalz) eine wichtige Jodquelle dar.

Die Bioverfügbarkeit von Jod wird durch antithyreoidale Substanzen in der Nahrung (z.B. cyanogene Glykoside, Polysulfide und Glucosinolate in Kohlarten) vermindert, wobei dieser Effekt bei üblichen Verzehrmengen ohne praktische Bedeutung ist. Verschiedene Medikamente (z.B. Lithiumsalze, Carbimazol und Perchlorat) sowie Nitrat hemmen ebenfalls die Jodverwertung.

5.7.2 Etablierte physiologische Funktionen

Jod ist als Bestandteil der Schilddrüsenhormone Trijodthyronin (T_3) und Tetrajodthyronin (T_4) in die Regulierung zahlreicher wichtiger Stoffwechselprozesse involviert:

- Regulation des Grundumsatzes (Schilddrüsenüberfunktion = Erhöhung des Grundumsatzes, Schilddrüsenunterfunktion = Erniedrigung des Grundumsatzes),
- Steuerung der RNA- und Proteinbiosynthese (zur Zelldifferenzierung und -teilung),
- Einfluss auf den Protein-, Kohlenhydrat- und Lipidstoffwechsel,
- Regulation der Thermogenese.

5.7.3 Bedarf, Versorgungssituation und Empfehlungen

Deutschland ist ein endemisches Jodmangelgebiet. Statt der empfohlenen Zufuhr von 200 µg/d werden über Lebensmittel einschließlich jodiertem Speisesalz im Durchschnitt nur etwa 100 µg des Spurenelementes aufgenommen (DGE 2004).

Ein noch vor wenigen Jahren sichtbares Nord-Süd-Gefälle in der Jodversorgung ist aufgrund des intensiven Lebensmittelaustauschs zwischen den Regionen und dem vergleichbaren Angebot an Meeresfisch nicht mehr nachweisbar (Heseker 1999). Die 1989 eingeführte Verwendung von jodiertem Speisesalz (20–25 mg Jod/kg Kochsalz) im Haushalt sowie in Teilen der Gemeinschaftsverpflegung und der Lebensmittelherstellung könnte wesentlich zur Jodversorgung der Bevölkerung beitragen, wird aber nicht ausreichend genutzt. So ist ein Schilddrüsenstruma (Kropf) infolge einer Jodunterversorgung nach wie vor die vierthäufigste Operationsursache in Deutschland. Die Jodaufnahme ließe sich durch den konsequenten Einsatz von Jodsalz in privaten Haushalten, Großküchen sowie in Gastronomie und Lebensmittelindustrie um 140 μg/d steigern (Heseker 1999).

Da primär Frauen zu Jodmangelstrumata neigen, sollten insbesondere sie eine Jod-Supplementierung durchführen. Die inzwischen in einigen Nahrungsergänzungsmitteln zu findenden Jodgehalte von 100 μg/d stellen damit eine sinnvolle und ausreichend hohe Tagesdosierung dar.

5.7.4 Negative Auswirkungen einer hohen Zufuhr

Basierend auf Studien, in denen bis zu 1800 μg/d von Gesunden teilweise über mehrere Jahre ohne Nebenwirkungen aufgenommen wurden, ist ein UL von 600 μg Jod für Erwachsene mit normaler Schilddrüsenfunktion definiert worden. Dieser Wert gilt auch für Schwangere und Stillende (SCF 2002e). Aufgrund bereits lange bestehender Unterversorgung mit Jod ist in Deutschland jedoch mit einer verbreiteten Autonomie der Schilddrüse zu rechnen, die bei einer Zufuhr ab 500 μg Jod pro Tag zu einer Hyperthyreose führen kann. Dieser Wert sollte deshalb nicht dauerhaft überschritten werden (DGE et al. 2000). Die Jodsupplementierung ist allerdings von Nachteil für Patienten mit bestehender Hyperthyreose, da sie teilweise die Symptomatik verstärkt. Auch aus diesem Grund wird die effizienteste Maßnahme der Strumaprophylaxe, die Jodierung des Trinkwassers, vielfach abgelehnt.

5.8 Selen

Selen ist chemisch eng verwandt mit Schwefel und wird im Organismus an dessen Stelle z. B. in Cystein (Selenocystein) und Methionin (Selenomethionin) eingebaut.

5.8.1 Vorkommen und Bioverfügbarkeit

Hauptlieferanten für Selen sind Leber, Muskelfleisch, Fisch, Nüsse, Getreide und Hülsenfrüchte, in denen Selen hauptsächlich in Form der Aminosäureverbindungen Selenomethionin und Selenocystein vorkommt. Der Selengehalt von Pflanzen wird durch den Selengehalt der Böden bestimmt, der in Deutschland grundsätzlich als niedrig einzustufen ist. Tiere hingegen akkumulieren Selen auch aus selenarmem Futter und Wasser, sodass eiweißreiche tierische Lebensmittel die Hauptselenquelle des Menschen darstellen. Die Absorption aus organischen Verbindungen und Selensalzen liegt bei etwa 80 %, wobei verschiedene Verbindungen offenbar einem unterschiedlichen Metabolismus unterliegen. So stiegen sowohl die Aktivität der Glutathionperoxidase als auch die Expression des selenabhängigen Selenoproteins P nach Gabe von Selenomethionin stärker an als nach Gabe von Natriumselenit (Xia et al. 2005).

5.8.2　Etablierte physiologische Funktionen

Selen ist in Form von Selenocystein Bestandteil von mindestens 12 Selenproteinen. Beim Menschen sind bisher jedoch nur die biochemischen Funktionen von zwei Enzymfamilien bekannt. Darüber hinaus ist Selen an zahlreichen immunologischen Prozessen beteiligt:

- Glutathionperoxidase: Selenhaltiges Enzym zum Schutz vor Peroxiden und Peroxidradikalen (bei der durch dieses Enzym katalysierten Reaktion wird reduziertes Glutathion oxidiert, wobei das Peroxid bzw. das Radikal reduziert wird),
- Schutz von Erythrocyten und Zellmembranen vor peroxidbedingter Hämolyse durch den Abbau von Fettsäurehydroperoxiden (antioxidative Kapazität mit synergistischer Wirkung zu Vitamin E),
- Aktivierung und Deaktivierung von Schilddrüsenhormonen als Bestandteil der Jodthyronin-5-dejodase,
- zahlreiche immunmodulierende Funktionen (Stimulator der humoralen und zellulären Immunität).

5.8.3　Bedarf, Versorgungssituation und Empfehlungen

Der Selenbedarf orientiert sich üblicherweise an der Aktivität der Glutathionperoxidase, ist bisher jedoch nicht exakt bekannt. Ob dieses Kriterium im Hinblick auf die präventiven Effekte von Selen auch zukünftig als geeignet anzusehen ist, bedarf weiterer Diskussionen.

In Deutschland wurde für Frauen eine mittlere tägliche Selenaufnahme von 30 μg/d und für Männer von 41 μg/d errechnet (Drobner et al. 1996). Bei einer geschätzten wünschenswerten Zufuhr von 30–70 μg/d (DGE et al. 2000) erfüllt die Selenaufnahme in Deutschland damit bei der Mehrzahl der Bevölkerung lediglich die Minimalanforderungen, sodass Teile der Bevölkerung als unterversorgt einzustufen sind. Besonders ältere Personen sind häufig von Selendefiziten betroffen (Ravaglia et al. 2000).

Die für das Erreichen protektiver Plasmakonzentrationen benötigte Zufuhr von Selen ist möglicherweise tendenziell höher als der aktuelle Schätzwert. So wurde bereits früher eine Selenzufuhr von 1 μg Selen/d und kg Körpergewicht als wünschenswert erachtet (Biesalski 1997). Anhand der Plasmaspiegel, die in einer großen Interventionsstudie mit einem minimalen Krebsrisiko verbunden waren (s. u.), errechneten die Autoren sogar eine optimale Zufuhr von 1,5 μg/d und kg Körpergewicht (Combs et al. 2001). Gestützt werden diese Forderungen durch Ergebnisse, nach denen Personen mit schlechter Selenversorgung selbst nach einer Gesamtzufuhr von bis zu 1,4 μg/kg Körpergewicht und Tag über einen Zeitraum von 20 Wochen zwar eine deutliche Erhöhung, nicht jedoch die in den USA übliche und als sinnvoll angesehene Konzentration an dem Statusmarker Selenoprotein P erreichten (Xia et al. 2005).

5.8.4 Supplementierung

Über Jahre wurde Selen in Deutschland in Nahrungsergänzungsmitteln nur in Form von Selenhefe angeboten. Der Grund dafür war, dass Selen als Spurenelement nach § 2 LMBG als Zusatzstoff galt und nicht verwendet werden durfte. Selenhefe wurde dagegen nach einem Gerichtsurteil aus den achtziger Jahren als Lebensmittel („selenhaltige Hefe") angesehen und aus diesem Grund von vielen Firmen verwendet. Aufgrund von Ausnahmeregelungen nach § 47 a LMBG finden sich jedoch schon seit längerem zahlreiche Nahrungsergänzungsmittel, die anorganisches Selen enthalten. Nach Inkrafttreten der NemV dürfen jetzt lediglich Natriumselenat, -selenit und -hydrogenselenit enthalten sein. Übliche Dosierungen liegen bei 20–30 μg Selen je Tagesdosierung in „A-Z-Präparaten" und bei 20–50 μg in Antioxidanzien-Mischungen. Vitamin C in physiologischen Dosierungen verbessert bei gleichzeitiger Verabreichung die Absorption von Selenit (Meltzer et al. 1990), während die Aufnahme sowohl durch eine extrem niedrige Zufuhr von 20 mg/d Vitamin C (Martin et al. 1989) als auch durch gemeinsame Einnahme mit pharmakologischen Mengen ≥ 1 g gehemmt wird (Robinson et al. 1985).

Krebserkrankungen

Zwischen der Selenzufuhr und dem Auftreten von Krebserkrankungen gibt es deutliche epidemiologische Zusammenhänge. So fanden Willett et al. (1983) in einer Fall-Kontroll-Studie niedrigere Selenkonzentrationen im Serum von Personen, die später Krebs entwickelten. Die Korrelation war bei Krebs der Verdauungsorgane und der Prostata am deutlichsten. Auch andere Studien zeigten ein erhöhtes Krebsrisiko bei niedrigen Selenspiegeln in Plasma oder Serum (Glattre et al. 1989, Hardell et al. 1993, Russo et al. 1997) sowie bei niedrigen Plasmakonzentrationen von Selenoprotein P (Persson-Moschos et al. 2000).

Große Interventionsstudien konnten die epidemiologischen Beobachtungen bestätigen und zeigten eine Verminderung des Krebsrisikos durch Selen. So führte die Anreicherung von Speisesalz mit Natriumselenit über einen Zeitraum von 8 Jahren in der Stadt Qidong (China) zu einer um 46 % niedrigeren Inzidenz von Leberkrebs, während sie in den umliegenden Orten ohne Anreicherung auf hohem Niveau blieb. Die Selenzufuhr durch das Salz betrug 30–50 µg/d. Nach Beendigung der Anreicherung stieg die Krebsinzidenz wieder an (Yu et al. 1991, 1997). Die „Linxian-Studie" in China – in dieser Region ist die Mortalität an Oesophaguskrebs eine der höchsten weltweit – zeigte einen protektiven Effekt durch die Gabe einer Antioxidanzien-Kombination mit täglich 50 µg Selen, 15 mg β-Carotin und 30 mg Vitamin E. In der Gruppe, die diese Nährstoffkombination erhielt, sank die Gesamtsterblichkeit um 9 % und die Krebssterblichkeit um 13 %; andere Vitamine und Mineralstoffe hatten keinen Einfluss (Blot et al. 1993). In der „Clark-Study" nahmen 1312 Patienten, die bereits wegen Nichtmelanom-Hautkrebs behandelt worden waren, 10 Jahre lang 200 µg Selen pro Tag oder Placebo ein. In der Verumgruppe sank die Gesamtsterblichkeit an Krebs um 50 %, das Auftreten von Prostatakrebs reduzierte sich um 63 %, das von Dickdarmkrebs um 58 % und die Lungenkrebsinzidenz ging um 46 % zurück; ein Einfluss auf die Hautkrebsinzidenz zeigte sich jedoch nicht (Clark et al. 1996). Dabei profitierten die Teilnehmer mit den niedrigsten Plasmaspiegeln zu Beginn der Studie am meisten, obwohl nur sechs Probanden eine Konzentration von <80 ng/ml Selen aufwiesen. Bei diesem Wert weisen herkömmliche Statusparameter wie die Glutathionperoxidase und Selenoprotein P bereits ihre maximale Aktivität auf. Bei Studienteilnehmern, die zu Beginn der Untersuchung einen Selenspiegel von mehr als 121 ng/ml aufwiesen, ergab sich kein positiver Effekt der Selen-Supplementierung. Um diesen Wert zu erreichen, ist eine Gesamtzufuhr von ca. 1,5 µg Se/kg Körpergewicht und Tag erforderlich (Combs et al. 2001). Eine Folgeauswertung ergab für die Personen mit einem Selenspiegel >121 ng/ml vor der Supplementierung sogar ein um 20 % erhöhtes Krebsrisiko nach 7,4 Jahren Selengabe verglichen mit Placebo. Gegenüber Teilnehmern mit Serumspiegeln <105 ng/ml zu Beginn war das Risiko durch die Einnahme von Selen um 88 % erhöht (Duffield-Lillico et al. 2002). Aufgrund dieser Ergebnisse ist in den USA angesichts durchschnittlicher Plasmaspiegel von 123 ng/ml (Hu u. Cassano 2000) kein positiver Effekt einer Selensupplementierung zu erwarten; möglicherweise könnte sie sogar zu einer Erhöhung der Krebsinzidenz führen. In Deutschland wurden dagegen im Rahmen der VERA-Studie durchschnittliche Serumkonzentrationen von 82 ng/ml bei Männern und 83 ng/ml bei Frauen gemessen (Kohlmeier et al. 1995). Hierzulande könnte demnach eine moderate Supplementierung möglicherweise zur Reduzierung des Krebsrisikos beitragen.

Atherosklerose

Es existieren Hinweise auf einen Zusammenhang zwischen einer erhöhten Selenzufuhr und der Prävention von Herz-Kreislauf-Erkrankungen. So wurden in einer Fall-Kontroll-Studie bei Herzinfarktpatienten niedrigere Selengehalte in Plasma, Erythrocyten und Urin verglichen mit gesunden Kontrollpersonen gefunden (Bor et al. 1999). Auch Salonen et al. (1982) und Suadicani et al. (1992) beobachteten ein erhöhtes KHK-Risiko bei Personen mit Serum-Selenkonzentrationen unter 45 µg/l bzw. 79 µg/l. Bei bereits bestehender KHK zeigte sich zudem ein negativer Zusammenhang zwischen dem Selenstatus und der Thrombocytenaggregation (Salonen et al. 1988). Kein Zusammenhang ergab sich dagegen in der Physicians' Health Study, allerdings waren die in dieser Studie gemessenen Selenspiegel erheblich höher als in den anderen Untersuchungen (Salvini et al. 1995). Ein Einfluss der Selenversorgung auf das KHK-Risiko wird jedoch erst bei sehr niedrigen Werten deutlich, wie die EURAMIC-Studie zeigte. Nur für das Teilkollektiv aus Deutschland, das die niedrigsten Werte der Multicenter-Studie aufwies, wurde ein signifikanter inverser Zusammenhang errechnet (Kardinaal et al. 1997).

Rheumatische Erkrankungen

Aufgrund seiner antioxidativen Funktion in Form der Glutathionperoxidase kann Selen einen Einfluss auf entzündliche Prozesse ausüben (Spallholz et al. 1990). Dieser Zusammenhang konnte in einer Fall-Kontroll-Studie mit 18.709 Personen über einen Zeitraum von 10 Jahren zum Teil bestätigt werden. Dabei zeigte sich eine negative Korrelation zwischen den Serum-Selenspiegeln und dem Auftreten von rheumatoider Arthritis bei Rheuma-Faktor negativen Personen, nicht jedoch bei Rheuma-Faktor positiven Teilnehmern (Knekt et al. 2000). Interventionsstudien konnten durch die Gabe von 200 µg/d Selen in Form von Selenhefe signifikante Verbesserungen des Schmerzempfindens, der Armbeweglichkeit und des allgemeinen Wohlbefindens bewirken (Peretz et al. 1992 u. 2001).

5.8.5 Negative Auswirkungen einer hohen Zufuhr

Negative Effekte wurden bei einer chronischen Zufuhr von etwa 900 µg/d Selen beobachtet (LOAEL) (Yang et al. 1989). Diese bestanden in Symptomen einer Selenose wie Haarausfall, Veränderungen von Haut und Nägeln, Übelkeit oder Durchfall. In hohen Dosierungen sind insbesondere Selenomethionin und -cystein hochtoxisch (Zetkin u. Schaldach 1999). Als sicher in Bezug auf eine Selenose zeigte sich eine Zufuhr von bis zu 850 µg/d. Daraus wurde ein UL von 300 µg Selen pro Tag aus allen Quellen abgeleitet, der auch für Schwangere und Stillende gilt (SCF 2000f). Allerdings wurde in den USA bei langfristiger Supplementierung von 200 µg Selen pro Tag zusätzlich zu einer durchschnittlichen Zufuhr von 87 µg/d aus der Nahrung (Institute of Medicine 2000a) bereits ein leichter Anstieg verschiedener Krebsarten bei Personen mit hohen basalen Plasmaspiegeln beobachtet (Duffield-Lillico 2002). Aufgrund dieser Ergebnisse und vor dem Hintergrund einer Selenzufuhr von nur 30–40 µg/d in Deutschland (Drobner et al. 1996) wurde eine Obergrenze für die Aufnahme aus Supplementen in Höhe von 150 µg Selen pro Tag vorgeschlagen. Von einer Ergänzung in dieser Höhe sind keine negativen Effekte zu erwarten (Hagenmeyer u. Hahn 2003).

5.9 Fluor

Das Halogen Fluor ist sehr reaktionsfreudig und kommt deshalb nur chemisch gebunden als Fluorid vor, wobei die Bindung hauptsächlich an Mineralstoffe (z.B. KF, CaF_2) erfolgt. Im menschlichen Organismus liegt Fluorid zu etwa 95 % im Skelett und in den Zähnen, eingelagert in Apatitkristalle, vor. Im Serum ist es überwiegend an Albumin gebunden, nur ein geringer Teil liegt ionisiert vor.

5.9.1 Vorkommen und Bioverfügbarkeit

Die meisten Lebensmittel weisen geringe Fluoridgehalte auf (meist unter 1 mg/kg Frischgewicht). Fisch, der zu den fluoridreichen Lebensmitteln zählt, enthält Fluorid überwiegend in den Gräten. Im Trinkwasser schwankt der Fluoridgehalt zwischen 0,02 und 1,8 mg/l. Schwarzer Tee kann je nach Extraktionszeit und verwendeter Teemenge pro Liter Wasser Fluoridgehalte von 1 bis 6 mg/l aufweisen und stellt damit bei Teetrinkern häufig die wesentliche Fluoridquelle dar.

Die Bioverfügbarkeit ist abhängig von der Bindungsart des Fluors. So wird z.B. freies Fluorid (F^-), wie es im Wasser vorkommt, besser resorbiert als proteingebundenes Fluor in Nahrungsmitteln. Calciumsalze vermindern die Fluoraufnahme aus dem Darm; in Abwesenheit hemmender Substanzen wird eine Absorptionsrate von 80 % erreicht (Institute of Medicine 2000b).

5.9.2 Etablierte physiologische Funktionen

Eine physiologische Bedeutung von Fluorid ergibt sich nach heutigem Kenntnisstand nur in den Hartgeweben. Hier ist das Spurenelement vor allem als Kristallisationskeim wirksam, der die Einlagerung von Calciumverbindungen fördert.

- Erhöhung der Stabilität des Zahnschmelzes durch Einlagerung in kristalline Strukturen im Austausch gegen Hydroxylionen des Hydroxylapatits,
- Remineralisierung des Zahns,
- Hemmung des Wachstums verschiedener Plaque-Bakterien.

5.9.3 Bedarf, Versorgungssituation und Empfehlungen

Der Richtwert der DGE für die wünschenswerte Zufuhr an Fluorid beträgt 3,8 mg/d für Männer und 3,1 mg/d für Frauen. Er gilt für die gesamte Zufuhr aus Nahrung, Trinkwasser, angereichertem Speisesalz und Supplementen. Empfehlungen zur Fluoridsupplementierung werden vom Fluoridgehalt des Trinkwassers abhängig gemacht. Bei einer Konzentration unter 0,3 mg/l – dies gilt für etwa 90 % des Trinkwassers in Deutschland – wird Kindern ab 7 Jahren und Erwachsenen die tägliche Aufnahme von 1 mg Fluor in Tablettenform empfohlen, jüngeren Kindern von

0,5 mg aus Tabletten. Die Supplementierung sollte halbiert und bei Kindern unter 4 Jahren eingestellt werden, wenn das Trinkwasser 0,3–0,7 mg Fluorid pro Liter enthält; bei mehr als 0,7 mg/l sollten weder Tabletten noch angereichertes Speisesalz verwendet werden (DGE et al. 2000).

Die tatsächliche individuelle Fluoridaufnahme ist nur schwer zu ermitteln, da die Zufuhr über Salz, Trinkwasser und (verschluckte) Zahnpasta nicht genau erfasst werden kann. Die Aufnahme über die Nahrung alleine liegt in Deutschland mit etwa 0,6 mg/d deutlich unter den Richtwerten (DGE 2000). Dennoch sollten nach Empfehlungen der Deutschen Gesellschaft für Zahn-, Mund- und Kieferheilkunde (DGZMK) nicht gleichzeitig verschiedene Fluoridsupplemente zugeführt, sondern nur eine Form der Supplementierung gewählt werden. Grund dafür ist die nur geringe therapeutische Breite von Fluoriden (Phipps 1996).

5.9.4 Supplementierung

Tabletten zur Kariesprophylaxe gelten durchweg als Arzneimittel und enthalten überwiegend Natriumfluorid, wobei 2,2 mg Natriumfluorid der gewünschten Fluoridzufuhr von 1 mg entsprechen. In Nahrungsergänzungsmitteln findet sich Fluorid vielfach gar nicht oder in niedrigen Dosierungen bis ca. 0,3 mg/d.

Osteoporose

Fluorid ist an der Mineralisation des Knochens beteiligt und wird im Austausch gegen Hydroxylionen des Hydroxylapatits eingelagert. Welche Bedeutung diesem Prozess und damit einer ausreichenden Fluoridversorgung im Hinblick auf die Osteoporoseprophylaxe zukommt, ist nicht endgültig geklärt. Tatsächlich wird die Knochenbildung in vitro durch Fluoridzugabe stimuliert (Bellows et al. 1990). Studien zum therapeutischen Einsatz von Fluoriden bei Osteoporose lieferten hingegen widersprüchliche Ergebnisse. Durch eine Gabe von 34 (!) mg Fluorid sowie 1500 mg Calcium pro Tag konnte bei postmenopausalen Frauen mit Osteoporose die Knochendichte erhöht werden, allerdings erhöhte sich insgesamt in der Versuchsgruppe die Zahl von Knochenbrüchen gegenüber der Placebogruppe, die nur Calcium erhielt. Lediglich auf die Anzahl von Wirbelbrüchen hatte diese sehr hohe Fluoridgabe keinen negativen Einfluss (Riggs et al. 1990). Die gleichen Dosierungen zeigten in einer anderen Studie mit einem vergleichbaren Kollektiv keine Unterschiede in Bezug auf Knochendichte und Frakturinzidenz (Kleerekoper et al. 1991). Dagegen zeigte die Gabe von 20 mg/d Fluorid in Kombination mit 1000 mg/d Calcium einen therapeutischen Effekt bei Frauen mit Osteoporose. Die Knochendichte der Wirbel stieg an und die Häufigkeit von Wirbelbrüchen war nach einer Studiendauer von 4 Jahren niedriger als in der Vergleichsgruppe, die nur Calcium erhalten hatte. Es wurde kein Unterschied in der Anzahl der übrigen Knochenbrüche zwischen beiden Gruppen festgestellt (Reginster et al. 1998).

Aufgrund der widersprüchlichen Ergebnisse mit z. T. deutlich negativen Effekten und durchweg hohen Dosierungen wird die therapeutische, die Dosierungen von Nahrungsergänzungsmitteln weit übersteigende Gabe von Fluorid in der Therapie der Osteoporose kontrovers diskutiert. Ob Dosierungen in Höhe von 1 mg/d, die erfolgreich zur Kariesprophylaxe eingesetzt werden, positive Effekte auf die Knochenstabilität ausüben, ist nicht geklärt.

5.9.5   Negative Auswirkungen einer hohen Zufuhr

Fluorid zählt zu den Spurenelementen mit sehr geringer therapeutischer Breite; bei Kindern bis zum 8. Lebensjahr besteht die Gefahr einer Dentalfluorose (fleckige Verfärbung des Zahnschmelzes) bereits ab 0,1 mg Fluor/kg Körpergewicht pro Tag. Eine Zufuhr in dieser Höhe wurde deshalb als UL für diese Altersgruppe definiert. Im Gegensatz zur kosmetischen Auswirkung der Dentalfluorose führt die Skelettfluorose im Extremfall zu völliger Bewegungsunfähigkeit infolge Versteifung von Gelenken, Calcifizierung des passiven Bewegungsapparates und neurologischer Defekte. Milde Formen von Skelettfluorose bei Erwachsenen wurden nach einer Aufnahme von mindestens 10 mg Fluor pro Tag über einen Zeitraum von 10 oder mehr Jahren beobachtet. Negative Effekte niedrigerer Dosierungen sind nicht bekannt, deshalb wurde der UL auf 10 mg/d für Erwachsene und Kinder ab 8 Jahren festgelegt (Institute of Medicine 2000b). Für Erwachsene und Jugendliche ab 15 Jahren einschließlich Schwangeren und Stillenden berechnete die EFSA einen UL von 7 mg/d (0,12 mg/d und kg Körpergewicht) (EFSA 2005a).

Die in einigen Präparaten zu findenden Fluoriddosierungen von 1 mg/d sind somit toxikologisch unbedenklich und können einen Beitrag zur Kariesprophylaxe und zur Deckung des Fluoridbedarfs leisten. Lediglich bei sehr hohen Fluoridgehalten des Trinkwassers sollte von einer Fluoridsupplementierung Abstand genommen werden.

5.10   Chrom

Das Spurenelement Chrom liegt in verschiedenen Wertigkeiten vor, wobei die Oxidationsstufen II, III und VI am häufigsten sind. Dreiwertiges Chrom ist oxidativ am stabilsten und hat im Vergleich zu den anderen Oxidationsstufen beim Menschen die größte biologische Bedeutung. Die sechswertige Form wirkt prooxidativ und – vor allem als Staub mit der Atemluft aufgenommen – stark karzinogen (Liu et al. 2001). Bei oraler Aufnahme z. B. über das Trinkwasser in bestimmten Regionen wird es zum größten Teil zu Cr(III) reduziert (Proctor et al. 2002).

5.10.1 Vorkommen und Bioverfügbarkeit

Chrom ist sowohl in Nahrungsmitteln pflanzlicher als auch tierischer Herkunft enthalten; letztere weisen allgemein höhere Gehalte auf. Besonders hohe Chromgehalte einiger Lebensmittel (z. B. Fleischprodukte, Bierhefe, Käse, Vollkornprodukte), die in der Literatur vor 1980 beschrieben wurden, sind allerdings aufgrund unzuverlässiger Analytik in Frage zu stellen (SCF 2003f).

Die Resorption von Chrom ist insgesamt sehr gering und liegt ausgehend von einem Zufuhrbereich zwischen 40 und 250 µg/d bei 0,4 %. Bei niedrigeren Zufuhren erreicht die Absorptionsrate dagegen bis zu 2 %.

5.10.2 Etablierte physiologische Funktionen

Die Funktion von Chrom im Organismus beruht auf seiner Beteiligung an der Signaltransduktion des Insulins:

- Aktivierung des Oligopeptids Chromodulin im Zytosol, das nach Bindung an den Insulinrezeptor die Weiterleitung des Insulinsignals ermöglicht,
- vermutlich an Expression von Genen des Glucosestoffwechsels beteiligt.

5.10.3 Bedarf, Versorgungssituation und Empfehlungen

Da Chrommangelzustände beim Menschen bisher ausschließlich bei wenigen parenteral ernährten Patienten beschrieben wurden, können keine allgemeingültigen Aussagen zum Chrombedarf gegeben werden (SCF 2003f). Insbesondere existieren derzeit keine validen funktionellen Tests zur Beurteilung des Chromstatus. Aufgrund dessen existieren lediglich Schätzwerte nationaler und internationaler Gremien über die wünschenswerte Chromzufuhr, die im Bereich von 25–100 µg/d Chrom liegen (SCF 2003f). Für die parenterale Ernährung wird bei Erwachsenen die Gabe von 10–20 µg/d Chrom (Fleming 1989) und bei Kindern von 0,2 µg/kg Körpergewicht und Tag empfohlen (Green et al. 1988). Duplikatstudien ergaben für die Chromaufnahme der Bevölkerung Werte in Höhe von 61 µg/d bei Frauen und 84 µg/d bei Männern (DGE et al. 2000). Diese Daten werden allerdings durch Untersuchungen aus anderen Ländern in Frage gestellt, die eine erheblich niedrigere Chromzufuhr mit der Nahrung zeigen. So ergaben Duplikatstudien aus Belgien eine durchschnittliche Aufnahme von 53 µg/d (Van Cauwenbergh et al. 1996); verschiedene Studien aus den USA zeigten eine Aufnahme von 25 µg/d bei Frauen und 33 µg/d bei Männern (Anderson u. Kozlovsky 1985) bzw. 15 µg/4,2 MJ (Anderson et al. 1992).

Ob eine ergänzende Gabe von Chrom beim Gesunden über die Verbesserung der allgemeinen Versorgungslage hinaus positive Effekte haben könnte, muss beim derzeitigen Kenntnisstand dahingestellt bleiben.

5.10.4 Supplementierung

Chrom ist in einigen Nahrungsergänzungsmitteln in einer Menge von üblicherweise 30 bis 60 µg je Tagesdosierung enthalten; vereinzelt sind auch Monopräparate mit bis zu 200 µg zu finden. Hierfür werden meist Chromchlorid oder -sulfat verwendet. Die früher häufig eingesetzte Verbindung Chrompicolinat ist heute wissenschaftlich höchst umstritten und nicht mehr verkehrsfähig, da die Allgemeinverfügungen nach § 47 a LMBG, die den Import solcher Präparate nach Deutschland ermöglichten, am 27.04.2001 widerrufen wurden. Grund waren Ergebnisse aus in-vitro-Studien, in denen Chrompicolinat DNA-Schäden verursachte (SCF 2003f).

Diabetes mellitus

Chrom wird aufgrund seiner Bedeutung im Insulinstoffwechsel häufig als Nahrungsergänzung für Diabetiker beworben. Tatsächlich kann es bei Chrommangel zu einer Hyperglykämie kommen. Patienten, die eine parenterale Ernährung ohne Chromzusatz erhielten, entwickelten Diabetes-ähnliche Symptome, die nach Zugabe zur Infusionslösung wieder verschwanden (Jeejeebhoy et al. 1977, Freund et al. 1979). Ob die Chromversorgung jedoch eine Rolle bei der Diabetesentstehung spielt oder die Krankheit möglicherweise den Bedarf erhöht, ist nicht bekannt. Allerdings wurden bei Diabetikern erniedrigte Chromgehalte in Serum und Urin (Ding et al. 1998) sowie eine erhöhte Chromausscheidung mit dem Urin nach oraler Glucosebelastung ermittelt (Bahijri u. Mufti 2002). Zudem konnten verschiedene Studien positive Effekte einer Chromgabe – größtenteils in Form von Chrompicolinat – auf Blutglucose und HbA$_1$c-Werte bei Typ-2-Diabetikern zeigen. Die verwendeten Dosierungen lagen zwischen 200 und 1000 µg/d (Mossop 1983, Evans 1989, Ravina et al. 1995, Anderson et al. 1997b,c). Darüber hinaus führte die Supplementierung mit Chrom zu einer reduzierten Ausscheidung von Glucose und Fructosamin (Bahijri u. Mufti 2002). Eine kombinierte Gabe von täglich 30 mg Zink und 400 µg Chrom über 6 Monate senkte die Menge an TBARS als Marker für oxidativen Stress bei Typ 2-Diabetikern um 18 %, jedes Element alleine um 13,6 % (Anderson et al. 2001). Besonders deutliche Effekte einer alleinigen Chromsubstitution zeigte die Studie von Anderson et al. (1997) mit 180 Typ-2-Diabetikern, die 4 Monate lang 200 oder 1000 µg/d Chrom als Picolinat erhielten. Die Supplementierung verbesserte in beiden Dosierungen Nüchtern-Blutzucker, Seruminsulin, Glucosetoleranz und HbA$_1$c-Werte, wobei insgesamt die höhere Dosis eine grössere Wirkung zeigte.
Bei leichter Glucoseintoleranz bewirkte Chrom eine Normalisierung der Blutzuckerkurve im Glucosetoleranztest (Anderson et al. 1983). Auch bei Personen, die zu Hypoglykämie neigen, zeigte Chrom eine normalisierende Wirkung auf die Blutglucose (Anderson et al. 1987, Clausen 1988). Bei Patienten unter Corticosteroid-Behandlung, die einen „Steroid-Diabetes" entwickelten, verbesserte sich der Nüchtern-Blutzucker und die Einnahme von oralen Antidiabetika konnte gesenkt werden (Ravina et al. 1999).

Da die Wirkungen von Chrom bei Diabetes mellitus erst mit vergleichsweise hohen Dosierungen beobachtet wurden, die in Deutschland für Nahrungsergänzungsmittel keine Verwendung finden, ist der Einsatz auf therapeutische Anwendungen beschränkt. Zudem wurden die meisten Studien mit Chrompicolinat durchgeführt, das nicht mehr eingesetzt werden darf, sodass keine abschließende Aussage zur Wirkung von Chrompräparaten bei Diabetikern möglich ist.

Einfluss auf die Körperzusammensetzung

In tierexperimentellen Studien konnte durch die zusätzliche Gabe von Chrom der Anteil an Lean Body Mass (fettfreie Körpermasse) erhöht und der an Körperfett reduziert werden. Die Ergebnisse verschiedener Studien am Menschen, in denen die Auswirkungen von Chrom auf die Körperzusammensetzung untersucht wurden, lieferten allerdings widersprüchliche Ergebnisse.

In einer Übersichtsarbeit von Anderson (1998) wurden Humanstudien zur Wirkung von Chrom gegenübergestellt. Einige Studien zeigten signifikante Effekte auf die Lean Body Mass oder den Körperfettgehalt gegenüber Placebo in Verbindung mit Training (Evans 1989, Hasten et al. 1992, Bulbulian et al. 1996) und bei einer reinen Diät ohne sportliche Aktivität (Kaats et al. 1992, Kaats et al. 1996, Bahadori et al. 1997). Andere konnten keine Wirkung der Chromsupplementierung feststellen (Clancy et al. 1994, Trent u. Thieding-Cancel 1995, Lukaski et al. 1996, Hallmark et al. 1996, Pasman et al. 1997). Neuere Studien zeigen übereinstimmend ebenfalls keine derartige Wirkung einer zusätzlichen Chromgabe (Joseph et al. 1999, Walker et al. 1998, Campbell et al. 1999, Livolsi et al. 2001, Volpe et al. 2001). Selbst die tägliche Supplementierung mit 1000 µg Chrom zeigte bei gesunden Personen keinen Effekt auf Insulinempfindlichkeit oder Körperzusammensetzung (Amato et al. 2000).

Zwar wird von Anbietern chromhaltiger Nahrungsergänzungsmittel – ungeachtet entsprechender Werbeverbote – vielfach eine gewichtsreduzierende Wirkung des Spurenelements ausgelobt, aufgrund der genannten Ergebnisse ist aus wissenschaftlicher Sicht jedoch weder ein Effekt auf das Körpergewicht noch auf die Körperzusammensetzung zu erwarten (Ströhle et al. 2004).

Sportliche Leistungsfähigkeit

Sowohl Ausdauer- als auch Kurzzeitbelastungen erhöhen die Chromausscheidung mit dem Urin. Diese wird Untersuchungen zufolge jedoch durch eine erhöhte Absorptionsrate ausgeglichen (Rubin et al. 1998). Die zusätzliche Gabe von Chrompicolinat zu einem Kohlenhydratgetränk hatte bei wiederholten intensiven Kurzzeitbelastungen keinen Einfluss auf die Leistung (Davis et al. 2000). Eine Supplementierung mit Chrom zeigte in mehreren Studien übereinstimmend keine Auswirkung auf den Muskelaufbau oder den Kraftzuwachs durch Training (Livolsi et al. 2001, Campbell et al. 1999, Walker et al. 1998, Volpe et al. 2001).

5.10.5 Negative Auswirkungen einer hohen Zufuhr

Chromvergiftungen können berufsbedingt durch ständigen Haut- oder Schleimhautkontakt bzw. durch Inhalation Chrom-VI-belasteter Stäube und Dämpfe auftreten. Diese treten bei oraler Verabreichung von Chrom-III-Verbindungen jedoch nicht auf. Zahlreiche Untersuchungen zur Einnahme von Chrom zeigten keine Nebenwirkungen bis zu einer Dosierung von 1 mg/d. Diese Angabe gilt jedoch nicht für Chrompicolinat, das in vitro DNA-Schäden verursachte. Die Grenze, ab der nachteilige Effekte durch dreiwertiges Chrom auftreten können, steht bisher nicht fest. Von der WHO werden als Obergrenze für eine Supplementierung 250 µg/d Chrom angegeben (SCF 2003f).

5.11 Mangan

In Verbindungen tritt Mangan mit den Wertigkeiten +II bis +VII auf, in der Natur am häufigsten als Mn^{2+}.

5.11.1 Vorkommen und Bioverfügbarkeit

In pflanzlichen Lebensmitteln sind allgemein größere Mengen von Mangan enthalten als in vom Tier stammenden Produkten. Besonders hohe Gehalte weisen schwarzer Tee mit 0,4–1,3 mg Mangan pro Tasse sowie Nüsse, Vollgetreide und grüne Blattgemüse auf. Die Absorption liegt zwischen 3 und 8 %, wobei für Kleinkinder höhere Werte angenommen werden (SCF 2000g).

5.11.2 Etablierte physiologische Funktionen

Als Bestandteil oder Aktivator zahlreicher Enzyme spielt Mangan in verschiedenen Stoffwechselwegen eine Rolle. Die wichtigsten manganabhängigen Enzyme sind Pyruvatcarboxylase, Superoxiddismutase, Arginase und Glycosyltransferase. Hierdurch ist das Spurenelement u. a. am antioxidativen Stoffwechsel, an Knorpel- und Knochensynthese sowie an der Gluconeogenese beteiligt.

5.11.3 Bedarf, Versorgungssituation und Empfehlungen

In Bilanzstudien an jungen Männern wurde ein Minimalbedarf von 0,74 mg/d Mangan ermittelt, der Mangelsymptome verhindert. Daraus resultiert für Erwachsene ein Schätzwert für die angemessene Zufuhr von 2–5 mg/d (DGE et al. 2000). Die durchschnittliche Zufuhr von Erwachsenen in Deutschland liegt bei 4 bis 6 mg/d (DGE 2004).

5.11.4 Supplementierung

In vielen Multi-Nährstoffpräparaten ist Mangan in einer Menge von 1–1,2 mg enthalten, häufig in Form von Mangan-(II)-Sulfat. Diese Menge ist nach derzeitigem Stand zwar als unschädlich zu bewerten, angesichts fehlender Daten zu positiven Wirkungen einer Supplementierung ist Mangan jedoch als Nahrungsergänzung verzichtbar.

5.11.5 Negative Auswirkungen einer hohen Zufuhr

Mangan ist vor allem als Staub in der Atemluft toxisch. Bei einer chronischen Belastung zwischen 0,1 und 1 mg/m^3 Luft treten Symptome wie Muskelschwäche, Anorexie, Apathie, langsame Sprechweise und maskenhafter Gesichtsausdruck auf. Diese sind häufig irreversibel. Vergiftungen nach oraler Belastung sind durch kontaminiertes Trinkwasser entstanden. Aufgrund der ungenauen Angaben zum Mangangehalt des Wassers und zur Gesamtzufuhr von Mangan durch die erkrankten Personen kann hieraus jedoch kein UL abgeleitet werden (SCF 2000g). Angesichts der ungenauen Daten zur Toxizität wurde eine Höchstmenge für die Supplementierung in Höhe von 1 mg Mangan pro Tag vorgeschlagen (Hagenmeyer u. Hahn 2003).

5.12 Molybdän

Das Spurenelement Molybdän kommt in der Natur mit den Wertigkeiten +II bis +VI vor. Es zählt zu den Übergangsmetallen und ist im Körper Bestandteil des Molybdän-Cofaktors. Die Hauptform in Blut und Urin ist das Molybdat-Ion MoO_4^{2-}, das auch in Form von Ammonium- oder Natriummolybdat in Nahrungsergänzungsmitteln Verwendung findet.

5.12.1 Vorkommen und Bioverfügbarkeit

Molybdän ist in Lebensmitteln weit verbreitet. Hohe Gehalte weisen Milch und Milchprodukte, Innereien, Hülsenfrüchte und Getreide auf. Die Absorptionsrate ist über einen weiten Konzentrationsbereich konstant und liegt zwischen 57 % aus Soja und 90 % aus Formulanahrung. Hohe Gehalte an Kupfer und Sulfat vermindern die Bioverfügbarkeit.

5.12.2 Etablierte physiologische Funktionen

Molybdän wird beim Menschen in Form des Molybdän-Cofaktors für die Funktion der Enzyme Aldehyd-Oxidase, Xanthin-Oxidase und der Sulfit-Oxidase benötigt. Es ist in dieser Form an verschiedenen Oxidationsreaktionen beteiligt, z.B. an der Umwandlung von Hypoxanthin über Xanthin zu Harnsäure.

5.12.3 Bedarf, Versorgungssituation und Empfehlungen

Ein alimentärer Mangel an Molybdän ist bisher nur bei ausschließlich parenteraler Ernährung über mehrere Monate beobachtet worden. Eine Aufnahme von nur 25–50 µg/d führte nicht zu klinischen Mangelsymptomen, die Ausscheidung von Xanthin war jedoch erhöht und die von Harnsäure erniedrigt (SCF 2000h). Der Schätzwert für die angemessene tägliche Zufuhr wurde deshalb auf 50–100 µg/d Molybdän für Erwachsene festgelegt (DGE et al. 2000). Die Aufnahme von Molybdän liegt in Deutschland zwischen 60 und 500 µg/d, im Mittel beträgt sie bei Erwachsenen etwa 100 µg/d (SCF 2000h), sodass die Versorgung im Allgemeinen als gesichert gilt.

5.12.4 Supplementierung

Daten zu den Auswirkungen einer zusätzlichen Molybdängabe an gesunde Erwachsene liegen nicht vor. In Multipräparaten sind häufig 25 µg als Ammonium- oder Natriummolybdat je Tagesdosierung enthalten. Eine erhöhte Molybdän-Anreicherung von Formulanahrung für Frühgeborene und Kinder mit Phenylketonurie hat sich in Bilanzstudien aufgrund stark erhöhter Retention als unnötig gezeigt (Sievers 2003).

5.12.5 Negative Auswirkungen einer hohen Zufuhr

Aus Studien an Ratten wurde ein NOAEL in Bezug auf die Reproduktion von 0,9 mg Molybdän pro kg Körpergewicht und Tag abgeleitet. Auf den Menschen übertragen wurde ein UL für die gesamte Zufuhr von 0,01 mg/kg und Tag bzw. 0,6 mg/d definiert, der auch für Schwangere und Stillende gilt. Eine umweltbedingte Zufuhr von 10–15 mg/d Molybdän in einem Teil Armeniens wird mit dem vermehrten Auftreten gichtähnlicher Symptome in Verbindung gebracht (SCF 2000h).

5.13 Silicium

Silicium ist neben Sauerstoff das auf der Erde am weitesten verbreitete Element. Im menschlichen Körper findet es sich allerdings nur in geringer Konzentration. Silicium ist der wichtigste Strukturbildner von anorganischen Substanzen. Aufgrund der hohen Affinität zu Sauerstoff findet es sich nie in freier Form, sondern stets gebunden. Die Hauptformen sind Siliciumdioxid (SiO_2) und dessen Kondensationsprodukte, die häufig auch als Salze und Ester („Silikate") auftreten.

5.13.1 Vorkommen und Bioverfügbarkeit

Pflanzliche Lebensmittel weisen im Vergleich zu Lebensmitteln tierischer Herkunft größere Mengen Silicium auf. Das Spurenelement findet sich hier in Form von Monokieselsäure oder festem Silikat. Insbesondere in ballaststoffhaltigen Getreidesorten wie Gerste und Hafer liegen hohe, jedoch schlecht nutzbare Mengen vor. Bier ist mit 30–60 mg/l reich an Silicium, das zudem in gut verfügbarer Form vorliegt. Geringe Mengen an Silicium werden auch über das Trinkwasser und andere Getränke aufgenommen.

In den letzten Jahren werden Silikate aus technologischen Gründen vermehrt in Lebensmitteln wie z. B. Konfekt eingesetzt; sie sind zum überwiegenden Teil allerdings nicht verfügbar.

5.13.2 Etablierte physiologische Funktionen

Nachdem lange Zeit angenommen wurde, dass Silicium eine Umweltkontaminante ist, sind inzwischen verschiedene physiologische Funktionen des Elements nachgewiesen. Die Essenzialität gilt mittlerweile bei verschiedenen Tierspezies als gesichert. Der entsprechende Beleg für den Menschen steht aus methodischen Gründen noch aus. Es muss aber schon aufgrund evolutionsbiologischer Zusammenhänge davon ausgegangen werden, dass Silicium auch beim Menschen essenziell ist und definierte Funktionen erfüllt. Insgesamt finden sich bislang Belege für eine Beteiligung von Silicium an folgenden Prozessen:

- Bestandteil der für Knorpel und Bindegewebe notwendigen Glucosaminoglycane,
- notwendig für das Knochenwachstum,
- Steigerung der Knochendichte.

5.13.3 Bedarf, Versorgungssituation und Empfehlungen

Obwohl schon vor 20 Jahren vermutet wurde, dass es sich bei Silicium um einen essenziellen Mineralstoff handelt, konnte der Minimalbedarf bisher noch nicht einmal für Tiere ermittelt werden. Dementsprechend liegen auch weder von der DGE noch vom Institute of Medicine aus den USA Angaben zum ungefähren Bedarf des Menschen vor. Genaue Daten zur Aufnahme fehlen ebenfalls; Studien aus Großbritannien und Finnland ergaben für Erwachsene eine durchschnittliche Zufuhr von 31 bzw. 29 mg/d (Bowen u. Peggs 1984, Varo u. Koivistoinen 1980). Neuere Ergebnisse aus den USA bestätigen mit 30–33 mg/d für Männer und 24–25 mg/d für Frauen die älteren Zufuhrdaten (Jugdaohsingh et al. 2002). Ein Mangelzustand konnte beim Menschen bisher nicht nachgewiesen werden.

5.13.4　Supplementierung

Nahrungsergänzungsmittel mit Silicium werden in Form von definierten Siliciumsalzen und als Kieselerde angeboten. Bei Kieselerde handelt sich um ein lockeres, kalkähnliches Sediment, das in Abhängigkeit von Herkunft und Gewinnung bis zu 94 % amorphes Siliciumdioxid (SiO_2) sowie wechselnde Anteile der Oxide von Aluminium, Eisen, Phosphor, Calcium, Magnesium, Kalium u. a. enthält (Harben et al. 1984). In welchem Umfang Silicium aus Kieselerde absorbiert wird, ist bisher nicht bekannt. Siliciumverbindungen sind nicht in den Anhängen der europäischen Nahrungsergänzungsmittel-Richtlinie sowie der darauf basierenden nationalen Nahrungsergänzungsmittel-Verordnung aufgeführt, dürften also nach derzeitigem Stand nur noch für einen Übergangszeitraum verwendet werden.

Bildung und Calcifizierung der Knochen

Tierexperimentelle Untersuchungen weisen darauf hin, dass Silicium für das Wachstum und die Entwicklung des Skeletts von Bedeutung ist (Seaborn u. Nielsen 2002, Carlisle 1972). Bei Ratten wurde durch Siliciumgabe der Knochenmasseverlust nach Entfernung der Ovarien verhindert (Rico et al. 2000). Silicium findet sich vorwiegend in der aktiven Wachstumszone des Knochens, wo es unabhängig von Vitamin D wirkt. Daher können durch Siliciummangel verursachte Veränderungen nicht durch Gaben von Vitamin D beeinflusst werden (Carlisle 1981). Ob Siliciummangel und daraus resultierende Knochenabnormitäten beim Menschen auftreten können, ist unklar. Es zeigte sich jedoch bei Männern und prämenopausalen Frauen eine höhere Knochendichte mit steigender Siliciumzufuhr. Bei postmenopausalen Frauen wurde kein derartiger Zusammenhang festgestellt (Jugdaohsingh et al. 2004).

Bildung von Knorpel und Bindegewebsmatrix

In Bindegewebe und Knorpel ist Silicium verantwortlich für die stabilisierend wirkenden Quervernetzungen der Protein-Mucopolysaccharide (Glucosaminoglycane). Daneben fördert es unabhängig von Ascorbinsäure die Bildung von Hydroxyprolin und Proteinen. Bei Kälbern führte die Gabe von Orthosilicat zu einer Vermehrung von Kollagen in Haut und Knorpel (Calomme u. Vanden-Berghe 1997).

Prävention der Hautalterung

Durch die orale Verabreichung von Silicium in Form von kolloidaler Kieselerde konnte bei Frauen mit biologisch gealterter Haut und brüchigen Nägeln eine wesentliche Verbesserung der Dicke und des Turgors der Haut, der Falten und der Beschaffenheit von Haut sowie Nägeln erzielt werden (Lassus 1993). Vermutet wird ein Zusammenhang zwischen abnehmenden Siliciumspiegeln und einer dadurch bedingten reduzierten Synthese bestimmter Glucosaminoglycane des Bindegewebes mit den Folgen der Gewebealterung.

5.13.5 Negative Auswirkungen einer hohen Zufuhr

Die orale Anwendung von Silicium in Form von Kieselerde und Siliciumsalzen ist in toxikologischer Hinsicht als unproblematisch anzusehen. Es wurden bisher keine unerwünschten Wirkungen beobachtet, sodass kein NOAEL festgelegt werden konnte (Institute of Medicine 2002a).

5.14 Sonstige Spurenelemente

Neben den genannten finden sich im menschlichen Organismus zahlreiche weitere Spurenelemente. Mangelerscheinungen an diesen Substanzen treten bei üblicher Ernährung nicht auf. Der Bedarf ist nur ansatzweise bekannt, sodass die DGE bisher lediglich Schätzwerte für eine angemessene Zufuhr gibt.

Auf Basis von tierexperimentellen Studien und von In-vitro-Untersuchungen gelten Aluminium, Arsen, Nickel, Silicium, Vanadium und Zinn als wahrscheinlich essenziell (Rehner u. Daniel 1999). Für Cobalt besteht kein isolierter Bedarf, es ist nach derzeitigem Stand nur als Bestandteil von Vitamin B_{12} von Bedeutung. Bor wird nicht als essenziell angesehen. In einigen Nahrungsergänzungsmitteln ist es dennoch enthalten und wird aufgrund seiner angeblich positiven Effekte auf den Knochenstoffwechsel ausgelobt (Benderdour et al. 1998). Hierfür gibt es allerdings keine hinreichenden wissenschaftlichen Belege (Beattie u. Peace. 1993). Für die Verwendung von Substanzen wie Germanium und Gold existiert keine wissenschaftliche Rationale. Schon aus toxikologischen Erwägungen ist von ihrer Verwendung abzuraten bzw. ist diese verboten.

6 Proteine, Aminosäuren und Aminosäurederivate

Proteine sind hochmolekulare, aus Aminosäuren aufgebaute Verbindungen, deren Funktion auf ihrer dreidimensionalen Gestalt beruht. Im menschlichen Organismus werden 20 Aminosäuren zum Aufbau von Proteinen verwendet. Alle proteinogenen Aminosäuren liegen in der L-Konfiguration vor. Aminosäuren, die der menschliche Organismus nicht selbst synthetisieren kann, werden bekanntermaßen als essenziell bezeichnet. Neben essenziellen und eindeutig nicht-essenziellen Aminosäuren finden sich auch solche, die unter bestimmten Bedingungen essenziell sein können (Hahn et al. 2005).

Nahrungsergänzungsmittel und ergänzende bilanzierte Diäten enthalten immer wieder auch unterschiedliche Aminosäuren. Eine nennenswerte Menge einzelner Aminosäuren wird damit in der Regel nicht zugeführt, da die Dosierungen im Vergleich zur benötigten Menge schon aus galenischen Gründen meist so gering sind, dass von einer „Ergänzung" der Ernährung nicht gesprochen werden kann. Auch die in ergänzenden bilanzierten Diäten eingesetzten Aminosäuren, beispielsweise Arginin als Vorstufe von Stickstoffmonoxid, sind vielfach sehr gering dosiert, sodass die postulierten Wirkungen nicht immer erreicht werden.

Aus ernährungsphysiologischer Sicht ist die ergänzende Gabe von Aminosäuren in Form von Nahrungsergänzungsmitteln im Hinblick auf eine ausreichende Versorgung nicht notwendig, da die Proteinzufuhr in Deutschland insgesamt als gesichert bzw. sogar als hoch gilt. Die Empfehlung zur Proteinzufuhr eines Erwachsenen beträgt 0,8 g/kg Körpergewicht pro Tag (DGE et al. 2000), d. h. eine 60 kg schwere Frau sollte 48 g Protein pro Tag aufnehmen, ein 75 kg schwerer Mann täglich 60 g. Wie Studien zur Nährstoffaufnahme zeigen (Mensink et al. 2002, DGE 2004), werden diese Zufuhrmengen in der deutschen Bevölkerung bei weitem überschritten. Insbesondere die Proteinzufuhr von jungen Männern liegt erheblich über dem Bedarf. Der Nutzen einer ergänzenden Aminosäurezufuhr beim Gesunden ist daher fragwürdig. Allgemein sinkt die Proteinzufuhr mit steigendem Lebensalter; Frauen nehmen insgesamt weniger Protein auf als Männer. Dennoch wird die Zufuhr insgesamt als ausreichend angesehen (Mensink et al. 2002). Ausnahmen bilden gelegentlich multimorbide Senioren, die neben einer unzureichenden Proteinzufuhr gleichzeitig eine ungenügende Energiezufuhr aufweisen. In diesen Fällen sind (ergänzende) bilanzierte Diäten als Trinknahrungen oder in Pulverform notwendig, durch die eine höhere Zufuhr gewährleistet wird. Ergänzende bilanzierte Diäten in

Form von Kapseln oder Tabletten wie auch entsprechende Nahrungsergänzungs-mittel reichen – schon aufgrund der möglichen Zufuhrmenge bei Tabletten und Kapseln – nicht aus, um entsprechende Defizite auszugleichen.

Der folgende Abschnitt beschäftigt sich mit einzelnen Proteinen und Aminosäuren, denen zum Teil besondere gesundheitsfördernde Wirkungen zugeschrieben wer-den. Betrachtet werden dabei nur die L-konfigurierten Aminosäuren, da nur diese in größeren Mengen mit der Nahrung aufgenommen werden.

6.1 Gelatine

Bei Gelatine handelt es sich um ein biologisch minderwertiges Protein mit einem hohen Anteil an den Aminosäuren Hydroxyprolin und Arginin. Die Herstellung von Gelatine erfolgt durch Denaturierung des Proteins Kollagen, das in großen Mengen in tierischem Bindegewebe, vorwiegend in Knochen und Häuten, vorkommt.

6.1.1 Vorkommen

Gelatine findet sich in Fleischprodukten (z. B. Wurst), kommt aber als Verdickungs-mittel auch in vielen anderen Lebensmitteln zum Einsatz.

6.1.2 Etablierte physiologische Funktionen

Der Organismus nutzt Gelatine wie jedes andere in der Nahrung vorkommende Protein als Lieferant für im Stoffwechsel notwendige Aminosäuren. In diesem Sinne findet sich also keine spezifische Wirkung der Gelatine als solche; vielmehr muss das Protein vor der Absorption zu den einzelnen Aminosäuren bzw. kurzkettigen Peptiden hydrolysiert werden. Gelatine wird vor allem als „Gelenk"-Supplement beworben, weil die Grundsubstanz Kollagen physiologischerweise vielfältig in Gelenk- und Knorpelstrukturen vorkommt. Charakteristischer Bestandteil von Gela-tine sind wie in körpereigenem Kollagen und Proteoglycanen im Knorpelgewebe die Aminosäuren Prolin, Arginin sowie die schwefelhaltige Aminosäure L-Cystein, die den Gelatinepräparaten nachträglich zugesetzt wird. Hydroxyprolin kann nicht direkt in körpereigene Proteine eingebaut werden, hier findet zunächst Prolin Ver-wendung, das nach der Translation hydroxyliert wird. Aus diesem Grund ist der Gehalt an Hydroxyprolin bedeutungslos.

6.1.3 Supplementierung

Die Bedarfsdeckung an den in Gelatine enthaltenen Aminosäuren gilt bei den in Industrieländern üblichen Ernährungsbedingungen als gesichert. Dennoch kann eine zusätzliche Zufuhr der Aminosäuren, z. B. in Form von Gelatine, in bestimmten

Bereichen offenbar von Vorteil sein. Zusätzliche systematische Untersuchungen hierzu sind aber noch notwendig.

Beeinflussung proteinreicher Strukturen (Haut, Haare, Nägel)

Klinische Beobachtungen konnten Erfahrungen stützen, denen zufolge der Verzehr von Gelatine sowohl das Wachstum als auch die Stabilität von Haaren und Nägeln verbessert. So führte z. B. die orale Gabe von 2 g Gelatine in Kombination mit 800 mg L-Cystin nach einer Beobachtungszeit von drei Monaten zu günstigen Effekten auf die Anzahl der Haare pro Flächeneinheit sowie auf das Dickenwachstum der Haare (Morganti u. Randazzo 1984).

In gleicher Weise, wie es zu einer Stabilisierung und Strukturverbesserung der Haare kommt, konnte durch Gelatine-Cystin-Präparate auch die Stabilität von Fingernägeln verbessert werden. Dies gilt sowohl bei reduzierter mechanischer Belastbarkeit als auch bei Wachstumsstörungen und Schädigungen der Nägel durch spezielle Erkrankungen wie z. B. die Onychomykose (Gehring u. Gloor 1992, Seeligmüller u. Happel 1989).

Ferner gibt es Hinweise darauf, dass Gelatine-Cystin-Präparate über eine Steigerung der Kollagenbildung das Wasserbindungsvermögen der Haut steigern und folglich bei trockener Haut positive Wirkungen zeigen können (Morganti 1987).

Degenerative Gelenkerkrankungen

Die Daten zur Wirkung von Gelatine bei degenerativen Erkrankungen der Gelenke sind widersprüchlich. Erfahrungsberichte und Ergebnisse kleinerer klinischer Studien über drei bis zwölf Monate zeigen, dass die in Gelatine enthaltenen Aminosäuren das Krankheitsbild zumindest subjektiv verbessern können. So führte die Gabe von sieben Gramm Gelatine pro Tag an Arthrosepatienten zu einer Besserung des Befindens sowie einer Abnahme des Verbrauchs nichtsteroidaler Antirheumatika, wobei Gonarthrosen ausgeprägter auf die Behandlung ansprachen als Coxarthrosen (Seeligmüller u. Happel 1989). Bei Patienten mit Osteoarthritis wurde mit drei verschiedenen Gelatinezubereitungen, die in einer Dosierung von jeweils 10 g/d über einen Zeitraum von 60 Tagen verabreicht wurden, eine signifikante Besserung der Schmerzsymptomatik erzielt. Diese äußerte sich auch in einem reduzierten Bedarf an entzündungshemmenden Medikamenten (Adam 1991). Dagegen zeigte sich in einer großen Multicenter-Studie an 389 Patienten mit Osteoarthritis des Kniegelenks kein Effekt einer Gelatinegabe von 10 g/d über 24 Wochen (Moskowitz 2000).

6.1.4   Negative Auswirkungen einer hohen Zufuhr

Ernste negative Folgen der oralen Zufuhr von Gelatine sind nicht bekannt. In Studien kam es bei einigen Probanden nach Aufnahme von 10 g/d Gelatinehydrolysat zu unangenehmem Völlegefühl (Adam 1991).

6.2 Glutamin

Glutamin ist mit einem Mengenanteil von 20 % die quantitativ bedeutendste freie Aminosäure im Blutplasma und im Muskelgewebe. Beim gesunden Erwachsenen liegt die Plasmakonzentration bei 500–800 µmol/l.

6.2.1 Vorkommen

Glutamin liegt in freier Form in Zuckerrübenmelasse, Rübensaft, Kartoffeln und vielen Pflanzen vor. Proteine tierischen Ursprungs weisen einen mittleren Glutamingehalt von 3–8 % auf. Ein ähnlicher Wert wurde in Sojaproteinisolat ermittelt. Deutlich höher lag dagegen der Anteil mit ca. 28 % in der Gliadin-Fraktion des Weizenproteins.

6.2.2 Etablierte physiologische Funktionen

Über die Grundfunktion als Baustein von Proteinen hinaus spielt Glutamin eine wichtige Rolle in einer Vielzahl von Stoffwechselwegen:
- Bereitstellung von Stickstoff für die Synthese von Purinen, Pyrimidinen, Nucleotiden und Aminozuckern,
- Hauptsubstrat für die renale Ammoniakgenese (Beteiligung an der Regulation des Säure-Basen-Haushalts),
- Energiesubstrat für die Zellen des Gastrointestinaltraktes (Enterocyten, Colonocyten),
- Energie-(Kohlenstoff-, Stickstoff-)Quelle für alle sich schnell vermehrenden Zellen des Immunsystems,
- Aufrechterhaltung des Zellvolumens → „antikataboler Effekt",
- Bestandteil von Glutathion (vgl. Kap. 6.8).

6.2.3 Bedarf, Versorgungssituation und Empfehlungen

Da Glutamin endogen aus Glutamat synthetisiert wird, zählt es nicht zu den essenziellen Aminosäuren. Aufgrund der Bedeutung in katabolen Stoffwechselsituationen wird die Aminosäure als „bedingt unentbehrlich" eingestuft (Lacey u. Wilmor 1990). Bei einer täglichen Proteinzufuhr von ca. 70–90 g und einem durchschnittlichen Anteil von ca. 8 % im Nahrungsprotein ergibt sich eine rechnerische Glutaminzufuhr von ca. 5–7 g pro Tag.

6.2.4   Supplementierung

In Lösungen für die parenterale Ernährung konnte Glutamin lange Zeit nicht in ausreichender Menge verabreicht werden, da es in wässrigen Lösungen schlecht löslich und zudem instabil ist. Deshalb wird es heute als Dipeptid, z.B. Alanyl-Glutamin, zugegeben, das in vivo schnell in Alanin und Glutamin hydrolysiert wird. Insbesondere für Sportler wird die Aminosäure in freier Form als Pulver oder Tabletten vermarktet.

Klinische Ernährungstherapie

Da im Postaggressionsstoffwechsel und dem damit einhergehenden allgemeinen Katabolismus ein erhöhter Efflux von Glutamin aus dem Skelettmuskel zu beobachten ist, wurde ein möglicher Nutzen von Glutamin in dieser Situation vermutet. Eine ergänzende Gabe von mehreren Gramm Glutamin pro Tag zeigte positive Effekte insbesondere bei schweren Infektionen, Verbrennungen, Traumen und größeren operativen Eingriffen. Glutamin trägt zur Aufrechterhaltung des Zellvolumens bei und übt somit in extremen physiologischen Situationen eine antikatabole Wirkung aus (Roth u. Manhart 2003). So führte die intravenöse Verabreichung der Aminosäure bei Patienten nach größeren Operationen zu einer verbesserten Stickstoffbilanz (Mertes et al. 2000, Morlion et al. 1998). Bei Anreicherung der parenteralen Ernährung mit Glutamin war auch die durchschnittliche Aufenthaltsdauer im Krankenhaus nach verschiedenen Eingriffen verkürzt (Mertes et al. 2000, Jiang et al. 1999, Morlion et al. 1998). Durch die enterale Gabe konnte zudem die Häufigkeit von Infektionen nach größeren Eingriffen gesenkt werden (Houdijk et al. 1998). Kein Effekt einer mit 20 g/d Glutamin angereicherten totalen parenteralen Ernährung auf die Infektionshäufigkeit, die Aufenthaltsdauer im Krankenhaus oder die Sterblichkeit im Vergleich zu einer Standardlösung zeigte sich dagegen in einer größeren Studie an 168 Patienten (Powell-Tuck et al. 1999).
Darüber hinaus hat Glutamin einen Stellenwert in der Behandlung einiger Darmerkrankungen sowie bei parenteraler Ernährung, da es das wesentliche energieliefernde Substrat der Dünndarmmukosa darstellt und somit einen positiven Einfluss auf die Mukosaintegrität ausübt (Breitkreutz u. Gaschott 2003).
Die hier genannten Einsatzgebiete von Glutamin haben ausschließlich klinische Bedeutung. Dabei wird die Aminosäure im Allgemeinen als Bestandteil von Sonden- und Trinknahrungen verwendet. Nahrungsergänzungsmittel und ergänzende bilanzierte Diäten in Form von Kapseln oder Tabletten weisen für diese Zwecke zu geringe Dosierungen auf.

Einsatz bei Sportlern

Insbesondere Belastungen im Langzeitausdauerbereich führen zu katabolen Stoffwechsellagen mit Verlust von Muskelgewebe und Erhöhung der Infektanfälligkeit.

Überlegungen, nach denen Glutamin in der Sportlerernährung sinnvoll eingesetzt werden könnte, gehen auf Untersuchungen zurück, die eine Abnahme des intramuskulären Glutaminpools um mehr als 50 % bei einer 4stündigen Belastung mit einer Intensität von 50 % der maximalen Sauerstoffkapazität zeigten (Rennie et al. 1981). Auch in Verbindung mit Übertraining, das mit reduzierter Leistungsfähigkeit und verminderter Infektionsresistenz einhergeht, wurden bei Sportlern erniedrigte Plasmaspiegel an Glutamin gefunden (Rowbottom et al. 1997, Walsh et al. 1998). Da zum einen verschiedene Zellen des Immunsystems auf die Versorgung mit Glutamin angewiesen sind, zum anderen bei Sportlern nach erschöpfenden Ausdauerbelastungen eine höhere Infektanfälligkeit beobachtet wurde (Castell et al. 1996, Heath et al. 1991, Nieman et al. 1990), liegt der Schluss nahe, dass eine Glutaminsupplementierung in diesem Fall einen positiven Effekt auf das Immunsystem haben könnte. Dass die Verabreichung von Glutamin zu einem signifikanten Anstieg der Plasmaglutaminwerte trotz der teilweisen Verwertung durch die Darmzellen führt, konnte mehrfach gezeigt werden, z.B. mit 5 × 4 g Alanyl-Glutamin in Wasser (Klassen et al. 2000) oder 2 g freiem L-Glutamin in einem Softdrink (Welbourne 1995). Durch die Gabe von 5 g L-Glutamin nach Ausdauerbelastungen wurde die Infektionsinzidenz auf 19,2 % gegenüber 51,2 % in der Placebogruppe gesenkt (Castell et al. 1996). Da jedoch keine (Krzywkowski et al. 2001, Rohde et al. 1998a,b) oder nur minimale (Castell u. Newsholme 1997, 1998) Auswirkungen auf die Zahl und Aktivität der Immunzellen gefunden wurden, bleiben die Mechanismen hierfür unklar.

Ein weiterer möglicher Effekt ergibt sich aus der Bedeutung von Glutamin für die Aufrechterhaltung des Zellvolumens (s. o.). Ähnlich wie im Postaggressionsstoffwechsel sinkt auch bei Ausdauerbelastungen der Glutamingehalt im Muskelgewebe (Rennie et al. 1981). Aufgrund der Wirkung von Glutamin auf das Zellvolumen und des resultierenden antikatabolen Effektes (Roth u. Manhart 2003) liegt ein Einsatz zumindest für Ausdauersportler nahe. Ergebnisse aus Zellversuchen (Low et al. 1996a,b) und Humanstudien (Varnier et al. 1995) zeigen zudem eine durch Glutamingabe gesteigerte Glykogensynthese nach Belastung.

Die Vermarktung von Glutaminpräparaten zielt allerdings insbesondere auf Kraftsportler. Eine signifikant erhöhte Synthese von Muskelprotein konnte nach Infusion von Alanyl-Glutamin im Vergleich zu Alanyl-Glycin gezeigt werden (Rennie et al. 1994). Ob die orale Gabe ähnliche Effekte ausübt und welche Dosierungen gegebenenfalls wirksam sind, ist nicht geklärt (Rennie et al. 1996). Auch die Frage, ob auf Dauer eine anabole Wirkung im Sinne verstärkten Muskelaufbaus auftritt, kann zur Zeit nicht beantwortet werden.

6.3   Arginin

6.3.1   Struktur und Vorkommen

Die Diaminocarbonsäure Arginin ist stark basisch, proteinogen und mit 4 N-Atomen die stickstoffreichste Aminosäure. Ihre Plasmakonzentration liegt bei etwa 70 µmol/l. Arginin ist zu durchschnittlich 3–6 % in allen Proteinen enthalten (Täufel et al. 1993).

6.3.2   Etablierte physiologische Funktionen

Da die endogene Synthese im wachsenden menschlichen Organismus nicht ausreichend ist, gilt Arginin als semiessenzielle Aminosäure mit wichtigen biologischen Eigenschaften:

- Beteiligung an der Harnstoffsynthese in der Leber,
- Erniedrigung der Ammoniakkonzentration im Blut,
- Bildung von Stickstoffmonoxid (NO) durch die argininabhängige NO-Synthase in allen kernhaltigen Zellen,
- Beteiligung an der Biosynthese von Kollagen (Bedeutung für die Wundheilung),
- Beteiligung an der zellulären Immunantwort.

6.3.3   Bedarf, Versorgungssituation und Empfehlungen

Angaben zu Bedarf und Empfehlungen beschränken sich aufgrund des semi-essenziellen Charakters auf Säuglinge und Kinder. Aminosäurelösungen zur parenteralen Ernährung von Kindern enthalten 6–9 % Arginin (Böhles 2003). Bedingt durch die Eigensynthese und eine allgemein hohe Proteinzufuhr über die Nahrung ist die Versorgung bei Erwachsenen und gesunden Kindern grundlegend gesichert. Bei einer Proteinzufuhr von etwa 70–90 g/d (DGE 2004) ergibt sich eine rechnerische Argininzufuhr von ca. 2–5 g/d.

6.3.4   Supplementierung

Arginin ist mittlerweile in einer Vielzahl von Präparaten enthalten, die vor allem mit angeblichen Wirkungen auf die Gefäßfunktion, den Blutdruck oder auch schlankmachenden und leistungsteigernden Wirkungen beworben werden. In den meisten Fällen liegen die Dosierungen im Bereich von wenigen hundert Milligramm und sind somit angesichts der in Studien eingesetzten Mengen irrelevant, da die bisher beobachteten Effekte nur durch eine Zufuhr von mehreren Gramm der Aminosäure bzw. durch eine parenterale Applikation zu erreichen sind.

Arginin als Vorläufermolekül von Stickstoffmonoxid (NO)

Stickstoffmonoxid übt vielfältige vasoprotektive Funktionen aus. Es wirkt als Inhibitor der Thrombocytenadhäsion und -aggregation, hemmt die Adhäsion von Monocyten an die Gefäßwand und reduziert die Proliferation glatter Muskelzellen in den Gefäßwänden (Bode-Böger et al. 1997). Am besten untersucht sind Einflüsse von NO auf das Gefäßendothel. So ist seit längerer Zeit bekannt, dass Arginin die Vorstufe von Stickstoffmonoxid darstellt, das in den Endothelzellen gebildet wird und eine Gefäßrelaxation bewirkt. Die aus dieser Erkenntnis gewonnene Hypothese von NO als antiatherogen wirkender Substanz konnte in zahlreichen Studien verdichtet werden. Grundsätzlich erkennbar ist eine inverse Korrelation zwischen der Synthese von NO und dem Auftreten von Intimaläsionen (Hutchison et al. 1999, Cooke 1994, Wang et al. 1994). Außerdem konnte gezeigt werden, dass eine bestehende Hypercholesterolämie häufig mit einer veränderten Synthese und Störung des Metabolismus von Stickstoffmonoxid (O'Hara et al. 1993) sowie beeinträchtigter Vasodilatation (Creager et al. 1990) einhergeht. Mittels Infusionen von Arginin war es möglich, bei bestehender Hypercholesterolämie einer Vasokonstriktion entgegenzuwirken (Girerd et al. 1990, Cooke u. Tsao 1993). Aufgrund dieser Effekte gilt NO als der potenteste bekannte Vasodilatator (Bode-Böger et al. 1997).

Durch Infusion von 30 g Arginin konnte zudem eine blutdrucksenkende Wirkung erzielt werden (Bode-Böger et al. 1998), dieser Effekt zeigte sich auch bei oraler Gabe der Aminosäure in Höhe von 500 mg pro kg Körpergewicht (Campese et al. 1997) bzw. von 12 g (West et al. 2005). Eine mit Hilfe von Acetylcholin induzierte Vasokonstriktion konnte durch Infusion von 200 mg Arginin/kg Körpergewicht abgeschwächt werden (Drexler et al. 1994). Dagegen erwies sich die Gabe von 6 g Arginin oral oder intravenös als wirkungslos (Bode-Böger et al. 1998), wohingegen bei Bluthochdruckpatienten eine orale Supplementierung von 150 mg L-Arginin/kg Körpergewicht über eine Woche zu einer Senkung des Blutdrucks um 9 % führte (Nagaya et al. 2001). Die Endotheldilatation von Hypercholesterolämie-Patienten konnte durch 21 g L-Arginin pro Tag oral signifikant verbessert werden (Clarkson et al. 1996). Das atherogene Risiko durch direkte und indirekte (passive) Einwirkung von Zigarettenrauch ließ sich ebenfalls durch eine Supplementierung von Arginin reduzieren (Hutchison et al. 1997, Kiowski et al. 1994). Inzwischen wird auch diskutiert, dass L-Arginin durch die Wirkung auf Endothel und Durchblutung bei der Behandlung der erektilen Dysfunktion eine Rolle spielen könnte (Böger u. Ron 2005).

Zusammenfassend lässt sich feststellen, dass die Ergebnisse noch zu widersprüchlich sind, um eine Ergänzung der Nahrung bzw. eine diätetische Behandlung mit Arginin zu empfehlen. Die Effekte einer Arginin-Supplementierung beim Menschen sind ohnehin erst bei Dosierungen von mehreren Gramm pro Tag zu beobachten. Diese Mengen werden mit Supplementen im Allgemeinen nicht erreicht, sodass von diesen Produkten auch keine antiatherogene Wirkung erwartet werden kann.

Immunologische Effekte

Studien mit hochdosierter Arginin-Supplementierung ergaben eine verbesserte zelluläre Immunantwort bei Patienten in kritischem Zustand bzw. kataboler Stoffwechsellage. Es wurde ein Anstieg der Zahl von Lymphocyten, Monocyten und T-Helferzellen beobachtet (Barbul et al. 1981, Cerra et al. 1990, Daly et al. 1988). Darüber hinaus zeigte sich eine erhöhte Aktivität der natürlichen Killerzellen, eine Verbesserung der Phagocytose sowie eine höhere Cytokinproduktion (Reynolds et al. 1990, Kirk u. Barbul 1990). Krebspatienten, die im Anschluss an eine Operation eine Formulanahrung mit täglich 160 mg Arginin pro kg Körpergewicht erhielten, konnten früher aus dem Krankenhaus entlassen werden als die Vergleichsgruppe ohne Arginin-Zusatz in der Kost (de Luis et al. 2004). Kein signifikanter Unterschied wurde hingegen nach Verabreichung einer Formulanahrung mit oder ohne 12,5 g/d Arginin bei Krebspatienten in Bezug auf Entzündungsmarker beobachtet. Beide Formulierungen führten zu vergleichbaren Verbesserungen der gemessenen Marker (de Luis et al. 2005). In Tierversuchen konnte unter hochdosierten Argininaben eine Verbesserung der unspezifischen immunologischen Abwehr gegenüber Tumoren nachgewiesen werden (Balkwill 1999). Insgesamt sind die Ergebnisse von Studien zur Wirkung von Arginin auf das Tumorwachstum jedoch uneinheitlich (Krenz u. Jauch 2003).

Bedeutung als Schlankheitsmittel und in der Sportlerernährung

Arginin wird bisweilen auch als Mittel zur Gewichtsreduktion sowie zur Leistungssteigerung bei Sportlern ausgelobt. Durch die Einnahme soll eine verstärkte Sekretion von Wachstumshormon und damit eine Stimulation des Fettabbaus und des Muskelwachstums bewirkt werden. In Studien zeigte jedoch die Gabe von bis zu 5 g L-Arginin keinen Effekt auf die Ausschüttung von Wachstumshormon (Ströhle et al. 2004, Marcell et al. 1999, Lambert et al. 1993, Fogelholm et al. 1993). Bei gesunden, trainierten Probanden hatte auch die Einnahme von 5,7 g/d über 4 Wochen keinerlei Auswirkung auf die Ausdauerleistung, Laktatkonzentration, maximale Sauerstoffaufnahme oder die Konzentrationen an Wachstumshormon, Cortisol und Testosteron (Abel et al. 2005). Neuerdings wird Arginin auch im Sportbereich mit Bezug auf seine Funktion als NO-Präkursormolekül (s. o.) vermarktet. Durch Gefäßerweiterung und Durchblutungsförderung soll es nach der Einnahme zur Leistungssteigerung kommen. Belege für eine derartige Wirkung liegen jedoch nicht vor (Campbell et al. 2004).

6.3.5 Negative Auswirkungen einer hohen Zufuhr

Da Arginin und Lysin in den Nierentubuli den gleichen Carrier für die Reabsorption benutzen, kann eine hohe Zufuhr von Arginin die renalen Verluste an Lysin erhöhen (Newsholme u. Hardy 1997). Bei einer Aufnahme der isolierten Aminosäure in verschiedenen Dosierungen wurden bei 21 g/d diverse Nebenwirkungen beobachtet, v.a. gastrointestinale Probleme (Evans et al. 2004).

6.4 Lysin

6.4.1 Struktur und Vorkommen

Lysin (2,6-Diaminohexansäure) ist eine basische, proteinogene Aminosäure, die für den Menschen essenziell ist. Sie findet sich insbesondere in Fleisch-, Ei-, Milch- und Fischproteinen und stellt die limitierende Aminosäure in Getreide- und Kartoffel-proteinen dar. Durch die sehr reaktionsfähige NH_2-Gruppe im Molekül können bei der thermischen Behandlung von Lebensmitteln hohe Lysinverluste infolge der Maillard-Reaktion auftreten (Täufel et al. 1993, Zetkin u. Schaldach 1999).

6.4.2 Etablierte physiologische Funktionen

Die bisher bekannte Stoffwechselfunktion von Lysin beschränkt sich im Gegensatz zu anderen Aminosäuren einzig auf seine Funktion als Proteinbaustein:
- Bestandteil von Kollagen (Hydroxylysin) und Elastin (Desmosin),
- Förderung des Knochenwachstums,
- Beteiligung an Zellteilung und Nucleotid-Synthese.

6.4.3 Bedarf, Versorgungssituation und Empfehlungen

In Bilanzstudien wurde ein minimaler Tagesbedarf an Lysin von etwa 30 mg/kg Kör-pergewicht ermittelt (El-Khoury et al. 2000, Kurpad et al. 2001, Kriengsinyos et al. 2002). Im Allgemeinen gilt die Proteinversorgung in Deutschland als gesichert. Dies gilt aufgrund des hohen Anteils tierischer Lebensmittel auch für Lysin. So werden selbst bei einer niedrigen Proteinzufuhr von 50 g/d bereits durchschnittlich 2–2,5 g/d Lysin aufgenommen; bei einer hohen Aufnahme an tierischem Protein erreicht die Lysinzufuhr 8–9 g/d (Flodin 1997).

6.4.4 Supplementierung

Wirkung bei Diabetes mellitus

Typ-2-Diabetiker, die 1 g Lysin pro Tag ergänzend erhielten, zeigten eine erhöhte Aktivität der Insulinrezeptor-Tyrosinkinase und reduzierte Nüchtern-Glucose-Kon-zentrationen gegenüber Placebo (Sulochana et al. 2001). In einer Folgestudie redu-zierte sich bei 14 von 22 Patienten die postprandiale Glucosekonzentration, davon fand sich bei 10 Patienten auch erniedrigtes postprandiales Insulin. Als Wirkmechanismus wurde eine erhöhte Aktivität der Tyrosinkinase des Insulinrezeptors durch die Lysingabe postuliert (Sulochana et al. 2002).

Atherosklerose

Lysin wird gelegentlich als gefäßschützender Bestandteil von Nahrungsergänzungsmitteln ausgelobt. Diese Aussage beruht vermutlich darauf, das Lysin physiologischerweise in Kollagen eingebaut und anschließend zu Hydroxylysin hydroxyliert wird; hierdurch besitzt es für die Festigkeit des Bindegewebes Bedeutung. Der hieraus abgeleitete Zusammenhang zur Atherosklerose ist bis jetzt allerdings rein hypothetisch. Zudem sind in derartigen Präparaten üblicherweise Mengen von ca. 100–200 mg Lysin pro Tagesdosis enthalten. Vor dem Hintergrund einer durchschnittlichen Zufuhr von 4–6 g/d über die Nahrung (Flodin 1997) kann schon aus diesem Grund von derartigen Dosierungen keinerlei zusätzliche Wirkung erwartet werden.

6.4.5 Negative Auswirkungen einer hohen Zufuhr

Lysin weist nur eine geringe Toxizität auf. Selbst bei hoher oraler Aufnahme von 15–40 g/d, aufgeteilt auf vier Portionen, traten nur in Einzelfällen abdominelle Krämpfe und vorübergehende Diarrhö auf. Bei einer durchschnittlichen Kost wird als sichere Dosis zur Supplementierung eine Menge von bis zu 3 g/d Lysin für Erwachsene und Kinder angesehen (Flodin 1997).

6.5 L-Carnitin

Die Hydroxycarbonsäure Carnitin (β-Hydroxy-γ-Trimethylaminobuttersäure), veraltet Vitamin B_T, ist eine quarternäre Ammoniumverbindung. Carnitin wird endogen aus den Aminosäuren Lysin und Methionin in bedarfsdeckenden Mengen synthetisiert und ist somit für den Menschen kein essenzieller Nährstoff.

6.5.1 Vorkommen und Bioverfügbarkeit

Für die Versorgung mit Carnitin spielt neben der endogenen Synthese die Zufuhr mit der Nahrung eine wesentliche Rolle. Carnitin ist in großen Mengen in Lebensmitteln tierischer Herkunft (insbesondere Schaffleisch mit 210 mg/100 g, aber auch Rindfleisch mit 70 mg/100 g) und in weit geringerem Umfang in Pflanzen enthalten. Die Absorption aus der Nahrung wird auf etwa 75 % geschätzt (Evans u. Fornasini 2003).

6.5.2 Etablierte physiologische Funktionen

Metabolisch aktiv ist ausschließlich die L-Konfiguration des Carnitins, die im Organismus neben der freien Form auch als kurz- und langkettiges Acylcarnitin vorliegt. Die physiologischen Funktionen der Aminosäure beschränken sich auf den Fettstoffwechsel:

- Biocarrier für den Transport langkettiger Fettsäuren in die Mitochondrien,
- Bestandteil einiger in der Mitochondrienmembran lokalisierter Enzyme.

6.5.3 Bedarf, Versorgungssituation und Empfehlungen

Der Carnitinbedarf eines 70 kg schweren Erwachsenen liegt bei rund 16 mg/d. Er wird sowohl über die Nahrung als auch durch die Eigensynthese in Leber, Nieren und Gehirn gedeckt. Als Cofaktoren der endogenen Synthese werden Eisen, Niacin, Vitamin C und Vitamin B_6 benötigt. Der Körperbestand eines Erwachsenen beträgt etwa 250 mg/kg Körpergewicht, was durchschnittlich 16–20 g entspricht (Schek 1994).

Eine ausreichende Carnitin-Versorgung der Bevölkerung gilt als unbestritten, da die Zufuhr bei üblicher Mischkost etwa 32 mg/d beträgt. Vegetarier nehmen nur etwa 2 mg/d Carnitin auf (Schek 1994). Zu einem Mangel kommt es aufgrund hoher Eigensynthese und kontrollierter Ausscheidung über die Nieren dennoch selten und nur bei ungenügender Zufuhr der für die Synthese notwendigen Aminosäuren Lysin und Methionin bzw. durch extrem einseitige Getreideernährung (Krajcovicova-Kudlackova et al. 2000b, Leitzmann u. Hahn 1996).

6.5.4 Supplementierung

Carnitin wird wie kaum ein anderes Supplement mit einer Vielzahl von oft irreführenden und weit überzogenen Aussagen angepriesen. Nur einige wenige hiervon halten einer seriösen wissenschaftlichen Betrachtung stand. Die Vorstellung zum Nutzen von Carnitin beruht vor allem darauf, dass der Fettsäuretransport in die Mitochondrien und damit die Fettsäureoxidation durch zusätzliche Gaben von Carnitin gesteigert werden könnte. Dieser Effekt konnte zwar in vitro schon früh gezeigt werden (Fritz 1955), Untersuchungen am Menschen unterstützen diesen Befund insgesamt aber nicht. Voraussetzung für eine derartige Wirkung wäre, dass eine Supplementierung zu einem erhöhten Gehalt im Muskel führt. Selbst bei Dosierungen von 4 bis 6 g/d war dies jedoch nicht der Fall (Wächter et al. 2002, Vukovich et al. 1994, Barnett et al. 1994, Soop et al. 1988). Die Ursache hierfür liegt in der Anpassung des Organismus, der auf eine hohe Zufuhr mit einer sinkenden intestinalen Absorptionsrate und verminderter Reabsorption in der Niere reagiert. So beträgt die Bioverfügbarkeit einer oralen 6 g-Dosis lediglich 5 % (Harper et al. 1988). Die Nierenschwelle, ab der die renale Ausscheidung von L-Carnitin ansteigt, liegt nur geringfügig über der physiologischen Plasmakonzentration, sodass mit steigenden Spiegeln lediglich die Verluste über den Urin ansteigen (Evans u. Fornasini 2003).

Bedeutung als Schlankheitsmittel

Carnitinhaltige Schlankheitsmittel sollen laut Werbung die Fettverbrennung ankurbeln („fat burner") und den Aufbau von Fettdepots verhindern. Dem ist bereits biochemisch entgegenzuhalten, dass die Fettakkumulation bei Carnitinmangel nicht im Fettgewebe, sondern in der Skelettmuskulatur, dem Herz und der Leber erfolgen würde (Schek 1994). So konnte zwar eine gering erhöhte Ausscheidung von Fettsäuren in Form von Acylcarnitin mit dem Urin nach Supplementierung mit 680 mg/d L-Carnitin über 7 Tage gezeigt werden (Hongu u. Sachan 2003). Auch zeigte sich eine geringe, jedoch signifikante Erhöhung der $^{13}CO_2$-Abatmung nach Gabe von markierter Palmitinsäure, nachdem normalgewichtige Probanden 10 Tage lang 3 g/d L-Carnitin eingenommen hatten (Müller et al. 2002). Da jedoch weder Energieumsatz noch respiratorischer Quotient gemessen wurden, erlauben diese Ergebnisse keine Aussage über Effekte auf den Fettstoffwechsel. Zudem wurde bei Ratten, die 5 Wochen lang mit L-Carnitin supplementiert worden waren, eine Steigerung der Absorption von Nahrungsfett festgestellt (Zou et al. 2005), sodass die verstärkte Abatmung von markiertem CO_2 auf einer erhöhten Verfügbarkeit der verabreichten Fettsäuren beruhen könnte. Kontrollierte Interventionsstudien zur längerfristigen Wirkung einer L-Carnitin-Supplementierung konnten übereinstimmend keine Effekte zeigen. Selbst Dosierungen von bis zu 4 g L-Carnitin pro Tag bewirkten weder bei normal- noch bei übergewichtigen Personen mit oder ohne regelmäßigem Sport eine erhöhte Gewichtsabnahme, Fettabnahme oder Fettutilisation gegenüber der Placebogruppe (Hongu u. Sachan 2003, Villani et al. 2000, Ellrott et al. 2003, Decombaz et al. 1993).

Aufgrund der bestenfalls minimalen Effekte auf die untersuchten Parameter bleibt eine nennenswerte Wirkung auf die Körperfettmasse zweifelhaft. Insgesamt konnten die Aussagen zur Wirkung von L-Carnitin als Schlankheitsmittel bisher nicht wissenschaftlich belegt werden und sind damit als hypothetisch zu betrachten (Schek 1998, Hahn et al. 2003).

Bedeutung als Leistungsförderer im Sport

Es existieren Werbeaussagen zur Leistungssteigerung, durch die Carnitin in Sportlerkreisen als „Nichtdrogen-Dopingmittel" bekannt wurde. Eine dabei oftmals postulierte Wirkung ist die Ankurbelung der Energiebereitstellung aus Fettsäuren, durch die eine Glykogeneinsparung erzielt würde. Damit könne das Auftreten von Müdigkeitserscheinungen verzögert werden (Leibowitz 1984, Neumann 1992). Mittlerweile liegen jedoch Ergebnisse verschiedener Interventionsstudien mit Dosierungen von 2 bis 6 g L-Carnitin pro Tag vor, die keine leistungssteigernde Wirkung bei Sportlern zeigten (Wächter et al. 2002, Colombani et al. 1996, Barnett et al. 1994, Trappe et al. 1994, Vukowich et al. 1994). In einer Studie konnte lediglich ein Effekt auf den respiratorischen Quotienten nach Gabe von 2 g/d L-Carnitin über 28 Tage gezeigt werden (Gorostiaga et al. 1989). In zahlreichen anderen Untersuchungen mit unterschiedlichen Dosierungen wurde eine derartige Wirkung allerdings nicht festgestellt (Vukovich et al. 1994, Decombaz et al. 1993, Marconi et al. 1985, Otto et al. 1987, Soop et al. 1988, Oyono-Enguelle et al. 1988). Zudem kommt es beim Sport nicht zu größeren Verlusten an Carnitin, deren Ausgleich einen positiven Effekt haben könnte. Der Gehalt im Muskel sinkt selbst bei extremen Langzeitbelastungen nicht ab (Decombaz et al. 1992), die Ausscheidung mit dem Urin steigt nur minimal an (Soop et al. 1988, Wagenmakers 1991). Abb. 6–1 zeigt in der Übersicht, warum positive Effekte von L-Carnitin nicht zu erwarten sind.

Andere Einsatzgebiete

Während der Nutzen von Carnitin und damit der Sinn einer Supplementierung bei gesunden Personen in Frage gestellt werden muss, findet Carnitin u. a. in der Therapie von Herz-Kreislauf-Erkrankungen eine berechtigte Verwendung. So sorgen hohe Carnitingaben in Dosierungen von etwa 1 g/d und mehr bei bestehender Myocard-Ischämie für eine Reduktion der Folgeschäden des Sauerstoffmangels. Diese sind überwiegend auf die Akkumulation von Acyl-CoA in den Cardiocyten zurückzuführen (Caponnetto et al. 1994, Bartels et al. 1994, Schek 1998). Bei Patienten nach einem Herzinfarkt resultierten Gaben von 1,5–6 g/d in einer verminderten Zahl von Todesfällen und Folgeinfarkten (Pauly u. Pepine 2003). Weitere Einsatzgebiete sind: angeborene Synthesedefekte, Hämodialyse, Chemotherapie und parenterale Ernährung (Schek 1994, Lango et al. 2001, Brass et al. 2001).

- Carnitin wird als Biocarrier nicht verbraucht, sondern regeneriert (Umsatzsteigerung des Fettstoffwechsels führt nicht zu einem Mehrbedarf)

- Ein Anstieg der Gesamtcarnitin-Konzentration im Muskel nach Supplementierung konnte nicht nachgewiesen werden

- Hohe Speicherkapazitäten von >100 mmol bei einem täglichen Bedarf von nur 0,1 mmol lassen die körpereigene Carnitin-Reserve auch bei einer Diät ausreichend erscheinen

- Selbst bei intensivsten Ausdauerbelastungen ist die renale Carnitinausscheidung nur um 0,25 % in Relation zum Körperspeicher erhöht und noch über die Hälfte des intrazellulären Carnitins liegt in freier Form vor

- Bei gesteigerter Lipolyse werden verstärkt Ketosäuren gebildet, die kein Carnitin als Carrier benötigen

Abb. 6–1: Wissenschaftliche Argumente gegen die postulierte Leistungssteigerung durch Carnitin

6.5.5 Negative Auswirkungen einer hohen Zufuhr

Überschüssiges freies Carnitin wird schnell und vollständig über die Niere ausgeschieden (Li et al. 1992). Vereinzelt traten nach Einnahme gastrointestinale Beschwerden auf, v.a. Diarrhöen (Borum u. Bennett 1986). Es kann auch nicht völlig ausgeschlossen werden, dass der Körper bei einer dauerhaft sehr hohen Zufuhr die Eigensynthese einschränkt oder einstellt. Daher sollte eine Zufuhr von 5 g über einen Zeitraum von 4 Wochen nicht überschritten werden (Schek 1994).

6.6 Taurin

Taurin gehört nicht zu den Aminosäuren im engeren Sinne. Es handelt sich vielmehr um ein Aminosäurederivat, das aus Cystein durch Oxidation der SH-Gruppe und anschließende Decarboxylierung entsteht. Taurin wird unter Beteiligung von Vitamin B_6 bevorzugt in Leber und Gehirn synthetisiert; die Substanz ist daher nicht essenziell.

6.6.1 Vorkommen und Bioverfügbarkeit

Tierische Gewebe wie Fisch (z.B. Tunfisch in Konserven) und Schweinefleisch weisen mit 50–70 mg/100 g die höchsten Mengen an Taurin auf, während pflanzliche Erzeugnisse kaum zur Zufuhr beitragen. Taurin wird mit 95–99 % nahezu vollständig absorbiert.

6.6.2 Etablierte physiologische Funktionen

Taurin wird nicht zur Proteinsynthese herangezogen, sondern findet sich in freier Form im Blut und in Geweben und wird zur Synthese verschiedener Körpersubstanzen verwendet.
- Konjugation von Gallensäuren und damit Beteiligung an der Digestion und Absorption der Nahrungsfette,
- Bestandteil der Phäomelanine (gelbe bis rotbraune Hautpigmente).

Mögliche weitere Funktionen von Taurin betreffen – vermittelt über Calcium – den Zellstoffwechsel:
- Modulation der Signalübertragung,
- inotrope und antiarrhythmische Wirkungen durch Membranbindung von Calcium,
- Stabilisierung neuraler Membranen in Retina und ZNS,
- Stabilisierung von Membrancalcium bei Elektrolytmangel,
- Verminderung der Thrombocytenaggregation.

6.6.3 Bedarf, Versorgungssituation und Empfehlungen

Die Versorgung der Bevölkerung mit Taurin gilt aufgrund der hohen Eigensynthese (50–125 mg/d) sowie der auf etwa 200 mg/d geschätzten alimentären Aufnahme als gesichert (DGE 1999). Da es in Phasen maximalen Wachstums zum Taurinmangel kommen kann, werden industriell hergestellte Säuglingsnahrungen mit Taurin angereichert. Kuhmilch weist sehr viel geringere Gehalte als Frauenmilch auf, sodass die Differenz entsprechend ausgeglichen wird. Obwohl die Milch von Veganerinnen niedrigere Tauringehalte aufweist als die von Mischköstlerinnen, liegen sie immer noch 30fach über den in Kuhmilch vorhandenen Werten (Stipanuk 1999).

6.6.4 Supplementierung

Atherosklerose

Die Gabe von 6 g Taurin pro Tag verhinderte bei gesunden Männern während einer fett- und cholesterolreichen Diät den Anstieg von Gesamt- und LDL-Cholesterol, verstärkte jedoch die Erhöhung von VLDL und Triglyceriden (Mizushima et al. 1996). Bei Ratten konnte der Anstieg des Serumcholesterols bei einer ähnlichen Diät durch die Supplementierung mit Taurin ebenfalls verhindert werden (Yokogoshi et al. 1999, Mochizuki et al. 1999, Park u. Lee 1998). Bei übergewichtigen Personen sanken durch die Gabe von 3 g/d Taurin über 7 Wochen zusätzlich zu ihrer üblichen Kost die Triglyceride und der atherogene Index signifikant ab (Zhang et al. 2004).

Antioxidative Wirkung

In Tierversuchen zeigte Taurin antioxidative Wirkung, indem es Schutz vor NO_2-induzierten Lungenschädigungen sowie vor Lipidperoxidationen bewirkte (Anitha Nandhini et al. 2002). Auch oxidative Reperfusionsschäden am Herzmuskel konnten im Tierversuch durch Tauringabe verhindert werden (Raschke et al. 1995). Welche Bedeutung einer zusätzlichen Tauringabe beim Menschen zukommen könnte, ist derzeit nicht bekannt.

Wirkungen bei Diabetes mellitus

Bei insulinabhängigen Diabetikern wurden erniedrigte Taurinkonzentrationen im Plasma und in den Thrombocyten gefunden. Diese konnten durch Supplementierung ausgeglichen werden. Die Thrombocytenaggregation durch Arachidonsäure erreichte daraufhin die Werte einer gesunden Vergleichsgruppe (Franconi et al. 1995). In Studien an Ratten wurden eine Reduzierung von Insulinresistenz und Hyperglykämie sowie niedrigere Cholesterolspiegel gegenüber der Kontrollgruppe gefunden (Nakaya et al. 2000). Bei diabetischen Ratten konnten durch Taurinzulage

Proteinurie und oxidativer Stress signifikant gesenkt werden. Auf den Sorbitol- oder Glucose-Stoffwechsel wurde kein Effekt festgestellt (Ha et al. 1999, Obrosova u. Stevens 1999, You u. Chang 1998). Bei Mäusen mit Typ-1-Diabetes verringerte die Gabe von Taurin in Höhe von 5 % des Trinkwassers die Bildung von Malondialdehyd als Marker der Lipidperoxidation (Lim et al. 1998). Über die klinische Bedeutung dieser Befunde kann derzeit keine Aussage getroffen werden.

Geistige und körperliche Leistungsfähigkeit

Ob die Aufnahme von Taurin eine Steigerung sportlicher Leistungen bzw. des Konzentrationsvermögens bewirkt, ist nicht abschließend geklärt. Die hochdosierte Gabe verbesserte bei trainierten Männern die Ausdauerleistung (Geiß et al. 1994). Bei Ratten unter Belastung wurde eine negativ chronotrope und inotrope Wirkung[1] von Taurin festgestellt (Satoh et al. 2002), sodass von der Einnahme eher ein leistungsmindernder Effekt zu erwarten wäre. Ein Nutzen für den Konsumenten wurde aufgrund der Datenlage in Frage gestellt (DGE 1999).

Weitere Effekte

Hinweise aus Tierversuchen deuten auf eine Beteiligung von Taurin an der Entgiftung von Xenobiotika, wahrscheinlich durch die Konjugation von Gallensäuren (Saad u. Al-Rikabi 2002). Behauptete Vorteile einer Supplementierung mit Taurin in Bezug auf Wachstum, Serumproteinkonzentration und Säure-Basen-Gleichgewicht konnten bisher nicht wissenschaftlich belegt werden.

6.6.5 Negative Auswirkungen einer hohen Zufuhr

Bisher gibt es kaum Hinweise auf Taurinintoxikationen. Bei Epilepsiepatienten, die 1,5 g/d Taurin erhalten hatten, kam es zu Übelkeit, Kopfschmerzen, Benommenheit und Gehstörungen (Van Gelder et al. 1975).

---

[1] Verminderung von Herzfrequenz und -kontraktionskraft

6.7 Creatin

Creatin (Methylguanidinoessigsäure) ist eine nicht-proteinogene Aminosäure, die im Organismus aus den Aminosäuren Arginin, Glycin und Methionin synthetisiert wird. Die dafür erforderlichen Enzyme sind in Leber, Niere und Pankreas lokalisiert (Feldman 1999). Aufgrund der fehlenden Eigensynthese im Muskel muss das dort benötigte Creatin aus der Blutbahn aufgenommen werden; dies geschieht über ein Natrium-abhängiges Transportsystem in der Zellmembran (Terjung et al. 2000).

6.7.1 Vorkommen und Bioverfügbarkeit

Hauptquellen für Creatin sind in erster Linie Nahrungsmittel tierischer Herkunft wie Fisch und Fleisch (Terjung et al. 2000). Die Bioverfügbarkeit von 2 bzw. 2,2 g Creatin in Lösung und in Form von Fleisch war identisch, während bei Verabreichung in Form einer Suspension oder als Tablette signifikant niedrigere Werte festgestellt wurden (Harris et al. 2002b).

6.7.2 Etablierte physiologische Funktionen

Die Hauptfunktion von Creatin ist die Regenerierung von Energiedepots in den Muskeln. Es dient in Form von Creatinphosphat der Resynthese von ATP durch Übertragung eines Phosphatrestes auf ADP. Die aus dem ATP-Creatinphosphat-System resultierende Energie wird sehr schnell zur Verfügung gestellt, allerdings nur für eine Dauer bis zu etwa 30 Sekunden. Creatinphosphat stellt also einen zusätzlichen Energiespeicher des Muskels dar.

6.7.3 Bedarf, Versorgungssituation und Empfehlung

Der Creatinbedarf ergibt sich im Wesentlichen aus der physiologischen Umwandlung von Creatin und Creatinphosphat zu Creatinin, das über die Niere eliminiert wird. Für den Ausgleich der Creatinbilanz benötigt der Organismus täglich etwa 2 g Creatin, wobei sich die Eigensynthese auf 1 g/d beläuft und die Zufuhr über die Nahrung ebenfalls auf 1 g/d geschätzt wird. Auch nach einer intensiven körperlichen Belastung werden die Ausgangsspiegel an Creatin innerhalb von 1–5 Minuten wieder erreicht. Die Versorgungslage gilt damit als gesichert (Feldman 1999).

6.7.4 Supplementierung

Für die Verwendung als ergogene Substanz wird üblicherweise Creatinmonohydrat als Pulver, in Tabletten- oder Kapselform eingesetzt.

Einsatz im Sport

Eine Optimierung der Energiebereitstellung durch zusätzliche Creatin-Gaben ist abhängig vom Anstieg des Creatingehaltes im Muskel. Sowohl in Studien als auch in der Praxis wurden üblicherweise über einen Zeitraum von 4–6 Tagen 4 Portionen mit jeweils 5 g Creatin pro Tag gegeben. Aufgrund der hohen Belastung für die Nieren als Ausscheidungsorgan werden heute im Allgemeinen nur noch 10 g/d über 4–5 Tage empfohlen. Dabei steigt der Creatingehalt des Muskels um 10–20 % während der Aufladephase an (Harris et al. 1992, Greenhaff et al. 1994, Hultman et al. 1996); die höchste Speicherrate wurde innerhalb der ersten zwei Tage der Supplementierung erreicht (Casey u. Greenhaff 2000). Mit 3 g/d Creatin über 28 Tage zeigte sich der gleiche Anstieg des Creatingehaltes im Muskel (Hultman et al. 1996), keine Erhöhung wurde dagegen nach Verabreichung von 2 g Creatin pro Tag über 6 Wochen festgestellt (Thompson et al. 1996). Im Anschluss folgt eine Erhaltungsdosis von 2–5 g pro Tag.

Der Anstieg des Creatingehaltes im Muskel unterliegt jedoch individuellen Schwankungen, die nicht immer eine Leistungssteigerung gewährleisten. Je höher die Creatin-Konzentration des Muskels vor der Supplementierung ist, desto geringer der Anstieg (Harris et al. 1992). Der obere Grenzwert für den Creatingehalt im Muskel liegt bei etwa 160 mmol/kg Trockenmasse. Dieser lässt sich offensichtlich auch durch Supplementierung mit hohen Dosierungen nicht weiter erhöhen. Dies wird als ein Grund für die uneinheitliche Reaktion auf Creatingaben gesehen (Casey u. Greenhaff 2000).

Ein hoher Insulinspiegel durch die gleichzeitige Verabreichung von Kohlenhydraten bewirkt eine Erhöhung der Creatinaufnahme in die Muskulatur (Steenge et al. 2000, Robinson et al. 1999, Green et al. 1996), Coffein wirkt sich dagegen hemmend aus (Hespel et al. 2002, Vandenberghe et al. 1996). Wird Creatin direkt nach einer submaximalen Belastung zugeführt, zeigt sich eine erhöhte Aufnahme in die erschöpfte, nicht jedoch in unbeteiligte Muskulatur (Harris et al. 1992, Robinson et al. 1999).

Die Auswirkung einer Creatinsupplementierung ist des Weiteren abhängig von der jeweiligen sportlichen Aktivität. Für kurze Belastungen mit hoher Intensität zeigten sich in den meisten Studien Leistungssteigerungen mit dem deutlichsten Effekt bei wiederholten Einsätzen mit Pausen (Greenhaff et al. 1993, Birch et al. 1994, Casey et al. 1996, Vandenberghe et al. 1997, Volek et al. 1997, Engelhardt et al. 1998, Nelson et al. 2000, Rossouw et al. 2000, Stout et al. 2000). Einige Untersuchungen ergaben jedoch trotz z. T. vergleichbarer Belastungen keinen Effekt der Supplementierung (Burke et al. 1996, Snow et al. 1998, McKenna et al. 1999).

Bei submaximaler Belastung über längere Dauer bzw. bei Ausdaueraktivitäten konnten übereinstimmend keine leistungssteigernden Wirkungen beobachtet werden (Balsom et al. 1993, Vanderbrie et al. 1998). Diese Ergebnisse waren jedoch aufgrund des geringen Anteils von Creatinphosphat an der Energiebereitstellung bei längeren Belastungen zu erwarten.

Einsatz bei muskulären Erkrankungen

Bei Patienten mit Hyperornithinämie konnte durch die Gabe von 1,5 g/d Creatin über ein Jahr eine Zunahme des Durchmessers von Typ-2-Muskelfasern um 45 % erzielt werden (Sipila et al. 1981). Kraft und neuromuskuläre Symptome bei verschiedenen Muskeldystrophien (Felber et al. 2000) sowie Muskelschmerzen und körperliche Leistungsfähigkeit bei der McArdle-Krankheit, die mit Muskelschwäche aufgrund eines gestörten Glykogenstoffwechsels verbunden ist (Vorgerd et al. 2000), verbesserten sich ebenfalls durch Creatingabe.

6.7.5   Negative Auswirkungen einer hohen Zufuhr

Die übliche Supplementierung von Creatin in Mengen von ca. 20 g/d über wenige Tage und einer Erhaltungsdosis von 2–5 g/d über einige Wochen gilt als unbedenklich. Auch bei langfristiger Aufnahme bis zu 17 Jahren mit 1,5–3 g Creatin pro Tag wurden bei Gesunden mit ausreichender Flüssigkeitszufuhr keine Leber- oder Nierenschäden festgestellt (Mertschenk et al. 2001). Bei Sportlern, die in drei aufeinanderfolgenden Jahren jeweils für 10 Monate 5 g/d Creatin im Anschluss an eine Ladephase mit 20 g/d eingenommen hatten, wurden keine negativen Veränderungen in Bezug auf Blutwerte, Leber- und Nierenfunktion gefunden (Schröder et al. 2005). Gelegentlich wurde nach der hochdosierten Einnahme über Magenbeschwerden, Durchfall und Muskelkrämpfe berichtet (Terjung et al. 2000). Ältere Patienten mit amyotropher Lateralsklerose zeigten nach Einnahme von 10 g/d Creatin über ein Jahr jedoch weder ein verstärktes Auftreten von Muskelkrämpfen oder gastrointestinalen Beschwerden im Vergleich zu Placebo noch Hinweise auf eine Beeinträchtigung der Nierenfunktion (Groenefeld et al. 2004). In verschiedenen Untersuchungen wurde allerdings unter Creatingabe eine Gewichtszunahme beobachtet, die aus Wassereinlagerungen resultiert (Kreider et al. 1998, Volek et al. 1997, Hultman et al. 1996).

Untersuchungen zur Toxizität von Creatin an Ratten ergaben einen „No Observed Effect Level" von >2 g/kg Körpergewicht. Insgesamt gibt es bis jetzt keine Hinweise auf schädigende Wirkungen einer Creatingabe in den üblichen Dosierungen (Mertschenk et al. 2001). Ebenfalls bei Ratten wurde durch eine längerfristige Supplementierung der Aminosäure eine Down-Regulation der Expression des Creatin-Transporter-Proteins gefunden, wodurch bei einer längerfristigen Anwendung der Substanz der leistungssteigernde Effekt vermutlich verloren geht (Guerrero-Ontiveros et al. 1998).

6.8 Glutathion

6.8.1 Struktur und Vorkommen

Das Tripeptid Glutathion (L-γ-Glutamyl-Cystein-Glycin) ist das quantitativ bedeutendste intrazelluläre Thiol. Glutathion wird in den Erythrocyten aus Cystein, Glutamat und Glycin synthetisiert (Petrides 2003c). Synthese und Reduktion von Glutathion stehen in engem Zusammenhang mit der Vitamin-C-Versorgung. So zeigte sich, dass eine geringe Vitamin-C-Zufuhr mit einer Abnahme an Gesamtglutathion sowie dem Verhältnis von reduziertem zu oxidiertem Glutathion einhergeht, die durch Supplementierung mit Vitamin C schnell reversibel ist (Lenton et al. 2003).

6.8.2 Etablierte physiologische Funktionen

Glutathion weist eine Reihe physiologischer Funktionen auf, die vor allem auf den Cysteinanteil zurückzuführen sind (Wechselwirkung der reduzierten und oxidierten Form mit anderen SH-Gruppen, z.B. von Enzymproteinen):

- antioxidative Wirkung, z.B. Reduktion des Tocopherylradikals; Reduktion von Hydroperoxiden zu Alkoholen als Bestandteil der Glutathionperoxidase,
- Detoxifikation von Xenobiotika durch Biotransformation (Konjugation mit Glutathion) in der Phase-II-Reaktion,
- Beteiligung an der Synthese der Prostaglandine und Leukotriene,
- Regulierung von Zellzyklus und Thermotoleranz,
- Regulation des Lymphocytenstoffwechsels.

6.8.3 Bedarf, Versorgungssituation und Empfehlungen

Ein Glutathionmangel ist aufgrund der Eigensynthese nur als Folge eines Protein- oder Vitamin-C-Mangels denkbar. Da beides in Deutschland nur in Einzelfällen bei extrem eingeschränkter Ernährungsweise auftritt, ist die Versorgung mit Glutathion generell nicht in Frage gestellt. Da zudem die Bioverfügbarkeit oral verabreichten Glutathions extrem niedrig ist (Meister 1991, Hagen et al. 1990), kann eine zusätzliche Zufuhr in Form einer Nahrungsergänzung beim derzeitigem Kenntnisstand nicht empfohlen werden.

6.8.4 Supplementierung

Zur Gabe von Glutathion-Supplementen liegen praktisch keine Daten vor. Zu klären bleibt insbesondere, ob oral verabreichtes Glutathion überhaupt zu einem Anstieg der Plasmaspiegel führt und insbesondere ob sich der Glutathiongehalt der Körperzellen erhöhen lässt. Ein Nutzen von Glutathiongaben ist derzeit nicht belegt.

Darüber hinaus bleibt strittig, inwieweit Glutathion als nicht zugelassener Zusatzstoff einzustufen und damit in Supplementen nicht zulässig ist.

Beeinflussung altersassoziierter Erkrankungen

Beobachtungsstudien zeigen einen negativen Zusammenhang zwischen den Plasma-Glutathion-Konzentrationen älterer Personen und dem Auftreten altersassoziierter Krankheiten. Dazu zählen z.B. Rheuma, Atherosklerose, Hypercholesterolämie und Bluthochdruck. Auch wurden bei Personen mit niedrigen Glutathionspiegeln häufiger Stoffwechsel- und Herz-Kreislauf-Erkrankungen festgestellt (Lang et al. 2002, Julius et al. 1994, Tarp et al. 1992). Da jedoch nicht klar ist, ob die Glutathion-Spiegel jeweils Folge oder Ursache der Erkrankung sind, reichen die bisherigen Studien als Grundlage für eine Empfehlung zur Supplementierung nicht aus, zumal wie dargestellt die Verfügbarkeit der oral zugeführten Substanz nicht belegt ist. Entsprechend entbehrt auch der Einsatz als „Anti-Aging"-Nährstoff, der in den USA bereits verbreitet ist, jeglicher wissenschaftlichen Grundlage.

7 Phospholipide

Unter dem Begriff Phospholipide oder exakter Phosphoglyceride werden verseifbare Anteile von Fetten verstanden, deren Grundstruktur aus Glycerol besteht, das an zwei Hydroxylgruppen mit langkettigen Fettsäuren und an der dritten mit Phosphorsäure verestert ist. Ausgehend von dieser Struktur, der Phosphatidsäure, finden sich verschiedene Derivate, bei denen der Phosphatrest der Phosphatidsäure mit einem weiteren Alkohol verknüpft ist. Zwei der wichtigsten Vertreter der Phospholipide sind Phosphatidylcholin (Lecithin) und Phosphatidylserin, die nachfolgend dargestellt werden.

7.1 Phosphatidylcholin (Lecithin)

Im Lecithinmolekül ist der Phophorsäurerest mit Cholin verestert (s. Abb. 7–1). Phospholipide sind Bestandteil aller Gewebe und Organe. Hohe Gehalte an Phosphatidylcholin finden sich in Knochenmark, Gehirn, Leber und Herz. Im Stoffwechsel tritt das Phospholipid meist zusammen mit Phosphatidylethanolamin, Phosphatidylserin und Phosphatidylinositol auf. Alle Phospholipide können im Körper synthetisiert werden, wobei Methionin die wichtigste Methylquelle zur Bildung von Cholin darstellt (Zetkin u. Schaldach 1999, Feldheim 1994).

7.1.1 Vorkommen

Besonders lecithinhaltige Lebensmittel sind Leber und Hühnerei. Unter den pflanzlichen Lebensmitteln weist Soja nennenswerte Lecithingehalte auf. Darüber hinaus findet das Phospholipid in zahlreichen Lebensmitteln als Emulgator Verwendung.

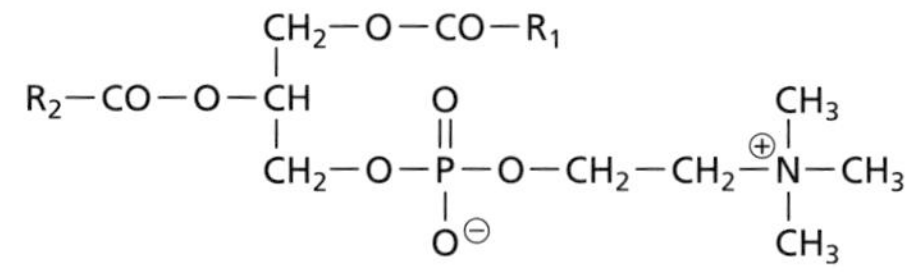

Abb. 7–1: Strukturformel von Phosphatidylcholin (Lecithin)

7.1.2 Etablierte physiologische Funktionen

Unter den Phospholipiden kommt Lecithin aufgrund seiner Cholin-Komponente eine besondere physiologische Bedeutung zu:

- Erhalt der Integrität von Zellmembranen sowie der Funktionsfähigkeit von Zellen durch Synthese von Membrankomponenten,
- Cholin ist Bestandteil des Neurotransmitters Acetylcholin und damit an der Reizübertragung im Nervensystem beteiligt,
- Bestandteil des „Platelet Activating Factors" (PAF) mit Einfluss auf Entzündungsreaktionen, Thrombocytenaggregation und Regulation des Blutdrucks,
- Oxidation zum Methylgruppendonator Betain.

7.1.3 Bedarf, Versorgungssituation und Empfehlungen

Die Besonderheit des Lecithinmoleküls liegt in dessen Cholinrest. Der Cholinbedarf ist weitgehend unbekannt. Nach einer von der Akademie der Kinderärzte Amerikas herausgegebenen Empfehlung sollten Kindernahrungsmittel 7 mg Cholin/100 kcal enthalten. Der Wert basiert auf dem Cholingehalt der Muttermilch (U.S. Congress 1980, AAP 1985). Bei einer Tagesempfehlung von 650 kcal/d entspricht dies etwa 45 mg/d Cholin. Während die DACH-Referenzwerte keine Zufuhrempfehlung für Cholin beinhalten, beträgt die aktuelle Empfehlung in den USA 550 mg/d für Männer und 425 mg/d für Frauen (Institute of Medicine 1998 b). Obwohl Cholin vom Körper synthetisiert werden kann, scheint die Eigensynthese zur vollständigen Deckung des Bedarfs nicht auszureichen. Bei einer Cholin-Mangeldiät entwickelten gesunde Männer bereits nach 3 Wochen Leberschäden (Zeisel et al. 1991). In Schwangerschaft und Stillzeit ist der Bedarf deutlich erhöht, da sowohl über die Placenta als auch über die Muttermilch erhebliche Mengen an das Kind abgegeben werden (Holmes-McNary et al. 1996, Welsch 1976). Die bisherige Auffassung, dass Cholin nicht zufuhressenziell ist, muss daher in Frage gestellt werden.

Die Angaben zur durchschnittlichen täglichen Lecithin- bzw.- Cholinaufnahme sind widersprüchlich. Berechnungen auf Basis von Analysedaten des Cholingehaltes in Lebensmitteln und Daten des durchschnittlichen Lebensmittelverzehrs in Deutschland ergaben eine tägliche Cholinzufuhr von etwa 290 mg für Frauen und 360 mg für Männer (Feldheim 1994). Neue Daten aus den USA liegen mit 8,4 mg/kg Körpergewicht bei Männern und 6,7 mg/kg deutlich höher (Fischer et al. 2005).

Bei Gesunden ohne besondere Belastung reicht die durchschnittliche Zufuhr von Cholin über die Nahrung vermutlich aus, sodass Anzeichen einer unzureichenden Versorgung nur bei bestimmten Gruppen wie bei Sportlern und älteren Menschen erkennbar werden. Untersuchungen an Patienten, die parenterale Ernährung erhielten, zeigten positive Effekte des Zusatzes von Cholin auf die kognitiven Leistungen. Zudem konnte durch den Zusatz das Auftreten assoziierter Leberschäden vermieden werden (Buchman et al. 2001a,b).

7.1.4 Supplementierung

Freiverkäufliche Lecithin-Präparate enthalten überwiegend Sojalecithin in einer Dosierung von etwa 1 g als Tagesdosis. Geht man davon aus, dass handelsübliches Sojalecithin mit einem Anteil von 22 % Phosphatidylcholin eingesetzt wurde, entspricht dies einem Anteil von 220 mg Phosphatidylcholin bzw. 28,6 mg Cholin. Vor dem Hintergrund der von Feldheim (1994) ermittelten durchschnittlichen Cholinaufnahme von 290–360 mg/d ist diese Menge gering.

Neurodegenerative Erkrankungen

In postmortalen Untersuchungen an Alzheimer-Patienten wurden häufig erniedrigte Cholingehalte im Gehirn analysiert, die eine cholinassoziierte Ätiologie der Krankheit vermuten lassen (Canty u. Zeisel 1994). Positive Effekte wurden für die Supplementierung mit Cytidindiphosphocholin bei Schlaganfall (Tazaki et al. 1988), M. Alzheimer (Alvarez et al. 1999) und M. Parkinson (Cubells u. Hernando 1988) gefunden. Als Zwischenprodukt in der Phosphatidylcholin-Synthese steigert Cytidindiphosphocholin bei hoher Zufuhr dessen Bildung im Gehirn (Lopez-Coviella et al. 1995). Allerdings wurde in einer Meta-Analyse kein Effekt einer Supplementierung mit Lecithin auf Demenzformen festgestellt, die in Verbindung mit M. Alzheimer und anderen Erkrankungen auftraten (Higgins u. Flicker 2003).

Positive Beeinflussung von Lern- und Gedächtnisleistung

Die Frage, in welchem Maße die Acetylcholinsynthese im Gehirn durch eine zusätzliche Cholinaufnahme verstärkt werden kann, wird kontrovers diskutiert (Bartus et al. 1980). Das Gros der Untersuchungen spricht für eine signifikante Steigerung der Acetylcholinfreisetzung durch das mit der Nahrung zugeführte Cholin bzw. Lecithin. Bei Aufnahme von Phosphatidylcholin in vier- bis sechsfacher Menge der üblichen Tagesdosis mit einer Mahlzeit verdoppelte bzw. verdreifachte sich das Plasmacholin bei Ratten und Menschen (Farber et al. 1993). Befunde an Ratten deuten darauf hin, dass eine erhöhte Zufuhr von Cholin während der Schwangerschaft positive Effekte für das Erinnerungsvermögen während des gesamten späteren Lebens haben könnte (Meck u. Wiliams 1997a,b, Williams et al. 1998, Meck u. Wiliams 1999, Tees 1999, Cermak et al. 1999). Daten aus Humanstudien liegen hierzu allerdings nicht vor. Effekte von Cholin zeigten sich jedoch bei gesunden Erwachsenen im Durchschnittsalter von 65 Jahren. Eine Dosierung von 13,5 g/d Lecithin (entsprechend 500 mg Cholin) über einen Zeitraum von 5 Wochen führte zu einer signifikanten Verbesserung der Gedächtnisleistung im Vergleich zur Placebogruppe (Safford et al. 1994). Bei gesunden jungen Männern hatte die Gabe von 50 mg Cholin/kg Körpergewicht hingegen keinen Einfluss auf Reaktionszeit, logisches Denken und Gedächtnisleistung (Deuster et al. 2002).

Schutz der Leber

Viele Befunde sprechen für den Nutzen einer ergänzenden Zufuhr mit Phosphatidylcholin bei Leberfunktionsstörungen bzw. bei leberschädigenden Einflüssen (z. B. durch bestimmte Medikamtente). Leberparenchymzellen weisen eine hohe Membrandichte auf. Diese Membranen, die für diverse Zellfunktionen verantwortlich sind, bestehen aus einer Phospholipidmatrix. Verschiedene Untersuchungen bestätigen, dass eine zusätzliche Zufuhr von Phosphatidylcholin in Mengen von 1–3 g/d einen günstigen Einfluss auf die Membranintegrität ausübt und ferner lipotrope Eigenschaften mit sich bringt, durch die eine Akkumulation von Fett in der Leber eingeschränkt wird (Zeisel et al. 1991, Lechowski et al. 1999). Auf diese Weise konnte auch bei akuten Leberschäden verschiedener Ursache (z. B. Alkoholabusus, Arzneimittel, Viren) die Regeneration der Leber gefördert werden (Fassati et al.1981, Kalab et al.1983, Kuntz 1989).

Als wissenschaftlich erwiesen gilt, dass es im Cholinmangel zu einer Anreicherung von Fetten in der Leber kommt, da das aus Cholin gebildete Lecithin für die Bildung von VLDL erforderlich ist. Diese Lipoproteine sehr geringer Dichte sind für den Triglyceridtransport aus der Leber verantwortlich. Steht nicht genügend Cholin zum Aufbau von Lecithin zur Verfügung, werden Triglyceride vermehrt zu Diacylglycerol metabolisiert. Erhöhte Diacylglycerolspiegel induzieren die Aktivität der Proteinkinase C, die bei übermäßiger Stimulation auf Dauer zu erhöter Zellproliferation bis hin zum Tumorwachstum führt (Canty u. Zeisel 1994). Hieraus könnte sich erklären, dass bei cholindefizient ernährten Ratten ein vermehrtes Auftreten von Leberschäden und -karzinomen beobachtet wurde. Andere Autoren sehen die krebsauslösende Wirkung eines Cholinmangels in einer Störung des Methylgruppen-Metabolismus, der u. a. für die normale DNA-Expression von Bedeutung ist (Christman et al. 1993).

Bedeutung im Sport

Verschiedentlich konnte ein Abfall der Cholinkonzentration im Plasma während Langzeitbelastungen festgestellt werden (Buchman et al. 1999a, 2000, Conlay et al. 1986, von Allwörden et al. 1993). Durch die Gabe von Cholin oder Lecithin ließ sich dies verhindern (von Allwörden et al. 1993, Buchman et al. 2000), ein Einfluss von zusätzlichem Cholin auf die Leistung wurde jedoch nicht gefunden (Buchman et al. 2000, Deuster et al. 2002). Bei trainierten Personen war selbst bei einer vierstündigen Belastung unter Placebogabe kein Abfall der Plasmakonzentration an Cholin zu beobachten. Obwohl die Verabreichung von 17 g Cholin zu höheren Cholinspiegeln führte, blieb auch hier ein Effekt auf Leistung oder subjektives Empfinden aus (Warber et al. 2000).

7.1.5   Negative Auswirkungen einer hohen Zufuhr

Phospholipide werden in Lebensmitteln weit verbreitet eingesetzt, v. a. als Emulgatoren. Nebenwirkungen sind nicht bekannt.

7.2   Phosphatidylserin

Phosphatidylserin gehört wie Lecithin zur Gruppe der Phospholipide, jedoch ist der Phosphorsäurerest mit der Aminosäure Serin verestert (s. Abb. 7–2). Das Phospholipid ist wie Phosphatidylcholin ein Bestandteil von Zellmembranen und damit in allen Körperzellen vorhanden. In besonders hoher Konzentration kommt Phosphatidylserin im Gehirn vor (Kidd 1996).

7.2.1   Vorkommen

Lebensmittel mit hohen Gehalten an Phosphatidylserin sind Leber und Hühnerei.

7.2.2   Etablierte physiologische Funktionen

- Freisetzung von Neurotransmittern und Beteiligung an synaptischen Aktivitäten,
- Bestandteile von Zellmembranen.

7.2.3   Bedarf, Versorgungssituation und Empfehlungen

Da Phosphatidylserin ebenso wie Phosphatidylcholin zu den Phospholipiden gehört, die endogen synthetisiert werden, besteht aus klassischer Sicht keine ernährungsphysiologische Notwendigkeit zur Zufuhr dieser Substanz. Wie bereits in Kap. 7.1 dargestellt, wird auch im Falle von Phosphatidylcholin inzwischen kontrovers diskutiert, ob die Eigensynthese ausreichend ist. Wie sich die Situation bei Phosphatidylserin darstellt, ist derzeit nicht bekannt. Die Eigensynthese in Kombination mit der in der Nahrung enthaltenen Menge ist offenbar in der Lage, einen

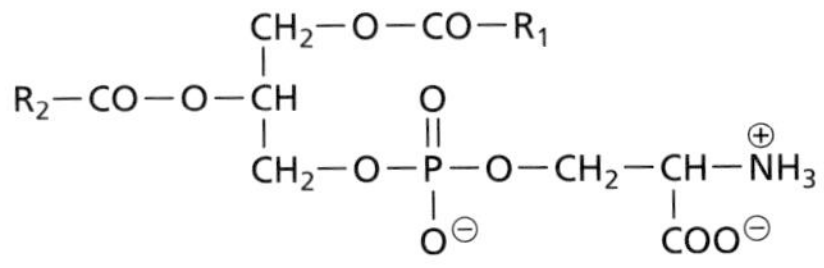

$$
\begin{array}{l}
CH_2-O-CO-R_1 \\
R_2-CO-O-CH O \\
CH_2-O-\overset{|}{\underset{\underset{O^{\ominus}}{|}}{P}}-O-CH_2-\overset{|}{\underset{\underset{COO^{\ominus}}{|}}{CH}}-\overset{\oplus}{NH_3}
\end{array}
$$

Abb. 7–2: Strukturformel von Phosphatidylserin

Mangel zu verhindern. Unklar bleibt allerdings, inwieweit diese Versorgung als optimal anzusehen ist.

7.2.4 Supplementierung

Förderung von Gehirnfunktionen

Verschiedene Untersuchungen deuten darauf hin, dass Phosphatidylserin die Gehirnfunktionen fördert und so einem Abfall der kognitiven Funktionen im Alter entgegenwirken kann. In einer Untersuchung mit 425 Probanden im Alter von 65–93 Jahren mit mäßigen bis schweren Beeinträchtigungen der kognitiven Fähigkeiten wurden über 6 Monate täglich 300 mg Phosphatidylserin bzw. ein Placebo verabreicht. Die Auswertung zeigte signifikante Verbesserungen bei den Erinnerungs- und Lernleistungen, die mit Hilfe von Worterinnerungstests ermittelt wurden (Cenacchi et al. 1993). Bei 149 Probanden im Alter von 50–75 Jahren ergaben sich durch eine tägliche Phosphatidylserindosis von 300 mg ebenfalls positive Wirkungen auf die kognitive Leistungsfähigkeit wie Konzentration und Gedächtnisleistung (Crook et al. 1991). Dagegen hatten 300 mg/d Phosphatidylserin über drei Monate bei Personen über 57 Jahren, deren Erinnerungsvermögen bereits reduziert war, keinen Effekt auf verschiedene Gedächtnisleistungen (Jorissen et al. 2001).

Ein günstiger Einfluss von Phosphatidylserin konnte auch bei gesunden jungen Menschen beobachtet werden. So verringerte sich die durch körperliche Bewegung ausgelöste Ausschüttung von Stresshormonen durch vorherige Gabe von Phosphatidylserin (Monteleone et al. 1992). Die tägliche Einnahme von 300 mg/d Phosphatidylserin über einen Monat führte bei ebenfalls jungen Probanden zu einem reduzierten subjektiven Stressempfinden und besserer Stimmung (Benton et al. 2001).

7.2.5 Negative Auswirkungen einer hohen Zufuhr

Zahlreiche Untersuchungen haben gezeigt, dass Phosphatidylserin nur geringfügige, klinisch unbedeutende Nebenwirkungen besitzt. In seltenen Fällen tritt bei Dosierungen ab 200 mg/d Übelkeit auf, die auf eine verstärkte Freisetzung von Dopamin zurückzuführen ist und durch die Einnahme während einer Mahlzeit verhindert werden kann. Des Weiteren sind Einschlafstörungen möglich, wenn Phosphatidylserin unmittelbar vor dem Zubettgehen eingenommen wird (Cenacchi et al. 1987).

8 Mehrfach ungesättigte Fettsäuren (MUFS)

8.1 Allgemeine Aspekte

Das Kohlenstoffgerüst der physiologisch bedeutsamsten mehrfach ungesättigten Fettsäuren (MUFS, synonym: polyunsaturated fatty acids = PUFA) besteht aus 18, 20 oder 22 C-Atomen und weist 2–6 Doppelbindungen auf. Abweichend von der rationellen chemischen Nomenklatur, nach der die Lage der Doppelbindungen ausgehend vom Carboxylende gezählt wird (delta-Nomenklatur), hat sich in der Ernährungsphysiologie die Bezeichnung ausgehend vom Methylende durchgesetzt (omega-Nomenklatur). Je nachdem, an welchem C-Atom vom Methylende aus die erste Doppelbindung vorliegt, werden ungesättigte Fettsäuren in verschiedene Gruppen eingeteilt:

Fettsäuren der ω-3-Reihe verfügen über die erste Doppelbindung zwischen dem dritten und vierten C-Atom. Ausgangsfettsäure für die ω-3-Reihe ist die aus 18 Kohlenstoffatomen mit drei Doppelbindungen aufgebaute α-Linolensäure (C18:3ω-3), aus der im Körper die höher ungesättigten Fettsäuren Eicosapentaensäure (C20:5ω-3) und Docosahexaensäure (C22:6ω-3) gebildet werden. Diese Umwandlung verläuft jedoch langsam und wird zudem durch eine sehr hohe Zufuhr an ω-6-Fettsäuren beeinträchtigt. Insgesamt ist die Konversionsrate mit maximal 10 % sehr gering; im Schnitt müssten etwa 20 g α-Linolensäure zugeführt werden, um 1 g EPA zu synthetisieren (Schmitt et al. 2002). Die Linolsäure (C18:2ω-6) ist die einfachste Fettsäure der ω-6-Reihe und dient als Ausgangssubstanz für die Bildung der höher ungesättigten Fettsäuren γ-Linolensäure (18:3ω-6), Dihomo-γ-Linolensäure (20:3ω-6) und Arachidonsäure (C 20:4ω-6). Den ω-6-Fettsäuren gemeinsam ist die – vom Methylende aus gezählt – erste Doppelbindung zwischen sechstem und siebtem C-Atom (siehe Abb. 8–1).

Der menschliche Organismus ist nicht in der Lage, α-Linolensäure und Linolsäure zu synthetisieren. Beide sind daher essenzielle Fettsäuren, die mit der Nahrung zugeführt werden müssen. Mittlerweile wird wegen der angeführten geringen Konversionsrate auch der Eicosapentaensäure (C20:5ω-3) aus der Gruppe der ω-3-Fettsäuren essenzieller Charakter zugesprochen (Singer 1994).

318

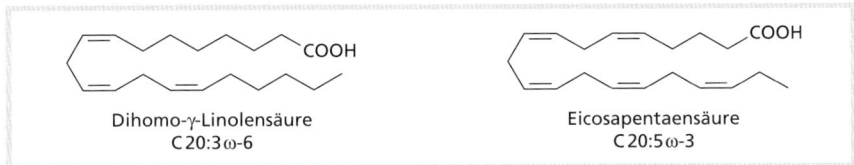

Abb. 8–1: Strukturformeln von Dihomo-γ-Linolensäure und Eicosapentaensäure

8.1.1 Bedarf, Versorgungssituation und Empfehlungen

Obwohl der Fettkonsum in Deutschland deutlich zu hoch ist, scheint eine Versorgung insbesondere mit ω-3-Fettsäuren nicht immer gesichert zu sein. Zwar ist die Zufuhr von Linolsäure mit etwa 12–20 g/d doppelt so hoch wie empfohlen; der Schätzwert für die wünschenswerte Aufnahme von ω-3-Fettsäuren wird dagegen mit etwa 2–3 g/d – v.a. durch die Aufnahme von α-Linolensäure – nur knapp erreicht (DGE 2004, DGE et al. 2000). Besonders Lebensmittel mit hohen Gehalten an ω-3-Fettsäuren wie Eicosapentaensäure nehmen in der Ernährung einen geringen Stellenwert ein.

Als Basis für die Zufuhrempfehlungen wird zum einen der Bedarf an essenziellen Fettsäuren zugrunde gelegt. Zum anderen muss die Relation der ω-3- und ω-6-Fettsäuren zueinander berücksichtigt werden. Zwar sind beide gleichermaßen wichtig, aufgrund der Konkurrenz im Stoffwechsel um die gleichen Enzymsysteme müssen sie jedoch in unterschiedlichen Mengen zugeführt werden. Die Zufuhr an ω-6-Fettsäuren sollte höher sein als die von ω-3-Fettsäuren, da die Affinität zu den kettenverlängernden und desaturierenden Enzymen (Elongasen und Desaturasen) bei den ω-6-Fettsäuren geringer ist als bei den ω-3-Fettsäuren. Nach heutigem Kenntnisstand ist ein Verhältnis der ω-6- und ω-3-Fettsäuren von etwa 5:1 anzustreben; derzeit wird bei Männern ein Verhältnis von ca. 8:1 und bei Frauen von ca. 6:1 erreicht (DGE 2004). Ein internationales Expertengremium schlug dagegen eine maximale Zufuhr von 3 % bzw. 6,7 g/d Linolsäure bei deutlich höherem Anteil an ω-3-Fettsäuren vor. Demnach sollte α-Linolensäure 1 % und EPA+DHA 0,3 % der täglichen Energiezufuhr ausmachen (Simopoulos et al. 1999).

Zu beachten ist, dass mit einer erhöhten Zufuhr an mehrfach ungesättigten Fettsäuren die Zufuhr an antioxidativen Nahrungsinhaltsstoffen gesteigert werden sollte. Grund dafür ist die hohe Oxidationsempfindlichkeit hochungesättigter Fettsäuren, in deren Folge atherogene und kanzerogene Prozesse begünstigt werden können. In diesem Zusammenhang kann z.B. eine vermehrte Zufuhr der einfach ungesättigten Ölsäure (C18:1ω9), z.B. aus Olivenöl oder Rapsöl, positiv bewertet werden. Sie zeigt eine vergleichsweise geringe Oxidationsempfindlichkeit und verfügt ebenfalls über günstige Einflüsse auf kardiovaskuläre Risikofaktoren. Darüber hinaus trägt eine Bevorzugung von Ölsäure zu Lasten von tierischen Fetten mit hohem Gehalt an Arachidonsäure (20:4ω6) zu einer reduzierten Zufuhr von

Tab. 8–1: Eigenschaften der wichtigsten Eicosanoide der Arachidonsäure und der Eicosapentaensäure (modifiziert nach Wahrburg u. Assmann 2004)

Diät	Bestandteil von Membranen	Eicosanoide	Wirkungen
Omega-3-Fettsäuren	Eicosapentaensäure (Docosahexaensäure)	Prostaglandin I_3	Antiaggregatorisch, vasodilatatorisch
		Thromboxan A_3	Nicht proaggregatorisch, nicht vasokonstriktorisch
		Leukotrien B_5	Schwach entzündungsfördernd, wenig chemotaktisch
Omega-6-Fettsäuren	Arachidonsäure	Prostaglandin I_2	Antiaggregatorisch, vasodilatatorisch
		Thromboxan A_2	Proaggregatorisch, vasokonstriktorisch
		Leukotrien B_4	Stark entzündungsfördernd stark chemotaktisch

ω-6-Fettsäuren und somit zur erwünschten Verschiebung der ω-6: ω-3-Relation in Richtung ω-3-Fettsäuren bei.

8.1.2 Etablierte physiologische Funktionen

Die physiologischen Wirkungen der langkettigen, mehrfach ungesättigten Fettsäuren basieren auf ihren Eigenschaften als Bestandteile von Zellmembranen und ihrer Funktion als Ausgangssubstanzen spezifischer Mittlerstoffe (Eicosanoide)[1]. Ein Großteil der mehrfach ungesättigten Fettsäuren wird in die Phospholipide der Zellmembranen eingebaut, wo sie die Fluidität und die davon abhängigen Zellfunktionen beeinflussen. Die verschiedenenen Polyenfettsäuren wie Linolsäure, α-Linolensäure, Eicosapentaensäure und Arachidonsäure sind Vorstufen für unterschiedliche Eicosanoide (Prostaglandine, Leukotriene, Prostacycline, Thromboxane). Abb. 8–2 gibt eine Übersicht über den Syntheseweg der Eicosanoide aus ω-3- und ω-6-Polyenfettsäuren.

Eicosanoide sind Gewebshormone und besitzen vielfältige physiologische Funktionen im Hinblick auf die Regulation des Gefäßtonus (Blutdruck), Entzündungsprozesse, die Blutgerinnung, den Lipoproteinstoffwechsel und damit auf den Prozeß der Atherogenese, wobei sie je nach Ausgangssubstanz unterschiedliche bzw. entgegengesetzte Wirkungen aufweisen (s. Tab. 8–1). So entstehen ausgehend von

---

[1] Hormonähnliche Substanzen, deren Bezeichnung auf die Abstammung von C-20-Fettsäuren (eicos – griech. für 20) zurückzuführen ist. Oberbegriff für die Substanzgruppen Prostaglandine, Prostacycline, Leukotriene, Thromboxane.

Mehrfach ungesättigte Fettsäuren (MUFS)

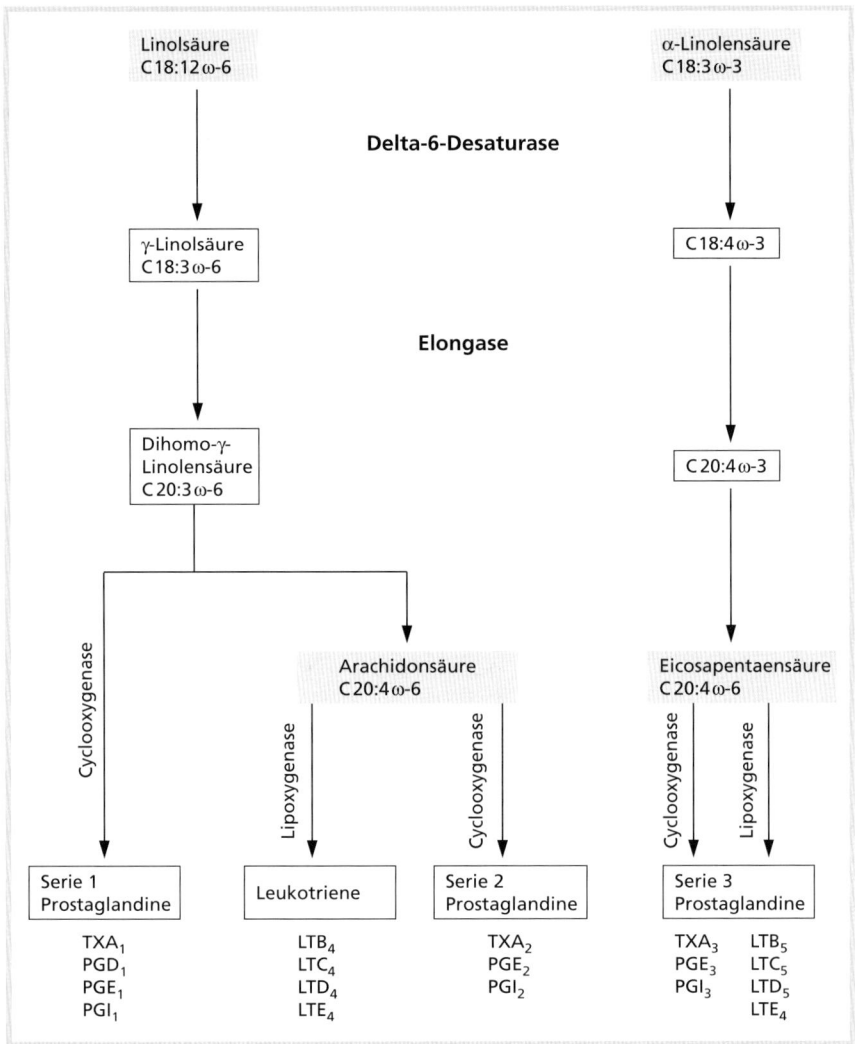

Abb. 8–2: Syntheseweg von Eicosanoiden aus den essenziellen Vorstufen α-Linolensäure und Linolsäure im menschlichen Organismus (modifiziert nach Kasper 1996)

ω-3-Fettsäuren die „guten" Eicosanoide der 3er und 5er Serie, aus ω-6-Fettsäuren werden die „schlechten" 2er und 4er Serien gebildet. Während beispielsweise Thromboxan A_2 die Thrombocytenaggregation fördert und vasokonstriktorisch wirkt, verfügt Thromboxan A_3 über vergleichbare, jedoch wesentlich schwächer ausgeprägte Wirkungen.

Ernährungsphysiologisch und diätetisch-therapeutisch wesentlich ist die Tatsache, dass ω-3- und ω-6-Fettsäuren zur Bildung von höher ungesättigten Polyenfettsäuren und Eicosanoiden um gleiche Enzymsysteme konkurrieren. So erfolgt sowohl die Desaturierung von Linolsäure (ω-6) als auch von α-Linolensäure (ω-3) durch das Enzym Delta-6-Desaturase. Die Synthese der Eicosanoide wird durch Cyclooxygenasen und Lipoxygenasen katalysiert, die wiederum beide Polyensäuretypen, ω-3 und ω-6, als Substrate verwenden. Somit wird die Menge an synthetisierten Eicosanoiden vom jeweiligen Fettsäureangebot bestimmt. Die Bildung „guter" und „schlechter" Eicosanoide ist also vom relativen Angebot der Fettsäuren abhängig. Hierdurch ist es möglich, eine Vielzahl von Funktionsabläufen, die durch Eicosanoide gesteuert werden, diätetisch durch eine Änderung des Fettsäureangebots zu beeinflussen (Adam 1990, Fernandes u. Venkatraman 1993, Simopoulos 1989, Wahrburg u. Assman 2004).

8.2 Omega-3-Fettsäuren

8.2.1 Vorkommen

Die Ausgangssubstanz der ω-3-Fettsäuren, die α-Linolensäure (ALA, C18:3ω3), findet sich in einigen pflanzlichen Ölen (z.B. Lein- und Rapsöl) sowie in geringer Menge in grünen Blattgemüsen. Die längerkettigen ungesättigten Fettsäuren Eicosapentaensäure (EPA, C20:5ω3) sowie die Docosahexaensäure (DHA, C22:6ω3) sind in nennenswerten Mengen nur in wenigen fettreichen Meeresfischen (Makrele, Tunfisch, Lachs, Hering) und Kaltwassersäugetieren enthalten, während Landtiere und Süßwasserfische nur Spuren dieser langkettigen Fettsäuren enthalten (Ausnahme: Wild, z.B. Reh oder Hase) (Sellmayer et al. 1996, Singer 1994). Einige Arten einzelliger Algen wie z.B. *Ulkenia sp.*, *Schizochytrium sp.* und *Nannochloropsis sp.* bilden ebenfalls nennenswerte Mengen an ω-3-Fettsäuren (Ratledge 2004, Yongmanitchai u. Ward 1991, Rebolloso-Fuentes et al. 2001).

8.2.2 Supplementierung

Die Gabe von ω-3-Fettsäuren erfolgt häufig in Form von Fischölen. Sie enthalten ungefähr 30–35 % DHA+EPA. Inzwischen werden aber auch vermehrt umgeesterte Fischöle mit einem Gehalt von ca. 60 % DHA und EPA sowie pflanzliche Präparate mit α-Linolensäure aus Lein- oder Perilla-Öl angeboten.

Atherosklerose

Aus verschiedenen Beobachtungsstudien ist bekannt, dass hoher Fischkonsum das Atheroskleroserisiko senken kann (s. Kap. 3.11.1) (Hu et al. 2002, Siscovick et al.

2000, Kromhout et al. 1985). Auch die Konzentration von EPA und DHA in den Phospholipiden des Blutes als Langzeitmarker für den Fischverzehr zeigte einen negativen Zusammenhang mit dem Risiko für tödlichen Herzinfarkt (Lemaitre et al. 2003). Allerdings konnten diese Effekte nicht in allen Studien bestätigt werden. So konnten weder die „Health Professionals Follow-Up Study" (Ascherio et al. 1995) noch die „Physicians' Health Study" (Morris et al. 1993) oder die „Seven Countries Study" (Oomen et al. 2000) eine kardioprotektive Wirkung hohen Fischverzehrs nachweisen. Eine Analyse der vorliegenden Studien ergab, dass anscheinend nur Personen mit einem erhöhten Risiko für Herz-Kreislauf-Erkrankungen von regelmäßigem Fischkonsum profitieren (Hahn et al. 2002, Kris-Etherton et al. 2002). Postulierte Wirkungen von ω-3-Fettsäuren in Bezug auf atherosklerotische Erkrankungen zeigt Abb. 8–3.

Interventionsstudien zur Auswirkung einer Fischöl-Supplementierung in der Primärprävention sind rar. Nach Gabe von 6 g Fischöl pro Tag über 3 Monate und anschließend 3 g/d über 21 Monate wurde eine Hemmung atherosklerosetypischer Gefäßverengungen festgestellt. In der Fischöl-Gruppe wurden darüber hinaus weniger kardiovaskuläre Ereignisse im Studienverlauf beobachtet (von Schacky et al. 1999). In einer kleineren Studie kam es durch die Supplementierung zu einer geringeren Häufigkeit von Angina-pectoris-Anfällen (Aucamp et al. 1993). Kein Einfluss auf den Gefäßdurchmesser zeigte sich dagegen bei Patienten mit angiographisch bestätigten Gefäßverengungen, die 28 Monate lang täglich 6 g ω-3-Fettsäuren erhalten hatten. Lediglich die Triglyceridspiegel konnten um 30 % gesenkt werden (Sacks et al. 1995).

In der Sekundärprävention konnten hingegen wiederholt günstige Effekte einer erhöhten Zufuhr von ω-3-Fettsäuren gezeigt werden. So führte ein erhöhter Verzehr von entsprechenden Fischsorten bei Patienten nach einem Myokardinfarkt zu einer verringerten Sterblichkeit nach 2 Jahren (Burr et al. 1989). Die Reinfarktquote von Patienten innerhalb eines Jahres konnte durch die Gabe von 1,8 g EPA+DHA oder 2,9 g α-Linolensäure signifikant verringert werden (Singh et al. 1997). Wissenschaftlich am überzeugendsten sind die Ergebnisse einer mehrjährigen, großangelegten Interventionsstudie mit mehr als 11.000 Patienten, die einen Herzinfarkt überlebt hatten: Nach 3,5 Jahren traten in der Versuchsgruppe mit 850 mg/d EPA+DHA signifikant weniger Todesfälle und nicht tödliche Infarkte auf als in der Kontrollgruppe (GISSI-Prevenzione Investigators 1999). Ein möglicher Mechanismus für diese Wirkung ist die Hemmung der Synthese von Thromboxan A_2, das Vasokonstriktion und Thrombocytenaggregation bewirkt (Goodnight et al. 1982). So führte im Humanversuch eine hohe Aufnahme von Fischöl zu verlängerter Blutungszeit und verminderter Aggregation der Thrombocyten (Goodnight et al. 1981) sowie zu einer Normalisierung erhöhter Fibrinogenspiegel (McCarty 1996). Darüber hinaus konnte in vitro auch eine verminderte Produktion von Adhäsionsmolekülen durch Endothelzellen nach Zugabe von DHA in physiologischen Konzentrationen gezeigt werden (De Caterina et al. 2000). Allerdings ist es offenbar

Senkung von Risikofaktoren

- Hypertriglyzeridämie
- Fibrinogen-Spiegel
- Arterielle Hypertonie

Verminderung proathogener und prothrombotischer Faktoren

- Plättchenaggregation und -adhäsion
- Expression endothelialer Adhäsionsmoleküle
- Adhäsion von Monocyten und Granulocyten an das Endothel
- Bildung von Wachstumsfaktoren (Platelet-Derived-Growth-Faktor)
- Expression wachstumskorrelierter Gene
- Wachstum von glatten Muskelzellen und Fibroblasten
- Synthese von Thromboxan A_2 und Leukotrien B_4
- Synthese von Plättchen-aktivierendem Faktor
- Freisetzung von Cytokinen (Interleukin-1 und Tumor-Nekrose-Faktor)
- Blutviskosität
- Sensitivität gegenüber adrenerger Stimulation
- Aktivität von Calcium- und Natriumkanälen
- Aktivität der Calcium-Magnesium-ATPase

Steigerung protektiver Faktoren

- Synthese von Prostaglandin I_3, Thromboxan A_3 und Leukotrien B_5
- Synthese von NO
- Deformierbarkeit von Erythrocyten
- Fluidität der Zellmembranen

Abb. 8–3: Postulierte Wirkungen von ω-3-Fettsäuren im Hinblick auf kardiovaskuläre Erkrankungen

bereits durch hohen Fischkonsum möglich, diese Effekte in vollem Umfang zu nutzen. So konnte eine jüngere Studie zur Sekundärprävention keinen Effekt einer Supplementierung bei Personen zeigen, die einen hohen Fischverzehr aufwiesen. Dabei erhielten 300 Patienten direkt nach einem Herzinfarkt 3,5 g/d EPA+DHA oder Maiskeimöl über einen Zeitraum von durchschnittlich 1,5 Jahren. Innerhalb dieses Zeitraums traten in beiden Gruppen gleich viele Todesfälle aufgrund von Herzversagen auf; auch in Bezug auf nichttödliche koronare Ereignisse zeigten sich keine Unterschiede (Nilsen et al. 2001).

Der Einfluss von Fischöl auf den Lipidstoffwechsel beschränkt sich im Wesentlichen auf die Triglyceride. So konnten durch kontrollierte Diäten mit hohem Fischanteil die Triglyceridspiegel um mehr als 60 % gesenkt werden; in geringerem Ausmaß wurden auch Einflüsse auf die Gesamtcholesterolspiegel verzeichnet (Phillipson et al. 1985, Harris et al. 1990, Illingworth et al. 1984). Vergleichbare Effekte zeigen sich auch nach Verabreichung von Fischölpräparaten; so sinkt die Konzentration an Triglyceriden bei Patienten mit erhöhten Werten durch eine Dosierung von 3 g/d ω-3-Fettsäuren um bis zu 40 % (Harris 1997). Eine Supplementierung konnte auch die postprandiale Hypertriglyceridämie vermindern (Nordoy et al. 2000). Dabei scheint die Wirkung in erster Linie auf einer gehemmten Synthese von LDL- und VLDL-Partikeln zu beruhen (Harris et al. 1990, Nestel et al. 1984, Illingworth et al. 1984), auch kommt es zu einer gesteigerten Aktivität der Lipoproteinlipase (Hahn et al. 2002). Obwohl α-Linolensäure im menschlichen Körper grundsätzlich in EPA und DHA umgewandelt werden kann, bewirkte die Supplementierung mit bis zu 9,5 g der Fettsäure über einen Zeitraum von sechs Monaten keine Senkung von Blutlipiden oder Gerinnungsparametern. Es zeigte sich sogar ein negativer Effekt auf die arterielle Endothelfunktion durch die Gabe von 2 g ALA pro Tag (Sanderson et al. 2002). Wurden dagegen gesättigte Fettsäuren in der Kost durch MUFS ersetzt, zeigten sich günstige Effekte in Bezug auf Entzündungsmarker und Adhäsionsmoleküle, wobei eine hohe Zufuhr von ALA deutlichere Auswirkungen hatte als die Kost mit hohem Gehalt an Linolsäure (Zhao et al. 2004). Insgesamt verdeutlicht dies noch einmal, dass pflanzliche α-Linolensäure im Austausch gegen tierische Fette in der Nahrung zwar positive Wirkungen haben kann, sie aber keinen Ersatz für langkettige ω-3-Fettsäuren darstellt. Deshalb gilt die allgemeine Empfehlung, die Zufuhr fettreicher tierischer Produkte zugunsten pflanzlicher Lebensmittel zu reduzieren. Im Hinblick auf eine Supplementierung bei Herz-Kreislauf-Erkrankungen stellt ALA wegen der geringen Umwandlungsrate jedoch keine brauchbare Alternative für langkettige ω-3-Fettsäuren aus Fettfischen dar. Pflanzliche Öle, z. B. Lein- oder Perillaöl, sind deshalb in Bezug auf die Atherosklerose von geringer Relevanz, da sie vor allem α-Linolensäure enthalten. Dagegen setzt sich langsam die Auffassung durch, dass EPA und DHA ebenfalls als essenziell anzusehen sind.

Rheumatoide Erkrankungen

Die Bildung entzündungsfördernder und –hemmender Eicosanoide wird von der Fettsäurezusammensetzung der Nahrung bestimmt. Auf diesem Zusammenhang basiert die diätetische Beeinflussung von entzündlichen Vorgängen durch die Gabe von ω-3-Fettsäuren v. a. aus Fischölen (Ströhle et al. 2005). Dabei werden zum einen aus den ω-3-Fettsäuren entzündungshemmende Eicosanoide gebildet, zum anderen wird die Synthese entzündungsfördernder Prostaglandine und Leukotriene

Tab. 8–2: Ergebnisse zur Supplementation von ω-3-Fettsäuren bei Patienten mit rheumatoider Arthritis (RA)

Quelle	Anzahl der Patienten	Dauer der Studie	Dosierung	Ergebnis
Sperling et al. 1987	12	6 Wochen	20 g/d Fischöl (Max-EPA)	Bildung von LT B$_4$ um 33 % vermindert
Kremer et al. 1987	33	14 Wochen	2,7 g/d EPA + 1,8 g/d DHA oder Placebo	Verringerung schmerzender Gelenke
Kremer et al. 1990	49	24 Wochen	27 mg/d EPA + 18 mg/d DHA oder 54 mg/d EPA + 36 mg/d DHA pro kg Körpergewicht oder Placebo	Bildung von LT B$_4$ um 19 % bzw. 20 % vermindert, Verringerung schmerzender und geschwollener Gelenke
Kjeldsen-Kragh Zet al. 1992	67	16 Wochen	3,8 g/d EPA + 2,0 g/d DHA oder Placebo	Verbesserung von Morgensteifigkeit und Allgemeinbefinden
Sköldstam et al. 1992	43	6 Monate	10 g/d Fischöl oder Placebo	Kein Effekt auf Schmerzen, Morgensteifigkeit oder allgemeine Beweglichkeit; signifikante Verringerung der Einnahme entzündungshemmender Medikamente
Lau et al. 1993	64	12 Monate	1,7 g/d EPA + 1,1 g/d DHA oder Placebo	Signifikante Reduktion der Einnahme entzündungshemmender Medikamente ab 3 Monate
Geusens et al. 1994	90	12 Monate	2,6 g/d ω-3-FS oder 1,3 g/d ω-3-FS + 3 g/d Olivenöl oder 6 g/d Olivenöl	Nur mit 2,6 g/d ω-3-FS Schmerzsymptomatik signifikant verbessert, reduzierte Einnahme entzündungshemmender Medikamente
Kremer et al. 1995	66	30 Wochen	130 mg/d pro kg Körpergewicht ω-3-FS oder Placebo	Verbesserung von Schmerzempfinden und Beweglichkeit
Volker et al. 2000	50	15 Wochen	40 mg/d pro kg Körpergewicht ω-3-FS oder Placebo	Verbesserung von Schmerzempfinden und Beweglichkeit
Adam et al. 2003	68	Je 3 Monate, dazwischen 2 Monate wash-out	30 mg/d pro kg Körpergewicht ω-3-FS oder Placebo	Bei arachidonsäurearmer Diät Verbesserung klinischer Symptome gegenüber Normalkost

aus Arachidonsäure durch die Konkurrenz um Enzymsysteme vermindert. In Studien zur diätetischen Behandlung der Erkrankung konnten diese Effekte wiederholt gezeigt werden (s. Tab. 8–2). So hatte die Einnahme von Fischölpräparaten einen positiven Einfluss auf Morgensteifigkeit, Gelenkschmerzen sowie den Bedarf an nicht-steroidalen Antiphlogistika bei Rheumapatienten.

Aus den aktuell vorliegenden Studien zur Wirkung bei rheumatoider Arthritis wurde eine Dosis-Wirkungs-Beziehung bis zu einer täglichen Dosierung von 2,6 g ω-3-Fettsäuren abgeleitet. Eine höhere Zufuhr würde demzufolge keinen zusätzlichen Nutzen haben (Adam 2004a). Zu berücksichtigen ist bei der Gabe jedoch immer, dass das ω-3-/ω-6-Verhältnis entscheidend für die Eicosanoidbildung ist. Das heisst, parallel zur Erhöhung der ω-3-Fettsäuren in der Nahrung muss auch die Aufnahme von ω-6-FS gesenkt werden, insbesondere von Arachidonsäure als direkter Vorstufe für die Bildung inflammatorisch wirkender Eicosanoide.

Psoriasis (Schuppenflechte)

Denkbare Einsatzmöglichkeiten für Fischölfettsäuren bei Psoriasis sind auf die Beobachtung zurückzuführen, dass in der Haut von Psoriasis-Patienten erhöhte Spiegel an Arachidonsäure und Leukotrien B_4 vorliegen (Grimminger u. Mayser 1995). Eicosapentaensäure könnte durch kompetitive Hemmung zu einem verminderten Umsatz von Arachidonsäure führen, sodass geringere Mengen der stark entzündungsfördernden Eicosanoide gebildet werden (s. Abb. 8–2). Trotz dieser Zusammenhänge ergaben die bisherigen Studien zur Wirkung von ω-3-Fettsäuren auf Psoriasis nur zum Teil positive Ergebnisse ohne klare Dosis-Wirkungs-Beziehung. Einige Studien konnten mit oralen Dosierungen von 9 bzw. 10 g Fischöl pro Tag (2,6 bzw. 3 g EPA+DHA) positive Effekte zeigen (Linker et al. 1991, Bittiner et al. 1988), die Gabe von 10 g Fischöl oder 5 g EPA+DHA hatte in anderen Untersuchungen jedoch keinen Effekt (Bjorneboe et al. 1988, Soyland et al. 1993). Bestätigt wurde die grundsätzliche Wirksamkeit jedoch durch die Besserung der Symptome nach Infusion von 4,2 bzw. 8,4 g/d EPA+DHA (Grimminger et al. 1993, Mayser et al. 1998).

Chronisch entzündliche Darmerkrankungen

Hochdosierte ω-3-Fettsäuren zeigten in verschiedenen Studien positive Effekte auf den klinischen, endoskopischen und histologischen Schweregrad von Colitis ulcerosa und Morbus Crohn. Die Wirkung beruht möglicherweise auf einer Hemmung der Leukotrien-B_4-Synthese durch ω-3-Fettsäuren (s. o.). Ergebnisse zum Einsatz verschiedener Dosierungen an ω-3-Fettsäuren bei entzündlichen Darmerkrankungen sind in Tab. 8–3 dargestellt. Bevor konkrete Empfehlungen zur Supplementierung ausgesprochen werden können, müssen Dosierung und Darreichungsform noch genauer bestimmt werden. Zudem können ω-3-Fettsäuren hochwirksame Medikamente nicht ersetzen, sondern lediglich deren Dosis und damit die Nebenwirkungsrate reduzieren (Singer 1994).

Tab. 8–3: Ergebnisse kontrollierter Studien zum Einsatz von Omega-3-Fettsäuren bei entzündlichen Darmerkrankungen

Quelle	Anzahl der Patienten	Dauer der Studie	Dosierung	Ergebnis
Lorenz et al. 1989	29 M.Crohn 10 C.ulcerosa	7 Monate	3,2 g/d ω-3-FS	Kein Effekt bei Morbus-Crohn-Patienten, bei Colitis ulcerosa morphologische Verbesserungen und Leukotrien B_4 ↓
Hawthorne et al. 1992	87 C.ulcerosa	1 Jahr	4,5 g/d EPA als Triglycerid	Steroideinsparung, reduzierte Leukotrien B_4- Produktion, kein Effekt auf Rückfallquote
Aslan u. Triadafilopoulos 1992	17 C.ulcerosa	3 Monate	4,2 g/d ω-3-FS	Steroideinsparung bei 72 % und Verbesserung des Aktivitätsindexes bei 56 % der Patienten
Stenson et al. 1992	24 C.ulcerosa	4 Monate	5,4 g/d ω-3-FS als Triglycerid	Erhöhung des Körpergewichtes, verbesserter Histologie-Index, weniger Leukotrien B_4
Loeschke et al. 1996	64 C.ulcerosa	2 Jahre	5,1 g/d ω-3-FS als Ethylester, zu Beginn 3 Monate mit Aminosalicylsäure parallel	Nach 3 Monaten weniger Rückfälle, kein Effekt nach 2 Jahren
Lorenz-Meyer et al. 1996	204 M.Crohn	1 Jahr	5,1 g/d ω-3-FS als Ethylester	Kein Effekt auf Länge der Remissionsphase
Belluzzi et al. 1996	78 M.Crohn	1 Jahr	2,7 g/d ω-3-FS als freie Fettsäuren in magensaftresistenten Kapseln	Bei Studienende 59 % aus Verumgruppe in Remission verblieben vs. 10 % aus Placebogruppe

8.3 Omega-6-Fettsäuren

8.3.1 Vorkommen

Die Stammsubstanz der ω-6-Fettsäuren, die Linolsäure (LA, C18:2ω6), ist vor allem in Pflanzenölen wie Sonnenblumen-, Maiskeim-, Distel- und Sojaöl sowie daraus hergestellten Produkten enthalten. Die 3-fach ungesättigte ω-6-Fettsäure γ-Linolensäure (GLA, C18:3ω6) wird endogen aus Linolsäure gebildet. In größerer Menge findet sie sich aber auch in Schwarzkümmel-, Nachtkerzen- und Borretschöl. Im Körper wird sie schnell in Dihomo-γ-Linolensäue (C20:3ω6) umgewandelt. Arachidonsäure (C20:4ω6), die lange Zeit als essenziell galt, wird in ausreichender Menge endogen synthetisiert. Sie findet sich zudem reichlich in Nahrungsmitteln tierischer Herkunft; dazu zählen in erster Linie Schweineschmalz, Eigelb, Tunfisch und Milchfett.

8.3.2 Supplementierung

Eine ergänzende Zufuhr von Linolsäure ist wegen der mehr als ausreichenden Aufnahme mit der Nahrung aus physiologischer Sicht ohne Nutzen. Häufiger finden sich allerdings Nahrungsergänzungsmittel zur Ergänzung mit γ-Linolensäure, die dazu geeignet sein sollen, Symptome einer Neurodermitis zu verbessern. Sie enthalten üblicherweise zwischen 350 und 1000 mg Öl pro Kapsel, die empfohlenen Tagesdosierungen betragen meist 1 bis 3 g Öl. Schwarzkümmelöl enthält 10 %, Nachtkerzenöl 8 % und Borretschöl 22 % GLA.

Neurodermitis

Untersuchungen zufolge weisen Gewebe von Neurodermitispatienten erhöhte Linolsäure- sowie reduzierte γ-Linolensäurekonzentrationen auf. Diese Erscheinung wird auf einen Mangel an dem Enzym Delta-6-Desaturase zurückgeführt, das die Überführung von Linolsäure in γ-Linolensäure katalysiert (Burton 1989, Price 1984). Letztere fungiert als Vorstufe für die Bildung von Dihomo-γ-Linolensäure als Ausgangssubstanz von Prostaglandin E_1, das maßgeblich an der Immunregulation und der Hemmung der Histaminfreisetzung beteiligt ist (Belch u. Hill 2000). Die Folgen des Enzymdefektes sind Störungen der Hautbildung, eine verminderte Reifung der T-Lymphocyten in der frühen Kindheit und eine eingeschränkte Bildung entzündungshemmender Eicosanoide wie Prostaglandin E_1 (Henz et al. 1999). Die orale Gabe von Ölen mit einem hohen Gehalt an γ-Linolensäure führte in Studien zu einer Besserung der Symptome. So zeigte die tägliche Supplementierung mit 2, 4 oder 6 g Nachtkerzenöl dosisabhängig signifikante Effekte auf das Hautbild der Patienten (Wright u. Burton 1982). Auch der Verbrauch von Steroiden zur Linderung der Symptome konnte durch Nachtkerzenöl gegenüber der Placebogruppe gesenkt werden (Schalin-Karrila et al. 1987). Die Zufuhr von 1,1 g/d γ-Linolensäure in Form von Borretschöl bewirkte ebenfalls eine signifikante Abnahme von Juckreiz, Rötung und nässenden Stellen (Andreassi et al. 1997). Auch konnte bei Erwachsenen mit moderat ausgeprägter Neurodermitis nach Einnahme von 3 g/d Borretschöl über 24 Wochen eine signifikante Senkung des Verbrauchs an steroidhaltiger Salbe zur Linderung der Symptome beobachtet werden (Henz et al. 1999, Kapoor u. Klimaszewski 2000). Bei zwei- bis vierjährigen Kindern mit Neurodermitis konnten deutliche Besserungen der Symptomatik erzielt werden. Die wirksame Dosis lag bei 45 mg γ-Linolensäure pro kg Körpergewicht in Form von Nachtkerzenöl, wohingegen die Hälfte dieser Menge keine Wirkung zeigte (Biagi et al. 1994).

Für Neurodermitispatienten kann die Zufuhr von Ölen, die reich an γ-Linolensäure sind, daher eine Linderung der Symptome bewirken. Allerdings ist eine konsequente Aufnahme über mehrere Monate erforderlich, um eine Wirkung zu erzielen.

Rheumatoide Erkrankungen

Eine mögliche Wirkung von γ-Linolensäure auf Erkrankungen des rheumatischen Formenkreises beruht auf der Konkurrenz um Enzymsysteme im Prostaglandinstoffwechsel. Nach Umwandlung in Dihomo-γ-Linolensäure wird zum einen durch das Zwischenprodukt 15-OH-Dihomo-γ-Linolensäure die Bildung von (unerwünschten) Leukotrienen der 4er Serie aus Arachidonsäure gehemmt (Voorhees 1983), zum anderen werden durch die Cyclooxygenase Prostaglandine der 1er Serie gebildet (Manku et al. 1986), die entzündungshemmende Eigenschaften aufweisen, z.B. PGE_1 (s. Abb. 8–2). Eine Umwandlung der γ-Linolensäure in Arachidonsäure findet beim Menschen nur in geringem Umfang statt. Interventionsstudien mit γ-Linolensäure führten zu widersprüchlichen Ergebnissen. Die Verabreichung von 2,8 g/d als freie Fettsäure reduzierte verschiedene Symptome bei Patienten mit rheumatoider Arthritis (Zurier et al. 1996). Demgegenüber ergaben Studien mit niedrigeren Dosierungen oder kurzer Studiendauer keine (Panush et al. 1983) oder nur schwach positive (Hansen et al. 1983) Effekte. Eine kombinierte tägliche Gabe von Eicosapentaen- (240 mg) und γ-Linolensäure (450 mg) über 1 Jahr führte zu einem erniedrigten Bedarf an entzündungshemmenden Medikamenten (Belch et al. 1988).

Prämenstruelles Syndrom

Die mangelnde Umwandlung von Linolsäure in γ-Linolensäure wird von einigen Autoren auch als Ursache für die Symptomatik des prämenstruellen Syndroms beschrieben. Ein therapeutischer Nutzen einer zusätzlichen Zufuhr von γ-Linolensäure in Form von Nachtkerzenöl konnte allerdings in der überwiegenden Zahl der Studien nicht nachgewiesen werden (Collins 1993, Khoo 1990).

8.4 Konjugierte Linolsäure

Der Begriff CLA (conjugated linoleic acid) steht für verschiedene Derivate der Linol-säure, die zwei konjugierte Doppelbindungen in cis- und/oder trans-Konfiguration aufweisen (s. Abb. 8–4). Sie entstehen im Pansen von Wiederkäuern durch Hydrie-rung von Linolsäure und anderen mehrfach ungesättigten Fettsäuren (Kepler u. Tove 1967). Am häufigsten sind die Isomere cis-9,trans-11 (c9,t11) und trans-10,cis-12 (t10,c12), auf die sich auch die Mehrzahl der Studien bezieht, da man sie als die Isomere mit der größten Bioaktivität betrachtet.

8.4.1 Vorkommen

Konjugierte Linolsäuren kommen natürlicherweise ausschließlich in Produkten von Wiederkäuern vor (Milchfett, Fleisch). Hohe Gehalte haben Kuhmilch mit 3,4–6,4 mg/g Fett und Käse mit 3,7–8 mg/g Fett (Lin et al. 1995).

8.4.2 Etablierte physiologische Funktionen

CLA stellen keinen essenziellen Bestandteil der Nahrung dar und erfüllen keine „klassische" Nährstofffunktion. Bei Vorhandensein werden diese Fettsäuren jedoch, wie andere Fettsäuren auch, in Phospholipid-Membranen eingebaut.

8.4.3 Bedarf, Versorgungssituation und Empfehlungen

Da eine ernährungstypische physiologische Funktion von CLA nicht bekannt ist, kann auch kein Bedarf angegeben werden. Über die Nahrung werden in Deutsch-land etwa 300 mg/d aufgenommen (Jahreis 1997).

8.4.4 Supplementierung

Körperzusammensetzung und Körpergewicht

Studien an Tieren, denen CLA verabreicht wurde, ergaben zum Teil deutliche Effekte in Bezug auf einen Zuwachs an fettarmer Körpermasse (Lean Body Mass =

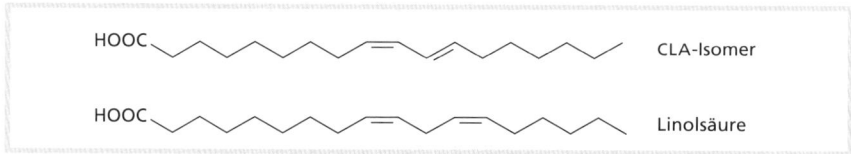

Abb. 8–4: Strukturformeln von Linolsäure und konjugierter Linolsäure

LBM) und einer Abnahme der Fettmasse (Park et al. 1997, DeLany et al. 1999, Stangl 2000, West et al. 2000, Roche et al. 2002). Wie Tab. 8–4 zeigt, liegen aus Humanstudien unterschiedliche Ergebnisse vor. In der Mehrzahl der Studien wurde eine Verringerung des Körperfettanteils durch Gaben von 3–4 g/d CLA beobachtet, jedoch keine oder nur minimale Auswirkungen auf das Körpergewicht. Die Effekte waren mit einer Abnahme des Körperfettanteils um 1–3 % bei übergewichtigen Personen trotz statistischer Signifikanz aus physiologischer Sicht als gering einzustufen (Berven et al. 2000, Blankson et al. 2000, Gaullier 2004 u. 2005). Die Zufuhr von 1,8 oder 3,6 g/d CLA im Anschluss an eine Reduktionsdiät verminderte das Hungergefühl der Probanden signifikant; die erneute Gewichtszunahme über eine Beobachtungszeit von 13 Wochen unterschied sich nicht von der in der Placebogruppe, jedoch stieg unter CLA-Gabe die LBM stärker an als unter Placebo. In der Folge war auch der Ruheumsatz in den CLA-Gruppen höher (Kamphuis et al. 2003a,b). Eine Rolle spielt möglicherweise auch der Anteil verschiedener Isomere in den verabreichten Präparaten. So wurde bei Typ-2-Diabetikern nach Supplementierung mit 6 g/d einer CLA-Mischung über 8 Wochen ein Zusammenhang zwischen der Gewichtsabnahme während des Studienzeitraumes und dem Gehalt an t10,c12-CLA im Plasma festgestellt, nicht aber mit dem Gehalt an c9,t11-CLA (Belury et al. 2003). Auch konnte im Zellversuch gezeigt werden, dass t10,c12-CLA die Einlagerung von Triglyceriden in Präadipocyten verhindert und den Fettgehalt in Adipocyten reduziert, wohingegen c9,t11-CLA den Fettgehalt der Zellen erhöht (Brown u. McIntosh 2003, Park et al. 2004). Bei Mäusen wurde durch einen Anteil von 0,5 und 1 % t10,c12-CLA im Futter die Angiogenese im Fettgewebe gehemmt und Apoptose der Fettzellen im braunen und weißen Fettgewebe induziert. Im weißen Fettgewebe wurde die Größe der Fettzellen dosisabhängig duch beide Isomere reduziert, wobei t10,c12-CLA eine deutlichere Wirkung zeigte (Masso-Welch et al. 2004). Eine Humanstudie zeigte dagegen für beide Isomere eine vergleichbare, jedoch nicht signifikante Abnahme von Körpergewicht und –fettanteil (Malpuech-Brugere et al. 2004).
Grundsätzlich ergaben sich die Effekte von CLA immer nur in ernährungsuntypischen Dosierungen, die deutlich (ca. Faktor 10 und mehr) oberhalb der üblicherweise mit der Nahrung verzehrten Menge lagen.

Atherosklerose

Die in einigen In-vitro-Untersuchungen (Ha et al. 1987, 1990) und Tierversuchen (Nicolosi et al. 1997) beobachtete antiatherosklerotische Wirkung der CLA wurde zunächst auf einen antioxidativen Schutz der Lipoproteine zurückgeführt. Studien am Menschen bestätigten diese Annahme jedoch nicht (Van den Berg et al. 1995) bzw. beschreiben sogar prooxidative Eigenschaften der CLA (Yurawecz et al. 1995, Basu et al. 2000, Risérus et al. 2002 a).
Zahlreiche Tier- und Humanstudien zeigten jedoch, dass CLA-Gaben Einflüsse auf die Lipoproteinkonzentrationen im Serum ausüben. So wurde im Tierversuch eine

Tab. 8–4: Ergebnisse placebokontrollierter Humanstudien zur Wirkung von CLA auf die Körperzusammensetzung

Quelle	Kollektiv	Dauer	Dosierung	Ergebnis[1]
Berven et al. 2000	47 übergewichtige Männer und Frauen	12 Wochen	3,4 g/d CLA	Reduktion des Körpergewichts um 1,2 % und des Körperfettanteils um 3 %
Zambell et al. 2000	17 Frauen	64 Tage	3 g/d CLA	Kein Effekt auf Körpergewicht oder Körperfettanteil
Blankson et al. 2000	47 übergewichtige Männer und Frauen	12 Wochen	1,7 / 3,4 / 5,1 / 6,8 g/d CLA aus cis-9,trans-11 und trans-10,cis-12 im Verhältnis 50:50	Kein Effekt auf Körpergewicht, Senkung des Körperfettanteils mit 3,4 und 6,8 g CLA/d
Smedman u. Vessby 2001	53 Männer und Frauen	12 Wochen	4,2 g/d CLA	Kein Effekt auf Körpergewicht, Senkung des Körperfettanteils um 3,8 %
Risérus et al. 2001	24 übergewichtige Männer	4 Wochen	4,2 g/d CLA	Verringerung des Bauchumfanges in der Verumgruppe
Thom et al. 2001	20 Männer und Frauen BMI <25 kg/m[2]	12 Wochen 3x 90 min. Training pro Woche im Sportstudio	1,8 g/d CLA aus cis-9,trans-11 und trans-10,cis-12 im Verhältnis 50:50 (Tonalin®)	Kein Effekt auf das Körpergewicht, Senkung des Körperfettanteils um 4 %
Kreider et al. 2002	23 Kraftsportler	28 Tage	6 g/d CLA	Kein Effekt auf Körpergewicht oder Körperfettanteil
Tricon et al. 2004	49 Männer	jeweils 8 Wochen pro Isomer und Dosis	0,59 / 1,19 / 2,38 g/d cis-9,trans-11-CLA 0,63 / 1,26 / 2,52 g/d trans-10,cis-12-CLA	Kein Effekt auf Körperzusammensetzung oder -gewicht
Gaullier et al. 2004	180 übergewichtige Männer und Frauen	12 Monate	3,6 g/d CLA als freie FS oder 3,4 g/d CLA als Triglycerid	Senkung des Körpergewichtes um 1,4 bzw. 2,2 %, Senkung des Körperfettanteils um 1,6 bzw. 2,2 %
Gaullier et al. 2005	134 übergewichtige Männer und Frauen	12 Monate	3,4 g/d CLA als Triglycerid	Kein weiterer Effekt bei Probanden, die vorher bereits 12 Monate lang CLA erhalten hatten. In ehemaliger Placebogruppe Senkung des Körperfettanteils um 1,4 %

[1] nur statistisch signifikante Ergebnisse

Absenkung des HDL-Cholesterols bzw. eine Erhöhung des LDL/HDL-Verhältnisses durch CLA-Gabe beobachtet (Stangl et al. 1999). In einer Humanstudie führten 3,4 g/d des t10,c12-Isomers nach 12 Wochen zu einer Absenkung des HDL-Cholesterols bei Männern mit metabolischem Syndrom. Eine CLA-Mischung hatte hingegen keinen Einfluss (Risérus et al. 2002b). Nach Zufuhr des t10,c12-Isomers in geringeren Dosierungen von bis zu 2,5 g/d über 8 Wochen zeigten sich bei gesunden Männern negative Einflüsse auf das Lipidprofil ohne Veränderung des HDL-Cholesterols, wohingegen die Gabe des c9,t11-Isomers positive Effekte hatte (Tricon et al. 2004). Die Verabreichung von 3 g/d CLA-Mischungen über 8 Wochen beeinflusste weder die HDL- noch die LDL-Konzentrationen. Lediglich auf die VLDL-Konzentrationen waren Effekte zu beobachten. So führte ein Gemisch aus c9,t11- und t10,c12-Isomeren sowohl im Verhältnis 80:20 als auch im Verhältnis 50:50 zu einer signifikanten Senkung der Triglyceridspiegel (Noone et al. 2002). Die langfristige Gabe zeigte dagegen negative Auswirkungen auf das Lipidprofil. Nach Einnahme von 3,2 g/d einer Mischung aus gleichen Anteilen c9,t11- und t10,c12-CLA über 12 Monate waren die Konzentrationen an Lp(a) bei den Probanden signifikant gegenüber dem Ausgangswert erhöht, nach weiteren 12 Monaten zeigte sich eine weitere Erhöhung. CLA in Form von Triglyceriden bewirkte zusätzlich eine signifikante Absenkung der HDL-Spiegel, wohingegen die Verabreichung als freie Fettsäuren nach 12 Monaten zu einem Anstieg, nach insgesamt 24 Monaten jedoch zu einer Senkung der LDL-Konzentrationen im Vergleich zum Studienbeginn führte (Gaullier et al. 2005). In Versuchen an Hamstern, die in einem fettreichen Futter 1 % CLA erhielten, wurde mittlerweile allerdings gezeigt, dass durch die Gabe die Expression von Adhäsionsmolekülen verringert, pro-inflammatorische Mediatorstoffe (z. B. TNF-alpha und IL-1β) herunterreguliert und die Bildung atherosklerotischer Plaques reduziert wurde (Mitchell et al. 2005, Valeille et al. 2005). Auch konnte bei Schweinen mit bakteriell induzierter Colitis durch vorherige CLA-Gabe die Schädigung der Mucosa vermindert und die Konzentrationen von Entzündungsmarkern normalisiert werden (Hontecillas et al. 2002).

Krebs

Die Diskussion um potenzielle Effekte von CLA auf die Kanzerogenese ist von gegenläufigen Meinungen geprägt. Tierversuche zeigten sowohl pro- als auch antikanzerogene Effekte auf verschiedene Tumorarten, dementsprechend weit gehen die Meinungen zur Wirkung auf den Menschen auseinander (Jahreis u. Bochmann 1998, Schek 1998). Die Studienergebnisse hinsichtlich der Bedeutung von CLA für das Brustkrebsrisiko sind höchst uneinheitlich. Beobachtet wurde entweder kein Zusammenhang (Chajes et al. 2003) oder es ergaben sich Hinweise auf risikoerhöhende (Voorrips et al. 2002) oder risikosenkende (Aro et al. 2000) Effekte. Auch eine Beobachtungsstudie an 1.122 Patientinnen mit Brustkrebs zeigte keine Zusammenhänge bei postmenopausalen Frauen oder bei Estrogenrezeptor-positiven

Tumoren. Lediglich in der Subgruppe der prämenopausalen Frauen konnte ein signifikanter Unterschied zwischen der Quartile mit der höchsten CLA-Zufuhr und derjenigen mit der niedrigsten Aufnahme in Bezug auf rezeptornegative Brusttumoren errechnet werden. Es ergab sich nicht einmal ein konstanter Trend zu einem verringerten Risiko mit steigender Aufnahme von CLA (McCann et al. 2004).

Wenig aussagekräftig und ohne praktische Relevanz sind die Ergebnisse aus In-vitro-Studien, in denen für unterschiedliche Zelllinien antikanzerogene Wirkungen von CLA ermittelt wurden (Maggiora et al. 2004, Kim et al. 2005). Dies unterstreichen bereits die widersprüchlichen Ergebnisse aus Tierversuchen. Bei Mäusen erhöhte CLA ab einem Gehalt von 1 % im Futter Marker für Zellproliferation und Tumorpromotion (Belury et al. 1997). Wong et al. (1997) fanden zwar eine gesteigerte Lymphocyten-Proliferation bei Mäusen, die Futter mit einem CLA-Gehalt von 0,9 % erhalten hatten, jedoch keinen Einfluss auf das Wachstum implantierter Mammakarzinome. Ein gesteigertes Wachstum transplantierter Tumore zeigte sich bei Ratten, die Futter mit einem CLA-Gehalt von 0,5 oder 2 % erhalten hatten. Ein Anteil von 0,1 % hatte hingegen keinen Effekt (Yamasaki et al. 2002). In einer Studie an Ratten, denen zunächst kanzerogene Substanzen gefüttert wurden, zeigte sich eine unterschiedliche Wirkung auf die Entwicklung von Tumoren je nach Art des Tumors und verabreichter Dosis. Bei 1 % CLA im Futter von Ratten wurden mehr Hyperplasien in der Blase diagnostiziert, jedoch kein Effekt auf die Tumorbildung. Die Entwicklung von Mammakarzinomen wurde dagegen sowohl bei 1 % als auch bei 0,1 % signifikant gehemmt (Kimoto et al. 2001). Ebenfalls bei einem Gehalt von 1 % CLA im Futter wurde das Auftreten von Mammakarzinomen bei Ratten vermindert (Cheng et al. 2003), bei einem Gehalt von 0,5 %, 1 % oder 1,5 % wurde eine dosisabhängige Verringerung von Mammakarzinomen beobachtet (Ip et al. 1991).

Vor dem Hintergrund der insgesamt vollkommen widersprüchlichen Ergebnisse kann die Frage nach einer pro- oder antikanzerogenen Wirkung der CLA zur Zeit nicht endgültig beantwortet werden. Auch wenn eine Reihe von In-vitro- und In-vivo-Studien auf antikanzerogene Wirkungen an Kulturen menschlicher und tierischer Zellen sowie an Ratten und Mäusen hinzudeuten scheint (Lee et al. 2005b, Field u. Schley 2004, Belury 2002, Maggiora et al. 2004, Song et al. 2004, Ochoa et al. 2004, Albright et al. 2005), bleibt die Bedeutung dieser Befunde ungewiss.

Eine Übertragung auf den Menschen ist nicht möglich. So kann derzeit weder abgeschätzt werden, ob CLA tumorfördernd oder tumorprotektiv wirkt, noch ist es in irgendeiner Form möglich, Wirkkonzentrationen oder wünschenswerte Zufuhrmengen abzuleiten. Schon in Anbetracht der hieraus resultierenden Sicherheitsbedenken kann die Einnahme von CLA nicht empfohlen werden.

Einfluss auf die Insulinempfindlichkeit

Gleichermaßen widersprüchlich sind die Daten zum Einfluss von CLA auf die Insulinwirkung. Bei Ratten mit Hyperinsulinämie verbesserte sich die Insulinsensitivität durch die kurzfristige Gabe von CLA (Houseknecht et al. 1998, Ryder et al. 2001). Eine Verstärkung der Insulinresistenz durch das t10,c12-Isomer wurde dagegen bei Mäusen (Roche et al. 2002) und durch eine CLA-Mischung bei Schweinen (Stangl et al. 1999) beobachtet.

Bei Männern mit metabolischem Syndrom verstärkte die Gabe von 3,4 g/d t10,c12-CLA die Insulinresistenz, wohingegen die gleiche Menge einer Isomer-Mischung keinen Effekt ausübte (Risérus et al. 2002b). Bei gesunden, übergewichtigen Männern und Frauen konnte nach Einnahme von 4 g/d einer CLA-Mischung über acht Wochen eine Verbesserung der Insulinsensitivität und ein Absinken der Insulinkonzentrationen beobachtet werden (Eyjolfson et al. 2004). Eine Senkung des Nüchtern-Glucosespiegels ergab sich durch die achtwöchige Einnahme einer besonders hohen Dosis (6 g/d) einer Mischung verschiedener CLA-Isomere bei Patienten mit Typ-2-Diabetes mellitus (Belury et al. 2003). Besonders interessant sind die Auswirkungen einer längerfristigen Gabe von CLA. Nachdem übergewichtige Männer und Frauen 12 Monate 3,2 g/d CLA in der Triglyceridform oder als freie Fettsäuren eingenommen hatten, wurde in der Triglyceridgruppe ein signifikanter und unerwünschter Anstieg der Insulinkonzentrationen beobachtet, der sich nach weiteren 12 Monaten nochmals in gleicher Höhe fortgesetzt hatte. Die Glucosekonzentration zeigte über den gesamten Studienzeitraum hingegen keine signifikante Änderung (Gaullier et al. 2005). Andere Humanstudien konnten hingegen keine Veränderung der Insulin- oder Glucosekonzentrationen nach CLA-Gabe über Zeiträume von bis zu 12 Monaten finden (Noone et al. 2002, Whigham et al. 2004, Song et al. 2005).

8.4.5 Negative Auswirkungen einer hohen Zufuhr

Eine akute Toxizität wurde bei den in Studien verwendeten Dosierungen nicht beobachtet. Dennoch können angesichts der beobachteten tumorfördenden Wirkung von CLA bei Ratten bereits ab einem Gehalt von 0,5 % CLA im Futter (Yamasaki et al. 2002) negative Folgen einer CLA-Gabe in Bezug auf das Krebsrisiko nicht ausgeschlossen werden. Die langfristige Einnahme von Dosierungen > 3 g zeigte beim Menschen zudem negative Auswirkungen auf das Lipidprofil und die Insulinempfindlichkeit (EFSA 2004a). Insgesamt stehen damit den potenziellen Effekten von CLA auf die Körperzusammensetzung gerade im Hinblick auf die dabei notwendigen unphysiologisch hohen Dosierungen bisher nicht abschließend zu beurteilende Risiken entgegen.

9 Vitaminoide

9.1 Ubichinone (Coenzym Q₁₀)

Ubichinone gehören zur Gruppe der Vitaminoide. Ihre Chinonstruktur und ihr ubiquitäres Vorkommen verliehen dieser lipophilen Stoffklasse ihren Namen, während die Bezeichnung Coenzym Q auf der Abkürzung für das englische Quinone = Chinon beruht. Beide sind international gebräuchlich, da die Substanz innerhalb kurzer Zeit von zwei verschiedenen Forschergruppen entdeckt wurde, die ihr jeweils einen eigenen Namen gaben.

Bei Ubichinonen handelt es sich um substituierte Benzochinonderivate mit einer isoprenoiden Seitenkette in Position 2 (Abb. 9–1). Der Zahlenindex gibt die Anzahl der C-Atome in der Seitenkette an (z. B. Ubichinon-50), während im Falle des Coenzym Q₁₀ die Zahl 10 für die Summe der Isoprenreste in der Seitenkette steht. Das Ubichinon mit 50 C-Atomen oder 10 Isoprenresten wird als Ubichinon-50 oder Coenzym Q₁₀ bezeichnet.

9.1.1 Vorkommen und Bioverfügbarkeit

Im menschlichen Organismus werden Ubichinone aus den Aminosäuren Phenylalanin oder Tyrosin synthetisiert (Crane 2001). Darüber hinaus werden sie über die übliche Ernährung aufgenommen. Lebensmittel tierischer Herkunft wie Muskelfleisch, Leber, Fisch und Eier sind reich an Coenzym Q₁₀, pflanzliche Nahrungsmittel weisen dagegen niedrigere Gehalte auf (Overvad et al. 1999, Crane 2001).

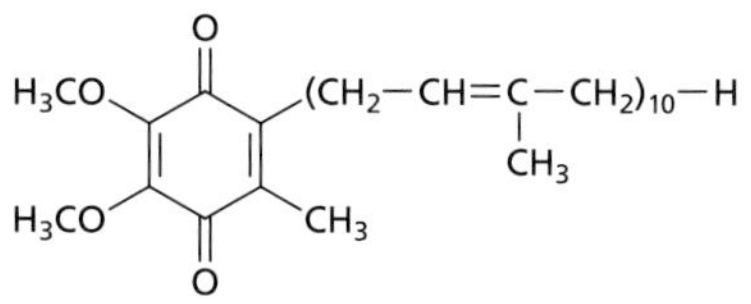

Abb. 9–1: Strukturformel von Coenzym Q₁₀

Zur Bioverfügbarkeit von mit der Nahrung aufgenommenen Ubichinonen liegen keine Daten vor. Allerdings führte die einmalige Aufnahme von 30 mg Coenzym Q_{10} in Form einer Mahlzeit mit Schweineherz oder in Kapselform zu vergleichbaren Verläufen der Serumkonzentration mit einem Maximum jeweils 6 Stunden nach der Einnahme (Weber et al. 1997a). Über längere Zeit führte die gleiche Dosierung in Kapseln verabreicht zu einer Verdoppelung der Plasmaspiegel (Wolters u. Hahn 2003), mit steigenden Dosierungen wird der Konzentrationsanstieg geringer (Tran et al. 2001). Da die Absorption mit der Fettaufnahme gekoppelt ist, verbessert die gleichzeitige Zufuhr von Fetten die Bioverfügbarkeit. Inzwischen liegen auch Q_{10}-Zubereitungen in Form von Nanoemulsionen vor, die sich durch eine deutlich verbesserte Bioverfügbarkeit auszeichnen sollen. Allerdings wäre dies gleichbedeutend damit, dass auch die bisherigen Sicherheitsdaten zu Coenzym Q_{10} nicht mehr auf diese Formen anwendbar sind, weil hierdurch weit höhere Wirkkonzentrationen erreicht werden als bei Gabe der etablierten Zubereitungen. Im Körper des Menschen kommt überwiegend Coenzym Q_{10} vor, in geringerer Menge aber auch Coenzym Q_9. Hohe Gehalte finden sich in Herz, Leber und Nieren (Overvad et al. 1999).

9.1.2 Etablierte physiologische Funktionen

Die im menschlichen Organismus aktive Form der Ubichinone ist das Coenzym Q_{10}. Zu seinen bekannten physiologischen Funktionen zählen die Schlüsselstellung in der Atmungskette und die Funktion als Antioxidans:
- Elektronenüberträger (Redoxsystem) in der Atmungskette zur Bildung von Adenosintriphosphat (ATP),
- antioxidative Wirkung als Ubichinol (= reduzierte Form) in den Lipidmembranen (einziges fettlösliches Antioxidans, das de novo im Organismus synthetisiert wird), direkte und indirekte Wirkung (über die Regeneration von Tocopherylradikalen in Membranen und LDL).

Daneben sind folgende sekundäre Wirkungen bekannt:
- Stabilisierung von Membranen und Erhöhung der Membranfluidität (Phospholipid-Protein-Interaktion),
- Hemmung intrazellulärer Phospholipasen,
- Einflüsse auf die Aktivität der Natrium-Kalium-ATPase und Stabilisierung der Integrität von calciumabhängigen Kanälen.

9.1.3 Bedarf, Versorgungssituation und Empfehlungen

Der derzeitige Kenntnisstand lässt keine Aussagen zum täglichen Bedarf von Coenzym Q_{10} zu. Auch die Größenordnung der Eigensynthese sowie ihr Beitrag zur Versorgung sind unbekannt. Da jedoch keine Mangelsymptome in der Allgemeinbevölkerung bekannt sind, ist davon auszugehen, dass die Zufuhr mit der Nahrung und die körpereigene Synthese zur Bedarfsdeckung ausreichen. Die Höhe der alimentären Coenzym-Q_{10}-Zufuhr kann lediglich geschätzt werden; aufgrund allgemeiner Verzehrsdaten wurde für Dänemark eine durchschnittliche Aufnahme von 3–5 mg/d ermittelt (Overvad et al. 1999).

Die Coenzym-Q_{10}-Gehalte in Serum und Geweben nehmen im Verlauf des Alterns, bei Krebs oder der Einnahme von Statinen ab (Turunen et al. 2002). Inwieweit sich aus der altersabhängigen Abnahme des Coenzym-Q_{10}-Gehaltes die Notwendigkeit oder Sinnhaftigkeit einer Supplementierung ableiten lässt, ist wissenschaftlich nicht hinreichend geklärt.

9.1.4 Supplementierung

In Deutschland wird Coenzym Q_{10} seit 1992 üblicherweise in Mengen von bis zu 30 mg/d in Nahrungsergänzungspräparaten angeboten. Während die einmalige Gabe in dieser Höhe nur einen minimalen Anstieg des Q_{10}-Gehaltes im Blut bewirkt (Kaikkonen et al. 1997), wurde nach einer Einnahme über 6 bzw. 9 Monate eine Verdoppelung des Plasmaspiegels beobachtet (Wolters u. Hahn 2003, Folkers et al. 1994). Anderen Autoren zufolge ist für eine Erhöhung der Plasmakonzentration von etwa 1 µg/ml auf 2 µg/ml eine Dosierung von mindestens 100 mg/d erforderlich (Crane 2001).

Die Wirkungen der Substanz bei verschiedenen Erkrankungen ergeben sich in Dosisbereichen, die deutlich über das hinausgehen, was mit der normalen Ernährung oder in Form üblicher Supplemente aufgenommen wird. Welche physiologischen Effekte sich bei einer Zufuhr im Bereich der weit verbreiteten Dosierung von bis zu 30 mg/d ergeben, bleibt derzeit offen, da hierzu keine Daten vorliegen. Sinnvoll ist die Supplementierung offenbar bei der Therapie der Hypercholesterolämie mit Statinen, da diese Gruppe von Arzneimitteln nicht nur die körpereigene Synthese von Cholesterol hemmt, sondern auch die von Coenzym Q_{10}.

Herzerkrankungen

Bekannt geworden ist Coenzym Q_{10} u. a. durch die Bewerbung als „Herzwunder". Demnach sollen viele Herzerkrankungen (z. B. Ischämische Krankheiten, Herzmuskelschwäche, Kardiomyopathie, Herzinsuffizienz) durch eine zusätzliche Zufuhr von Coenzym Q_{10} verhindert bzw. therapiert werden können. Da bei einigen Herzerkrankungen erniedrigte Spiegel an ATP und Coenzym Q_{10} nachgewiesen wurden (Mortensen 1993, Tran et al. 2001), erscheinen mögliche therapeutische Wirkungen durch eine zusätzliche Zufuhr des Vitaminoids plausibel. Allerdings sind dafür offenbar relativ hohe Zufuhrmengen erforderlich.

Positive Ergebnisse erbrachte die tägliche orale Verabreichung von 100–200 mg Coenzym Q_{10} über mehrere Wochen, wobei die konventionelle Therapie beibehalten wurde. Die Coenzym-Q_{10}-Konzentration im Blut stieg bei allen Patienten auf das zwei- bis dreifache der Ausgangskonzentration an. Auch im Myokardgewebe erfolgte eine Anreicherung von Coenzym Q_{10} (Langsjoen 1988, 1990). Die Gabe von 300 mg/d Coenzym Q_{10} sieben Tage vor einer Herzoperation hatte eine Verbesserung der nachoperativen Pumpleistung sowie einen kürzeren Aufenthalt im Krankenhaus zur Folge (Rosenfeldt et al. 2002). Verschiedene für die Herzfunktion relevante Parameter (z.B. Schlagindex, Herzindex, Ejektionsfraktion, Schlagvolumen, Herzfrequenz, Herzminutenvolumen, enddiastolische und endsystolische Volumen) konnten durch eine Coenzym-Q_{10}-Einnahme in Dosierungen zwischen 60 und 200 mg/d verbessert werden. Es wurde jedoch keine Senkung der Mortalität aufgrund einer Q_{10}-Gabe festgestellt (Overvad et al. 1999). Die beobachteten Effekte deuten somit auf einen möglichen therapeutischen Nutzen von Coenzym Q_{10} in hoher Dosierung hin.

Bluthochdruck

Bei Personen mit Bluthochdruck wurden erniedrigte Plasmakonzentrationen an Coenzym Q_{10} beobachtet (Tran et al. 2001). Interventionsstudien mit hohen Dosen an Coenzym Q_{10} zeigten größtenteils blutdrucksenkende Effekte. So sanken systolischer und diastolischer Blutdruck nach Gabe von 120 mg/d Coenzym Q_{10} über 8 Wochen um 16 bzw. 9 mmHg (Singh et al. 1999). In einer anderen Studie wurden unterschiedliche Dosierungen zwischen 75 und 360 mg/d verwendet, um eine Plasmakonzentration von mindestens 2 µg/ml Coenzym Q_{10} zu erreichen. Der systolische Wert sank nach durchschnittlich 13 Monaten um 12 mmHg und der diastolische um 9 mmHg (Langsjoen et al. 1994). Vergleichbare Effekte zeigten sich nach 10 Wochen mit einer Dosierung von 100 mg/d Coenzym Q_{10}, obwohl die Plasmaspiegel in dieser Untersuchung nur auf 1,6 µg/ml anstiegen. Der systolische Blutdruck sank um 18 mmHg, der diastolische um 12 mmHg (Digiesi et al. 1994). Bei 83 Patienten mit isoliert systolischem Bluthochdruck hatte die tägliche Gabe von 2 mal je 60 mg Q_{10} über 12 Wochen ein signifikantes Absinken des systolischen Wertes um 18 mmHg zur Folge (Burke et al. 2001).

Morbus Parkinson

Aufgrund eines hohen Coenzym-Q_{10}-Turnovers und hoher Konzentrationen an oxidiertem Q_{10} im Gehirn wurde eine Bedeutung des Antioxidans für den Schutz des Nervengewebes vor oxidativen Einflüssen vermutet (Turunen et al. 2002). In einer Studie an 80 Morbus-Parkinson-Patienten im Frühstadium konnte die langfristige Wirkung einer hochdosierten Supplementierung mit bis zu 1200 mg/d (!) Q_{10} untersucht werden. Nach 16 Monaten ergab sich in den Verumgruppen eine geringere Verschlechterung der kognitiven Fähigkeiten als in der Placebogruppe, wobei der größte Effekt mit der höchsten Dosierung verbunden war (Shults et al. 2002).

Beeinflussung radikalassoziierter Ereignisse

Sauerstoffradikale werden für Alterungsprozesse und die Entstehung zahlreicher degenerativer Erkrankungen (z. B. Atherosklerose, Krebs, Diabetes mellitus, Herzerkrankungen, Morbus Alzheimer) verantwortlich gemacht (Yamamoto et al. 1996). Neben verschiedenen Antioxidanzien wie Vitamin E, β-Carotin und Lycopin schützt beispielsweise auch Coenzym Q_{10} das LDL-Cholesterol vor der Oxidation durch freie Radikale (siehe Kap. 3.9). Coenzym Q_{10} spielt hierbei eine wichtige Rolle, da es insbesondere die ersten Schritte der Oxidation verhindert (Bowry et al. 1995).

Darüber hinaus konnte gezeigt werden, dass in atherosklerotisch veränderten Gefäßwänden die Konzentration von oxidiertem Coenzym Q_{10} um über 300 % ansteigt. Diese Erhöhung könnte auf einen gesteigerten Coenzym-Q_{10}-Bedarf bei oxidativem Stress hindeuten (Eggens et al. 1996). Die Einnahme von 90 mg/d Q_{10} in Pulverform oder öliger Lösung über 2 Monate hatte bei gesunden Rauchern jedoch weder einen Einfluss auf die Oxidationsresistenz von Lipoproteinen noch auf die Konzentration an Malondialdehyd (Kaikkonen et al. 1997). An Patienten mit leichter Hypercholesterolämie wurde die antioxidative Wirkung einer Q_{10}-Gabe im Vergleich zu und in Kombination mit 700 mg Vitamin E untersucht. Nur für die Vitamin-E-Gruppen wurde nach einer Studiendauer von drei Monaten ein Einfluss auf die antioxidative Kapazität festgestellt, die zusätzliche Q_{10}-Gabe hatte keine Auswirkung (Kaikkonen et al. 2000). Eine Supplementierung in gleicher Höhe über 10 Wochen führte ebenfalls nicht zu einer verbesserten antioxidativen Kapazität. Die Konzentration an Malondialdehyd bei gesunden Probanden blieb unverändert (Turunen et al. 2002). Die Gabe von 100 mg/d Q_{10} über eine Woche und von 300 mg/d über eine weitere Woche steigerte nicht nur die Q_{10}-Konzentration in Plasma und Lymphocyten signifikant, sondern erhöhte ex vivo auch die Resistenz der Lymphocyten gegen DNA-Strangbrüche durch Sauerstoffbehandlung. Die Reparatur von Schäden erfolgte schneller als in unbehandelten Zellen (Tomasetti et al. 2001).

Beeinflussung von Alterung und Wohlbefinden

Werbeaussagen über Coenzym Q_{10} als „Jungbrunnen" bzw. „Energievitamin" basieren auf Untersuchungen, die eine Abnahme der Coenzym-Q_{10}-Plasmakonzentrationen sowie der Gehalte in Organen ab dem 30. Lebensjahr ergaben (Turunen et al. 2002). Eine Indikation für die Gabe von Q_{10} soll deshalb insbesondere bei älteren Menschen bestehen. Wissenschaftliche Studien zum Einfluss einer Q_{10}-Supplementierung auf altersassoziierte Erkrankungen, Leistungsfähigkeit oder Wohlbefinden liegen allerdings nicht vor, sodass zur Zeit keine Basis für derartige Aussagen besteht.

9.1.5 Negative Auswirkungen einer hohen Zufuhr

Es gibt kaum Hinweise auf eine Unverträglichkeit von Coenzym Q_{10}. In einigen Studien traten nach der Einnahme von Coenzym Q_{10} nachteilige Wirkungen wie Übelkeit, Reizbarkeit, Hautausschlag oder Diarrhö auf. Allerdings stellten nur ca. 2 % von mehr als 1700 Patienten mit Herzerkrankungen nach mehrwöchiger Einnahme von Coenzym Q_{10} (50–150 mg/d) derartige Symptome fest, zudem gingen diese nach einiger Zeit zurück (Lampertico et al. 1993, Baggio et al. 1994). Nach Angaben anderer Autoren wurden selbst nach Einnahme von 200 mg/d Coenzym Q_{10} für 12 Monate oder 100 mg/d für bis zu 6 Jahre keine Nebenwirkungen beobachtet (Overvad et al. 1999). Negative Effekte können sich aufgrund struktureller Ähnlichkeit von Coenzym Q_{10} und Vitamin K bei einer Antikoagulantien-Therapie mit Vitamin-K-Antagonisten ergeben. Die Einnahme von Q_{10} sollte deshalb in diesen Fällen unterbleiben bzw. nur nach Rücksprache mit dem behandelnden Arzt durchgeführt werden (Tran et al. 2001).

9.2   α-Liponsäure

Das Vitaminoid Liponsäure ist eine schwefelhaltige Fettsäure (6,8-Dithiooctansäure). Die Struktur ist in Abb. 9–2 dargestellt.

9.2.1   Vorkommen

Liponsäure kommt aufgrund endogener Synthese in allen höheren Lebewesen vor.

9.2.2   Etablierte physiologische Funktionen

Die α-Liponsäure tritt im Stoffwechsel als wasserstoffübertragendes Coenzym auf und ist Bestandteil von Multienzymkomplexen der oxidativen Decarboxylierung von α-Ketosäuren (z. B. Pyruvatdehydrogenase, α-Ketoglutaratdehydrogenase).

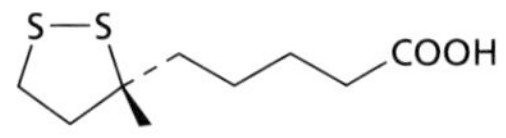

Abb. 9–2: Strukturformel von α-Liponsäure

9.2.3   Bedarf, Versorgungssituation und Empfehlungen

Im gesunden menschlichen Organismus werden die physiologisch erforderlichen Mengen durch die Eigensynthese sichergestellt. Spezifische Mangelzustände sind nicht bekannt. Für eine Supplementierung besteht bei Gesunden aus heutiger Sicht keine Veranlassung. Der Einsatz des Vitaminoides kann aber bei diabetischer Polyneuropathie therapeutisch sinnvoll sein. Entsprechend findet sich die Substanz in einigen Arzneimitteln und wird auch in bilanzierten Diäten eingesetzt. Selten wird über Nebenwirkungen wie allergische Reaktionen, Kopfschmerzen oder Atembeschwerden berichtet (Mutschler et al. 2001).

9.2.4   Supplementierung

In Nahrungsergänzungsmitteln und ergänzenden bilanzierten Diäten ist α-Liponsäure schon deshalb nur selten enthalten, weil sich die Frage stellt, ob die Substanz als nicht zugelassener Zusatzstoff (s. Kap. 2.7) anzusehen ist. Die Dosierungen in Arzneimitteln zur Behandlung der diabetischen Neuropathie liegen üblicherweise zwischen 200 und 600 mg pro Tagesdosis.

Behandlung von Folgeerkrankungen des Diabetes mellitus

In der Behandlung diabetischer Polyneuropathien findet α-Liponsäure häufig Verwendung. Besonders gute Ergebnisse wurden an Typ-2-Diabetikern bei anfänglicher intravenöser Verabreichung (600 mg/d über einen Zeitraum von 3 Wochen) und anschließender oraler Zufuhr (600 mg 3x täglich über 6 Monate) erreicht. Besserungen ergaben sich primär bei Missempfindungen wie Brennen, Parästhesien, Taubheitsgefühl und Schmerzen (Ziegler 1999, 1995, Ruhnau et al. 1999). Offensichtlich bewirkt hochdosierte α-Liponsäure eine Verbesserung der Mikrozirkulation bei Diabetes mellitus Typ 1 und Typ 2 (Haak et al. 2000). Auch bei Patienten ohne Diabetes mellitus, die am „burning-mouth-syndrome"[1] litten, bewirkte die tägliche Gabe von 600 mg α-Liponsäure eine deutliche Verbesserung der Symptome (Femiano u. Scully 2002).

Das Fortschreiten der ebenfalls bei Diabetikern verbreiteten Nephropathie konnte in einer prospektiven Studie mit 600 mg/d α-Liponsäure über 18 Monate aufgehalten werden. In der Supplementgruppe fiel Thrombomodulin im Plasma ab, während die Albuminausscheidung mit dem Urin konstant blieb. In der Kontrollgruppe stiegen beide Werte signifikant an (Morcos et al. 2001).

---

[1] Brennendes Gefühl im Mundraum ohne erkennbare äußere Ursache, oft bei postmenopausalen Frauen

Antioxidative Wirkung

Die antioxidative Wirkung von α-Liponsäure wurde in einer Studie mit Diabetikern nachgewiesen, in der es bei einer Gabe von 600 mg/d α-Liponsäure (über eine Dauer von drei Monaten) zu einer Abnahme verschiedener Parameter für oxidative Schäden (z. B. Hydroperoxide im Plasma) kam. Dabei zeigten sich diese Effekte auch bei den Diabetikern, die hohe $HbA1_c$-Werte ($> 9,5\%$) sowie eine hohe Albuminkonzentration im Blut (> 200 mg/l) aufwiesen (Borcea et al. 1999). Diese Ergebnisse bei Diabetikern wurden in späteren Studien bestätigt. Der Plasmagehalt an Lipidperoxiden konnte durch 600 mg/d α-Liponsäure reduziert werden (Androne et al. 2000) und die NO-vermittelte Vasodilatation wurde verbessert, wobei die Effekte positiv mit den Plasmaspiegeln an Malondialdehyd und negativ mit dem Plasma-Q_{10} korrelierten (Heitzer et al. 2001).

In Versuchen an Ratten hatte die Gabe von 150 mg α-Liponsäure/kg Körpergewicht und Tag einen positiven Einfluss auf verschiedene Parameter für oxidativen Stress aufgrund hoher körperlicher Aktivität (Khanna et al. 1999). Die Inkubation von menschlichen Endothelzellen mit α-Liponsäure erhöhte deren Fähigkeit zur NO-Synthese sowie die antioxidative Kapazität (Jones et al. 2002).

9.3 Inositol

Inositol ist ein zyklischer, sechswertiger Alkohol (Hexahydroxycyclohexan), der aufgrund der Eigensynthese im menschlichen Organismus aus Glucose als nicht zufuhressenzieller Nahrungsbestandteil eingestuft wird.

9.3.1 Vorkommen

In Lebensmitteln tierischer Herkunft liegt Inositol frei und als Bestandteil von Phospholipiden (s. Kap 7) vor (Phosphatidylinositol). Pflanzen enthalten Inositol größtenteils in Form von Phytinsäure, dem Inositolhexaphosphat. Die Gehalte liegen in Cerealien und Hülsenfrüchten im Bereich von 1–3 % (Sandberg 2002).

9.3.2 Etablierte physiologische Funktionen

Freies Inositol:
- zellulärer Osmoregulator,
- Stabilisierung von Mikrotubuli im Nervengewebe,
- vermutlich Beteiligung an der Spermatogenese.

Inositolphospholipide:
- Bestandteil zellulärer und subzellulärer Membranen mit Beeinflussung der Aktivität vieler Enzyme.

9.3.3 Bedarf, Versorgungssituation und Empfehlungen

Aufgrund der Eigensynthese von ca. 4 g Inositol pro Tag durch die Nieren und der täglichen geschätzten Inositolaufnahme von etwa 1 g/d besteht für den Menschen kein nutritiver Bedarf an Inositol.

9.3.4 Supplementierung

Nahrungsergänzungsmittel enthalten eine weite Spanne von etwa 5 bis 500 mg/d Inositol. Bereits an diesen Werten wird deutlich, dass über möglicherweise sinnvolle Dosierungen wenig bekannt ist.

Diabetes mellitus

Bei Diabetes mellitus kann eine verminderte endogene Inositolsynthese beobachtet werden (Holub 1982). Dennoch ist der Gehalt an Inositol in Plasma und Erythrozyten etwa doppelt so hoch wie bei gesunden Kontrollpersonen (Hacibekiroglu u. Akcay 1994). Inwieweit sich dieser veränderte Stoffwechsel auf den Verlauf der Krankheit auswirkt, ist nicht gesichert. Es gibt Hinweise eines positiven Einflusses einer Inositol-Supplementierung auf die Vorbeugung der diabetischen Katarakt (Beyer-Mears et al. 1989, Raj et al. 1995). Andere Studien hingegen konnten keine Veränderungen im Hinblick auf Spätfolgen des Diabetes mellitus unter einer Inositolsubstitution feststellen (Arendrup et al. 1989, Gregersen et al. 1983).

9.3.5 Negative Auswirkungen einer hohen Zufuhr

Durch eine hohe Phytinsäureaufnahme kommt es zu einer Komplexierung von Kationen wie Ca^{2+}, Mg^{2+}, Fe^{2+} und Zn^{2+}, wodurch deren Verfügbarkeit vermindert werden kann (DGE et al. 2000, Institute of Medicine 2002b). Entsprechend sollte eine mögliche Einnahme mit zeitlichem Abstand zu Mahlzeiten oder Supplementeinnahme erfolgen. Nach Gabe von 8,8 g/d Natrium-Inositolhexaphosphat über mehrere Monate wurden jedoch keine nachteiligen Auswirkungen beobachtet, sodass dieser Effekt in der Praxis nur von geringer Bedeutung zu sein scheint (Henneman et al. 1958).

10 Sekundäre Pflanzenstoffe

10.1 Allgemeine Aspekte

Seit Anfang der 1990er Jahre ist eine bis dahin wenig beachtete Gruppe organischer Bestandteile von Lebensmitteln in den Fokus der Ernährungswissenschaft gerückt, die sekundären Pflanzenstoffe. Diese im englischen Sprachraum auch als „Phytochemicals" bezeichneten Verbindungen sind ein Paradebeispiel dafür, dass Lebensmittel weitaus vielfältigere Wirkungen besitzen als lange angenommen. Sie sind von jeher Bestandteile der menschlichen Ernährung, ihre physiologische Bedeutung wurde allerdings erst spät erkannt und ist in vielen Bereichen nach wie vor ungeklärt. Im Lichte der traditionellen Interpretation des Begriffes „Ernährung" (vgl. Kap. 3.1) sind sie keine Nährstoffe im engeren Sinne, weil ihr Fehlen keine definierten Mangelerscheinungen hervorruft. Sie sind also für das Überleben nicht notwendig. Im Sinne des heute etablierten Ernährungsbegriffs (s. Kap. 3.2) werden sie mittlerweile allerdings eindeutig als erwünschte Nahrungsbestandteile angesehen, da sie zur langfristigen Gesunderhaltung des menschlichen Organismus beitragen.

Der Begriff „sekundäre Pflanzenstoffe" bezeichnet eine Vielzahl unterschiedlicher Verbindungen, die im sekundären Stoffwechsel der Pflanze gebildet und in sehr geringen Mengen mit pflanzlichen Produkten aufgenommen werden. Chemisch handelt es sich dabei um höchst unterschiedliche Substanzen, die den jeweiligen Pflanzen als Farb-, Abwehr- und Schutzstoffe sowie als Wachstumsregulatoren dienen. Inzwischen findet eine Einteilung der sekundären Pflanzenstoffe Verwendung, die teilweise auf ihrer chemischer Struktur beruht, aber auch die funktionellen Eigenschaften mit einbezieht. Entsprechend ist die Klassifikation in chemischer Hinsicht nicht stringent (Tab. 10–1). Sekundäre Pflanzenstoffe kommen in den Pflanzen nur in sehr geringen Mengen vor. Mit der bei uns üblichen gemischt pflanzlich-tierischen Nahrung werden im Durchschnitt pro Tag nur etwa 1,5 g der Verbindungen aufgenommen, bei pflanzenbetonter Kost kann dieser Wert deutlich höher liegen. Von den bislang rund 30.000 bekannten zugehörigen Verbindungen sind nach Schätzungen etwa 5.000–10.000 natürlicherweise in der menschlichen Ernährung enthalten (Watzl u. Leitzmann 1999).

Im Gegensatz zu den primären Pflanzenstoffen wie Kohlenhydraten, Proteinen und Fetten besitzen sekundäre Pflanzenstoffe für den Menschen keine Bedeutung als

Tab. 10–1: Einteilung, Vertreter und Vorkommen sekundärer Pflanzenstoffe (Hahn et al. 2005)

Gruppe	Typische Vertreter	Hauptsächliche Wirkungen	Vorkommen
Carotinoide	α-, β-Carotin, Lycopin, Lutein, Zea-xanthin	Antikanzerogen, antioxidativ, immunmodulierend	Obst, Gemüse
Phytosterine	Campesterin, β-Sitosterin, Sigmas-terin	Antikanzerogen, cholesterinsen-kend	Pflanzensamen und -öle, Nüsse
Saponine	Sojasaponine, Sojasapogenine	Antikanzerogen, antimikrobiell, cholesterinsenkend	Sojabohnen und -produkte, andere Leguminosen, Cerealien
Glucosinolate, Isothiocyanate, Indole	Glucobrassicin, Sulforaphan, Indol-3-Carbiol	Antikanzerogen, antimikrobiell, cholesterinsenkend	Kruzifere Gemüse (z. B. Broccoli), Meerrettich, Raps
Polyphenole, Phenolsäuren, Flavo-noide	Gallussäure, Kaffeesäure, Ferula-säure, Quercetin, Catechine	Antikanzerogen, antimikrobiell, antioxidativ, antithrombotisch, immunmodulierend, antiphlogis-tisch	Grünkohl, Vollkornweizen, Kleie, Obst, Gemüse, grüner Tee, Trau-ben
Phytoestrogene	Daidzein, Genistein, Lignane	Antikanzerogen, antioxidativ	Sojabohnen, -produkte, Leinsa-men, Roggen, Weizenkleie
Proteaseinhibitoren	Bowmann-Birk-Inhibitor	Antikanzerogen, antioxidativ	Leguminosen
Monoterpene	D-Limonen, D-Carvon	Antikanzerogen, antimikrobiell	Zitrusfrüchte, Kräuter, Gewürze
Sulfide	Alliin, Allicin	Antikanzerogen, antimikrobiell, antioxidativ, antithrombotisch, immunmodulierend, antiphlogis-tisch	Zwiebelgewächse
Lektine	Phasein, Convalin-A	Immunmodulierend, Blutglucose-beeinflussend	Leguminosen

Energieträger oder Gerüstsubstanzen. Sie dienen auch nicht als Cofaktoren bei enzymatischen Reaktionen wie viele Vitamine und Mineralstoffe, sondern entfalten ihre Wirkungen über sehr unterschiedliche andere Mechanismen (s. auch Kap. 3.3.1). So können sie u. a. antioxidativ wirken, hepatische Entgiftungssysteme beeinflussen, hormonelle Wirkungen modulieren oder Einfluss auf die Immunantwort nehmen.

Sekundäre Pflanzenstoffe können auf den Menschen sowohl gesundheitsfördernde als auch gesundheitsschädliche Auswirkungen haben. Bis vor einigen Jahren stand hauptsächlich die Toxizität einiger dieser Verbindungen im Mittelpunkt des wissenschaftlichen Interesses. Da verschiedene sekundäre Pflanzenstoffe u. a. die Verfügbarkeit von Nährstoffen einschränken, wurden sie über lange Zeit als „antinutritive Pflanzeninhaltsstoffe" bezeichnet. Hierbei muss jedoch berücksichtigt werden, dass derartige Auswirkungen in den meisten Fällen nach sehr einseitigen Fütterungsversuchen mit Verabreichung von großen Mengen an Tiere auftraten, die in dieser Form nicht auf die Ernährungsgewohnheiten des Menschen übertragbar sind. In den letzten Jahren ist bei der gesundheitlichen Bewertung sekundärer Pflanzenstoffe eine vollständige Umkehr zu beobachten. So wird heute davon ausgegangen, dass die meisten Stoffe (mit Ausnahme von z. B. Solanin) bei üblichen Verzehrsmengen gesundheitsfördernde Eigenschaften besitzen.

10.1.1 Vorkommen und Bioverfügbarkeit

Während einige Gruppen von sekundären Pflanzenstoffen in unterschiedlichsten Pflanzen vorkommen, finden sich andere spezifisch in bestimmten Pflanzenfamilien. So sind beispielsweise verschiedene schwefelhaltige Verbindungen spezifisch für Knoblauch und andere Zwiebelgewächse. Sie verleihen diesen den typischen Geruch und Geschmack. Tab. 10–1 gibt eine Übersicht über das Vorkommen verschiedener Gruppen sekundärer Pflanzenstoffe und typischer Vertreter. Die sehr umfangreiche Gruppe der Polyphenole umfasst chemisch betrachtet auch die Phytoestrogene, die jedoch vielfach aufgrund ihrer Wirkungen separat betrachtet werden. Carotinoide, darunter auch das β-Carotin (siehe Kap. 10.2), sind weit verbreitete Farbstoffe in Pflanzen und schützen als Antioxidanzien auch diese vor dem Einfluss aggressiver Sauerstoffspezies. Etwa 50 der rund 700 bisher bekannten Carotinoide wirken außerdem als Provitamin A.

Die Daten zur Bioverfügbarkeit der verschiedenen sekundären Pflanzenstoffe sind noch lückenhaft. Deutlich zeigt sich dabei, dass die Absorption je nach Lebensmittel, Zubereitung und Gesamternährungsweise beträchtlich variieren kann. So belegen Untersuchungen an Personen mit Ileostomie, dass das Flavonoid Quercetin bei isolierter Gabe eine Absorptionsrate von 24 % aufweist, während die Absorption von in Zwiebeln vorliegendem Quercetin bei 52 % liegt (Hollman et al. 1995). Auch die Art der jeweiligen Verbindung kann eine Rolle spielen. So ergaben Untersuchungen mit Isoflavonen aus Soja eine höhere Absorptionsrate, wenn diese in freier

Form verabreicht wurden, wohingegen die in der Nahrung typischerweise vorkommenden Isoflavon-Glykoside geringer verfügbar sind (Wolters u. Hahn 2004). Inwieweit mit einer erhöhten Bioverfügbarkeit auch eine erhöhte Wirkung einhergeht, ist im Übrigen gerade im Falle der Isoflavone unklar. Bei Carotinoiden hingegen sind die in Lebensmitteln vorkommenden veresterten Formen im Allgemeinen nicht schlechter verwertbar. Keine Unterschiede ergaben sich in dieser Hinsicht bei Beta-Cryptoxanthin und Lutein, bei Zeaxanthin ist der lipophile Ester sogar besser verfügbar (Breithaupt et al. 2003, 2004, Bowen et al. 2002, Chung et al. 2004). Da die Aufnahme der Carotinoide ähnlich der fettlöslicher Vitamine erfolgt, wirkt sich die gleichzeitige Anwesenheit von Fett günstig auf die Absorption aus. Je nach Lebensmittel und Carotinoid liegt die absorbierte Menge in einem Bereich zwischen 2 und 50 % (Nikoleit 1997).

Grundsätzlich sind mit komplexen Kostformen und Lebensmitteln gewonnene Daten zur Bioverfügbarkeit nicht direkt auf die Verhältnisse der typischerweise in Nahrungsergänzungsmitteln zu findenden isolierten oder angereicherten Substanzen übertragbar und umgekehrt. Dies ist auch im Hinblick auf die grundsätzlich schwierige Sicherheitsbewertung von sekundären Pflanzenstoffen zu berücksichtigen. Selektiv angereicherte Pflanzenextrakte und sekundäre Pflanzenstoffe in (weitgehend) isolierter Form müssen, von Ausnahmen abgesehen, als toxikologisch ungeprüft gelten. Ihre im komplexen Lebensmittelverbund erfahrungsgemäße Unbedenklichkeit in verzehrsüblichen Mengen kann nicht automatisch auf die isolierten Substanzen übertragen werden. Nur in Einzelfällen liegen entsprechende Daten zu den Reinstoffen vor. Als Grundregel für die Verwendung in Supplementen und angereicherten Lebensmitteln muss deshalb zunächst gelten, dass nur Dosierungen eingesetzt werden sollten, die auch über die Nahrung zu erreichen sind.

10.1.2 Bedarf, Versorgungssituation und Empfehlungen

Da es sich bei den sekundären Pflanzenstoffen nicht um essenzielle Nährstoffe handelt, ist ein „Bedarf" im Sinne einer zur Mangelvermeidung notwendigen Menge nicht zu ermitteln. Allerdings machen vielfältige Beobachtungsstudien und experimentelle Befunde deutlich, dass ein erhöhter Verzehr pflanzlicher Lebensmittel gesundheitliche Vorteile mit sich bringt. Die positiven Auswirkungen einer obst- und gemüsereichen Kost auf die Erkrankungshäufigkeit zeigen sich besonders bei epithelialen Tumoren sowie bei hormonabhängigen Krebserkrankungen (Steinmetz u. Potter 1996). Die protektiven Effekte werden vermutlich zu einem erheblichen Teil durch sekundäre Pflanzenstoffe vermittelt, wobei die Erkenntnisse über deren gesundheitsfördernde Wirkprinzipien sehr lückenhaft sind. Für einige Substanzgruppen wurde inzwischen auch ein kausaler Zusammenhang mit Hilfe klinischer Studien nachgewiesen.

Der geringe Stellenwert von Obst und Gemüse in der Ernährung vieler Personen sowie die zahlreichen belegten und vermuteten präventiven Aspekte einer hohen

Zufuhr an sekundären Pflanzenstoffen sind Ausgangspunkt dafür, dass eine Supplementierung dieser Substanzen diskutiert wird. Allerdings ist es – gemessen an der Zahl der existierenden Verbindungen – bislang nur in Ausnahmefällen und ansatzweise möglich, die Dosierungen an bestimmten sekundären Pflanzenstoffen zu benennen, die im Hinblick auf die langfristige Gesunderhaltung notwendig sein könnten. Noch weniger bekannt sind die Synergien oder auch Antagonismen, die sich durch verschiedene Stoffe ergeben können. Das breite Spektrum der in Pflanzen vorliegenden Substanzen in den entsprechenden Mengen kann durch Supplemente nicht imitiert werden.

10.1.3 Etablierte physiologische Funktionen

Sekundäre Pflanzenstoffe üben zahlreiche Wirkungen auf den Organismus aus (Tab. 10–1). Dabei nutzen sie Mechanismen, die von denen der klassischen Nährstoffe abweichen. Grundsätzlich können sich hierdurch je nach Substanz verschiedene gesundheitsfördernde Effekte ergeben (s. Abb. 10–1), wobei die zugrunde liegenden Prinzipien in vielen Fällen noch nicht bekannt sind.

10.1.4 Mögliche protektive Wirkungen

Schutzwirkung gegenüber Atherosklerose

Daten aus Beobachtungsstudien weisen auf eine Risikominderung gegenüber Herz-Kreislauf-Erkrankungen durch einen insgesamt hohen Obst- und Gemüseverzehr hin. Zunehmend werden dabei die Wirkungen einzelner sekundärer Pflanzenstoffe aufgeklärt; die protektiven Effekte basieren auf diversen Mechanismen. So kommen zum einen antithrombotische Eigenschaften zum Tragen, z.B. durch Fol-

- Antikanzerogen
- Entzündungshemmend
- Antimikrobiell
- Blutdruck beeinflussend
- Antioxidativ
- Cholesterinspiegel senkend
- Antithrombotisch
- Blutglucose beeinflussend
- Immunmodulierend
- Verdauungsfördernd

Abb. 10–1: Gesundheitsfördernde Wirkungen von sekundären Pflanzenstoffen

geprodukte des Alliins aus Knoblauch (Watzl u. Leitzmann 1999). Zum anderen wirken sich insbesondere die antioxidativen Eigenschaften verschiedener Substanzen hemmend auf die Oxidationsempfindlichkeit des LDL-Cholesterols aus. So besitzen beispielsweise Carotinoide ein hohes Potenzial zum Quenchen von Singulettsauerstoff, einem hoch reaktiven Molekül, das zu oxidativen Zellschädigungen beitragen kann. Diese Quenching-Eigenschaft eines Carotinoids ist abhängig von der Anzahl seiner konjugierten Doppelbindungen. Aus diesem Grund weist Lycopin mit seinen beiden offenen β-Iononringen die stärkste Aktivität unter den Carotinoiden auf, gefolgt von α-Carotin und β-Carotin (Di Mascio et al. 1989). Da oxidiertes LDL vom LDL-Rezeptor nicht erkannt und bevorzugt von Makrophagen aufgenommen wird, wird eine geringere Oxidationsempfindlichkeit mit einem Schutz gegenüber atherosklerotischen Prozessen gleichgesetzt. Zwar wurde empirisch eine zunehmende Wanddicke der Carotis-Arterie als Indikator für fortgeschrittene Atherosklerose bei niedrigen Serumkonzentrationen verschiedener Carotinoide wie β-Cryptoxanthin, Lutein, Zeaxanthin und Lycopin festgestellt (Gianetti et al. 2002, Iribarren et al. 1997), die Ergebnisse zum Einfluss der Antioxidanzienzufuhr auf das Herzinfarktrisiko sind jedoch widersprüchlich. In der Nurses' Health Study zeigte sich ein vermindertes Risiko in der Quintile mit der höchsten Aufnahme von α- und β-Carotin, nicht jedoch von Lycopin, Lutein/Zeaxanthin oder β-Cryptoxanthin (Osganian et al. 2003). In einigen Studien wurde auch eine Risikosenkung bei einer hohen Aufnahme von Flavonoiden beobachtet (Hertog et al. 1997a, Keli et al. 1996); andere zeigten keinen Zusammenhang (Hertog et al. 1997b, Knekt et al. 1996, Rimm et al. 1996). Darüber hinaus besitzen Phytosterine, Saponine, Tocotrienole, Sulfide und Carotinoide Cholesterol- und z.T. lipidsenkende Wirkungen (Watzl u. Leitzmann 1999). Da der Hypertonie direkte schädigende Einflüsse auf die Arterien zugeschrieben werden, können die blutdrucksenkenden Eigenschaften einiger Substanzen, wie bestimmter Flavonoide in schwarzem und grünem Tee (Bokuchava u. Skobekva 1980) sowie von Knoblauchinhaltsstoffen wie Adenosin und Allicin Schutzwirkungen entfalten (Gaßmann 1992a,b).

Schutzwirkung gegenüber Krebs

Der Zusammenhang zwischen der Zufuhr von sekundären Pflanzenstoffen und dem Risiko für verschiedene Krebsarten wurde in Beobachtungsstudien vielfach belegt. So zeigen Fall-Kontroll-Studien eine inverse Korrelation zwischen der Aufnahme von Carotinoiden und dem Erkrankungsrisiko (Cramer et al. 2001, Zhang et al. 1997). Auch die Daten der Nurses' Health Study und der Health Professionals' Follow Up Study bestätigen die Bedeutung der Carotinoidzufuhr. In den beiden Kollektiven mit insgesamt 124.207 Personen ergab sich eine signifikante Risikosenkung für Lungenkrebs mit steigender Zufuhr von Lycopin und α-Carotin. Für β-Carotin, Lutein und β-Cryptoxanthin wurden ebenfalls inverse – jedoch nicht signifikante – Zusammenhänge ermittelt (Michaud et al. 2000). Auch bei den 27.084

Rauchern der ATBC-Studie wurde eine signifikante Reduktion des Lungenkrebsrisikos für die Personen in der Quintile mit der höchsten Nahrungszufuhr an Lycopin, Lutein/Zeaxanthin, β-Cryptoxanthin, β-Carotin und Gesamtcarotinoiden festgestellt (Holick et al. 2002). Bei einem Kollektiv aus 18.244 Rauchern war eine hohe Gesamtkonzentration aller Carotinoide im Serum ebenfalls mit einem verminderten Risiko für Lungenkrebs verbunden. Personen mit Werten oberhalb des Median hatten ein 37 % niedrigeres Erkrankungsrisiko als diejenigen unterhalb des Median. Hohe Spiegel der einzelnen Carotinoide Lycopin, Lutein/Zeaxanthin, α- und β-Carotin waren ebenfalls mit einem geringeren Risiko verbunden, jedoch waren die Zusammenhänge hier nicht signifikant (Yuan et al. 2001).

Studien zum Einfluss der Polyphenole auf das Krebsrisiko sind weniger eindeutig. Es wurden Risikosenkungen bei hoher Flavonoidzufuhr beobachtet (Knekt et al. 1997, Arts et al. 2002), jedoch zeigte sich nicht immer ein Zusammenhang (Goldbohm et al. 1996, Hertog et al. 1994). Vielversprechend sind die Ergebnisse in Bezug auf Catechine, für die epidemiologisch ein deutlicher Effekt auf das Krebsrisiko gezeigt werden konnte (Nakachi et al. 1997, 1998, 2000, Imai et al 1997).

Inwieweit die genannten Zusammenhänge kausaler Natur sind, ist allerdings noch ungekärt. Vielfach scheinen protektive Effekte durch eine hohe Zufuhr an Gemüse und Obst bedingt zu sein. Einzelne sekundäre Pflanzenstoffe stellen lediglich Indikatoren hierfür dar, sodass es falsch wäre, aus Beobachtungsstudien einen Beleg

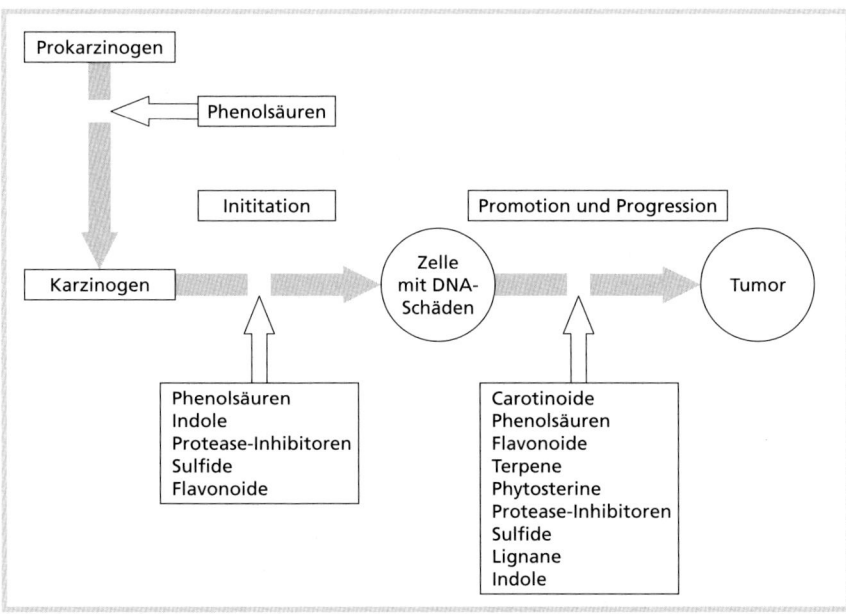

Abb. 10–2: Angriffspunkte von sekundären Pflanzenstoffen bei der Kanzerogenese (Watzl u. Leitzmann 1999)

- Abfangen von Kanzerogenen
- Hemmung von Phase-I-Enzymen
- Induktion von Phase-II-Enzymen
- Beeinflussung von Hormonwirkungen
- Beeinflussung von Zellvermehrung und Zelldifferenzierung
- Direkter Schutz der DNA
- Antioxidative Wirkung
- Veränderung der Immunfunktion

Abb. 10–3: Wirkmechanismen sekundärer Pflanzenstoffe in der Kanzerogenese (nach Watzl u. Leitzmann 1999)

für die antikanzerogene Wirkung bestimmter sekundärer Pflanzenstoffe ableiten zu wollen.

10.2 Carotinoide – allgemeine Aspekte

Bei den Carotinoiden handelt es sich um eine weit verbreitete Gruppe von Pflanzenfarbstoffen. Bisher konnten rund 700 Vertreter dieser Substanzklasse identifiziert werden, wobei im menschlichen Blut bislang nur 14 verschiedene Stoffe nachgewiesen wurden. Bei Carotinoiden wird zwischen sauerstoffhaltigen und sauerstofffreien Verbindungen unterschieden. Zur ersten Gruppe, die auch unter der Bezeichnung Xanthophylle bekannt ist, gehören Lutein, Zeaxanthin sowie β-Cryptoxanthin. Besonders reich an Substanzen dieser Gruppe sind grüne Gemüse wie Spinat, Grünkohl und Broccoli. Sauerstofffreie Carotinoide wie α-Carotin, β-Carotin sowie Lycopin finden sich in hohen Konzentrationen vor allem in gelben und roten Obst- und Gemüsesorten, aber auch in grünen Gemüsen.

Lange bekannt ist die Wirkung verschiedener Carotinoide als Provitamin A; diese Eigenschaft weisen etwa 50 Carotinoide auf. Voraussetzung hierfür ist die Anwesenheit eines β-Iononringes im Molekül. Die höchste Provitamin-A-Wirksamkeit besitzt daher β-Carotin, das zwei dieser Struktureinheiten enthält. Eine deutlich geringere Provitamin-A-Aktivität weisen die nur einen β-Iononring enthaltenden Carotinoide β-Cryptoxanthin, α- und γ-Carotin auf. Lycopin, Lutein und Zeaxanthin können hingegen nicht in Vitamin A umgewandelt werden.

Unabhängig von ihrer Vitamin-A-Aktivität weisen Carotinoide zahlreiche andere Eigenschaften auf, die das Interesse an der Substanzklasse erklären (s. Abb. 10–4). In Nahrungsergänzungsmitteln wurde früher vorwiegend β-Carotin eingesetzt. Aufgrund von Studien, die negative Auswirkungen einer Hochdosierung von

■ Antioxidative Wirkung (bei niedrigem Sauerstoffpartialdruck)

■ Stimulation der Immunantwort

■ Verringerung der Häufigkeit lichtinduzierter Tumore

■ Hemmung der Mutagenese

■ Hemmung der Tumorentwicklung

■ Verhinderung von Zellkernschädigungen

Abb. 10–4: Gesundheitsfördernde Wirkungen von Carotinoiden (Institute of Medicine 2000a, Bendich u. Olson 1989)

β-Carotin bei Rauchern nahe legten (siehe Kap. 3.11.3), sowie eines zunehmenden behördlichen Drucks, finden sich mittlerweile zahlreiche Produkte am Markt, die Carotinoidgemische bzw. isolierte andere Carotinoide enthalten. Durch die Kombination mehrerer Carotinoide wird die Wirksamkeit in Bezug auf den Oxidationsschutz gesteigert, insbesondere wenn Lycopin oder Lutein enthalten sind (Stahl et al. 1998).

Beobachtungsstudien zeigen einen inversen Zusammenhang zwischen der Carotinoidkonzentration im Plasma und der Häufigkeit von Krebserkrankungen. Die Konzentration von **β-Carotin** war bei Personen, die später Lungenkrebs entwickelten, signifikant niedriger als bei gesunden Vergleichspersonen (Nomura et al. 1985, Menkes et al. 1986, Connett et al. 1989, Stähelin et al. 1991). Eine Zusammenstellung von Werten, auch für Studien zu anderen Krebsarten, zeigt Tab. 10–2. Die

Tab. 10–2: Plasma- bzw. Serumwerte mit niedrigster Krebsinzidenz

Quelle	α-Carotin	β-Carotin	Cryptoxanthin	Gesamt-Carotinoide
Nomura et al. 1985		0,54 µmol/l		
Menkes et al. 1986		0,54 µmol/l		
Connett et al. 1989		0,22 µmol/l		1,84 µmol/l
Stähelin et al. 1991	0,09 µmol/l	0,34 µmol/l		
Batieha et al. 1993	0,05 µmol/l	0,26 µmol/l	> 0,17 µmol/l	1,88 µmol/l
Zheng et al. 1993		0,28 µmol/l		
Yuan et al. 2001	0,02–0,03 µmol/l	> 0,20 µmol/l	0,06–0,09 µmol/l	0,95–1,24 µmol/l

Tab. 10–3: Aufnahme von Carotinoiden mit dem niedrigsten relativen Risiko für Krebserkrankungen

Quelle		α-Carotin	β-Carotin	Lutein	Lutein + Zeaxanthin	Gesamt-Carotinoide
Le Marchand et al. 1993	Männer	> 0,6 mg	> 4 mg	> 3,3 mg		
	Frauen	> 0,7 mg	> 4,4 mg	> 3,3 mg		
Ziegler et al. 1996		> 1,5 mg	2,5–5,9 mg		> 4,2 mg	
Michaud et al. 2000	Männer	> 1,8 mg	> 8,9 mg		> 6,7 mg	> 33 mg
	Frauen	> 1,3 mg	> 7 mg		> 5,9 mg	> 30 mg

genannten Werte bezeichnen jeweils die Mittelwerte der Gruppe mit der niedrigsten Krebshäufigkeit. In jedem Kollektiv war unabhängig von der Höhe des absoluten Wertes die Inzidenz bei der höchsten Plasmakonzentration am niedrigsten.

Daten zur Aufnahme von Carotinoiden, die mit einer niedrigen Krebshäufigkeit korreliert, sind aufgrund der lückenhaften Erfassung in Lebensmitteltabellen schwieriger zu gewinnen als zu protektiven Plasmaspiegeln. Einige sind in Tab. 10–3 aufgeführt. Insgesamt zeigt sich auch hier, dass die höchste Aufnahme mit der Nahrung (!) das jeweils niedrigste Krebsrisiko mit sich bringt.

10.3 Beta-Carotin

Durch seine ausgeprägte Provitamin-A-Aktivität ist β-Carotin das bekannteste und zudem das quantitativ bedeutendste Carotinoid in der menschlichen Ernährung. Dies ist auch der Grund dafür, dass gerade diese Verbindung anfänglich besonders intensiv untersucht wurde. Inzwischen hat das Interesse an β-Carotin spürbar nachgelassen, nicht zuletzt auch deshalb, weil sich im Zuge verschiedener Studien Hinweise auf unerwünschte Wirkungen höherer Dosierungen ergaben (vgl. Kap. 3.11.3).

10.3.1 Vorkommen und Bioverfügbarkeit

β-Carotin findet sich zum Schutz vor photooxidativen Prozessen in allen Pflanzen, die dem Licht ausgesetzt sind. Vielfach wird es allerdings nicht als solches wahrgenommen, weil die intensiv gelb-orange Farbe, die beispielsweise bei Möhren sichtbar ist, durch den Blattfarbstoff Chlorophyll überlagert wird. Für den Menschen sind Gemüse und Obst die wichtigsten β-Carotin-Quellen. Allerdings schwanken die Gehalte in Abhängigkeit von Sorte, Jahreszeit und Reifegrad. Hohe Konzentrationen finden sich in Möhren (8,8 mg/100 g), Spinat (5,6 mg) und Aprikosen (2,6 mg) (Holden et al. 1999).

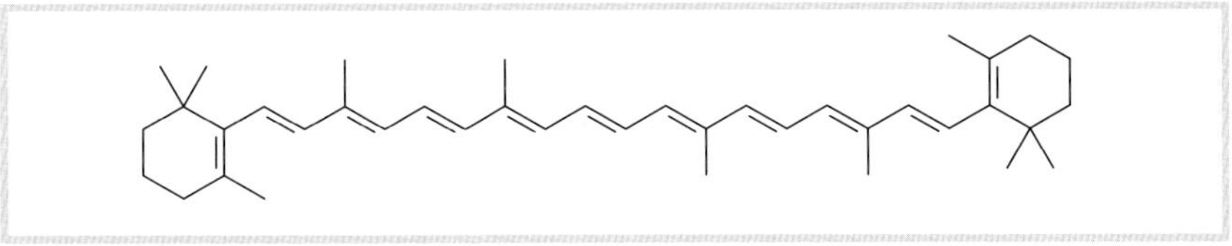

Abb. 10–5: Struktur von β-Carotin

Die Bioverfügbarkeit von β-Carotin aus rohen Lebensmitteln ist in der Regel sehr gering, da es in der Zelle kristallin vorliegt und von einer festen Cellulosematrix umschlossen ist. Aus rohen Karotten werden deshalb nur ca. 19–34 % absorbiert, aus Spinat 3–6 %. Durch Zerkleinern, Erhitzen und die Zugabe von Fett wird die Bioverfügbarkeit erhöht. Die Bedeutung des Fettes in diesem Zusammenhang wird allerdings häufig überschätzt. Eine optimale Absorption ist bereits mit 3–5 g Fett pro Mahlzeit gegeben, einer Menge, die bei einer gemischten Kost keine zusätzliche Verwendung von Fett erfordert (van het Hof et al. 2000).

10.3.2 Bedarf, Versorgungssituation und Empfehlungen

Unter den sekundären Pflanzenstoffen ist β-Carotin die einzige Substanz, für die von Seiten der DGE eine Zufuhrempfehlung existiert. Der Schätzwert für die empfohlene Aufnahme von β-Carotin beträgt 2–4 mg/d (DGE 2000a); durchschnittlich nehmen Männer 2,3 mg/d und Frauen 3,2 mg/d auf (DGE 2004).

10.3.3 Etablierte physiologische Funktionen

Zusätzlich zu seiner Eigenschaft als Provitamin A spielt die antioxidative Wirkung von β-Carotin eine übergeordnete Rolle. Sie beruht auf der Inaktivierung reaktiver Sauerstoffverbindungen (z. B. Singulett-Sauerstoff). Der Wirkort ist wie bei anderen fettlöslichen Substanzen die Lipidphase, allerdings entfaltet β-Carotin seine Wirkung im Gegensatz zu Vitamin E bei niedrigem Sauerstoff-Partialdruck (Burton u. Ingold 1984).

Darüber hinaus trägt β-Carotin durch die Bindung von Peroxidradikalen zur Hemmung der Lipidperoxidation bei. In dieser Funktion als kettenabbrechendes Antioxidans ergänzt es die Wirkungsweise anderer endogener (z. B. Superoxiddismutase, Glutathionreduktase) oder exogener (Tocopherole, Ascorbinsäure) antioxidativer Systeme. Insbesondere der Schutz von Membranlipiden erfolgt synergistisch durch β-Carotin, Vitamin E und Vitamin C (Niki et al. 1995).

10.3.4 Supplementierung

In Antioxidanzien-Präparaten wurde lange Zeit β-Carotin als einziges Carotinoid in Kombination mit Vitamin C, Vitamin E und häufig Selen eingesetzt. Die Dosierungen lagen bei bis zu 20 mg β-Carotin pro Tagesdosis. Mittlerweile werden aufgrund negativer Ergebnisse von Supplementierungsstudien (s. u.) meist Carotinoidgemische eingesetzt, sodass die Menge an β-Carotin nur noch selten mehr als 5 mg beträgt. Intensiv diskutiert wird derzeit eine aus toxikologischen Gründen angestrebte Begrenzung des Gehaltes an β-Carotin in Supplementen. Vom Bundesinstitut für Risikobewertung wurde hierzu eine Höchstmenge für die Dosis in Nahrungsergänzungsmitteln von 2 mg vorgeschlagen (Domke et al. 2004a).

Prävention der Atherosklerose

Verschiedene Beobachtungsstudien ergaben eine inverse Assoziation zwischen den Plasmaspiegeln an β-Carotin- und dem Risiko für koronare Herzkrankheit und Myokardinfarkt. So zeigte sich bei den Teilnehmerinnen der Nurses' Health Study ein um 26 % vermindertes Herzinfarktrisiko in der Quintile mit der höchsten Zufuhr von 7,6 mg/d β-Carotin verglichen mit einer Zufuhr von 1,7 mg/d (Osganian et al. 2003). Auch in einer großen Fall-Kontroll-Studie wurde zwischen der Serumkonzentration an β-Carotin und dem Herzinfarktrisiko bei Rauchern eine inverse Korrelation festgestellt (Street et al. 1994). Ein Zusammenhang zwischen geringer Zufuhr von Carotinoiden und erhöhtem KHK-Risiko könnte mechanismisch auf einem fehlenden Oxidationsschutz der Lipoproteine durch lipophile Antioxidanzien wie β-Carotin beruhen. So zeigte sich bei gesunden Probanden nach einer carotinarmen Kost über 100 Tage ein reduzierter Gehalt an β-Carotin in LDL-Partikeln und Plasma; parallel stieg die Oxidationsempfindlichkeit von LDL-Cholesterol an. Eine anschließende Supplementierung mit einer Carotinoidmischung, die 3,3 mg/d β-Carotin enthielt, steigerte den β-Carotin-Gehalt in Plasma und LDL sowie die Resistenz der LDL-Partikel weit über das Ausgangsniveau zu Beginn der Studie hinaus (Lin et al. 1998). Dagegen wurde durch eine Supplementierung mit 50–100 mg β-Carotin jeden 2. Tag über 3 Wochen zwar der Gehalt in Plasma und LDL vervielfacht, es zeigte sich jedoch kein Einfluss auf die Oxidationsresistenz der LDL-Partikel (Gaziano et al. 1995). Im Tiermodell zeigte β-Carotin protektive Effekte unabhängig von seiner antioxidativen Wirkung. Bei Kaninchen hatte die Supplementierung keinen Einfluss auf die LDL-Oxidation ex vivo, jedoch wurde die Bildung von atherosklerotischen Gefäßveränderungen signifikant vermindert (Shaish et al. 1995).

Die epidemiologisch beobachteten und vom Wirkprinzip plausiblen Schutzeffekte von β-Carotin konnten in klinischen Interventionsstudien allerdings nicht bestätigt werden. So führte die Supplementierung von 50 mg β-Carotin jeden zweiten Tag über 12 Jahre bei 22.000 Probanden nicht zu einem verminderten Auftreten koronarer Herzerkrankungen. Die Zahl der Todesfälle durch kardiovaskuläre Erkrankungen war in Verum- und Placebogruppe gleich, auch im Auftreten von Myokardinfarkten oder Schlaganfällen waren keine Unterschiede zwischen Verum- und Placebogruppe festzustellen (Hennekens et al. 1996). Im Rahmen der ATBC-Studie fanden Rapola et al. (1997) sogar ein signifikant höheres Risiko für tödliche Herzinfarkte bei den Probanden, die 20 mg/d β-Carotin erhalten hatten. Das Kollektiv dieser Untersuchung bestand im Unterschied zu anderen Studien allerdings aus Männern, die bereits einen Myokardinfarkt überlebt hatten.

Vermutlich sind die in Beobachtungsstudien gefundenen protektiven Effekte nicht kausal auf β-Carotin zurückzuführen. Sie könnten vielmehr auch aus einem insgesamt vermehrten Gemüse- und Obstverzehr resultieren, für den höhere β-Carotin-Plasmaspiegel lediglich einen Indikator darstellen. Die protektiven Wirkungen beruhen möglicherweise auch auf einer Kombination anderer sekundärer Pflanzenstoffe sowie deren Synergien mit Vitaminen und Ballaststoffen.

Prävention von Krebserkrankungen

Bereits 1981 wurde vermutet (Peto et al. 1981), dass die krebsprotektive Wirkung von Obst und Gemüse auf dem Gehalt an β-Carotin als eigentlich wirksamer Substanz beruhen könnte. Für einen Effekt von β-Carotin in der Prävention von Krebserkrankungen spricht neben dem antioxidativen Potenzial die erwiesene Stimulation einiger Immunfunktionen sowie die vermehrte Synthese von gap junctions, wodurch die Entwicklung entarteter Zellen unterdrückt wird (Hossain et al. 1989, Zhang et al. 1992).

Beobachtungsstudien scheinen die postulierten Wirkungen zu bestätigen. So war das Brustkrebsrisiko in einer Fall-Kontroll-Studie bei Frauen in der Quartile mit den höchsten Serumspiegeln von β-Carotin um 53 % vermindert (Ching et al. 2002). Daten aus der ATBC-Studie zeigen eine signifikante Risikominderung für Lungenkrebs mit steigenden Serumspiegeln an β-Carotin (Holick et al. 2002). Auch in einer weiteren Fall-Kontroll-Studie wurde ein inverser Zusammenhang zwischen der β-Carotinzufuhr über die Nahrung und dem Lungenkrebsrisiko festgestellt (Le Marchand et al. 1993).

Ergebnisse von Interventionsstudien stellten die krebspräventiven Effekte von β-Carotin jedoch in Frage und führten teilweise sogar zu gegenteiligen Ergebnissen. Weder die finnische ATBC-Studie mit einer Dosierung von 20 mg/d noch die amerikanische CARET-Studie mit 30 mg/d konnten einen protektiven Effekt der Supplementierung bei Hochrisiko-Kollektiven zeigen. Beide mussten sogar aufgrund einer Zunahme der Lungenkrebsinzidenz vorzeitig abgebrochen werden (Heinonen et al. 1994, Omenn et al. 1996). Dagegen konnte in der groß angelegten Physicians' Health Study (PHS) mit insgesamt 22.000 Teilnehmern, darunter 2.000 Rauchern, über eine Studiendauer von 12 Jahren keine Auswirkung auf die Krebsinzidenz durch Verabreichung von β-Carotin (50 mg jeden zweiten Tag) festgestellt werden

(Hennekens et al. 1996). Auch in der Sekundärprävention bei Patienten mit behandelten Krebserkrankungen zeigte die Gabe von 50 mg/d β-Carotin über vier Jahre keinen Effekt auf das erneute Auftreten von Krebs. Obwohl Raucher in dieser Studie mehr als die Hälfte des Kollektivs bildeten, wurde auch bei ihnen keine höhere Krebsinzidenz oder Mortalität festgestellt (Mayne et al. 2001). Bei Personen mit Läsionen der Magenschleimhaut, gleichbedeutend mit einem möglicherweise erhöhten Tumorrisiko, wurde nach Supplementierung mit 30 mg/d β-Carotin über sechs Jahre eine Hemmung der Progression beobachtet. In der Gruppe, die 2 g/d Vitamin C zusätzlich einnahm, wurde eine deutliche Regression beobachtet (Correa et al. 2000). Nach weiteren sechs Jahren ohne Supplementierung war der protektive Effekt der Antioxidanziengabe jedoch statistisch nicht mehr nachweisbar (Mera et al. 2005) (s. auch Kap. 3.11.3).

Bei gesunden Probanden, die vier Wochen lang täglich 15 mg β-Carotin erhalten hatten, zeigte sich am Ende der Supplementierungsphase eine erhöhte Anzahl von Strangbrüchen an der DNA. Auf die Widerstandsfähigkeit der DNA gegenüber Oxidation durch Wasserstoffperoxid hatte die Carotingabe dagegen keinen Einfluss (Astley et al. 2004).

Prävention von Lichtdermatosen

Sowohl in der Behandlung von Lichtüberempfindlichkeiten verschiedener Genese als auch bei Pigmentstörungen ist der Einsatz von β-Carotin als Antioxidans eine klinisch etablierte Methode. Die Sonderstellung des Carotinoids beruht auf seiner primären Ansammlung in der Epidermis sowie der Subkutis der Haut. Tatsächlich lässt sich die Sonnenbrandneigung über eine Präsupplementierung von β-Carotin reduzieren, jedoch sind derartige photoprotektive Effekte nur bei regelmäßiger oraler Zufuhr über einen längeren Zeitraum zu erwarten. So erhöhte sich der Carotingehalt in der Haut gesunder Probanden durch die Gabe von 24 mg/d über einen Zeitraum von 12 Wochen. Die Erythembildung durch UV-Bestrahlung war nach der Supplementierungsphase signifikant reduziert. Mit einer Mischung aus jeweils 8 mg β-Carotin, Lutein und Lycopin wurden inzwischen allerdings die gleichen Effekte erzielt (Heinrich et al. 2003). Keine Auswirkung auf die Konzentration in der Haut oder die Erythembildung zeigte sich nach der Einnahme von 15 mg/d β-Carotin über 8 Wochen (McArdle et al. 2004).

Wirkung auf das Immunsystem

In hohen Dosierungen zeigt β-Carotin immunstimulierende Wirkungen, indem es u.a. die Zahl verschiedener Immunzellen steigert. So stieg nach einer Supplementierung mit 180 mg/d über einen Zeitraum von 14 Tagen bei gesunden Probanden die Zahl an T-Lymphocyten signifikant an (Alexander et al. 1985). Bei älteren Menschen konnte durch die Gabe von 30, 45 oder 60 mg β-Carotin pro Tag dosisabhängig die Zahl der Natürlichen Killerzellen gesteigert werden (Watson et al. 1991).

Neben der Anzahl wird auch die Aktivität der Natürlichen Killerzellen durch β-Carotin beeinflusst. Im Rahmen der Physicians' Health Study zeigte sich nach 10 bis 12 Jahren Supplementierung mit 50 mg β-Carotin jeden zweiten Tag eine höhere Aktivität dieses Zelltyps bei Männern über 65 Jahren. In der Altersklasse der 51–64jährigen wurde dagegen kein Einfluss beobachtet (Santos et al. 1996). Zudem hatte die Carotin-Gabe keinen Einfluss auf die Zahl von T- und B-Lymphocyten oder die Anteile der Subpopulationen (Santos et al. 1997). Bei älteren Frauen zeigte sich nach dreiwöchiger Gabe von täglich 90 mg β-Carotin weder ein Effekt auf die Hautreaktion vom verzögerten Typ, noch war eine Veränderung der Lymphocytenzahl feststellbar (Santos et al. 1997). Kein Einfluss auf Zahl oder Zusammensetzung der Immunzellen ergab sich auch bei gesunden Personen über 65 Jahren, die 12 Wochen lang täglich 8,2 mg β-Carotin oder Placebo erhielten (Corridan et al. 2001). Neben diesen Effekten wird auch eine Reduzierung der UV-induzierten Immunsuppression beschrieben (Fuller et al. 1992).

Angesichts der extrem hohen Dosierungen, die in den genannten Studien verwendet wurden und vor dem Hintergrund potenzieller Risiken bei diesen Dosierungen ist die Einnahme von β-Carotin zur Verbesserung der Immunfunktion nicht zu empfehlen. Von physiologischen Mengen, die in Nahrungsergänzungsmitteln enthalten sind, ist eine derartige Wirkung bei normaler Versorgungssituation kaum zu erwarten.

10.3.5   Negative Auswirkungen einer hohen Zufuhr

β-Carotin wurde von Gesunden selbst bei Verabreichung von Dosierungen bis zu 25 mg/d über einen Zeitraum von 10 Jahren ohne schädliche Nebenwirkungen gut vertragen. Eine teilweise beobachtete Gelbverfärbung innerer Organe oder der Haut ist harmlos und lässt sich durch eine geringere Dosierung schnell rückgängig machen (Hennekens et al. 1996). Die Festlegung eines UL auf Grundlage der vorliegenden Studien durch das Scientific Committee on Food der Europäischen Union war nicht möglich (SCF 2000e); auch durch das nachfolgende Gremium, die European Food Safety Authority (EFSA) wurde bis heute kein Wert festgesetzt. Lediglich die britische Food Standards Agency hat eine konkrete Höchstmengenempfehlung ausgesprochen. Diese beträgt für Personen, die weder rauchen noch Asbest ausgesetzt sind, 7 mg/d an isoliertem β-Carotin (Food Standards Agency 2003). Nach Auffassung des damaligen BgVV (Bundesinstitut für gesundheitlichen Verbraucherschutz und Veterinärmedizin) sollten Raucher aufgrund möglicher Risiken hochdosierter β-Carotin-Präparate, die in der ATBC- und CARET-Studie deutlich wurden, generell auf β-Carotin-haltige Präparate verzichten (BgVV 1998). Angestrebt wird derzeit eine gesetzliche Beschränkung des β-Carotin-Zusatzes zu Lebensmittel; hierzu liegt ein Vorschlag des Bundesinstituts für Risikobewertung in Höhe von 2 mg pro Tagesdosis für Nahrungsergänzungsmittel vor. Eine Anreicherung sonstiger Lebensmittel sollte danach komplett unterbleiben. Für Arzneimittel zur Behandlung der Erythropoetischen Protoporphyrie mit Dosierungen von mehr als 2 mg β-Carotin ist vom BfArM dagegen lediglich der Hinweis vorgesehen, dass diese von Rauchern nicht über einen längeren Zeitraum eingenommen werden sollen; von Präparaten mit mehr als 20 mg pro Tagesdosis wird Rauchern vollständig abgeraten (Domke et al. 2004a).

10.4 Lycopin

10.4.1 Vorkommen und Bioverfügbarkeit

Lycopin findet sich in hoher Konzentration nur in Tomaten (3,1 mg/100 g), Guaven (5,4 mg/100 g), Wassermelonen (4,1 mg/100 g) sowie roter Grapefruit (3,4 mg/ 100 g), wobei der Gehalt mit dem Reifegrad steigt (Mangels et al. 1993). So enthalten unreife Tomaten lediglich 0,5 mg Lycopin/100 g, wohingegen intensiv rote Exemplare bis zu 5 mg Lycopin/100 g aufweisen (Clinton 1998). Aus Daten der Nationalen Verzehrsstudie wurde für Deutschland eine mittlere Lycopinzufuhr von 1,3 mg/d errechnet (Pelz et al. 1998), für andere europäische Länder schwanken die Angaben zwischen 1,1 und 8,0 mg/d (Porrini u. Riso 2005). Die Bioverfügbarkeit von Lycopin aus verarbeiteten Tomatenprodukten wie Tomatensaft ist deutlich besser als aus rohen Tomaten, insbesondere nach dem Erhitzen z. B. von Tomatensauce (Gärtner et al. 1997, Stahl u. Sies 1992). Mittlerweile sind jedoch auch Präparate mit synthetischem Lycopin verfügbar, deren Aufnahme mit der aus erhitzten Tomatenprodukten vergleichbar ist (Cohn et al. 2004).

10.4.2 Bekannte und diskutierte Wirkungen

Prävention der Atherosklerose

Durch die Bedeutung von Oxidationsvorgängen bei der Atherogenese (s. Kap. 3.11.1) und vor dem Hintergrund der ausgeprägten antioxidativen Wirkung von Lycopin (Di Mascio et al. 1989) liegt ein Einfluss der Aufnahme des Carotinoids auf atherosklerotische Veränderungen nahe. Tatsächlich weisen einige epidemiologische Daten auf einen inversen Zusammenhang zwischen der Lycopinzufuhr und dem Risiko für Herz-Kreislauf-Erkrankungen hin. In der EURAMIC-Studie wiesen Personen mit höherem Lycopingehalt im Fettgewebe ein vermindertes Erkrankungsrisiko auf. Männer in der Quintile mit der höchsten Konzentration an Lycopin hatten ein um 48 % geringeres Herzinfarktrisiko als Männer mit dem niedrigsten Wert (Kohlmeier et al. 1997). Niedrige Serumspiegel waren ebenfalls mit einem erhöhten Atheroskleroserisiko verbunden (Kristenson et al. 1997, Klipstein-Grobusch et al. 2000). Gleichermaßen ergaben sich inverse Zusammenhänge zwischen den Plasmaspiegeln an Lycopin und der Arterien-Wanddicke (Gianetti et al. 2002,

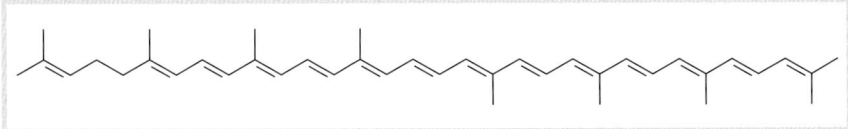

Abb. 10–6: Struktur von Lycopin

Iribarren et al. 1997). Eine besonders deutliche Korrelation zeigte sich bei Patienten mit angiographisch bestätigter Gefäßverengung, deren durchschnittlicher Lycopingehalt im Plasma um 38 % geringer war als bei gesunden Kontrollpersonen (Gianetti et al. 2002). Kein Zusammenhang zwischen den Plasmaspiegeln von Lycopin und dem KHK-Risiko ergab sich dagegen in der Physicians' Health Study (Sesso et al. 2005).

Auch in Interventionsstudien wurde wiederholt der Einfluss von Lycopin auf Risikofaktoren für Atherosklerose untersucht. So erhielten gesunde Probanden 15 Tage lang 23–35 mg/d Lycopin in Form von Tomatensuppe oder Gemüsesaft. Die Oxidationsresistenz der Lipoproteine konnte hierdurch um 6–11 % erhöht werden (Hadley et al. 2003). Die Verabreichung von verschiedenen Tomatenprodukten über einen Zeitraum von einer Woche hatte bei gesunden Probanden einen vergleichbaren Effekt. Sie erhielten entweder Tomatensauce mit 39 mg/d, Tomatensaft mit 50 mg/d oder Kapseln mit 75 mg/d Lycopin. Marker für oxidativen Stress in den LDL-Partikeln waren in allen 3 Versuchsgruppen niedriger als in der Kontrollphase. So sank die Konzentration der thiobarbitursäurereaktiven Substanzen (TBARS) um 25 % und die der konjugierten Diene um 13 %, wobei sich kein Unterschied zwischen den verschiedenen Interventionsgruppen ergab (Agarwal u. Rao 1998). Bei Typ-2-Diabetikern verlängerte sich durch die Verabreichung von 500 ml Tomatensaft mit etwa 45 mg/d Lycopin über vier Wochen die Lag-Phase als Marker für die Oxidationsresistenz der LDL um 42 % (Upritchard et al. 2000).

Im Zellversuch erhöhte die Zugabe von Lycopin zu Makrophagen die Zahl von LDL-Rezeptoren; die Aufnahme von LDL in Makrophagen stieg daraufhin um 110 %, der Abbau in den Zellen um 34 % und die Cholesterol-Synthese sank um 73 %. Um diese Ergebnisse beim Menschen zu überprüfen, erhielten sechs Männer täglich 60 mg Lycopin. Nach einer Studiendauer von drei Monaten zeigte sich eine Senkung des LDL-Cholesterols um 14 % ohne Veränderung der HDL-Spiegel (Fuhrmann et al. 1997). In vitro wurde auch eine verminderte Expression von Adhäsionsmolekülen durch menschliche Endothelzellen beobachtet, nachdem die Zellen mit Lycopin inkubiert worden waren. Die Adhäsion von Monocyten war in der Folge ebenfalls reduziert. Im Rahmen dieses Versuches zeigte sich Lycopin wirksamer als α- und β-Carotin, Lutein und β-Cryptoxanthin (Martin et al. 2000). Auch die Blutgerinnung konnte in vitro durch Inkubation mit Tomatenextrakt gehemmt werden (Dutta-Roy et al. 2001).

Prävention von Krebserkrankungen

Epidemiologische Daten weisen auf einen negativen Zusammenhang zwischen der Lycopinzufuhr und dem Risiko für Krebserkrankungen, v.a. bei Prostatakrebs und Tumoren des Verdauungstraktes (Giovannucci 2005, Clinton 1998). So zeigen Daten aus der Health Professionals' Follow-up Study ein signifikant geringeres Risiko für Prostatakrebs bei einer hohen Aufnahme an Lycopin oder Tomatensoße ($\geq$ 2 Portionen/Woche). Diese Assoziation ergab sich unabhängig vom Obst-/Gemüse-/Olivenöl-Konsum (Giovannucci et al. 2002). In einer Fall-Kontroll-Studie mit 549 Fällen wurde eine inverse Korrelation zwischen der Aufnahme von Lycopin und dem Erkrankungsrisiko für das Ovarialkarzinom festgestellt (Cramer et al. 2001). Ebenfalls in einer Fall-Kontroll-Studie wurde ein geringeres Risiko für Brustkrebs bei höheren Lycopinkonzentrationen im Fettgewebe der Teilnehmerinnen beobachtet (Zhang et al. 1997). Eine andere Fall-Kontroll-Studie konnte demonstrieren, dass im Serum und Prostatagewebe von Patienten mit Prostatakarzinomen niedrigere Konzentration an Lycopin – jedoch nicht an anderen Carotinoiden – vorlagen (Rao et al. 1999). In Bezug auf Lungenkrebs zeigte sich in einem gemischten Kollektiv aus männlichen und weiblichen Rauchern und Nichtrauchern kein Einfluss der Lycopinzufuhr über die Nahrung (Le Marchand et al. 1993), bei männlichen Rauchern dagegen war eine hohe Lycopinzufuhr mit einem signifikant geringeren Risiko verbunden. Männer in der Quintile mit der höchsten Aufnahme von >1,8 mg/d Lycopin hatten ein um 28 % niedrigeres Lungenkrebsrisiko als solche, die weniger als 0,2 mg/d zuführten (Holick et al. 2002). Von 72 Studien, die die Beziehung zwischen dem Tomatenverzehr bzw. den Lycopinspiegeln und dem Krebsrisiko untersuchten, fanden 57 eine inverse Assoziation, die in 35 Fällen statistisch signifikant war. Die Evidenz der Schutzwirkungen ist im Hinblick auf Karzinome der Prostata, Lungen und des Magens am deutlichsten (Giovannucci 1999). Da alle Studienergebnisse aus Beobachtungen gewonnen wurden, lässt sich eine eindeutige Ursache-Wirkung-Beziehung nicht ableiten. Dennoch spricht die Konsistenz der Ergebnisse dafür, dass Lycopin, und nicht andere Confounder, für die Effekte verantwortlich war (Giovannucci 1999).

Im Vergleich zu den vorliegenden epidemiologischen Daten sind Interventionsstudien zum Einfluss von Lycopin auf Krebserkrankungen rar. Bei Aufnahme in komplexer Form, also mit normalen Lebensmitteln, deuten die Ergebnisse jedoch auch hier auf protektive Effekte hin. So wurden bei Patienten, die vor einer radikalen Prostatektomie drei Wochen lang 30 mg/d Lycopin in Form von Tomatenextrakt eingenommen hatten, signifikant kleinere Tumore und ein geringerer Befall von Geweben außerhalb der Prostata diagnostiziert (Kucuk et al. 2002). In Bezug auf Prostatakarzinome konnte eine hemmende Wirkung von Lycopin sowohl in Zell- als auch in Tierversuchen grundsätzlich bestätigt werden. Dabei zeigten sich die deutlichsten Effekte auf androgenunabhängige Tumore (Tang et al. 2005). Auch die Widerstandsfähigkeit von Lymphocyten-DNA ließ sich durch eine erhöhte Lycopinzufuhr verbessern. Nachdem 10 Frauen über einen Zeitraum von 3 Wochen jeden Tag Tomatensoße mit 16,5 mg Lycopin gegessen hatten, zeigte sich nach ex-vivo-Behandlung der isolierten DNA mit einem Oxidationsmittel eine signifikant verringerte Anzahl von Strangbrüchen verglichen mit der DNA nach lycopinarmer Kost (Riso et al. 1999). Kein Einfluss auf die Zahl von Strangbrüchen vor und nach Oxidation ex vivo wurde dagegen nach einer 4-wöchigen Supplementierung bei Männern mit 15 mg/d isoliertem Lycopin beobachtet (Astley et al. 2004).

Weitere Effekte

Lycopin besitzt wie auch β-Carotin eine Schutzwirkung gegenüber Lichtdermatosen. Bei Probanden, die täglich 16 mg Lycopin in Form von Tomatenmark erhalten hatten, zeigte sich nach 10 Wochen eine signifikant verminderte Erythembildung nach UV-Bestrahlung gegenüber Placebo (Stahl et al. 2001).

10.4.3 Negative Auswirkungen einer hohen Zufuhr

Eine hohe Zufuhr von Lycopin ist nach derzeitigem Kenntnisstand nicht mit nachteiligen Wirkungen verbunden. In Tierversuchen zeigten sich keinerlei negative Effekte bei Aufnahme von bis zu 3 g pro kg Körpergewicht und Tag (Trumbo 2005). Insbesondere ist epidemiologischen Studien zufolge nach derzeitiger Kenntnis das Krebsrisiko auch bei hoher Lycopinzufuhr bzw. hohen Plasmaspiegeln nicht erhöht (Giovannucci 1999).

10.5 Lutein und Zeaxanthin

10.5.1 Vorkommen und Bioverfügbarkeit

Beide Carotinoide gehören zur Gruppe der sauerstoffhaltigen Xanthophylle und liegen in vielen Lebensmitteln vergesellschaftet vor. Bei schonender Zubereitung sind Xanthophylle relativ hitzestabil, erst bei intensiver Hitzeeinwirkung werden sie zu 19–57 % zerstört (Khachik et al. 1992, Micozzi et al. 1990). Sehr hohe Lutein- und Zeaxanthingehalte weisen Grünkohl (39,6 mg/100 g) und Spinat (11,9 mg/100 g) auf; Brokkoli (2,4 mg/100 g) trägt aufgrund des steigenden Konsums ebenfalls zur Zufuhr bei (Holden et al. 1999). Die durchschnittliche Luteinzufuhr in Deutschland liegt bei etwa 1,9 mg/d (Pelz et al. 1998). Die Bioverfügbarkeit von Lutein und Zeaxanthin ist aufgrund ihrer höheren Polarität im Allgemeinen grösser als die von β-Carotin (van het Hof et al. 1999a). Allerdings war die Aufnahme von Luteinestern mit einer fettreichen Mahlzeit (36 g Fett) signifikant grösser als mit einer Mahlzeit, die nur 3 g Fett enthielt; die Absorption von β-Carotin war in beiden Versuchen identisch (Roodenburg et al. 2000). Zur Auswirkung mechanischer Verarbeitung

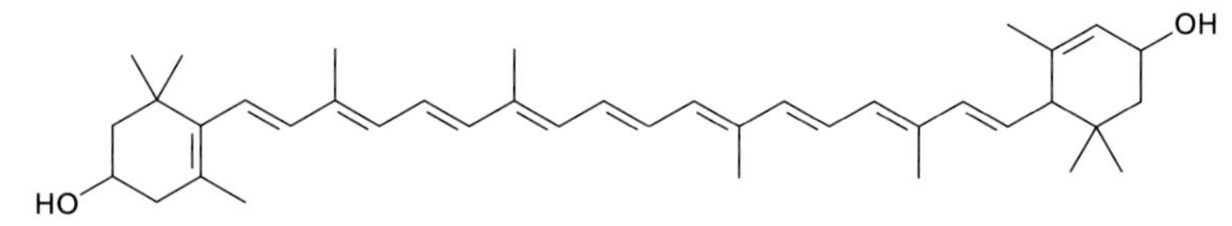

Abb. 10–7: Struktur von Lutein

der Gemüse auf die Bioverfügbarkeit liegen widersprüchliche Ergebnisse vor (Castenmiller et al. 1999, van het Hof et al. 1999b). Die Veresterung spielt hingegen keine Rolle für die Bioverfügbarkeit. Freies und verestertes Lutein und Zeaxanthin werden gleich gut absorbiert (Bowen et al. 2002, Chung et al. 2004, Breithaupt et al. 2004).

10.5.2 Bekannte und diskutierte Wirkungen

Epidemiologische Daten weisen auf die Bedeutung von Lutein und Zeaxanthin bei der Prävention und Therapie von Augenerkrankungen hin. Besonders im Hinblick auf die Entwicklung der altersabhängigen Makuladegeneration (AMD) könnte Lutein hilfreich sein. So betrug in einer Fall-Kontroll-Studie das relative Risiko für die Krankheit in der Quintile mit der höchsten Zufuhr nur 43 % verglichen mit der niedrigsten Aufnahme der Substanzen (Seddon et al. 1994). Auch wurde eine Beziehung zwischen den Serumspiegeln der beiden Carotinoide und der Pigmentdichte in der Makula festgestellt (Burke et al. 2005). Das Risiko für eine Makuladegeneration war bei Personen in der Tertile mit den höchsten Werten der Plasmakonzentration um zwei Drittel vermindert gegenüber Personen in der untersten Tertile (Eye Disease Case-Control Study Group 1993). Ein doppelt so hohes Risiko hatten Personen in der untersten Tertile der Zeaxanthinkonzentrationen im Plasma, wobei sich in diesem Kollektiv für Lutein kein signifikanter Einfluss ergab (Gale et al. 2003). Dagegen wurde in der „Beaver Dam Eye Study" kein Zusammenhang zwischen den Serumkonzentrationen von Lutein und/oder Zeaxanthin und der Entwicklung der Makuladegeneration festgestellt (Mares-Perlman et al. 1995). Bei Patienten mit bestehender Makuladegeneration wurden um 32 % niedrigere Konzentrationen an Lutein und Zeaxanthin in der Makula gemessen als bei gesunden Vergleichspersonen gleichen Alters. Diejenigen Studienteilnehmer, die nach der AMD-Diagnose begonnen hatten, Luteinpräparate mit mindestens 4 mg/d einzunehmen, wiesen eine Pigmentdichte im Normalbereich auf (Bernstein et al. 2002). Durch Supplementierung mit 30 mg/d Lutein über einen Zeitraum von 20 Wochen konnte eine Erhöhung der Pigmentdichte in der Makula von gesunden Probanden erzielt werden (Landrum et al. 1997). Eine Aufnahme von 11 mg/d Lutein und 0,3 mg/d Zeaxanthin in Form von Spinat über einen Zeitraum von 15 Wochen führte bei 8 von

11 Probanden zu einer erhöhten Pigmentdichte in der Makula (Hammond et al. 1997), ebenso die Supplementierung mit 10 mg/d Lutein über 12 Wochen (Berendschot et al. 2000). Auch in einer größeren Studie mit 90 Patienten, die an atrophischer AMD litten, konnten positive Effekte gezeigt werden. Dabei erhielten die Probanden entweder täglich 10 mg Lutein, 10 mg Lutein kombiniert mit einer Antioxidanzien-/Vitamin-Mischung oder ein Placebo. Nach einem Jahr hatten sich die Dichte der Makulapigmente, die Sehschärfe und die Kontrastempfindlichkeit in den beiden Luteingruppen im Vergleich zur Basisuntersuchung erhöht, während in der Placebogruppe keine signifikanten Änderungen auftraten (Richer et al. 2004). Allerdings ist die letztgenannte, auch als „LAST-Studie" bekanntgewordene Untersuchung wegen wesentlicher methodischer Einschränkungen noch nicht als Nachweis einer entsprechenden Wirksamkeit von Lutein anzusehen. Die untersuchte Fallzahl war gering; zudem wurden vornehmlich Männer in die Studie einbezogen, obwohl bekannt ist, dass die Erkrankung verstärkt bei Frauen auftritt.

Zum Einfluss von Lutein und Zeaxanthin auf die Kataraktentwicklung existieren weniger Daten. In der „Beaver Dam Eye Study" zeigte sich ein sinkendes Risiko mit steigender Zufuhr von Lutein, wobei Personen in der obersten Quintile mit 1,55 mg/d Lutein nur noch 50 % des Risikos aufwiesen, das diejenigen mit 0,6 mg/d hatten (Lyle et al. 1999). Patienten, bei denen bereits eine Katarakt diagnostiziert worden war, zeigten durch eine Supplementierung mit Lutein eine verbesserte Sehschärfe, nachdem sie 2 Jahre lang dreimal wöchentlich jeweils 15 mg Lutein erhalten hatten (Olmedilla et al. 2003).

Lutein und Zeaxanthin sind die beiden einzigen in der Retina nachgewiesenen Carotinoide. Zu den Mechanismen, über die sie ihre Schutzfunktion ausüben, existieren zwei Hypothesen:

- Lutein und Zeaxanthin absorbieren Licht im blauen Bereich des Spektrums, das besonders schädlich für Photorezeptoren und Pigmentepithel ist (Ham et al. 1984),
- Freie Radikale, die durch Lichteinwirkung freigesetzt werden und eine Peroxidation von Membranlipiden in der Retina verursachen, werden durch die antioxidativ wirkenden Carotinoide neutralisiert (Khachik et al. 1997).

10.5.3 Negative Auswirkungen einer hohen Zufuhr

Nach langfristiger Einnahme von 30 mg/d Luteinestern wurde in einer Studie eine reversible Gelbfärbung der Haut beobachtet, eine andere zeigte jedoch selbst mit 40 mg/d kein derartiges Ergebnis. Die Aufnahme bis zu einer Höhe von 40 mg/d wird deshalb als sicher angesehen (FDA 2003). Der Expertenausschuss für Lebensmittelzusatzstoffe von FAO und WHO gibt eine akzeptable Obergrenze für die Aufnahme von Lutein (aus Tagetes erecta) von 2 mg pro Tag und kg Körpergewicht an (Joint FAO/WHO Expert Committee on Food Additives 2004). Eine abschließende Sicherheitsbewertung kann allerdings derzeit nicht vorgenommen werden.

10.6 α-Carotin und β-Cryptoxanthin

10.6.1 Vorkommen und Stabilität

α-Carotin liegt in hohen Mengen in Kürbis (3,8 mg/100 g) und Karotten (3,6 mg/ 100 g) vor. Die höchsten Konzentrationen an β-Cryptoxanthin wurden mit 1,8 mg/ 100 g in Chilischoten gefunden. Hohe Gehalte weisen auch Papaya (1,2 mg/100 g), Pfirsiche (0,5 mg/100 g) und Mandarinen (0,4–0,8 mg/100 g) auf (Breithaupt u. Bamedi 2001).

10.6.2 Bekannte und diskutierte Wirkungen

Beobachtungsstudien weisen auf Zusammenhänge zwischen der Krebsinzidenz und der Zufuhr von Carotinoiden wie α-Carotin und β-Cryptoxanthin hin. So fand sich in der ATBC-Studie an 27.084 Rauchern ein um 15 % niedrigeres Lungenkrebs-risiko bei einer Aufnahme >56 µg/d β-Cryptoxanthin verglichen mit <5 µg/d (Holick et al. 2002). In einer prospektiven Studie an 18.244 Männern in China fand sich ein inverser Zusammenhang zwischen den Serumspiegeln an β-Cryptoxanthin und dem Lungenkrebsrisiko; dabei waren Werte von >3 µg/dl mit dem niedrigsten Risiko verbunden (Yuan et al. 2001).

In der Nurses' Health Study zeigte sich bei einer Zufuhr von 1,5 mg/d α-Carotin ein um 20 % vermindertes KHK-Risiko verglichen mit einer Zufuhr 0,2 mg/d. Ein Einfluss der β-Cryptoxanthinzufuhr wurde nicht festgestellt (Osganian et al. 2003).

10.7 Polyphenole

Unter der Bezeichnung Polyphenole werden verschiedene Substanzen zusammengefasst, deren chemische Struktur auf dem Phenol basiert. Zu dieser Gruppe zählen neben Phenolsäuren, Hydroxybenzoesäuren, Hydroxyzimtsäuren, Hydroxycumarinen und Lignanen auch die Flavonoide, zu denen die Isoflavone, Catechine und Anthocyane gehören.

10.7.1 Vorkommen und Stabilität

Polyphenole kommen in allen Pflanzen vor, wobei bestimmte Verbindungen besonders verbreitet sind. Hierzu gehören das Flavonoid Quercetin sowie die Hydroxy-zimtsäuren Kaffee- und Ferulasäure. Die 4000–5000 verschiedenen, bisher bekannten **Flavonoide** kommen in Form der Anthozyane vor allem in Kirschen, Pflaumen, roten Trauben, Rotkohl und Auberginen vor. Die gelben Flavonole finden sich dagegen beispielsweise in Zwiebeln und Endivien, Catechine vor allem in Tee

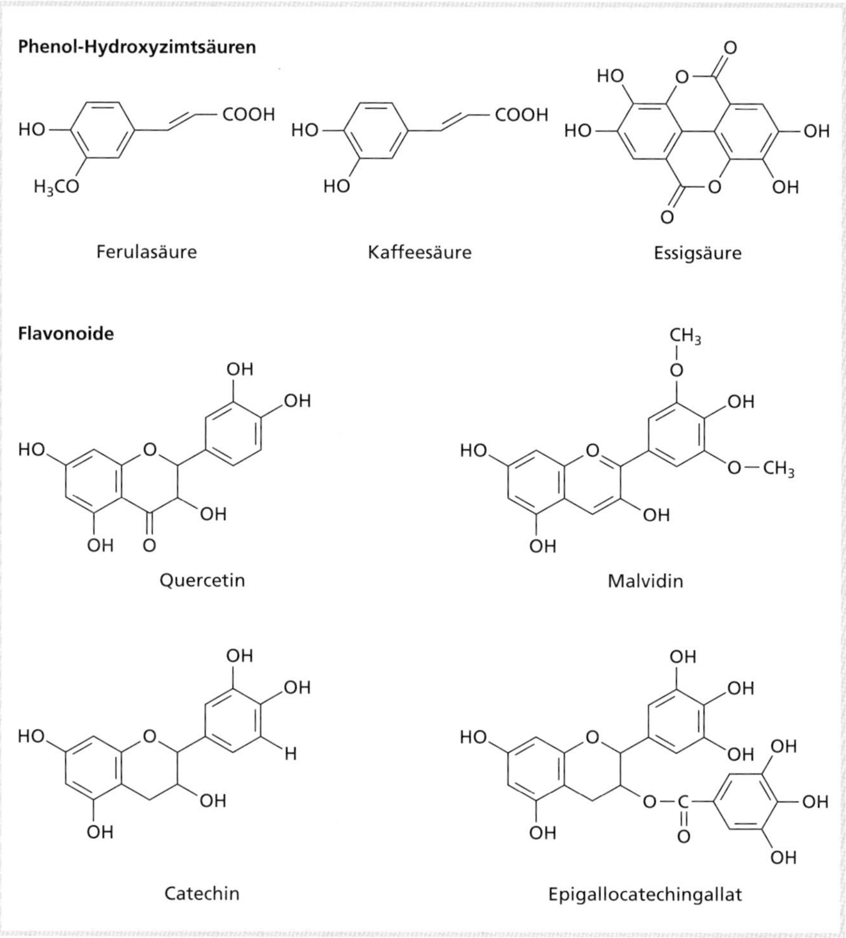

Phenol-Hydroxyzimtsäuren

Ferulasäure Kaffeesäure Essigsäure

Flavonoide

Quercetin Malvidin

Catechin Epigallocatechingallat

Abb. 10–8: Struktur einiger Polyphenole

und Rotwein. Obwohl Flavonoide relativ hitzestabil sind (Hertog et al. 1993a,b), können die verarbeitungsbedingten Verluste durch das Abtrennen flavonoidreicher Lebensmittelteile (Schälen von Orangen, Trester bei der Apfelsaftherstellung) sehr hoch sein (Watzl u. Leitzmann 1999). Aufgrund lückenhafter Analysedaten ist die Aufnahme von Polyphenolen nicht zuverlässig zu bestimmen. Schätzungen auf Basis der Nationalen Verzehrsstudie und Gehalten in einigen häufig konsumierten Lebensmitteln ergaben eine durchschnittliche Zufuhr von 10–13 mg/d. Als wichtigste Quellen zeigten sich hierbei Zwiebeln und Tee (Böhm et al. 1998). Abb. 10–8 zeigt die Struktur einiger wichtiger Vertreter der verschiedenen Gruppen von Polyphenolen.

Polyphenole der unterschiedlichsten Gruppen finden sich inzwischen auch in zahlreichen Nahrungsergänzungsmitteln und bilanzierten Diäten. So sind Produkte mit Traubenkern- und Traubenschalenextrakten anzutreffen, die auf das French Paradoxon (s. Kap. 3.9.4) abzielen und aufgrund ihres Gehaltes an Flavonoiden antioxidative Wirkungen (s. Kap. 3.9.3) besitzen dürften. Diese werden zum Teil auch unter der Bezeichnung **OPC** (oligomere Proanthocyanidine) angeboten und häufig mit angeblichen Wirkungen auf die Arterienwand, Entzündungen, Alterungsprozesse und Allergien ausgelobt. Diese Aussagen sind in den meisten Fällen stark übertrieben. Aufgrund der Struktur ist von Präparaten mit OPC ein antioxidativer Effekt zu erwarten, die angeblich 20-fach stärkere Wirkung als Vitamin C und 50-fach stärkere als Vitamin E ist jedoch als spekulativ zu betrachten. Unter der Bezeichnung **Pycnogenol®** sind Extrakte aus Seepinienrinde im Handel, die ebenfalls mit übertriebenen Aussagen zur Wirkung auf das Herz-Kreislauf-System beworben werden. Zwar ist aufgrund des Gehaltes an Polyphenolen eine antioxidative Wirkung gegeben, allerdings handelt es sich bei dem Ausgangsprodukt um eine Baumrinde, die nicht als Lebensmittel dient und damit zunächst – unabhängig von allen Fragen der lebensmittelrechtlichen Zulässigkeit des Stoffes – einer Sicherheitsbewertung zu unterziehen ist. Ausgeprägte antioxidative Effekte weisen auch Extrakte aus grünem Tee auf; diese enthalten vor allem **Catechine.**

10.7.2   Bekannte und diskutierte Wirkungen

Polyphenole sind die bedeutendste Gruppe antioxidativ wirksamer Pflanzeninhaltsstoffe, wobei hier insbesondere die Flavonoide eine entscheidende Rolle spielen. Aufgrund ihrer antioxidativen Eigenschaft werden Polyphenolen inzwischen bei einer Vielzahl von Erkankungen, bei denen oxidative Prozesse beteiligt sind, präventive Wirkungen zugesprochen. Solche Effekte sind zwar aufgrund zahlreicher Ergebnisse aus Beobachtungsstudien oder mechanismischen Untersuchungen plausibel, klinisch hinreichende Belege derartiger Wirkungen am Menschen fehlen aber weitgehend.
Flavonoide üben einen Vitamin-C-sparenden Effekt aus, da sie Ascorbinsäure vor der Autoxidation schützen und zu deren Regeneration beitragen (Böhm et al. 1998). Generell spielt die antioxidative Wirkung der Polyphenole eine zentrale Rolle bei den beobachteten physiologischen Effekten. Offensichtlich ist hierzu jedoch die langfristige Aufnahme grosser Mengen notwendig. So zeigte sich weder nach einmaliger oder zweimaliger Gabe von 164 mg Grüntee-Extrakt an einem Tag, noch nach Konsum der dreifachen Dosis über sieben Tage (492 mg/d) ein Effekt auf den FRAP-Wert als Marker für die antioxidative Kapazität des Plasmas (Kimura et al. 2002). Dagegen wurde nach einmaliger Einnahme von 254 mg Catechinen aus grünem Tee parallel zum Anstieg der Catechinspiegel ein Absinken von Hydroperoxiden im Plasma bei gesunden Probanden beobachtet (Nakagawa et al. 1999). Nach einer vierwöchigen Supplementierung mit 3 g/d Grüntee-Extrakt ergab sich

bei gesunden Frauen eine verringerte Konzentration an Malondialdehyd im Plasma, andere Marker für oxidativen Stress zeigten jedoch keine Veränderung (Freese et al. 1999). Eine niedrigere Zufuhr von zwei Tassen Grüntee mit 320 mg/d Extrakt, der 250 mg Catechine enthielt, bewirkte nach sechs Wochen eine signifikante Verbesserung verschiedener Parameter zum antioxidativen Status (Erba et al. 2005). Der Konsum von schwarzem Tee bewirkte ebenfalls eine erhöhte antioxidative Kapazität des Plasmas, jedoch nur dann, wenn keine Milch zugegeben wurde (Langley-Evans 2000). Die antioxidative Wirkung von Rotwein korreliert mit dem Gehalt an Polyphenolen. Für die Anthocyane, die den größten Anteil in Rotwein ausmachen (Yi et al. 1997, Simonetti et al. 1997), wurde in verschiedenen Studien eine antioxidative Wirkung nachgewiesen (van Acker et al. 1995, Tsuda et al. 1996, Wang et al. 1997). Sowohl die Einnahme von 375 ml/d Rotwein als auch von 1 g/d Rotweinextrakt in Kapseln oder gelöst in Weißwein bewirkte eine Senkung der Lipidperoxide im Plasma und eine erhöhte Oxidationsresistenz der LDL-Partikel, wobei der antioxidative Effekt in den drei Gruppen identisch war (Nigdikar et al. 1998). Die Gabe von 30 mg/d Quercetin führte nach einer Dauer von 2 Wochen zu einer signifikanten Erhöhung der antioxidativen Kapazität, die in gleichem Umfang auch nach Verabreichung von 1 g/d Rotweinextrakt beobachtet wurde (Chopra et al. 2000).

Atherosklerose

Aufgrund der antioxidativen Wirkungen der Polyphenole und der Rolle oxidativer Prozesse in der Atherogenese wird eine präventive Wirkung gegenüber atherosklerotischen Prozessen diskutiert. So wurde in Studien gezeigt, dass Grüntee ein potenter Inhibitor der LDL-Oxidation (Luo et al. 1997, Yamanaka et al. 1997) sowie der Lipidperoxidation (Freese et al. 1999) ist. Bereits die epidemiologischen Daten zur Beziehung zwischen der Polyphenolaufnahme und dem Atheroskleroserisiko sind allerdings uneinheitlich. So zeigte die „Zutphen Elderly Study" in den Niederlanden bei einer hohen Zufuhr an Flavonoiden eine signifikant geringere Sterblichkeit an koronaren Herzerkrankungen (Hertog et al. 1997a) und eine verringerte Schlaganfallinzidenz (Keli et al. 1996). Auch große Studien aus Finnland (Knekt et al. 1996) und den USA (Yochum et al. 1999) ergaben negative Zusammenhänge zwischen der Flavonoidaufnahme und dem Herz-Kreislauf-Risiko. Ergebnisse aus Studien in anderen Ländern konnten dagegen keinen signifikanten Zusammenhang zwischen der Häufigkeit von Herz-Kreislauf-Erkrankungen und der Aufnahme von Flavonoiden feststellen (Hertog et al. 1997b, Rimm et al. 1996). Andere Untersuchungen fanden jedoch einen Zusammenhang zwischen dem Konsum von Tee, der reich an Polyphenolen ist, und der Höhe des Blutdrucks. Danach war ein um 250 ml/d höherer Teekonsum mit einem um 2,2 mmHg niedrigeren systolischen Wert und einem um 0,9 mmHg niedrigeren diastolischen Wert verbunden (Hodgson et al. 2003). Im Tierversuch konnte dieser Zusammenhang bestätigt werden.

Ratten, die 150 mg/d Polyphenole aus grünem oder schwarzem Tee mit dem Trinkwasser erhielten, wiesen einen signifikant niedrigeren Blutdruck auf als Kontrolltiere. Der Phosphorylierungsgrad der leichten Myosinketten in der Aorta war in beiden Teegruppen signifikant niedriger als in der Kontrollgruppe. Da durch eine Phosphorylierung die Kontraktion induziert wird, ist ein geringerer Phosphorylierungsgrad mit einer vasodilatatorischen Wirkung verbunden (Negishi et al. 2004). Eine blutdrucksenkende Wirkung konnte ebenfalls für Polyphenole aus Kakao nachgewiesen werden. Nach täglichem Konsum von 100 g Halbbitterschokolade über 15 Tage zeigten gesunde Probanden niedrigere Werte auf als zu Beginn und nach Konsum von weißer Schokolade (Grassi et al. 2005).

In Interventionsstudien konnten vereinzelt Effekte von Polyphenolen auf weitere Risikofaktoren der Atherosklerose nachgewiesen werden. Nach einer kontrollierten Diät mit oder ohne Teekonsum zeigte sich in der Teegruppe (860 mg/d Polyphenole) eine signifikante Senkung des Gesamtcholesterols um 6,5 %, des LDL-Cholesterols um 11,1 % und von Lipoprotein (a) um 16,4 % verglichen mit Placebo. Es zeigte sich jedoch kein Effekt auf Marker für oxidativen Stress bzw. auf die antioxidative Kapazität (Davies et al. 2003). Die Zufuhr von zwei Tassen grünem Tee pro Tag, die 250 mg/d Catechine enthielten, bewirkte nach sechs Wochen eine signifikante Senkung des LDL-Cholesterins bei gesunden Probandinnen (Erba et al. 2005). Zumindest bei gesunden Probanden konnte durch die Aufnahme von Halbbitterschokolade die Insulinsensitivität verbessert werden; ob die Effekte bei Diabetikern vergleichbar sind, ist jedoch nicht bekannt (Grassi et al. 2005). In-vitro-Studien deuten ferner auf eine dosisabhängige Hemmung der Thrombocytenaggregation und der Bildung des vasokonstriktorisch wirkenden Thromboxan A_2 durch die Polyphenole Quercetin und Resveratrol (Pace-Asciak et al. 1995). Allerdings liegen hierzu keine Humanstudien vor.

Krebserkrankungen

Epidemiologische Erhebungen zum Einfluss der Flavonoidaufnahme auf das Krebsrisiko lieferten widersprüchliche Ergebnisse. Knekt et al. (1997) fanden bei einem finnischen Kollektiv eine geringere Wahrscheinlichkeit für Krebs – insbesondere Lungenkrebs – bei einer hohen Zufuhr von Flavonoiden. In der „Iowa Women's Health Study" aus den USA, an der 34.651 Frauen teilnahmen, fand sich lediglich zwischen der Flavonoidzufuhr und dem Auftreten von Rectalkarzinomen eine signifikant negative Assoziation. Die Häufigkeit anderer Krebsarten wurde nicht beeinflusst (Arts et al. 2002). In zwei anderen Untersuchungen aus den Niederlanden wurde keinerlei Zusammenhang zwischen der Flavonoidaufnahme und dem Krebsrisiko beobachtet (Goldbohm et al. 1996, Hertog et al. 1994).

Interventionsstudien an Ratten und Mäusen sowie In-vitro-Studien zeigen in der Mehrzahl eine Hemmung der Karzinogenese durch die Verabreichung von grünem oder schwarzem Tee bzw. Extrakten hieraus (Chung et al. 2003, Asano et al. 1997,

Otsuka et al. 1998). Eine Auswertung von 30 epidemiologischen Studien zum Zusammenhang zwischen dem Teekonsum und dem Auftreten von colorectalen Tumoren ergab jedoch keinen Einfluss von Tee auf das Erkrankungsrisiko (Arab u. Il'yasova 2003). Dagegen zeigte eine große prospektive Studie an 8.552 Personen in Japan eine Verzögerung des Auftretens von Krebs, eine höhere Lebenserwartung der Krebspatienten (Nakachi et al. 1997, Imai et al. 1997) und eine niedrigere Krebsinzidenz bei einem Langzeitkonsum von mindestens 10 Tassen grünem Tee pro Tag v.a. für Lungen-, Darm-, Magen- und Leberkrebs (Nakachi et al. 2000). Diese Menge entspricht ca. 1,8 l Tee, der 0,8–1,3 g Grüntee-Extrakt mit 340–540 mg Epigallocatechingallat (EGCG) enthält (Nakachi et al. 1997). Auch das Wiederauftreten von Brustkrebs war bei Konsum von mindestens 5 Tassen grünem Tee reduziert und die krankheitsfreie Zeit verlängert (Nakachi et al. 1998). Eine Rolle könnte in diesem Zusammenhang der hohe Catechingehalt in grünem Tee spielen. Insbesondere EGCG werden aufgrund von Zellversuchen antikanzerogene Wirkungen zugesprochen (Komori et al. 1993, Fujiki et al. 1998). So konnte EGCG in hohen Konzentrationen die Aktivität der Urokinase hemmen, eines Enzyms, das eine wichtige Funktion bei der Metastasenbildung ausübt (Jankun et al. 1997). Zusätzlich wurden als krebspräventive Effekte eine hemmende Wirkung auf die Telomerase (Naasani et al. 1998), Inhibition der Angiogenese (Cao u. Cao 1999) sowie eine verminderte Freisetzung von TNF-α (Okabe et al. 1999) gefunden. Auch war EGCG bereits in Konzentrationen, die bei moderaten Teetrinkern im Plasma beobachtet wurden, in der Lage, in vitro effektiv die Metalloproteinasen MMP-2 und MMP-9 zu hemmen. Die Invasion von Tumorzellen in eine Testmatrix konnte dadurch um 50 % gesenkt werden (Garbisa et al. 2001). Die Effekte von EGCG scheinen selektiv Krebszellen zu betreffen. So hemmte das Catechin in vitro bereits bei einer Konzentration von 40 µM vollständig das Wachstum entarteter Fibroblasten, zeigte jedoch keinen Einfluss auf gesunde Fibroblasten. Im Bereich von 40–200 µM wurde durch EGCG in den Krebszellen Apoptose induziert, aber nicht in den normalen Zellen. Bei der höchsten Konzentration von 200 µM kam es in mehr als 50 % der Krebszellen, jedoch nur in weniger als 1 % der gesunden Zellen, zur Apoptose (Chen et al. 1998). In Studien an Mäusen wurde die Apoptose induzierende Wirkung von grünem Tee wiederholt bestätigt (Chung et al. 2003). Auch die Angiogenese konnte im Tierversuch durch die Gabe von grünem Tee (Cao u. Cao 1999, Bertolini et al. 2000) bzw. EGCG (Jung et al. 2001) effektiv gehemmt werden. Eine Interventionsstudie an 64 Rauchern mit präneoplastischen Läsionen in der Mundschleimhaut zeigte erstmals eine antikanzerogene Wirkung von Tee beim Menschen. Die Probanden erhielten über einen Zeitraum von sechs Monaten täglich 380 mg einer Mischung aus Grüntee-Extrakt und Polyphenolen aus grünem und schwarzem Tee. Zusätzlich wurden die Läsionen lokal mit der Mischung behandelt. Am Ende des Versuchszeitraumes zeigte sich eine signifikante Verminderung der Läsionen in der Teegruppe gegenüber Placebo (Chung et al. 2003).

Anthocyane erwiesen sich in Zellversuchen ebenfalls als antikanzerogen. So konnte durch die Zugabe von Heidelbeerextrakt zu menschlichen Leukämie- und Colonkarzinomzellen deren Wachstum gehemmt und Apoptose induziert werden (Katsube et al. 2003).

10.7.3 Negative Auswirkungen einer hohen Zufuhr

Die Absorption von Nicht-Hämeisen wird durch Polyphenole dosisabhängig gehemmt, wobei der Effekt von schwarzem Tee besonders ausgeprägt ist (Hurrell et al. 1999, Layrisse et al. 2000). Einige Ergebnisse aus Zellversuchen weisen auf immunsuppressive Wirkungen von Flavonoiden hin, insbesondere von Quercetin (Mookerjee et al. 1986, Jung et al. 1983). Da diese Effekte jedoch durch Interventionsstudien in vivo nicht bestätigt wurden (Watzl et al. 2004, Gao et al. 2003, Bub et al. 2003), ist eine endgültige Beurteilung der Sicherheit von Polyphenolen zur Zeit nicht möglich.

10.8 Phytoestrogene

Phytoestrogene sind chemisch den Polyphenolen zuzuordnen und umfassen die Isoflavone, Lignane und Coumestane. Ihre Struktur ähnelt den menschlichen Estrogenen, worauf ein Großteil der postulierten Wirkungen beruht. Die in der menschlichen Ernährung bedeutendsten Phytoestrogene sind in Abb. 10–9 dargestellt.

10.8.1 Vorkommen und Stabilität

Besonders reich an **Isoflavonen** sind Hülsenfrüchte. So enthalten beispielsweise Sojabohnen besonders große Mengen an Genistein und Daidzein, die zum Teil glykosidisch gebunden vorliegen (Genistin, Daidzin); pro 100 g liegen die Gehalte zwischen 120 und 300 mg (Zittermann 2003b). Die Verarbeitung von Sojabohnen ist in der Regel nur mit geringen Verlusten verbunden. Lediglich bei der Herstellung von Sojasauce sowie Sojaproteinkonzentraten und –isolaten gehen größere Mengen verloren. Aus fermentierten Produkten können Isoflavone besser absorbiert werden, da sie hier als Aglykone vorliegen. Allerdings ist nicht sicher, ob dies auch mit einer höheren Wirksamkeit der Substanzen gleichzusetzen ist. **Lignane** finden sich vor allem in Ölsaaten und Getreide. Dort sind sie überwiegend in der Aleuronschicht enthalten, sodass sie bei der Herstellung von Auszugsmehl verloren gehen. Eine ballaststoff- und getreidereiche Kost weist hohe Lignangehalte auf. Neben Getreide stellt Leinsamen eine wesentliche Quelle für Lignane dar und enthält z. B. **Secoisolariciresinol** in einer Menge von etwa 370 mg/100 g (Raffaelli et al. 2002). Auch das vor allem in roten Trauben zu findende **Resveratrol** gehört aufgrund der

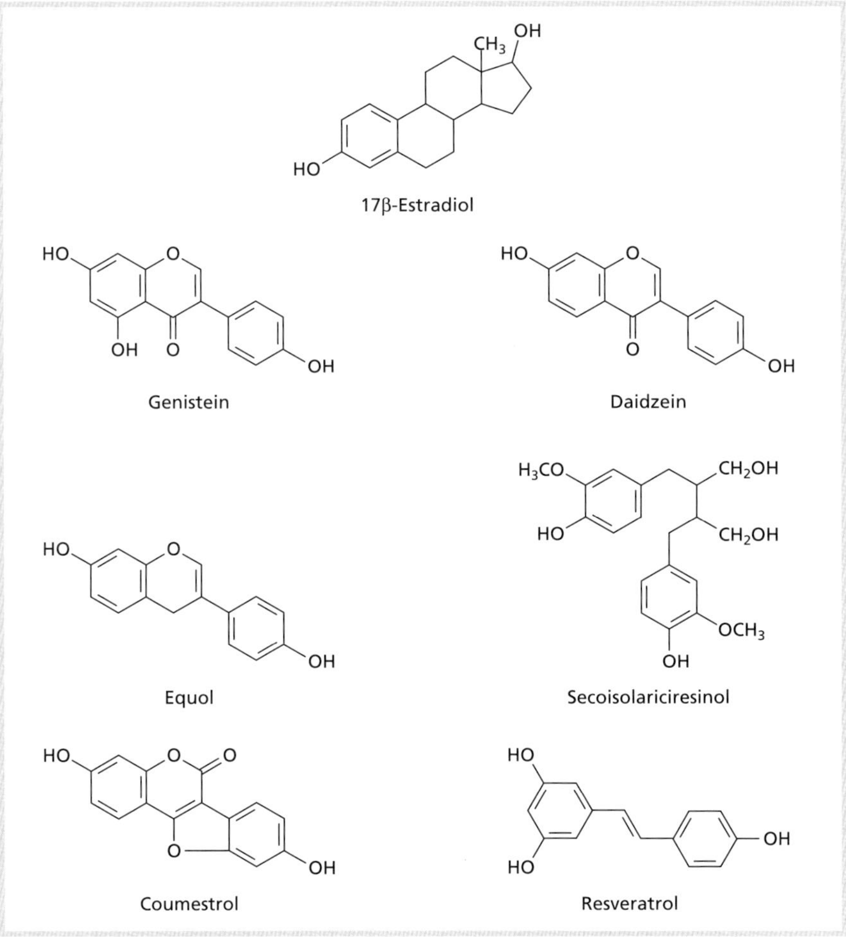

Abb. 10–9: Strukturformeln von 17β-Estradiol und wichtigen Phytoestrogenen

physiologischen Eigenschaften zur Gruppe der Phytoestrogene; nennenswerte Mengen werden über Rotwein (2–18 mg/l) aufgenommen (Gehm et al. 1997, Pace-Asciak et al. 1995). Von untergeordneter Bedeutung sind die **Coumestane** wie z. B. Coumestrol, da sie vor allem in Alfalfa-, Klee- und Sojasprossen enthalten sind, die kaum verzehrt werden (Kulling u. Watzl 2003).

Isoflavone und Lignane werden im Darm z. T. vor der Resorption bakteriell umgewandelt. So entstehen aus Daidzein z. B. Enterolacton, Enterodiol und bei einigen Menschen auch Equol, wobei letzteres von etwa einem Drittel der Erwachsenen nicht gebildet werden kann. Möglicherweise sind aber gerade diese Metaboliten für die physiologischen Wirkungen der Phytoestrogene verantwortlich. Die Metabolisierung und Absorption ist in Abhängigkeit von der jeweiligen Mikroflora individuell unterschiedlich (Watzl u. Leitzmann 1999). Bei einer typisch westlichen Ernährung (USA) wurde für postmenopausale Frauen eine durchschnittliche tägliche Phytoestrogen-Aufnahme von <1 mg ermittelt, davon waren 154 µg Isoflavone und 578 µg Lignane (de Kleijn et al. 2001). Die übliche Aufnahme in asiatischen Ländern liegt bei 47 ± 23 mg/d (Arai et al. 2000).

10.8.2 Bekannte und diskutierte Wirkungen

Aufgrund ihrer strukturellen Ähnlichkeit mit Estrogenen können Isoflavone und Lignane an Estrogenrezeptoren binden und so die Bindung der wesentlich stärker wirksamen steroidalen Estrogene verhindern. Ihre estrogene Wirkung beträgt jedoch nur 0,01 bis 1 % des 17β-Estradiols (Wolters u. Hahn 2004), sodass sie abhängig von der Menge endogener Estrogene und der Zahl der Estrogenrezeptoren sowohl estrogene als auch antiestrogene Wirkungen entfalten können. Bei postmenopausalen Frauen mit niedrigen endogenen Estrogenspiegeln sind deshalb eher estrogenagonistische Effekte zu erwarten, bei prämenopausalen Frauen mit hohen Spiegeln estrogenantagonistische. In Bezug auf die endokrinen Wirkungen der verschiedenen Phytoestrogene spielt auch die Verteilung der Estrogenrezeptoren in den Geweben eine wichtige Rolle. Da die Substanzen unterschiedliche Bindungsaffinitäten zu den Rezeptortypen aufweisen, kann die Wirkung eines Stoffes dieser Gruppe gewebespezifisch variieren.

10.8.3 Supplementierung

Eine Analyse von Isoflavon-Präparaten, die in den USA auf dem Markt sind, ergab nur selten den auf der Verpackung angegebenen Gehalt an Isoflavonen. Es wurden zwischen 11 und 181 % der deklarierten Menge gemessen, im Durchschnitt lag der Gehalt bei 82 % der Herstellerangabe. In einem angeblich phytoestrogenhaltigen Produkt, das als Mittel zur Brustvergrößerung vermarktet wurde, konnten sogar keinerlei Isoflavone nachgewiesen werden (Setchell et al. 2001). Angesichts der höheren Verfügbarkeit der Isoflavon-Aglykone und ihres unterschiedlichen und weder standardisierten noch deklarierten Anteils in Präparaten ist eine Abschätzung der jeweiligen Verfügbarkeit kaum möglich.

Wechseljahresbeschwerden

Während des Klimakteriums tritt bei vielen Frauen parallel zum Absinken der Estrogenspiegel ein Symptomkomplex auf, zu dem Hitzewallungen ("hot flashes"), Stimmungsschwankungen, Schlaflosigkeit, Müdigkeit und Muskelschmerzen gehören können. Aufgrund der schwachen Estrogenwirkung von Phytoestrogenen werden diese verbreitet zur Linderung der Beschwerden vermarktet. Tatsächlich sprechen empirische Befunde für einen Zusammenhang zwischen der Isoflavonzufuhr und dem Auftreten von Wechseljahresbeschwerden. So konnten Boulet et al. (1994) in asiatischen Ländern eine weitaus niedrigere Prävalenz der Symptome zeigen: In Singapur waren 19,6 % der befragten Frauen von Hitzewallungen betroffen, in westlichen Ländern durchschnittlich 80 %. Als Grund wurde die höhere Aufnahme von Phytoestrogenen mit der landesüblichen Kost vermutet, die anhand der 10–100fach höheren Ausscheidung von Markern mit dem Urin bestätigt wurde (Adlercreutz et al. 1992). Auch zeigte sich bei japanischen Frauen eine negative Korrelation zwischen der Aufnahme von Sojaprodukten und dem Auftreten von „hot flashes" (Nagata et al. 2001). Zu dieser Fragestellung liegen mittlerweile zahlreiche Interventionsstudien vor. Hierbei ist festzustellen, dass in Bezug auf die für Wechseljahresbeschwerden typischen Symptome ein starker Placeboeffekt auftritt, sodass Untersuchungen ohne Placebokontrolle diesbezüglich keine Aussagekraft besitzen. In einigen kontrollierten Studien zeigte sich sowohl in der Verum- als auch in der Placebogruppe eine vergleichbare Verbesserung (Faure et al. 2002, Knight et al. 2001, Murkies et al. 1995, Nikander et al. 2003, Penotti et al. 2003, Upmalis et al. 2000), in anderen war die Placebogabe den Isoflavonen sogar überlegen (Balk et al. 2002, Burke et al. 2003, Dalais et al. 1998, Quella et al. 2000, St. Germain et al. 2001, Van Patten 2002). Insgesamt zeigt sich in 12 von 17 kontrollierten Interventionsstudien keine statistisch signifikante Wirkung von Sojaisoflavonen auf menopausale Beschwerden im Vergleich zu Placebo, nur in 5 Studien wurde eine im Vergleich signifikante Verbesserung erzielt (Wolters u. Hahn 2004).

Die Gabe von 40 oder 160 mg Isoflavonen pro Tag in Form von Rotklee-Extrakt zeigte ebenfalls keinen Effekt auf die Häufigkeit von Hitzewallungen oder Hormonspiegel im Vergleich zu Placebo. Es wurde jedoch eine negative Korrelation zwischen der Daidzeinausscheidung mit dem Urin und dem Auftreten menopausaler Symptome gefunden (Knight et al. 1999, Baber et al. 1999). Dies könnte auf die Existenz von Non-Respondern in Bezug auf eine Isoflavonwirkung hindeuten. Zumindest bei Männern wurden tatsächlich extrem heterogene Kurvenverläufe für Plasma- und Urinkonzentrationen von Genistein, Daidzein und ihrer Metabolite gefunden, nachdem 7 Testpersonen die gleiche Menge an Sojaprotein aufgenommen hatten (Watanabe et al. 1998). Auch die Bildung von Equol aus Daidzein durch die Darmflora scheint einen Einfluss auf die Wirksamkeit von Sojaisoflavonen zu haben. Einer japanischen Studie zufolge weisen diejenigen Frauen die geringsten menopausalen Beschwerden auf, die zur Equolbildung in relevanter Höhe befähigt sind. Dies trifft jedoch nur auf ca. 30–50 % der Bevölkerung zu (Wolters u. Hahn 2004).

Osteoporose

Befunde aus Tierexperimenten an ovarektomierten Ratten als Modell für eine postmenopausale Stoffwechsellage deuten auf einen positiven Effekt von Phytoestrogenen auf die Erhaltung bzw. Steigerung der Knochendichte hin (Fanti et al. 1998,

Ishimi et al. 1999, Yamaguchi u. Gao 1998). Epidemiologische Daten sind dagegen widersprüchlich. Studien zeigten sowohl keine (Nagata et al. 2002), schwache (Greendale et al. 2002, Horiuchi et al. 2000) wie auch deutliche Zusammenhänge (Mei et al. 2001) zwischen der Zufuhr an Isoflavonen und der Knochendichte. Interventionsstudien lieferten ebenfalls keine einheitlichen Ergebnisse. Sojaprotein mit einem Isoflavongehalt von 80 mg/d zeigte keine Effekte auf verschiedene Marker des Knochenstoffwechsels (Alekel et al. 2000); kein entsprechender Effekt gegenüber Placebo bei postmenopausalen Frauen zeigte sich auch durch die Gabe von Sojaprotein mit 96 oder 52 mg/d Isoflavonen über insgesamt 9 Monate (Gallagher et al. 2000). Auch bei jungen Frauen hatte Sojaprotein mit einem Isoflavongehalt von 90 mg/d innerhalb von 12 Monaten keine Auswirkung auf Knochendichte oder Knochenmineralgehalt (Anderson et al. 2002). In anderen Studien wurden hingegen positive Effekte gezeigt: Die Gabe von Sojaprotein mit einem Gehalt von 65 bzw. 130 mg/d Isoflavonen hatte über einen Zeitraum von 3 Monaten verglichen mit Placebo eine geringe Senkung des Knochenturnovers zur Folge (Wangen et al. 2000). Eine Aufnahme von täglich 40 g Sojaprotein mit 90 mg enthaltenen Isoflavonen über 24 Wochen führte bei postmenopausalen Frauen ebenfalls zu einer Steigerung der Knochendichte in den Lendenwirbeln um 2,2 %, nicht aber in anderen Knochen. Demgegenüber nahm die Knochendichte im selben Zeitraum mit Sojaprotein, das nur 56 mg/d Isoflavone enthielt, um 0,2 % und in der Placebogruppe um 0,6 % ab (Potter et al. 1998). Eine vergleichbare Dosierung mit 80 mg/d Isoflavonen in 40 g Sojaprotein bewirkte eine Erhöhung der Knochendichte um 5,6 % und des Knochenmineralgehaltes um 10,1 % (Alekel et al. 2000). Durch die Aufnahme von 37 bzw. 62 mg/d Sojaisoflavonen in Form von Extrakt konnten ebenfalls Biomarker für die Knochenresorption gesenkt werden (Yamori et al. 2002, Uesugi et al. 2002).

Aufgrund dieser widersprüchlichen Ergebnisse ist ein möglicher positiver Effekt von Isoflavonen auf die Knochendichte und das Osteoporoserisiko derzeit als nicht hinreichend gesichert anzusehen.

Krebs

Epidemiologische und tierexperimentelle Befunde deuten auf eine antikanzerogene Wirkung der Phytoestrogene hin, insbesondere in Bezug auf hormonabhängige Tumorarten wie Prostata-, Mamma- und Endometriumkarzinome. So zeigten sich negative Zusammenhänge zwischen der Zufuhr von Isoflavonen und dem Brustkrebsrisiko (Linseisen et al. 2004, Yamamoto et al. 2003, Wu et al. 2002, Shu et al. 2001). In Beobachtungsstudien wurde eine inverse Korrelation zwischen dem Risiko für Brustkrebs und der Ausscheidung von Equol und Enterolacton als Marker für die Zufuhr an Phytoestrogenen festgestellt (Ingram et al. 1997). Auch bei Ratten wurde das Wachstum implantierter Tumore durch einen hohen Anteil von Soja oder Roggenfasern in der Diät gehemmt (Landström et al. 1998). In-vitro-Versuche an menschlichen Prostatakrebs-Zellen konnten demonstrieren, dass Genistein in hohen Konzentrationen das Wachstum der Krebszellen hemmt (Peterson u. Barnes 1993). Bei estrogenabhängigen Brustkrebszellen (MCF-7) zeigte sich in Konzentrationen ab 20 µM eine verminderte DNA-Synthese durch verschiedene Phytoestrogene, im Bereich von 0,1–10 µM wurde die Synthese dagegen stimuliert (Wang u. Kurzer 1997). Zusätzlich zur verabreichten Menge spielt die Darreichungsform der Isoflavone offensichtlich eine Rolle. So wurde bei Mäusen das Wachstum implantierter Tumore durch verarbeitete Sojaprodukte und isolierte Isoflavone stärker induziert als durch unverarbeitetes Soja (Allred et al. 2004a,b).

Derzeit sprechen die Daten insgesamt dafür, dass mögliche tumorprotektive Effekte dann zum Tragen kommen, wenn der regelmäßige Konsum von Soja bereits vor der Pubertät stattfand (Shu et al. 2001, Wu et al. 2002). Demgegenüber scheint die spätere Gabe von Soja oder Isoflavonen keinen Schutzeffekt zu entfalten; möglicherweise könnten Isoflavone das Tumorrisiko sogar erhöhen. Im Hinblick auf eine zusätzliche Gabe von Isoflavonen sollten Dosierungen, die mit einer üblichen asiatischen Kost erreicht werden, die Grenze darstellen. Auch sollte Sojaprodukten gegenüber isolierten Isoflavonen der Vorzug gegeben werden.

Atherosklerose

Epidemiologische und tierexperimentelle Befunde deuten auf eine antiatherogene Wirkung der Phytoestrogene hin, die in erster Linie auf eine Beeinflussung des Lipidprofils im Serum zurückgeführt wird (van der Schouw 2002, Vanharanta et al. 1999). So bewirkte die Aufnahme von 25 g Sojaproteinisolat pro Tag mit Isoflavongehalten von 3 bis 62 mg bei Männern und Frauen mit leicht erhöhtem LDL-Cholesterol eine dosisabhängige Reduktion von Gesamtcholesterol um 9 % und von LDL-Cholesterol um 10 % in der Gruppe mit den höchsten Ausgangswerten (Crouse et al. 1999). Postmenopausale Frauen mit erhöhten Lipidwerten reagierten mit einer Senkung des LDL-Cholesterols um 9,5 % und des Gesamtcholesterols um 4,4 % auf eine 12wöchige Aufnahme von 80 mg Isoflavonen in Form von Sojaprotein. Die Cholesterolsenkung war signifikant höher als in der Gruppe, die Sojaprotein ohne Isoflavone erhielt (Gardner et al. 2001). In einem vergleichbaren Kollektiv wurde nach Gabe von 40 g/d Sojaprotein mit 56 oder 90 mg Isoflavonen über einen Zeitraum von 6 Monaten eine signifikante Erhöhung des HDL-Cholesterols bei unverändertem Gesamtcholesterol gemessen; der Effekt war mit beiden Dosierungen gleich groß. Keine Veränderung zeigte sich in der Vergleichsgruppe, die 40 g/d Milchprotein erhielt (Potter et al. 1998). Kein Effekt von Soja zeigte sich bei postmenopausalen Frauen mit normalen Cholesterol-Konzentrationen nach Einnahme von täglich 40 g Sojaprotein mit 85 mg Isoflavonen (Engelman et al. 2005) oder 25 g Sojaprotein mit 107 bzw. 2 mg/d Isoflavonen (Steinberg et al. 2003). Eine neuere Meta-Analyse von acht kontrollierten Studien zur Frage der Wirksamkeit von Sojaprotein mit Isoflavonen auf das LDL-Cholesterol kommt zu dem Schluss, dass die langfristige Aufnahme von 90 mg/d Isoflavonen unabhängig von der Menge an Sojaprotein bei hypercholesterolämischen Personen zu einer LDL-Senkung um 6,9 mg/dl führt (Zhuo et al. 2004).

Positive Effekte einer Isoflavongabe auf das Lipidprofil konnten auch in Untersuchungen mit Extrakten, die in Kapselform verabreicht wurden, beobachtet werden. So bewirkte die Gabe von 62 mg/d Soja-Isoflavonen über vier Wochen eine signifikante Senkung von Gesamt- und LDL-Cholesterol (Uesugi et al. 2002). Die Einnahme von 40 mg Isoflavonen pro Tag in Form von Rotkleee-Extrakt über einen Zeitraum von 12 Wochen hatte eine signifikante Erhöhung des HDL-Cholesterols um durchschnittlich 18 % zur Folge; kein Effekt zeigte sich bei einer Dosierung von 160 mg/d (Knight et al. 1999). Ebenfalls keine Wirkung auf das Lipidprofil hatte die Gabe von 44 oder 87 mg/d Isoflavonen aus Rotklee über jeweils 4 Wochen bei postmenopausalen Frauen mit Hypercholesterolämie (Howes et al. 2000). Normale Lipidwerte wurden weder bei prämenopausalen Frauen durch Einnahme von 86 mg/d über 2 Monate (Samman et al. 1999) noch bei postmenopausalen Frauen durch 40 oder 80 mg/d über 5 Wochen (Nestel et al. 1999) beeinflusst.

In einigen Studien wurden Effekte von Phytoestrogenen auf die Endothelfunktion untersucht; die Ergebnisse waren jedoch uneinheitlich. Eine Untersuchung an postmenopausalen Frauen zeigte einen signifikanten Zusammenhang zwischen der langfristigen Aufnahme von Phytoestrogenen und der Gefäßelastizität der Aorta. Diese Korrelation wurde unabhängig für Lignane und Isoflavone festgestellt (van der Schouw et al. 2002). Durch die Gabe von 107 mg Isoflavonen pro Tag über sechs Wochen in Form von Sojaprotein konnte eine verbesserte Gefäßdilatation im Vergleich zu Milchprotein erreicht werden (Steinberg et al. 2003). Auch nach Einnahme von 40 oder 80 mg/d Isoflavonen aus Rotklee-Extrakt über 5 Wochen zeigte sich eine signifikante Verbesserung der Arterienfunktion, wobei der Effekt beider Dosierungen gleich war (Nestel et al. 1999). Die tägliche Verabreichung von 54 mg isoliertem Genistein über einen Zeitraum von einem Jahr übte den gleichen positiven Effekt auf die Gefäßfunktion aus wie eine Hormonersatztherapie (Squadrito et al. 2003). Die kurzzeitige Gabe von 80 mg Isoflavonen als Konzentrat über zwei Wochen zeigte hingegen keine Wirkung (Hale et al. 2002). Somit spielt möglicherweise in Bezug auf die Gefäßfunktion neben der Dosierung auch die Dauer der Verabreichung eine Rolle.

Die Ergebnisse zur antioxidativen Wirkung von Phytoestrogenen sind ebenfalls widersprüchlich. Einige Studien konnten positive Effekte zeigen (Tikkanen et al. 1998, Gardner-Thorpe et al. 2003), andere jedoch nicht (Engelman et al. 2005, Steinberg et al. 2003).

Aufgrund der verschiedentlich beobachteten cholesterolsenkenden Wirkung von Soja**protein** (!) ist seit 1999 in den USA ein diesbezüglicher „Health Claim" erlaubt. Danach können Produkte, die mindestens 6,25 g Sojaprotein pro Portion enthalten, damit beworben werden, dass sie zu einer Reduzierung des KHK-Risikos beitragen können. Da zu den möglichen Wirkungen und Risiken verschiedener Extrakte nur wenige Daten vorliegen, sind mit ihrem Einsatz noch zahlreiche Probleme verbunden. Hierzu gehören neben wirksamen und sicheren Dosierungen vor allem standardisierte Extraktionsverfahren mit konstanten Gehalten der einzelnen Inhaltsstoffe.

10.8.4   Negative Auswirkungen einer hohen Zufuhr

Aufgrund ihrer schwach estrogenagonistischen Wirkung könnten Phytoestrogene bei Patienten mit Estrogenrezeptor-positiven Karzinomen (Mamma, Prostata) möglicherweise zur Wachstumsstimulierung von Tumorzellen führen. In Zell- und Tierversuchen wurde diese Wirkung bereits gezeigt (Wang u. Kurzer 1997, Hsieh et al. 1998, Ju et al. 2001). Auch sanken bei gesunden Männern, die sechs Wochen lang 120 mg/d Isoflavone aufnahmen, die Testosteronspiegel um 5,7 % (Gardner-Thorpe et al. 2003). Mit Ausnahme von Frauen, die eine familiäre Disposition für Mammakarzinome aufweisen, wird aufgrund epidemiologischer Daten eine Aufnahme von 50 mg/d Isoflavonen über die Nahrung zur Zeit jedoch als sicher angesehen (Barnes 2003). Aufgrund der unsicheren Datenlage zu negativen Wirkungen isolierter Phytoestrogene raten einige Autoren von einer Supplementierung ab (Park et al. 2005, Cos et al. 2003). Deutliche Bedenken bestehen bei der Gabe hochdosierter Isoflavone (ab ca. 100 mg/d). Diese betreffen auch die Proliferation des Endometriums. Eine neuere randomisierte, placebokontrollierte Studie mit 298 postmenopausalen Frauen zeigte nach fünfjähriger Behandlungsdauer mit 150 mg/d Isoflavonen ein signifikant höheres Auftreten einer endometrialen Hyperplasie in der Isoflavongruppe im Vergleich zur Placebogruppe (Unfer et al. 2004).

10.9   Phytosterine

Die in verschiedenen pflanzlichen Lebensmitteln vorkommenden Phytosterine besitzen eine den tierischen Sterinen ähnliche chemische Struktur (s. Abb. 10–10). Die wichtigsten Vertreter der Substanzklasse sind β-Sitosterin, Stigmasterin und Campesterin. Sie wurden aufgrund ihrer cholesterolsenkenden Wirkung früher bereits in Arzneimitteln eingesetzt und finden sich heute vor allem als Bestandteil von Functional Food (z.B. Margarine).

10.9.1   Vorkommen und Stabilität

Phytosterine kommen nur in fettreichen Pflanzenteilen in nennenswerten Mengen vor. Sonnenblumenkerne und Sesamsaaten weisen besonders hohe Gehalte von 500–700 mg/100 g auf. Die verarbeitungsbedingten Verluste können relativ groß sein. So enthält natives Sojaöl etwa 500 mg/100 g, durch die Raffination kommt es

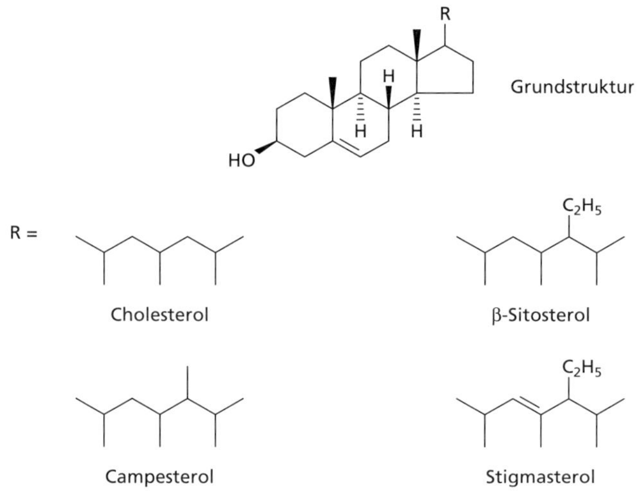

Abb. 10–10: Strukturformeln von Cholesterol und einigen Phytosterinen

jedoch zu einer Reduzierung auf rund 130 mg/100 g (Weihrauch u. Gardner 1978). Die durchschnittliche tägliche Aufnahme von Phytosterinen liegt bei 150–400 mg (National Research Council 1989), die Absorption aus der Nahrung erfolgt nur zu 0,4 bis 3,5 % (Ostlund et al. 2002).

10.9.2 Bekannte und diskutierte Wirkungen

Die cholesterolsenkende Wirkung der Phytosterine ist schon seit langem bekannt und gilt als gesichert. Als mögliche Mechanismen werden diskutiert:

- Beeinträchtigung der Cholesterolabsorption durch ein gemeinsames Auskristallisieren von Phytosterinen mit Cholesterol (Mattson et al. 1982),
- Verdrängung von Cholesterol aus den bei der Fettverdauung entstehenden Mizellen (Ling u. Jones 1995, Child u. Kuksis 1986),
- Reduzierung der Cholesterolabgabe aus den Enterocyten durch Hemmung der Cholesterolveresterung innerhalb der Zelle (Child u. Kuksis 1983),
- Beeinflussung von Schlüsselenzymen des hepatischen Cholesterolstoffwechsels (Laraki et al. 1993).

Die Zufuhr von 1 g/d Phytosterinen wird als Mindestdosis betrachtet und führte bei Einnahme einer Mahlzeit mit 500 mg Cholesterol zu einer Hemmung der Cholesterolabsorption um 42 % (Mattson et al. 1982). 3 g/d Phytosterine hemmten die Absorption um 40 % bei einer Zufuhr von 250 mg/d Cholesterol (Gremaud et al.

Tab. 10–4: Auswirkung einer Supplementation mit Phytosterinen auf den Cholesterolspiegel

Quelle	Dauer	Applikation	Cholesterol-Zufuhr pro Tag	Tägliche Dosis	Effekt auf LDL-Cholesterol	Effekt auf Gesamt-Cholesterol
Denke 1994	3 Monate	Sitostanol in Kapseln	188 mg	3,0 g	Kein Zusatzeffekt verglichen mit Diät	Kein Zusatzeffekt verglichen mit Diät
Miettinen et al. 1995	1 Jahr	Margarine mit Sitostanolestern	308–340 mg	1,8 bzw. 2,6 g	–14,1 %	–10,2 %
Hendriks et al. 1999	3,5 Wochen	Brotaufstrich mit Phytosterinen	250 mg	0,83 g	–6,7 %	–4,9 %
				1,61 g	–8,5 %	–5,9 %
				3,24 g	–9,9 %	–6,8 %
Jones et al. 1999	30 Tage	Margarine mit Phytosterinen	k.A.*	1,7 g	–24,4 % Diät alleine: –8,9 %	–19,5 % Diät alleine: –10,4 %
Nestel et al. 2001	4 Wochen	Cerealien, Brot und Brotaufstrich	164 mg	2,4 g Phytosterinester	–13,6 %	–8,5 %
				2,4 g Phytostanole	–8,3 %	–3,5 %
Maki et al. 2001	5 Wochen	Brotaufstrich mit Phytosterinestern	218 mg	1,1 g	–7,6 %	–5,2 %
			218 mg	2,2 g	–8,1 %	–6,6 %
Judd et al. 2002	3 Wochen	Salatdressing mit Phytosterinestern	Frauen: 210 mg Männer: 254 mg	3,6 g	–9,7 %	–7 % vgl. mit Testdiät

Tab. 10–4: Fortsetzung

Quelle	Dauer	Applikation	Cholesterol-Zufuhr pro Tag	Tägliche Dosis	Effekt auf LDL-Cholesterol	Effekt auf Gesamt-Cholesterol
Mussner et al. 2002	3 Wochen	Margarine mit Phytosterolestern	258 mg	1,82 g	–5,4 %	–3,4 %
Gremaud et al. 2002	4 Tage	Öl-in-Wasser-Emulsion mit Stanolen	255 mg	3,0 g	–24,2 %	Kein Effekt
Vanstone et al. 2002		Butter mit unveresterten Phytosterinen/-stanolen	k.A.*	1,8 g Phytosterine	–11,3 %	–7,8 %
				1,8 g Phytostanole	–13,4 %	–11,9 %
				1,8 g Mischung 1:1	–16,0 %	–13,1 %
Thomsen et al. 2004	4 Wochen	Fettarme Milch, Fett z. T. durch Pflanzenfette ersetzt	k.A.*	1,2 g	–7,1 %	–4,7 %
				1,6 g	–9,6 %	–7,1 %
Lau et al. 2005	21 Tage	Margarine mit freien Phytosterinen	k.A.*	1,8 g	Diabetiker: –26,8 % Nichtdiabetiker: –15,1 % (n.s.)	Kein Unterschied im Vergleich zu Placebo

k.A. = keine Angabe

2002). 1 g kristallines Sitostanol als Pulver senkte die Cholesterolabsorption aus einer Testmahlzeit nur um 11,3 %, wohingegen die Gabe von 700 mg in Lecithin-Micellen zu einer Senkung um 36,7 % führte (Ostlund et al. 1999). Ein kompensatorischer Anstieg der endogenen Cholesterolsynthese wurde nicht beobachtet (Jones et al. 1999, Gremaud et al. 2002). Schätzungen gehen davon aus, dass durch 1 mg Sitosterin die Aufnahme von 1 mg Cholesterol im Darm verhindert werden kann (Perez-Jimenez et al. 1995).

Der Effekt von Phytosterinen auf den Cholesterolspiegel variiert stark (s. Tab. 10–4). Hierfür sind nicht nur die Zusammensetzung und die chemische Form verantwortlich, sondern insbesondere die durchschnittliche Aufnahme an Cholesterol und gesättigten Fettsäuren (Mussner et al. 2002) sowie die jeweils zu Beginn vorliegenden Cholesterolspiegel (Weststrate u. Meijer 1998). Allerdings existieren auch Non-Responder; bei etwa 20 % der untersuchten Personen zeigten Phytosterine keinen Effekt (Thomsen et al. 2004). Die Verabreichung freier und veresterter Phytosterine bewirkt eine vergleichbare Senkung der Cholesterolabsorption (Richelle et al. 2004).

10.9.3 Negative Auswirkungen einer hohen Zufuhr

In verschiedenen Studien wurde nach Gabe von Phytosterinen ein Absinken der Plasmaspiegel an Carotinoiden um 5–40 % (Weststrate u. Meijer 1998), 9–26 % (Maki et al. 2001), 11–19 % (Hendriks et al. 1999) und 9,6 % (Judd et al. 2002) sowie von Coenzym Q_{10} um 12–15 % (Plat u. Mensink 2001) beobachtet. Dabei zeigen veresterte Formen größere Effekte auf die Absorption fettlöslicher Nährstoffe als die freien Phytosterine (Richelle et al. 2004).

11 Pro- und Prebiotika

11.1 Probiotika

Als Probiotika (griech.: pro bios = für das Leben) werden lebende mikrobielle Lebensmittelsupplemente definiert, die die Gesundheit des Wirtsorganismus günstig beeinflussen, indem sie das Gleichgewicht der Darmflora verbessern.

11.1.1 Vorkommen und Stabilität

Als Probiotika verwendete Kulturen kommen natürlicherweise im Darm vor. Sie werden selektiv aus menschlichen Stuhlproben isoliert und in Kulturen gezüchtet. Voraussetzung für ihre Verwendung ist, dass sie apathogen sind und nach oraler Aufnahme in genügend hohen Konzentrationen lebend den Dickdarm erreichen. Deshalb können nur solche Bakterien eingesetzt werden, die die gastrointestinale Passage zumindest zum Teil überstehen und eine erhebliche Resistenz gegenüber Magensäure, Gallensäuren und Verdauungsenzymen aufweisen. Außerdem muss ihnen die Adhäsion an menschliche Enterocyten (Anheftung an die Darmwand) gelingen (Conway et al. 1987).

Probiotika werden seit mehreren Jahren verbreitet in Milchprodukten eingesetzt. Sie werden diesen in den meisten Fällen nach der Fermentation durch klassische Kulturen zugegeben. Probiotische Milchprodukte sind Paradebeispiele für die Produktgruppe der Functional Food, d.h. Lebensmittel, die neben ihrem Nährwert einen zusätzlichen gesundheitlichen Nutzen aufweisen sollen. Inzwischen finden sich auch andere probiotische Lebensmittel wie Müsli oder Salami; seit geraumer Zeit werden auch Nahrungsergänzungsmittel mit einem Zusatz an probiotischen Bakterien angeboten. Diese werden in lebensmittelrechtlicher Hinsicht allerdings nach wie vor uneinheitlich beurteilt, insebsondere dann, wenn es sich um reine Bakterienpräparate handelt.

Es wird davon ausgegangen, dass ca. 10–40 % der in probiotischen Milchprodukten eingesetzten Keime lebend den Dickdarm erreichen, daher ist eine entsprechend hohe Zufuhr notwendig. Für probiotische Milchprodukte wird derzeit eine Mindestanforderung von 10^6 Bakterien/g Frischgewicht diskutiert. Milchprodukte bergen allerdings das Problem, dass sie kein optimales Substrat für probiotische

Kulturen darstellen, da die Stabilität, d. h. der Erhalt lebender Kulturen von exogenen Faktoren wie pH-Wert, Kontakt mit Sauerstoff, Temperatur und Lagerzeiten beeinflusst wird. Schwankungen bzw. nicht optimale Bedingungen gefährden die Lebensfähigkeit und die Aktivität der Keime (Venhaus 1999). Dies hat zur Folge, dass die Keimzahl während der Lagerung abnimmt. Durch entsprechende technologische Maßnahmen soll jedoch eine entsprechende Mindestkeimzahl bis zum Ende der Haltbarkeit gegeben sein (de Vrese u. Schrezenmeir 1998). Aus diesem Grund bieten die in Nahrungsergänzungsmitteln und ergänzenden bilanzierten Diäten üblicherweise eingesetzten gefriergetrockneten Kulturen Vorteile. Am Markt angebotene Präparate enthalten üblicherweise zwischen 10^8 und 10^{10} Bakterien je Tagesdosis und damit eine Menge, die 100–1000 g eines in dieser Hinsicht hochwertigen Joghurts entspricht.

Die als Probiotika eingesetzten Kulturen sind vor allem Lactobacillen (z. B. *L. acidophilus, L. casei*) und Bifidobakterien (z. B. *B. bifidum, B. longum*) sowie gelegentlich Streptococcen und spezielle Hefen (Pochart et al. 1992). Begleitend zu einer Therapie mit Antibiotika kann die Hefekultur *Saccharomyces boulardii* möglicherweise positive Effekte ausüben, da sie durch antibakterielle Wirkstoffe nicht angegriffen wird, jedoch das Wachstum pathogener Mikroorganismen hemmen kann. Nach Beendigung der Therapie wird sie schnell aus dem Darm eliminiert (Rolfe 2000).

11.1.2 Supplementierung

Mittlerweile liegen zahlreiche Untersuchungen vor, die sich mit den gesundheitlichen Wirkungen von Probiotika beschäftigen. Ein Teil der für Probiotika postulierten Wirkungen kann inzwischen als gesichert gelten. Es ist davon auszugehen, dass auch Supplemente in Kapselform die bei probiotischen Milchprodukten beobachteten Effekte bewirken. Gleichartige Wirkungen sind somit plausibel, aber noch nicht evident, da experimentelle Untersuchungen hierzu ausstehen. Schwierig ist insbesondere die Frage nach der notwendigen Zufuhrmenge. Sie muss sich zur Erzielung einer Wirkung an den Tagesdosen orientieren, für die Wirkungsnachweise vorliegen (de Vrese u. Schrezenmeir 1998). Einer vorläufigen Stellungsnahme des damaligen BgVV zufolge ist eine Keimzahl in der Größenordnung von 10^8 bis 10^9 CFU nötig, um die erwünschten Wirkungen zu erzielen (Arbeitsgruppe „Probiotische Mikroorganismenkulturen in Lebensmitteln", BgVV 2000).

Bei der Verabreichung von Probiotika muss grundsätzlich bedacht werden, dass sich die Keime nicht langfristig im Darm ansiedeln lassen, also dauerhaft zugeführt werden müssen, um einen gesundheitlichen Nutzen zu erbringen. Nach wie vor besteht außerdem die Notwendigkeit zusätzlicher Studien, um geeignete Darreichungsformen, wirksame Kulturen und die jeweils notwendigen Keimzahlen zu ermitteln.

Schutz vor pathogenen Mikroorganismen

Die Darmflora ist ein komplexes bakterielles Ökosystem, das aus ca. 400 verschiedenen Species besteht, von denen nur ca. 50 die residente (dauerhafte) Flora bilden, während die anderen immer wieder kurzfristig zu finden sind. Die Flora ist in den einzelnen Darmabschnitten spezifisch und an das jeweilige lokale Mikromilieu angepasst, wobei die Keimdichte von proximal nach distal zunimmt (s. Abb. 11–1). Die mit Abstand höchste Besiedlungsdichte findet sich im Colon (ca. 10^{11} Bakterien/g Inhalt). Die Darmflora besteht aus pathogenen Organismen, solchen, die sowohl pathogene als auch nützliche Effekte entfalten und schließlich aus Species, die gesundheitsförderlich wirken.

Eine intakte Darmflora bildet unter normalen Bedingungen ein stabiles System aus, bei dem die neutralen und gesundheitsfördernden Organismen überwiegen und das deshalb für pathogene Fremdorganismen eine Barriere darstellt. Besondere Belastungen (z.B. Stress, Alkohol, ballaststoffarme Ernährung, Antibiotika) oder Darmerkrankungen können das Gleichgewicht innerhalb der verschiedenen bakteriellen Spezies stören, wodurch eine Kolonisation mit Fremdkeimen begünstigt wird. Diese können Durchfälle, Fäulnisprozesse und insbesondere karzinogene Prozesse im Colon begünstigen.

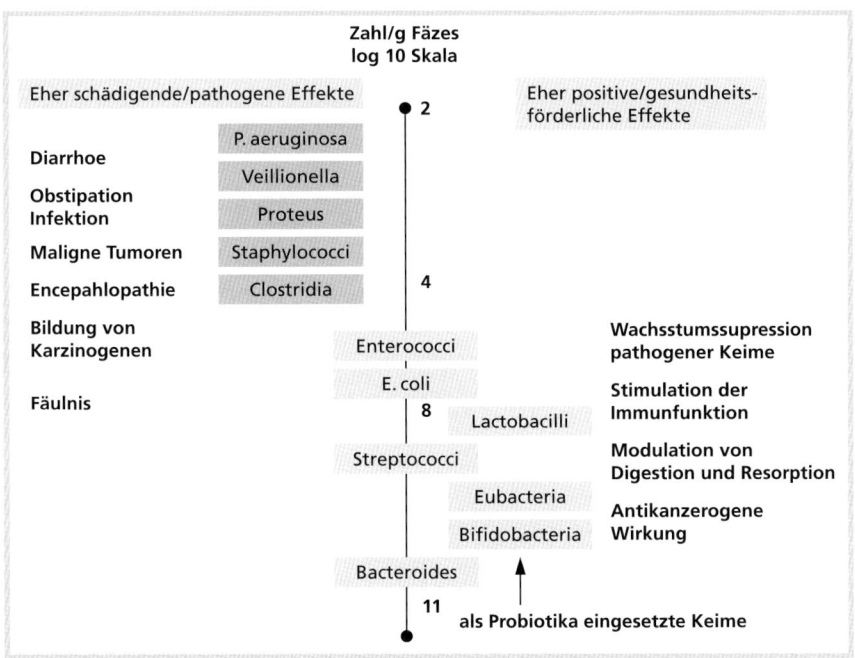

Abb. 11–1: Bakterielle Besiedlung des Darmes

Beeinflussung von Parametern der spezifischen und unspezifischen Immunabwehr

- Hemmung der bakteriellen Translokation, Anregung der Proliferation in Organen des Lymphsystems (Milz, Peyer'sche Plaques)

- Steigerung der Aktivität von Phagocyten/Makrophagen, Lymphocyten, natürlichen Killerzellen

- Anregung der Produktion unspezifischer und spezifischer Antikörper sowie der Freisetzung von bestimmten, nicht pro-inflammatorischen Cytokinen, Interleukinen, Interferonen, TNF-α

Beeinflussung von Immunantworten auf verschiedene Antigene

- Anregung der Produktion spezifischer Antikörper (IgA, IgG) gegen mitverabreichte Viren, Bakterien und Bakterintoxine *(Klebsiella pneumoniae, S. typhimurium, Shigella, V. cholerae)*

- Erhöhte Widerstandskraft und – im Tierversuch – längeres Überleben bei viralen und bakteriellen Infektionen *(Rotaviren, Klebsiella pneumonalis, S. typhimurium, Shigella)*

Wirkung von Probiotika und fermentierten Milchprodukten bei verschiedenen Erkrankungen

- Weniger Dickdarmentzündungen und eine gesteigerte humorale Immunität bei älteren Menschen

- Eine geringere Anfälligkeit gegen Candida-Infektionen bei immunkompromittierten Leukämiekranken

- Weniger und spätere Rückfälle bei operativ entfernten Gallenblasenkrebs

- Bei Atopikern keine Verschlechterung immunologischer Reaktionen durch Joghurtverzehr

- Weniger klinische Symptome und erniedrigtes TNF-α bei Kindern mit atopischer Dermatitis

- Weniger klinische Symptome bei nasaler Allergie

Abb. 11–2: Immunologische Wirkungen von Probiotika (de Vrese u. Schrezenmeir 1998)

Als gesichert gilt heute, dass probiotische Bakterien in der Lage sind, eine Fremdbesiedlung des Darmes zu verhindern oder zu reduzieren. Für diese Kolonisationsresistenz sind mehrere Mechanismen verantwortlich (s. Abb. 11–2).

Immunfunktionen

Gut belegt sind zahlreiche immunstimulierende Effekte probiotischer Mikroorganismen (s. Abb. 11–2). Sie beruhen auf Interaktionen der Probiotika mit dem darmassoziierten Lymphgewebe (GALT = gut associated lymphoid tissue). Dieses ist von enormer quantitativer Bedeutung; so finden sich ca. 50 % aller Lymphocyten und 60 % aller Immunglobuline im Magen-Darm-Trakt. Das GALT stellt eine wichtige Kontaktstelle zwischen Bakterien und dem Immunsystem dar und und kann daher durch die Bindung von Probiotika beeinflusst werden. Die Effekte der Probiotika betreffen dabei sowohl die unspezifische als auch die spezifische Immunabwehr (Pelto et al. 1998, Perdigon et al. 1995). Auch ein protektiver Effekt gegen Atemwegsinfektionen bei Kindern wurde durch die tägliche Gabe von Milch mit einem Gehalt von $1–2 \times 10^8$ CFU *Lactobacillus rhamnosus GG* erzielt (Hatakka et al. 2001).

Darmerkrankungen

Zu den gut dokumentierten Effekten der Probiotika gehört, dass sie Schwere und Dauer verschiedener Durchfallerkrankungen günstig beeinflussen können. Besonders bei durch Rotaviren verursachten Durchfällen im Kindesalter (Isolauri et al. 1991, Saavedra et al. 1994) oder solchen, die sich nach Antibiotikabehandlungen und bei Chemo- der Radiotherapie ergeben (Siitonen et al. 1990, McFarland et al. 1995), waren probiotische Milchprodukte effizient. Demgegenüber ist die Wirksamkeit bei Gastroenteritiden und Reisedurchfällen weniger gut belegt (de Vrese u. Schrezenmeir 1998).

Günstige Wirkungen werden auch im Hinblick auf Morbus Crohn (Malin et al. 1996), Obstipation, Irritables Colon (Halpern et al. 1996) und *Helicobacter-pylori*-Infektionen (Felley et al. 2001, Marteau et al. 2002) diskutiert.

Krebserkrankungen

Probiotika können möglicherweise zur Prävention von Krebserkrankungen, insbesondere des Dickdarms, beitragen. Hierfür sollen die in Abb. 11–3 genannten

- Hemmung von Tumorzellteilung und Tumorwachstum durch Glykopeptide und cytotoxische Stoffwechselprodukte von Laktobazillen

- Verminderung der Konzentration von (pro)karzinogenen, mutagenen und genotoxischen Substanzen und krebspromovierenden Enzymen (Nitro-, Azoreduktase, β-Glukuronidase) im Dickdarm durch pH-Abfall, chemische Umwandlung sowie Ad- und Absorption durch die Bakterienzelle

- Antimutagene Eigenschaften von Probiotika und probiotischen Milchprodukten

- Stärkung der körpereigenen Immunabwehr einschließlich der Stimulation von Makrophagen zur Produktion des Tumor-Nekrose-Faktors (TNF-α)

Abb. 11–3: Antikanzerogene Wirkmechanismen probiotischer Bakterien (de Vrese u. Schrezenmeir 1998)

Effekte verantwortlich sein, die in ihren Mechanismen größtenteils gesichert sind. Ob daraus tatsächlich eine Reduktion des Krebsrisikos resultiert, bedarf aber noch eingehender Untersuchungen. Studien an Ratten weisen auf protektive Wirkungen von Bifidobakterien (Challa et al. 1997, Rowland et al. 1998) und Lactobacillen (Goldin et al. 1996, Arimochi et al. 1997) gegenüber chemisch induziertem Colonkrebs hin. Einige Beobachtungsstudien deuten auf einen inversen Zusammenhang zwischen dem Verzehr von fermentierten Milchprodukten und dem Auftreten verschiedener Krebsarten (Le Monique et al. 1986, Peters et al. 1992), kein Zusammenhang zeigte sich jedoch zwischen der Zahl probiotischer Bakterien in den Fäzes und dem Colonkrebsrisiko (Moore et al. 1995). Es wurde auch kein Effekt auf Marker des Darmkrebsrisikos wie pH-Wert, Gallensäuren und Enzymaktivitäten durch die Gabe von Fructooligosacchariden festgestellt, die eine Erhöhung der Zahl von Bifidobakterien im Darm von $10^{7,9}$ auf $10^{9,1}$ CFU zur Folge hatte (Bouhnik et al. 1996). Die Ausscheidung mutagener Substanzen mit dem Urin nach einer Testmahlzeit mit gebratenem Fleisch konnte bei gesunden Probanden um 50 % gesenkt werden, wenn sie zusätzlich $2,5 \times 10^{11}$ CFU/d *Lactobacillus acidophilus* (Lidbeck et al. 1992) bzw. 3 Wochen lang 3×10^{8} CFU/d *L. casei* (Hayatsu u. Hayatsu 1993) erhielten. Das Wiederauftreten von Blasenkrebs konnte in einer Interventionsstudie durch die Gabe von *L. casei* Shirota reduziert werden (Aso u. Akazan 1992, Aso et al. 1995).

Lactoseintoleranz

Rund 10–18 % der mitteleuropäischen Erwachsenen weisen einen Lactasemangel unterschiedlichen Schweregrades auf und reagieren daher meist dosisabhängig auf die Zufuhr von Milch(produkten) mit unterschiedlich ausgeprägten Unverträglichkeitssymptomen.

Mehrere klinische Studien demonstrierten, dass fermentierte Milchprodukte mit Lebendkeimen bei Lactoseintoleranz vergleichsweise gut verträglich sind. Dies ist nur zu einem geringen Teil darauf zurückzuführen, dass diese Produkte weniger Lactose enthalten als Milch. Ein wesentlicher Grund dafür scheint vielmehr die verbesserte Lactosehydrolyse im Dünndarm durch die in den probiotischen Bakterien enthaltene Lactase zu sein. Dieses Enzym zeigt sich offenbar gegenüber den Verdauungssekreten des Magens weitgehend resistent (Besnier et al. 1983, de Vrese et al. 1997). Ein weiterer Erklärungsansatz ist die Abschwächung der Intoleranzsymptomatik durch eine positive Beeinflussung der Dickdarmflora bei langfristigem Konsum fermentierter Milchprodukte (Besnier et al.1983). Verantwortlich für diese Effekte scheinen jedoch in erster Linie die Starterkulturen z.B. aus *Streptococcus thermophilus* und *Lactobacillus delbrueckii* zu sein, die in einer Konzentration von $\geq 10^{8}$/g zu einer Besserung der Lactosetoleranz beitragen (Lin et al. 1991, Vesa et al. 1996). Probiotische Bakterien alleine hatten dagegen keinen solchen Effekt; möglicherweise war die Menge mit ca. 2×10^{6}/ml zu gering (Payne et al. 1981).

Cholesterolsenkende Effekte

Verschiedene Bakterien, z. B. *Lactobacillus acidophilus*, wirken in vitro cholesterolsenkend (Brashears et al. 1998, Rasic et al. 1992). Die Ergebnisse von Humanstudien sind hierzu jedoch widersprüchlich. So bewirkte die Aufnahme von Büffelmilch, die mit *L. acidophilus* fermentiert war, bereits nach einem Monat eine Senkung des Gesamtcholesterols um 12–20 % (Khedkar et al. 1993). Verschiedene placebokontrollierte Studien mit einem probiotischen Joghurt, der pro Milliliter 6×10^7 CFU koloniebildende Einheiten von *Enterococcus faecium* und 1×10^9 CFU zweier verschiedenener Stämme von *Streptococcus thermophilus* enthielt, zeigten eine durchschnittliche Senkung des Gesamtcholesterols um 4 % (0–6,1 %) und des LDL-Cholesterols um 5 % (2,0–9,8 %). Die Probanden konsumierten täglich 200 bis 450 ml des Joghurts, wobei sich mit der höheren Dosierung kein zusätzlicher Effekt zeigte (Agerholm-Larsen et al. 2000a,b). Dagegen hatte die tägliche Aufnahme von Joghurt mit 3×10^8-10^{10} CFU *Lactobacillus acidophilus* und 3×10^5-10^7 CFU *Bifidobacterium longum* keinen Einfluss auf Gesamt- oder LDL-Cholesterol, es wurde jedoch eine signifikante Erhöhung des HDL-Cholesterols festgestellt (Kießling et al. 2002). Keinen Effekt auf das Gesamtcholesterol hatte auch die Gabe von Tabletten mit 3×10^7 CFU/d der Keime *L. acidophilus* und *L. bulgaricus* über 6 Wochen (Lin et al. 1989); eine höhere Dosis von $4,8 \times 10^9$-$2,7 \times 10^{10}$ CFU/d *L. acidophilus* in einem Joghurt zeigte ebenfalls keine Wirkung (De Roos et al. 1999).

Neurodermitis

Aufgrund des vermuteten Zusammenhangs zwischen bakteriellen Infektionen während der frühesten Kindheit und späterer Entwicklung von Asthma und Neurodermitis wird in jüngster Zeit auch der Einfluss probiotischer Kulturen auf den Verlauf dieser Erkrankungen untersucht. So konnte durch die kombinierte Gabe von *Lactobacillus rhamnosus* und *L. reuteri* über einen Zeitraum von 6 Wochen an Kinder mit Neurodermitis bei 56 % eine Verbesserung der Symptome erreicht werden. In der Placebogruppe zeigte sich nur bei 15 % der Kinder ein Effekt (Rosenfeldt et al. 2003). Die Ergebnisse bei jüngeren Patienten waren weniger eindeutig. Zwar verbesserte sich durch die Anreicherung einer Formulanahrung mit *L. GG* die Schwere der Neurodermitis-Symptome bei Kindern im Durchschnittsalter von 5,5 Monaten signifikant, jedoch war auch in der Placebogruppe ohne Anreicherung eine Verbesserung zu beobachten (Kirjavainen et al. 2003). Dagegen konnte durch eine vor der Geburt beginnende Supplementierung Schwangerer das Auftreten von Neurodermitis bei ihren Kindern um 49 % gesenkt werden. Die Frauen erhielten in den letzten 2–4 Wochen der Schwangerschaft 1×10^{10} CFU *L. GG* pro Tag. Während der Stillzeit nahmen sie weiter das Präparat, anschließend wurde den Kindern das Probiotikum direkt gegeben. Insgesamt erhielten die Neugeborenen so über einen Zeitraum von 6 Monaten die Kulturen. Im Alter von 2 Jahren war bei 46 % der Kinder in der Placebogruppe, jedoch nur bei 23 % in der Verumgruppe Neurodermitis aufgetreten (Kalliomäki et al. 2001).

11.1.3 Negative Auswirkungen einer hohen Zufuhr

Die Auswirkungen einer längerfristigen Aufnahme von Lactobacillen und Bifidobakterien wurden bislang nicht in kontrollierten Studien untersucht. Generell gelten beide jedoch als sicher (Berufsgenossenschaft der chemischen Industrie 1997). Es wurde verschiedentlich diskutiert, dass probiotische Kulturen nachteilige Wirkungen bei Personen mit gestörtem Immunsystem haben könnten. Entsprechende Untersuchungen zeigten jedoch keine Effekte in dieser Richtung, z.B. bei HIV-Infizierten oder stationär behandelten Patienten mit verschiedenen schweren Erkrankungen (McNaught et al. 2005, Born et al. 1993, Saint-Marc et al. 1991).

11.2 Prebiotika

Die Bezeichnung Prebiotika steht für bestimmte unverdauliche Kohlenhydrate, die zu etwa 95 % unverdaut den Dickdarm erreichen und den dort vorhandenen Mikroorganismen als fermentierbares Substrat dienen (Venhaus 1999). In Lebensmitteln werden derzeit vor allem Fructooligosaccharide (z.B. Oligofructose, Inulin) allein oder in Kombination mit probiotischen Mikroorganismen (= Synbiotika) eingesetzt (de Vrese u. Schrezenmeir 1998). Chemisch handelt es sich bei Inulin und Oligofructose um Homooligomere der Fructose mit einer endständigen Glucoseeinheit und unterschiedlichem Polymerisierungsgrad (Venhaus 1999).

11.2.1 Supplementierung

Zahlreiche gesundheitliche Effekte von Prebiotika können als gesichert gelten. Hierzu sind allerdings Dosierungen im Grammbereich notwendig, die über Supplemente in Form von Kapseln oder Tabletten nicht erreicht werden können, sondern die Aufnahme in Form von z.B. Pulvern oder Granulaten notwendig machen.

Bifidogene Wirkung

In ihrer Wirkung sind Prebiotika vergleichbar mit Ballaststoffen. Sie tragen mengenabhängig zur Erhöhung des Stuhlgewichts sowie der Stuhlfrequenz bei (s. Kap. 12). Mehrere Studien ergaben eine signifikante Zunahme der Aktivität von Bifidobakterien sowie eine Zunahme ihrer Konzentration im Stuhl (um eine bis zwei Zehnerpotenzen) nach einer längerfristigen täglichen Aufnahme von 4–12,5 g synthetischer Fructooligosaccharide (Andlauer et al. 2004, Venhaus 1999, Bouhnik et al. 1996).

Dabei wurden die potenziell pathogenen Bakterien nur wenig beeinflusst bzw. in ihrer Konzentration reduziert (Roberfroid 1993).

Weitere Effekte

Die Mikroorganismen der Darmflora setzen Fructooligosaccharide neben Biomasse und Gasen zu kurzkettigen Fettsäuren (Butyrat, Propionat, Acetat) um. Diesen wird u. a. durch die Absenkung des pH-Wertes im Dickdarm eine Reihe weiterer Effekte zugesprochen (Venhaus 1999):

- Schutz der Darmwand durch Butyrat (energielieferndes Substrat für die Colono-cyten); es bestehen Hinweise auf die Prävention von Darmkrebs aufgrund der Beteiligung von Butyrat an der Normalisierung von Differenzierungsprozessen, die in Krebszellen gestört sind,
- Erhöhte Nettoresorption von Mineralstoffen (Induktion der Bildung des zur Calciumabsorption notwendigen Calbindin durch kurzkettige Fettsäuren, Optimierung der Absorption durch pH-Abfall und günstigen Einfluss von Butyrat auf das Dickdarmepithel),
- im Tierversuch führte eine Diät mit 10 % Oligosacchariden zu einer Erhöhung des HDL/LDL-Verhältnisses und zu einer Erniedrigung der Plasmatriglyceridspiegel (Delzenne u. Kok 1999, Fiordaliso et al. 1995, Kok et al. 1995). In Humanstudien bewirkten Dosierungen von 18 g/d Inulin eine Senkung von Gesamt- und LDL-Cholesterol (Davidson u. Maki 1999).

11.2.2 Negative Auswirkungen einer hohen Zufuhr

Eine Zufuhr von 10–20 g Oligofructose oder Inulin über den Tag verteilt ist üblicherweise nebenwirkungsfrei. Der Verzehr größerer Mengen kann aufgrund der Fermentation im Dickdarm zu Blähungen, Unterleibsbeschwerden und Durchfällen führen (de Vrese u. Schrezenmeier 1998). Erhöhte Flatulenz wurde bei gesunden Männern jedoch bereits ab 5 g/d beobachtet (Alles et al. 1996). Bei Ratten führte eine Diät mit 3 oder 6 % Oligofructose zu einer verminderten Resistenz gegen eine Salmonella-Infektion. Tiere in den Prebiotika-Gruppen wiesen höhere Zahlen der pathogenen Keime im Darm sowie in der Mucosa auf und litten häufiger an Diarrhö (Ten Bruggencate et al. 2003).

12 Ballaststoffe

Ballaststoffe werden physiologisch als Bestandteile der Nahrung definiert, die von menschlichen Verdauungsenzymen nicht oder nur partiell abgebaut werden können. Sie passieren unverändert den Dünndarm und werden teilweise im Dickdarm von Darmbakterien fermentiert.

Ballaststoffe können nach verschiedenen Kriterien eingeteilt werden. Üblich ist die Klassifikation in Füll- und Quellstoffe, die weitgehend mit der Einteilung in nicht-quellfähige und quellfähige Substanzen übereinstimmt (s. u.). Chemisch gesehen zählen die meisten Ballaststoffe (z. B. Cellulose, Hemicellulosen, Pektin) zur heterogenen Gruppe der komplexen Kohlenhydrate; hierzu gehören auch die prebiotisch wirksamen Fructooligosaccharide (s. Kap. 11.2). Bei Lignin ("Holzstoff" pflanzlicher Zellmembranen) handelt es sich dagegen um ein Polymer eines aromatischen Alkohols, während Cutin Lipidcharakter besitzt und die Wachsschicht vieler Pflanzen bildet. Ballaststoffcharakter besitzen auch Pflanzengummi und Pflanzenschleime, die von Pflanzenzellen an die Oberfläche abgegeben werden und einen Schutz der Oberfläche bilden. Auch die resistente oder retrogradierte Stärke wird zu den Ballaststoffen gezählt. Sie entsteht durch Abkühlung nach Erhitzungsvorgängen und zeigt kristalline Assoziate zwischen den Amyloseketten, die eine Hydrolyse durch Verdauungsenzyme erschweren oder verhindern. In ihrer physiologischen Wirkung entspricht die resistente Stärke weitgehend den löslichen Ballaststoffen, d. h. sie wird im Dickdarm bakteriell fermentiert. Auch einige andere Stoffe und hochschmelzende Fette, Fettersatzstoffe oder Produkte der Maillard-Reaktion besitzen Ballaststoffcharakter, sind aber quantitativ von geringer Bedeutung. Flohsamen (s. Kap. 14.11) und bedingt auch Chitosan (s. Kap. 14.13) sind aufgrund ihrer physiologischen Eigenschaften ebenfalls den Ballaststoffen zuzuordnen.

12.1.1 Vorkommen

Ballaststoffe finden sich, abgesehen von den vorgenannten, quantitativ unbedeutenden Ausnahmen, ausschließlich in höheren und niederen Pflanzen, wobei die Gehalte in Abhängigkeit von Pflanzenart und -bestandteil, Alter und Wachstumsbedingungen variieren. Besonders ballaststoffreich sind Vollgetreide, Leguminosen sowie z. T. Gemüse und Obst. Dabei zeigen die verschiedenen Pflanzen ein charakteristisches Muster der verschiedenen Ballaststoffkomponenten. Während im

Getreide Hemicellulose den überwiegenden Anteil der Ballaststoffe ausmacht, sind es in Obst und Gemüse Pektin und Cellulose. β-Glucane, die im Hinblick auf immunmodulierende Wirkungen diskutiert werden, kommen vorwiegend in Getreide und Hefe vor.

12.1.2   Bedarf, Versorgungssituation und Empfehlungen

Die empfohlene tägliche Zufuhr von Ballaststoffen wurde von den Fachgremien auf mindestens 30 g (DGE et al. 2000) festgelegt. Der Verzehr ballaststoffreicher Nahrung hat allerdings in den letzten Jahren kaum zugenommen, sodass die meisten Bevölkerungsgruppen mit ca. 20–25 g/d immer noch deutlich unter der empfohlenen Zufuhr liegen (DGE 1996, 2000, 2004). Eine ergänzende Zufuhr von Ballaststoffen ist somit nach wie vor als physiologisch sinnvoll anzusehen.

Aufgrund der unterschiedlichen Wirkungen der verschiedenen Ballaststoffkomponenten ist die Aufnahme von Ballaststoffen unterschiedlichster Herkunft (Vollkornprodukte, Obst und Gemüse) erstrebenswert, sodass die Einnahme von Monopräparaten keinen Ersatz darstellen kann. Zudem ist wesentlich, dass die Ergänzung physiologisch bedeutende Mengen an Ballaststoffen liefert, also mehrere Gramm pro Tag.

12.1.3   Etablierte physiologische Funktionen

Viele physiologische Wirkungen beruhen auf der unterschiedlichen Wasserbindungs- und Quellfähigkeit der einzelnen Substanzen; es bietet sich deshalb eine Einteilung in wasserlösliche und wasserunlösliche Ballaststoffe an (s. Abb. 12–1). Die vielfältigen physiologischen Effekte der Ballaststoffe, die sowohl den Gastrointestinaltrakt als auch indirekt den Gesamtstoffwechsel betreffen, beruhen entweder auf strukturellen und physikalisch-chemischen Eigenschaften wie Faserstruktur, Wasserbindungsvermögen, Quellfähigkeit sowie Adsorptions- und Ionenaustauschvermögen oder auf der mikrobiellen Zersetzung.

Wasserlösliche Ballaststoffe

Wasserlösliche Ballaststoffe wie Pektine und Pflanzengummis bilden zusammen mit Wasser Gele; sie haben eine ausgeprägte Wasserbindungskapazität (1 g Pektin bindet ca. 60 g Wasser). Diese Wasserbindung hat physiologische Auswirkungen auf die Verdauungsprozesse im Magen und im Dünndarm (Lüder 1993).

Im Colon unterliegen lösliche Ballaststoffe einem mikrobiellen Abbau zu kurzkettigen Fettsäuren, die resorbiert und energetisch verwertet werden können und vor allem als Energielieferant für die Darmschleimhaut dienen. Insofern liefern auch Ballaststoffe einen geringen physiologischen Brennwert, der jedoch in der Praxis unberücksichtigt bleiben kann. Von physiologischem Interesse ist weiterhin die

Unlösliche Ballaststoffe

Gerüst- und Stützsubstanzen von Pflanzenzellen

- Cellulose
- Hemicellulosen
- Lignin

Lösliche Ballaststoffe

Meeresalgenextrakte
- Alginsäure (Alginate)
- Agar (Agar-Agar)
- Carrageenan

Pflanzenextrakte
- Pektin

Pflanzenexsudate (Pflanzengummi)
- Gummi arabicum
- Traganth

Samenschleime
- Johannisbrotkernmehl (Carubin)
- Guarkernmehl (Guaran)
- Tarakernmehl
- Leinsamenschleim

Cellulosederivate
- Methylcellulose
- Carboxymethylcellulose
- Ethylcellulose
- Mikrokristalline Cellulose
- Pflanzliche Gerüstsubstanz (meistens vergesellschaftet mit Lignin und Hemicellulosen)
- Endosperm von Getreide (Hafer, Gerste), Membranbestandteile in Obst, Gemüse, Kaffee, Kakao

Extrakte aus Zellwänden von
- Braunalgen (Phaeophyceae)
- Rotalgen (Rhodophyceae)

Extrakte aus Zellwänden von
- Zitrusfrüchten, Apfeltrestern, Zuckerrübenschnitzeln u. a.

Exsudat des Stammes von
- Acacia-Arten (Milchsaftausscheidungen von Akazien)

Endosperm des Stammes von
- *Ceratonia siliqua* (Johannisbrotkernbaum)
- *Cyamopsis tetragonoloba* (Guarbohne)
- *Caesalpina spinosa*
- Extrakt aus der Samenschale von *Linum usitatissimum*

Synthetische Hydrokolloide auf der Basis der wasserunlöslichen Cellulose

Abb. 12–1: Herkunft löslicher und unlöslicher Ballaststoffe (modifiziert nach Kasper et al. 1981, Wisker et al. 1993)

durch kurzkettige Fettsäuren bedingte Senkung des pH-Wertes im Colon (Salyers et al. 1977, Wolin u. Miller 1984). Auch tragen die wasserlöslichen Ballaststoffe zur Verminderung der Verstopfungsneigung bei. Ihre Fermentation erhöht zum einen die Bakterienmasse im Dickdarm, zum anderen verstärken die entstehenden kurzkettigen Fettsäuren den Defäkationsreiz.

Wasserunlösliche Ballaststoffe

Wasserunlösliche Ballaststoffe wie Cellulosen und Hemicellulosen lagern nur eine geringe Menge Wasser ein (1 g Cellulose bindet ca. 3 g Wasser). Aufgrund ihrer Struktur werden sie im Colon nur geringfügig fermentativ abgebaut. Der weitgehende Strukturerhalt wasserunlöslicher Ballaststoffe hat zur Folge, dass sie den Dickdarm besser ausfüllen als die von Mikroorganismen abgebauten löslichen Ballaststoffe (Flachowsky et al. 1994). Im Colon nehmen wasserunlösliche Ballaststoffe (z.B. Weizenkleie) vor allem Einfluß auf Stuhlmenge und Stuhlbeschaffenheit, indem sie etwas Wasser aufnehmen und somit zu einer Vermehrung des Dickdarminhaltes führen („bulking effect"). Der dadurch steigende Druck auf die Dickdarmwand erhöht die Peristaltik des Darms und führt zu einer früheren Auslösung des Stuhldranges. Verdauungsbeschwerden, insbesondere Obstipation, wird dadurch vorgebeugt (Cummings 1978, Thiede et al. 1995). Wie eine Vergleichsstudie zeigt, beruht die Wirkung vor allem auf dem Cellulosegehalt der Nahrung. Im Gegensatz zu einer Gabe von 12 g/d Pektin oder Lignin bewirkten 15 g/d Cellulose eine signifikante Erhöhung des Stuhlgewichtes und eine Verringerung der Transitzeit (Hillman et al. 1983).

Eine mögliche Folgeerkrankung chronischer Obstipation ist die Divertikulose. Dabei handelt es sich um kleine, sackförmige Ausstülpungen in der Colonschleimhaut, die sich entzünden können. Zu den üblichen Behandlungsmethoden gehört die Gabe einer ballaststoffreichen Kost, durch die sich die mit der Erkrankung einhergehenden Beschwerden wie abdominelle Schmerzen oder Defäkationsbeschwerden verringern lassen. Vorhandene Divertikel bilden sich dadurch jedoch nicht zurück (Hart et al. 2000, Cheskin u. Lamport 1995). Dennoch stellt sich nach zwei bis vier Wochen eine Besserung ein, die auf einer Drucknormalisierung im Colonbereich beruht (Weinreich 1980). Da es sich hier in der Regel um eine Sekundärerkrankung der Obstipation handelt, kommt einer hohen Ballaststoffzufuhr in diesem Zusammenhang präventive Bedeutung zu.

12.1.4 Negative Auswirkungen einer hohen Zufuhr

Ein erhöhter Verzehr ballaststoffreicher Nahrung ist anfänglich mit einer Neigung zu Flatulenz und Diarrhö verbunden, insbesondere dann, wenn die Umstellung der Ernährung schlagartig erfolgt. Während es sich hierbei nur um vorübergehende Nebeneffekte handelt, kann die unkontrollierte Verabreichung hoher Mengen an isolierten Ballaststoffpräparaten insbesondere bei gleichzeitig hoher Phytatzufuhr zu einer Verschlechterung der Mineralstoffversorgung führen. Dies gilt vor allem für Calcium, Eisen und Zink. Des weiteren sollten größere Mengen an isolierten Ballaststoffen nur bei Einhaltung einer ausreichenden Flüssigkeitsaufnahme von mindestens 2 l/d zugeführt werden, da sonst die Gefahr eines Ileus besteht (Institute of Medicine 2002b).

13 Hormone

Typische Hormone sind aus ernährungsphysiologischer und lebensmittelrechtlicher Sicht grundsätzlich keine Stoffe, die Ernährungszwecken dienen. Sie sind weder eine „Ergänzung der Ernährung" wie dies bei Nahrungsergänzungsmitteln der Fall sein müsste, noch können sie der diätetischen (!) Behandlung von Patienten dienen. Sie besitzen ausschließlich arzneiliche Funktionen. Dennoch werden solche Stoffe wie Melatonin oder DHEA immer wieder unzulässigerweise in Supplementen aus den USA oder im Internetvertrieb angeboten, sodass sie hier kurz erwähnt werden sollen.

13.1 Melatonin

Das Hormon Melatonin ist ein Abkömmling des Tryptophans und wird über das Zwischenprodukt Serotonin in der Zirbeldrüse des Gehirns gebildet. Stimuliert wird die Melatoninproduktion bei Dunkelheit, sodass die Melatoninspiegel in der Nacht höher sind als am Tag (Steinhilber 1996). Durch nächtliche Lichteinwirkung wird die Produktion vermindert (Schernhammer et al. 2003).

13.1.1 Etablierte physiologische Funktionen

Wissenschaftlich belegt ist die Existenz verschiedener membranständiger und nukleärer Melatoninrezeptoren, über die das Hormon unterschiedliche regulatorische Funktionen in Zellen und Geweben vermittelt (z.B. Expression von Genen, Aktivierung von Monocyten, Hemmung der Interferon-γ-Freisetzung von Monocyten, Steigerung der Interleukin-4-Produktion von T-Helferzellen) (Steinhilber 1996). Eine krebsprotektive Wirkung von Melatonin wurde vermutet, nachdem sich in der Nurses' Health Study bei Frauen, die über Jahre nachts gearbeitet hatten, ein erhöhtes Risiko für Colorectal- und Brustkrebs zeigte (Schernhammer et al. 2001, 2003).

13.1.2 Supplementierung

In den Medien wurde Melatonin vor einigen Jahren als Wunderhormon zur Behandlung und Prävention verschiedenster Erkrankungen wie Krebs, Depressionen, AIDS, Morbus Alzheimer, Katarakt, Epilepsie, kardiovaskulären Erkrankungen u. a. beschrieben. Darüber hinaus soll es den Alterungsprozess verzögern, Schlankheitskuren unterstützen und Schlafstörungen beseitigen. Diese Aussagen sind überwiegend nach spekulativ bzw. entstammen Tierversuchen, bei denen die Wirkungen von Melatonin nach künstlich eingeleitetem Melatoninmangel untersucht wurden, die nicht auf den gesunden Menschen übertragbar sind (Reiter et al. 1999, Steinhilber 1996).

Einfluss auf den biologischen Rhythmus

Einige Studien beschreiben positive Ergebnisse beim Einsatz von Melatonin zur Überwindung des Jetlags. Beim Jetlag handelt es sich um eine Desynchronisation von „biologischer Uhr" und „Tag-Nacht-Rhythmus" der Umwelt, die bei Fernreisen über unterschiedliche Zeitzonen hinweg auftritt. Entsprechend terminierte Gaben von 2–5 mg Melatonin vor dem Schlafengehen konnten über diese Unstimmigkeiten hinweg helfen und die Dauer des Jetlags verkürzen (Herxheimer u. Waterhouse 2003). Eine neuere placebokontrollierte Doppelblindstudie konnte die Effekte jedoch nicht bestätigen. Probanden, die vor und nach einem Flug über sieben Zeitzonen täglich 5 mg Melatonin eingenommen hatten, zeigten ähnliche Symptome wie die Placebogruppe (Beaumont et al. 2004). Keine Wirkung zeigte auch die Melatoningabe in gleicher Höhe über 12 Wochen bei Personen mit Schlafstörungen ungeklärter Ursache (Williams et al. 2002).
Mögliche Wirkmechanismen von Melatonin sind weitgehend ungeklärt. Vermutlich spielen thermoregulatorische Effekte des Hormons eine Rolle (Absenkung der Körpertemperatur um ca. 0,2–0,3 °C (Dawson 1993). Wichtig scheint dabei der Zeitpunkt der Verabreichung von Melatonin, der allerdings genauso wenig untersucht ist wie die optimale Dosierung (Steinhilber 1996).

Antioxidative Kapazität

Aufgrund seiner Grundstruktur besitzt Melatonin antioxidative Eigenschaften. Diese sind allerdings erst bei millionenfach über dem physiologischen Serumspiegel liegenden Konzentrationen beobachtet worden und somit für die Praxis irrelevant (Reiter et al.1999, Steinhilber 1996). Denkbar ist allerdings, dass Melatonin die Expression von Enzymsystemen induziert, die am zellulären Oxidationsschutz beteiligt sind, z. B. Glutathionperoxidase (Barlow-Waldem et al. 1995).

13.1.3 Negative Auswirkungen einer hohen Zufuhr

Da es sich bei Melatonin um ein Neurohormon mit regulatorischen Funktionen handelt, ist die unkontrollierte Einnahme mit bisher nicht kalkulierbaren Risiken verbunden. Hierzu fehlen dringend aussagekräftige Langzeitstudien. Melatonin ist für den circadianen Rhythmus verantwortlich und wird in allen Spezies grundsätzlich nachts sezerniert. Aufgrund seines Wirkspektrums könnten die Nebenwirkungen von Melatonin u.a. das Zentralnervensystem, das Herz-Kreislaufsystem, den Glucosemetabolismus oder die Immunfunktion betreffen. Berichtet wurde bisher über Hypotonie, Albträume, Schlafstörungen, abdominelle Schmerzen und andere Nebenwirkungen (Guardiola-Lemaitre 1997). Da Melatonin eine schlaffördernde Wirkung besitzt, liegt der Verdacht nahe, dass das Hormon das Konzentrationsvermögen und die Aufmerksamkeit beeinträchtigen könnte. Dies kann insbesondere im Straßenverkehr oder bei Menschen, die an Maschinen arbeiten, dramatische Folgen haben. Die Untersuchung der Fahrtüchtigkeit am Simulator eine Stunde nach einer Dosis von 5 mg Melatonin ergab bei jungen Männern allerdings nur bei einem der durchgeführten Tests eine beeinträchtigte Leistung. Da bisher außerordentlich wenige Daten über mögliche Risiken und Nebenwirkungen vorliegen, sollte Melatonin jedoch keinesfalls ohne ärztliche Verordnung verwendet werden (Suhner et al. 1998).

13.2 Dehydroepiandrosteron (DHEA)

DHEA gehört zur Gruppe der aus Cholesterol gebildeten Steroidhormone. Hauptbildungsort sind die Nebennieren, wo es überwiegend als Sulfat (DHEAS) vorliegt.

13.2.1 Etablierte physiologische Funktion

Die physiologische Funktion von DHEA beschränkt sich auf das Vorkommen als Zwischenprodukt bei der Biosynthese der Sexualhormone (Androgene) Testosteron sowie der Estradiole (Zetkin u. Schaldach 1999). Es ist als männliches Sexualsteroid nur schwach wirksam und spielt unter physiologischen Bedingungen eine untergeordnete Rolle (Voigt 1994, Mutschler et al. 2001).

13.2.2 Supplementierung

Bisher sind weder Wirksamkeit noch Risiken einer Langzeitgabe von DHEA ausreichend erforscht. Vorliegende Daten aus Tierversuchen sind insbesondere deshalb nicht auf den Menschen übertragbar, weil z.B. Ratten und Mäuse selbst keine messbaren Mengen des Hormons synthetisieren. Die geringe Zahl an Humanstudien beschränkt sich auf sehr kleine Studienpopulationen und auf eine Studiendauer von zwei Wochen (Wolf et al. 1997) bis maximal sechs Monaten (Flynn et al. 1999), was für den Nachweis einer unbedenklichen Langzeiteinnahme ungenügend ist. Auch die vielzählig angepriesenen positiven Wirkungen von DHEA konnten bisher in keiner Studie bewiesen werden.

Während DHEA auf dem deutschen Markt weder als Nahrungsergänzungspräparat noch als Arzneimittel zugelassen ist, wird es in den USA als „Wunder"- bzw. „Wellnesshormon" angepriesen und als Lebensmittelzusatz frei verkauft. Das Interesse an diesem Hormon basiert auf Untersuchungen, denen zufolge die Synthese des Hormons etwa ab dem 25. Lebensjahr stetig abnimmt, sodass die Mengen im höheren Lebensalter nur noch bei etwa 20 % der ursprünglichen Hormonmenge liegen (Belanger et al. 1994, Gray et al. 1991, Field et al. 1994). Aus diesen Erkenntnissen folgerten findige Vermarkter, dass durch eine erhöhte Aufnahme von DHEA Alterungsprozesse positiv beeinflusst werden könnten. So kann laut Werbeaussagen die zusätzliche Zufuhr von DHEA die Entstehung nahezu aller im Alter möglichen Erkrankungen unterbinden. Dazu zählen z. B. Morbus Alzheimer, Krebs, Herz-Kreislauf-Erkrankungen, Osteoporose, Multiple Sklerose und Diabetes. Darüber hinaus soll DHEA dem Allgemeinbefinden (z. B. postmenopausal), der kognitiven Leistungsfähigkeit und der Libido förderlich sein. Kleinere Studien lieferten vereinzelt Hinweise auf günstige Effekte von DHEA bei erektiler Dysfunktion, die aber zunächst in weiteren Untersuchungen bestätigt werden müssen (Reiter et al. 1999).

13.2.3 Negative Auswirkungen einer hohen Zufuhr

Aufgrund der mangelnden Daten ist unbestritten, dass das Risiko gesundheitsschädigender Wirkungen infolge der Einnahme von DHEA in jedem Fall höher einzuschätzen ist als ein möglicher Nutzen. Hormonabhängige Karzinome, z. B. der Prostata, könnten unter DHEA-Gabe zum Wachstum stimuliert werden. Insbesondere bei Frauen nach der Menopause werden hohe Serumspiegel an DHEA mit einer Erhöhung des Brustkrebsrisikos in Verbindung gebracht (Stoll 1999). Von einer Beschaffung und Einnahme derartiger Präparate muss deshalb dringend abgeraten werden.

14 Sonstige Präparate

14.1 Algen

Im Handel sind Algen in getrockneter Form als Nahrungsergänzungsmittel erhältlich. Insgesamt sind ca. 160 Algenspezies zu Nahrungszwecken einsetzbar, die meisten von ihnen aus den drei Gattungen Grün-, Rot- und Braunalgen. Zu den am häufigsten zur Nahrungsergänzung eingesetzten Arten gehören Spirulina-, Chlorella- und AFA-Algen, wobei es sich bei Letzteren biologisch um Cyanobakterien handelt. Angepriesen werden die in Abhängigkeit von der Algensorte teilweise hohen Gehalte an einigen Nährstoffen wie z. B. pflanzlichem Protein oder Carotinoiden. Wegen ihrer Fähigkeit, über ihre Oberfläche selektiv Mineralien aus dem Meerwasser aufzunehmen, weisen Meeresalgen zum Teil hohe Gehalte an Spurenelementen auf. Diese Eigenschaft der Algen könnte im Hinblick auf die schlechte Jodversorgung in Deutschland von Interesse sein (siehe Kap. 5.6). Allerdings schwanken die Jodgehalte zwischen 5 und 4600 µg/g Trockensubstanz (Eckes u. Didié 1992, Latza u. Lehmann 1997, Gunstheimer u. Jahreis 1998). Vereinzelt wurden sogar bis zu 6500 µg/g nachgewiesen. Nach Ansicht des damaligen Bundesinstituts für gesundheitlichen Verbraucherschutz und Veterinärmedizin (BgVV) sind aufgrund möglicher Gesundheitsrisiken Algenprodukte mit einem Jodgehalt über 20 µg/g Trockenmasse nicht verkehrsfähig (DGE 2001).

Darüber hinaus wird häufig angegeben, dass sich Algen aufgrund hoher Gehalte an Cobalamin (Vitamin B_{12}) als Nahrungsergänzung für Veganer eigneten. Da die vegane Kostform ausschließlich pflanzlich orientiert ist und Vitamin B_{12} nur durch Mikroorganismen gebildet wird und deshalb lediglich in Lebensmitteln tierischer Herkunft sowie in sehr geringer Konzentration in fermentierten Produkten enthalten ist, kann die Versorgung bei jahrelanger veganer Ernährung in Frage gestellt sein (vgl. Kap. 3.7.4). Allerdings enthalten Algen, anders als von den Anbietern vielfach behauptet, praktisch ausschließlich unwirksame Analoga des Vitamins, die zudem in der Lage sind, Resorption und Metabolismus der aktiven B_{12}-Vitamere zu blockieren. Grund für irrtümlich hohe Messwerte waren analytische Probleme, die dazu führten, dass aktive und inaktive Derivate nur unzureichend differenziert werden konnten (Leitzmann u. Hahn 1996). Untersuchungen zeigen, dass verschiedene Produkte im Humanexperiment keine Verbesserung der Vitamin-B_{12}-Versorgung bewirkten, obwohl sie angeblich aktive Formen des Vitamins enthielten (Dagnelie et al. 1989, 1991b).

Auch die sonstigen Nährstoffe in Algen, insbesondere die teilweise ausgelobten Proteine bzw. Aminosäuren, sind schon wegen der geringen Verzehrsmengen in Supplementen ohne praktische Bedeutung. Aus physiologischer Sicht ist der Einsatz von Algen in Supplementen somit ohne Nutzen. Allerdings können bestimmte Stämme von Cyanobakterien, zu denen u. a. die AFA-Algen gehören, leber- und nervenschädigende Toxine bilden. Von einer Einnahme – insbesondere durch Kinder – wird deshalb dringend abgeraten (BgVV 2002b).

14.2   Bierhefe

Werbeaussagen zum Naturprodukt Bierhefe beziehen sich meist auf die enthaltenen B-Vitamine, die u. a. zur Unterstützung der Hautfunktionen bzw. zu einer Reduktion von Hautunreinheiten beitragen sollen. Ein derartiger Effekt ist grundsätzlich bei einem vorliegenden Mangel an einem der enthaltenen Nährstoffe vorstellbar. Da jedoch die B-Vitamine nur in geringen Mengen und in einem ungünstigen Verhältnis enthalten sind, ist von Bierhefe-Produkten keine positive Wirkung auf das Hautbild zu erwarten.

Darüber hinaus werden Hefeprodukte als Nahrungsergänzung für streng lebende Vegetarier (Veganer) angeboten. Hintergrund hierbei ist die Tatsache, dass bei veganer Ernährung Vitamin B_{12} in der Kost fehlt, sodass Menschen, die sich über Jahre hinweg vegan ernähren, einen Mangel entwickeln können. Die Anbieter von Bierhefe weisen deshalb teilweise auf deren hohe Vitamin-B_{12}-Gehalte hin, Hefe enthält jedoch – wie auch Algen (vgl. 14.1) – überwiegend inaktive Vitamin-B_{12}-Derivate. Zudem muss bei Hefeprodukten generell berücksichtigt werden, dass die darin enthaltenen Nährstoffmengen in Abhängigkeit von den verwendeten Nährböden starken Schwankungen unterliegen und häufig nur das Wachstumsmedium nennenswerte Mengen enthält. So wäre z. B. eine Vitamin-B_{12}-Zufuhr über Hefeprodukte nur dann hoch, wenn das Wachstumsmedium zusammen mit der Hefe verzehrt wird (Leitzmann u. Hahn 1996).

Allerdings können über Bierhefe nennenswerte Mengen an Cholin aufgenommen werden. Da der Bedarf jedoch nicht geklärt und die Versorgung im Allgemeinen gesichert ist (s. Kap. 7.1), kann die Supplementierung aus diesem Grund nicht empfohlen werden.

14.3   Aloe Vera

Bei Aloe Vera (*Aloe barbadensis* Miller) handelt es sich um eine kaktusartige Pflanze, die in heißen und trockenen Regionen beheimatet ist. Aufgrund der Nachfrage wird sie heute landwirtschaftlich angebaut. In vielen Kulturen wurde und wird sie traditionell gegen verschiedenste Leiden wie z. B. Asthma, Arthritis oder Darmerkrankungen als Heilpflanze eingesetzt. Für die äußere Anwendung dient das Aloe-Vera-Gel, das aus den inneren Teilen der Blätter gewonnen wird (Vogler u. Ernst 1999). Es wird mit antibakteriellen, entzündungshemmenden und Juckreizmindernden Eigenschaften beworben. Aloe-Vera-Saft im traditionellen Sinn wird aus den äusseren Blattanteilen gepresst. Er enthält Acemannan, Anthrachinone (z. B. Aloin) sowie Barbalioine (Ernst 2003) und wird vor allem in Form von Getränken mit stark schwankenden Anteilen des eigentlichen Produktes angeboten. Heute auf dem Markt befindliche Aloe-Vera-Säfte enthalten im Gegensatz zur traditionellen Verwendung jedoch üblicherweise kein Aloin. Als weitere Vermarktungsformen sind inzwischen auch Nahrungsergänzungsmittel in Kapsel- und Tablettenform üblich, die ebenfalls unterschiedlichste Mengen an Gel oder Saft enthalten und bereits in großer Zahl auf dem Markt sind. Viele dieser Produkte werden mit weit überzogenen, teils therapeutischen Auslobungen vor allem im Strukturvertrieb (Multi-Level-Marketing) angeboten.

Die Ergebnisse von Studien zur äußeren Anwendung von Aloe Vera sind widersprüchlich. Akne-Patienten, denen die obersten Hautschichten abgeschliffen wurden, zeigten durch Aloe Vera eine beschleunigte Wundheilung gegenüber einer Standard-Wundauflage (Fulton 1990). Bei einer Gruppe von Patienten mit Psoriasis wurde mit Aloe-Vera-Creme eine Heilungsrate von 83 % gegenüber 7 % mit Placebo-Creme beobachtet (Syed et al. 1996a), bei Genitalherpes war die Heilungsdauer mit Aloe-Vera-Creme oder -Gel signifikant verkürzt (Syed et al. 1996b, 1997). Kein Effekt von Aloe Vera im Vergleich zu Placebo zeigte sich dagegen bei Frauen mit Hautentzündungen, die sich einer Bestrahlung unterzogen hatten (Williams et al. 1996, Heggie et al. 2002). Acemannan als Bestandteil von Aloe Vera zeigte ebenfalls keinen Vorteil in Bezug auf die Wundheilung gegenüber einer konventionellen Salzlösung (Thomas et al. 1998). Nach operativen Eingriffen wurde sogar eine Verzögerung der Wundheilung durch Aloe-Vera-Gel beobachtet. In der Gruppe mit der Standardtherapie zeigte sich eine Heilungsdauer von 53 Tagen, in der Aloe-Vera-Gruppe von 83 Tagen (Schmidt et al. 1991).

Kontrollierte Interventionsstudien zur Wirksamkeit von Aloe Vera bei oraler Aufnahme liegen praktisch nicht vor. Zwei Studien mit Diabetikern zeigten eine positive Wirkung von Aloe-Vera-Gel auf Blutzucker und Triglyceride, jedoch waren beide weder randomisiert noch blind gegenüber Patient oder Untersucher (Yongchaiyudha et al. 1996, Bunyapraphatsara et al. 1996). Sie genügen damit in keiner Form den üblichen wissenschaftlichen Kriterien. Bei diabetischen Ratten schützte Aloe-

Vera-Gel weder vor Schädigung der Magenschleimhaut durch Ethanol noch beschleunigte es die Heilung von Läsionen. Hinzu kommt, dass sich die Aloe-Vera-Gabe negativ auf die Glucosetoleranz auswirkte. So zeigten sich in der Versuchs-gruppe doppelt so hohe Nüchternglucosekonzentrationen wie in der Kontroll-gruppe (Koo 1994). Isoliertes Acemannan hatte in einer großen Multicenter-Studie keinen Effekt bei Colitis ulcerosa verglichen mit Placebo (Robinson 1997). Für einzelne Bestandteile von Aloe Vera wurde in vitro eine antikanzerogene Wirkung nachgewiesen (Kim et al. 1999, Lee et al. 2000 a, b), Humanstudien hierzu liegen allerdings nicht vor.

Traditionell wurde Aloe-Vera-Saft in erster Linie als Abführmittel eingesetzt. Für diesen Zweck gilt die Wirkung als gesichert. Allerdings fand hierbei der Saft aus den ganzen Blättern Verwendung; handelsübliche Aloe-Vera-Gel-Produkte enthalten jedoch nur das Gel aus den inneren Blattanteilen. Ob Aloe Vera auch bei anderen Beschwerden effektiv ist, kann zur Zeit nicht beantwortet werden (Ernst 2003). Da kaum Studien zu Pharmakokinetik und Langzeittoxizität vorliegen, ist derzeit eine Risikobewertung von Aloe-Vera-Präparaten nicht möglich (Schulz u. Hänsel 1996). Allerdings wurde über Fälle von allergischen Reaktionen, gastrointestinalen Problemen und Nierenfunktionsstörungen berichtet (Evangelos et al. 2005). Da auch die amerikanische Food and Drug Administration Aloe Vera und ihre Extrakte als nicht sicher und wirksam beurteilt (FDA 2002), muss von der Einnahme von Aloe-Vera-Produkten abgeraten werden.

14.4 Apfelessig

Apfelessigkapseln wurden vor allem Ende der 1990er Jahre von zahlreichen Her-stellern als Nahrungsergänzungsmittel angeboten und sind ein typisches Beispiel für einen Modetrend, bei dem ein sinnloses Präparat mit Aussagen positioniert wurde, die jedweder wissenschaftlichen Basis entbehren. Dies gilt insbesondere für Werbeaussagen, in denen gewichtsreduzierende Effekte von Apfelessig ausgelobt wurden. Heute wird meist nur noch auf eine allgemein gesundheitsfördernde Wir-kung hingewiesen.

Unabhängig von solchen werblichen Aussagen sind Apfelessigkapseln als Nah-rungsergänzung weder verkehrsfähig noch von irgendeinem gesundheitlichen Nut-zen, da sie keine Ergänzung der Ernährung darstellen. Der Verbraucher erwartet in Apfelessigkapseln zu Recht Apfelessig in konzentrierter Form. Eine Trocknung des Essigs selbst ist jedoch schon deshalb nicht möglich, weil er fast vollständig ver-dampfen würde und nur minimale Bestandteile zurückblieben. Der Extrakt, der in den Kapseln angeboten wird, hat mit dem Ausgangsprodukt Apfelessig nur wenig gemeinsam. So deuten Analyseergebnisse darauf hin, dass freie Säure in diesen Produkten kaum vorhanden ist. Gehalte von gebundener Essigsäure, die durch enzymatische Bestimmung des Essigsäure-Anions bestimmt wurde, zeigen, dass der eingesetzte Apfelessig vorher offenbar neutralisiert wird. Letztlich führt sich der Verwender von Apfelessigkapseln i.d.R. lediglich etwas Maltodextrin und/oder Saccharose zu, die den etwaigen Wirkversprechen über einen gesundheitlichen Nutzen nicht gerecht werden können (Hahn u. Wolters 1999).

14.5 Guarana

Guarana ist die Bezeichnung für einen in Venezuela und Brasilien heimischen Strauch, dessen Samen Coffein und das ebenfalls anregende Guaranatin enthalten (Täufel et al. 1993). Extrakte aus Guarana werden in Form von Kautabletten, aber auch in Getränkemischungen angeboten. Das zur Gruppe der Methylxanthine gehörende lipidlösliche Coffein zeigt direkte Wirkungen auf blutdruckregulierende Kreislaufzentren sowie leichte positiv inotrope und chronotrope Effekte am Herzen. Als Anwendungsgebiet gilt die kurzfristige Beseitigung geistiger und körperlicher Ermüdungserscheinungen. Entsprechend können coffeinhaltige Produkte neben Magenbeschwerden auch zu Unruhezuständen und Einschlafstörungen führen. Die Behandlung der Hypotonie ist nicht wissenschaftlich belegt, wird aber von vielen Hypotonikern beschrieben.
Die Gehalte an Coffein sind im Vergleich zu Kaffee höher. Während eine Tasse Röstkaffee (5–8 g Kaffee pro Tasse auf 150 ml) ca. 100 mg Coffein enthält, liefert eine Tasse eines Guarana-Aufgussgetränks etwa 180 mg Coffein (Schulz u. Hänsel 1996, Täufel et al. 1993). Die Bioverfügbarkeit von Coffein aus Guarana ist sehr hoch und es bestehen keine quantitativen Unterschiede im Vergleich zur Resorption von freiem Coffein (Bempong u. Houghton 1992).

14.6 Kolostrum

Die Kolostralmilch von Säugetieren wird auch Vormilch oder Biestmilch genannt. Es ist die erste nach der Geburt von der Mutter produzierte Milch, die sich in ihrer Zusammensetzung erheblich von reifer Milch unterscheidet. Vor allem der Gehalt an Immunglobulinen ist deutlich erhöht; sie können 70–80 % des Proteingehaltes von Kolostrum ausmachen (Korhonen et al. 2000). Kühe produzieren etwa 3–5 Tage lang Kolostrum, das wegen seiner abführenden Wirkung, mangelnder Temperaturbeständigkeit und häufig enthaltenen Erythrocyten für die menschliche Ernährung als ungeeignet betrachtet wird (Scheunert u. Trautmann 1987).
Ungeachtet dessen sind Nahrungsergänzungsmittel auf dem Markt zu finden, die Kolostrum meist in getrockneter Form als Tabletten oder Kapseln enthalten. Diese werden in erster Linie mit einer immunstimulierenden Wirkung, z. T. auch mit einer

Steigerung der Leistungsfähigkeit oder der Fettverbrennung beworben. Da jedoch beim erwachsenen Menschen – im Gegensatz zum Neugeborenen – die Darmwand für große Proteine weitgehend undurchlässig ist, werden Immunglobuline, falls sie im jeweiligen Produkt überhaupt noch in aktiver Form enthalten sind, nicht intakt absorbiert (Hoerr u. Bostwick 2000). Demnach können von einer oralen Zufuhr lediglich lokale Effekte im Darmlumen erwartet werden. So wurden positive Auswirkungen durch die Gabe von Kolostrum an Kinder mit Rotavirus-Infektionen erzielt. Die Kühe, von denen die Präparate gewonnen wurden, waren vorher mit Rotaviren hyperimmunisiert worden, sodass ihr Kolostrum überhöhte Mengen an spezifischen Antikörpern aufwies (Davidson et al. 1989, Hilpert et al. 1987, Sarker et al. 1998). Bei erwachsenen HIV-Patienten führte die Gabe von 10 g/d Kolostrum über einen Zeitraum von 10 Tagen zu einer Verringerung von Durchfällen. Eine Studie zeigte bei 64 % der Probanden eine Besserung (Plettenberg et al. 1993), eine weitere bei 84 %, wobei auch immungeschwächte Patienten mit anderen Erkrankungen einbezogen waren (Rump et al. 1992).

Kolostrum wird im Sportbereich z. T. massiv mit angeblich leistungssteigernden Wirkungen beworben, obwohl zu den Auswirkungen der Substanz auf die körperliche Leistungsfähigkeit und auf die Körperzusammensetzung nur wenige Studien mit widersprüchlichen Ergebnissen existieren. Keine Auswirkung auf die Kraft- und Schnellkraftleistungen trainierter Athleten hatte die Einnahme von 25 oder 125 ml eines Kolostrum-Getränkes über jeweils acht Tage (Mero et al. 1997). Verschiedene Studien über acht bis neun Wochen mit einer Dosierung von 60 g/d Kolostrum im Vergleich zu Molkenprotein brachten unterschiedliche Ergebnisse hervor. Bei Hockeyspielern resultierte die Supplementierung in einem signifikant verbesserten Ergebnis bei einem Test aus mehreren Sprintbelastungen, hatte jedoch keinen Einfluss auf weitere Lauf- und Sprungtests (Hofman et al. 2002). Eine geringe Verbesserung wurde auch bei einem Fahrrad-Leistungstest im Anschluss an eine zweistündige Belastung beobachtet (Coombes et al. 2002). Kein Effekt auf die Leistung zeige sich bei weiblichen Ruderern, es wurden jedoch niedrigere Lactatkonzentrationen im Anschluss an die Belastung gefunden (Brinkworth et al. 2002). Dennoch werden Kolostrum-Produkte mit Aussagen zu leistungssteigernden Wirkungen beworben. Ob jedoch von den in Präparaten üblicherweise enthaltenen Mengen zwischen 500 und 1000 mg überhaupt Effekte zu erwarten sind, ist nicht geklärt. Fragwürdig sind auch Nutzen und Risiko einer unkontrollierten Aufnahme diverser artfremder Immunzellen. Da für eine toxikologische Beurteilung bislang keine ausreichenden Daten vorliegen, ist von einer Einnahme abzuraten.

14.7 NADH

Die Substanz Nicotinamid-Adenin-Dinucleotid ist ein wasserstoffübertragendes Coenzym, das aus dem Vitamin Niacin gebildet wird und in zahlreichen Stoffwechselwegen des Menschen eine zentrale Rolle spielt. In seiner reduzierten Form schleust es beispielsweise Wasserstoff in die Atmungskette ein.

Seit einiger Zeit sind Präparate auf dem Markt, die NADH enthalten und im Hinblick auf eine Steigerung der körperlichen und geistigen Leistungsfähigkeit vermarktet werden. Die Gabe von 10 mg NADH an Patienten mit verschiedenen Formen von Demenz über drei Monate zeigte jedoch keinerlei Effekt auf die Verfassung der Teilnehmer (Rainer et al. 2000). Angesichts der im Körper permanent umgesetzten großen Menge an NAD^+ und NADH und der in Nahrungsergänzungsmitteln üblicherweise zu findenden Dosierungen von 5–10 mg kann dieses Ergebnis nicht überraschen. Zudem wird übersehen, dass NADH vor der Absorption gespalten wird und damit gar nicht als solches in den Organismus gelangt. NADH stellt somit insgesamt aus ernährungsphysiologischer Sicht kein Nahrungsergänzungsmittel dar; von einer Verwendung ist abzuraten. Zu angeblich intakt absorbierbaren NADH-Formen liegen keine Sicherheitsbewertungen vor. Sie sind zudem als nicht zugelassener Zusatzstoff anzusehen (Hahn 2000).

14.8 Pyruvat

Bei Pyruvat handelt es sich um das aus drei C-Atomen bestehende Endprodukt der Glykolyse. Produkte mit dieser Substanz werden vor allem mit dem Versprechen einer Gewichtsabnahme bzw. einer verminderten Gewichtszunahme vermarktet. Ausgangspunkt für eine derartige Verwendung waren Tierversuche, in denen Ratten mit Zusatz von Pyruvat und Dihydroxyacetonphosphat zum Futter weniger Gewicht zunahmen als unter der Vergleichskost auf Alkoholbasis (!) (Stanko et al. 1978). In der Folge wurden verschiedene Humanstudien durchgeführt, um die Wirkung am Menschen zu überprüfen. Adipöse Frauen, die 21 Tage lang eine Formula-Diät mit 500 kcal pro Tag erhielten, verloren unter Pyruvatgabe tatsächlich signifikant mehr Gewicht. Hierbei waren 26 g Kohlenhydrate der Kost isokalorisch durch Pyruvat und Dihydroxyacetonphosphat ersetzt worden (Stanko et al. 1992 a). In einer ähnlich strukturierten Folgestudie erhielten 14 adipöse Frauen 21 Tage lang eine Formuladiät mit 1000 kcal pro Tag, in der isokalorisch entweder ein Glucosepolymer oder 30 g Pyruvat enthalten waren. Auch hier zeigte sich eine signifikant höhere Gewichts- und Fettmassereduktion in der Pyruvatgruppe (Stanko et al. 1992 b). Die Zunahme nach einer kurzfristigen Gewichtsreduktion wurde später von der selben Arbeitsgruppe untersucht. Hierzu wurden nach einer Diätphase von 21 Tagen 20 % der zugeführten Kohlenhydrate durch eine Kombination aus Pyruvat und Dihydroxyacetonphosphat ersetzt. Die Gewichts- und Fettmassezunahme war in der Pyruvatgruppe signifikant geringer als in der Vergleichsgruppe (Stanko u. Arch 1996).

Die Übertragbarkeit der genannten Studienergebnisse auf eine mögliche Gewichtsreduktion durch Pyruvatsupplemente ist trotz dieser Ergebnisse äußerst fraglich. In den Untersuchungen wurde ein erheblicher Teil der Kohlenhydratzufuhr durch Pyruvat bzw. eine Kombination mit Dihydroxyacetonphosphat ersetzt; Supplemente werden zusätzlich zur Ernährung eingenommen. Auch liegen die Dosierungen von in Deutschland auf dem Markt befindlichen Präparaten mit 2–6 g/d weit unter denen, die in Studien verwendet wurden. Hinzu kommt, dass die Unterschiede zwischen den Gruppen trotz statistischer Signifikanz in absoluten Zahlen gering waren. So verloren die Frauen in der Studie von Stanko et al. (1992 b) bei Pyruvatgabe zwar 48 % mehr Fettmasse, was in Werbetexten entsprechender Präparate häufig zitiert wird, der Verlust betrug jedoch nur 4 kg gegenüber 2,7 kg in der Vergleichsgruppe. Die Zunahme der Fettmasse nach einer Gewichtsreduktion war zwar 55 % niedriger als in der Vergleichsgruppe (Stanko u. Arch 1996), mit einem Unterschied von 1 kg jedoch ebenfalls kaum relevant. Da die genannten Untersuchungen ausschließlich mit adipösen Frauen durchgeführt wurden, blieb lange auch die Frage offen, ob ähnliche Effekte ebenfalls bei Männern bzw. weniger übergewichtigen Frauen auftreten. Eine neuere Studie zeigte hierzu bei trainierten Frauen und Männern, dass die Gabe von 5 g/d Pyruvat über 3 Wochen zusätzlich zur normalen Kost keinen Einfluss auf Körpergewicht oder –zusammensetzung hatte (Turner et al 2002).

Nach diesen Ergebnissen ist für eine Supplementierung mit Pyruvat keine Grundlage gegeben (Hahn et al. 2003, Dyck 2000). Da zudem Pyruvat aufgrund der arzneimitteltypischen Zweckbestimmung – Beeinflussung von Körperfunktionen – nicht als Nahrungsergänzungsmittel anzusehen ist, wird von einer Einnahme abgeraten.

14.9 Hydroxycitrat

Die organische Säure Hydroxycitrat kommt natürlicherweise vor allem in den Früchten von Pflanzen der Familie Garcinia vor. Vermarktet werden Präparate mit Extrakten dieser Pflanzen als „Schlankheitsmittel". Hintergrund ist die seit langem bekannte Hemmung des Enzyms Citrat-Lyase durch Hydroxycitrat (Watson et al. 1969). Da dieses Enzym eine zentrale Funktion bei der Fettsäuresynthese aus Kohlenhydraten ausübt, wurde postuliert, dass mit der Zufuhr von Hydroxycitrat ein gewichtsreduzierender Effekt verbunden wäre. Aufgrund der physiologischen Funktion der Citrat-Lyase (Löffler u. Petrides 2003) könnte eine Hemmung des Enzyms jedoch lediglich die Neubildung von Fettdepots reduzieren, nicht aber die

Lipolyse fördern. Hinzu kommt, dass bei hyperkalorischer Ernährung vor allem das aufgenommene Nahrungsfett in Körperfett umgewandelt wird, da die Fähigkeit zur Synthese von Fettsäuren aus Kohlenhydraten beim Menschen gering ausgeprägt und mit hohem Energieverlust verbunden ist (Löffler u. Petrides 2003). Eine reduzierte Umwandlung von Kohlenhydraten in Fett hätte demnach allenfalls bei lang andauernder, praktisch fettfreier und kohlenhydratreicher Kost mit Energieüberschuss einen Effekt auf die Körperfettsynthese.

Von daher überrascht es nicht, dass die bisher einzige methodisch einwandfreie, placebokontrollierte Doppelblindstudie zum Effekt von Hydroxycitrat auf die Gewichtsabnahme keinen Effekt auf Körpergewicht oder Körperfett gegenüber Placebo feststellen konnte (Heymsfield et al. 1998), obwohl die verwendete Dosierung mit 1500 mg/d deutlich über den in Nahrungsergänzungen enthaltenen 250–500 mg/d lag. Aufgrund der physiologischen Zusammenhänge und der genannten Ergebnisse ist von einer Einnahme Hydroxycitrat-haltiger Präparate keinerlei Effekt als „Schlankheitsmittel" im Sinne einer reduzierten Körperfettsynthese oder erhöhten Fettabbaus zu erwarten. Auch stellen Hydroxycitrat bzw. die in den Präparaten eingesetzten Garcinia-Extrakte weder von der Substanz an sich noch von der Zweckbestimmung Nahrungsergänzungsmittel dar.

14.10 Enzympräparate

Bereits seit längerer Zeit sind Nahrungsergänzungsmittel und freiverkäufliche Arzneimittel auf dem Markt, die verschiedene proteolytische Enzyme wie Bromelain aus Ananas, Papain aus Papaya oder die tierischen Proteasen Trypsin und Chymotrypsin enthalten. Sie werden sowohl mit einer verbesserten Proteinverdauung als auch positiven Wirkungen auf den gesamten Körper z. B. bei Magenbeschwerden, rheumatischen Erkrankungen, sonstigen Entzündungen, Diabetes mellitus oder Ödemen beworben. Daneben werden zunehmend auch körpereigene Enzyme wie Pepsin oder Lactase in Nahrungsergänzungsmitteln angeboten.

Zur Frage der Bioverfügbarkeit von oral verabreichten Enzymen liegen nur wenige Daten vor. In Versuchen mit Caco-2-Mucosazellen erreichten etwa 10 % der apikal aufgebrachten Menge an Bromelain, Papain, Trypsin und Chymotrypsin in biologisch aktiver Form die basolaterale Seite des Modells. Dabei wurde die Barrierefunktion des Mucosamodells herabgesetzt, wodurch der parazelluläre Transport ermöglicht wurde (Bock et al. 1998). Humanstudien sprechen ebenfalls für eine Aufnahme intakter Enzyme nach oraler Gabe, die Absorptionsrate in vivo ist jedoch verschwindend gering. Nach Gabe von 4 g/d Bromelain über 2 Tage an gesunde Probanden fand sich eine durchschnittliche Menge von 10 µg im gesamten Plasma während des Versuchszeitraumes (Castell et al. 1997). Aufgrund der außerordentlich geringen Bioverfügbarkeit ist von ausschließlich lokalen Effekten im Darmlumen auszugehen (Mutschler et al. 2001).

Verdauungsenzyme werden bei Patienten mit eingeschränkter oder fehlender Sekretion von Pankreasenzymen verabreicht. Bei intakter Pankreasfunktion ist die endogene Synthese ausreichend, sodass die zusätzliche Gabe lediglich einen Placeboeffekt ausübt (Mutschler et al. 2001). Positive Effekte einer Supplementierung mit Bromelain bzw. einer Kombination, die zusätzlich Trypsin und Rutosid enthielt, konnten bei Personen mit Gelenkschmerzen und bei Diabetikern mit Nephropathie gezeigt werden. In beiden Studien gab es keine Placebogruppe (Walker et al. 2002, Paczek et al. 2000). Auch fand sich eine Verminderung der negativen Folgen einer Strahlentherapie bei unterschiedlichen Krebserkrankungen (Gujral et al. 2001, Dale et al. 2001, Beuth et al. 2001, Kaul et al 1999). Da jedoch alle genannten Untersuchungen ohne Placebogruppe durchgeführt wurden, ist die Aussagekraft unzureichend. In einer doppelblinden, randomisierten, placebokontrollierten Studie wurde dagegen kein Effekt einer oralen Enzymgabe festgestellt (Martin et al. 2002).

Eine systematische Auswertung von Studien zur entzündungshemmenden Wirkung von Enzympräparaten zeigt erhebliche methodische Schwächen der Untersuchungen und kommt zu dem Schluss, dass die Ergebnisse keine Anwendung rechtfertigen. Die einzige placebokontrollierte Vergleichsstudie ergab keinen Effekt der Enzymkombination auf das Schmerzempfinden von Patientinnen mit Zervikalsyndrom. Aufgrund der Datenlage wurden in anderen Ländern wie z.B. USA und Großbritannien die Zulassungen für Enzympräparate zurückgezogen (Heyll et al. 2003).

Aufgrund der vorliegenden Daten ist eine Pankreasinsuffizienz die einzige gesicherte sinnvolle Anwendung für oral verabreichte proteolytische Enzyme. Für keines der von Herstellern ausgelobten weiteren Einsatzgebiete ist ein positiver Effekt von Enzymgaben zu erwarten. Enzympräparate sind zudem schon deshalb nicht als Nahrungsergänzungsmittel oder diätetische Lebensmittel anzusehen, da sie ausschließlich mit der Intention verabreicht werden, bestimmte Körperfunktionen zu beeinflussen, also Aufgaben im Sinne eines Arzneimittels zu übernehmen. Konkret dienen sie also nicht dazu, einen Ernährungszweck zu verfolgen, sondern zielen ausschließlich darauf ab, bestimmte körpereigene Substanzen zu ersetzen und dadurch bedingte Funktionseinschränkungen zu beseitigen.

14.11 Flohsamen (Psyllium)

Die Schalen von Flohsamen enthalten lösliche Ballaststoffe, die einen senkenden Einfluss auf die Blutlipide ausüben. In einer Meta-Analyse von Studien mit insgesamt 656 Personen wurde der Effekt von 10,2 g Psyllium pro Tag über mindestens acht Wochen zusätzlich zu einer fett- und energiereduzierten Diät untersucht. Das Gesamtcholesterol sank um 4 % und das LDL-Cholesterol um 7 % stärker als mit Cellulose-Placebo und Diät. Auf HDL-Cholesterol und Triglyceride hatten weder Diät noch Supplementierung einen Einfluss (Anderson et al. 2000). In einer späteren Studie zeigte die Gabe von täglich 15 g Psyllium über 30 Tage eine Senkung von Gesamtcholesterol um 4–7 % und von LDL-Cholesterol um 7–9 % sowie eine Änderung der Triglyceridspiegel in Abhängigkeit von Alter und Geschlecht. Während die Supplementierung bei prämenopausalen Frauen keinen Einfluss hatte, wurde bei Männern eine Absenkung der Triglyceride um 17 % und bei postmenopausalen Frauen ein Anstieg um 16 % beobachtet (Vega-Lopez et al. 2001). Aufgrund dieser Ergebnisse kann die begleitende Gabe von Flohsamen bei Hypercholesterinämie in Mengen von 10–15 g/d sinnvoll sein; eine Ausnahme bilden hier postmenopausale Frauen wegen des möglichen Anstiegs der Triglyceridspiegel.

14.12 Glucosamin

Strukturell handelt es sich bei Glucosamin um einen Aminozucker, also ein Glucosemolekül, das am C-Atom 2 eine Aminogruppe statt einer Hydroxylgruppe trägt. Vielfach liegt die Substanz in sulfatierter Form vor. Glucosamin dient als Baustein für die Synthese von Glykoproteinen wie Immunglobulinen, Membranproteinen und Substanzen der extrazellulären Matrix. Da die Synthese ausgehend von Glucose physiologischerweise im Organismus abläuft (Löffler 2003), ist Glucosamin kein Nährstoff im eigentlichen Sinne, obwohl die Substanz auch in Lebensmitteln vorkommt.

Die Vermarktung von Glucosamin-haltigen Präparaten erfolgt vorwiegend mit Bezug auf die Gelenkfunktion. In Deutschland finden sich seit langem Glucosamin-haltige Arzneimittel zur Behandlung der Arthrose mit einer üblichen Tagesdosierung von 1500 mg Glucosaminsulfat (Morelli et al. 2003).

Ergebnisse aus In-vitro-Versuchen zeigen, dass menschliche Chondrocyten nach Zugabe von Glucosaminsulfat vermehrt Proteoglycane synthetisieren (Bassleer et al. 1998). Eine Meta-Analyse von Humanstudien an Patienten mit Osteoarthritis ergab moderat positive Effekte einer Supplementierung, jedoch waren viele Untersuchungen von mangelhafter Qualität (McAlindon et al. 2000). In einer späteren Studie, in der sowohl Befragungen zur Schmerzsymptomatik als auch Röntgenuntersuchungen der betroffenen Kniegelenke durchgeführt wurden, konnten jedoch positive

Effekte bestätigt werden. Die Patienten erhielten Placebo oder 1500 mg/d Glucos-aminsulfat über einen Zeitraum von 3 Jahren. Dabei zeigte sich in der Placebo-gruppe eine Abnahme der Knorpeldicke in den Gelenken, wohingegen in der Ve-rumgruppe keine Verschlechterung festgestellt wurde. Die Symptomatik in Bezug auf Schmerzempfinden und Einschränkung von Bewegungen verbesserte sich ebenfalls signifikant im Vergleich zur Placebogruppe (Reginster et al. 2001). Eine aktuelle Metanalyse der renommierten Cochrane Library kommt ebenfalls zu dem Schluss, dass sich Glucosamin in den meisten hochwertigen Studien als wirksam erwiesen hat. Allerdings beziehen sich die bisherigen Daten fast ausschließlich auf einen Rohstoff, der nur in entsprechenden Arzneimitteln Verwendung findet. Andere Zubereitungen von Glucosamin zeigten bei der Behandlung der Arthrose keine signifikanten Effekte (Towheed et al. 2005).

Insofern bleiben hinsichtlich der Verwendung von Glucosamin in Supplementen zahlreiche Fragen offen. Die Substanz ist nicht als ernährungsphysiologisch bedeut-sam anzusehen, zumal auch keine validen Daten zur Aufnahme mit der Nahrung und der möglichen Ernährungsbedeutung einer zusätzlichen Gabe vorliegen. Darü-ber hinaus ist völlig ungeklärt, inwieweit die in Supplementen angebotenen Glu-cosamine von der Menge und von der Herkunft der Substanzen in der Lage sein könnten, die Funktion der Gelenke zu beeinflussen oder sogar eine Arthrose zu therapieren. Insbesondere werden die postulierten Wirkmechanismen dadurch in Frage gestellt, dass oral zugeführtes Glucosamin nicht zu einer Erhöhung der Serumkonzentration führt und somit kaum zu einer verstärkten Gewebebildung in den Gelenken beitragen kann (Setnikar u. Rovati 2001). Deshalb wurde vermutet, beobachtete Effekte einer Gabe von Glucosaminsulfat seien vielmehr auf die ent-haltene Sulfatgruppe zurückzuführen (Hoffer et al. 2001). In diesem Fall wären andere Verbindungen von Glucosamin wirkungslos in Bezug auf die Gelenkfunk-tion.

14.13 Chitosan

Chitosan ist eine industriell hergestellte Substanz, die durch Deacetylierung aus Chitin gebildet wird. Chemisch gesehen ist Chitin ein stickstoffhaltiges, der Cellu-lose nah verwandtes Polysaccharid, aufgebaut aus Glucosaminen (Czihak et al. 1981). Aufgrund der Wirkungsweise ist Chitosan kein Nahrungsergänzungsmittel, sondern allenfalls ein Medizinprodukt. Weder kommt dem Stoff eine ernährungs-physiologische Wirkung zu, noch ist er als Bestandteil von Lebensmitteln verkehrs-fähig.

Die Ausgangssubstanz Chitin kommt in den meisten Glieder-, Mantel- und Weich-tieren sowie in Würmern und Hohltieren als Gerüstsubstanz vor und ist darüber hinaus als Zellwandmaterial höherer Pilze bekannt (Czihak et al. 1981).

Primär beworben wird Chitosan als Naturstoff, der Fett bindet. Die Wirkung wird auf eine in pflanzlichen Fasern nicht enthaltene Aminogruppe zurückgeführt, die im Dünndarm eine Verbindung mit Fett eingeht. In der Folge sollen die Chitosan-Fasern zusammen mit einem Teil des in der Nahrung enthaltenen Fettes unverdaut ausgeschieden werden. In Studien mit übergewichtigen Personen konnten allerdings insgesamt weder positive noch negative Effekte durch die Verabreichung von Chitosan nachgewiesen werden. Eine erhöhte fäkale Ausscheidung von Fett als Konsequenz der beworbenen Chitosan-Wirkung oder eine Gewichtsreduktion wurden in Humanstudien zumeist nicht bestätigt (Gallaher et al. 2002, Gades u. Stern 2002, Guercioloni et al. 2001, Ho et al. 2001, Wuolijoki et al. 1999, Pittler et al. 1999). In Kombination mit Flohsamen (s. Kap. 14.11) wurde zwar eine signifikant erhöhte Ausscheidung von Fett mit dem Stuhl nach Gabe von 2,1 g/d Chitosan festgestellt, mit 3,6 g Fett pro Tag war diese jedoch klinisch kaum relevant (Barroso Aranda et al. 2002). Auch die Gabe von jeweils 0,5 g Chitosan als Monopräparat fünfmal pro Tag zu den Mahlzeiten bewirkte bei den teilnehmenden Frauen keinerlei Erhöhung der Fettausscheidung, bei den Männern lediglich um 1,8 g/d und somit ebenfalls in irrelevanter Höhe (Gades u. Stern 2005).

Chitosan wird allerdings nicht nur als „Fettfalle" beworben, sondern auch als Therapeutikum bei zahlreichen Erkrankungen (Hyperlipoproteinämie, Hypertonie, Darmreizungen, Krebs, Akne etc.). Studien liegen zu den meisten der genannten Anwendungsgebiete nicht vor. In Bezug auf Hyperlipoproteinämie deuten einige Ergebnisse lediglich auf eine geringfügige Reduktion der HDL- als auch LDL-Cholesterolkonzentrationen hin (Gallaher et al. 2002, Bokura u. Kobayashi 2003). Demgegenüber fanden andere Untersucher keine Wirkung der Chitosan-Gabe auf Blutlipide (Wuolijoki et al. 1999, Ho et al. 2001, Pittler et al. 1999).

Insgesamt sind die bisher veröffentlichten Humanstudien zu den Effekten einer Chitosangabe wenig überzeugend und lassen deshalb keine klinisch relevanten positiven Wirkungen der Substanz erwarten.

Literatur

AAP (American Academy of Pediatrics, Committee on Nutrition) (1985): Pediatric nutrition hand-book, 2nd ed Elk Grove, IL, American Academy of Pediatrics

Abcouwer SF, Souba WW (1999): Glutamine and Arginine. In: Shils ME, Olson JA, Shike M, Ross AC (eds.): Modern nutrition in health and disease. Williams & Wilkins, Baltimore. 559–567

Abel T, Knechtle B, Perret C, Eser P, von Arx P, Knecht H (2005): Influence of chronic supplementation of arginine aspartate in endurance athletes on performance and substrate metabolism. Int J Sports Med 26: 344–349

Adam M (1991): Therapie der Osteoarthrose – welche Wirkung haben Gelatinepräparate? Therapie-woche 41: 2456–2461

Adam O (1990): Fischölsäuren als Therapeutika. Med Klin 85: 92–96

Adam O (2004a): Einfluss von n-3-Fettsäuren auf den normalen und pathologischen Immunstatus des Menschen. Aktuel Ernaehr Med 29: 178–182

Adam O (2004b): Erkrankungen des rheumatoiden Formenkreises. In: Biesalski HK, Fürst P, Kasper H, Kluthe R, Pölert W, Puchstein C, Stähelin HB (Hrsg.): Ernährungsmedizin. 3. Aufl., Thieme: Stutt-gart, New York. 575–584

Adam O, Beringer C, Kless T, Lemmen C, Adam A, Wiseman M, Adam P, Klimmek R, Forth W (2003): Anti-inflammatory effects of a low arachidonic acid diet and fish oil in patients with rheumatoid arthritis. Rheumatol Int 23: 27–36

Adlercreutz H, Hämäläinen E, Gorbach S, Goldin B (1992): Dietary phyto-oestrogens and the meno-pause in Japan. Lancet 339: 1233

Adlercreutz H, Mazur W (1997): Phyto-oestrogens and Western diseases. Ann Med 29: 95–120

Agarwal S, Rao AV (1998): Tomato lycopene and low density lipoprotein oxidation: a human dietary intervention study. Lipids 33: 981–984

Age-Related Eye Disease Study Research Group (2001): A randomized, placebo-controlled, clinical trial of high-dose supplementation with vitamins C and E, beta carotene, and zinc for age-related macular degeneration and vision loss: AREDS report no. 8. Arch Ophthalmol 119: 1417–1436

Agerholm-Larsen L, Bell ML, Grunwald GK, Astrup A (2000a): The effect of a probiotic milk product on plasma cholesterol: a meta-analysis of short-term intervention studies. Eur J Clin Nutr 54: 856–860

Agerholm-Larsen L, Raben A, Haulrik N, Hansen AS, Manders M, Astrup A (2000b): Effect of 8 week intake of probiotic milk products on risk factors for cardiovascular diseases. Eur J Clin Nutr 54: 288–297

Akabas SR, Dolins KR (2005): Micronutrient requirements of physically active women: what can we learn from iron? Am J Clin Nutr 81: 1246S–1251S

Albanes D, Malila N, Taylor PR, Huttunen JK, Virtamo J, Edwards BK, Rautalahti M, Hartman AM, Bar-rett MJ, Pietinen P, Hartman TJ, Sipponen P, Lewin K, Teerenhovi L, Hietanen P, Tangrea JA, Virtanen M, Heinonen OP (2000): Effects of supplemental alpha-tocopherol and beta-carotene on colorec-tal cancer: results from a controlled trial (Finland). Cancer Causes Control 11: 197–205

Albert CM, Hennekens CH, O'Donnell CJ, Ajani UA, Carey VJ, Willett WC, Ruskin JN, Manson JE (1998): Fish consumption and risk of sudden cardiac death. JAMA 279: 23–28

Alekel DL, Germain AS, Peterson CT, Hanson KB, Stewart JW, Toda T (2000): Isoflavone-rich soy pro-tein isolate attenuates bone loss in the lumbar spine of perimenopausal women. Am J Clin Nutr 72: 844–852

Alexander M, Newmark H, Miller RG (1985): Oral beta-carotene can increase cells in human blood. Immunol Lett 9: 221–224

Allain TJ, Dhesi J (2003): Hypovitaminosis D in older adults. Gerontology 49: 273–278

Allender PS, Cutler JA, Follmann D, Cappuccio FP, Pryer J, Elliott P (1996): Dietary calcium and blood pressure: a meta-analysis of randomized clinical trials. Ann Intern Med 124: 825–831

Alles MS, Hautvast JG, Nagengast FM, Hartemink R, Van Laere KM, Jansen JB (1996): Fate of fructo-oligosaccharides in the human intestine. Br J Nutr 76: 211–221

Allred CD, Allred KF, Ju YH, Clausen LM, Doerge DR, Schantz SL, Korol DL, Wallig MA, Helferich WG (2004a): Dietary genistein results in larger MNU-induced, estrogen-dependent mammary tumors following ovariectomy of Sprague-Dawley rats. Carcinogenesis 25: 211–218

Allred CD, Allred KF, Ju YH, Goeppinger TS, Doerge DR, Helferich WG (2004b): Soy processing influences growth of estrogen-dependent breast cancer tumors in mice. Carcinogenesis 25: 1649–1657

ALS (Arbeitskreis Lebensmittelchemischer Sachverständiger) (2005): Beurteilung von ergänzenden bilanzierten Diäten. http://www.bvl.de/eln_007/nn_495296/DE/01_Lebensmittel/00_doks_download/AL_SStellungnahme,templated=raw,prooerty=publicatonFile.pdf/ALSStellungnahme.pdf

Althuis MD, Jordan NE, Ludington EA, Wittes JT (2002): Glucose and insulin responses to dietary chromium supplements: a meta-analysis. Am J Clin Nutr. 76: 148–155

Alvarez XA, Mouzo P, Pichel V, Perez P, Laredo M, Fernandez-Novoa E, Corzo L, Zas R, Alcaraz M, Secades JJ, Lozano R, Cacabelos R (1999): Double-blind placebo-controlled study with citicoline in APOE genotyped Alzheimer's disease patients. Effects on cognitive performance, brain bioelectrical activity and cerebral perfusion. Meth Find Exp Clin Pharmacol 21: 633–644

Amato P, Morales AJ, Yen SS (2000): Effects of chromium picolinate supplementation on insulin sensitivity, serum lipids, and body composition in healthy, nonobese, older men and women. J Gerontol Series A 55: M260–M263

American Academy of Pediatrics, Committee on Genetics (1993): Folic acid for the prevention of neural tube defects. Pediatrics 92: 493–494

Andersen R, Molgaard C, Skovgaard LT, Brot C, Cashman KD, Chabros E, Charzewska J, Flynn A, Jakobsen J, Kärkkäinen M, Kiely M, Lamberg-Allardt C, Moreiras O, Natri AM, O'Brien M, Rogalska-Niedzwiedz M, Ovesen L (2005): Teenage girls and elderly women living in northern Europe have low winter vitamin D status. Eur J Clin Nutr 59: 533–541

Anderson D, Phillips BJ, Yu TW, Edwards AJ, Ayesh R, Butterworth KR (1997a): The effects of vitamin C supplementation on biomarkers of oxygen radical generated damage in human volunteers with „low" or „high" cholesterol levels. Environm Molec Mutagen 30: 161–174

Anderson JJ, Chen X, Boass A, Symons M, Kohlmeier M, Renner JB, Garner SC (2002): Soy isoflavones: no effects on bone mineral content and bone mineral density in healthy, menstruating young adult women after one year. J Am Coll Nutr 21: 388–393

Anderson JW, Allgood LD, Lawrence A, Altringer LA, Jerdack GR, Hengehold DA, Morel JG (2000): Cholesterol-lowering effects of psyllium intake adjunctive to diet therapy in men and women with hypercholesterolemia: meta-analysis of 8 controlled trials. Am J Clin Nutr 71: 472–479

Anderson JW, Gowri MS, Turner J, Nichols L, Diwadkar VA, Chow CK, Oeltgen PR (1999): Antioxidant supplementation effects on low-density lipoprotein oxidation for individuals with type 2 diabetes mellitus. J Am Coll Nutr 18: 451–461

Anderson JW, Randles KM, Kendall CW, Jenkins DJ (2004): Carbohydrate and fiber recommendations for individuals with diabetes: a quantitative assessment and meta-analysis of the evidence. J Am Coll Nutr 23: 5–17

Anderson RA (1998): Effects of chromium on body composition and weight loss. Nutr Rev 56: 266–270

Anderson RA, Bryden NA, Polansky MM (1992): Dietary chromium intake – freely chosen diets, institutional diets and individual foods. Biol Trace Elem Res 32: 117–121

Anderson RA, Cheng N, Bryden NA, Polansky MM, Cheng N, Chi J, Feng J (1997b): Elevated intakes of supplemental chromium improve glucose and insulin variables in individuals with type 2 diabetes. Diabetes 46: 1786–1791

Anderson RA, Cheng N, Bryden NA, Polansky MM, Chi J, Feng J (1997c): Beneficial effects of chromium for people with diabetes. Diabetes 46: 1786–1791

Anderson RA, Kozlovsky AS (1985): Chromium intake, absorption and excretion of subjects consuming self-selected diets. Am J Clin Nutr 41: 1177–1183

Anderson RA, Polansky MM, Bryden NA, Bathena SJ, Canary J (1987): Effects of supplemental chromium on patients with symptoms of reaktive hypoglycemia. Metabolism 36: 351–355

Anderson RA, Polansky MM, Bryden NA, Roginski EE, Mertz W, Glinsmann W (1983): Chromium supplementation of human subjects: effects on glucose, insulin and lipid parameters. Metabolism 32: 894–899

Anderson RA, Roussel AM, Zouari N, Mahjoub S, Matheau JM, Kerkeni A (2001): Potential antioxidant effects of zinc and chromium supplementation in people with type 2 diabetes mellitus. J Am Coll Nutr 20: 212–218

Andersson H, Bosaeus I, Brummer RJ, Fasth S, Hulten L, Magnusson O, Strauss B (1986): Nutritional and metabolic consequences of extensive bowel resection. Dig Dis 4: 193–202

Andjelkovic Z, Vojinnovic J, Pejnovic N, Popovic M, Dujicv A, Mitrovic D, Pavlica L, Stefanovic D (1999): Disease modifying and immunmodulatory effects of high dose 1α(OH)D3 in rheumatoid arthritis patients. Clin Exp Rheumatol 17: 453–456

Andlauer W, Biesalski HK, Fürst P (2004): Designer Food, Nutraceuticals, Phytochemicals, Functional Food, Probiotica. In: Biesalski HK, Fürst P, Kasper H, Kluthe R, Pölert W, Puchstein C, Stähelin HB (Hrsg.): Ernährungsmedizin. 3. Aufl., Thieme: Stuttgart, New York. 187–192

Andon MB, Lloyd T, Matkovic V (1994): Supplementation trials with calcium citrate malate: evidence in favor of increasing the calcium RDA during childhood and adolescence. J Nutr 124: 1412S–1417S

Andreassi M, Forleo P, Di Lorio A, Masci S, Abate G, Amerio P (1997): Efficacy of γ-linolenic acid in the treatment of patients with atopic dermatitis. Int J Med Res 25: 266–274

Androne L, Gavan NA, Veresiu IA, Orasan R (2000): In vivo effect of lipoic acid on lipid peroxidation in patients with diabetic neuropathy. In Vivo 14: 327–330

Anitha Nandhini AT, Balakrishnan SD, Anuradha CV (2002): Taurine modulates antioxidant potential and controls lipid peroxidation in the aorta of high fructose-fed rats. J Biochem Mol Biol Biophys 6: 129–133

Antonio J, Sanders MS, Van Gammeren D (2001): The effects of bovine colostrum supplementation on body composition and exercise performance in active men and women. Nutrition 17: 243–247

Arab L, Il'yasova D (2003): The epidemiology of tea consumption and colorectal cancer incidence. J Nutr 133: 3310S–3318S

Arai S, Watanabe S, Kimira M, Shimoi K, Mochizuki R, Kinae N (2000): Dietary intakes of flavonols, flavones and isoflavones by Japanese women and the inverse correlation between quercetin intake and plasma LDL cholesterol concentration. J Nutr 130: 2243–2245

Arbeitsgruppe „Probiotische Mikroorganismenkulturen in Lebensmitteln" am Bundesinstitut für gesundheitlichen Vebraucherschutz und Veterinärmedizin (BgVV), Berlin (2000): Probiotische Mikroorganismenkulturen in Lebensmitteln. Ernährungs-Umschau 47: 191–195

Archer SL, Stamler J, Moag-Stahlberg A, van Horn L, Garside D, Chan Q, Buffington JJ, Dyer AR (2005): Association of dietary supplement use with specific micronutrient intakes among middle-aged American men and women: the INTERMAP Study. J Am Diet Assoc 105: 1106–1114

Arendrup K, Gregersen G, Hawley J, Hawthorne JN (1989): High-dose dietary myo-inositol supplementation does not alter the ischaemia phenomenon in human diabetics. Acta Neurol Scand 80: 99–102

Argiratos V, Samman S (1994): The effect of calcium carbonate and calcium citrate on the absorption of zinc in healthy female subjects. Eur J Clin Nutr 48: 198–204

Arimochi H, Kinouchi T, Kataoka K, Kuwahara T, Ohnishi Y (1997): Effect of intestinal bacteria on formation of azoxymethane-induced aberrant crypt foci in the rat colon. Biochem Biophys Res Commun 238: 753–757

Arnaud CD, Sanchez SD (1996): Calcium and Phosphorus. In: Present knowledge in nutrition. 7. Aufl., ILSI Press: Washington DC. 245–255

Arnett T (2003): Regulation of bone cell function by acid-base balance. Proc Nutr Soc 62: 511–520

Arthur JR, McKenzie RC, Beckett GJ (2003): Selenium in the immune system. J Nutr 133: 1457S–1459S

Literatur

Arts ICW, Jacobs DR Jr., Gross M, Harnack LJ, Folsom AR (2002): Dietary catechins and cancer incidence among postmenopausal women: the Iowa Women's Health Study (United States). Cancer Causes Control 13: 373–382

Aruoma OI, Reilly T, MacLaren D, Halliwell B (1988): Iron, copper and zinc concentrations in human sweat and plasma; the effect of exercise. Clin Chim Acta 177: 81–88

Asano Y, Okamura S, Ogo T, Eto T, Otsuka T, Niho Y (1997): Effect of (-)-epigallocatechin gallate on leukemic blast cells from patients with acute myeloblastic leukemia. Life Sci 60: 135–142

Ascher E, Gade PV, Hingorani A, Puthukkeril S, Kallakuri S, Scheinman M, Jacob T (2001): Thiamine reverses hyperglycemia-induced dysfunction in cultured endothelial cells. Surgery 130: 851–858

Ascherio A, Rimm EB, Giovannucci E, Spiegelman D, Stampfer MJ, Willett WC (1996): Dietary fat and risk of coronary heart disease in men: cohort follow up study in the United States. BMJ 313: 84–90

Ascherio A, Rimm EB, Giovannucci E, Willett WC, Stampfer MJ (2001): Blood donations and risk of coronary heart disease in men. Circulation 103: 52–57

Ascherio A, Rimm EB, Stampfer MJ, Giovannucci EL, Willett WC (1995): Dietary intake of marine n-3 fatty acids, fish intake, and the risk of coronary disease among men. N Engl J Med 332: 977–982

Aslan A, Triadafilopoulos G (1992): Fish oil fatty acid supplementation in active ulcerative colitis: a double-blind, placebo-controlled, crossover study. Am J Gastroenterol 87: 432–437

Aso Y, Akazan H (1992): Prophylactic effect of Lactobacillus casei preparation on the recurrence of superficial bladder cancer. Urol Int 49: 125–129

Aso Y, Akazan H, Kotake T, Tsukamoto T, Imai K (1995): Preventive effect of a Lactobacillus casei preparation on the recurrence of superficial bladder cancer in a double-blind trial. Eur Urol 27: 104–109

Astley SB, Hughes DA, Wright AJA, Elliott RM, Southon S (2004): DNA damage and susceptibility to oxidative damage in lymphocytes: effects of carotenoids in vitro and in vivo. Br J Nutr 91: 53–61

Aucamp AK, Schoeman HS, Coetzee JH (1993): Pilot trial to determine the efficacy of a low dose of fish oil in the treatment of angina pectoris in the geriatric patient. Prostaglandins Leukot Essent Fatty Acids. 49: 687–689

Audera C, Patulny RV, Sander BH, Douglas RM (2001): Mega-dose vitamin C in treatment of the common cold: a randomized controlled trial. MJA 175: 359–362

Azzi A, Brigelius-Flohé R, Kelly F, Lodge JK, Özer N, Packer L, Sies H (2005): On the opinion of the European Commission „Scientific Committee on Food" regarding the tolerable upper intake level of vitamin E (2003). Eur J Nutr 44: 60–62

Babaei-Jadidi R, Karachalias N, Ahmed N, Battah S, Thornalley PJ (2003): Prevention of incipient diabetic nephropathy by high-dose thiamine and benfotiamine. Diabetes 52: 2110–2120

Baber RJ, Templeman C, Morton T, Kelly GE, West L (1999): Randomized placebo-controlled trial of an isoflavone supplement and menopausal symptoms in women. Climacteric 2: 85–92

Baggio E, Gandini R, Plancher AC, Passeri M, Carmosino G (1994): Italian multicenter study on the safety and efficacy of coenzyme Q_{10} as adjunctive therapy in heart failure. Mol Aspects Med 15 (Suppl.): 287–294

Bahadori B, Wallner S, Schneider H, Wascher TC, Toplak H (1997): Effects of chromium yeast and chromium picolinate on body composition in obese non-diabetic patients during and after a very-low-calorie diet. Acta Med Austriaca 24: 185–187

Bahijri SM, Mufti AM (2002): Beneficial effects of chromium in people with type 2 diabetes, and urinary chromium response to glucose load as a possible indicator of status. Biol Trace Elem Res 85: 97–109

Balducci L (2003): Epidemiology of anemia in the elderly: information on diagnostic evaluation. J Am Geriatr Soc 51: S2–S9

Balk JL, Whiteside DA, Naus G, De Ferrari E, Roberts JM (2002): A pilot study of the effects of phytoestrogen supplementation on postmenopausal endometrium. J Soc Gynecol Investig 9: 238–242

Balkwill F (1999): TNF biosynthesis in gut associated immunopathologies. Gut 45: 483

Balluz LS, Okoro CA, Bowman BA, Serdula MK, Mokdad AH (2005): Vitamin or supplement use among adults, behavioral risk factor surveillance system, 13 states, 2001. Public Health Rep 120: 117–123.

Balsom PD, Harridge SDR, Soderlund K, Sjodin B, Ekblom B (1993): Creatine supplementation per se does not enhance endurance exercise performance. Acta Physiol Scand 149: 521–523

Bandera EV, Freudenheim JL, Marshall JR, Zielezny M, Priore RL, Brasure J, Baptiste M, Graham S (1997): Diet and alcohol consumption and lung cancer risk in the New York State Cohort. Cancer Causes Control 8: 828–840

Barbul A, Sisto DA, Wasserkrug HL, Efron G (1981): Arginine stimulates lymphocyte immune response in healthy human beings. Surgery 90: 244–251

Barlow-Walden LR, Reiter RJ, Abe M, Pablos M, Menendez-Pelaez A, Chen LD, Poeggeler B (1995): Melatonin stimulates brain glutathione peroxidase activity. Neurochem Int 26: 497–502

Barnes S (2003): Phyto-oestrogens and osteoporosis: what is a safe dose? Br J Nutr 89: S101–S108

Barnett C, Costill DL, Vukovich MD, Cole KJ, Goodpaster BH, Trappe SW, Fink WJ (1994): Effect of L-carnitine supplementation on muscle and blood carnitine content and lactate accumulation during high-intensity sprint cycling. Int J Sport Nutr 4: 280–288

Baron JA, Beach M, Mandel JS, van Stolk RU, Haile RW, Sandler RS, Rothstein R, Summers RW, Snover DC, Beck GJ, Bond JH, Greenberg ER, Frankl H, Pearson L (1999): Calcium supplements for the prevention of colorectal adenomas. N Engl J Med 340: 101–107

Barreto ML, Syntos LM, O Assis AM (1994): Effect of vitamin A supplementation on diarrhoea and acute lower-respiratory-tract infections in young children in Brazil. Lancet 344: 228–231

Barroso Aranda J, Contreras F, Bagchi D, Preuss HG (2002): Efficacy of a novel chitosan formulation on fecal fat excretion: a double-blind, crossover, placebo-controlled study. J Med 33: 209–225

Bartels GL, Remme WJ, Pillay M, Schonfeld DH, Kruijssen DA (1994): Effects of L-propionylcarnitine on ischemia-induced myocardial dysfunction in men with angina pectoris. Am J Cardiol 74: 125–130

Barthel HR, Scharla SH (2003): Mehr als nur Knochenschutz – Vitamin D zur Prävention von Stürzen, Krebs, Bluthochdruck und Autoimmunerkrankungen. Dtsch Med Wochenschr 128: 440–446

Bartus RT, Dean RL, Goas AJ, Lippas AS (1980): Age-related changes in passive avoidance retention and modulation with chronic dietary choline. Science 209: 301–303

Bassleer C, Rovati L, Franchimont P (1998): Stimulation of proteoglycan production by glucosamine sulfate in chondrocytes isolated from human osteoarthritic cartilage in vitro. Osteoarthritis Cartilage 6: 427–434

Basso LE, Ubbink JB, Delport R, Spies J, Vermaak WJH (2000): Effect of magnesium supplementation on the fractional intestinal absorption of $^{45}CaCl_2$ in women with a low erythrocyte magnesium concentration. Metabolism 49: 1092–1096

Basu S, Smedman A, Vessby B (2000): Conjugated linoleic acid induces lipid peroxidation in humans. FEBS letters 468: 33–36

Bates CJ, Pentieva KD, Prentice A, Mansoor MA, Finch S (1999): Plasma pyridoxal phosphate and pyridoxic acid and their relationship to plasma homocysteine in a representative sample of British men and women aged 65 years and over. Br J Nutr 81: 191–201

Bauernfeind JC (1980): The safe use of vitamin A. A report of the International Vitamin A Consultative Group (IVACG). The Nutrition Foundation: Washington D.C. 1–44

Beals KA, Manore MM (1998): Nutritional status of female athletes with subclinical eating disorders. J Am Diet Assoc 98: 419–425

Beard JL (2001): Iron biology in immune function, muscle metabolism and neuronal functioning. J Nutr 131: 568S–580S

Beattie JH, Peace HS (1993): The influence of a low-boron diet and boron supplementation on bone, major mineral and sex steroid metabolism in postmenopausal women. Br J Nutr 69: 871–884

Beaumont M, Batejat D, Pierard C, Van Beers P, Denis JB, Coste O, Doireau P, Chauffard F, French J, Lagarde D (2004): Caffeine or melatonin effects on sleep and sleepiness after rapod eastward transmeridian travel. J Appl Physiol 96: 50–58

Bechthold H, Andrassy K (1988): Vitamin K und medikamenteninduzierte Hypoprothrombinämie. Hämostaseologie 8: 8–17

Beitz R (2002): Im Blickpunkt: Vitamin- und Mineralstoffpräparate. In: Mensink G, Burger M, Beitz R, Henschel Y, Hintzpeter B (2002): Beiträge zur Gesundheitsberichterstattung des Bundes: Was essen wir heute? Robert Koch-Institut Berlin: 119–124

Beitz R, Mensink GB, Rams S, Doring A (2004): Vitamin- und Mineralstoffsupplementierung in Deutschland. Bundesgesundheitsblatt Gesundheitsforschung Gesundheitsschutz 47: 1057–1065

Beitz R, Mensink GBM, Fischer B, Thamm M (2002): Vitamins-dietary intake and intake from dietary supplements in Germany. Eur J Clin Nutr 56: 539–545

Belanger A, Candas B, Dupont A, Cusan L, Diamond P, Gomez JL, Labrie F (1994): Changes in serum concentrations of conjugated and unconjugated steroids in 40-to 80-year-old men. J Clin Endocrinol Metab 79: 1086–1090

Belch JJF, Ansell D, Madhok R, O'Dowd A, Sturrock RD (1988): Effects of altering dietary essential fatty acids on requirement for non-steroidal anti-inflammatory drugs in patients with rheumatoid arthritis: a double blind placebo controlled study. Ann Rheum Dis 47: 96–104

Belch JJF, Hill A (2000): Evening primrose oil and borage oil in rheumatologic conditions. Am J Clin Nutr 71 (Suppl.): 352S–356S

Belfort MA, Anthony J, Saade GR, Allen JC Jr. (2003): A comparison of magnesium sulfate and nimodipine for the prevention of eclampsia. New Engl J Med 348: 304–311

Bellows CG, Heersche JNM, Aubin JE (1990): The effects of fluoride on osteoblast progenitors in vitro. J Bone Miner Res 5: 101–105

Belluzzi A, Brignola C, Campieri M, Pera A, Boschi S, Miglioli M (1996): Effect of an enteric-coated fish-oil preparation on relapses in Crohn's disease. N Engl J Med 334: 1557–1560

Belury MA, Mahon A, Banni S (2003): The conjugated linoleic acid (CLA) isomer, t10c12-CLA, is inversely associated with changes in body weight and serum leptin in subjects with type 2 diabetes mellitus. J Nutr 133: 257S–260S

Belury MA, MoyaCamarena SY, Liu KL, Heuvel JPN (1997): Dietary conjugated linoleic acid induces peroxisome-specific enzyme accumulation and ornithine decarboxylase activity in mouse liver. J Nutr Biochem 8: 579–584

Bempong DK, Houghton PJ (1992): Dissolution and absorption of caffeine from guarana. J Pharm Pharmacol 44: 769–771

Bender DA (1993): Lack of concordance between two biochemical indices of vitamin B_6 nutritional status. Proc Nutr Soc 52: 315 A

Benderdour M, Bui-Van T, Dicko A, Belleville F (1998): In vivo and in vitro effects of boron and boronated compounds. J Trace Elem Med Biol 12: 2–7

Bendich A (2000): The potential for dietary supplements to reduce premenstrual syndrome (PMS) symptoms. J Am Coll Nutr 19: 3–12

Bendich A, Olson JA (1989): Biological actions of carotenoids. FASEB J 3: 1927–1932

Benton D, Donohue RT, Sillance B, Nabb S (2001): The influence of phosphatidylserine supplementation on mood and heart rate when faced with an acute stressor. Nutr Neurosci 4: 169–178

Berendschot TTJM, Goldbohm RA, Klöpping WAA, van de Kraats J, van Norren D (2000): Influence of lutein supplementation on macular pigment, assessed with two objective techniques. Invest Ophtalmol Vis Sci 41: 3322–3326

Berger M, Richter B, Mühlhauser J (1997): Evidence-based Medicine. Eine Medizin auf rationaler Grundlage. Internist 38: 344–351

Bergmann RL, Huch R, Bergmann KE, Dudenhausen JW (1997): Ernährungsprävention während der Schwangerschaft. Dtsch Ärztebl 94: B1966–B1970

Berman MK, Taylor ML, Freeman E (1990): Vitamin B-6 in premenstrual syndrome. J Am Diet Assoc 90: 859–861

Bernstein PS, Zhao DY, Wintch SW, Ermakov IV, McClane RW, Gellermann W (2002): Resonance Raman measurement of macular carotenoids in normal subjects and in age-related macular degeneration patients. Ophtalmology 109: 1780–1787

Bertolini F, Fusetti L, Rabascio C, Cinieri S, Martinelli G, Pruneri G (2000): Inhibition of angiogenesis and induction of endothelial and tumor cell apoptosis by green tea in animal models of human high-grade non-Hodgin's lymphoma. Leukemia 14: 1477–1482

Berufsgenossenschaft der chemischen Industrie: Eingruppierung biologischer Agenzien: Bakterien. In: Sichere Biotechnologie. Merkblatt B 006. 2/97, ZH 1/346

Berven G, Bye A, Hals O, Blankson H, Fagertun H, Thom E, Wadstein J, Gudmundsen O (2000): Safety of conjugated linoleic acid (CLA) in overweight or obese human volunteers. Eur J Lipid Sci Technol 102: 455–462

Besnier MO, Bourlioux P, Founiat J, Ducluzeau R, Aumaitre A (1983): Influence de l'ingestion de yog-hurt sur l'activité lactasique intestinale chez des souris axéniques ou holoxéniques. Ann Microbiol (Institut Pasteur) 134 A: 219–230

Beuth J, Ost B, Pakdaman A, Rethfeldt E, Bock PR, Hanisch J, Schneider B (2001): Impact of comple-mentary oral enzyme application on the postoperative treatment results of breast cancer patients-results of an epidemiological multicentre retrolective cohort study. Cancer Chemother Pharmacol 47 (Suppl.): S45–S54

Beyer-Mears A, Bucci FA Jr, Del Val M, Cruz E (1989): Dietary myo-inositol effect on sugar cataracto-genesis. Pharmacology 39: 59–68

BgVV (Bundesinstitut für gesundheitlichen Verbraucherschutz und Veterinärmedizin) (1998): Fragen und Antworten zu Nahrungsergänzungsmitteln

BgVV (Bundesinstitut für gesundheitlichen Verbraucherschutz und Veterinärmedizin) (2002): Erfah-rungsbericht über das Anzeigeverfahren nach § 4a DiätV für bilanzierte Diäten. Stellungnahme des BgVV vom 4 September 2002. http://www.bgvv.de/cm/208/erfahrungsbericht_ueber_das_anzei-geverfahren_fuer_bilanzierte_diaeten.pdf

Biagi PL, Bordoni A, Hrelia S, Celadon M, Ricci GP, Cannella V, Patrizi A, Specchia F, Masi M (1994): The effect of gamma-linolenic acid on clinical status, red cell fatty acid composition and membrane microviscosity in infants with atopic dermatitis. Drugs Exp Clin Res 20: 77–84

Biagi PL, Bordoni A, Masi M, Ricci G, Fanelli C, Patrizi A, Ceccolini E (1988): A long-term study on the use of evening primrose oil (Efamol) in atopic children. Drugs Exp Clin Res 14: 285–290

Biesalski HK (1988): Vitamin A: Indikation und Therapie, I. Ätiologie, Diagnostik und Symptomatik des ernährungsbedingten marginalen Vitamin A-Mangels. VitaMinSpur 3: 160–166

Biesalski HK (1996): Zur pränataltoxischen Wirkung hoher Vitamin-A-Zufuhren. Ernährungs-Umschau 43: 54–58

Biesalski HK (1997): Kenntnisstand Selen – Ergebnisse des Hohenheimer Konsensusmeetings. Akt Ernähr Med 22: 224–231

Biesalski HK (2004): Vitamine. In: Biesalski HK, Fürst P, Kasper H, Kluthe R, Pölert W, Puchstein C, Stä-helin HB (Hrsg.): Ernährungsmedizin. Thieme: Stuttgart, New York. 111–158

Biesalski HK, Böhles H, Esterbauer H, Fürst P, Gey F, Hundsdörfer G, Kasper H, Sies H, Weisburger J (1997): Antioxidant vitamins in prevention. Clin Nutr 16: 151–155

Biesalski HK, Böhles H, Esterbauer H, Fürst P, Gey KF, Kasper H, Sies H, Weisburger J, Hundsdörfer G (1995): Antioxidative Vitamine in der Prävention. Dt Ärztebl 92: B979–B983

Biesenbach G, Grafinger P, Janko P, Kaiser W, Stuby U, Moser E (1993): Lipid-senkender Effekt eines neuen Guar-Pektin-Ballaststoffgemisches bei Typ-II-Diabetikerinnen mit Hypercholesterinämie. Leber Magen Darm 23: 204–209

Birch R, Noble D, Greenhaff PL (1994): The influence of dietary creatine supplementation on perfor-mance during repeated bouts of maximal isokinetic cycling in man. Eur J Appl Physiol 69: 268–270

Bischoff-Ferrari HA, Dawson-Hughes B, Willett WC, Staehelin HB, Bazemore MG, Zee RY, Wong JB (2004): Effect of Vitamin D on falls: a meta-analysis. JAMA 291: 1999–2006

Bitsch R (1997): Vitamin B_1 (Thiamin). In: Biesalski HK, Schrezenmeir J, Weber P, Weiß H (Hrsg.): Vita-mine. Physiologie, Pathophysiologie, Therapie. Thieme: Stuttgart, New York. 67–73

Bittiner SB, Tucker WF, Cartwright I, Bleehen SS (1988): A double-blind, randomized, placebo-control-led trial of fish oil in psoriasis. Lancet 20: 78–80

Bjerve KS, Mostad IL, Thorensen L (1987): Alpha-linolenic acid deficiency in patients on long-term gastric-tube feeding: estimation of linolenic acid and long-chain unsaturated n-3 fatty acid requi-rement in man. Am J Clin Nutr 45: 66–77

Bjorneboe A, Smith AK, Bjorneboe GE, Thune PO, Drevon CA (1988): Effect of dietary supplementa-tion with n-3 fatty acids on clinical manifestations of psoriasis. Br J Dermatol 118: 77–83

Black MR, Medeiros DM, Brunett E, Welke R (1988): Zinc supplements and serum lipids in young adult white males. Am J Clin Nutr 47: 556–570

Blankenhorn G (1986): Klinische Wirksamkeit von Spondyvit® (Vitamin E) bei aktivierten Arthrosen. Z Orthop 124: 340–343

Blankson H, Stakkestad JA, Fagertun H, Thom E, Wadstein J, Gudmundsen O (2000): Conjugated linoleic acid reduces body fat mass in overweight and obese humans. J Nutr 130: 2943–2948

Bleyl DWR (1993): Wirkung von Ballaststoffen auf die Coloncancerogenese. In: Schulze J, Bock W (Hrsg.): Aktuelle Aspekte der Ballaststoffforschung. Behr's Verlag: Hamburg

Blomstrand E (2001): Amino acids and central fatigue. Amino Acids 20: 25–34

Blot WJ, Li JY, Talor PR, Guo W, Dawsey S, Wang GQ, Yang CS, Zheng SF, Gail M, Li GY, Yu Y, Liu BQ, Tangrea J, Sun YH, Liu F, Fraumeni JF Jr., Zhang YH, Li B (1993): Nutrition intervention trials in Linxian, China: supplementation with specific vitamin/mineral combinations, cancer incidence, and disease-specific mortality in the general population. J Natl Cancer Inst 85: 1483–1492

Blount BC, Mack MM, Wehr CM, MacGregor JT, Hiatt RA, Wang G, Wickramasinghe SN, Everson RB, Ames BN (1997) Folate deficiency causes uracil misincorporation into human DNA and chromosome breakage: implications for cancer and neuronal damage. Proc Natl Acad Sci USA 94: 3290–3295

Bock U, Kolac C, Borchard G, Koch K, Fuchs R, Streichhan P, Lehr CM (1998): Transport of proteolytic enzymes across Caco-2 cell monolayers. Pharm Res 15: 1393–1400

Bode-Böger SM, Böger RH, Frölich JC (1997): Antiatherosklerotische Wirkungen durch Stimulation der endogenen NO-Synthese. Internist 38: 461–465

Bode-Böger SM, Böger RH, Galland A, Tsikas D, Frölich JC (1998): L-arginine-induced vasodilation in healthy humans: pharmacokinetic-pharmacodynamic relationship. Br J Clin Pharmacol 46: 489–497

Bodenbach S, Weinkauf B (1997): Die Einnahme von Vitaminpräparaten in Deutschland. Z Ernährwiss 36: 57–58

Bogden JD, Bendich A, Kemp FW, Bruening KS, Shurnick JH, Denny T, Baker H, Louria DB (1994): Daily micronutrient supplements enhance delayed-hypersensitivity skin test responses in older people. Am J Clin Nutr 60: 437–447

Bognar A (1995): Vitaminverluste bei der Lagerung und Zubereitung von Lebensmitteln. ernährung/nutrition 19: 411–416, 478–483, 551–554

Böhles H (2003): Parenterale Ernährung im Kindes- und Jugendalter. In: Stein J, Jauch KW: Praxishandbuch klinische Ernährung und Infusionstherapie. Springer: Berlin, Heidelberg. 426–447

Böhles HJ, Herwig J (1999): Klinik, Diagnose und Therapie des Typ-1- Diabetes im Kindes- und Jugendalter. In: Mehnert H, Standl E, Usadel KH (Hrsg.): Diabetologie in Klinik und Praxis. Thieme: Stuttgart, New York. 240–260

Böhm H, Boeing H, Hempel J, Raab B, Kroke A (1998): Flavonole, Flavone und Anthocyane als natürliche Antioxidantien der Nahrung und ihre mögliche Rolle bei der Prävention chronischer Erkrankungen. Z Ernährungswiss 37: 147–163

Bokuchava MA, Skobeleva NI (1980): The biochemistry and technology of tea manufacture. Crit Rev Food Sci Nutr 12: 303–370

Bokura H, Kobayashi S (2003): Chitosan decreases total cholesterol in women: a randomized, double-blind, placebo-controlled trial. Eur J Clin Nutr 57: 721–725

Bonithon-Kopp C, Kronborg O, Giacosa A, Räth U, Faivre J (2000): Calcium and fibre supplementation in prevention of colorectal adenoma recurrence: a randomized intervention trial. Lancet 356: 1300–1306

Bonjour JP, Carrie AL, Ferrari S, Clavien H, Slosman D, Theintz G (1997): Calcium-enriched foods and bone mass growth in prepubertal girls: a randomized, double-blind, placebo-controlled trial. J Clin Invest 99: 1287–1294

Booth A (1996): Thiamine Pyrophosphate and Pyridoxymine inhibit the formation of antigenic advanced glycation end-products: Comparison with Aminoguanidine. Biochem Biophys Res Commun 220: 113–119

Booth SL, Broe KE, Gagnon DR, Tucker KL, Hannan MT, McLean RR, Dawson-Hughes B, Wilson PWF, Cupples LA, Kiel DP (2003): Vitamin K intake and bone mineral density in women and men. Am J Clin Nutr 77: 512–516

Bor MV, Cevik C, Uslu I, Güneral F, Düzgün E (1999): Selenium levels and glutathione peroxidase activities in patients with acute myocardial infarction. Acta Cardiol 54: 271–276

Borcea V, Nourooz-Zadeh J, Wolff SP, Klevesatz M, Hofmann M, Urich H, Wahl P, Ziegler R, Tritschler H, Halliwell B, Nawroth PP (1999): Alpha-Lipoic acid decreases oxidative stress even in diabetic patients with poor glycemic control and albuminuria. Free Radic Biol Med 26: 1495–1500

Born P, Lersch C, Zimmerhackl B, Classen M (1993): The Saccharomyces boulardii therapy of HIV-associated diarrhea (letter). Dtsch Med Wochenschr 118: 765

Borschel M, Kirksey A, Hannemann RE (1986): Effects of vitamin B_6 intake on nutrition and growth of young infants. Am J Clin Nutr 43: 7–15

Borum P, Bennett SG (1986): Carnitine as an essential nutrient. J Am Coll Nutr 5: 177–182

Bosch TH (2004): Nierenerkrankungen. In: Biesalski HK, Fürst P, Kasper H, Kluthe R, Pölert W, Puchstein C, Stähelin HB (Hrsg.): Ernährungsmedizin. Thieme: Stuttgart, New York. 555–566

Bouhnik Y, Flourie B, Riottot M, Bisetti N, Gailing M, Guibert A, Bornet F, Rambaud J (1996): Effects of fructo-oligosaccharides ingestion on fecal bifidobacteria and selected metabolic indexes of colon carcinogenesis in healthy humans. Nutr Cancer 26: 21–29

Bouillon RA, Auwerx JH, Lissens WD, Pelemans WK (1987): Vitamin D status in the elderly: seasonal substrate deficiency causes 1, 25-hydroxyvitamin D deficiency. Am J Clin Nutr 45: 755–763

Boulet MJ, Oddens BJ, Lehert P, Vehmer HM, Visser A (1994): Climacteric and menopause in seven south-east Asian countries. Maturitas 19: 157–176

Boullata JI, Armenti V (2004): Handbook of drug-nutrient interactions. Humana Press: Totowa, New Jersey

Bowen HJM, Peggs A (1984): Determination of the silicon content of food. J Sci Food Agric 35: 1225–1229

Bowry VW, Mohr D, Cleary J, Stocker R (1995): Prevention of tocopherol-mediated peroxidation in ubiquinol-10-free human low density lipoprotein. J Biol Chem 270: 5756–5763

Bozzini C, Girelli D, Yinazzi E, Olivieri O, Stranieri C, Bassi A, Trabetti E, Faccini G, Pignatti PF, Corrocher R (2002): Biochemical and genetic markers of iron status and the risk of coronary artery disease: an angiography-based study. Clin Chem 48: 622–628

Branca F, Hanley AB, Pool-Zobel B, Verhagen H (2001): Biomarkers in disease and health. Br J Nutr 86 (Suppl. 1): S55–S92

Brand C, Snaddon J, Bailey M, Cicuttini F (2001): Vitamin E is ineffective for symptomatic relief of knee osteoarthritis: a six month double blind, randomized, placebo controlled study. Ann Rheum Dis 60: 946–949

Brandi ML (1999) Phytoestrogens and menopause. Environmental Toxicol Pharmacol 7: 213–216

Brashears MM, Gilliland SE, Buck LM (1998): Bile salt deconjugation and cholesterol removal from media by Lactobacillus casei. J Dairy Sci 81: 2103–2110

Brass EP, Adler S, Sietsema KE, Hiatt WR, Orlando AM, Amato A (2001): Intravenous L-carnitine increases plasma carnitine, reduces fatigue, and may preserve exercise capacity in hemodialysis patients. Am J Kidney Dis 37: 1018–1028

Brassart D, Bernet MF, Michetti F, Neeser JR, Servin AI (1993): Adhesion of dairy lactobacilli and bifidobacteria to the human differentiated enterocytic cell lines HT-29 and Caco-2 and protection against gastro-intestinal pathogens. 1st world congress of dairy products in human health and nutrition, Madrid, abstract 106

Brattström L, Wilcken DE (2000): Homocysteine and cardiovascular disease: cause or effect? Am J Clin Nutr 72: 315–323

Breithaupt DE, Bamedi A (2001): Carotenoid esters in vegetables and fruits: a screening with emphasis on β-cryptoxanthin esters. J Agric Food Chem 49: 2064–2070

Breithaupt DE, Weller P, Wolters M, Hahn A (2003): Plasma response to a single dose of dietary β-cryptoxanthin esters form papaya (carica papaya) or free β-cryptoxanthin in human adults: a comparative study. Br J Nutr 90: 795–801

Breithaupt DE, Weller P, Wolters M, Hahn A (2004): Comparison of the plasma responses after ingestion of 3R, 3R'-zeaxanthin dipalmitate from wolfberry (Lycium barbarum) and free 3R,3R'-zeaxanthin using chiral HPLC. Br J Nutr 91: 707–713

Breitkreutz R, Gaschott T (2003): Substrate in der parenteralen Ernährung. In: Stein J, Jauch KW: Praxishandbuch klinische Ernährung und Infusionstherapie. Springer: Berlin, Heidelberg. 375–390

Brigelius-Flohé R, Kelly FJ, Salonen JT, Neuzil J, Zingg JM, Azzi A (2002): The European perspective on vitamin E: current knowledge and future research. Am J Clin Nutr 76: 703–716

Brilla L, Haley T (1992): Effect of magnesium supplementation on strength training in humans. J Am Coll Nutr 11: 326–329

430

Literatur

Brinkworth GD, Buckley JD, Bourdon PC, Gulbin JP, David A (2002): Oral bovine colostrum supplementation enhances buffer capacity but not rowing performance in elite female rowers. Int J Sport Nutr Exerc Metab 12: 349–365

Brody T (1984): Folic acid. In: Machlin LJ: Handbook of Vitamins; Nutritional, Biochemical and Clinical Aspects. Marcel Dekker: New York, Basel. 453–490

Brown JM, McIntosh MK (2003): Conjugated linoleic acid in humans: regulation of aidposity and insulin sensitivity. J Nutr 133: 3041–3046

Brown MS, Goldstein JL (1983): Lipoprotein metabolism in the macrophage: implications for cholesterol deposition in atherosclerosis. Annu Rev Biochem 52: 223–261

Brown L, Rimm EB, Giovannucci EL, Chasan-Taber L, Seddo JM, Spiegelman D, Willett WC, Hankinson SE (1999a): A prospective study of carotenoid intake and risk of cataract extraction in U.S. men. Am J Clin Nutr 70: 517–524

Brown L, Rosner B, Willett WW, Sacks FM (1999b): Cholesterol-lowering effects of dietary fiber: a meta-analysis. Am J Clin Nutr 69: 30–42

Brubacher G (1988): Assessment of vitamin status in pregnant women. In: Berger H: Vitamins and minerals in pregnancy and lactation. Nestle Nutrition Workshop Series. Raven Press: New York. 51–57

Brush MG, Bennett T, Hansen K (1988): Pyridoxine in the treatment of premenstrual syndrome: A retrospective survey in 630 patients. Br J Clin Pract 42: 448–452

Bub A, Watzl B, Blockhaus M, Briviba K, Liegibel U, Müller H, Pool-Zobel BL, Rechkemmer G (2003): Fruit juice consumption modulates antioxidative status, immune status and DNA damage. J Nutr Biochem 14: 90–98

Bucher HC, Cook RJ, Guyatt GH, Lang JD, Cook DJ, Hatala R, Hunt DL (1996): Effects of dietary calcium supplementation on blood pressure. JAMA 275: 1016–1022

Buchman AL, Ament ME, Sohel M, Dubin M, Jenden DJ, Roch M, Pownall H, Farle W, Awal M, Ahn C (2001a): Choline deficiency causes reversible hepatic abnormalities in patients receiving parenteral nutrition: proof of a human choline requirement: a placebo-controlled trial. JPEN 25: 260–268

Buchman AL, Awal M, Jenden D, Roch M, Kang SH (2000): The effect of lecithin supplementation on plasma choline concentrations during a marathon. J Am Coll Nutr 19: 768–770

Buchman AL, Jenden DJ, Roch M (1999a): Plasma free, phospholipid-bound and urinary free choline all decrease during a marathon run and may be associated with impaired performance. J Am Coll Nutr 18: 598–601

Buchman AL, Killip D, Ou CN, Rognerud CL, Pownall H, Dennis K, Dunn JK (1999b): Short-term vitamin E supplementation before marathon running: a placebo-controlled trial. Nutrition 15: 278–283

Buchman AL, Sohel M, Brown M, Jenden DJ, Ahn C, Roch M, Brawley TL (2001b): Verbal and visual memory improve after choline supplementation in long-term parenteral nutrition: a pilot study. JPEN 25: 30–35

Buckley JD, Abbott MJ, Brinkworth GD, Whyte PB (2002): Bovine colostrum supplementation during endurance running training improves recovery, but not performance. J Sci Med Sport 5: 65–79

Budge M, Johnston C, Hogervorst E, de Jager C, Milwain E, Iversen SD, Barnetson L, King E, Smith AD (2000): Plasma total homocysteine and cognitive performance in a volunteer elderly population. Ann N Y Acad Sci 903: 407–410

Bulbulian R, Pringle DD, Liddy MS (1996): Chromium picolinate supplementation in male and female swimmers. Med Sci Sports Exerc 28 (Suppl.): 111

Bundesanzeiger Nr. 179 vom 23.09.1993. Monographie: Dexpanthenol/Panthenol/Pantothensäure und –Salze zur systemischen Anwendung

Bundesanzeiger Nr. 46 vom 27.01.1988. Monographie: Vitamin B_2 (Riboflavin)

Bundesanzeiger Nr. 84 vom 23.02.1988. Monographie: Vitamin B_6 (Pyridoxin)

Bundesanzeiger Nr. 86 vom 6.5.1994. Monographie: Retinol und seine Ester (Vitamin A)

Bunyapraphatsara N, Yongchaiyudha S, Rungpitarangsi V, Chokechaijaroenporn O (1996): Antidiabetic activity of Aloe vera L. juice. II. Clinical trial in diabetes mellitus patients in combination with glibenclamide. Phytomedicine 3: 245–248

Burgess E, Lewanczuk R, Bolli P, Chocklanigam A, Cutler H, Taylor G, Hamet P (1999): Lifestyle modifications to prevent and control hypertension & Recommendations on potassium, magnesium and calcium. Canadian Coalition for High Blood Pressure Prevention and Control, Laboratory Centre for Disease Control at Health Canada, Heart and Stroke Foundation of Canada. CMAJ 160 (9 Suppl.): S35–S45

Burke BE, Neuenschwander R, Olson RD (2001): Randomized, double-blind, placebo-controlled trial of coenzyme Q10 in isolated systolic hypertension. Southern Med J 94: 1112–1117

Burke JD, Curran-Celentano J, Wenzel AJ (2005): Diet and serum carotenoid concentrations affect macular pigment optical density in adults 45 years and older. J Nutr 135: 1208–1214

Burke GL, Legault C, Anthony M, Bland DR, Morgan TM, Naughton MJ, Leggett K, Washburn SA, Vitolins MZ (2003): Soy protein and isoflavone effects on vasomotor symptoms in peri- and postmenopausal women: the Soy Estrogen Alternative Study. Menopause 10: 147–153

Burke LM, Pyne DB, Telford RD (1996): Effect of oral creatine supplementation on single-effort sprint performance in elite swimmers. Int J Sports Nutr 6: 222–233

Burr ML, Fehily AM, Gilbert JF, Rogers S, Holliday RM, Sweetnam PM, Elwood PC, Deadman NM (1989): Effects of changes in fat, fish, and fibre intakes on death and myocardial reinfarction: diet and reinfarction trial. Lancet 334: 757–761

Bursell SE, Clermont AC, Aiello LP, Aiello LM, Schlossmann DK, Feener EP, Laffel L, King GL (1999): High-dose vitamin E supplementation normalizes retinal blood flow and creatinie clearance in patients with type 1 diabetes. Diabet Care 22: 1245–1251

Burton GW, Ingold KU (1984): Beta-carotene: an unusual type of lipid antioxidant. Science 224: 569–573

Burton JL (1989): Dietary fatty acids and inflammatory skin disease. Lancet 333: 27–31

Bushinsky DA (2001): Acid-base imbalance and the skeleton. Eur J Nutr 40: 238–244

Büttner T, Hahn A (2004): Das Zusatzstoffverbot des § 2 LMBG im Lichte des Europäischen Gemeinschaftsrechts und des Begriffs „Nährwert". GRUR: 815–822

Buzina K, Buzina R, Brubacker G, Sapunar J, Christeller S (1984): Vitamin C status and physical working capacity in asolescents. Int J Vitamin Nutr Res 54: 55–60

Byers T, Guerrero N (1995): Epidemiologic evidence for vitamin C and vitamin E in cancer prevention. Am J Clin Nutr 62: 1385S–1392S

Calomme MR, Vanden-Berghe D (1997): Supplementation of calves with stabilized orthosilicic acid. Effect on the Si, Ca, Mg, and P concentrations in serum and the collagen concentration in skin and cartilage. Biol Trace Elem Res 56: 153–165

Campbell BI, La Bounty PM, Roberts M (2004): The ergogenic potential of arginine. J Int Soc Sports Nutr 1: 35–38

Campbell WW, Joseph LJ, Davey SL, Cyr-Campbell D, Anderson RA, Evans WJ (1999): Effects of resistance training and chromium picolinate on body composition and skeletal muscle in older men. J Appl Physiol 86: 29–39

Campese VM, Amar M, Anjali C, Medhat T, Wurgaft A (1997): Effect of L-arginine on systemic and renal haemodynamics in salt-sensitive patients with essential hypertension. J Hum Hypertens 11: 527–532

Canty DJ, Zeisel SH (1994): Lecithin and choline in human health and disease. Nutr Rev 52: 327–339

Cao Y, Cao R (1999): Angiogenesis inhibited by drinking tea. Nature 398: 381

Caponnetto S, Canale C, Masperone MA, Terracchini V, Valentini G, Bunelli C (1994): Efficacy of L-propionylcarnitine treatment in patients with left ventricular dysfunction. Eur Heart J 15: 1267–1273

Cappuccio P, MacGregor A (1991): Does potassium supplementation lower blood pressure? A meta-analysis of published trials. J Hypertens 9: 465–473

Carl GF, Hudson FZ, McGuire BS Jr (1997): Phenytoin-induced depletion of folate in rats originates in liver and involves a mechanism that does not discriminate folate form. J Nutr 127: 2231–2238

Carlisle EM (1972): Silicon: an essential element for the chick. Science 178: 619–621

Carlisle EM (1981): Silicon in bone formation. In: Simpson TL: Silicon and siliceous structures in biological systems. Springer: Heidelberg. 69–94

Casey A, Constantin-Teodosiu D, Howell S, Hultman E, Greenhaff PL (1996): Creatine ingestion favorably affects performance and muscle metabolism during maximal exercise in humans. Am J Physiol 271: E31–E37

Literatur

Casey A, Greenhaff PL (2000): Does dietary creatine supplementation play a role in skeletal muscle metabolism and performance? Am J Clin Nutr 72 (Suppl.): 607S–617S

Casoni I, Guglielmini C, Graziano L, Reali MG, Mazzotta D, Abbasciano V (1990): Changes of magnesium concentrations in endurance athletes. Int J Sports Med 11: 234–237

Castell JV, Friedrich G, Kuhn CS, Poppe GE (1997): Intestinal absorption of undegraded proteins in men: presence of bromelain in plasma after oral intake. Am J Physiol G139–G146

Castell LM, Newsholme EA (1997): The effects of oral glutamine supplementation upon athletes after prolonged, exhaustive exercise. Nutrition 13: 738–742

Castell LM, Newsholme EA (1998): Glutamine and the effects of exhaustive exercise upon the immune response. Can J Physiol Pharmacol 76: 524–532

Castell LM, Poortmans JR, Newsholme EA (1996): Does glutamine have a role in reducing infections in athletes? Eur J Appl Physiol 73: 488–490

Castenmiller JJ, West CE, Linssen JP, van het Hof KH, Voragen AG (1999): The food matrix of spinach is a limiting factor in determining the bioavailability of beta-carotene and to a lesser extent of lutein in humans. J Nutr 129: 349–355

Celermajer DS, Sorensen KE, Georgakopoulos D, Bull C, Thomas O, Robinson J, Deanfield JE (1993): Cigarette smoking is associated with doserelated and potentially reversible impairment of endothelium-dependent dilation in healthy young adults. Circulation 88: 2149–2155

Cenacchi T (1987): Human tolerability of oral phosphatidylserine assessed through laboratory examinations. Clin Trials 24: 125–130

Cenacchi T, Bertoldin T, Farina C, Fiori MG, Crepaldi G (1993): Cognitive decline in the eldery: A double-blind, placebo-controlled multicenter study on efficacy of phosphatidylserine administration. Aging Clin Exp Res 5: 123–133

Ceriello A, Giugliano D, Quatraro A, Donzella C, Dipalo G, Lefebvre PJ (1991): Vitamin E reduction of protein glycosylation in diabetes. New prospect for prevention of diabetic complications? Diabet Care 14: 68–72

Cermak JM, Blusztajn JK, Meck WH, Williams CL, Fitzgerald CM, Rosene DL, Loy R (1999): Prenatal availability of choline alters the development of acetylcholinesterase in the rat hippocampus. Dev Neurosci 21: 94–104

Cernak I, Savic V, Kotur J, Prokic V, Kuljic B, Grbovic D, Veljovic M (2000): Alterations in magnesium and oxidative status during chronic emotional stress. Magnesium Res 13: 29–36

Cerra FB, Lehman S, Konstantinides NN, Konstantinides PE, Shronts PE, Holman R (1990): Effect of enteral nutrition on in vitro tests of immune function in ICU patients: a preliminary report. Nutrition 1: 84–87

Challa A, Rao D, Chawan C, Shackleford L (1997): Bifidobacterium longum and lactulose suppress azoxymethane-induced colonic aberrant crypt foci in rats. Carcinogenesis 18: 517–521

Chan JM, Stampfer MJ, Ma J, Gann PH, Gaziano JM, Giovannucci EL (2001): Dairy products, calcium, and prostate cancer risk in the Physicians' Health Study. Am J Clin Nutr 74: 549–554

Chandra RK (1992): Effect of vitamin and trace element supplementation on immune responses and infection in elderly subjects. Lancet 340: 1124–1127

Chandra RK (1997): Nutrition and the immune system: an introduction. Am J Clin Nutr 66: 460S–463S

Chandra RK (2002): Nutrition and the immune system from birth to old age. Eur J Clin Nutr 56 (Suppl. 3): S73–S76

Chapuy MC, Arlot ME, Duboeuf F, Brun J, Crouzet B, Arnaud S, Delmas PD, Meunier PJ (1992): Vitamin D_3 and calcium to prevent hip fractures in elderly women. N Engl J Med 327: 1637–1642

Chausmer AB (1998): Zinc, insulin and diabetes. J Am Coll Nutr 17: 109–115

Chavance M, Herberth B, Mikstacki T, Fournier C, Vernhes G, Janot C (1985): Nutritional support improves antibody response to influenza virus vaccine in the elderly. Br Med J 291: 1348–1349

Cheeseman KH, Holley AE, Kelly FJ, Wasil M, Hughes L, Burton G (1995): Biokinetics in humans of RRR-alpha-tocopherol: The free phenol, acetate ester, and succinate ester forms of vitamin E. Free Rad Biol Med 19: 591–598

Chen ZP, Schell JB, Ho CT, Chen KY (1998): Green tea epigallocatechin gallate shows a pronounced growth inhibitory effect on cancerous cells but not on their normal counterparts. Cancer Lett 129: 173–179

Cheng JL, Futakuchi M, Ogawa K, Iwata T, Kasai M, Tokudome S, Hirose M, Shirai T (2003): Dose response study of conjugated fatty acid derived from safflower oil on mammary and colon carcinogenesis pretreated with 7,12-dimethylbenz(a)anthracene (DMBA) and 1, 2-dimethylhydrazine (DMH) in female Sprague-Dawley rats. Cancer Lett 196: 161–168

Cheskin LJ, Lamport RD (1995): Diverticular disease. Epidemiology and pharmacological treatment. Drugs Aging 6: 55–63

Child P, Kuksis A (1983): Critical role of ring structure in the differential uptake of cholesterol and plant sterols by membrane preparations in vitro. J Lipid Res 24: 1196–1209

Child P, Kuksis A (1986): Investigation of the role of micellar phospholipid in the preferential uptake of cholesterol over sitosterol by dispersed rat jejunal villus cells. Biochem Cell Biol 64: 847–853

Ching S, Ingram D, Hahnel R, Beilby J, Rossi E (2002): Serum levels of micronutrients, antioxidants and total antioxidant status predict risk of breast cancer in a case control study. J Nutr 132: 303–306

Cho E, Smith-Warner SA, Spiegelman D, Beeson WL, van den Brandt PA, Colditz GA, Folsom AR, Fraser GE, Freudenheim JL, Giovannucci E, Goldbohm RA, Graham S, Miller AB, Pietinen P, Potter JD, Rohan TE, Terry P, Toniolo P, Virtanen MJ, Willett WC, Wolk A, Wu K, Yaun SS, Zeleniuch-Jacquotte A, Hunter DJ (2004): Dairy foods, calcium, and colorectal cancer: a pooled analysis of 10 cohort studies. J Natl Cancer Inst 96: 1015–1022

Choi SW, Mason JB (2002): Folate status: effects on pathways of colorectal carcinogenesis. J Nutr 132 (8 Suppl.): 2413S–2418S

Chopra M, Fitzsimons PE, Strain JJ, Thurnham DI, Howard AN (2000): Nonalcoholic red wine extract and quercetin inhibit LDL oxidation without affecting plasma antioxidant vitamin and carotenoid concentrations. Clin Chem 46: 1162–1170

Christensen N (1993): Riboflavin can protect tissues from oxidative injury. Nutr Rev 51: 149–150

Christman JK, Chen ML, Sheiknejad G, Dizik M, Abileah S, Wainfan E (1993): Methyl deficiency, DNA methylation and cancer: Studies on the reversibility of the effects of a lipotrope-deficient diet. J Nutr Biochem 4: 672–680

Chung FL, Schwartz J, Herzog CR, Yang YM (2003): Tea and cancer prevention: Studies in animals and humans. J Nutr 133: 3268S–3274S

Claeys D, Walting M, Julmy F, Wuillemin WA, Meyer BJ (2002): Haemochromatosis mutations and ferritin in myocardial infarction: a case control study. Eur J Clin Invest 32 (Suppl. 1): 3–8

Clancy SP, Clarkson PM, Decheke ME, Nosaka K, Freedson PS, Cunningham JJ, Valentine B (1994): Effects of chromium picolinate supplementation on body composition, strength, and urinary chromium loss in football players. Int J Sport Nutr 4: 142–153

Clark LC, Combs GF Jr., Turnbull BW, Slate EH, Chalker DK, Chow J, Davis LS, Glover RA, Graham GF, Gross EG, Krongrad A, Lesher JL, Park HK, Sanders BB Jr., Smith CL, Taylor JR (1996): Effects of selenium supplementation for cancer prevention in patients with carcinoma of the skin. JAMA 276: 1957–1963

Clarkson P, Adams MR, Powe AJ, Donald AE, McCredie R, Robinson J, McCarthy SN, Keech A, Celermajer DS, Deanfield JE (1996): Oral L-arginine improves endothelium-dependent dilation in hypercholesterolemic young adults. J Clin Invest 97: 1989–1994

Clarkson PM (1997): Exercise and the B vitamins. In: Wolinsky I (ed.): Nutrition in exercise and sport. CRC Press: Boca Raton. 179–195

Clarkson TB (2002): Soy, soy phytoestrogens and cardiovascular disease. J Nutr 132: 566S–569S

Classen HG (1982): Magnesiummangel. In: Schlierf G, Wolfram G (Hrsg.): Mangelernährung in Mitteleuropa? Wissenschaftliche Verlagsgesellschaft mbH: Stuttgart

Clausen J (1988): Chromium induced clinical improvement in symptomatic hypoglycemia. Biol Trace Elem Res 17: 229–236

Clement DB, Asmundson RC, Medhurst CW (1977): Hemoglobin values: comparative survey of the 1976 Canadian Olympic team. Can Med Assoc J 117: 614–616

Clinton SK (1998): Lycopene: Chemistry, biology, and implications for human health and disease. Nutr Rev 56: 35–51

Cohn W, Thürmann P, Tenter U, Aebischer C, Schierle J, Schalch W (2004): Comparative multiple dose plasma kinetics of lycopene administered in tomato juice, tomato soup or lycopene tablets. Eur J Nutr 43: 304–312

Colditz GA, Frazier AL (1995): Models of breast cancer show that risk is set by events of early life: prevention efforts must shift focus. Cancer Epidemiol Biomarkers Prev 4: 567–571

Colette C, Pares-Herbute N, Monnier LH, Cartry E (1988): Platelet function in type I diabetes: effect of supplementation with large doses of vitamin E. Am J Clin Nutr 47: 256–261

Collins A (1993): Essential fatty acids in the treatment of premenstrual syndrome. Obst Gyn 81: 93–98

Collins AR (2001): Carotenoids and genomic stability. Mutat Res 475: 21–28

Colombani P, Wenk C, Kunz I, Krähenbühl S, Kuhnt M, Arnold M, Frey-Rindova P, Frey W, Langhans W (1996): Effects of L-carnitine supplementation on physical performance and energy metabolism of endurance-trained athletes: a double-blind crossover field study. Eur J Appl Physiol 73: 434–439

Colombo VE, Gerber F, Bronhofer M, Floersheim GL (1990): Treatment of brittle fingernails and onychoschizia with biotin: scanning electron microscopy. J Am Acad Dermatol 23: 1127–1132

Combs GF Jr., Clark LC, Turnbull BW (2001): An analysis of cancer prevention by selenium. Biofactors 14: 153–159

Committee on Genetics (American Academy of Pediatrics Committee on Genetics) (1993): American Academy of Pediatrics Committee on Genetics: Folic acid for the prevention of neuraltube defects. Pediatrics 92: 493–494

Conlay LA, Wurtman RJ, Blusztain K, Coviella IL, Maher TJ, Evoniuk GE (1986): Decreased plasma choline concentration in marathon runners. N Engl J Med 175: 892

Connett JE, Kuller LH, Kjelsberg MO, Polk BF, Collins G, Rider A, Hulley SB (1989): Relationship between carotenoids and cancer. The Multiple Risk Faktor Intervention Trial (MRFIT) Study. Cancer 64: 126–134

Conway PL, Gorbach SL, Goldin BR (1987): Survival of lactic acid bacteria in the human stomach and adhesion to intestinal cells. J Dairy Sci 70: 1–12

Cook CH, Hallwood PM, Thomson AD (1998): B-Vitamin deficiency and neuropsychiatric syndromes in alcohol misuse. Alcohol Alcohol 33: 317–336

Cook JD, Watson SS, Simpson KM, Lipschitz DA, Skikne BS (1994): The effect of high ascorbic acid supplementation on body iron stores. Blood 64: 721–726

Cooke JP (1994): Enhanced endothelial adhesiveness in hypercholesterolemia is attenuated by L-arginine. Circulation 89: 2176–2182

Cooke JP, Tsao P (1993): Cytoprotective effects of nitric oxide. Circulation 88: 2451–2454

Coombes JS, Conacher M, Austen SK, Marshall PA (2002): Dose effects of oral bovine colostrum on physical work capacity in cyclists. Med Sci Sports Exerc 34: 1184–1188

Coppola A, Davi G, De Stefano V, Mancini FP, Cerbone AM, Di Minno G (2000): Homocysteine, coagulation, platelet function, and thrombosis. Semin Thromb Hemost 26: 243–254

Cordova A, Navas FJ (1998): Effect of training on zinc metabolism: changes in serum and sweat zinc concentrations in sportsmen. Ann Nutr Metab 42: 274–282

Correa P, Fonthan ETH, Bravo JC, Bravo LE, Ruiz B, Zarama G, Realpe L, Malcom GT, Li D, Johnson WD, Mera R (2000): Chemoprevention of gastric dysplasia: randomized trial of antioxidant supplements and anti-helicobacter pylori therapy. J Natl Cancer Inst 92: 1881–1888

Corridan BM, O'Donoghue M, Hughes DA, Morrissey PA (2001): Low-dose supplementation with lycopene or β-carotene does not enhance cell-mediated immunity in healthy free-living elderly humans. Eur J Clin Nutr 55: 627–635

Corrigan JJ Jr., Ulfers LL (1981): Effect of vitamin E on prothrombin levels in warfarin-induced vitamin K deficiency. Am J Clin Nutr 34: 1701–1705

Cos P, De Bryne T, Apers S, Vanden Berghe D, Pieters L, Vlietinck AJ (2003): Phytoestrogens: Recent developments. Planta Med 69: 589–599

Costello J (1993): Ascorbid acid overdosing: a risk factor for calcium oxalate nephrolithiasis. J Urol 149: 1146

Coudray C, Bellanger J, Castiglia-Delavaud C, Rémésy C, Vermorel M, Rayssignuier Y (1997): Effect of soluble or partly soluble dietary fibres supplementation on absorption and balance of calcium, magnesium, iron and zinc in healthy young men. Eur J Clin Nutr 51: 375–380

Courteix D, Jaffré C, Lespessailles E, Benhamou L (2004): Cumulative effects of calcium supplementation and physical activity on bone accretion in premenarchal children: a double-blind randomised placebo-controlled trial. Int J Sports Med 25: 1–7

Craig WJ (1994): Iron status of vegetarians. Am J Clin Nutr 59 (Suppl.): 1233S–1237S

Cramer DW, Kuper H, Harlow BL, Titus-Ernstoff L (2001): Carotenoids, antioxidants and ovarian cancer risk in pre- and postmenopausal women. Int J Cancer 94: 128–134

Crane FL (2001): Biochemical functions of coenzyme Q_{10}. J Am Coll Nutr 20: 591–598

Crawley HF, While D (1995): The diet and body weight of British teenage smokers at 16–17 years. Eur J Clin Nutr 49: 909–914

Creager MA, Cooke JP, Mendelsohn ME, Gallagher SJ, Coleman SM, Loscalzo J, Dzau VJ (1990): Impaired vasodilation of forearm resistance vessels in hypercholesterolemic humans. J Clin Invest 86: 228–234

Creedon A, Cashman KD (2000): The effect of high salt and high protein intake on calcium metabolism, bone composition and bone resorption in the rat. Br J Nutr 84: 49–56

Crespo R, Relea P, Lozano D, Macarro-Sanchez M, Usabiaga J, Villa LF, Rico H (1995): Biochemical markers of nutrition in elite-marathon runners. J Sports Med Phys Fitness 35: 268–272

Crofton RW, Gvozdanovic D, Gvozdanovic S, Khin CC, Brunt PW, Mowat NA, Aggett PJ (1989): Inorganic zinc and the intestinal absorption of ferrous iron. Am J Clin Nutr 50: 141–144

Crook TH, Tinklenberg J, Yesavage J, Petrie W, Nunzi MG, Massari DC (1991): Effects of phosphatidyl-serine in age-associated memory impairment. Neurol 41: 644–649

Crouse JR, Morgan TM, Terry JG, Ellis J, Vitolins M, Burke GL (1999): A randomized trial comparing the effect of casein with that of soy protein containing varying amounts of isoflavones on plasma concentrations of lipids and lipoproteins. Arch Intern Med 159: 2070–2076

Cubells IM, Hernando C (1988): Clinical trial on the use of cytidine diphosphate choline in Parkinson's disease. Clin Ther 13: 239–242

Cummings JH (1978): Diet and transit through the gut. In: Heaton KW: Dietary fibre. Current developments of importance to health. Hewman: London

Curtis JA, Kooh SW, Fraser D, Greenberg ML (1983): Nutritional rickets in vegetarian children. Can Med Assoc J 128: 150–152

Czeizel AE, Dudas I (1992): Prevention of the first occurrence of neural tube defects by periconceptional vitamin supplementation. N Engl J Med 327: 1832–1835

Czihak G, Langer H, Ziegler H (Hrsg.) (1981): Biologie. Springer: Berlin, Heidelberg, New York

Daaboul J, Schatz D (2003): Overview of prevention and intervention trials for type 1 diabetes. Rev Endocr Metab Disord 4: 317–323

Dagnelie PC, van Staveren WA, Hautvast JGAJ (1991a): Stunting and nutrient deficiencies in children on alternative diets. Acta Paediatr Scand 374 (Suppl.): 111–118

Dagnelie PC, van Staveren WA, van den Berg H (1991b): Vitamin B-12 from algae appears not to be bioavailable. Am J Clin Nutr 53: 695–697

Dagnelie PC, van Staveren WA, Vergote FJVRA, Dingjan PG, van den Berg H, Hautvast JGAJ (1989): Increases risk of vitamin B-12 and iron defiency in infants on macrobiotic diets. Am J Clin Nutr 50: 818–824

Dagnelie PC, Vergote F, van Staveren WA, van den Berg H, Dingjan PG, Hautvast JGAJ (1990): High prevalence of rickets in infants on macrobiotic diets. Am J Clin Nutr 51: 202–208

Dalais FS, Rice GE, Wahlqvist ML, Grehan M, Murkies AL, Medley G, Ayton R, Strauss BJ (1998): Effects of dietary phytoestrogens in postmenopausal women. Climacteric 1: 124–129

Dale PS, Tamhankar CP, George D, Daftary GV (2001): Co-medication with hydrolytic enzymes in radiation therapy of uterine cervix: evidence of the reduction of acute side effects. Cancer Chemother Pharmacol 47 (Suppl.): S29–S34

Daly JM, Reynolds J, Thom A, Kinsley L, Dietrick-Gallagher M, Shou J, Ruggieri B (1988): Immune and metabolic effects of arginine in the surgical patient. Ann Surgery 208: 512–523

Danesh J, Appleby P (1999): Coronary heart disease and iron status: meta-analyses of prospective studies. Circulation 99: 852–854

Daniel H, Benterbusch R (1991): Ernährung und Immunsystem. Dtsch Apothek Z 131: 61–71

Dardenne M (2002): Zinc and immune function. Eur J Clin Nutr 56 Suppl. 3: S20–S23

Darlington LG, Stone TW (2001): Antioxidants and fatty acids in the amelioration of rheumatoid arthritis and related disorders. Br J Nutr 85: 251–269

Literatur

Davidson GP, Whyte PB, Daniels E, Franklin K, Nunan H, McCloud PI, Moore AG, Moore DJ (1989): Passive immunisation of children with bovine colostrum containing antibodies to human rotavirus. Lancet 334: 709–712

Davidson MH, Maki KC (1999): Effects of dietary inulin on serum lipids. J Nutr 129: 1474S-1477S

Davidsson L, Almgren A, Sandström B, Hurrell RF (1995): Zinc absorption in adult humans: the effect of iron fortification. Br J Nutr 74: 417–425

Davies MJ, Judd JT, Bare DJ, Clevidence BA, Paul DR, Edwards AJ, Wiseman SA, Muesing RA, Chen SC (2003): Black tea consumption reduces total and LDL cholesterol in mildly hypercholesterolemic adults. J Nutr 133: 3298S–3302S

Daviglus ML, Stamler J, Orencia AJ, Dyer AR, Liu K, Greenland P, Walsh MK, Morris D, Shekelle RB (1997): Fish consumption and the 30-year risk of fatal myocardial infarction. N Engl J Med 336: 1046–1053

Davis JM, Welsh RS, Alerson NA (2000): Effects of carbohydrate and chromium ingestion during intermittent high-intensity exercise to fatigue. Int J Sport Nutr Exerc Metab 10: 476–485

Dawson B, Henry GJ, Goodman C, Gillam I, Beilby JR, Ching S, Fabian V, Dasig D, Morling P, Kakulus BA (2002): Effect of vitamin C and E supplementation on biochemical and ultrastructural indices of muscle damage after a 21 km run. Int J Sports Med 23: 10–15

Dawson D, Encel N (1993): Melatonin and sleep in humans. J Pineal Res 15: 1–12

Dawson-Hughes B, Dallal GE, Krall EA, Sadowski L, Sahyoun N, Tannenbaum S (1990): A controlled trial of the effect of calcium supplementation on bone density in postmenopausal women. N Engl J Med 323: 878–883

Dawson-Hughes B, Harris SS, Dallal GE (1997b): Plasma calcidiol, season, and serum parathyroid hormone concentrations in healthy elderly men and women. Am J Clin Nutr 65: 67–71

Dawson-Hughes B, Harris SS, Krall EA, Dallal GE (1997a): Effect of calcium and vitamin D supplementation on bone density in men and women 65 years of age or older. N Engl J Med 337: 670–676

De Caterina R, Liao JK, Libby P (2000): Fatty acid modulation of endothelial activation. Am J Clin Nutr 71: 213–223

de Groot CP, van Staveren WA (2002): Survey in Europe on Nutrition and the Elderly, a Concerted Action. Undernutrition in the European SENECA studies. Clin Geriatr Med 18: 699–708

De Kleijn MJ, van der Schouw YT, Wilson PW, Adlercreutz H, Mazur W, Grobbee DE, Jacques PF (2001): Intake of dietary phytoestrogens is low in postmenopausal women in the United States: the Framingham study (1–4). J Nutr 131: 1826–1832

de Luis DA, Arranz M, Aller R, Izaola O, Cuellar L, Terroba MC (2005): Immunoenhanced enteral nutrition, effect on inflammatory markers in head and neck cancer patients. Eur J Clin Nutr 59: 145–147

de Luis DA, Izaola O, Cuellar L, Terroba MC, Aller R (2004): Randomized clinical trial with an enteral arginine-enhanced formula in early postsurgical head and neck cancer patients. Eur J Clin Nutr 58: 1505–1508

De Roos NM, Schouten G, Katan MB (1999): Yoghurt enriched with Lactobacillus acidophilus does not lower blood lipids in healthy men and women with normal to borderline high serum cholesterol levels. Eur J Clin Nutr 53: 277–280

De Vrese M, Huhn C, Titze A, Lorenz A, Suhr M, Barth CA, Schrezenmeir J (1997): Einfluß von Art und Viabilität von Laktobazillen in Sauermilchprodukten auf die Laktoseverdauung. Akt Ernähr Med 22: 44

De Vrese M, Schrezenmeir J (1998): Pro- und Präbiotika – Stand der Diskussion. Ernährungs-Umschau 45 (Sonderheft): 79–89

Decombaz J, Deriaz O, Acheson K, Giavemder B, Jeguier E (1993): Effect of L-carnitine on submaximal exercise metabolism after depletion of muscle glycogen. Med Sci Sports Exerc 25: 733–741

Decombaz J, Gmuender B, Sierro G, Cerretelli P (1992): Muscle carnitine after strenous endurance exercise. J Appl Physiol 72: 423–427

DeLany JP, Blohm F, Truett AA, Scimeca JA, West DB (1999): Conjugated linoleic acid rapidly reduces body fat content in mice without affecting energy intake. Am J Physiol 276: R1172–R1179

Delewski M (2003): Nahrungsergänzungsmittel im europäischen Wirtschafts- und Verwaltungsraum. Nomos Verlagsgesellschaft: Baden-Baden

Delewski M (2004): Umsetzung der EU-Nahrungsergänzungsmittelrichtlinie in deutsches Recht – Die neue Nahrungsergänzungsmittel-Verordnung (NemV) – Bedeutung der neuen Rechtslage aus Unternehmersicht. LMuR 8: 53–64

DeLuca HF, Cantorna MT (2001): Vitamin D: its role and uses in immunology. FASEB J 15: 2579–2585

Delzenne NM, Aertssens J, Verplaetse H, Roccaro M, Roberfroid M (1995): Effect of fermentable fructo-oligosaccharide on mineral, nitrogen and energy digestive balance in the rat. Life Sci 57: 1579–1587

Delzenne NM, Kok NN (1999): Biochemical basis of oligofructose-induced hypolipidemia in animal models. J Nutr 129: 1467S–1470S

DeMaio SJ, King SB 3rd, Lembo NJ, Roubin GS, Hearn JA, Bhagavan HN, Sgoutas DS (1992): Vitamin E supplementation, plasma lipids and incidence of restenosis after percutaneous transluminal coronary angioplasty (PTCA). J Am Coll Nutr 11: 68–73

Den Heijer M, Brouwer IA, Bos GM, Blom HJ, van der Put NM, Spaans AP, Rosendaal FR, Thomas CM, Haak HL, Wijermans PW, Gerrits WB (1998): Vitamin supplementation reduces blood homocysteine levels: a controlled trial in patients with venous thrombosis and healthy volunteers. Arteriosclerosis Thromb Vascular Biol 18: 356–361

Denke MA (1994): Lack of efficacy of low-dose sitostanol therapy as an adjunct to a cholesterol-lowering diet in men with moderate hypercholesterolemia. Am J Clin Nutr 61: 392–396

Deuster PA, Singh A, Coll R, Hyde DE, Becker WJ (2002): Choline ingestion does not modify physical or cognitive performance. Mil Med 167: 1020–1025

Deutzmann R, Bruckner-Tuderman L, Bruckner P (2003): Binde- und Stützgewebe. In: Löffler G, Petrides PE. Biochemie und Pathobiochemie. Springer: Berlin, Heidelberg, New York. 753–787

Devaraj S, Chan AV Jr., Jialal I (2002): Alpha-tocopherol supplementation decreases plasminogen activator inhibitor-1 and P-selectin levels in type 2 diabetes patients. Diabetes Care 25: 524–529

Devaraj S, Jialal I (2000): Alpha tocopherol supplementation decreases serum C-reactive protein and monocyte interleukin-6 levels in normal volunteers and type 2 diabetic patients. Free Rad Biol Med 29: 790–792

DGE (Deutsche Gesellschaft für Ernährung) (1988): Ernährungsbericht 1988, Deutsche Gesellschaft für Ernährung: Frankfurt a. M.

DGE (Deutsche Gesellschaft für Ernährung e.V.) (1996): Ernährungsbericht 1996. Deutsche Gesellschaft für Ernährung: Frankfurt a. M.

DGE (Deutsche Gesellschaft für Ernährung e.V.) (1997): Proteine in der Ernährung von Breitensportlern – Stellungnahme des DGE-Arbeitskreises „Sport und Ernährung". Ernährungs-Umschau 44: 378–379

DGE (Deutsche Gesellschaft für Ernährung e.V.) (1999): Ergogene Wirkstoffe in der Sportlerernährung – Stellungnahme des DGE-Arbeitskreises „Sport und Ernährung" (Teil 2). DGE-Info 12/99, 180–182

DGE (Deutsche Gesellschaft für Ernährung) (Hrsg.) (2000): Ernährungsbericht 2000. Deutsche Gesellschaft für Ernährung: Frankfurt a. M.

DGE (Deutsche Gesellschaft für Ernährung): Presseinfo 6/2001. http://www.dge.de/Pages/navigation/fach_infos/dge_info/2001/nuv0601.html 04.03.2002

DGE (Deutsche Gesellschaft für Ernährung) (Hrsg.) (2004): Ernährungsbericht 2004. Deutsche Gesellschaft für Ernährung: Frankfurt a. M.

DGE (Deutsche Gesellschaft für Ernährung), ÖGE (Österreichische Gesellschaft für Ernährung), SGE (Schweizerische Gesellschaft für Ernährungsforschung), SVE (Schweizerische Vereinigung für Ernährung) (Hrsg.) (2000): Referenzwerte für die Nährstoffzufuhr. Umschau/Braus: Frankfurt a. M.

Di Mascio P, Kaiser S, Sies H (1989): Lycopene as the most efficient biological carotenoid singlet oxygen quencher. Arch Biochem Biophys 274: 532–538

Diamond TH, Levy S, Smith A, Day P (2002): High bone turnover in Muslim women with vitamin D deficiency. Med J Aust 177: 139–141

Dichgans F, Diener HC (1987): Neurologie. In: Groos R, Schölmerich P, Gerol W (Hrsg.): Lehrbuch der Inneren Medizin. Schattauer: Stuttgart. 1065–1067

Diegoli MS, da Fonseca AM, Diegoli CA, Pinotti JA (1998): A double-blind trial of four medications to treat severe premenstrual syndrome. Int J Gynaecol Obstet 62: 63–67

Dierkes J, Kroesen M, Pietrzik K (1998): Folic acid and vitamin B_6 supplementation in healthy young women. Int J Vitam Nutr Res 68: 98–103

Digiesi V, Cantini F, Oradei A, Bisi G, Guarino GC, Brocchi A, Bellandi F, Mancini M, Littarru GP (1994): Coenzyme Q_{10} in essential hypertension. Mol Aspects Med 15 (Suppl.): S257–S263

Dimai HP, Porta S, Wirnsberger G, Lindschinger M, Pamperl I, Dobnig H, Wilders-Truschnig M, Lau KH (1998): Daily oral magnesium supplementation suppresses bone turnover in young adult males. J Clin Endocrinol Metab 83: 2742–2748

Ding W, Chai Z, Duan P, Feng W, Qian Q (1998): Serum and urine chromium concentrations in elderly diabetics. Biol Trace Elem Res 63: 231–237

Diplock AT, Aggett PJ, Ashwell M, Bornet F, Fern EB, Roberfroid MB (1999): Scientific Concepts of Functional Foods in Europe: Consensus Document. Br J Nutr 81 (Suppl): S1–S27

Domke A, Großklaus R, Niemann B, Przyrembel H, Richter K, Schmidt E, Weißenborn A, Wörner B, Ziegenhagen R (2004a): Verwendung von Vitaminen in Lebensmitteln. Bundesinstitut für Risikobewertung: Berlin

Domke A, Großklaus R, Niemann B, Przyrembel H, Richter K, Schmidt E, Weißenborn A, Wörner B, Ziegenhagen R (2004b): Verwendung von Mineralstoffen in Lebensmitteln. Bundesinstitut für Risikobewertung: Berlin

Donovan UM, Gibson RS (1995): Iron and zinc status of young women aged 14 to 19 years consuming vegetarian and omnivorous diets. J Am Coll Nutr 14: 463–472

Dörr B (1998): Zufuhr und Versorgung mit Vitamin B_6 bei veganer Ernährung. Ergebnisse der Deutschen Vegan Studie. Dissertation, Universität Hannover

Dottori L, D'Ottavio D, Brundisini B (1982): Calcifediol and calcitonin in the therapy of rheumatiod arthritis. A short-term controlled study. Minerva Med 73: 3033–3040

Douglas AS, Robins SP, Hutchinson JD, Porter RW, Stewart A, Reid DM (1995): Carboxylation of osteocalcin in post-menopausal osteoporotic women following vitamin K and D supplementation. Bone 17: 15–20

Drexler H, Fischell TA, Pinto FJ, Chenzbraun A, Botas J, Cooke JP, Alderman EL (1994): Effect of L-arginine on coronary endothelial function in cardiac transplant recipients. Relation to vessel wall morphology. Circulation 89: 1615–1623

Drobner C, Anke M, Thomas G (1996): Selenversorgung und Selenbilanz Erwachsener in Deutschland. In: Anke M, Arnhold W, Bergmann H, Bitsch R, Dorn W, Flachowsky G, Glei M, Groppel B, Grün M, Gürtler H, Lombeck I, Luckas B, Meissner D, Merbach W, Müller M, Schneider HJ (Hrsg.): Mengen- und Spurenelemente (16. Arbeitstagung). Schubert: Leipzig. 627–634

Duffield-Lillico AJ, Reid ME, Turnbull BW, Combs GF Jr., Slate EH, Fischbach LA, Marshall JR, Clark LC (2002): Baseline characteristics and the effect of selenium supplementation on cancer incidence in a randomized clinical trial. Cancer Epidemiol Biomarkers Prev 11: 630–639

Dutta-Roy AK, Crosbie L, Gordon MJ (2001): Effects of tomato extract on human platelet aggregation in vitro. Platelets 12: 218–227

DVO (Dachverband der deutschsprachigen osteologischen Fachgesellschaften) (2003): DVO-Leitlinie „Osteoporose bei postmenopausalen Frauen". http://www.bergmannsheil.de/leitlinien-dvo/pages/postmeno/download/leitl_kf_postmeno.pdf 06.04.2004

Dyck DJ (2000): Dietary fat intake, supplements, and weight loss. Can J Appl Physiol 25: 495–523

Eckes S, Didié L (1992): Gaschromatische Bestimmung von Jod in Algen und Algenerzeugnissen. Lebensmittelchemie 47: 132

Edmonds S, Winyard PG, Guo R, Hansen H, Ramm S, Blake DR (1997): Analgesic activity of repeated oral doses of vitamin E in the treatment of rheumatoid arthritis. Results of a prospective placebo-controlled double-blind trial. Ann Rheum Dis 56: 649–655

EFSA (European Food Safety Authority) (2004): Opinion of the Scientific Panel on dietetic products, nutrition and allergies on a request from the commission related to the tolerable upper intake level of iron. http://www.efsa.eu.int/science/nda/nda_opinions/690_en.html

EFSA (European Food Safety Authority) (2004a): Opinion of the Scientific Panel on dietetic products, nutrition and allergies on a request from the commission related to the presence of *trans* fatty acids in foods and the effect on human health of the consumption of *trans* fatty acids. http://www.efsa.eu.int/science/nda/nda_opinions/catindex_en.html

EFSA (European Food Safety Authority) (2005a): Opinion of the Scientific Panel on dietetic products, nutrition and allergies on a request from the commission related to the tolerable upper intake level of fluoride. http://www.efsa.eu.int/science/nda/nda_opinions/851_en.html

EFSA (European Food Safety Authority) (2005b): Opinion of the Scientific Panel on dietetic products, nutrition and allergies on a request from the commission related to the tolerable upper intake level of potassium. http://www.efsa.eu.int/science/nda/nda_opinions/852_en.html

Eggens I, Aberg F, Edlund D, Guan Z, Wang Y (1996): Lipid levels with special reference to the Q10 concentration in human arteriosclerotic vessels. In: Littarru GP, Folkers K, (eds): 9th international Symposium on Biomedical and clinical aspects of coenzyme Q. Ancona

Eidelman RS, Hollar D, Hebert PR, Lamas GA, Hennekens CH (2004): Randomized trials of vitamin E in the treatment and prevention of cardiovascular disease. Arch Intern Med 164: 1552–1556

Eissenstat BR, Wyse BW, Hansen RG (1986): Pantothenic acid status of adolescents. Am J Clin Nutr 44: 931–937

El-Khoury AE, Pereira PC, Borgonha S, Basile-Filho A, Beaumier L, Wang SY, Metges CC, Ajami AM, Young VR (2000): Twenty-four-hour oral tracer studies with L-(1-^{13}C)lysine at a low (15 mg·kg^{-1}·d^{-1}) and intermediate (29 mg·kg^{-1}·d^{-1}) lysine intake in healthy adults. Am J Clin Nutr 72: 122–130

Elmadfa I, Bosse W (1985): Vitamin E. Wissenschaftliche Verlagsgesellschaft: Stuttgart

Elmstahl S, Wallström P, Berglund G, Janzon L, Johansson U, Larsson SA, Mattisson I (1994): The use of dietary supplements in relation to dietary habits in a Swedish middle-aged population. Scand J Nutr 38: 94–97

Elsenhans B: Zink. In: Biesalski HK, Köhrle J, Schümann K (2002): Vitamine, Spurenelemente und Mineralstoffe: Prävention und Therapie mit Mikronährstoffen. Georg Thieme Verlag: Stuttgart, New York. 151–160

Engelen W, Keenoy BM, Vertommen J, De Leeuw I (2000): Efects of long-term supplementation with moderate pharmacologic doses of vitamin E are saturable and reversible in patients with type 1 diabetes. Am J Clin Nutr 72: 1142–1149

Engelhardt M, Neumann G, Berbalk A, Reuter I (1998): Creatine supplementation in endurance sports. Med Sci Sports Exerc 30: 1123–1129

Engelman HM, Alekel DL, Hanson LN, Kanthasamy AG, Reddy MB (2005): Blood lipid and oxidative stress responses to soy protein with isoflavones and phytic acid in postmenopausal women. Am J Clin Nutr 81: 590–596

Erba D, Riso P, Bordoni A, Foti P, Biagi PL, Testolin G (2005): Effectiveness of moderate green tea consumption on antioxidative status and plasma lipid profile in humans. J Nutr Biochem 16: 144–149

Ernst E (2003): Ganz wild auf Aloe vera – Alles nur Werbung oder was? MMW Fortschr Med 145: 10

Esmarck B, Andersen JL, Olsen S, Richter EA, Mizuno M, Kjaer M (2001): Timing of postexercise protein intake is important for muscle hypertrophy with resistance training in elderly humans. J Physiol 535: 301–311

Essama-Tjani JC, Guilland JC, Potier de Courcy G, Fuchs F, Richard D (2000): Folate status worsens in recently institutionalized elderly people without evidence of functional deterioration. J Am Coll Nutr 19: 392–404

Evangelos C, Spyros K, Spyros D (2005): Henoch-schonlein purpura associated with Aloe Vera administration. Eur J Intern Med 16: 59–60

Evans AM, Fornasini G (2003): Pharmacokinetics of L-carnitine. Clin Pharmacokinet 42: 941–967

Evans GW (1989): The effect of chromium picolinate on insulin controlled parameters in humans. Int J Biosoc Med Res 11: 163–180

Evans JL, Goldfine ID (2000): Alpha-lipoic acid: a multifunctional antioxidant that improves insulin sensitivity in patients with type 2 diabetes. Diabetes Technol Ther 2: 401–413

Evans RW, Fernstrom JD, Thompson J, Morris SM Jr., Kuller LH (2004): Biochemical responses of healthy subjects during dietary supplementation with L-arginine. J Nutr Biochem 15: 534–539

Evans WJ (2000): Vitamin E, vitamin C, and exercise. Am J Clin Nutr 72 (Suppl.): 647S–652S

Eye Disease Case-Control Study Group (1993): Antioxidant status and neovascular-related macular degeneration. Arch Ophtalmol 111: 104–109

Eyjolfson V, Spriet LL, Dyck DJ (2004): Conjugated linoleic acid improves insulin sensitivity in young, sedentary humans. Med Sci Sports Exerc 36: 814–820

Literatur

Fanti P, Monier-Faugere MC, Geng Z, Schmidt J, Morris PE, Cohen D, Malluche HH (1998): The phyto-estrogen genistein reduces bone loss in short-term ovariectomized rats. Osteoporos Int 8: 274–281

FAO/WHO Expert Group (Food and Agriculture Organization/World Health Organization) (1970): Requirements of ascorbic acid, vitamin D, vitamin B_{12}, folate, and iron. WHO Techn Rep Ser No. 452, Genf

Farber E (1984): The multistep nature of cancer development. Cancer Res 44: 4217–4223

Farber SA, Kischka U, Marshall DL, Wurtman RJ (1993): Potentiation by choline of basal and electri-cally evoked acetylcholine release, as studied using a novel device which both stimulates and per-fuses rat corpus striatum. Brain Res 607: 177–184

Farhat G, Yamout B, Mikati MA, Demirjian S, Sawaya R, El-Hajj Fuleihan G (2002): Effect of antiepilep-tic drugs on bone density in ambulatory patients. Neurology 58: 1348–1353

Faruque MO, Khan MR, Rahman MM, Ahmed F (1995): Relationship between smoking and antioxi-dant nutrient status. Br J Nutr 73: 625–632

Fassati P, Horesji J, Fassati M, Spizek J, Jezkova Z (1981): Essential choline phospholipids and their effect on HbsAg and selected tests in cirrhosis of the liver. Cas Lek Cesk 120: 56–60

Faure ED, Chantre P, Mares P (2002): Effects of a standardized soy extract on hot flushes: a multicen-ter, double-blind, randomized, placebo-controlled study. Menopause 9: 329–334

Faure P (2003): Protective effects of antioxidant micronutrients (vitamin E, zinc and selenium) in type 2 diabetes mellitus. Clin Chem Lab Med 41: 995–998

FDA (Food and Drug Administration) (2002): Status of certain additional over-the-counter drug cate-gory II and III active ingredients. Final rule. Federal register 67: 31125–31127

FDA (Food and Drug Administration) (2003): Agency Response Letter GRAS notice no. GRN 000110. http://www.cfsan.fda.gov/~rdb/opa-g110.html

Feinleib M, Lenfant C, Miller SA (1984): Hypertension and calcium. Science 226: 384–389

Felber S, Skladal D, Wyss M, Kremser C, Koller A, Sperl W (2000): Oral creatine supplementation in Duchenne muscular dystrophy: a clinical and 31P magnetic resonance spectroscopy study. Neurol Res 22: 145–150

Feldheim W (1994): Die Bedeutung des Cholins in der Nahrung. VitaMinSpur 9: 136–139

Feldkamp J, Becker A, Witte OW, Scharff D, Scherbaum WA (2000): Long-term anticonvulsant the-rapy leads to low bone mineral density- evidence for direct drug effects of phenytoin and carbama-zepine on human osteoblast-like cells. Exp Clin Endocrinol Diabetes 108: 37–43

Feldman EB (1999): Creatine: A dietary supplement and ergogenic aid. Nutr Rev 57: 45–50

Felley CP, Corthesy-Theulaz I, Rivero JL, Sipponen P, Kaufmann M, Bauerfeind P, Wiesel PH, Brassart D, Pfeifer A, Blum AL, Michetti P (2001): Favourable effect of an acidified milk (LC-1) on Helicobac-ter pylori gastritis in man. Eur J Gastroenterol Hepatol 13: 25–29

Femiano F, Scully C (2002): Burning mouth syndrome (BMS): double blind controlled study of alpha-lipoic acid (thioctic acid) therapy. J Oral Pathol Med 31: 267–269

Fennell D (2004): Determinants of supplement usage. Prev Med 39: 932–939

Fernandes G, Venkatraman JT (1993): Role of omega-3 fatty acids in health and disease. Nutr Res 13 (Suppl. 1): 19–45

Feskanich D, Singh V, Willett WC, Colditz GA (2002): Vitamin A intake and hip fractures among post-menopausal women. JAMA 287: 47–54

Feskanich D, Weber P, Willett WC, Rockett H, Booth SL, Colditz GA (1999): Vitamin K intake and hip fractures in women: a prospective study. Am J Clin Nutr 69: 74–79

Field AE, Colditz GA, Willett WC, Longcope C, McKinlay JB (1994): The relation of smoking, relative weight, and dietary intake to serum adrenal steroids, sex hormones, and sex-hormone-binding globulin in middle-aged men. J Clin Endocrinol Metab 79: 1310–1316

Filiberti R, Giacosa A, Brignoli O (1997): High-risk subjects for vitamin deficiency. Eur J Cancer Prevent 6 (Suppl 1): 37–42

Finley EB, Cerklewski FL (1983): Influence of ascorbic acid supplementation on copper status in young adult men. Am J Clin Nutr 37: 553–556

Finstad EW, Newhouse IJ, Lukaski HC, McAuliffe JE, Stewart CR (2001): The effects of magnesium supplementation on exercise performance. Med Sci Sports Exerc 33: 493–498

Fiordaliso M, Kok N, Desager JP, Goethals F, Deboyser D, Roberfroid M, Delzenne N (1995): Dietary oligofructose lowers triglycerides, phospholipids and cholesterol in serum and very low density lipoproteins of rats. Lipids 30: 163–167

Fischer LM, Scearce JA, Mar MH, Patel JR, Blanchard RT, Macintosh BA, Busby MG, + Zeisel SH (2005): Ad libitum choline intake in healthy individuals meets or exceeds the proposed adequate intake level. J Nutr 135: 826–829

Flachowsky G, Schneider A, Schaarmann G (1994): Was sind und was bewirken Ballaststoffe? Teil I: Definition und chemische Charakteristik. Ernährungs – Umschau 41: 415–419

Fleming CR (1989): Trace element metabolism in adult patients requiring total parenteral nutrition. Am J Clin Nutr 49: 573–579

Flodin NW (1997): The metabolic roles, pharmacology, and toxicology of lysine. J Am Coll Nutr 16: 7–21

Flohé L, Andreesen JR, Brigelius-Flohe R, Maiorino M, Ursini F (2000): Selenium, the element of the moon, in life on earth. IUBMB Life 49: 411–420

Flynn MA, Weaver-Osterholtz D, Sharpe-Timms KL, Allen S, Krause G (1999): Dehydroepiandrosterone replacement in aging humans. J Clin Endocrinol Metab 84: 1527–1533

Fogelholm GM, Himberg JJ, Alopaeus K, Gref CG, Laakso JT, Lehto JJ, Mussalo-Rauhamaa H (1992): Dietary and biochemical indices of nutritional status in male athletes and controls. J Am Coll Nutr 11: 181–191

Fogelholm GM, Näveri HK, Kiilavuori KT, Härkönen MH (1993): Low-dose amino acid supplementation: no effects on serum human growth hormone and insulin in male weightlifters. Int J Sport Nutr 3: 290–297

Folkers K, Moesgaard S, Morita M (1994): A one year bioavailability study of coenzyme Q10 with 3 months withdrawal period. Mol Aspects Med 15 (Suppl.): S281–S285

Fomon SJ, Drullis JM, Nelson SE, Serfass RE, Woodhead JC, Ziegler EE (2003): Inevitable iron loss by human adolescents with calculations of the requirement for absorbed iron. J Nutr 133: 167–172

Fontham ET, Pickle LW, Haenszel W, Correa P, Lin YP, Falk RT (1988): Dietary vitamins A and C and lung cancer risk in Louisiana. Cancer 62: 2267–2273

Food and Nutrition Board (1989): Recommended dietary allowances. 10th ed., National Academy of Sciences Press: Washington D.C.

Food Standards Agency (2003): Safe upper levels for vitamins and minerals. Expert Group on Vitamins and Minerals. http://www.food.gov.uk/multimedia/pdfs/vitmin2003.pdf

Forbes RM, Parker HM, Erdman JW (1984): Effects of dietary phytate, calcium and magnesium levels on zinc bioavailability to rats. J Nutr 114: 1421–1425

Fortes C, Forastiere F, Agabiti N, Fano V, Pacifici R, Virgili F, Piras G, Guidi L, Bartoloni C, Tricerri A, Zuccaro P, Ebrahim S, Perucci CA (1998): The effect of zinc and vitamin A supplementation on immune response in an older population. J Am Geriatr Soc 46: 19–26

Fraker PJ, King LE, Laakko T, Vollmer TL (2000): The dynamic link between the integrity of the immune system and zinc status. J Nutr 130: 1399S–1406S

Franconi F, Bennardini F, Mattana A, Miceli M, Ciuti M, Mian M, Gironi A, Anichin R, Seghieri G (1995): Plasma and platelet taurine are reduced in subjects with insulin-dependent diabetes mellitus: effects of taurine supplementation. Am J Clin Nutr 61: 1115–1119

Frank J (2002): Vitamin B$_6$. In: Biesalski HK, Köhrle J, Schümann K. Vitamine, Spurenelemente und Mineralstoffe. Prävention und Therapie mit Mikronährstoffen. Georg Thieme Verlag: Stuttgart, New York. 70–74

Frassetto L, Morris RC Jr., Sellmeyer DE, Todd K, Sebastian A (2001): Diet, evolution and aging. Eur J Nutr 40: 200–213

Freeland-Graves JH, Friedman BJ, Han W, Shorey RL, Young R (1982): Effect of zinc supplementation on plasma high-density lipoprotein and zinc. Am J Clin Nutr 35: 988–992

Freese R, Basu S, Hietanen E, Nair J, Nakachi K, Bartsch H, Mutanen M (1999): Green tea extract decreases plasma malondialdehyde concentration but does not affect other indicators of oxidative stress, nitric oxide production, or hemostatic factors during a high-linoleic acid diet in healthy females. Eur J Nutr 38: 149–157

Frei B, McCall MR (2001): Antioxidant vitamins: evidence from biomarkers in humans. Bibl Nutr Dieta 55: 46

Literatur

French L, Kendall S (2003): Does a high-fiber diet prevent colon cancer in at-risk patients? J Fam Pract 52: 892–893

Freudenheim JL, Johnson NE, Smith EL (1986): Relationships between usual nutrient intake and bone-mineral content of women 35–65 years of age: longitudinal and cross-sectional analysis. Am J Clin Nutr 44: 863–876

Freudenheim JL, Marshall JR, Vena JE, Laughlin R, Brasure JR, Swanson MK, Nemoto T, Graham S (1996): Premenopausal breast cancer risk and intake of vegetables, fruits, and related nutrients. J Natl Cancer Inst 88: 340–348

Freund H, Atamian S, Fischer JE (1979): Chromium deficiency during total parenteral nutrition. JAMA 241: 496–498

Friedrich W (1987): Handbuch der Vitamine. Urban & Schwarzenberg: München, Wien, Baltimore

Fritz I (1955): The effects of muscle extracts on the oxidation of palmitic acid by liver slices and homogenates. Acta Physiol Scand 34: 367–385

Frusso R, Zárate M, Augustovski F, Rubinstein A (1999): Magnesium for the treatment of nocturnal leg cramps: a crossover randomized trial. J Family Prac 48: 868–871

Fuchs CS, Willett WC, Colditz GA, Hunter DJ, Stampfer MJ, Speizer FE, Giovannucci EL (2002): The influence of folate and multivitamin use on the familial risk of colon cancer in women. Cancer Epidemiol Biomarkers Prev 11: 227–234

Fuhrman B, Elis A, Aviram M (1997): Hypocholesterolemic effect of lycopene and beta-carotene is related to supression of cholesterol synthesis and augmentation of LDL receptor activity in macrophages. Biochem Biophys Res Commun 233: 658–662

Fujiki H, Suganuma M, Okabe S Sueoka N, Komori A, Sueoka E, Kozu T, Tada Y, Suga K, Imai K, Nakachi K (1998): Cancer inhibition by green tea. Mutat Res 402: 307–310

Fukagawa NK, Anderson JW, Hageman G, Young VR, Minaker KL (1990): High carbohydrate, high-fiber diets increase peripheral insulin sensitivity in old adults. Am J Clin Nutr 52: 524–528

Fuller CJ, Chandalia M, Garg A, Grundy SM, Jialal I (1996): RRR-alpha-tocopheryl acetate supplementation at pharmacologic doses decreases low-density-lipoprotein oxidative susceptibility but not protein glycation in patients with diabetes mellitus. Am J Clin Nutr 63: 753–759

Fuller CJ, Faulkner H, Bendich A, Parker RS, Roe D (1992): Effect of beta-carotene supplementation on photosuppression of delayed-type hypersensitivity in normal young men. Am J Clin Nutr 56: 684–690

Fuller CJ, Grundy SM, Norkus EP, Jialal I (1996): Effect of ascorbate supplementation on low density lipoprotein oxidation in smokers. Atherosclerosis 119: 139–150

Fuller CJ, May MA, Martin KJ (2000): The effect of vitamin E and vitamin C supplementation on LDL oxidizability and neutrophil respiratory burst in young smokers. J Am Coll Nutr 19: 361–369

Fulton JE (1990): The stimulation of postdermabrasion wound healing with stabilised aloe vera gel-polyethylene oxide dressing. J Dermatol Surg Oncol 16: 460–467

Gades MD, Stern JS (2002): Chitosan supplementation does not affect fat absorption in healthy males fed a high-fat diet, a pilot study. Int J Obes Relat Metab Dis 26: 119–122

Gades MD, Stern JS (2005): Chitosan supplementation and fat absorption in men and women. J Am Diet Assoc 105: 72–77

Gale CR, Hall NF, Phillips DIW, Martyn CN (2003): Lutein and zeaxanthin status and risk of age-related macular degeneration. Invest Ophtalmol Vis Sci 44: 2461–2465

Gallagher JC, Rafferty K, Haynatzka V, Wilson M (2000): The effect of soy protein on bone metabolism. J Nutr 130: 667S

Gallaher DD, Gallaher CM, Mahrt GJ, Carr TP, Hollingshead CH, Hesslink R Jr., Wise J (2002): A glucomannan and chitosan fiber supplement decreases plasma cholsterol and increases cholesterol excretion in overweight normocholesterolemic humans. J Am Coll Nutr 21: 428–433

Galland L (1991–1992): Magnesium, stress and neuropsychiatric disorders. Mangnes Trace Elem 10: 287–301

Gao X, Deeb D, Media J, Divine G, Jiang H, Chapman RA, Gautam SC (2003): Immunomodulatory activity of resveratrol: discrepant in vitro and in vivo immunological effects. Biochem Pharmacol 66: 2427–2435

Garbisa S, Sartor L, Biggin S, Salvato B, Benelli R, Albini A (2001): Tumor gelatinases and invasion inhibited by the green tea flavanol epigallocatechin-3-gallate. Cancer 91: 822–832

Gardner CD, Newell KA, Cherin R, Haskell WL (2001): The effect of soy protein with or without isoflavones relative to milk protein on plasma lipids in hypercholesterolemic postmenopausal women. Am J Clin Nutr 73: 728–735

Gardner-Thorpe D, O'Hagen C, Young I, Lewis SJ (2003): Dietary supplements of soya flour lower serum testosterone concentrations and improve markers of oxidative stress in men. Eur J Clin Nutr 57: 100–106

Garland CF, Garland FC, Gorham ED (1991): Can colon cancer incidence and death rates be reduced with calcium and vitamin D? Am J Clin Nutr 54: 193S–201S

Gärtner C, Stahl W, Sies H (1997): Lycopene is more bioavailable from tomato paste than from fresh tomatoes. Am J Clin Nutr 66: 116–122

Gaßmann B (1992a): Knoblauch – Lebensmittel und Modedroge? Teil I: Charakterisitik von Knoblauch und Knoblauchpräparaten, Chemie und Transformation schwefelhaltiger Inhaltsstoffe. Ernährungs-Umschau 39: 415–418

Gaßmann B (1992b): Knoblauch – Lebensmittel und Modedroge? Teil II: Physiologische Wirksamkeit und das Problem der Standardisierung. Ernährungs-Umschau 39: 444–449

Gaßmann B (1998): Vitamin C. Definition, Ernährungsphysiologie, Stoffwechsel, Versorgung und Versorgungszustand in der Bundesrepublik Deutschland. Ernährungs-Umschau 45: 294–297

Gaßmann B (1999): Pantothensäure. Definition, Ernährungsphysiologie, Stoffwechsel, Versorgung und Versorgungszustand in der Bundesrepublik Deutschland. Ernährungs-Umschau 46: 143–147

Gaßmann B, Kübler W (1994): Zufuhrempfehlungen und Nährstoffbedarf. Ernährungs-Umschau 41: 408–414

Gatto LM, Hallen GK, Brown AJ, Samman S (1996): Ascorbic acid induces a favorable lipoprotein profile in women. J Am Coll Nutr 15: 154–158

Gaullier JM, Halse J, Hoye K, Kristiansen K, Fagertun H, Vik H, Gudmundsen O (2004): Conjugated linoleic acid supplementation for 1 y reduces body fat mass in healthy overweight humans. Am J Clin Nutr 79: 1118–1125

Gaziano JM, Hatta A, Flynn M, Johnson EJ, Krinsky NI, Ridker PM, Hennekens CH, Frei B (1995): Supplementation with beta-carotene in vivo and in vitro does not inhibit low density lipoprotein oxidation. Atherosclerosis 112: 187–195

Gazis A, White DJ, Page SR, Cockroft JR (1999): Effect of oral vitamin E (alpha-tocopherol) supplementation on vascular endothelial function in Type 2 diabetes mellitus. Diabet Med 16: 304–311

Gehm BD, McAndrews JM, Chien PY, Jameson JL (1997): Resveratrol, a polyphenolic compound found in grapes and wine, is an agonist for the estrogen receptor. Proc Natl Acad Sci USA 94: 14138–14143

Gehring W, Gloor M (1992): Verbesserung der Nagelqualität durch Gelatine. Akt Dermatol 18: 364–366

Geiß KR, Jester I, Falke W, Hamm, W, Waag Kl (1994): The effect of a taurine-containing on performance in 10 endurance athletes. Amino acids 7: 45–56

Gennari C (2001): Calcium and vitamin D nutrition and bone disease of the elderly. Public Health Nutr 4: 547–559

Gera T, Sachdev HPS (2002): Effect of iron supplementation on incidence of infectious illness in children: systematic review. BMJ 325: 1142–1144

Gerhard GT, Duell PB (1999): Homocysteine and atherosclerosis. Curr Opin Lipidol 10: 417–428

Gerstberger I (2003): Sekundäre Pflanzenstoffe in Nahrungsergänzungsmitteln. ZLR 30: 295–313

Gerster H (1993): Prevention of platelet dysfunction by vitamin E in diabetic atherosclerosis. Z Ernährungswiss 32: 243–261

Geusens P, Wouters C, Nijs J, Jiang Y, Dequeker J (1994): Long-term effect of omega-3 fatty acid supplementation in active rheumatoid arthritis. A 12-month, double-blind, controlled study. Arthritis Rheum 37: 824–829

Gey KF (1998): Vitamins E plus C and interacting conutrients required for optimal health. BioFactors 7: 113–174

Gey KF, Puska P, Jordan P, Moser UK (1991): Inverse correlation between plasma vitamin E and mortality from ischemic heart disease in cross-cultural epidemiology. Am J Clin Nutr 53 (Suppl.): 326S–334S

Gey KF, Stähelin HB, Eichholzer M (1993): Poor plasma status of carotene and vitamin C is associated with higher morbidity from ischemic heart disease and stroke: Basel Prospective Study. Clin Invest 71: 3–6

Gey KF, Stähelin HB, Puska P, Evans A (1987): Relationship of plasma level of vitamin C to mortality from ischemic heart disease. Ann N Y Acad Sci 498: 110–123

Gianetti J, Pedrinelli R, Petrucci R, Lazzerini G, De Caterina M, Bellomo G, De Caterina R (2002): Inverse association between carotid intima-media thickness and the antioxidant lycopene in atherosclerosis. Am Heart J 143: 467–474

Gibson S, Ashwell M (2003): The association between red and processed meat consumption and iron intakes and status among British adults. Public Health Nutr 6: 341–350

Giles WH, Anda RF, Williamson DF (1994): Body iron stores and the risk of coronary heart disease. N Engl J Med 331: 1159–1160

Giovannelli L, Testa G, De Filippo C, Cheynier V, Clifford MN, Dolara P (2000): Effect of complex polyphenols and tannins fron red wine on DNA oxidative damage of rat colon mucosa in vivo. Eur J Nutr 39: 207–212

Giovannucci E (1999): Tomatoes, tomato-based products, lycopene, and cancer: Review of the epidemiologic literature. J Natl Cancer Inst 91: 317–331

Giovannucci E (2002): Epidemiologic studies of folate and colorectal neoplasia: a review. J Nutr 132 (8 Suppl.): 2350S–2355S

Giovannucci E (2005): Tomato products, lycopene, and prostate cancer: a review of the epidemiological literature. J Nutr 135: 2030S–2031S

Giovannucci E, Rimm EB, Ascherio A, Stampfer MJ, Colditz GA, Willett WC (1995): Alcohol, low-methionine-low-folate diets, and risk of colon cancer in men. J Natl Cancer Inst 87: 265–273

Giovannucci E, Rimm EB, Liu Y, Stampfer MJ, Willett WC (2002): A prospective study of tomato products, lycopene, and prostate cancer risk. J Natl Cancer Inst 94: 391–398

Giovannucci E, Rimm EB, Wolk A, Ascherio A, Stampfer MJ, Colditz GA, Willett WC (1998a): Calcium and fructose intake in relation to risk of prostate cancer. Cancer Res 58: 442–447

Giovannucci E, Stampfer MJ, Colditz GA, Hunter DJ, Fuchs C, Rosner BA, Speizer FE, Willett WC (1998b): Multivitamin use, folate, and colon cancer in women in the Nurses' Health Study. Ann Intern Med 129: 517–524

Giovannucci E, Stampfer MJ, Colditz GA, Rimm EB, Trichopoulos D, Rosner BA, Speizer FE, Willett WC (1993): Folate, methionine, and alcohol intake and risk of colorectal adenoma. J Natl Cancer Inst 85: 875–884

Girerd XJ, Hirsch AT, Cooke JP, Dzau VJ, Creager MA (1990): L-arginine augments endothelium-dependent vasodilation in cholesterol-fed rabbits. Circ Res 67: 1301–1308

Gisinger C, Jeremy J, Speiser P, Mikhailidis D, Dandona P, Schernthaner G (1988): Effect of vitamin E supplementation on platelet thromboxane A2 production in type I diabetic patients. Double-blind crossover trial. Diabetes 37: 1260–1264

GISSI-Prevenzione Investigators (1999): Dietary supplementation with n-3 polyunsaturated fatty acids and vitamin E after myocardial infarction: results of the GISSI-Prevenzione trial. Lancet 354: 447–455

Glattre EM, Thomassen Y, Thorensen SQ, Haldorsen T, Lund-Larsen PG, Theodorsen L, Aaseth J (1989): Prediagnostic serum selenium in a case-control-study of thyroid cancer. Int J Epidemiol 18: 45–49

Glerup H, Mikkelsen K, Poulsen L, Hass E, Overbeck S, Thomsen J, Charles P, Eriksen EF (2000): Commonly recommended daily intake of vitamin D is not sufficient if sunlight exposure is limited. J Intern Med 247: 260–268

Goldberg P, Fleming MC, Picard EH (1986): Multiple sclerosis decreased relapse rate through dietary supplementation with calcium, magnesium and vitamin D. Med Hypotheses 21: 193–200

Goldbohm RA, Hertog MGL, Brants HA, van Poppel G, van den Brandt PA (1996): Consumption of black tea and cancer risk: a prospective cohort study. J Natl Cancer Inst 88: 93–100

Goldin B, Gualtieri L, Moore R (1996): The effect of Lactobacillus GG on the initiation and promotion of DMH-induced intestinal tumors in the rat. Nutr Cancer 25: 197–204

Golf SW, Bender S, Grüttner J (1998): On the significance of magnesium in extreme physical stress. Cardiovasc Drugs Ther 12: 197–202

Golly I, Schmidt M, Bergmann U (2000): D-α-Tocopherol: Patientenbefragung bestätigt Reduktion des Analgetika-Konsums bei Gelenkbeschwerden. Naturamed 15: 41–46

Gonzalez-Gross M, Marcos A, Pietrzik K (2001): Nutrition and cognitive impairment in the elderly. Br J Nutr 86: 313–321

Goodnight SH Jr., Harris WS, Connor WE (1981): The effects of dietary omega-3 fatty acids upon platelet composition and function in man: a prospective, controlled study. Blood 58: 880–885

Goodnight SH Jr., Harris WS, Connor WE, Illingworth DR (1982): Polyunsaturated fatty acids, hyperlipidemia and thrombosis. Arteriosclerosis 2: 87–113

Gorny D (1999): Probleme der unvollständigen Umsetzung des europäischen Zusatzstoffrechts. ZLR 26: 19–38

Gorostiaga EM, Maurer CA, Eclache JP (1989): Decrease in respiratory quotient during exercise following L-carnitine supplementation. Int J Sports Med 10: 169–174

Gorton HC, Jarvis K (1999): The effectiveness of vitamin C in preventing and relieving the symptoms of virus-induced respiratory infections. J Manipulative Physiol Ther 22: 530–533

Graham S, Zielezny M, Marshall J, Priore R, Freudenheim J, Brasure J, Haughey B, Nasca P, Zdeb M (1992): Diet in the epidemiology of postmenopausal breast cancer in the New York State Cohort. Am J Epidemiol 140: 190–193

Grassi D, Lippi C, Necozione S, Desideri G, Ferri C (2005): Short-term administration of dark chocolate is followed by a significant increase in insulin sensitivity and a decrease in blood pressure in healthy persons. Am J Clin Nutr 81: 611–614

Gray A, Feldman HA, McKinlay JB, McKinlay JB, Loncope C (1991): Age, disease, and changing sex hormone levels in middle-aged men: results of the Massachusetts Male Aging Study. J Clin Endocrinol Metab 73: 1016–1025

Green AL, Hultman E, Macdonald IA, Sewell DA, Greenhaff PL (1996): Carbohydrate ingestion augments skeletal muscle creatine accumulation during creatine supplementation. Am J Physiol 271: E821–E826

Green HL, Hambidge KM, Schankler R (1988): Guidelines for the use of vitamins, trace elements, calcium, magnesium and phosphorus in infants and children receiving total parenteral nutrition: report of the subcommittee on pediatric parenteral nutrient requirements from the committee on clinical practice issues of the American Society for Clinical Nutrition. Am J Clin Nutr 48: 1324–1342

Greendale GA, FitzGerald G, Huang MH, Sternfeld B, Gold E, Seeman T, Sherman S, Sowers M (2002): Dietary soy isoflavones and bone mineral density: results from the Study of Women's Health Across the Nation. Am J Epidemiol 155: 746–754

Greenhaff PL, Casey A, Short AH, Harris R, Soderlund K, Hultman E (1993): Influence of roal creatine supplementation on muscle torque during repeated bouts of maximal voluntary exercise in man. Clin Sci 84: 565–571

Greenhaff PL, Codin K, Soderlund K, Hultman E (1994): Effect of oral creatine supplementation on skeletal muscle phosphocreatine resynthesis. Am J Physiol 266: E725–E730

Gregersen G, Bertelsen B, Harbo H, Larsen E, Andersen JR, Helles A, Schmiegelow M, Christensen JE (1983): Oral supplementation of myoinositol: effects on peripheral nerve function in human diabetics and on the concentration in plasma, erythrocytes, urine and muscle tissue in human diabetics and normals. Acta Neurol Scand 67: 164–172

Gremaud G, Dalan E, Piguet C, Baumgartner M, Ballabenl P, Decarli B, Leser ME, Berger A, Fay LB (2002): Effects of non-esterified stanols in a liquid emulsion on cholesterol absorption and synthesis in hypercholesterolemic men. Eur J Nutr 41: 54–60

Griffiths AM (1999): Inflammatory bowel disease. In: Shils ME, Olson JA, Shike M, Ross AC (Hrsg.): Nutrition in Health and Disease, 9th Edition, Wiliams & Wilkins: Baltimore. 1141–1149

Grimble RF (2001): Nutritional modulation of immune function. Proc Nutr Soc 60: 389–397

Grimminger F, Mayser P (1995): Lipid mediators, free fatty acids and psoriasis. A review. Prostaglandins Leukot Essent Fatty Acids 52: 1–15

Grimminger F, Mayser P, Papavassilis C, Thomas M, Schlotzer E, Heuer KU, Fuhrer D, Hinsch KD, Walmrath D, Schill WB (1993): A double-blind, randomized, placebo-controlled trial of n-3 fatty acid-based lipid infusion in acute, extended guttate psoriasis. Rapid improvement of clinical manifestations and changes in neutrophil leukotriene profile. Clin Invest 71: 634–643

Grobbee DE, Hofman A (1986): Effect of calcium supplementation on diastolic blood pressure in young people with mild hypertension. Lancet 328: 703–707

Literatur

Groenefeld GJ, Beijer C, Veldink JH, Kalmijn S, Wokke JHJ, van den Berg LH (2004): Few adverse effects of long-term creatine supplementation in a placebo-controlled trial. Int J Sports Med 25: 1–7

Gründig F, Hey H (2002): Inventarliste Lebensmitteldrogen. DLR 98: 35–39

Guardiola-Lemaitre B (1997): Toxicology of melatonin. J Biol Rhythms 12: 697–706

Guerciolini R, Radu-Radulescu L, Boldrin M, Dallas J, Moore R (2001): Comparative evaluation of fecal fat excretion induced by orlistat and chitosan. Obes Res 9: 364–367

Guerrero-Ontiveros ML, Wallimann T (1998): Creatine supplementation in health and disease. Effects of chronic creatine ingestion in vivo: down-regulation of the expression of creatine transporter isoforms in skeletal muscle. Mol Cell Biochem 184: 427–437

Gujral MS, Patnaik PM, Kaul R, Parikh HK, Conradt C, Tamhankar CP, Daftary GV (2001): Efficacy of hydrolytic enzymes in preventing radiation therapy-induced side effects in patients with head and neck cancers. Cancer Chemother Pharmacol 47 (Suppl.): S23–S28

Gunstheimer S, Jahreis G (1998): Marine Makroalgen in der Ernährung des Menschen. Ernährungs-Umschau 45: 424–428

Guyton KZ, Kensler TW, Posner GH (2001): Cancer chemoprevention using natural vitamin D and synthetic analogs. Ann Rev Pharmacol Toxicol 41: 421–442

Ha H, Yu MR, Kim KH (1999): Melatonin and taurine reduce early glomerulopathy in diabetic rats. Free Rad Biol Med 26: 944–950

Ha YL, Grimm NK, Pariza MW (1987): Anticarcinogens from fried ground beef: heat altered derivatives of linoleic acid. Carcinogenesis 8: 1881–1887

Ha YL, Storkson J, Pariza MW (1990): Inhibition of benzo(a)pyrene-induced mouse foresto-mach neoplasia by conjugated linoleic acid (CLA) derivatives of linoleic acid. Cancer Res 50: 1097–1101

Haak E, Usadel KH, Kusterer K, Amini P, Frommeyer R, Tritschler HJ, Haak T (2000): Effects of alpha-lipoic acid on microcirculation in patients with peripheral diabetic neuropathy. Exper Clin Endocrin Diabet 108: 168–174

Hacibekiroglu M, Akcay T (1994): The role of plasma, erythrocyte and platelet myo-inositol levels in the development of diabetic microangiopathy. Diabet Res 25: 173–179

Haddad EH, Berk LS, Kettering JD, Hubbard RW, Peters WR (1999): Dietary intake and biochemical, hematologic and immune status of vegans compared with nonvegetarians. Am J Clin Nutr 70 (Suppl.): 586S–593S

Hadley CW, Clinton SK, Schwartz SJ (2003): The consumption of processed tomato products enhances plasma lycopene concentrations in association with a reduced lipoprotein sensitivity to oxidative damage. J Nutr 133: 727–732

Haffa A, Krueger D, Bruner J, Engelke J, Gundberg C, Akhter M, Binkley N (2000): Diet- or Warfarin-induced vitamin K insufficiency elevates circulating undercarboxylated osteocalcin without altering skeletal status in growing female rats. J Bone Miner Res 15: 872–878

Hagen TM, Wierzbicka GT, Bowman BB, Aw TY, Jones DP (1990): Fate of dietary glutathione: Disposition in the gastrointestinal tract. Am J Physiol 259: G530–G535

Hagenmeyer M (2000): Die Wissenschaft hat festgestellt . . . Zur Werbung mit wissenschaftlichen Erkenntnissen für Lebensmittel. DLR 96: 431–434

Hagenmeyer M (2001): Rechtlich hinreichend gesicherte Werbung – Praktische Konsequenzen aus der Rechtsprechung für die Lebensmittelvermarktung. ZLR 28: 1–18

Hagenmeyer M (2004): Totgesagte leben länger – Die ernährungsphysiologischen Zusatzstoffe trotzen den Reformbestrebungen ihrer Kritiker. StoffR 4: 150–156

Hagenmeyer M, Hahn A (2003): Die Nahrungsergänzungsmittelverordnung (NemV): neue Regelungen, alte Probleme- und Höchstmengenempfehlungen. ZLR 30: 417–447

Hagenmeyer M, Hahn A (2004): Im SumV der NemV – Trittbretter zur Zusammensetzung, Kennzeichnung und Bewerbung von Nahrungsergänzungsmitteln. WRP 12: 1445–1456

Hages M, Brönstrup A, Prinz-Langenohl R, Pietrzik K (1999): Die neuen Dietary Reference Intakes – ein Beitrag zur internationalen Harmonisierung der Zufuhrempfehlungen? Ernährungs-Umschau 46: 130–135

Hages M (1987): Folsäure – ein kritisches Vitamin. Eine Übersicht zum aktuellen Stand der Folatforschung. VitaMinSpur 2: 155

Haguenauer D, Welch V, Shea B, Tugwell P, Adachi JD, Wells G (2000): Fluoride for the treatment of postmenopausal osteoporotic fractures: a meta-analysis. Osteoporos Int 11: 727–738

Hahn A (1994): Wirkungen von Pharmaka auf den Stoffwechsel der Nährstoffe. Dtsch Apothek Z 134: 17–29

Hahn A (1995a): Medikamenteneinnahme und Nährstoffversorgung. I. Prinzipien und Mechanismen. Ernährungs-Umschau 42: 198–207

Hahn A (1995b): Medikamenteneinnahme und Nährstoffversorgung. II. Einflußfaktoren und Konsequenzen. Ernährungs-Umschau 42: 238–242

Hahn A (2001): Nahrungsergänzungsmittel. Wissenschaftliche Verlagsgesellschaft: Stuttgart

Hahn A (2002a): Ernährung, Nährstoff, Ernährungszweck aus ernährungsphysiologischer Sicht. ZLR 29: 1–17

Hahn A (2002b): Bilanzierte Diäten – Ein Situationsanalyse aus ernährungsphysiologischer und lebensmittelwissenschaftlicher Sicht. ZLR 29: 543–568

Hahn A (2004): Ernährung und Medikamente. In: Biesalski HK, Fürst P, Kasper H, Kluthe R, Pölert W, Puchstein C, Stähelin HB (Hrsg.): Ernährungsmedizin. 3. Aufl., Thieme: Stuttgart, New York. 657–667

Hahn A, Hagenmeyer M (2003): „Pharmakologische Wirkung": Ein untaugliches Abgrenzungskriterium – und seine irreführende Anwendung durch die Rechtsprechung. ZLR 30: 707–728

Hahn A, Wolters M (1999): Nahrungsergänzungsmittel. Möglichkeiten und Grenzen. Dtsch Apothek Z 139: 2470–2482

Hahn A, Wolters M (2001): Lebensmittel-Medikamenten-Interaktionen. In: Lexikon der Ernährung, Bd. II. Spektrum Akademischer Verlag: Heidelberg. 298–306

Hahn A, Ströhle A, Schmitt B, Watkinson BM (2002): Wirkstoffe funktioneller Lebensmittel in der Prävention der Arteriosklerose. Ernährungs-Umschau 49: 172–177

Hahn A, Ströhle A, Wolters M (2003): Was taugen die neuen „Schlankmacher" wirklich? MMW Fortschr Med 42: 847–852

Hahn A, Ströhle A, Wolters M (2004a): Qualifizierte Ernährungsberatung in der Apotheke. Teil 1: Von den Grundlagen zur Anwendung. Dtsch Apothek Z 144: 5111–5126

Hahn A, Ströhle A, Wolters M (2005): Ernährung. Wissenschaftliche Verlagsgesellschaft: Stuttgart

Hahn A, Winters J, Hülsmann O, Ritter G (2004b): Lebensmittelrechtliche und ernährungsphysiologische Anforderungen an „Sportlernahrungen". ZLR 31: 531–552

Hahn A, Wolters M, Hanke G (1999): Nahrungsergänzungsmittel – Möglichkeiten und Grenzen. Dtsch Apothek Z 139: 2470–2482

Hale G, Paul-Labrador M, Dwyer M, Merz CN (2002): Isoflavone supplementation and endothelial function in menopausal women. Clin Endocrinol 56: 693–701

Hallfrisch J, Powell A, Carafelli C, Reiser S, Prather ES (1987): Mineral balances of men and women consuming high fiber diets with complex or simple carbohydrate. J Nutr 117: 48–55

Hallfrisch J, Singh VN, Muller DC, Baldwin H, Bannon ME, Andres R (1994): High plasma vitamin C associated with increased plasma HDL- and HDL$_2$- cholesterol. Am J Clin Nutr 60 (Suppl.): 100–105

Hallikainen MA, Sarkkinen ES, Uusitupa MI (2000): Plant stanol esters affect serum cholesterol concentrations of hypercholesterolemic men and women in a dose-dependent manner. J Nutr 130: 767–776

Halliwell B, Gutterridge J (1989): Protection against oxidants in biological systems: The superoxide theory of oxygen toxicity. In: Halliwell B, Gutterridge J (eds.): Free radicals in biology and medicine. Oxford University Press: 86–187

Hallmark MA, Reynolds TH, Desouza CA, Dotson CO, Anderson AA, Rogers MA (1996): Effect of chromium and resistive training on muscle strength and body composition. Med Sci Sports Exerc 28: 139–144

Halpern GM, Prindiville T, Blankenburg M, Hsia T, Gershwin ME (1996): Treatment of irritable bowel syndrome with Lacteol Fort: a randomized, double-blind, cross-over trial. Am J Gastroenterol 91: 1579–1585

Ham WT Jr., Mueller A, Ruffolo JJ Jr., Millen JE, Cleary SF, Guerry RK, Guerry D 3rd (1984): Basic mechanisms underlying the production of photochemical lesions in the mammalian retina. Curr Eye Res 3: 165–174

Hambidge M (2003): Biomarkers of trace mineral intake and status. J Nutr 133: 948S–955S

Hamdy O, Goodyear LJ, Horton ES (2001): Diet and exercise in type 2 diabetes mellitus. Endocrinol Metab Clin North Am 30: 883–907

Hammes HP, Du X, Edelstein D, Taguchi T, Matsumura T, Ju Q, Lin J, Bierhaus A, Nawroth P, Hannak D, Neumaier M, Bergfeld R, Giardino I, Brownlee M (2003): Benfotiamine blocks three major pathways of hyperglycemic damage and prevents experimental diabetic retinopathy. Nat Med 9: 294–299

Hammond BR Jr., Johnson EJ, Russell RM, Krinsky NI, Yeum KJ, Edwards RB, Snodderly DM (1997): Dietary modification of human macular pigment density. Invest Ophtalmol Vis Sci 38: 1795–1801

Hampl JS, Betts NM (1999): Cigarette use during adolescence: effects on nutritional status. Nutr Rev 57: 215–221

Hankinson SE, Stampfer MJ, Seddon JM, Colditz GA, Rosner B, Speizer FE, Willett WC (1992): Nutrient intake and cataract extraction in women: a prospective study. BMJ 305: 335–339

Hansen CM, Leklem JE, Miller LT (1997): Change in vitamin B_6 status indication of women fed a constant protein diet with varying levels of vitamin B_6. Am J Clin Nutr 66: 1379–1387

Hansen TM, Lerche A, Kassis V, Lorenzen I, Sondergaardt J (1983): Treatment of rheumatoid arthritis with prostaglandin E_1 precursors cis-linoleic acid and γ-linolenic acid. Scand J Rheumatol 12: 85–88

Harats D, Chevion S, Nahir M, Norman Y, Sagee O, Berry EM (1998): Citrus fruit supplementation reduces lipoprotein oxidation in young men ingesting a diet high in saturated fat: presumptive evidence for an interaction between vitamins C and E in vivo. Am J Clin Nutr 67: 240–245

Harben PW, Bates RL (1984): Geology of the nonmetallics. Metal Bulletin Inc, New York. 37–39, 78–86, 165–169

Hardell L, Danell M, Ängqvist CA, Marklund SL, Fredriksson M, Zakari AL, Kjellgren A (1993): Levels of selenium in plasma and glutathione peroxidase in erythrocytes and risk of breast cancer. A case-control study. Biol Trace Elem Res 36: 99–108

Hargreaves DF, Potten CS, Harding C, Shaw LE, Morton MS, Roberts SA, Howell A, Bundred NJ (1999): Two-week dietary soy supplementation has an estrogenic effect on normal premenopausal breast. J Clin Endocrinol Metab 84: 4017–4024

Harper P, Elwin CE, Cederblad G (1988): Pharmacokinetics of bolus intravenous and oral doses of L-carnitine in healthy subjects. Eur J Clin Pharmacol 35: 69–75

Harris A, Devaraj S, Jialal I (2002a): Oxidative stress, alpha-tocopherol therapy, and atherosclerosis. Curr Atheroscler Rep 4: 373–380

Harris RC, Nevill M, Harris DB, Fallowfield JL, Bogdanis GC, Wise JA (2002b): Absorption of creatine supplied as a drink, in meat or in solid form. J Sports Sci 20: 147–151

Harris RC, Söderlund K, Hultman E (1992): Elevation of creatine in resting and exercised muscle of normal subjects by creatine supplementation. Clin Sci 83: 367–374

Harris WS (1997): n-3 fatty acids and serum lipoproteins: human studies. Am J Clin Nutr 65: 1645S–1654S

Harris WS, Connor WE, Illingworth DR, Rothrock DW, Foster DM (1990): Effects of fish oil on VLDL triglyceride kinetics in humans. J Lipid Res 31: 1549–1558

Harrison RA, Holt D, Pattison DJ, Elton PJ (2004): Are those in need taking dietary supplements? A survey of 21 923 adults. Br J Nutr 91: 617–623

Hart AR, Kennedy HJ, Day NE (2000): Beyond Burkitt – is diverticular disease more than just cereal fibre deficiency? Postgrad Med J 76: 257–258

Hasten DL, Rome EP, Franks BD, Hegsted M (1992): Effects of chromium picolinate on beginning weight training students. Int J Sport Nutr 2: 343–350

Hatakka K, Savilahti E, Pönkä A, Meurmann JH, Poussa T, Näse L, Saxelin M, Korpela R (2001): Effect of long term consumption of probiotic milk on infections in children attending day care centres: double blind, randomised trial. BMJ 322: 1–5

Hathcock JN (Council for Responsible Nutrition) (1997): Vitamin and mineral safety. Council for Responsible Nutrition, Washington DC

Hatun S, Islam Ö, Cizmecioglu F, Kara B, Babaoglu K, Berk F, Gökalp AS (2005): Subclinical vitamin D deficiency is increased in adolescent girls who wear concealing clothing. J Nutr 135: 218–222

Hawrylewicz EJ, Zapata JJ, Blair WH (1995): Soy and experimental cancer: animal studies. J Nutr 125: 698S–708S

Hawthorne AB, Daneshmend TK, Hawkey CJ, Belluzzi A, Everitt SJ, Holmes GK, Malkinson C, Shaheen MZ, Willars JE (1992): Treatment of ulcerative colitis with fish oil supplementation: a prospective 12 month randomized controlled trial. Gut 33: 922–928

Hayatsu H, Hayatsu T (1993): Suppressing effect of Lactobacillus casei administration on the urinary mutagenicity arising from ingestion of fried ground beef in the human. Cancer Lett 73: 173–179

Hayes CE, Cantorna MT, DeLuca HF (1997): Vitamin D and multiple sclerosis. Proc Soc Exp Biol Med 216: 21–27

Haymes EM (1997): Trace minerals and exercise. In: Wolinsky I (ed.): Nutrition in exercise and sport. CRC Press LLC: Boca Raton. 197–218

Heart Protection Study Collaborative Group (2002): MRC/BHF Heart Protection Study of antioxidant vitamin supplementation in 20,536 high-risk individuals: a randomised placebo-controlled trial. Lancet 360: 23–33

Heath GW, Ford ES, Craven TE, Macera CA, Jackson KL, Pate RR (1991): Exercise and the incidence of upper respiratory tract infections. Med Sci Sports Exerc 23: 152–157

Heggie S, Bryant GP, Tripcony L, Keller J, Rose P, Glendenning M, Heath J (2002): A Phase III study on the efficacy of topical aloe vera gel on irradiated breast tissue. Cancer Nurs 25: 442–451

Heilbrun LK, Nomura A, Hankin JH, Stemmermann GN (1989): Diet and colorectal cancer with special reference to fiber intake. Int J Cancer 44: 1–6

Heinonen OP, Albanes D (1994): The effect of vitamin E and beta carotene on the incidence of lung cancer and other cancers in male smokers (ATBC The Alpha-Tocopherol, Beta-Carotene Cancer Prevention Study Group). N Engl J Med 330: 1029–1035

Heinrich U, Gärtner C, Wiebusch M, Eichler O, Sies H, Tronnier H, Stahl W (2003): Supplementation with beta-carotene or a similar amount of mixed carotenoids protects humans from UV-induced erythema. J Nutr 133: 98–101

Heitzer T, Finckh B, Albers S, Krohn K, Kohlschütter A, Meinertz T (2001): Beneficial effects of alpha-lipoic acid and ascorbic acid on endothelium-dependent, nitric oxide-mediated vasodilation in diabetic patients: relation to parameters of oxidative stress. Free Rad Biol Med 31: 53–61

Heliovaara M, Knekt P, Aho K, Aaran RK, Alfthan G, Aromaa A (1994): Serum antioxidants and risk of rheumatoid arthritis. Ann Rheum Dis 53: 51–53

Hellebostad M, Markestad T, Seeger-Halvorsen K (1985): Vitamin D deficiency rickets and vitamin B_{12} deficiency in vegetarian children. Acta Pediatr 75: 1991–1995

Hemilä H, Douglas RM (1999): Vitamin C and acute respiratory infections. Int J Tuberc Lung Dis 3: 756–761

Hemilä H, Herman ZS (1995): Vitamin C and the common cold: a retrospective analysis of Chalmer's review. J Am Coll Nutr 14: 116–123

Hendel J, Dam M, Gram L, Winkel P, Jorgensen I (1984): The effects of carbamazepine and valproate on folate metabolism in man. Acta Neurol Scand 69: 226–231

Hendriks HFJ, Weststrate JA, van Vliet T, Meijer GW (1999): Spreads enriched with three different levels of vegetable oil sterols and the degree of cholesterol lowering in normocholesterolaemic and mildly hypercholesterolaemic subjects. Eur J Clin Nutr 53: 319–327

Hennekens CH, Buring JE, Manson JE, Stampfer M, Rosner B, Cook NR, Belanger C, LaMotte F, Gaziano JM, Ridker PM, Willett W, Peto R (1996): Lack of effect of long-term supplementation with beta-carotene on the incidence of malignant neoplasms and cardiovascular disease. N Engl J Med 334: 1145–1149

Henneman PH, Benedict PH, Forbes AP, Dudley HR (1958): Idiopathic hypercalcuria. N Engl J Med 17: 802–807

Henz BM, Jablonska S, van de Kerkhof PCM, Stingl G, Blaszcyk M, Vandervalk PGM, Veenhuizen R, Muggli R, Raederstorff D (1999): Double-blind, muticentre analysis of the efficacy of borage oil in patients with atopic eczema. Br J Dermatol 140: 685–688

Hermansen K (2000): Diet, blood pressure and hypertension. Br J Nutr 83 (Suppl.): S113–S119

Herrmann R, Drings P (2002): Allgemeine internistische Onkologie. In: Greten H (Hrsg.): Innere Medizin. 11. Auflage, Thieme: Stuttgart. 972–985

Herrmann W, Schorr H, Bodis M, Knapp JP, Muller A, Stein G, Geisel J (2000): Role of homocysteine, cystathionine and methylmalonic acid measurement for diagnosis of vitamin deficiency in high-aged subjects. Eur J Clin Invest 30: 1083–1089

Herrmann W, Schorr H, Obeid R, Geisel J (2003): Vitamin B-12 status, particularly holotranscobalamin II and methylmalonic acid concentrations, and hyperhomocysteinemia in vegetarians. Am J Clin Nutr 78: 131–136

450

Literatur

g, Sweetnam PM, Fehily AM, Elwood PC, Kromhout D (1997a): Antioxidant flavonols and ischemic heart disease in a Welsh population of men: the Caerphilly Study. Am J Clin Nutr 65: 1489–1494
Hertog MGL, Feskens EJM, Hollmann PCH, et al. (1993b): Dietary antioxidant flavonoids and risk of coronary heart disease: the Zutphen Elderly Study. Lancet 342: 1001–1011
Hertog MGL, Feskens EJM, Hollmann PCH, Katan MB, Kromhout D (1994): Dietary flavonoids and cancer risk in the Zutphen Elderly Study. Nutr Cancer 22: 175–184
Hertog MGL, Feskens EJM, Kromhout D (1997a): Antioxidant flavonols and coronary heart disease risk. Lancet 349: 699
Hertog MGL, Hollman PCH, Katan MB, Kromhout D (1993a): Intake of potentially anticancerogenic flavonoids and their determinants in adults in The Netherlands. Nutr Cancer 20: 21–29
Hertog MGL, Sweetnam PM, Fehily AM, Elwood PC, Kromhout D (1997b): Antioxidant flavonols and ischemic heart disease in a Welsh population of men: the Caerphilly Study. Am J Clin Nutr 65: 1489–1494
Herxheimer A, Waterhouse J (2003): The prevention and treatment of jet lag. BMJ 326: 296–297
Heseker H (1996): Vitamin B_{12}: Physiologie, Funktionen, Vorkommen, Empfehlungen und Versorgung in der Bundesrepublik Deutschland. Ernährungs- Umschau 43: 379–381
Heseker H (1998): Magnesium. Funktionen, Physiologie, Stoffwechsel, Empfehlungen und Versorgung in der Bundesrepublik Deutschland. Ernährungs-Umschau 45: 374–376
Heseker H (1999): Jod. Funktionen, Physiologie, Stoffwechsel, Empfehlungen und Versorgung in der Bundesrepublik Deutschland. Ernährungs-Umschau 46: 55–59
Heseker H, Schneider R (1994): Requirement and supply for vitamin C, E and beta-carotene for elderly men and women. Eur J Clin Nutr 48: 118–127
Heseker H, Schneider R, Moch KJ, Kohlmeier M, Kübler W (1994): Vitaminversorgung Erwachsener in der Bundesrepublik Deutschland. VERA-Schriftenreihe Bd. IV. Wissenschaftlicher Verlag Dr. Fleck: Niederkleen
Hespel P, Op't Eijnde B, Van Leemputte M (2002): Opposite actions of caffeine and creatine on muscle relaxation time in humans. J Appl Physiol 92: 513–518
Heyll U, Münnich U, Senger V (2003): Proteolytische Enzyme als therapeutische Alternative zu nicht-steroidalen Antirheumatika (NSAR) in der antiphlogistischen Therapie degenerativer und entzündlich-rheumatischer Erkrankungen. Systematischer Review. Med Klin 98: 609–615
Heymsfield SB, Allison DB, Vasselli JR, Pietrobelli A, Greenfield D, Nunez C (1998): Carcinia cambogia (Hydroxycitrit acid) as a potential antiobesity agent. A randomized controlled trial. JAMA 280: 1596–1600
Heyneman CA (1996): Zinc deficiency and taste disorders. Ann Pharmacother 30: 186–187
Higgins JP, Flicker L (2003): Lecithin for dementia and cognitive impairment. Cochrane Database Syst Rev: CD001015
Hillman LC, Peters SG, Fisher CA, Pomare EW (1983): Differing effects of pectin, cellulose and lignin on stool pH, transit time and weight. Br J Nutr 50: 189–195
Hilpert H, Brussow H, Mietens C, Sidoti J, Lerner L, Werchau H (1987): Use of bovine milk concentrate containing antibodies to rotavirus to treat rotavirus gastroenteritis in infants. J Infect Dis 156: 158–166
Hjelt K, Krasilnikoff PA (1990): The impact of gluten on haemopoietic nutrients and Vitamin B_{12} and folic acid absorption in children with coeliac disease. Acta Paediat Scand 79: 911–919
Ho SC, Tai ES, Eng PH, Tan CE, Fok AC (2001): In the absence of dietary surveillance, chitosan does not reduce plasma lipids or obesity in hypercholesterolemic obese Asian subjects. Singapore Med J 42: 6–10
Hochman LG, Scher RK, Meyerson MS (1993): Brittle nails: response to daily biotin supplementation. Cutis 51: 303–305
Hodgson JM, Devine A, Puddey IB, Chan SY, Beilin LJ, Prince RL (2003): Tea intake is inversely related to blood pressure in older women. J Nutr 133: 2883–2886
Hoerr RA, Bostwick E (2000): Bioactive proteins and probiotic bacteria. Modulators of nutritional health. Nutrition 16: 711–714
Hoffer LJ, Kaplan LN, Hamadeh MJ, Grigoriu AC, Baron M (2001): Sulfate could mediate the therapeutic effect of glucosamine sulfate. Metabolism 50: 767–770

Hofman Z, Smeets R, Verlaan G, Lugt R, Verstappen PA (2002): The effect of bovine colostrum supplementation on exercise performance in elite field hockey players. Int J Sport Nutr Exerc Metab 12: 461–469

Holden JM, Eldridge AL, Beecher GR, Buzzard IM, Bhagwat S, Davis CS, Douglass LW, Gebhardt S, Haytowitz D, Schakel S (1999): Carotenoid content of U.S. Foods: An update of the database. J Food Comp Anal 12: 169–196

Holick CN, Michaud DS, Stolzenberg-Solomon R, Mayne ST, Pietinen P, Taylor PR, Virtamo J, Albanes D (2002): Dietary carotenoids, serum β-carotene, and retinol and risk of lung cancer in the Alpha-Tocopherol, Beta-Carotene Cohort Study. Am J Epidemiol 156: 536–547

Holick MF (1995): Environmental factors that influence the cutaneous production of vitamin D. Am J Clin Nutr 61: 638S–645S

Holick MF (2004): Vitamin D: importance in the prevention of cancers, type 1 diabetes, heart disease, and osteoporosis. Am J Clin Nutr 79: 362–371

Hollenbeck CB, Coulston AH, Reaven GM (1986): To what extent does increased dietary fiber improve glucose and lipid metabolism in patients with noninsulin-dependent diabetes mellitus (NIDDM)? Am J Clin Nutr 43: 16–24

Hollis BW (2005): Circulating 25-Hydroxyvitamin D levels indicative of vitamin D sufficiency: implications for establishing a new effective dietary intake recommendation for vitamin D. J Nutr 135: 317–322

Hollman PCH, de Vries JHM, van Leeuwen SD, Mengelers MJB, Katan MB (1995): Absorption of dietary quercetin glycosides ansd quercetin in healthy ileostomy volunteers. Am J Clin Nutr 62: 1276–1282

Holmes RP, Kummerow FA (1983): The relationship of adequate and excessive intake of vitamin D to health and disease. J Am Coll Nutr 2: 173–199

Holmes-McNary M, Cheng WL, Mar MH, Fussell S, Zeisel SH (1996): Choline and choline esters in human and rat milk and infant formulas. Am J Clin Nutr 64: 572–576

Holt PR (1999): Dairy foods and prevention of colon cancer: human studies. J Am Coll Nutr 18 (Suppl.): 379S–391S

Holtmeier W, Stein J (1999): Zöliakie/Sprue. In: Caspary WF, Stein J (Hrsg): Darmkrankheiten – Klinik, Diagnostik und Therapie. Springer: Berlin, Heildelberg, New York. 283–294

Holub BJ (1982): The nutritional significance, metabolism, and function of myo-inositol phosphatidy-linositol in health and disease. Adv Nutr Res 4: 107–141

Homocysteine Lowering Trialists' Collaboration (1998): Lowering blood homocysteine with folic acid based supplements: meta-analysis of randomised trials. BMJ 316: 894–898

Homocysteine Studies Collaboration (2002): Homocysteine and risk of ischemic heart diesease and stroke. JAMA 288: 2015–2022

Hongu N, Sachan DS (2003): Carnitine and choline supplementation with exercise alter carnitine profiles, biochemical markers of fat metabolism and serum leptin concentration in healthy women. J Nutr 133: 84–89

Honkanen V, Konttinen YT, Mussalo-Rauhamaa H (1989): Vitamin A, E, zinc and retinol binding protein in rheumatoid arthritis. Clin Exp Rheumatol 7: 465–469

HOPE and HOPE-TOO Trial Investigators (2005): Effects of long-term vitamin E supplementation on cardiovascular events and cancer. JAMA 293: 1338–1347

Horiuchi T, Onouchi Y, Takahashi M, Ito H, Orimo H (2000): Effect of soy protein on bone metabolism in postmenopausal Japanese women. Osteoporos Int 11: 721–724

Hornig D, Vuilleumier JP, Hartmann D (1980): Absorption of large, single, oral intakes of ascobic acid. Int J Vitam Nutr Res 50: 309–314

Horowitz M, Need AG, Philcox J, Nordin BEC (1984): Effect of calcium supplementation on urinary hydroxyproline in osteoporotic postmenopausal women. Am J Clin Nutr 39: 857–859

Hossain MZ, Wilkens LR, Mehta PP, Loewenstein WR, Bertram JS (1989): Enhancement of gap junctional communication by retinoids correlates with their ability to inhibit neoplastic transformation. Carcinogenesis 10: 1743–1748

Houdijk APJ, Rijnsburger ER, Jansen J, Wesdorp RIC, Weis JK, McCamish MA, Teerlink T, Meuwissen SG, Haarman HJ, Thijs LG, van Leeuwen PA (1998): Randomized trial of glutamine-enriched enteral nutrition on infectious morbidity in patients with multiple trauma. Lancet 352: 772–776

Houseknecht KL, Vanden Heuvel JP, Moya-Camarena SY, Portocarrero CP, Peck LW, Nickel KP, Belury MA (1998): Dietary conjugated linoleic acid normalizes impaired glucose tolerance in the Zucker diabetic fatty fa/fa rat. Biochem Biophys Res Commun 244: 678–682

Houtkooper LB, Ritenbaugh C, Aickin M, Lohman TG, Going SB, Weber JL, Greaves KA, Boyden TW, Pamenter RW, Hall MC (1995): Nutrients, body composition and exercise are related to change in bone mineral density in premenopausal women. J Nutr 125: 1229–1237

Howe GR, Hirohata T, Hislop TG, Iscovich JM, Yuan JM, Katsouyanni K, Lubin F, Marubini E, Modan B, Rohan T (1990): Dietary factors and risk of breast cancer: Combined analysis of 12 case-control studies. J Natl Cancer Inst 82: 561–569

Howes JB, Sullivan D, Lai N, Nestel P, Pomeroy S, West L, Eden JA, Howes LG (2000): The effects of dietary supplementation with isoflavones from red clover on the lipoprotein profiles of post menopausal women with mild to moderate hypercholesterolaemia. Atherosclerosis 152: 143–147

Hsieh CY, Santell RC, Haslam SZ, Helferich WG (1998): Estrogenic effects of genistin on the growth of estrogen receptor-positive human breast cancer (MCF-7) cells in vitro and in vivo. Cancer Res 58: 3833–3838

Hu FB, Bronner L, Willett WC, Stampfer MJ, Rexrode KM, Albert CM, Hunter D, Manson JE (2002): Fish and omega-3 fatty acid intake and risk of coronary heart disease in women. JAMA 287: 1815–1821

Hu FB, Stampfer MJ, Manson JE, Rimm EB, Wolk A, Colditz GA, Hennekens CH, Willett WC (1999): Dietary intake of alpha-linolenic acid and risk of fatal ischemic heart disease among women. Am J Clin Nutr 69: 890–897

Hu FB, Willett WC (2002): Optimal diets for prevention of coronary heart disease. JAMA 288: 2569–2578

Hu G, Cassano PA (2000): Antioxidant nutrients and pulmonary function: the Third National Health and Nutrition Examination Survey (NHANES III). Am J Epidemiol 151: 975–981

Hu ML, Louie S, Cross CE, Motchnik P, Halliwell B (1993): Antioxidant protection against hypochlorous acid in human plasma. J Lab Clin Med 121: 257–262

Huang HY, Appel LJ, Croft KD, Miller ER 3rd, Mori TA, Puddey IB (2002): Effects of vitamin C and vitamin E on in vivo lipid peroxidation: results of a randomized controlled trial. Am J Clin Nutr 76: 549–555

Hultman E, Harris RC, Spriet LL (1999): Diet in work and exercise performance. In: Shils ME, Olson JA, Shike M, Ross AC (eds.): Modern nutrition in health and disease. Williams & Wilkins: Baltimore. 761–782

Hultman E, Soderlund K, Timmons J, Cederblad G, Greenhaff PL (1996): Muscle creatine loading in man. J Appl Physiol 81: 232–237

Hunt DL, McKibbon KA (1997): Locating and appraising systematic reviews. Ann Intern Med 126: 532–538

Hunt JR (2002): Moving towards a plant-based diet: Are iron and zinc at risk? Nutr Rev 60: 127–134

Hunt JR, Gallagher SK, Johnson LK, Lykken GI (1995): High- versus low-meat diets: effects on zinc absorption, iron status, and calcium, copper, iron, magnesium, manganese, nitrogen, phosphorus, and zinc balance in postmenopausal women. Am J Clin Nutr 62: 621–632

Hunt JR, Matthys LA, Johnson LK (1998): Zinc absorption, mineral balance, and blood lipids in women consuming controlled lactoovovegetarian and omnivorous diets for 8 wk. Am J Clin Nutr 67: 421–430

Hunt JR, Mullen LK, Lykken GI (1992): Zinc retention from an experimental diet based on the U.S. F.D.A. total diet study. Nutr Res 12: 1335–1344

Hunter DJ, Manson JE, Colditz GA, Stampfer MJ, Rosner B, Hennekens CH, Speizer FE, Willett WC (1993): A prospective study of the intake of vitamins C, E, and A and the risk of breast cancer. N Engl J Med 329: 234–240

Huntley AL, Ernst E (2004): Soy for the treatment of perimenopausal symptoms – a systematic review. Maturitas 47: 1–9

Hurrell RF, Reddy M, Cook JD (1999): Inhibition of non-haem iron absorption in man by polyphenolic-containing beverages. Br J Nutr 81: 289–295

Hutchison SJ, Reitz MS, Sudhir K, Sievers RE, Zhu BQ, Sun YP, Chou TM, Deedwania PC, Chatterjee K, Glantz SA, Parmley WW (1997): Chronic dietary L-arginine prevents endothelial dysfunction secondary to environmental tobacco smoke in normocholesterolemic rabbits. Hypertension 29: 1186–1191

Hutchison SJ, Sudhir K, Sievers RE, Zhu BQ, Sun YP, Chou TM, Chatterjee K, Deedwania PC, Cooke JP, Glantz SA, Parmley WW (1999): Effects of L-arginine on atherogenesis and endothelial dysfunction due to secondhand smoke. Hypertension 34: 44–50

Ilich JZ, Kerstetter JE (2000): Nutrition in bone health revisited: a story beyond calcium. J Am Coll Nutr 19: 715–737

Illingworth DR, Harris WS, Connor WE (1984): Inhibition of low density lipoprotein synthesis by dietary omega-3 fatty acids in humans. Arteriosclerosis 4: 270–275

Imai K, Suga K, Nakachi K (1997): Cancer-preventive effects of drinking green tea among a Japanese population. Prev Med 26: 769–775

Ingram D, Sanders K, Kolybaba M, Lopez D (1997): Case-control study of phyto-oestrogens and breast cancer. Lancet 350: 990–994

Inoue T, Sugiyama T, Matsubara T, Kawai S, Furukawa S (2001): Inverse correlation between the changes of lumbar bone mineral density and serum undercarboxylated osteocalcin after Vitamin K2 (menatetrenone) treatment in children treated with glucocorticoid and alfacalcidol. Endocr J 48: 11–18

Institute of Medicine, Food and Nutrition Board (1998a): Dietary reference intakes: a risk assessment model for establishing upper intake levels of nutrients (pre-publication copy) National Academy Press: Washington D.C.

Institute of Medicine, Food and Nutrition Board (1998b): Dietary reference intakes for thiamin, riboflavin, niacin, vitamin B_6, folate, vitamin B_{12}, pantothenic acid, biotin and cholin. (pre-publication copy) National Academy Press: Washington D.C.

Institute of Medicine, Food and Nutrition Board (2000a): Dietary reference intakes for Vitamin C, Vitamin E, Selenium, and Carotenoids. National Academy Press: Washington D.C.

Institute of Medicine, Food and Nutrition Board (2000b): Dietary reference intakes for Calcium, Phosphorus, Magnesium, Vitamin D, and Fluoride. National Academy Press: Washington D.C.

Institute of Medicine, Food and Nutrition Board (2002a): Dietary reference intakes for Vitamin A, Vitamin K, Arsenic, Boron, Chromium, Copper, Iodine, Iron, Manganese, Molybdenum, Nickel, Silicon, Vanadium, and Zinc. National Academy Press: Washington D.C.

Institute of Medicine, Food and Nutrition Board (2002b): Dietary reference intakes for energy, carbohydrates, fiber, fat, protein and amino acids (macronutrients). National Academy Press: Washington D.C.

Ip C, Chin SF, Scimeca JA, Pariza MW (1991): Mammary cancer prevention by conjugated dienoic derivative of linoleic acid. Cancer Res 51: 6118–6124

Iribarren C, Folsom AR, Jacobs DR Jr., Gross MD, Belcher JD, Eckfeldt JH (1997): Association of serum vitamin levels, LDL susceptibility to oxidation, and autoantibodies against MDA-LDL with atherosclerosis. Arterioscler Thromb Vasc Biol 17: 1171–1177

Ishimi Y, Miyaura C, Ohmura M, Onoe Y, Sato T, Uchiyama Y, Ito M, Wang X, Suda T, Ikegami S (1999): Selective effects of genistein, a soybean isoflavone, on B-lymphopoiesis and bone loss caused by estrogen deficiency. Endocrinology 140: 1893–1900

Isolauri E, Juntunen M, Rautanen T, Sillanaukee P, Koivula T (1991): A human Lactobacillus strain (Lactobacillus casei sp. strain GG) promotes recovery from acute diarrhea in children. Pediatrics 88: 90–97

Itoh H, Ohkuwa T, Yamazaki Y, Shimoda T, Wakayama A, Tamura S, Yamamoto T, Sato Y, Miyamura M (2000): Vitamin E supplementation attenuates leakage of enzymes following 6 successive days of running training. Int J Sports Med 21: 369–374

Itoh R, Suyama Y (1996): Sodium excretion in relation to calcium and hydroxyproline excretion in a healthy Japanese population. Am J Clin Nutr 63: 735–740

Iwamoto J, Takeda T, Ichimura S (2000): Effect of combined administration of vitamin D3 and vitamin K2 on bone mineral density of the lumbar spine in postmenopausal women with osteoporosis. J Orthop Sci 5: 546–551

Jacobs EJ, Connell CJ, Chao A, McCullough ML, Rodriguez C, Thun MJ, Calle EE (2003): Multivitamin use and colorectal cancer incidence in a US cohort: does timing matter? Am J Epidemiol 158: 621–628

Literatur

Jacobs EJ, Connell CJ, Patel AV, Chao A, Rodriguez C, Seymour J, McCullough ML, Calle EE, Thun MJ (2001): Multivitamin use and colon cancer mortality in the Cancer Prevention Study II cohort (United States). Cancer Causes Control 12: 927–934

Jacques PF, Selhub J, Bostom AG, Wilson PWF, Rosenberg ICH (1999): The effect of folic acid fortification on plasma folate and total homocysteine concentrations. N Engl J Med 340: 1449–1454

Jahreis G (1997): Krebshemmende Fettsäuren in Milch und Rindfleisch. Ernährungs-Umschau 44: 168–172

Jahreis G, Bochmann K (1998): Speisefette im Vergleich: Zur physiologischen Wirkung enthaltener Fettsäuren. Ernährungs-Umschau 45: 168–172

Jain SK, Krueger KS, McVie R, Jaramillo JJ, Palmer M, Smith T (1998): Relationship of blood thromboxane-B_2 (TxB_2) with lipid peroxides and effect of vitamin E and placebo supplementation on TxB_2 and lipid peroxide levels in type 1 diabetic patients. Diabet Care 21: 1511–1516

Jain SK, McVie R, Smith T (2000): Vitamin E supplementation restores glutathione and malondialdehyde to normal concentrations in erythrocytes of type 1 diabetic children. Diabetes Care 23: 1389–1394

Jain, SK, McVie R, Jaramillo JJ, Palmer M, Smith T (1996): Effect of modest vitamin E supplementation on blood glycated hemoglobin and triglyceride levels and red cell indices in type I diabetic patients. J Am Coll Nutr 15: 458–461

James MJ, Gibson RA, Cleland LG (2000): Dietary polyunsaturated fatty acids and inflammatory mediator production. Am J Clin Nutr 71 (Suppl.): 343S–348S

Jankun J, Selman SH, Swiercz R (1997): Why drinking green tea could prevent cancer. Nature 378: 561

Jaques PF, Chylack LT Jr. Hankinson SE, Khu PM, Rogers G, Friend J, Tung W, Wolfe JK, Padhye N, Willett WC, Taylor A (2001): Long-term nutrient intake and age-related nuclear lens opacities. Arch Ophtalmol 119: 1009–1019

Järvinen R, Knekt P, Hakulinen T, Aromaa A (2001): Prospective study on milk products, calcium and cancers of the colon and rectum. Eur J Clin Nutr 55: 1000–1007

Järvinen R, Knekt P, Seppanen R, Teppo L (1997): Diet and breast cancer risk in a cohort of Finnish women. Cancer Lett 114: 251–253

Jeejeebhoy KN, Chu RC, Marliss EB, Greenberg GR, Bruce-Robertson A (1977): Chromium deficiency, glucose intolerance, and neuropathy reversed by chromium supplementation in a patient receiving long-term parenteral nutrition. Am J Clin Nutr 30: 531–538

Jena BS, Jayaprakasha GK, Singh RP, Sakariah KK (2002): Chemistry and biochemistry of (-)-Hydroxycitric acid from Garcinia. J Agric Food Chem 50: 10–22

Jenkins DJ, Axelsen M, Kendall CW, Augustin LS, Vuksan V, Smith U (2000): Dietary fibre, lente carbohydrates and the insulin-resistant diseases. Br J Nutr 83 (Suppl. 1): 157S–163S

Jialal I, Devaraj S (2003): Antioxidants and atherosclerosis: don't throw out the baby with the bath water. Circulation 107: 926–928

Jialal I, Grundy SM (1991): Preservation of the endogenous antioxidants in low density lipoprotein by ascorbate but not probucol during oxidative modification. J Clin Invest 87: 597–601

Jiang ZM, Cao JD, Zhu XG, Zhaos WX, Yu JC, Ma EL, Wang XR, Zhu MW, Shu H, Liu YW (1999): The impact of alanyl-glutamine on clinical safety, nitrogen balance, intestinal permeability, and clinical outcome in postoperative patients: a randomized, double-blind, controlled study of 120 patients. JPEN 23: S62–S66

Johnson KA, Bernard MA, Funderburg K (2002): Vitamin nutrition in older adults. Clin Geriatr Med 18: 773–799

Johnson PE, Hunt CD, Milne DB, Mullen LK (1993): Homeostatic control of zinc metabolism in men: Zinc excretion and balance in men fed diets low in zinc. Am J Clin Nutr 57: 557–565

Johnson RK, Wang MQ, Smith MJ, Connolly G (1996): The association between parental smoking and the diet quality of low-income children. Pediatrics 97: 312–317

Joint FAO/WHO Expert Committee on Food Additives (2004): Sixty-third meeting, Geneva, 8–17 June 2004. http://www.WHO.int/ipcs/publications/jecfa/en/summary_final.pdf

Jones PJH, Ntanios FY, Raeini-Sarjaz M, Vanstone CA (1999): Cholesterol-lowering efficacy of a sitostanol-containing phytosterol mixture with a prudent diet in hyperlipidemic men. Am J Clin Nutr 69: 1144–1150

Jones PJH, Papamandjaris AA (2001): Lipids: Cellular metabolism. In: Bowman BA, Russell RM (eds.): Present knowledge in nutrition. ILSI Press, Washington DC. 104–114

Jones W, Li X, Qu ZC, Perriot L, Whitesell RR, May JM (2002): Uptake, recycling, and antioxidant actions of α-lipoic acid in endothelial cells. Free Rad Biol Med 33: 83–93

Joost HG, Giesen K, Kluge R, Ortlepp J, Plum L (2000): Insulinresistenz und metabolisches Syndrom. Z Kardiol 89: 377–382

Joosten E, Lesaffre E, Riezler R, Ghekiere V, Dereymaeker L, Pelemans W, Dejaeger E (1997): Is meta-bolic evidence for vitamin B-12 and folate deficiency more frequent in elderly patients with Alzhei-mer's disease? J Gerontol A Biol Sci Med Sci 52: M76–M79

Jorissen BL, Brouns F, Van Boxtel MP, Ponds RW, Verhey FR, Jolles J, Riedel WJ (2001): The influence of soy-derived phosphatidylserine on cognition in age-associated memory impairment. Nutr Neu-rosci 4: 121–134

Joseph LJ, Farrell PA, Davey SL, Evans WJ, Campbell WW (1999): Effect of resistance training with or without chromium picolinate supplementation on glucose metabolism in older men and women. Metab Clin Exper 48: 546–553

Ju YH, Allred CD, Allred KF, Karko KL, Doerge DR, Helferich WG (2001): Physiological concentrations of dietary genistein dose-dependently stimulate growth of oestrogen-dependent human breast cancer (MCF-7) tumors implanted in athymic nude mice. J Nutr 131: 2957–2962

Ju YH, Doerge DR, Allred KF, Allred CD, Helferich WG (2002): Dietary genistein negates the inhibitory effect of tamoxifen on growth of estrogen-dependent human breast cancer (MCF-7) cells implan-ted in athymic mice. Cancer Res 62: 2474–2477

Judd JT, Baer DJ, Chen SC, Clevidence BA, Muesung RA, Kramer M, Meijer GW (2002): Plant sterol esters lower plasma lipids and most carotenoids in mildly hypercholesterolemic adults. Lipids 37: 33–42

Jugdaohsingh R, Anderson SH, Tucker KL, Elliott H, Kiel DP, Thompson RP, Powell JJ (2002): Dietary silicon intake and absorption. Am J Clin Nutr 75: 887–893

Jugdaohsingh R, Tucker KL, Qiao N, Cupples LA, Kiel DP, Powell JJ (2004): Dietary silicon intake is positively associated with bone mineral density in men and premenopausal women of the Framingham Offspring cohort. J Bone Miner Res 19: 297–307

Julius M, Lang CA, Gleiberman M, Harburg E, Di Franceisco W, Schork A (1994): Glutathione and morbidity in a community-based sample of elderly. J Clin Epidemiol 47: 1021–1026

Jung G, Hennings G, Pfeifer M, Bessler WG (1983): Interaction of metalcomplexing compounds with lymphocytes and lymphoid cell lines. Mol Pharmacol 23: 698–702

Jung YD, Kim MS, Shin BA, Chay KO, Ahn BW, Liu W, Bucana CD, Gallick GE, Ellis LM (2001): EGCG, a major component of green tea, inhibits tumour growth by inhibiting VEGF induction in human colon carcinoma cells. Br J Cancer 84: 844–850

Kaartinen P, Ovaskainen ML, Pietinen P (1997): The use of dietary supplements among Finnish adults. Scand J Nutr 41: 13–17

Kaats GR, Blum K, Fisher JA, Adelman JA (1996): Effect of chromium picolinate supplementation on body composition: A randomized, double-masked placebo-control study. Curr Ther Res 57: 747–755

Kaats GR, Wise JA, Blum K (1992): The short-term therapeutic efficacy of treating obesity with a plan of improved nutrition and moderate caloric restriction. Curr Ther Res 51: 261–274

Kahl R (1994): Leber. In: Marquardt H, Schäfer SG (Hrsg.): Lehrbuch der Toxikologie. BI Wissenschafts-verlag: Mannheim, Leipzig, Wien, Zürich. 178–197

Kaikkonen J, Nyyssönen K, Porkkala-Sarataho E, Poulsen HE, Metsä-Ketelä T, Hayn M, Salonen R, Salonen JT (1997): Effect of oral coenzyme Q10 supplementation on the oxidation resistance of human VLDL+LDL fraction: absorption and antioxidative properties of oil and granule-based pre-parations. Free Rad Biol Med 22: 1195–1202

Kaikkonen J, Nyyssönen K, Tomasi A, Iannone A, Tuomainen TP, Porkkala-Sarataho E, Salonen JT (2000): Antioxidative efficacy of parallel and combined supplementation with coenzyme Q10 and d-alpha-tocopherol in mildly hypercholesterolemic subjects: a randomized placebo-controlled clini-cal study. Free Rad Res 33: 329–340

Kaikkonen J, Porkkala -Sarataho E, Morrow JD, Roberts LJ 2nd, Nyyssvnen K, Salonen R, Tuomainen TP, Ristonmaa U, Poulsen HE, Salonen JT (2001): Supplementation with vitamin E but not with vitamin C lowers lipid peroxidation in vivo in mildly hypercholesterolemic men. Free Rad Res 35: 967–978

Kalab M, Cervinka J (1983): Essential phospholipids in the treatment of cirrhosis of the liver. Czech J Med 122: 266–269

Kalliomäki M, Salminen S, Arvilommi H, Kero P, Koskinen P, Isolauri E (2001): Probiotics in primary prevention of atopic disease: a randomized placebo-controlled trial. Lancet 357: 1076–1079

Kallner AB, Hartmann D, Homig DH (1981): On the requirements of ascorbic acid in man: steady-state turnover and body pool in smokers. Am J Clin Nutr 34: 1347–1355

Kamphuis MMJW, Lejeune MPGM, Saris WHM, Westerterp-Plantenga MS (2003): Effect of conjugated linoleic acid supplementation after weight loss on appetite and food intake in overweight subjects. Eur J Clin Nutr 57: 1268–1274

Kaplowitz N, Yoshida H, Kuhlenkamp J, Slitsky B, Ren I, Stolz A (1989): Tocopherol-binding proteins of hepatic cytosol. Ann NY Acad Sci 570: 85–94

Kapoor R, Klimazewski A (2000): Efficacy of borage oil inpatients with atopic eczema. Br J Dermatol 143: 200–201

Kardinaal AF, Kok FJ, Kohlmeier L, Martin-Moreno JM, Ringstad J, Gomez-Aracena J, Mazaev VP, Thamm M, Martin BC, Aro A, Kark JD, Delgado-Rodriguez M, Riemersma RA, van 't Veer P, Huttunen JK (1997): Association between toenail selenium and risk of acute myocardial infarction in European men. The EURAMIC Study. Am J Epidemiol 145: 373–379

Kärkkäinen MUM, Lamberg-Allardt CJE, Ahonen S, Välimäki M (2001): Does it make a difference how and when you take your calcium? The acute effects of calcium on calcium and bone metabolism. Am J Clin Nutr 74: 335–342

Kasper H (1996): Ernährungsmedizin und Diätetik. Urban und Schwarzenberg: München

Kasper H (2000): Ernährungsmedizin und Diätetik. Urban und Fischer: München, Jena

Kasper H, Reiners C, Iles C, Börner W (1981): Der Einfluß von Ballaststoffen auf die Magenentleerung. Verh Dtsch Ges Innere Med: 806

Kasper H, Scheppach W (2004): Erkrankungen des Gastrointestinaltraktes. In: Biesalski HK, Fürst P, Kasper H, Kluthe R, Pölert W, Puchstein C, Stähelin HB (Hrsg.): Ernährungsmedizin. 3. Aufl., Thieme: Stuttgart, New York. 341–375

Katsilambros NL (2001): Nutrition in diabetes mellitus. Exp Clin Endocrinol Diabetes 109 (Suppl. 2): S250–S258

Katsube N, Iwashita K, Tsushida T, Yamaki K, Kobori M (2003): Induction of apoptosis in cancer cells by Bilberry (Vaccinium myrtillus) and the anthocyanins. J Agricult Food Chem 51: 68–75

Kaul R, Mishra BK, Sutradar P, Choudhary V, Gujral MS (1999): The role of Wobe-Mugos in reducing acute sequele of radiation in head and neck cancers- a clinical phase-III randomized trial. Indian J Cancer 36: 141–148

Kawano Y, Minami J, Takishita S, Omae T (1998a): Effects of potassium supplementation on office, home, and 24-h blood pressure in patients with essential hypertension. Am J Hypertens 11: 1141–1146

Kawano Y, Yoshimi H, Matsuoka H, Takishita S, Omae T (1998b): Calcium supplementation in patients with essential hypertension: assessment by office, home and ambulatory blood pressure. J Hypertension 16: 1693–1699

Keith RE, Driskell JA (1982): Lung function and treadmill performance of smoking and nonsmoking males receiving ascorbic acid supplements. Am J Clin Nutr 36: 840–845

Keith RE, Merrill E (1983): The effects of vitamin C on maximal grip strength and muscular endurance. J Sports Med 23: 253–256

Keli MD, Sirving O, Hertog MGL, Feskens EJM, Kromhout D (1996): Dietary flavonoids, antioxidant vitamins and incidence of stroke. Arch Intern Med 156: 637–642

Kelley DS, Bendich A (1996): Essential nutrients and immunologic functions. Am J Clin Nutr 63: 994–996

Kepler CR, Tove SB (1967): Biohydrogenation of unsaturated fatty acids. J Biol Chem 242: 5686–5692

Keren G, Epstein Y (1980): The effect of high dosage vitamin C intake on aerobic and anaerobic capacity. J Sports Med 20: 145–148

Key TJ, Schatzkin A, Willett WC, Allen NE, Spencer EA, Travis RC (2004): Diet, nutrition and the prevention of cancer. Public Health Nutr 7 (1A): 187–200

Khachik F, Bernstein PS, Garland DL (1997): Identification of lutein and zeaxanthin oxidation products in human and monkey retinas. Invest Ophthalmol Vis Sci 38: 1802–1811

Khachik F, Goli MB, Beecher GR, Holden J, Lusby WR, Tenorio MD, Barrera MR (1992): Effect of food preparation on qualitative and quantitative distribution of major carotenoid constituents of tomatoes and several green vegetables. J Agric Food Chem 40: 390–398

Kahn A, Safdar M, Ali Khan MM, Khattak KN, Anderson RA (2003): Cinnamon improves glucose and lipids of people with type 2 diabetes. Diabetes Care 26: 3215–3218

Khanna S, Atalay M, Laaksonen DE, Gul M, Roy S, Sen CK (1999): α-lipoic acid supplementation: tissue glutathione homeostasis at rest and after exercise. J Appl Physiol 86: 1191–1196

Khaw KT, Bingham S, Welch A, Luben R, Wareham N, Oakes S, Day N (2001): Relation between plasma ascorbic acid and mortality in men and women in EPIC-Norfolk prospective study: a prospective population study. European Prospective Investigation into Cancer and Nutrition. Lancet 357: 657–663

Khedkar CD, Garge RD, Mantri JM, Kulkarni SA, Khedkar GD (1993): Effect of feeding acidophilus milk on serum cholesterol in human volunteers. J Dairy Foods Home Sci 12: 33–38

Khoo SK, Munro C, Battistutta D (1990): Evening primrose oil and treatment of premenstrual syndrome. Med J Aust 153: 189–192

Kidd P (1996): Phosphatidylserine: A remarkable brain cell nutrient. Lucas Meyer Inc.: Decatur Illinois

Kießling G, Schneider J, Jahreis G (2002): Long-term consumption of fermented dairy products over 6 months increases HDL cholesterol. Eur J Clin Nutr 56: 843–849

Kim GH, Han JS (2002a): Therapeutic Approach to Hypokalemia. Nephron 92 Suppl. 1): 28–32

Kim HJ, Han SW (2002b): Therapeutic Approach to Hyperkalemia. Nephron 92 Suppl. 1): 33–40

Kim HS, Kacew S, Lee BM (1999): In vitro chemopreventive effects of plant polysaccharides (Aloe barbadensis Miller, Lentinus edodes, Ganoderma lucidum and Coiolus versicolor). Carcinogenesis 20: 1637–1640

Kim JM, White RH (1996): Effect of vitamin E on the anticoagulant response to warfarin. Am J Cardiol 77: 545–546

Kim YI, Pogribny IP, Basnakian AG, Miller JW, Selhub J, James SJ, Mason JB (1997): Folate deficiency in rats induces DNA strand breaks and hypomethylation within the p53 tumor suppressor gene. Am J Clin Nutr 65: 46–52

Kimoto N, Hirose M, Futakuchi M, Iwata T, Kasai M, Shirai T (2001): Site-dependent modulating effects of conjugated fatty acids from safflower oil in a rat two-stage carcinogenesis model in female Sprague-Dawlwy rats. Cancer Lett 168: 15–21

Kimura M, Umegaki K, Kasuya Y, Sugisawa A, Higuchi M (2002): The relation between single/double or repeated tea catechin ingestions and plasma antioxidant activity in humans. Eur J Clin Nutr 56: 1186–1193

King DE, Mainous AG, Geesey ME, Woolson RF (2005): Dietary magnesium and C-reactive protein levels. J Am Coll Nutr 24: 166–171

King JC (2000): Determinants of maternal zinc status during pregnancy. Am J Clin Nutr 71 (Suppl.): 1334S–1343S

Kinyamu HK, Gallagher JC, Rafferty KA, Balhorn KE (1998): Dietary calcium and vitamin D intake in elderly women: effect on serum parathyroid hormone and Vitamin D metabolites. Am J Clin Nutr 67: 342–348

Kiowski W, Linder L, Stoschitzky K, Pfisterer M, Burckhardt D, Burkart F, Buhler FR (1994): Diminished vascular response to inhibition of endothelium-derived nitric oxide and enhanced vasoconstriction to exogenously administered endothelin-1 in clinically healthy smokers. Circulation 90: 27–34

Kirjavainen PV, Salminen SJ, Isolauri E (2003): Probiotic bacteria in the management of atopic disease: underscoring the importance of viability. J Pediatr Gastroenterol Nutr 36: 223–227

Kirk SJ, Barbul A (1990): Role of arginine in trauma, sepsis and immunity. JPEN 14: 226S–229S

Kitagawa M, Mino M (1989): Effects of elevated d-alpha (RRR)-tocopherol dosage in man. J Nutr Sci Vitaminol 35: 133–142

Kjeldsen-Kragh J, Lund JA, Riise T (1992): Dietary omega-3 fatty acid supplementation and naproxen treatment in patients with rheumatoid arthritis. J Rheumatol 19: 1531–1536

Klassen P, Mazariegos M, Solomons NW, Fürst P (2000): The Pharmacokinetic responses of humans to 20 g of alanyl-glutamine dipeptide differ with the dosing protocol but not with gastric acidity or in patients with acute dengue fever. J Nutr 130: 177–182

Kleerekoper M, Peterson EL, Nelson DA, Phillips E, Schork MA, Tilley BC, Parfitt AM (1991): A randomized trial of sodium fluoride as a treatment for postmenopausal osteoporosis. Osteoporos Int 1: 155–161

Kleijnen J, Ter Riet G, Knipschild P (1990): Vitamin B6 in the treatment of the premenstrual syndrome – a review. Br J Obstet Gynaecol 97: 847–852

Klipstein-Grobusch K, Kroke A, Voß S, Boeing H (1998): Einfluß von Lebensstilfaktoren auf die Verwendung von Supplementen in der Brandenburger Ernährungs- und Krebsstudie. Z Ernährungswiss 37: 38–46

Klipstein-Grobusch K, Launer L, Geleijnse J, Boeing H, Hofman A, Witteman J (2000): Serum carotenoids and atherosclerosis. The Rotterdam Study. Atherosclerosis 148: 49–56

Kluthe R (2004): Rationelle Diätetik – Rationelle Ernährungstherapie. In: Biesalski HK, Fürst P, Kasper H, Kluthe R, Pölert W, Puchstein C, Stähelin HB (Hrsg.): Ernährungsmedizin. 3. Aufl., Thieme: Stuttgart, New York. 616–621

Knekt P, Aromaa A, Maarela J, Aaran, RK, Nikkari T, Hakama M, Hakulinen T, Peto R, Teppo L (1991a): Vitamin E and cancer prevention. Am J Clin Nutr 52: 283–286

Knekt P, Heliövaara M, Aho K, Alfthan G, Marniemi J, Aromaa A (2000): Serum selenium, serum alpha-tocopherol, and the risk of rheumatoid arthritis. Epidemiology 11: 402–405

Knekt P, Järvinen R, Reunanen A, Maatela J (1996): Flavonoid intake and coronary mortality in Finland: a cohort study. BMJ 312: 478–481

Knekt P, Jarvinen R, Seppanen R, Hellovaara M, Teppo L, Pukkala E, Aromaa A (1997): Dietary flavonoids and the risk of lung cancer and other malignant neoplasms. Am J Epidemiol 146: 223–230

Knekt P, Järvinen R, Seppanen R, Rissanen A, Aromaa A, Heinonen OP, Albanes D, Heinonen M, Pukkala E, Teppo L (1991b): Dietary antioxidants and the risk of lung cancer. Am J Epidemiol 134: 471–479

Knekt P, Reunanen A, Järvinen R, Seppänen R, Heliövaara M, Aromaa A (1994): Antioxidant vitamin intake and coronary mortality in an longitudinal population study. Am J Epidemiol 139: 1180–1189

Knekt P, Ritz J, Pereira MA, O'Reilly EJ, Augustsson K, Fraser GE, Goldbourt U, Heitmann BL, Hallmans G, Liu S, Pietinen P, Spiegelman D, Stevens J, Virtamo J, Willett WC, Rimm EB, Ascherio A (2004): Antioxidant vitamins and coronary heart disease risk: a pooled analysis of 9 cohorts. Am J Clin Nutr 80: 1508–1520

Knight DC, Howes JB, Eden JA (1999): The effect of Promensil, an isoflavone extract, on menopausal symptoms. Climacteric 2: 79–84

Knight DC, Howes JB, Eden JA, Howes LG (2001): Effects on menopausal symptoms and acceptability of isoflavone-containing soy powder dietary supplementation. Climacteric 4: 13–18

Koebnick C, Strassner C, Leitzmann C (1997): Rohkost-Ernährung: Teil 1 – Überblick und Bewertung der theoretischen Grundlagen. aid-Verbraucherdienst 42: 244–250

Köhler H (2002): Die neuen europäischen Begriffe und Grundsätze des Lebensmittelrechts. GRUR: 844–853

Kohlmeier L, Kark JD, Gomez-Gracia E, Martin BC, Steck SE, Kardinaal AF, Ringstad J, Thamm M, Masaev V, Riemersma R, Martin-Moreno JM, Huttunen JK, Kok FJ (1997): Lycopene and myocardial infarction risk in the EURAMIC Study. Am J Epidemiol 146: 618–626

Kohlmeier M, Thefeld W, Stelte W, Grimm R, Häußler A, Hünchen K, Reuter U, Saupe J, Schek A, Kübler W (1995): VERA-Schriftenreihe (Verbundstudie Ernährungserhebung Risikofaktoren Analytik). In: Kübler W, Anders HJ, Heeschen W: Versorgung Erwachsener mit Mineralstoffen und Spurenelementen in der Bundesrepublik Deutschland Band V. Wissenschaftlicher Fachverlag: Niederkleen

Köhrle J, Brigelius-Flohé R, Böck A, Gärtner R, Meyer O, Flohé L (2000): Selenium in Biology: Facts and medical perspectives. Biol Chem 381: 849–864

Kok N, Delzenne N, Roberfroid M (1995): Role of hepatic fatty acid metabolism in fructooligosaccharides-induced hypotriglyceridemia in the rat. Proc 1. Orafti Research Conf: 231–234

Kolarz G, Scherak O, Shohoumi MEL, Blankenhorn G (1990): Hochdosiertes Vitamin E bei chronischer Polyarthritis. Akt Rheumatol 15: 233–237

Komori A, Yatsunami J, Okabe S et al. (1993): Anticarcinogenic activity of green tea polyphenols. Jap J Clin Oncol 23: 186–190

Koo MWL (1994): Aloe vera: antiulcer and antidiabetic effects. Phytother Res 8: 461–464

Koplan JP, Annest LJ, Layde PM, Rubin GL (1986): Nutrient intake and supplementation in the United States (NHANES II). Am J Public Health 76: 287–289

Kopp-Woodroffe SA, Manore MM, Dueck CA, Skinner JS, Matt KS (1999): Energy and nutrient status of amenorrheic athletes participating in a diet and exercise training intervention program. Int J Sport Nutr 9: 70–88

Korhonen H, Marnila P, Gill HS (2000): Milk immunoglobulins and complement factors. Br J Nutr 84 (Suppl. 1): S75–S80

Krajcovicova-Kudlackova M, Blazicek P, Babinska K, Kopcova J, Klvanova J, Bederova A, Magalova T (2000a): Traditional and alternative nutrition – levels of homocysteine and lipid parameters in adults. Scand J Clin Lab Invest 60: 657–664

Krajcovicova-Kudlackova M, Simoncic R, Bederova A, Babinska K, Beder I (2000b): Correlation of carnitine levels to methionine and lysine intake. Physiol Res 49: 399–402

Krasinski SD, Russell RM, Furie BC, Kruger STF, Jacques PF, Furie B (1985): The prevalence of vitamin K deficiency in chronic gastro-intestinal disorders. Am J Clin Nutr 41: 639–643

Kreider RB, Ferreira MP, Greenwood M, Wilson M, Almada AL (2002): Effects of conjugated linoleic acid supplementation during resistance training on body composition, bone density, strength, and selected hematological markers. J Strength Cond Res 16: 325–334

Kreider RB, Ferreira MP, Wilson M, Grindstaff P, Plisk S, Reinardy J, Cantler E, Almada AL (1998): Effects of creatine supplementation on body composition, strength, and sprint perfomance. Med Sci Sports Exerc 30: 73–82

Kremer JM, Jubiz W, Michalik A (1987): Fish oil fatty acid supplementation in active rheumatoid arthritis, a double-blind controlled crossover study. Ann Intern Med 106: 497–503

Kremer JM, Lawrence DA, Jubiz W, DiGiacomo R, Rynes RI, Bartholomew LE, Sherman M (1990): Dietary fish oil and olive oil supplementation in patients with rheumatoid arthritis. Clinical and immunological effects. Arthritis Rheum 33: 810–820

Kremer JM, Lawrence DA, Petrillo GF, Litts LL, Mullaly PM, Rynes RI, Stocker RP, Parhami N, Greenstein NS, Fuchs BR (1995): Effects of high-dose fish oil on rheumatoid arthritis after stopping nonsteroidal antiinflammatory drugs. Clinical and immune correlates. Arthritis Rheum 38: 1107–1114

Krenz D, Jauch KW (2003): Immunonutrition. In: Stein J, Jauch KW: Praxishandbuch klinische Ernährung und Infusionstherapie. Springer: Berlin, Heidelberg. 241–249

Kreuzer J, Tiefenbacher C (2003): Atherosklerose. Thieme-Verlag: Stuttgart

Kriengsinyos W, Wykes LJ, Ball RO, Pencharz PB (2002): Oral and intravenous tracer protocols of the indicator amino acid oxidation method provide the same estimate of the lysine requirement in healthy men. J Nutr 132: 2251–2257

Kris-Etherton PM, Harris WS, Appel LJ (2002): Fish consumption, fish oil, omega-3 fatty acids, and cardiovascular disease. Circulation 106: 2747–2757

Kristenson M, Zieden B, Kucinskiene Z, Elinder LS, Bergdahl B, Elwing B, Abaravicius A, Razinkoviene L, Calkauskas H, Olsson A (1997): Antioxidant state and mortality from coronary heart disease in Lithuanian and Swedish men: concomitant cross sectional study of men aged 50. Br Med J 314: 629–633

Kromhout D (2001): Diet and cardiovascular diseases. J Nutr Health Aging 5: 144–149

Kromhout D, Bosschieter EB, Coulander CD (1985): The inverse relation between fish consumption and 20-year mortality from coronary heart disease. N Engl J Med 312: 1205–1209

Kruse HK (1998): Metabolische Osteopathien. In: Schettler G, Greten H (Hrsg.) Innere Medizin. Thieme Verlag: Stuttgart, New York. 623–634

Krzywkowski K, Petersen EW, Ostrowski K, Kristensen JH, Boza J, Pedersen BK (2001): Effect of glutamine supplementation on exercise-induced changes in lymphocyte function. Am J Physiol 281: C1259–C1265

Literatur

Kucuk O, Sarkar FH, Djuric Z, Sakr W, Pollak MN, Khachik F, Banerjee M, Bertram JS, Wood DP Jr. (2002): Effects of lycopene supplementation in patients with localized prostate cancer. Exp Biol Med 227: 881–885

Kügel W (2003): Ergänzende bilanzierte Diät für besondere medizinische Zwecke. ZLR 30: 265–293

Kulling SE, Watzl B (2003): Phytoöstrogene. Ernährungs-Umschau 50: 234–239

Kuntz E (1989): Pilot study with polyenylphosphatidylcholine in severe liver insufficiency. Med Welt 40: 1327–1329

Küpper C (1999): Gesundheitsbezogene Werbung für Lebensmittel – bald Realität? Ernährungs-Umschau 46: 464–466

Kurpad AV, Raj T, El-Khoury A, Beaumier L, Kuriyan R, Srivatsa A, Borgonha S, Selvaraj A, Regan MM, Young VR (2001): Lysine requirements of healthy adult Indian subjects, measured by an indicator amino acid balance technique. Am J Clin Nutr 73: 900–907

Kurtz A (2003): Funktion der Nieren und Regulation des Wasser- und Elektrolythaushaltes. In: Löffler G, Petrides PE (Hrsg.): Biochemie und Pathobiochemie. 7. Aufl., Springer-Verlag: Berlin, Heidelberg, New York. 909–974

Kurzer MS (2003): Phytoestrogen supplement use by women. J Nutr 133: 1983S–1986S

Kushi LH, Fee RM, Sellers TA, Zheng W, Folsom AR (1996): Intake of vitamins A, C, and E and postmenopausal breast cancer. The Iowa Women's Health Study. Am J Epidemiol 144: 165–174

La Selva M, Beltramo E, Pagnozzi F, Bena E, Molinatti PA, Molinatti GM, Porta M (1996): Thiamine corrects delayed replication and decreases production of lactate and advanced glycation end-products in bovine retinal and umbilical veim endothalial cells cultured under high glucose conditions. Diabetologia 39: 1263–1268

Lacey JM, Wilmore DW (1990): Is glutamine a conditionally essential amino acid? Nutr Rev 48: 297–309

Lambert MI, Hefer JA, Millar RP, Macfarlane PW (1993): Failure of commercial oral amino acid supplements to increase serum growth hormone concentrations in male bodybuilders. Int J Sport Nutr 3: 298–305

Lampertico M, Comis S (1993): Italian multicenter study on the efficacy and safety of coenzyme Q_{10} as adjuvant therapy in heart failure. Clin Investig 71 (Suppl.): 129–133

Lampeter EF, Klinghammer A, Scherbaum WA, Heinze E, Haastert B, Giani G, Kolb H (1998): The Deutsche Nicotinamide Intervention Study: an attempt to prevent type 1 diabetes. DENIS Group. Diabetes 47: 980–984

Landgraf R, Haslbeck M (1999): Diagnose und Differentialdiagnose. In: Mehnert H, Standl E, Usadel KH: Diabetologie in Klinik und Praxis. Thieme: Stuttgart, New York. 71–98

Landrum JT, Bone RA, Joa H, Kilburn MD, Moore LL, Sprague KE (1997): A one year study of the macular pigment: the effect of 140 days of a lutein supplement. Exp Eye Res 65: 57–62

Landström M, Zhang JX, Hallmanns G, Aman P, Bergh A, Damber JE, Mazur W, Wähälä K, Adlercreutz H (1998): Inhibitory effects of soy and rye diets on the development of Dunning R3327 prostate adenocarcinoma in rats. Prostate 36: 151–161

Lang CA, Mills BJ, Lang HL, Liu MC, Usui WM, Richie J Jr., Mastropaolo W, Murrell SA (2002): High blood glutathione levels accompany excellent physical and mental health in women ages 60 to 103 years. J Lab Clin Med 140: 413–417

Langley-Evans SC (2000): Consumption of black tea elicits an increase in plasma antioxidant potential in humans. Int J Food Sci Nutr 51: 309–315

Langlois M, Duprez D, Delanghe J, De Buyzere M, Clement DL (2001): Serum vitamin C concentration is low in peripheral arterial disease and is associated with inflammation and severity of atherosclerosis. Circulation 103: 1863–1868

Lango R, Smolenski RT, Narkiewicz M, Suchorzewska J, Lysiak-Szydlowska W (2001): Influence of L-carnitine and its derivatives on myocardial metabolism and function in ischemic heart disease and during cardiopulmonary bypass. Cardiovasc Res 51: 21–29

Langsjoen PH, Folkers K, Lyson K, Muratsu K, Lyson T, Langsjoen P (1988): Effective and safe therapy with coenzyme Q_{10} for cardiomyopathy. Klin Wochenschr 66: 583–590

Langsjoen PH, Langsjoen PH, Folkers K (1990): Long-term efficacy and safety of coenzyme Q_{10} therapy for idiopathic dilated cardiomyopathy. Am J Cardiol 65: 521–523

Langsjoen PH, Langsjoen PH, Willis R, Folkers K (1994): Treatment of essential hypertension with coenzyme Q10. Mol Aspects Med 15 (Suppl.): S265–S272

Laraki L, Pelletier X, Mourot J, Debry G (1993): Effects of dietary phytosterols on liver lipids and lipid metabolism enzymes. Ann Nutr Metab 37: 129–133

Larsson CL, Johansson GK (2002): Dietary intake and nutritional status of young vegans and omnivores in Sweden. Am J Clin Nutr 76: 100–106

Lassus A (1993): Colloidal silicic acid for oral and topical treatment of aged skin, fragile hair and brittle nails in females. J Int Med Res 21: 209–215

Latza R, Lehmann G (1997): Algen als Nahrungsergänzungsmittel. Akt Ernähr Med 22: 215–218

Lau CS, Merley KD, Belch JJF (1993): Effects of fish oil supplementation on non-steroidal anti-inflammatory drug requirement in patients with mild rheumatoid arthritis-a double blind placebo controlled study. Br J Rheumatol 32: 982–989

Lau EM, Woo J (1998): Nutrition and osteoporosis. Curr Opin Rheumatol 10: 368–372

Lau VWY, Journoud M, Jones PJH (2005): Plant sterols are efficacious in lowering plasma LDL and non-HDL cholesterol in hypercholesterolemic type 2 diabetic and nondiabetic persons. Am J Clin Nutr 81: 1351–1358

Laube H, Mehnert H (1999): Ernährungstherapie. In: Mehnert H, Standl E, Usadel K-H (Hrsg.): Diabetologie in Klinik und Praxis. Thieme: Stuttgart, New York. 120–146

Lawson M, Thomas M, Hardiman A (1999): Dietary and lifestyle factors affecting plasma vitamin D levels in Asian children living in England. Eur J Clin Nutr 53: 268–272

Layrisse M, Garcia-Casal MN, Solano L, Baron MA, Arguello F, Llovera D, Ramirez J, Leets I, Tropper E (2000): Iron bioavailability in humans from breakfast enriched with iron bis-glycine chelate, phytates and polyphenols. J Nutr 130: 2195–2199

Le Marchand L, Hankin JH, Kolonel LN, Beecher GR, Wilkens LR, Zhao LP (1993): Intake of specific carotenoids and lung cancer risk. Cancer Epidemiol Biomarkers Prev 2: 183–187

Le Monique G, Moulton LH, Hill C, Kramar A (1986): Consumtion of dairy products and alcohol in a case-control study of breast cancer. J Natl Cancer Inst 77: 633–636

Lebensmittelchemische Gesellschaft (LChG) (2003): Arbeitsgruppe „Fragen der Ernährung": Leitlinien zur Beurteilung von ergänzenden bilanzierten Diäten. Lebensmittelchemie 57: 126–127

Lebensmittelchemische Gesellschaft (LChG) (2005): Arbeitsgruppe „Fragen der Ernährung": Leitfaden zur Beurteilung von Pflanzenextrakten in Lebensmitteln. Lebensmittelchemie 59: 107–110

Lechowski R, Bielecki W, Sawosz E, Krawiec M, Klucinski W (1999): The effect of lecithin supplementation on the biochemical profile and morphological changes in the liver of rats fed different animal fats. Veter Res Commun 23: 1–14

Lee CY, Wan MF (2000): Vitamin E supplementation improves cell-mediated immunity and oxidative stress of asian men and women. J Nutr 130: 2932–2937

Lee DH, Folsom AR, Harnack L, Halliwell B, Jacobs DR Jr. (2004): Does supplemental vitamin C increase cardiovascular disease risk in women with diabetes? Am J Clin Nutr 80: 1194–1200

Lee DH, Folsom AR, Jacobs DR Jr. (2005): Iron, zinc, and alcohol consumption and mortality from cardiovascular diseases: the Iowa Women's Health Study. Am J Clin Nutr 81: 787–791

Lee KH, Hong HS, Lee CH, Kim CH (2000b): Induction of apoptosis in human leukaemic cell lines K562, HL60 and U937 by diethylhexylphtalate isolated from Aloe vera Linne. J Pharm Pharmacol 52: 1037–1041

Lee KH, Kim JH, Lim DS, Kim CH (2000a): Anti-leukaemic and anti-mutagenic effects of Di(2-ethylhexyl)phtalate isolated from Aloe vera Linne. J Pharm Pharmacol 52: 593–598

Lee WTK, Leung SSF, Leung DMY, Cheng JCY (1996): A follow-up study on the effects of calcium-supplement withdrawal and puberty on bone acquisition of children. Am J Clin Nutr 64: 71–77

Lee WTK, Leung SSF, Wang SH, Xu YC, Zeng WP, Lau J, Oppenheimer SJ, Cheng JCY (1994): Double-blind, controlled calcium supplementation and bone mineral accretion in children accustomed to a low-calcium diet. Am J Clin Nutr 60: 744–750

Leibowitz B (1984): Carnitine- the vitamin B_T phemomenon. Ed. Dell

Leitzmann C, Hahn A (1996): Vegetarische Ernährung. Ulmer: Stuttgart

Leitzmann C, Keller M, Hahn A (1999): Alternative Ernährungsformen. Hippokrates Verlag: Stuttgart

Leitzmann C, Müller C, Michel P, Brehme U, Hahn A, Laube L (2001): Ernährung in Prävention und Therapie. Hippokrates: Stuttgart

Lemaitre RN, King IB, Mozaffarian D, Kuller LH, Tracy RP, Siscovick DS (2003): n-3 polyunsaturated fatty acids, fatal ischemic heart disease, and nonfatal myocardial infarction in older adults: the Cardiovascular Health Study. Am J Clin Nutr 77: 319–325

Lemann J Jr. (1999): Relationship between urinary calcium and net acid excretion as determined by dietary protein and potassium: a review. Nephron 81 (Suppl. 1): 18–25

Lenton KJ, Sané AT, Therriault H, Cantin AM, Payette H, Wagner JR (2003): Vitamin C augments lymphocyte glutathione in subjects with ascorbate deficiency. Am J Clin Nutr 77: 189–195

Leonhardt W, Meißner D (1999): Rolle der Übergangsmetalle im oxidativen Streß – neue Gesichtspunkte bei der Entstehung der Atherosklerose. In: Meißner D (Hrsg.): Spurenelemente. Speziationsanalyse, Supplementierung und Therapie mit Spurenelementen. Wissenschaftliche Verlagsgesellschaft mbH: Stuttgart. 164–169

Leske MC, Chylack LT Jr, He Q, Wu SY, Schoenfeld E, Friend J, Wolfe J (1998): Antioxidant vitamins and nuclear opacities: the longitudinal study of cataract. Ophthalmology 105: 831–836

Leske MC, Wu SY, Hyman L, Sperduto R, Underwood B, Chylack LT, Milton RC, Srivastava S, Ansari N (1995): Biochemical factors in the lens opacities. Case-control study. The Lens Opacities Case-Control Study Group. Arch Ophtalmol 113: 1113–1119

Lesourd BM (2004): Nutrition: a major factor influencing immunity in the elderly. J Nutr Health Aging 8: 28–37

Lesourd BM (1999): Nutrition and immunity in the elderly: modification of immune responses with nutritional treatments. Proc Nutr Soc 58: 685–695

Levenhagen DK, Gresham JD, Carlson MG et al. (2001): Postexercise nutrient intake timing in humans is critical to recovery of leg glucose and protein homeostasis. Am J Physiol 280: E982–E993

Levine M, Conry-Cantilena C, Wang Y, Welch RW, Washko PW, Dhariwal KR, Park JB, Lazarev A, Graumlich JF, King J, Cantilena LR (1996): Vitamin C pharmacokinetics in helathy volunteers: Evidence for a recommended dietary allowance. Proc Natl Acad Sci 93: 3704–3709

Lewis DP, Van Dyke DC, Willhite LA, Stumbo PJ, Berg MJ (1995): Phenytoin-folic acid interaction. Ann Pharmacother 29: 726–735

Lewis RD, Modlesky CM (1998): Nutrition, physical activity, and bone health in women. Int J Sport Nutr 8: 250–284

Li B, Lloyd ML, Gudjonsson H, Shug AL, Olsen WA (1992): The effect of enteral carnitine administration in humans. Am J Clin Nutr 55: 838–845

Li JY, Taylor PR, Li B, Dawsey S, Wang GQ, Ershow AG, Guo W, Liu SF, Yang CS, Shen Q (1993): Nutrition intervention trials in Linxian, China: multiple vitamin/mineral supplementation, cancer incidence, and disease-specific mortality among adults with esophageal dysplasia. J Natl Cancer Inst 85: 1492–1498

Lidbeck A, Nord CE, Rafter J, Nord C, Gustaffson JA (1992): Effect of Lactobacillus acidophilus supplements on mutagen excretion in faeces and urine in humans. Microbiol Ecol Health Dis 5: 59–67

Liebermeister H (2002): Die Irrwege der Diabetesdiät sind methodisch bedingt und nachvollziehbar. Akt Ernähr Med 27: 97–100

Lim E, Park S, Kim H (1998): Effect of taurine supplementation on the lipid peroxide formation and the activities of glutathione-related enzymes in the liver and islet of type I and II diabetic model mice. Adv Exp Med Biol 442: 99–103

Lin H, Boylston TD, Chang MJ, Luedecke LO, Shultz TD (1995): Survey of the conjugated linoleic acid contents of dairy products. J Dairy Sci 78: 2358–2365

Lin MY, Savaiano D, Harlander S (1991): Influence of nonfermented dairy products containing bacterial starter cultures on lactose maldigestion in humans. J Dairy Sci 74: 87–95

Lin R, White JH (2004): The pleiotropic actions of vitamin D. Bioessays 26: 21–28

Lin SY, Ayres JW, Winkler W, Sandine WE (1989): Lactobacillus effects on cholesterol: in vitro and in vivo results. J Dairy Res 72: 2885–2899

Lin Y, Burri BJ, Neidlinger TR, Müller HG, Dueker SR, Clifford AJ (1998): Estimating the concentration of beta-carotene required for maximal protection of low-density lipoproteins in women. Am J Clin Nutr 67: 837–845

Lindenbaum J, Rosenberg IH, Wilson PW, Stabler SP, Allen RH (1994): Prevalence of cobalamin deficiency in the Framingham elderly population. Am J Clin Nutr 60: 2–11

Ling WH, Jones PJH (1995): Minireview dietary phytosterols: A review of metabolism, benefits and side effects. Life Sci 57: 195–206

Linhares ER, Jones DA, Round JM, Edwards RHT (1984): Effect of nutrition on vitamin D status: studies on healthy and poorly nourished children. Am J Clin Nutr 39: 625–630

Link P, Dreher R (1990): D-α-Tocopherolacetat (Vitamin E) versus Diclofenac-Na in der Therapie der aktivierten Arthrose. Dt Ärztemag 22: 48–52

Linker U, Ständer M, Oette K (1991): Besserung klinischer Symptome der Psoriasis durch Fischöl. Akt Dermatol 17: 70–74

Linseisen J, Piller R, Hermann S, Chang-Claude J (2004): Dietary phytoestrogen intake and premeno-pausal breast cancer risk in a German case-control study. Int J Cancer 110: 284–290

Lipinski B (2001): Pathophysiology of oxidative stress in diabetes mellitus. J Diabetes Complications 15: 203–210

Lips P, Graafmans WC, Ooms ME, Bezemer PD, Bouter LM (1996): Vitamin D supplementation and fracture incidence in elderly persons. A randomized, placebo-controlled clinical trial. Ann Int Med 124: 400–406

Liu JM, Hankinson SE, Stampfer MJ, Rifai N, Willett WC, Ma J (2003): Body iron stores and their deter-minants in healthy postmenopausal US women. Am J Clin Nutr 78: 1160–1167

Liu K, Husler J, Ye J, Leonard SS, Cutler D, Chen F, Wang S, Zhang Z, Ding M, Wang L, Shi X (2001): On the mechanism of Cr (VI)-induced carcinogenesis: dose dependence of uptake and cellular responses. Mol Cell Biochem 222: 221–229

Livolsi JM, Adams GM, Laguna PL (2001): The effect of chromium picolinate on muscular strength and body composition in women athletes. J Strength Cond Res 15: 161–166

Loeschke K, Ueberschaer B, Pietsch A, Gruber E, Ewe K, Wiebecke B, Heldwein W, Lorenz R (1996): n-3 fatty acids only delay early relapse of ulcerative colitis in remission. Dig Dis Sci 41: 2087–2094

Löffler G (2003): Biosynthese von Kohlenhydraten. In: Löffler G, Petrides PE (Hrsg.): Biochemie und Pathobiochemie. 7. Aufl., Springer: Berlin, Heidelberg, New York. 583–598

Löffler G, Petrides PE (2003): Koordinierung des Stoffwechsels. In: Löffler G, Petrides PE (Hrsg.): Bio-chemie und Pathobiochemie. 7. Aufl., Springer: Berlin, Heidelberg, New York. 557–578

Lohr M, Keppler B (1999): Innere Medizin. Ullstein Medical, Wiesbaden

Lonn E, Bosch J, Yusuf S, Sheridan P, Pogue J, Arnold JM, Ross C, Arnold A, Sleight P, Probstfield J, Dagenais GR; HOPE and HOPE-TOO Trial Investigators (2005): Effects of long-term vitamin E sup-plementation on cardiovascular events and cancer: a randomized controlled trial. JAMA 293:1338–1347

Lönnerdal B (2000): Dietary factors influencing zinc absorption. J Nutr 130: 1378S-1383S

Looker AC, Dallman PR, Carroll MD, Gunter EW, Johnson CL (1997): Prevalence of iron deficiency in the United States. JAMA 277: 973–976

Lopez-Coviella I, Agut J, Savci V, Ortiz JA, Wurtman RJ (1995): Evidence that 5'-cytidinediphospho-choline can affect brain phospholipid composition by increasing choline and cytidine plasma levels. J Neurochem 65: 889–894

Lopez-Varela S, Gonzalez-Gross M, Marcos A (2002); Functional foods and the immune system: a review. Eur J Clin Nutr 56 (Suppl. 3): 29S–33S

Lorenz R, Weber PC, Szimnau P, Heldwein W, Strasser T, Loeschke K (1989): Supplementation with n-3 fatty acids from fish oil in chronic inflammatory bowel disease- a randomized, placebo-con-trolled, double-blind cross-over trial. J Int Med 225 (Suppl.): 225–232

Lorenz-Meyer H, Bauer P, Nicolay C, Schulz B, Purrmann J, Fleig WE, Scheurlen C, Koop I, Pudel V, Carr L (1996): Omega-3 fatty acids and low carbohydrate diet for maintenance of remission in Crohn's disease. A randomized controlled multicenter trial. Scand J Gastroenterol 31: 778–785

Loria CM, Klag MJ, Caulfield LE, Whelton PK (2000): Vitamin C status and mortality in US adults. Am J Clin Nutr 72: 139–145

Louwman MW, van Dusseldorp M, van de Vijver FJ, Thomas CM, Schneede J, Ueland PM, Refsum H, van Staveren WA (2000): Signs of impaired cognitive function in adolescents with marginal cobal-amin status. Am J Clin Nutr 72: 762–769

Low SY, Rennie MJ, Taylor PM (1996a): Modulation of glycogen synthesis in rat skeletal muscle by changes in cell volume. J Physiol 495: 299–303

Low SY, Rennie MJ, Taylor PM (1996b): Responses of glutamine transport in cultured rat skeletal muscle to osmotically induced changes in cell volume. J Physiol 492: 877–885

Lowe LC, Guy M, Mansi JL, Peckitt C, Bliss J, Wilson RG, Colston KW (2005): Plasma 25-hydroxy vitamin D concentrations, vitamin D receptor genotype and breast cancer risk in a UK Caucasian population. Eur J Cancer 41: 1164–1169

Lowe NM, Lowe NM, Fraser WD, Jackson MJ (2002): Is there a potential therapeutic value of copper and zinc for osteoporosis? Proc Nutr Soc 61: 181–185

Lowe NM, Woodhouse LR, Matel JS, King JC (2000): Comparison of estimates of zinc absorption in humans by using 4 stable isotopic tracer methods and compartmental analysis. Am J Clin Nutr 71: 523–529

Lüder W (1993): Lösliche Ballaststoffe und ihre Bedeutung für die Ernährung. Ernährungs-Umschau 42: 175–177

Lukaski HC, Bolonchuk WW, Siders WA, Milne DB (1996): Chromium supplementation and resistance training: Effects on body composition, strength, and trace element status of men. Am J Clin Nutr 63: 954–965

Luo M, Kannar K, Wahlqvist ML, O'Brien RC (1997): Inhibition of LDL oxidation by green tea extract. Lancet 394: 360–361

Lyle BJ, Mares-Perlman JA, Klein BEK, Klein R, Greger JL (1999): Antioxidant intake and risk of incident age-related nuclear cataracts in the Beaver Dam Eye Study. Am J Epidemiol 149: 801–809

Ma J, Stampfer MJ (2002): Body iron stores and coronary heart disease. Clin Chem 48: 601–603

Macfarlane GT, Cummings JH (2002): Probiotics, infection and immunity. Curr Opin Infect Dis 15: 501–506

Macknin ML, Piedmonte M, Calendine C, Janosky J, Wald E (1998): Zinc gluconate lozenges for treating the common cold in children: a randomized controlled trial. JAMA 279: 1962–1967

Madsen K, MacLean DA, Kiens B, Christensen D (1996): Effects of glucose, glucose plus branched-chain amino acids, or placebo on bike performance over 100 km. J Appl Physiol 81: 2644–2650

Maka DA, Murphy LK (2000): Drug-nutrient interactions: a review. AACN Clin Issues 11: 580–589

Maki KC, Davidson MH, Umporowicz DM, Schaefer EJ, Dicklin MR, Ingram KA, Chen S, McNamara JR, Gebhart BW, Ribaya-Mercado JD, Perrone G, Robins SJ, Franke WC (2001): Lipid responses to plant-sterol-enriched reduced-fat spreads incorporated into a National Cholesterol Education Program Step I diet. Am J Clin Nutr 74: 33–43

Malabanan A, Veronikis IE, Holick MF (1998): Redefining vitamin D insufficiency. Lancet 351: 805–806

Malila N, Virtamo J, Virtanen M, Pietinen P, Albanes D, Teppo L (2002): Dietary and serum alpha-tocopherol, beta-carotene and retinol, and risk for colorectal cancer in male smokers. Eur J Clin Nutr 56: 615–621

Malin M, Suomalainen H, Saxelin M, Isolauri E (1996): Promotion of IgA immune response in patients with Crohn's disease by oral bacteriotherapy with Lactobacillus GG. Ann Nutr Metab 40: 137–145

Manary MJ, Hotz C, Krebs NF, Gibson RS, Westcott JE, Broadhead RL, Hambidge KM (2002): Zinc homeostasis in Malawian children consuming a high-phytate, maize-based diet. Am J Clin Nutr 75: 1057–1061

Mangels AR, Holden JM, Beecher GR, Forman MR, Lanza E (1993): Carotenoid content of fruits and vegetables: an evaluation of analytic data. J Am Diet Assoc 93: 284–296

Mangoni AA, Jackson SH (2002): Homocysteine and cardiovascular disease: current evidence and future prospects. Am J Med 112: 556–655

Manku MS, Morse N, Belch JJF (1986): Effects of gamma-linolenic acid supplementation on plasma essential fatty acids. Prog Lipid Res 25: 469–473

Manore MM (2000): Effect of physical activity on thiamine, riboflavin, and vitamin B-6 requirements. Am J Clin Nutr 72 (Suppl.): 598S–606S

Manson JE, Hsia J, Johnson KC, Rossouw JE, Assaf AR, Lasser NL, Trevisan M, Black HR, Heckbert SR, Detrano R, Strickland OL, Wong ND, Crouse JR, Stein E, Cushman M; Women's Health Initiative Investigators (2003): Estrogen plus progestin and the risk of coronary heart disease. N Engl J Med 349: 523–534

Mao IF, Chen ML, Ko YC (2001): Electrolyte loss in sweat and iodine deficiency in a hot environment. Arch Environ Health 56: 271–277

Marcell TJ, Taaffe DR, Hawkins SA, Tarpenning KM, Pyka G, Kohlmeier L, Wiswell RA, Marcus R (1999): Oral arginine does not stimulate basal or augment exercise-induced GH secretion in either young or old adults. J Gerontol A 54: M395–M399

Marconi C, Sassi G, Carpinelli A, Cerretelli P (1985): Effects of L-carnitine loading on the aerobic and anaerobic performance of endurance athletes. Eur J Appl Physiol 54: 131–135

Mares-Perlman JA, Brady WE, Klein R, Klein BE, Bowen P, Stacewicz-Sapuntzakis M, Palta M (1995): Serum antioxidants and age-related macular degeneration in a population-based case-control study. Arch Ophtalmol 113: 1518–1523

Mares-Perlman JA, Millen AE, Ficek TL, Hankinson SE (2002): The body of evidence to support a protective role for lutein and zeaxanthin in delaying chronic disease. Overview. J Nutr 132: 518S–524S

Margetts BM, Thompson RL, Elia M, Jackson AA (2003): Prevalence of risk of undernutrition is associated with poor health status in older people in the UK. Eur J Clin Nutr 57: 69–74

Marquardt H, Schäfer SG (Hrsg.) (1994): Lehrbuch der Toxikologie. BI-Wissenschaftsverlag: Mannheim

Marotta PJ, Graziadei IW, Ghent CN (2000): Muscle cramps: a 'complication' of cirrhosis. Can J Gastroenterol 14 (Suppl. D): 21D–25D

Marteau P, Seksik P, Jian R (2002): Probiotics and intestinal health effects: a clinical perspective. Br J Nutr 88 (Suppl. 1): S51–S57

Martin K, Wu D, Meydani M (2000): The effect of carotenoids on the expression of cell surface adhesion molecules and binding of monocytes to human aortic endothelial cells. Atherosclerosis 150: 265–274

Martin RF, Young VR, Blumberg J, Janghorbani M (1989): Ascorbic acid-selenite interactions in humans studied with an oral dose of $^{74}SeO_3^{2-}$. Am J Clin Nutr 49: 862–869

Martin T, Uhder K, Kurek R, Roeddiger S, Schneider L, Vogt HG, Heyd R, Zamboglou N (2002): Does prophylactic treatment with proteolytic enzymes reduce acute toxicity of adjuvant pelvic irradiation? Results of a double-blind randomized trial. Radiother Oncol 65: 17–22

Martínez ME, Marshall JR, Sampliner R, Wilkinson J, Alberts DS (2002): Calcium, vitamin D, and risk of adenoma recurrence (United States). Cancer Causes Control 13: 213–220

Masso-Welch PA, Zangani D, Ip C, Vaughan MM, Shoemaker SF, McGee SO, Ip MM (2002): Isomers of conjugated linoleic acid differ in their effects on angiogenesis and survival of mouse mammary adipose vasculature. J Nutr 134: 299–304

Masso-Welch PA, Zangani D, Ip C, Vaughan MM, Shoemaker SF, Ramirez RA, Ip MM (2004): Inhibition of angiogenesis by the cancer chemopreventive agent conjugated linoleic acid. Cancer Res 62: 4383–4389

Mattson FH, Grundy SM, Crouse JR (1982): Optimizing the effect of plant sterols on cholesterol absorption in man. Am J Clin Nutr 35: 697–700

Maxwell SRJ, Jakeman P, Thomason H, Leguen C, Thorpe GH (1993): Changes in plasma antioxidant status during eccentric exercise and the effect of vitamin supplementation. Free Radic Res Commun 19: 191–202

Mayne S, Cartmel B, Baum M, Shor-Posner G, Fallon B, Briskin K, Bean J, Zheng T, Cooper D, Friedman C, Goodwin WJ (2001): Randomized trial of supplemental beta-carotene to prevent second head and neck cancer. Cancer Res 61: 1457–1463

Mayser P, Mrowietz U, Arenberger P, Bartak P, Buchvald J, Christophers E, Jablonska S, Salmhofer W, Schill WB, Krämer HJ, Schlotzer E, Mayer K, Seeger W, Grimminger F (1998): n-3 fatty acid-based lipid infusion in patients with chronic plaque psoriasis: Results of a double-blind, randomized, placebo-controlled multicenter trial. J Am Acad Dermatol 38: 539–547

McAlindon TE, Felson DT, Zhang Y, Hannan MT, Aliabadi P, Weissman B, Rush D, Wilson PWF (1996): Relation of dietary intake and serum levels of vitamin D to progression of osteoarthritis of the knee among participants in the Framingham study. Ann Intern Med 125: 353–359

McAlindon TE, LaValley MP, Gulin JP, Felson DT (2000): Glucosamine and chondroitin for treatment of osteoarthritis. JAMA 283: 1469–1475

McArdle F, Rhodes LE, Parslew RAG, Close GL, Jack CIA, Friedmann PS, Jackson MJ (2004): Effects of oral vitamin E and β-carotene supplementation on ultraviolet radiation-induced oxidative stress in human skin. Am J Clin Nutr 80: 1270–1275

McCarty MF (1996): Fish oil and other nutritional adjuvants for treatment of congestive heart failure. Med Hypoth 46: 400–406

McCullough ML, Robertson AS, Rodriguez C, Jacobs EJ, Chao A, Jonas C, Calle EE, Willett WC, Thun MJ (2003): Calcium, vitamin D, dairy products, and risk of colorectal cancer in the Cancer Prevention Study II Nutrition Cohort (United States). Cancer Causes Control 14: 1–12

McCully KS (1996): Homocysteine and vascular disease. Nat Med 2: 386–389

McFarland LV, Surawicz CM, Greenberg RN, Elmer GW, Moyer KA, Melcher SA, Bowen KE, Cox JL (1995): Prevention of beta-lactam-associated diarrhea by Saccharomyces boulardii compared with placebo. Am J Gastroenterol 90: 439–448

McGavin JK, Mann JI, Skeaff CM, Chrisholm A (2001): Comparison of a vitamin-E-rich diet and supplemental vitamin E on measures of vitamin E status and lipoprotein profile. Eur J Clin Nutr 55: 555–561

McKenna MJ, Morton J, Selig SE, Snow RJ (1999): Creatine supplementation increases muscle total creatine but not maximal intermittent exercise performance. J Appl Physiol 87: 2244–2252

McNaught CE, Woodcock NP, Anderson ADG, MacFie J (2005): A prospective randomized trial of probiotics in critically ill patients. Clin Nutr 24: 211–219

McNaughton SA, Mishra GD, Paul AA, Prynne CJ, Wadsworth MEJ (2005): Supplement use is associated with health status and health-related behaviors in the 1946 British birth cohort. J Nutr 135: 1782–1789

Mebrahtu T, Stoltzfus R, Chwaya HM, Jape JK, Savioli L, Montresor A, Albonico M, Tielsch JM (2004): Low-dose daily iron supplementation for 12 months does not increase the prevalence of malarial infection or density of parasites in young Zanzibari children. J Nutr 134: 3037–3041

Meck W, Williams CL (1997a): Simultaneous temporal processing is sensitive to prenatal choline availability in mature and aged rats. Neuroreport 8: 3045–3051

Meck W, Williams CL (1997b): Perinatal choline supplementation increases the threshold for chunking in spatial memory. Neuroreport 8: 3053–3059

Meck WH, Williams CL (1999): Choline supplementation during prenatal development reduces proactive interference in spatial memory. Dev Brain Res 118: 51–59

Mei J, Yeung SS, Kung AW (2001): High dietary phytoestrogen intake is associated with higher bone mineral density in postmenopausal but not premenopausal women. J Clin Endocrinol Metab 86: 5217–5221

Meister A (1991): Glutathione deficiency produced by inhibition of its synthesis, and its reversal; applications in research and therapy. Pharmacol Ther 51: 155–194

Meisterernst A (2004): Tot ist tot – § 2 Absatz 3 Satz 2 des Entwurfs eines LFGB ist gemeinschaftsrechtswidrig. StoffR 5: 212–217

Melhus H, Michaelsson K, Kindmark A, Bergstrom R, Holmberg L, Mallmin H, Wolk A, Ljunghall S (1998): Excessive dietary intake of vitamin A is associated with reduced bone mineral density and increased risk for hip fracture. Ann Intern Med 129: 770–778

Meltzer HM, Norheim G, Bibow K, Myhre K, Holm H (1990): The form of selenium determines the response to supplementation in a selenium replete population. Eur J Clin Nutr 44: 435–446

Menkes MS, Comstock GW, Vuilleumier JP, Helsing KJ, Rider AA, Brookmeyer R (1986): Serum beta-carotene, vitamins A and E, selenium, and the risk of lung cancer. N Engl J Med 315: 1250–1254

Mensink G, Burger M, Beitz R, Henschel Y, Hintzpeter B (2002): Beiträge zur Gesundheitsberichterstattung des Bundes: Was essen wir heute? Robert Koch-Institut Berlin

Mercadante S (1996): Nutrition in cancer patients. Support Care Cancer 4: 10–20

Mero A, Miikkulainen H, Riski J, Pakkanen R, Aalto J, Takala T (1997): Effects of bovine colostrum supplementation on serum IGF-I, IgG, hormone, and saliva IgA during training. J Appl Physiol 83: 1144–1151

Mertes N, Schulzki C, Goeters C, Winde G, Benzing S, Kuhn KS, Van Aken H, Stehle P, Fürst P (2000): Cost containment through L-alanyl-L-glutamine supplemented total parenteral nutrition after major abdominal surgery: a prospective randomized double-blind controlled study. Clin Nutr 19: 395–401

Mertschenk B, Gloxhuber C, Wallimann T (2001): Gesundheitliche Bewertung von Kreatin als Nahrungsergänzungsmittel. Dtsch Lebensm Rundsch 97: 250–257

Messina M, Gardner C, Barnes S (2002): Gaining insight into the health effects of soy but a long way still to go: commentary on the fourth International Symposium on the Role of Soy in Preventing and Treating Chronic Disease. J Nutr 132: 547S–551S

Messina MJ (2002): Soy foods and soybean isoflavones and menopausal health. Nutr Clin Care 5: 272–282

Meunier PJ (1999): Calcium, vitamin D and vitamin K in the prevention of fractures due to osteoporosis. Osteoporos Int 9 (Suppl. 2): 48S–52S

Meydani M, Evans WJ, Handelman G, Biddle L, Fielding RA, Meydani SN, Burrill J, Fiatarone MA, Blumberg JB, Cannon JG (1993a): Protective effect of vitamin E on exercise-induced oxidative damage in young and older adults. Am J Physiol 264: R992–R998

Meydani M, Meydani SN, Leka L, Gong J, Blumberg JB (1993b): Effect of long-term vitamin E supplementation on lipid peroxidation and immune responses of young and old subjects. FASEB J 7: A415

Meydani SN, Barklund MP, Liu S, Meydani M, Miller RA, Cannon JG, Morrow FD, Rocklin R, Blumberg JB (1990): Vitamin E supplementation enhances cell-mediated immunity in healthy elderly subjects. Am J Clin Nutr 52: 557–563

Meydani SN, Meydani M, Blumberg JB, Leka LS, Pedrosa MC, Diamond R, Schaefer EJ (1998): Assessment of the safety of supplementation with different amounts of vitamin E in healthy older adults. Am J Clin Nutr 68: 311–318

Meydani SN, Meydani M, Blumberg JB, Leka LS, Siber G, Loszewski R, Thompson C, Pedrosa MC, Diamond R, Stollar BD (1997): Vitamin E supplementation and in vivo immune response in healthy elderly subjects. JAMA 277: 1380–1386

Meyer AH, Hahn A, Meisterernst A (2003): OLG München zu „A. MobilPlus-Kapseln" – Bilanzierte Diät. DLR 99: 153–154

Michaud DS, Feskanich D, Rimm EB, Colditz GA, Speizer FE, Willett WC, Giovannucci E (2000): Intake of specific carotenoids and risk of lung cancer in 2 prospective US cohorts. Am J Clin Nutr 72: 990–997

Micozzi MS, Beecher GR, Taylor PR, Khachik F (1990): Carotenoid analyses of selected raw and cooked foods associated with a lower risk for cancer. J Natl Cancer Inst 82: 282–285

Miettinen TA, Puska P, Gylling H, Vanhanen H, Vartiainen E (1995): Reduction of serum cholesterol with sitostanol-ester maragrine in a mildly hypercholesterolemic population. N Engl J Med 333: 1308–1312

Miki T, Nakatsuka K, Naka H, Kitatani K, Saito S, Masaki H, Tomiyoshi Y, Morii H, Nishizawa Y (2003): Vitamin K(2) (menaquinone 4) reduces serum undercarboxylated osteocalcin level as early as 2 weeks in elderly women with established osteoporosis. J Bone Miner Metab 21: 161–165

Miller DR, Hayes KC (1982): Vitamin excess and toxicity. In: Hathcock JN (ed.). Nutritional Toxicology. Academic Press: New York. 81–133

Miller ER 3rd, Pastor-Barriuso R, Dalal D, Riemersma RA, Appel LJ, Guallar E (2005): Meta-analysis: high-dosage vitamin E supplementation may increase all-cause mortality. Ann Intern Med 142: 37–46

Miller NJ, Rice-Evans CA (1995): Antioxidant activity of resveratrol in red wine. Clin Chem 41: 1789

Miller T (1986): Do oral contraceptive agents affect nutrient requirements – vitamin B_6 ? J Nutr 116: 1344–1345

Milne DB, Davis CD, Nielsen FH (2001): Low dietary zinc alters indices of copper function and status in post-menopausal women. Nutrition 17: 701–708

Milner JA (1999): Functional fods and health promotion. J Nutr 129 (Suppl 7): 1395S–1397S

Mishra SI, Dickerson V, Najm W (2003): Phytoestrogens and breast cancer prevention: what is the evidence? Am J Obstet Gynecol 188 (Suppl. 5): 66S–70S

Mittleman KD, Ricci MR, Bailey SP (1998): Branched-chain amino-acids prolong exercise during heat stress in men and women. Med Sci Sports Exerc 30: 83–91

Mizushima S, Nara Y, Sawamura M, Yamori Y (1996): Effects of oral taurine supplementation on lipids and sympathetic nerve tone. Adv Exp Med Biol 403: 615–622

Mocci F, Cacalis P, Tomasi PA, Casu F, Pettinato S (2001): The effect of noise on serum and urinary magnesium and catecholamines in humans. Occup Med 51: 56–61

Mochizuki H, Takido J, Oda H, Yokogoshi H (1999): Improving effect of dietary taurine on marked hypercholesterolemia induced by a high-cholesterol diet in streptozotocin-induced diabetic rats. Biosci Biotech Biochem 63: 1984–1987

Mock DM, Stadler DD, Stratton SL, Mock NI (1997): Biotin status assessed longitudinally in pregnant women. J Nutr 127: 710–716

Monteleone P, Maj M, Beinat L, Natale M, Kemali D (1992): Blunting by chronic phosphatidylserine administration of the stress-induced activation of the hypothalamo-pituitary-adrenal axis in healthy men. Eur J Clin Pharmacol 41: 385–388

Mookerjee BK, Lee TP, Lippes HA, Middleton E (1986): Some effects of flavonoids on lymphocyte proliferative responses. J Immunopharmacol 8: 371–392

Moore M, Folson AR, Barnes RW, Eckfeldt JH (1995): No association between serum ferritin and asymptomatic carotid atherosclerosis. The Atherosclerosis Risk in Communities (ARIC) Study. Am J Epidemiol 141: 719–723

Morcos M, Borcea V, Isermann B, Gehrke S, Ehret T, Henkels M, Schiekofer S, Hofmann M, Amiral J, Tritschler H, Ziegler R, Wahl P, Nawroth PP (2001): Effect of alpha-lipoic acid on the progression of endothelial cell damage and albuminuria in patients with diabetes mellitus: an exploratory study. Diabet Res Clin Prac 52: 175–183

Morelli V, Naquin C, Weaver V (2003): Alternative therapies for traditional disease states: Osteoarthritis. Am Fam Physician 67: 339–344

Moreno LA, Tresaco B, Bueno G, Fleta J, Rodriguez G, Garagorri JM, Bueno M (2003): Psyllium fibre and the metabolic control of obese children and adolescents. J Physiol Biochem 59: 235–242

Morganti P, Randazzo SD (1984): Nutrition and hair. J Appl Cosmet 2: 41–49

Morganti P, Randazzo SD (1987): Enriched gelatin as skin hydration enhancer. J Appl Cosmet 5: 105–120

Morlion BJ, Stehle P, Wachtler P, Siedhoff HP, Köhler M, König W, Fürst P, Puchstein C (1998): Total parenteral nutrition with glutamine dipeptide after major abdominal surgery. Ann Surg 227: 302–308

Morris CD, Carson S (2003): Routine vitamin supplementation to prevent cardiovascular disease: a summary of the evidence for the U.S. Preventive Services Task Force. Ann Intern Med 139: 56–70

Morris MC, Manson JE, Rosner B, Buring JE, Willett WC, Hennekens CH (1993): Fish consumption and cardiovascular disease in the physicians health study: a prospective study. Am J Epidemiol 142: 166–175

Morrison HI, Semenciw RM, Mao Y, Wigle DT (1994): Serum iron and risk of fatal acute myocardial infarction. Epidemiology 5: 234–246

Mortensen SA (1993): Perspectives on therapy of cardiovascular diseases with coenzyme Q_{10} (ubiquinone). Clin Investig 71 (Suppl.): 116–123

Moskowitz RW (2000): Role of collagen hydrolysate in bone and joint disease. Semin Arthritis Rheum 30: 87–99

Moss AJ, Levy AS, Kim I, Park YK (1989): Use of vitamin and mineral supplements in the United States: Current users, types of products, and nutrients. Advance data from vital and health statistics; Nr. 174. Hyattsville, Maryland: National Center for Health Statistics

Mossad SB, Macknin ML, Medendorp SV, Mason P (1996): Zinc gluconate lozenges for treating the common cold: a randomized, double-blind, placebo-controlled study. Ann Intern Med 125: 81–88

Mossop RT (1983): Effects of chromium (III) on fasting glucose, cholesterol and cholesterol HDL levels in diabetics. Cent Afr J Med 29: 80–82

Mühlhöfer A, Mrosek S, Schlegel B, Trommer W, Rozario F, Böhles H, Schremmer D, Zoller WG, Biesalski HK (2004): High-dose intravenous vitamin C is not associated with an increase of pro-oxidative biomarkers. Eur J Clin Nutr 58: 1151–1158

Mulholland CW, Strain JJ, Trinick TR (1996): Serum antioxidant potential, and lipoprotein oxidation in female smokers following vitamin C supplementation. Int J Food Sci Nutr 47: 227–231

Müller DM, Seim H, Kiess W, Löster H, Richter T (2002): Effects of oral L-carnitine supplementation on in vivo long-chain fatty acid oxidation in healthy adults. Metabolism 51: 1389–1391

Müller K (1992): Freie Radikale – Bedeutung in Pathophysiologie und Therapie. Dtsch Apoth Z 132: 1473–1482

Müller MJ, Mast M, Langnäse K (2001): WHO warnt vor Adipositasepidemie. Werden wir eine Gesellschaft der Dicken? MMW Fotschr Med 143: 28–32

Murkies AL, Lombard C, Strauss BJG, Wilcox G, Burger HG, Morton MS (1995): Dietary flour supplementation decreases postmenopausal hot flushes: effect of soy and wheat. Maturitas 21: 189–195

Mussner MJ, Parhofer KG, von Bergmann K, Schwandt P, Broedl U, Otto C (2002): Effects of phytosterol ester-enriched margarine on plasma lipoproteins in mild to moderate hypercholesterolemia are related to basal cholesterol and fat intake. Metabolism 51: 189–194

Mutschler E, Geisslinger G, Kroemer HK, Schäfer-Korting M (2001): Arzneimittelwirkungen. Lehrbuch der Pharmakologie und Toxikologie. 8. Aufl., Wissenschaftliche Verlagsgesellschaft mbH: Stuttgart

N.N. (2002): Homocysteine and risk of ischemic heart disease and stroke: a meta-analysis. JAMA 288: 2015–2022

N.N. (2004): Treatment of menopause-associated vasomotor symptoms: position statement of The North American Menopause Society. Menopause 11: 11–33

Naasani I, Seimiya H, Tsuruo T (1998): Telomerase inhibition, telomere shortening, and senescence of cancer cells by tea catechins. Biochem Biophys Res Commun 249: 391–396

Nagata C, Shimizu H, Takami R, Hayashi M, Takeda N, Yasuda K (2002): Soy product intake and serum isoflavonoid and estradiol concentrations in relation to bone mineral density in postmenopausal Japanese women. Osteoporos Int 13: 200–204

Nagata C, Takatsuka N, Kawakami N, Shimizu H (2001): Soy product intake and hot flashes in Japanese women: results from a community-based prospective study. Am J Epidemiol 153: 790–793

Nagaya N, Uematsu M, Oya H, Sato N, Sakamaki F, Kyotani S, Ueno K, Nakanishi N, Yamagishi M, Miyatake K (2001): Short-term oral administration of L-arginine improves hemodynamics and exercise capacity in patients with precapillary pulmonary hypertension. Am J Respir Crit Care Med 163: 887–891

Naidoo D, Lux O (1998): The effect of vitamin C and E supplementation on lipid and urate oxidation products in plasma. Nutr Res 18: 953–961

Naismith DJ, Braschi A (2003): The effect of low-dose potassium supplementation on blood pressure in apparently healthy volunteers. Br J Nutr 90: 53–60

Nakachi K, Imai K, Suga K (1997): Epidemiological evidence for prevention of cancer and cardiovascular disease by drinking green tea. In: Ohigashi H, Osawa T, Terao J, Watanabe S, Yoshikawa T (eds.): Food factors for cancer prevention. Springer: Tokyo. 105–108

Nakachi K, Matsuyama S, Miyake S, Suganuma M, Imai K (2000): Preventive effects of drinking green tea on cancer and cardiovascular disease: epidemiological evidence for multiple targeting prevention. BioFactors 13: 49–54

Nakachi K, Suemasu K, Suga K, Takeo T, Imai K, Higashi Y (1998): Influence of drinking green tea on breast cancer malignancy among Japanese patients. Jpn J Cancer Res 89: 254–261

Nakagawa K, Ninomiya M, Okubo T, Aoi N, Juneja LR, Kim M, Yamanaka K, Miyazawa T (1999): Tea catechin supplementation increases antioxidant capacity and prevents phospholipid hydroperoxidation in plasma of humans. J Agric Food Chem 47: 3967–3973

Nakaya Y, Minami A, Harada N, Sakamoto S, Niwa Y, Ohnaka M (2000): Taurine improves insulin sensitivity in the Otsuka Long-Evans Tokushima fatty rat, a model of spontaneous type 2 diabetes. Am J Clin Nutr 71: 54–58

Napoli JL, McCormick AM, O'Meara B, Dratz EA (1984): Vitamin A metabolism: α-tocopherol modulates tissue retinol levels in vivo and retinyl palmitate hydrolysis in vitro. Arch Biochem Biophys 230: 194–202

National Research Council (1989): Diet and health: Implications for reducing chronic disease risk. Report of the Comitee on Diet and Health, Food and Nutrition Board. National Academy Press: Washington

Naurath HJ (2002): Mikronährstoffe im Alter. In: Biesalski HK, Köhrle J, Schümann K. Vitamine, Spurenelemente und Mineralstoffe. Prävention und Therapie mit Mikronährstoffen. Thieme Verlag: Stuttgart, New York. 298–303

Need AG, Horowitz M, Morris HA, Nordin BEC (2000): Vitamin D status: effects on parathyroid hormone and 1,25-dihydroxyvitamin D in postmenopausal women. Am J Clin Nutr 71: 1577–1581

Negishi H, Xu JW, Ikeda K, Njelekela M, Nara Y, Yamori Y (2004): Black and green tea polyphenols attenuate blood pressure increases in stroke-prone spontaneously hypertensive rats. J Nutr 134: 38–42

Negri E, Franceschi S, Bosetti C, Levi F, Conti E, Parpinel M, La Vecchia C (2000): Selected micronutrients and oral and pharyngeal cancer. Int J Cancer 86: 122–127

Nelson AG, Day R, Glickman-Weiss E, Hegsted M, Kokkonen J, Sampson B (2000): Creatine supplementation alters the response to a graded cycle ergometer test. Eur J Appl Physiol 83: 89–94

Nestel P, Cehun M, Pomeroy S, Abbey M, Weldon G (2001): Cholesterol-lowering effects of plant sterol esters and non-esterified stanols in margarine, butter and low-fat foods. Eur J Clin Nutr 55: 1084–1090

Nestel PJ, Connor WE, Reardon MF, Connor S, Wong S, Boston R (1984): Suppression by diets rich in fish oil of very low density lipoprotein production in man. J Clin Invest 74: 82–89

Nestel PJ, Pomeroy S, Kay S, Komesaroff P, Behrsing J, Cameron JD, West L (1999): Isoflavones from red clover improve systemic arterial compliance but not plasma lipids in menopausal women. J Clin Endocrinol Metab 84: 895–898

Neumann G (1992): Trainierter Fettstoffwechsel garantiert Schonung des Glykogensdepots- L-Carnitin mit Schlüsselrolle beim effizienten Fettsäureabbau. Fa Medice, Iserlohn

Newhouse IJ, Clement DB (1988): Iron status in athletes. An update. Sports Med 5: 337–352

Newsholme EA, Hardy G (1997): Supplementation of diets with nutritional pharmaceuticals. Nutrition 13: 837–839

Nickerson HJ, Holubets MC, Weiler BR, Haas RG, Schwartz S, Ellefson ME (1989): Causes of iron deficiency in adolescent athletes. J Pediatr 114: 657–663

Nicolosi RJ, Rogers EJ, Kritchevsky D, Scimeca JA, Huth PJ (1997): Dietary conjugated linoleic acid reduces plasma lipoproteins and early aortic atherosclerosis in hypercholesterolemic hamsters. Artery 22: 266–277

Nieman D, Johanssen LM, Lee JW, Arabatzis K (1990): Infectious episodes before and after the Los Angeles marathon. J Sports Med Phys Fitness 30: 289–296

Nieves JW (2003): Calcium, vitamin D, and nutrition in elderly adults. Clin Geriatr Med 19: 321–335

Nigdikar SV, Williams NR, Griffin BA, Howard AN (1998): Consumption of red wine polyphenols reduces the susceptibility of low-density lipoproteins to oxidation in vivo. Am J Clin Nutr 68: 258–265

Nikander E, Kilkkinen A, Metsa-Heikkila M, Adlercreutz H, Pietinen P, Tiitinen A, Ylikorkala O (2003): A randomized placebo-controlled crossover trial with phytoestrogens in treatment of menopause in breast cancer patients. Obstet Gynecol 101: 1213–1220

Niki E, Noguchi N, Tsuchihashi H, Gotoh N (1995): Interaction among vitamin C, vitamin E, and beta-carotene. Am J Clin Nutr 62: 1322S–1326S

Nikoleit D (1997): Carotinoide natürlichen Ursprungs: wichtige physiologische Modulatoren, mehr als nur Provitamin A. VitaMinSpur 12: 5–19

Nilsen DWT, Albrektsen G, Landmark K, Moen S, Aarsland T, Woie L (2001): Effects of a high-dose concentrate of n-3 fatty acids or corn oil introduced early after an acute myocardial infarction on serum triacylglycerol and HDL cholesterol. Am J Clin Nutr 74: 50–56

Nilsson K, Gustafson L, Faldt R, Andersson A, Brattstrom L, Lindgren A, Israelsson B, Hultberg B (1996): Hyperhomocysteinaemia – a common finding in a psychogeriatric population. Eur J Clin Invest 26: 853–859

Nilsson K, Gustafson L, Hultberg B (2000): The plasma homocysteine concentration is better than that of serum methylmalonic acid as a marker for sociopsychological performance in a psychogeriatric population. Clin Chem 46: 691–696

Nomura AM, Stemmermann GN, Heilbrun LK, Salkeld RM, Vuilleumier JP (1985): Serum vitamin levels and the risk of cancer of specific sites in men of Japanese ancestry in Hawaii. Cancer Res 45: 2369–2372

Noone J Roche HM, Nugent AP, Gibney MJ (2002): The effect of dietary supplementation using isomeric blends of conjugated linoleic acid on lipid metabolism in healthy human subjects. Br J Nutr 88: 243–251

Nordoy A, Bonaa KH, Sandset PM, Hansen JB, Nilsen H (2000): Effect of omega-3 fatty acids and simvastatin on hemostatic risk factors and postprandial hyperlipemia in patients with combined hyperlipemia. Arterioscler Thromb Vasc Biol 20: 259–265

Nyyssönen K, Parviainen MT, Salonen R, Tuomilehto J, Salonen JT (1997a): Vitamin C deficiency and risk of myocardial infarction: Prospective population study of men from eastern Finland. Br Med J 314: 634–638

Nyyssönen K, Poulsen HE, Hayn M, Agerbo P, Porkkala-Sarataho E, Kaikkonen J, Salonen R, Salonen JT (1997b): Effect of supplementation of smoking men with plain or slow release ascorbic acid on lipoprotein oxidation. Eur J Clin Nutr 51: 154–163

O'Hara Y, Peterson TE, Harrison DG (1993): Hypercholesterolemia increases endothelial superoxide anion production. J Clin Invest 91: 2546–2551

O'Toole P, Lombard M (1996): Vitamin C and gastric cancer: Supplements for some fruit or all? Gut 39: 345–347

Obrosova IG, Stevens MJ (1999): Effect of dietary taurine supplementation on GSH and NAD(P)-redox status, lipid peroxidation, and energy metabolism in diabetic precataractous lens. Inv Ophtal Vis Sci 40: 680–688

Ocke MC, Bueno-de-Mesquita HB, Feskens EJ, van Staveren WA, Kromhout D (1997): Repeated measurements of vegetables, fruits, beta-carotene, and vitamins C and E in relation to lung cancer. Am J Epidemiol 145: 358–365

Ockenga J, Lochs H (2003): Theorie und Praxis der enteralen Ernährung. Intensivmed 40: 720–734

Oelrichs C (2005): Das Ende des Schlankheitswerbeverbotes?! ZLR 32: 23–33

Okabe S, Ochiai Y, Aida M, Park K, Kim SJ, Nomura T, Suganuma M, Fujiki H (1999): Mechanistic aspects of green tea as cancer preventive on human stomach cancer cell lines. Jpn J Cancer Res 90: 733–739

Olmedilla B, Granado F, Blanco I, Vaquero M (2003): Lutein, but not alpha-tocopherol, supplementation improves visual function in patients with age-related cataracts: a 2 y double-blind, placebo-controlled pilot study. Nutrition 19: 21–24

Olson RE (1994): Vitamin K. In: Shils ME, Olson JA, Shike M, Ross AC (eds.): Modern nutrition in health and disease. 9th ed. Williams & Wilkins: Baltimore. 363–380

Omenn GS, Beresford SAA, Motulsky AG (1998): Preventing coronary heart disease. B vitamins and homocysteine. Circulation 97: 421–424

Omenn GS, Goodman GE, Thornquist MD, Balmes J, Cullen MR, Glass A, Keogh JP, Meyskens FL, Valanis B, Williams JH, Barnhart S, Hammar S (1996): Effects of a combination of beta carotene and Vitamin A on lung cancer and cardiovascular disease (CARET). N Engl J Med 334: 1150–1155

Ooi BC, Barnes GL, Tauro GP (1992): Normalization of vitamin B_{12} absorption after ileal resection in children. J Paediat Child Hlth 28: 168–171

Oomen CM, Feskens EJ, Rasanen L, Fidanza F, Nissinen AM, Menotti A, Kok FJ, Kromhout D (2000): Fish consumption and coronary heart disease mortality in Finland, Italy, and The Netherlands. Am J Epidemiol 151: 999–1006

Ooms ME, Roos JC, Bezemer PD, van der Vijgh WJF, Bouter LM, Lips P (1995): Prevention of bone loss by vitamin D supplementation in elderly women: A randomized double-blind trial. J Clin Endocrinol Metab 80: 1052–1058

Opara EC (2002): Oxidative stress, micronutrients, diabetes mellitus and its complications. J R Soc Health 122: 28–34

Oppenheimer SJ (2001): Iron and its relation to immunity and infectious disease. J Nutr 131: 616S–633S

Ortega RM, Manas LR, Andres P, Gaspar MJ, Agudo FR, Jimenez A, Pascual T (1996): Functional and psychic deterioration in elderly people may be aggravated by folate deficiency. J Nutr 126: 1992–1999

Osendarp SJM, West CE, Black RE (2003): The need for maternal zinc supplementation in developing countries: an unresolved issue. J Nutr 133: 817S–827S

Osganian SK, Stampfer MJ, Rimm E, Spiegelman D, Manson JE, Willett WC (2003): Dietary carotenoids and risk of coronary artery disease in women. Am J Clin Nutr 77: 1390–1399

Ostlund RE, McGill JB, Zeng C, Covey DF, Stearns J, Stenson WF, Spilburg CF (2002): Gastrointestinal absorption and plasma kinetics of soy Δ5-phytosterols and phytostanols in humans. Am J Physiol 282: E911–E916

Ostlund RE, Spilburg CA, Stenson WF (1999): Sitostanol administered in lecithin micelles potently reduces cholesterol absorption in humans. Am J Clin Nutr 70: 826–831

Ott SM (2004): Diet for the heart or the bone: a biological tradeoff. Am J Clin Nutr 79: 4–5

Otto RM, Shores KVM, Wygand JW, Perez MR (1987): The effect of L-carnitine supplementation on endurance exercise. Med Sci Sports Exerc 19: S68

Overvad K, Diamant B, Holm L, Holmer G, Mortensen SA, Stender S (1999): Coenzyme Q10 in health and disease. Eur J Clin Nutr 53: 764–770

Oyono-Enguelle S, Freund H, Ott C, Gartner M, Heitz A, Marbach J, Maccari F, Grey A, Bigot M, Bach AC (1988): Prolonged submaximal exercise and L-carnitine in humans. Eur J Appl Physiol 58: 53–61

Pace-Asciak CR, Hanh S, Diamandis EP, Soleas G, Goldberg DM (1995): The red wine phenolics trans-resveratrol and quercetin block human platelet aggregation and eicosanoid synthesis: implications for protection against coronary heart disease. Clin Chim Acta 235: 207–219

Packer L, Kraemer K, Rimbach G (2001): Molecular aspects of lipoic acid in the prevention of diabetes complications. Nutrition 17: 888–895

Paczek L, Kropiewnicka EH, Bartlomiejczyk I, Gradowska L, Heidland A, Wood G (2000): Systemic proteolytic enzyme treatment diminishes urinary interleukin 6 in diabetic patients. Nephron 84: 194–195

Pallast EG, Schouten EG, de Waart FG, Fonk HC, Doekes G, von Blomberg BM, Kok FJ (1999): Effect of 50- and 100 mg vitamin E supplements on cellular immune function in noninstitutionalized elderly persons. Am J Clin Nutr 69: 1273–1281

Panush RS, Carter RL, Katz P, Kowsari B, Longley S, Finnie S (1983): Diet therapy for rheumatoid arthritis. Arth Rheum 26: 462–471

Paolisso G, D'Amore A, Galzerano D, Balbi V, Giugliano D, Varricchio M, D'Onofrio F (1993): Daily vitamin E supplements improve metabolic control but not insulin secretion in elderly type II diabetic patients. Diabet Care 16: 1433–1437

Papadimitropoulos E, Wells G, Shea B, Gillespie W, Weaver B, Zytaruk N, Cranney A, Adachi J, Tugwell P, Josse R, Greenwood C, Guyatt G; Osteoporosis Methodology Group and The Osteoporosis Research Advisory Group (2002): Meta-analyses of therapies for postmenopausal osteoporosis. VIII: Meta-analysis of the efficacy of vitamin D treatment in preventing osteoporosis in postmenopausal women. Endocr Rev 23: 560–569

Parillo M, Riccardi G (2004): Deit composition and the risk of type 2 diabetes: epidemiological and clinical evidence. Br J Nutr 92: 7–19

Park D, Huang T, Frishman WH (2005): Phytoestrogens as cardioprotective agents. Cardiol Rev 13: 13–17

Park T, Lee K (1998): Dietary taurine supplementation reduces plasma and liver cholesterol and triglyceride levels in rats fed a high-cholesterol or a cholesterol-free diet. Adv Exp Med Biol 442: 319–325

Park Y, Albright KJ, Liu W, Storkson JM, Cook ME, Pariza MW (1997): Effect of conjugated linoleic acid on body composition in mice. Lipids 32: 853–858

Park Y, Storkson JM, Liu W, Albright KJ, Cook ME, Pariza MW (2004): Structure-activity relationship of conjugated linoleic acid and its cognates in inhibiting heparin-releasable lipoprotein lipase and glycerol release from fully differentiated 3T3-L1 adipocytes. J Nutr Biochem 15: 561–568

Pasman WJ, Westerterp-Plantenga MS, Saris WHM (1997): The effectiveness of long-term supplementation of carbohydrate, chromium, fibre, and caffeine on weight maintenance. Int J Obes Relat Metab Disord 21: 1143–1151

Paulev PE, Jordal R, Pedersen NS (1983): Dermal excretion of iron in intensely training athletes. Clin Chim Acta 127: 19–27

Pauling LC (1970): Vitamin C and the common cold. WH Freeman & Co.: San Francisco

Pauly DF, Pepine CJ (2003): The role of carnitine in myocardial dysfunction. Am J Kidney Dis 41 (Suppl. 4): S35–S43

Payne DL, Welsh JD, Manion CV, Tsegaye A, Herd LD (1981): Effectiveness of milk products in dietary management of lactose malabsorption. Am J Clin Nutr 34: 2711–2715

Peacock JM, Folsom AR, Arnett DK, Eckfeldt JH, Szklo M (1999): Relationship of serum and dietary magnesium to incident hypertension: the Atherosclerosis Risk in Communities (ARIC) Study. Ann Epidemiol 9: 159–165

Peeters PH, Keinan-Boker L, van der Schouw YT, Grobbee DE (2003): Phytoestrogens and breast cancer risk. Review of the epidemiological evidence. Breast Cancer Res Treat 77: 171–183

Pelto L, Isolauri E, Lilius EM, Nuutila J, Salminen S (1998): Probiotic bacteria down-regulate the milk-induced inflammatory response in milk-hypersensitive subjects but have an immunostimulatory effect in healthy subjects. Clin Exp Allergy 28: 1474–1479

Pelz R, Schmidt-Faber B, Heseker H (1998): Die Carotinoidzufuhr in der Nationalen Verzehrsstudie. Z Ernährungswiss 37: 319–327

Penotti M, Fabio E, Modena AB, Rinaldi M, Omodei U, Vigano P (2003): Effect of soy-derived isoflavones on hot flushes, endometrial thickness, and the pulsatility index of the uterine and cerebral arteries. Fertil Steril 79: 1112–1117

Perdigon G, Alvarez S, Rachid M, Aguero G, Gobbato N (1995): Immune system stimulation by probiotics. J Dairy Sci 78: 1597–1606

Peretz A, Néve J, Duchateau JP, Famaey JP (1992): Adjuvant treatment of recent onset rheumatoid arthritis by selenium supplementation: preliminary observations. Br J Rheumatol 31: 281–286

Peretz A, Siderova V, Néve J (2001): Selenium supplementation in rheumatoid arthritis investigated in a double blind, placebo-controlled trial. Scand J Rheumatol 30: 208–212

Perez-Jimenez F, Espino A, Lopez-Segura F, Blanco J, Ruiz-Gutierrez V, Prada JL, Lopez-Miranda J, Jimenez-Pereperez J, Ordovas JM (1995): Lipoprotein concentrations in normolipidemic males consuming oleic acid-rich diets from two different sources: olive oil and oleic acid-rich sunflower oil. Am J Clin Nutr 62: 769–775

Persson-Moschos MEK, Stavenow L, Akesson B, Lindgärde F (2000): Selenoprotein P in plasma in relation to cancer morbidity in middle-aged Swedish men. Nutr Cancer 36: 19–26

Peters RK, Pike MC, Garabrant D, Mack TM (1992): Diet and colon cancer in Los Angeles County, California. Cancer Causes Control 3: 457–473

Peters U, Chatterjee N, McGlynn KA, Schoen RE, Church TR, Bresalier RS, Gaudet MM, Flood A, Schatzkin A, Hayes RB (2004): Calcium intake and colorectal adenoma in a US colorectal cancer early detection program. Am J Clin Nutr 80: 1358–1365

Petersen EW, Ostrowski K, Ibfelt T, Richelle M, Offord E, Halkjaer-Kristensen J, Pedersen BK (2001): Effect of vitamin suppelemntation on cytokine response and on muscle damage after strenous exercise. Am J Physiol 280: C1570–C1575

Peterson G, Barnes S (1993): Genistein and biochanin-A inhibit the growth of human prostate cancer cells but not epidermal growth factor receptor tyrosine autophosphorylation. Prostate 22: 335–354

Peto R, Doll R, Buckley JD, Sporn MB (1981): Can dietary beta-carotene materially reduce human cancer rates? Nature 290: 201–208

Petrakis NL, Barnes S, King EB, Lowenstein J, Wiencke J, Lee MM, Miike R, Kirk M, Coward L (1996): Stimulatory influence of soy protein isolate on breast secretion in pre- and postmenopausal women. Cancer Epidemiol Biomarkers Prev 5: 785–794

Petrides PE (2003a): Tumorgewebe. In: Löffler G, Petrides PE (Hrsg.) Biochemie und Pathobiochemie. Springer: Berlin, Heidelberg. 1159–1183

Petrides PE (2003b): Spurenelemente. In: Löffler G, Petrides PE (Hrsg.): Biochemie und Pathobiochemie. 7. Aufl., Springer: Berlin, Heidelberg. 697–720

Petrides PE (2003c): Blut. In: Löffler G, Petrides PE (Hrsg.): Biochemie und Pathobiochemie. 7. Aufl., Springer: Berlin, Heidelberg. 975–1030

Phillipson BE, Rothrock DW, Connor WE, Harris WS, Illingworth DR (1985): Reduction of plasma lipids, lipoproteins, and apoproteins by dietary fish oils in patients with hypertriglyceridemia. N Engl J Med 312: 1210–1216

Phipps KR (1996): Fluoride. In: Ziegler EE, Filer JL (eds.): Present knowledge in nutrition. 7th ed., ILSI Press: Washington. 329–333

Pietrzik K, Prinz-Langenohl R (1997): Folsäure. In: Biesalski HK, Schrezenmeir J, Weber P, Weiß H (Hrsg.): Vitamine: Physiologie, Pathophysiologie, Therapie. Thieme: Stuttgart, New York. 104–116

Pike J, Chandra RK (1995): Effect of vitamin and trace element supplementation on immune indices in healthy elderly. Int J Vitam Nutr Res 65: 117–120

Pi-Sunyer FX (1999): Obesity. In: Shils ME, Olson JA, Shike M, Ross AC (eds.): Modern nutrition in health and disease. 9th ed., Williams & Wilkins: Baltimore. 1395–1418

Pittler MH, Abbot NC, Harkness EF, Ernst E (1999): Randomized, double-blind trial of chitosan for body weight reduction. Eur J Clin Nutr 53: 379–381

Literatur

Pittler MH, Ernst E (2004): Dietary supplements for body-weight reduction: a systematic review. Am J Clin Nutr 79: 529–536

Plat J, Mensink RP (2001): Effects of diets enriched with two different plant sterol ester mixtures on plasma ubiquinol-10 and fat-soluble antioxidant concentrations. Metabolism Clin Exper 50: 520–529

Platen P (2002): Mikronährstoffe in der Sportmedizin. In: Biesalski HK, Köhrle J, Schümann K: Vitamine, Spurenelemente und Mineralstoffe. Thieme: Stuttgart. 326–342

Plettenberg A, Stoehr A, Stellbrink HJ, Albrecht H, Meigel W (1993): A preparation from bovine colostrum in the treatment of HIV-positive patients with chronic diarrhea. Clin Invest 71: 42–45

Pochart P, Marteau P, Bouhnik Y, Goderel P, Bourlioux P, Rambaud JC (1992): Survival of Bifidobacteria ingested via fermented milk during their passage through the human small intestine and in vivo study using intestinal perfusion. Am J Clin Nutr 55: 78–80

Podmore ID, Griffiths HR, Herbert KE, Mistry N, Mistry P, Lunec J (1998): Vitamin C exhibits prooxidant properties. Nature 392: 559

Porrini M, Riso P (2005): What are typical lycopene intakes? J Nutr 135: 2042S–2045S

Potter SM, Baum JA, Teng H, Stillman RJ, Shay NF, Erdman JW Jr. (1998): Soy protein and isoflavones: their effects on blood lipids and bone density in postmenopausal women. Am J Clin Nutr 68 (Suppl.): 1375S–1379S

Powell-Tuck J, Jamieson CP, Bettany GEA, Obeid O, Fawcett HV, Archer C, Murphy DL (1999): A double-blind, randomized, controlled trial of glutamine supplementation in parenteral nutrition. Gut 45: 82–88

Prasad AS, Fitzgerald JT, Bao B, Beck FWJ, Chandrasekar PH (2000): Duration of symptoms and plasma cytokine levels in patients with the common cold treated with zinc acetate. Ann Intern Med 133: 245–252

Prentice A (2004): Diet, nutrition and the prevention of osteoporosis. Public Health Nutr 7: 227–243

Prentice A , Bonjour JP, Branca F, Cooper C, Flynn A, Garabedian M, Muller D, Pannemans D, Weber P (2003): PASSCLAIM – Bone health and osteoporosis. Eur J Nutr 42 (Suppl 1): 128–149

Price ML (1984): The role of diet in the management of atopic eczema. Hum Nutr Appl Nutr 38A: 409–415

Prinz W, Bortz R, Bregin B, Hersch M (1977): The effect of ascorbic acid supplementation on some parameters of the human immunological defence system. Int J Vitam Nutr Res 47: 248–257

Prinz-Langenohl R, Fohr I, Pietrzik K (2001): Beneficial role for folate in the prevention of colorectal and breast cancer. Eur J Nutr 40: 98–105

Proctor DM, Otani JM, Finley BL, Paustenbach DJ, Bland JA, Speizer N, Sargent EV (2002): Is hexavalent chromium carcinogenic via ingestion? A weight-of-evidence review. J Toxicol Environm Health 65: 701–746

Quaas L (1997): Gravidität und Laktation. In: Biesalski HK, Schrezenmeir J, Weber P, Weiß H (Hrsg.): Vitamine. Physiologie, Pathophysiologie, Therapie. Thieme: Stuttgart, New York. 168–172

Quaas L (2004): Ernährung in Schwangerschaft und Stillzeit. In: Biesalski HK, Fürst P, Kasper H, Kluthe R, Pölert W, Puchstein C, Stähelin HB (Hrsg.): Ernährungsmedizin. 3. Aufl., Thieme: Stuttgart, New York. 224–230

Quella SK, Loprinzi CL, Barton DL, Knost JA, Sloan JA, La Vasseur BI, Swan D, Krupp KR, Miller KD, Novotny PJ (2000): Evaluation of soy phytoestrogens for the treatment of hot flashes in breast cancer survivors: A North Central Cancer Treatment Group Trial. J Clin Oncol 18: 1068–1074

Raffaelli B, Hoikkala A, Leppälä E, Wähälä K (2002): Enterolignans. J Chromatography B 777: 29–43

Rainer M, Kraxberger E, Haushofer M, Mucke HA, Jellinger KA (2000): No evidence for cognitive improvement from oral nicotinamide adenine dinucleotide (NADH) in dementia. J Neur Transm 107: 1475–1481

Raj DG, Ramakrishnan S, Devi CS (1995): Myoinositol and peroxidation- an in vitro study on human cataractous lens and erythrocytes. Indian J Biochem Biophys 32: 109–111

Rajakangas J, Basu S, Salminen I, Mutanen M (2003): Adenoma growth stimulation by the trans-10, cis-12 isomer of conjugated linoleic acid (CLA) is associated with changes in mucosal NF-kappaB and cyclin D1 protein levels in the Min mouse. J Nutr 133: 1943–1948

Rampersaud GC, Kauwell GP, Hutson AD, Cerda JJ, Bailey LB (2000): Genomic DNA methylation decreases in response to moderate folate depletion in elderly women. Am J Clin Nutr 72: 998–1003

Rankinen T, Fogelholm M, Kujala U, Rauramaa R, Uusitupa M (1995): Dietary intake and nutritional status of athletic and nonathletic children in early puberty. Int J Sport Nutr 5: 136–150

Rankinen T, Lyytikainen S, Vanninen E, Penttila I, Rauramaa R, Uusitupa M (1998): Nutritional status of the Finnish elite ski jumpers. Med Sci Sports Exerc 30: 1592–1597

Rao AV, Fleshner N, Agarwal S (1999): Serum and tissue lycopene and biomarkers of oxidation in prostate cancer patients: a case-control study. Nutr Cancer 33: 159–164

Rapola JM, Virtamo J, Ripatti S, Huttunen JK, Albanes D, Taylor PR, Heinonen OP (1997): Randomised trial of alpha-tocopherol and beta-carotene supplements on incidence of major coronary events in men with previous myocardial infarction. Lancet 349: 1715–1720

Raschke P, Massoudy P, Becker BF (1995): Taurine protects the heart from neutrophil-induced reperfusion injury. Free Rad Biol Med 19: 461–471

Rasic JL, Vujicic IF, Skringer M, Vulic M (1992): Assimilation of cholesterol by some cultures of lactic acid bacteria and bifidobacteria. Biotechnol Lett 14: 39–44

Ratledge C (2004): Fatty acid biosynthesis in microorganisms being used for single cell oil production. Biochimie 86: 807–815

Ravaglia G, Forti P, Maioli F, Bastagli L, Facchini A, Mariani E, Savarino L, Sassi S, Cucinotta D, Lenaz G (2000): Effect of micronutrient status on natural killer cell immune function in healthy free-living subjects aged $>$/= 90 y. Am J Clin Nutr 71: 590–598

Ravina A, Slezak L, Mirsky N, Bryden NA, Anderson RA (1999): Reversal of corticosteroid-induced diabetes mellitus with supplemental chromium. Diabet Med 16: 164–167

Ravina A, Slezak L, Rubal A, Mirsky N (1995): Clinical use of the trace element chromium (III) in the treatment of diabetes mellitus. J Trace Elem Exper Med 8: 183–190

Read MH, Bock MA, Carpenter K, Medeiros D, Ortiz M, Raab C, Schutz H, Sheehan E, Williams DK (1989): Health beliefs and supplement use: adults in seven western states. J Am Diet Assoc 89: 1812–1813

Reaven PD, Herold DA, Barnett J, Edelman S (1995): Effects of vitamin E on susceptibility of low-density lipoprotein and low-density lipoprotein subfractions to oxidation and on protein glycation in NIDDM. Diabet Crae 18: 807–816

Rebolloso-Fuentes MM, Navarro-Perez A, Garcia-Camacho F, Ramos-Miras JJ, Guil-Guerrero JL (2001): Biomass nutrient profiles of the microalga Nannochloropsis. J Agric Food Chem 49: 2966–2972

Recker RR, Bammi A, Barger-Lux J, Heaney RP (1988): Calcium absorbability from milk products, an imitation milk, and calcium carbonate. Am J Clin Nutr 47: 93–95

Reginster JY, Deroisy R, Rovati LC, Lee RL, Lejeune E, Bruyere O, Giacovelli G, Henrotin Y, Dacre JE, Gossett C (2001): Long-term effects of glucosamine sulphate on osteoarthritis progression: a randomized, placebo-controlled clinical trial. Lancet 357: 251–256

Reginster JY, Meurmans L, Zegels B, Rovati LC, Minne HW, Giacovelli G, Taquet AN, Setnikar I, Collette J, Gosset C (1998): The effect of sodium monofluorphosphate plus calcium on vertebral fracture rate in postmenopausal women with moderate osteoporosis. Ann Int Med 129: 1–8

Rehner G, Daniel H (1999): Biochemie der Ernährung. Spektrum: Heidelberg, Berlin

Reilly M, Delanty N, Lawson JA, Fitzgerald GA (1996): Modulation of oxidant stress in vivo in chronic cigarete smokers. Circulation 94: 19–25

Reiter WJ, Pycha A, Schatzl G, Pokorny A, Gruber DM, Huber JC, Marberger M (1999): Dehydroepiandrosterone in the treatment of erectile dysfunction: A prospective, double-blind, randomized, placebo-controlled study. Urology 53: 590–595

Remer T (2000): Influence of diet on acid-base balance. Sem Dialysis 13: 221–226

Renaud S, Lanzmann-Petithory D (2001): Coronary heart disease: dietary links and pathogenesis. Public Health Nutr 4: 459–474

Rennie MJ, Ahmed A, Khogali SE, Low SY, Hundal HS, Taylor PM (1996): Glutamine metabolism and transport in skeletal muscle and heart and their clinical relevance. J Nutr 126 (Suppl): 1142S–1149S

Rennie KL, Hughes J, Lang R, Jebb SA (2003): Nutritional management of rheumatoid arthritis: a review of the evidence. J Hum Nutr Dietet 16: 97–109

Rennie MJ, Edwards RHT, Krywawych S, Davies CTM, Halliday D, Waterlow JC, Millward DJ (1981): Effect of exercise on protein turnover in man. Clin Sci 61: 627–639

Literatur

Rennie MJ, Tadros L, Khogali S, Ahmed A, Taylor PM (1994): Glutamine transport and its metabolic effects. J Nutr 124: 1503S–1508S

Rett K, Häring HU (1999): Andere Stoffwechselkrankheiten. In: Mehnert H, Standl E, Usadel KH: Diabetologie in Klinik und Praxis. Thieme: Stuttgart. 545–566

Reynish W, Andrieu S, Nourhashemi F, Vellas B (2001): Nutritional factors and Alzheimer's disease. J Gerontol A Biol Sci Med Sci 56: M675–M680

Reynolds EH (2002): Folic acid, ageing, depression, and dementia. BMJ 324: 1512–1515

Reynolds JV, Daly JM, Shou J, Sigal R, Ziegler MM, Naji A (1990): Immunologic effects of arginine supplementation in tumor-bearing and non-tumor-bearing hosts. Ann Surgery 211: 202–210

Richelle M, Enslen M, Hager C, Groux M, Tavazzi I, Godin JP, Berger A, Metairon S, Quaile S, Piguet-Welsch C, Sagalowicz L, Green H, Fay LB (2004): Both free and esterified plant sterols reduce cholesterol absorption and the bioavailability of beta-carotene and alpha-tocopherol in normocholesterolemic humans. Am J Clin Nutr 80: 171–177

Richer S, Stiles W, Statkute L, Pulido J, Frankowski J, Rudy D, Pei K, Tsipursky M, Nyland J (2004): Double-masked, placebo-controlled, randomized trial of lutein and antioxidant supplementation in the intervention of atrophic age-related macular degeneration: the Veterans LAST study (Lutein Antioxidant Supplementation Trial). Optometry 75: 216–230

Rico H, Gallego-Lago JL, Hernández ER, Villa LF, Sanchez-Atrio A, Seco C, Gérvas JJ (2000): Effect of silicon supplement on osteopenia induced by ovariectomy in rats. Calc Tissue Int 66: 53–55

Riggs BL, Hodgson SF, O'Fallon WM, Chao EY, Wahner HW, Muhs JM, Cedel SL, Melton LJ 3rd (1990): Effect of fluoride treatment on the fracture rate in postmenopausal women with osteoporosis. N Engl J Med 322: 802–809

Riggs KM, Spiro A 3rd, Tucker K, Rush D (1996) Relations of vitamin B_{12}, vitamin B_6, folate, and homocysteine to cognitive performance in the Normative Aging Study. Am J Clin Nutr 63: 306–314

Rimm EB, Katan MB, Ascherio A, Stampfer MJ, Willett WC (1996): Relation between intake of flavonoids and risk for coronary heart disease in male health professionals. Ann Intern Med 125: 384–389

Rimm EB, Stampfer MJ, Ascherio A, Giovannucci E, Colditz GA, Willett WC (1993): Vitamin E consumption and the risk of coronary heart disease in men. N Engl J Med 328: 1450–1456

Rimm EB, Willett WC, Hu FB, Sampson L, Colditz GA, Manson JE, Hennekens C, Stampfer MJ (1998): Folate and vitamin B_6 from diet and supplements in relation to risk of coronary heart disease among women. JAMA 279: 359–364

Rink L, Gabriel P (2000): Zinc and the immune system. Proc Nutr Soc 59: 541–552

Risérus U, Arner P, Brismar K, Vessby B (2002b): Treatment with dietary trans10cis12 conjugated linoleic acid cuses isomer-specific insulin resistance in obese men with the metabolic syndrome. Diabetes Care 25: 1516–1521

Risérus U, Basu S, Jovinge S, Fredrikson GN, Arnlöv J, Vessby B (2002a): Supplementation with conjugated linoleic acid causes isomer-dependent oxidative stress and elevated C-reactive protein: a potential link to fatty acid-induced insulin resistance. Circulation 106: 1925–1929

Risérus U, Berglund L, Vessby B (2001): Conjugated linoleic acid (CLA) reduced abdominal adipose tissue in obese middle-aged men with signs of the metabolic syndrome: a randomized controlled trial. Int J Obes Rel Metab Dis 25: 1129–1135

Riso P, Pinder A, Santangelo A, Porrini M (1999): Does tomato consumption effectively increase the resistance of lymphocyte DNA to oxidative damage? Am J Clin Nutr 69: 712–718

Risser WL, Lee EJ, Poindexter HB, West MS, Pivarnik JM, Risser JM, Hickson JF (1988): Iron deficiency in female athletes: its prevalence and impact on performance. Med Sci Sports Exerc 20: 116–121

RKI (Robert-Koch-Institut) (2002): Beiträge zur Gesundheitsberichterstattung des Bundes: Was essen wir heute? MuK. Medien- und Kommunikations GmbH: Berlin

Roberfroid M (1993): Dietary fiber, inulin, and oligofructose: a review comparing their physiological effects. Crit Rev Food Sci Nutr 33: 103–148

Roberts K, Dunn, K, Jean, SK, Lardinois, CK (2000): Syndrome X: Medical nutrition therapy. Nutr Rev 58: 154–160

Robertson JM, Donner AP, Trevithick JR (1989): Vitamin E intake and risk of cataracts in humans. Ann N Y Acad Sci 570: 372–382

Robinson M (1997): Optimizing therapy for inflammatory bowel disease. Am J Gastroenterol 92: 12S–17S

Robinson MF, Thomson CD, Huemmer PK (1985): Effect of a megadose of ascorbic acid, a meal and orange juice on the absorption of selenium as sodium selenite. N Z Med J 98: 627–629

Robinson TM, Sewell DA, Hultman E, Greenhaff PL (1999): Role of submaximal exercise in promoting creatine and glycogen accumulation in human skeletal muscle. J Appl Physiol 87: 598–604

Roche HM, Noone E, Sewter C, Mc Bennett S, Savage D, Gibney MJ, O'Rahilly S, Vidal-Puig AJ (2002): Isomer-dependent metabolic effects of conjugated linoleic acid: insights from molecular markers sterol regulatory element-binding protein-1c and LXRalpha. Diabetes 51: 2037–2044

Roe MA, Heath ALM, Oyston SL, Macrow C, Hoogewerff JA, Foxall R, Dainty JR, Majsak-Newman G, Willis G, Fairweather-Tail SJ (2005): Iron absorption in male C282Y heterocygotes. Am J Clin Nutr 81: 814–821

Rohde T, Asp S, MacLean DA, Pedersen BK (1998a): Competitive sustained exercise in humans, lymphokine activated killer cell activity, and glutamine- an intervention study. Eur J Appl Physiol 78: 448–453

Rohde T, MacLean DA, Pedersen BK (1998b): Effect of glutamine on changes in the immune system induced by repeated exercise. Med Sci Sports Exerc 30: 856–862

Rokitzki L, Logemann E, Huber G, Keck E, Keul J (1994): α-Tocopherol supplementation in racing cyclists during extreme endurance training. Int J Sport Nutr 4: 253–264

Rolfe RD (2000): The role of probiotic cultures in the control of gastrointestinal health. J Nutr 130: 396S–402S

Roodenburg AJ, Leenen R, van het Hof KH, Weststrate JA, Tijburg LB (2000): Amount of fat in the diet affects bioavailability of lutein esters but not of alpha-carotene, beta-carotene, and vitamin E in humans. Am J Clin Nutr 71: 1187–1193

Rösch C, Lehmann R, Kötz K, Steinbicker V (1999): Folsäure und Schwangerschaft. Ernährungs-Umschau 46: 10–12

Rosenberg IH, Bengoa JM, Sitrin MD (1985): Nutritional aspects of inflammatory bowel disease. Ann Rev Nutr 5: 463–484

Rosenfeldt FL, Pepe S, Linnane A, Nagley P, Rowland M, Ou R, Marasco S, Lyon W (2002): The effects of ageing on the response to cardiac surgery: protective strategies for the ageing myocardium. Biogerontol 3: 37–40

Rosenfeldt V, Benfeldt E, Nielsen SD, Michaelsen KF, Jeppesen DL, Valerius NH, Paerregaard A (2003): Effect of probiotic lactobacillus strains in children with atopic dermatitis. J Allergy Clin Immunol 111: 389–395

Ross R, Glomset J, Harker L (1977): Response to injury and atherogenesis. Am J Pathol 86: 675–684

Rossander-Hulten L, Brune M, Sandström B, Lönnerdal B, Hallberg L (1991): Competitive inhibition of iron absorption by manganese and zinc in humans. Am J Clin Nutr 54: 152–156

Rossouw F, Krüger PE, Rossouw J (2000): The effect of creatine monohydrate loading on maximal intermittent exercise and sport-specific strength in well trained power-lifters. Nutr Res 20: 505–514

Roth E, Manhart N (2003): Aminosäuren- und Proteinstoffwechsel. In: Stein J, Jauch KW: Praxishandbuch klinische Ernährung und Infusionstherapie. Springer: Berlin, Heidelberg. 146–159

Roth HP, Kirchgessner M (1999): Diagnostik des Zinkmangels. Z Gerontol Geriat 32 (Suppl. 1): I55–I63

Rothman KJ, Moore LL, Singer MR, Nguyen US, Mannino S, Milunsky A (1995): Teratogenicity of high vitamin A intake. N Engl J Med 333: 1269–1373

Rottka H, Hermann-Kunz E, Hahn B, Lang HP (1988): Berliner Vegetarier Studie 1. Mitteilung: Lebensmittelverzehr, Nährstoff- und Energieaufnahme im Vergleich zu Nichtvegetariern. Akt Ernährungsmed 13: 161–170

Rowbottom DG, Keast D, Garcia-Webb P, Morton AR (1997): Training adaptation and biological changes among well-trained male triahtletes. Med Sci Sports Exerc 29: 1233–1239

Rowland IR, Rumney CJ, Coutts JT, Lievense LC (1998): Effect of bifidobacterium longum and inulin on gut bacterial metabolism and carcinogen-induced aberrant crypt foci in rats. Carcinogenesis 19: 281–285

Rubin MA, Miller JP, Ryan AS, Treuth MS, Patterson KY, Pratley RE, Hurley BF, Veillon C, Moser-Veillon PB, Anderson RA (1998): Acute and chronic resistive exercise increase urinary chromium excretion in men as measured with an enriched chromium stable isotope. J Nutr 128: 73–78

Ruhnau KJ, Meissnert HP, Finn JR, Reljanovic M, Lobisch M, Schütte K, Nehrdich D, Tritschler HJ. Mehnert H, Ziegler D (1999): Effects of 3-week oral treatment with the antioxidant thioctic acid (α-lipoic acid) in symptomatic diabetic polyneuropathy. Diabet Med 16: 1040–1043

Rümelin A (2002): Vitamin C in der postoperativen und posttraumatischen Intensivmedizin. In: Biesalski HK, Köhrle J, Schümann K. Vitamine, Spurenelemente und Mineralstoffe. Prävention und Therapie mit Mikronährstoffen. Thieme Verlag: Stuttgart, New York. 586–594

Rump JA, Arndt R, Arnold A, Bendick C, Dichtelmüller H, Franke M, Helm EB, Jager H, Kampmann B, Kolb P (1992): Treatment of diarrhoea in human immunodeficiency virus-infected patients with immunoglobulins from bovine colostrum. Clin Invest 70: 588–594

Rushton DH (2002): Nutritional factors and hair loss. Clin Exper Dermatol 27: 396–404

Russell RM, Rasmussen H, Lichtenstein AH (1999): Modified food guide pyramid for people over seventy years of age. J Nutr 129: 751–753

Russo MW, Murray SC, Wurzelmann JI, Woosley JT, Sandler RS (1997): Plasma selenium and the risk of colorectal adenomas. Nutr Cancer 28: 125–129

Ryder JW, Portocarrero CP, Song XM, Cui L, Yu M, Combatsiaris T, Galuska D, Baumann DE, Barbano DM, Charron MJ, Zierath JR, Houseknecht KL (2001): Isomer-specific antidiabetic properties of conjugated linoleic acid. Improved glucose tolerance, skeletal muscle insulin action, and UCP-2 gene expression. Diabetes 50: 1149–1157

Saad SY, Al-Rikabi AC (2002): Protection effects of taurine supplementation against cisplatin-induced nephrotoxicity in rats. Chemotherapy 48: 42–48

Saavedra JM, Baumann NA, Oung I, Perman JA, Yolken RH (1994): Feeding of Bifidobacterium bifidum and Streptococcus thermophilus to infants in hospital for prevention of diarrhoea and shedding of rotavirus. Lancet 344: 1046–1049

Sackett DL, Rosenberg WM, Gray JA, Haynes RB, Richardson WS (1996): Evidence based medicine: what it is and what it isn't. BMJ 312: 71–72

Sacks FM, Stone PH, Gibson CM, Silverman DI, Rosner B, Pasternak RC (1995): Controlled trial of fish oil for regression of human coronary atherosclerosis. HARP Research Group. J Am Coll Cardiol 25: 1492–1498

Sacks FM, Willett WC, Smith A, Brown LE, Rosner B, Moore TJ (1998): Effect on blood pressure of potassium, calcium, and magnesium in women with low habitual intake. Hypertension 31: 131–138

Safford F, Baumel B (1994): Testing the effects of dietary lecithin on memory in the elderly: An example of social work/medical research collaboration. Res Social Work Pract 4: 349–358

Saint-Marc T, Rossello-Prats L, Touraine JL (1991): Efficacy of Saccharomyces boulardii in the treatment of diarrhea in AIDS. Ann Med Intern 142: 64–65

Saletti A, Johansson L, Yifter-Lindgren E, Wissing U, Osterberg K, Cederholm T (2005): Nutritional status and a 3-year follow-up in elderly receiving support at home. Gerontology 51: 192–198

Salonen JT, Alfthan G, Pikkarainen J, Huttunen JK, Puska P (1982): Association between cardiovascular death and myocardial infarction and serum selenium in a matched pair longitudinal study. Lancet 320: 175–179

Salonen JT, Nygssönen K, Korpela H, Tuomilekte J, Seppänen R, Salonen R (1992): High scored iron levels are associated with excess risk of myocardial infarction in eastern Finish men. Circulation 86: 803–811

Salonen JT, Salonen R, Seppaenen K, Kantola M, Parviainen M, Alfthan G, Maenpaa PH, Taskinen E, Rauramaa R (1988): Relationship of serum selenium and antioxidants to plasma lipoproteins, platelet aggregability and prevelent ischemic heart disease. Atherosclerosis 70: 155–165

Saltzmann E, Mason JB, Jacques PF, Selhub J, Salem D, Schaefer EJ (1994): B vitamin supplementation lowers homocysteine levels in heart disease. Clin Res 42: 172A

Salvini S, Hennekens CH, Morris JS, Willett WC, Stampfer MJ (1995): Plasma levels of the antioxidant selenium and risk of myocardial infarction among US physicians. Am J Cardiol 76: 1218–1221

Salyers AA, West SEH, Vercelotti JR, Wilkins TD (1977): Fermentations of mucins and plant polysaccharides by anaerobc bacteria from the human colon. Appl Environ Microbiol 34: 529–533

Samman S, Brown AJ, Beltran C, Singh S (1997): The effect of ascorbic acid on plasma lipids and oxidisability of LDL in male smokers. Eur J Clin Nutr 51: 472–477

Samman S, Lyons Wall PM, Chan GS, Smith SJ, Petocz P (1999): The effect of supplementation with isoflavones on plasma lipids and oxidisability of low density lipoprotein in premenopausal women. Atherosclerosis 147: 277–283

Samman S, Roberts DCK (1988): The effect of zinc supplements on lipoproteins and copper status. Atherosclerosis 70: 247–252

Sanchez-Ramos L, Briones DK, Kaunitz AM (1994): Prevention of pregnancy-induced hypertension by calcium supplementation in angiotensin II-sensitive patients. Obstet Gynecol 84: 349–353

Sandberg AS (2002): Bioavailability of minerals in legumes. Br J Nutr 88 (Suppl. 3): S281–S285

Sanderson P, Finnegan YE, Williams CM, Calder PC, Burdge GC, Wootton SA, Griffin BA, Millward DJ, Pegge NC, Bemelmans WJE (2002): UK Food Standards Agency α-linolenic acid workshop report. Br J Nutr 88: 573–579

Sandström B, Davidsson L, Cederblad A, Lönnerdal B (1985): Oral iron, dietary ligands and zinc absorption. J Nutr 115: 411–414

Santos MS, Leka LS, Ribaya-Mercado JD, Russell RM, Meydani M, Hennekens CH, Gaziano JM, Meydani SN (1997): Short- and long-term beta-carotene supplementation do not influence T cell-mediated immunity in healthy elderly persons. Am J Clin Nutr 66: 917–924

Santos MS, Meydani SN, Leka L, Wu D, Fotouhi N, Meydani M, Hennekens CH, Gaziano JM (1996): Natural killer cell activity in elderly men is enhanced by beta-carotene supplementation. Am J Clin Nutr 64: 772–777

Sarker SA, Casswall TH, Mahalanabis D, Alam NH, Albert MJ, Brussow H, Fuchs GJ, Hammerstrom L (1998): Successful treatment of rotavirus diarrhea in children with immunoglobulin from immunized bovine colostrum. Pediatr Infect Dis J 17: 1149–1154

Satoh H, Nakatani T, Tanaka T, Haga S (2002): Cardiac functions and taurine's actions at different extracellular calcium concentrations in forced swimming stress-loaded rats. Biol Trace Elem Res 87: 171–182

SCF (2000a): Opinion of the Scientific Committee on Food on the tolerable upper intake level of vitamin B_2. Document SCF/CS/NUT/UPPLEV/33 Final. Brüssel 07.12.2000. http://www.europa.eu.int/comm/food/fs/sc/scf/out80_en.html

SCF (2000b): Opinion of the Scientific Committee on Food on the tolerable upper intake level of vitamin B_6. Document SCF/CS/NUT/UPPLEV/16 Final. Brüssel 28.11.2000. http://www.europa.eu.int/comm/food/fs/sc/scf/out80_en.html

SCF (2000c): Opinion of the Scientific Committee on Food on the tolerable upper intake level of vitamin B_{12}. Document SCF/CS/NUT/UPPLEV/42 Final. Brüssel 28.11.2000. http://www.europa.eu.int/comm/food/fs/sc/scf/out80_en.html

SCF (2000d): Opinion of the Scientific Committee on Food on the tolerable upper intake level of folate. Document SCF/CS/NUT/UPPLEV/18 Final. Brüssel 28.11.2000. http://www.europa.eu.int/comm/food/fs/sc/scf/out80_en.html

SCF (2000e): Opinion of the Scientific Committee on Food on the tolerable upper intake level of beta-carotene. Document SCF/CS/NUT/UPPLEV/37 Final. Brüssel 28.11.2000. http://www.europa.eu.int/comm/food/fs/sc/scf/out80_en.html

SCF (2000f): Opinion of the Scientific Committee on Food on the tolerable upper intake level of selenium. Document SCF/CS/NUT/UPPLEV/25 Final. Brüssel 28.11.2000. http://www.europa.eu.int/comm/food/fs/sc/scf/out80_en.html

SCF (2000g): Opinion of the Scientific Committee on Food on the tolerable upper intake level of manganese. Document SCF/CS/NUT/UPPLEV/21 Final. Brüssel 28.11.2000. http://www.europa.eu.int/comm/food/fs/sc/scf/out80_en.html

SCF (2000h): Opinion of the Scientific Committee on Food on the tolerable upper intake level of molybdenum. Document SCF/CS/NUT/UPPLEV/22 Final. Brüssel 28.11.2000. http://www.europa.eu.int/comm/food/fs/sc/scf/out80_en.html

SCF (2001a): Opinion of the Scientific Committee on Food on the tolerable upper intake level of vitamin B_1. Document SCF/CS/NUT/UPPLEV/46 Final. Brüssel 16.07.2001. http://www.europa.eu.int/comm/food/fs/sc/scf/out80_en.html

SCF (2001b): Opinion of the Scientific Committee on Food on the tolerable upper intake level of Biotin. Document SCF/CS/NUT/UPPLEV/55 Final. Brüssel 10.10.2001. http://www.europa.eu.int/comm/food/fs/sc/scf/out80_en.html

SCF (2001c): Opinion of the Scientific Committee on Food on the tolerable upper intake level of magnesium. Document SCF/CS/NUT/UPPLEV/54 Final. Brüssel 11.10.2001. http://www.europa.eu.int/comm/food/fs/sc/scf/out80_en.html

SCF (2002a): Opinion of the Scientific Committee on Food on the tolerable upper intake level of Nicotinic Acid and Nicotinamide (Niacin). Document SCF/CS/NUT/UPPLEV/39 Final. Brüssel 06.05.2002. http://www.europa.eu.int/comm/food/fs/sc/scf/out80_en.html

SCF (2002b): Opinion of the Scientific Committee on Food on the tolerable upper intake level of Pantothenic Acid. Document SCF/CS/NUT/UPPLEV/61 Final. Brüssel 18.04.2002. http://www.europa.eu.int/comm/food/fs/sc/scf/out80_en.html

SCF (2002c): Opinion of the Scientific Committee on Food on the tolerable upper intake level of preformed vitamin A (retinol and retinyl esters). Document SCF/CS/NUT/UPPLEV/24 Final. Brüssel 07.10.2002. http://www.europa.eu.int/comm/food/fs/sc/scf/out80_en.html

SCF (2002d): Opinion of the Scientific Committee on Food on the tolerable upper intake level of vitamin D. Document SCF/CS/NUT/UPPLEV/38 Final. Brüssel 16.12.2002. http://www.europa.eu.int/comm/food/fs/sc/scf/out80_en.html

SCF (2002e): Opinion of the Scientific Committee on Food on the tolerable upper intake level of iodine. Document SCF/CS/NUT/UPPLEV/26 Final. Brüssel 07.10.2002. http://www.europa.eu.int/comm/food/fs/sc/scf/out80_en.html

SCF (2003a): Opinion of the Scientific Committee on Food on the tolerable upper intake level of vitamin E. Document SCF/CS/NUT/UPPLEV/31 Final. Brüssel 23.04.2003. http://www.europa.eu.int/comm/food/fs/sc/scf/out80_en.html

SCF (2003b): Opinion of the Scientific Committee on Food on the tolerable upper intake level of vitamin K. Document SCF/CS/NUT/UPPLEV/32 Final. Brüssel 24.04.2003. http://www.europa.eu.int/comm/food/fs/sc/scf/out80_en.html

SCF (2003c): Opinion of the Scientific Committee on Food on the tolerable upper intake level of calcium. Document SCF/CS/NUT/UPPLEV/64 Final. Brüssel 23.04.2003. http://www.europa.eu.int/comm/food/fs/sc/scf/out80_en.html

SCF (2003d): Opinion of the Scientific Committee on Food on the tolerable upper intake level of zinc. Document SCF/CS/NUT/UPPLEV/62 Final. Brüssel 19.03.2003. http://www.europa.eu.int/comm/food/fs/sc/scf/out80_en.html

SCF (2003e): Opinion of the Scientific Committee on Food on the tolerable upper intake level of copper. Document SCF/CS/NUT/UPPLEV/57 Final. Brüssel 27.03.2003. http://www.europa.eu.int/comm/food/fs/sc/scf/out80_en.html

SCF (2003f): Opinion of the Scientific Committee on Food on the tolerable upper intake level of chromium. Document SCF/CS/NUT/UPPLEV/67 Final. Brüssel 23.06.2003. http://www.europa.eu.int/comm/food/fs/sc/scf/out80_en.html

Schaafsma A, Muskiet FA, Storm H, Hofstede GJ, Pakan I, Van der Veer E (2000): Vitamin D(3) and vitamin K(1) supplementation of Dutch postmenopausal women with normal and low bone mineral densities: effects on serum 25-hydroxyvitamin D and carboxylated osteocalcin. Eur J Clin Nutr 54: 626–631

Schäfer H, Baerwald C (1992): Intestinale Osteopathie nach Magenteilresektion. Dtsch Med Wschr 117: 177–180

Schalin-Karrila M, Mattila L, Jansen CT, Uotila P (1987): Evening primrose oil in the treatment of atopic eczema: effect on clinical status, plasma phospholipid fatty acids and circulating blood prostaglandins. Br J Dermatol 117: 11–19

Schanler RJ (1991): Neonatal vitamin metabolism: water soluble. In: Cowett RM: Principles of perinatal-neonatal metabolism. Springer: Berlin. 977–1000

Schattenkirchner M, Miehlke K (1996): Mit Vitamin E-Zufuhr läßt sich der NSAR-Bedarf um die Hälfte reduzieren. Ärztezeitung 80: 13

Schectman G (1993): Estimating ascorbic acid requirements for cigarette smokers. Ann N Y Acad Sci 686: 335–345

Schek A (1994): Ist eine L-Carnitin-Substitution bei Sportlern sinnvoll? Leistungssport 24: 29–35

Schek A (1998): Butter zur Atherosklerose- und Krebsprophylaxe? Ernährungs-Umschau 45: 282–284

Schek A (2000): Kreatin-Supplementierung aus der Kontra-Perspektive. Sportwissenschaft 30: 278–288

Schek A (2002): Top-Leistung im Sport durch bedürfnisgerechte Ernährung. Philippka-Sportverlag: Münster

Schellhorn B, Döring A, Stieber J (1998): Zufuhr an Vitaminen und Mineralstoffen aus Nahrungsergänzungspräparaten in der MONICA-Querschnittsstudie 1994/95 der Studienregion Augsburg. Z Ernährungswiss 37: 198–206

Scherak O, Kolarz G, Schödl C, Blankenhorn G (1990): Hochdosierte Vitamin-E-Therapie bei Patienten mit aktivierter Arthrose. Z Rheumatol 49: 369–373

Schernhammer ES, Laden F, Speizer FE, Willett WC, Hunter DJ, Kawachi I, Colditz GA (2001): Rotating night shifts and risk of breast cancer in women participating in the nurses' health study. J Natl Cancer Inst 93: 1563–1568

Schernhammer ES, Laden F, Speizer FE, Willett WC, Hunter DJ, Kawachi I, Fuchs CS, Colditz GA (2003): Night-shift work and risk of colorectal cancer in the nurses' health study. J Natl Cancer Inst 95: 825–828

Scheunert A, Trautmann A (1987): Lehrbuch der Veterinärphysiologie. Parey: Stuttgart

Schiffter R, Reuter W, Borner K (1979): Ist Vitamin B_1 ein Heilmittel gegen Neuropathien? Dtsch Ärzteblatt 76: 3044–3046

Schlierf G, Volkert D, Oster P (1996): Mangelernährung geriatrischer Patienten. In: Deutsche Gesellschaft für Ernährung e.V. (Hrsg.): Ernährungsbericht 1996. 233–250

Schmidt JM, Greenspon JS (1991): Aloe vera dermal wound gel is associated with a delay in wound healing. Obstet Gynecol 1: 115–117

Schmidt-Felzmann HH (2002): Zur Lebensmitteleigenschaft von Sportlernahrungen, Anmerkung zu OLG Stuttgart – „Muskelaufbau". ZLR 29: 241–249

Schmitt B, Ströhle A, Watkinson BM, Hahn A (2002): Wirkstoffe funktioneller Lebensmittel in der Prävention der Arteriosklerose. Ernährungs-Umschau 49: 223–226

Scholz-Ahrens KE, Schaafsma G, van den Heuvel EGHM, Schrezenmeir J (2001): Effects of prebiotics on mineral metabolism. Am J Clin Nutr 73 (Suppl.): 459S–464S

Schrauzer GN (1985): Selen – essentielles Spurenelement und Krebsschutzfaktor. Münch Med Wschr 127: 731

Schrauzer GN (2000): Anticarcinogenic effects of selenium. Cell Mol Life Sci 57: 1864–1873

Schröder H, Terrados N, Tramullas A (2005): Risk assessment of the potential side effects of long-term creatine supplementation in team sport athletes. Eur J Nutr 44: 255–261

Schroeter KA (2003): Der „sachverständig beratende Bußgeldrichter" und der Zusatzstoffbegriff, Anm. zu OLG Koblenz – „Tomaten Lycopin Kapseln". ZLR 30: 731–734

Schulz KF, Chalmers I, Hayes RJ, Altman DG (1995): Empirical evidence of bias. Dimensions of methodological quality associated with estimates of treatment effects in controlled trials. JAMA 273: 408–412

Schulz V, Hänsel R (1996): Rationale Phytotherapie. Ratgeber für die ärztliche Praxis. 3. Aufl., Springer: Berlin, Heidelberg

Schumacher YO, Schmid A, Grathwohl D, Bültermann D, Berg A (2002): Hematological indices and iron status in athletes of various sports and performances. Med Sci Sports Exerc 34: 869–875

Schümann K (2002): Kupfer. In: Biesalski HK, Köhrle J, Schümann K: Vitamine, Spurenelemente und Mineralstoffe. Thieme: Stuttgart, New York. 147–150

Schümann K, Hunder G (1999): Eisenresorptionsmechanismus und Eisensupplementierung. In: Meißner D: Spurenelemente. Speziationsanalyse, Supplementierung und Therapie mit Spurenelementen. Wissenschaftliche Verlagsgesellschaft mbH: Stuttgart. 119–126

Schümann K, Weiss G (2002): Eisen. In: Biesalski HK, Köhrle J, Schümann K. Vitamine, Spurenelemente und Mineralstoffe. Prävention und Therapie mit Mikronährstoffen. Georg Thieme Verlag: Stuttgart, New York. 137–147

Schuster K, Bailey LB, Mahan SC (1982): Vitamin B_6 status of low income adolescent adult pregnant women and the condition of their infants at birth. Am J Clin Nutr 34: 1741–1745

Schwartz GG (1992): Multiple sclerosis and prostate cancer: what do their similar geographies suggest? Neuroepidemiol 11: 244–254

SCOGS (Select Committee on GRAS Substances) (1987), Life Sciences Research Office (LSRO), Federation of American Societies for Experimental Biology (FASEB): Evaluation of the health aspects of thiamin hydrochloride and thiamin mononitrate as food ingredients. Washington D.C.

Scopacasa F, Need AG, Horowitz M, Wishart JM, Morris HA, Nordin BEC (2002): Effects of dose and timing of calcium supplementation on bone resorption in early menopausal women. Horm Metab Res 34: 44–47

Seaborn CD, Nielsen FH (2002): Dietary silicon and arginine affect mineral element composition of rat femur and vertebra. Biol Trace Elem Res 89: 239–250

Seddon JM, Ajani UA, Sperduto RD, Hiller R, Blair N, Burton TC, Farber MD, Gragoudas ES, Haller J, Miller DT (1994): Dietary carotenoids, vitamins A, C, and E, and advanced age-related macular degeneration. Eye Disease Case-Control Study Group. JAMA 272: 1413–1420

Seelig MS (1994): Consequences of magnesium defiency on the enhancement of stress reactions; preventive and therapeutic implications (a review). J Am Coll Nutr 13: 429–446

Seeligmüller K, Happel KH (1989): Kann eine Gelatine/L-Cystin-Mischung die Kollagen- und Proteoglykansynthese stimulieren? Therapiewoche 39: 3153–3157

Seiler WO, Stähelin HB (2004): Malnutrition im Alter. In: Biesalski HK, Fürst P, Kasper H, Kluthe R, Pölert W, Puchstein C, Stähelin HB (Hrsg.): Ernährungsmedizin. 3. Aufl., Thieme: Stuttgart, New York. 279–287

Selberg O, Müller MJ (1992): Ursachen der Tumorkachexie. Akt Ernähr Med 17: 274–277

Selhub J, Bagley LC, Miller J, Rosenberg IH (2000): B vitamins, homocysteine, and neurocognitive function in the elderly. Am J Clin Nutr 71: 614S–620S

Selhub J, Jacques PF, Wilson PW, Rush D, Rosenberg IH (1993): Vitamin status and intake as primary determinants of homocysteinemia in an elderly population. JAMA 270: 2693–2698

Sellmayer A, Hrboticky N, Weber PC (1996): n-3-Fettsäuren in der Prävention kardiovaskulärer Erkrankungen. Ernährungs-Umschau 43: 122–128

Sempos CT (2002): Do body iron stores increase the risk of developing coronary heart disease? Am J Clin Nutr 76: 501–503

Sempos CT, Looker AC (2001): Iron status and the risk of coronary heart disease: an example of the use of nutritional epidemiology in chronic disease research. J Nutr Biochem 12: 170–182

Sempos CT, Looker AC, Gillum RF (1996): Iron and heart disease: the epidemiologic data. Nutr Rev 54: 73–84

Sesso HD, Buring JE, Norkus EP, Gaziano JM (2005): Plasma lycopene, other carotenoids, and retinol and the risk of cardiovascular disease in men. Am J Clin Nutr 81: 990–997

Setchell KDR, Brown NM, Desai P, Zimmer-Nechemias L, Wolfe BE, Brashear WT, Kirschner AS, Cassidy A, Heubi JE (2001): Bioavailability of pure isoflavones in healthy humans and analysis of commercial soy isoflavone supplements. J Nutr 131: 1362S–1375S

Setnikar I, Rovati LC (2001): Absorption, distribution, metabolism and excretion of glucosamine sulfate. A review. Arzneimittelforschung 51: 699–725

Seufert J (2002): Diabetes mellitus. In: Biesalski HK, Köhrle J, Schümann K: Vitamine, Spurenelemente und Mineralstoffe. Prävention und Therapie mit Mikronährstoffen. Thieme Verlag: Stuttgart, New York. 549–562

Shaish A, Daugherty AFOS, Schonfeld G, Heinecke JW (1995): Beta-carotene inhibits atherosclerosis in hypercholesterolemic rabbits. J Clin Invest 96: 2075–2082

Shao ZM, Wu J, Shen ZZ, Barsky SH (1998): Genistein exerts multiple suppressive effects on human breast carcinoma cells. Cancer Res 58: 4851–4857

Shaw NS, Chin CJ, Pan WH (1995): A vegetarian diet rich in soybean products compromises iron status in young students. J Nutr 125: 212–219

Shea B, Wells G, Cranney A, Zytaruk N, Robinson V, Griffith L, Hamel C, Ortiz Z, Peterson J, Adachi J, Tugwell P, Guyatt G; Osteoporosis Methodology Group; Osteoporosis Research Advisory Group (2004): Calcium supplementation on bone loss in postmenopausal women. Cochrane Database Syst Rev (1): CD004526

Shea B, Wells G, Cranney A, Zytaruk N, Robinson V, Griffith L, Ortiz Z, Peterson J, Adachi J, Tugwell, Guyatt G (2002): Meta-analysis of calcium supplementation for the prevention of postmenopausal osteoporosis. Endocr Rev 23: 552–559

Shekelle PG, Morton SC, Jungvig LK, Udani J, Spar M, Tu W, Suttorp MJ, Coulter I, Newberry SJ, Hardy M (2004): Effect of supplemental vitamin E for the prevention and treatment of cardiovascular disease. J Gen Intern Med 19: 380–389

Shils ME, Shike M (1999): Nutritional support of the cancer patient. In: Shils ME, Olson JA, Shike M, Ross AC (Hrsg.): Nutrition in Health and Disease, 9th Edition, Wiliams & Wilkins: Baltimore. 1297–1325

Shiomi S, Nishiguchi S, Kubo S, Tamori A, Habu D, Takeda T, Ochi H (2002): Vitamin K2 (menatetrenone) for bone loss in patients with cirrhosis of the liver. Am J Gastroenterol 97: 978–981

Shiraki M, Shiraki Y, Aoki C, Miura M (2000): Vitamin K2 (menatetrenone) effectively prevents fractures and sustains lumbar bone mineral density in osteoporosis. J Bone Miner Res 15: 515–521

Shu XO, Jin F, Dai Q, Wen WQ, Potter JD, Kushi LH, Ruan ZX, Gao YT, Zheng W (2001): Soyfood intake during adolescence and subsequent risk of breast cancer among Chinese women. Cancer Epidemiol Biomark Prev 10: 483–488

Shults CW, Oakes D, Kieburtz K, Beal MF, Haas R, Plumb S, Juncos JL, Nutt J, Shoulson I, Carter J, Kompoliti K, Perlmutter JS, Reich S, Stern M, Watts RL, Kurlan R, Molho E, Harrison M, Lew M (2002): Effects of coenzyme Q10 in early Parkinson disease: evidence of slowing of the functional decline. Arch Neurol 59: 1541–1550

Shultz TD, Chew BP, Seaman WR (1992): Differential stimulatory and inhibitory responses of human MCF-7 breast cancer cells to linoleic acid and conjugated linoleic acid in culture. Anticancer Res 12: 2143–2146

Sievers E (2003): Nutrient requirements for preterm infant formulas-molybdenum. J Nutr 133: 236–237

Siitonen S, Vapaatalo H, Salminen S Gordin A, Saxelin M, Wikberg R, Kirkkola AL (1990): Effect of Lactobacillus GG yoghurt in prevention of antibiotic associated diarrhoea. Ann Med 22: 57–59

Simonetti P, Pietta P, Testolin G (1997): Polyphenol content and total antioxidant potential of selected Italian wines. J Agric Food Chem 45: 1152–1155

Simopoulos AP (1989): Summary of the NATO advanced research workshop on dietary Omega-3 and Omega-6 fatty acids: Biological effects and nutritional essentiality. J Nutr 119: 521–528

Simopoulos AP, Leaf A, Salem N Jr. (1999): Workshop on the essentiality of and recommended dietary intakes for omega-6 and omega-3 fatty acids. J Am Coll Nutr 18: 487–489

Singer P (1994): Was sind, wie wirken Omega-3-Fettsäuren? Umschau Zeitschriftenverlag: Frankfurt

Singh A, Evans P, Gallagher KL, Deuster PA (1993): Dietary intakes and biochemical profiles of nutritional status of ultramarathoners. Med Sci Sports Exerc 25: 328–334

Singh RB, Niaz MA, Rastogi SS, Shukla PK, Thakur AS (1999): Effect of hydrosoluble coenzyme Q10 on blood pressures and insulin resistance in hypertensive patients with coronary artery disease. J Hum Hypertens 13: 203–208

Singh RB, Niaz MA, Sharma JP, Kumar R, Rastogi V, Moshiri M (1997): Randomized, double-blind, placebo-controlled trial of fish oil and mustard oil in patients with suspected acute myocardial infarction: the Indian experiment of infarct survival-4. Cardiovasc Drugs Ther 11: 485–491

Singhal S, Gupta R, Goyle A (2001): Comparison of antioxidant efficacy of vitamin E, Vitamin C, Vitamin A and fruits in coronary heart disease: a controlled trial. J Assoc Phys India 49: 327–331

Sipila I, Rapola J, Simell O, Vannas A (1981): Supplementary creatine as a treatment for gyrate atrophy of the choroid and retina. N Engl J Med 304: 867–870

Siscovick DS, Raghunathan TE, King I, Weinmann S, Bovbjerg VE, Kushi L, Cobb LA, Copass MK, Psaty BM, Lemaitre R, Retzlaff B, Knopp RH (2000): Dietary intake of long-chain n-3 polyunsaturated fatty acids and the risk of primary cardiac arrest. Am J Clin Nutr 71: 208–212

Sköldstam L, Börjesson O, Kjällman A, Seiving B, Akesson B (1992): Effect of six months of fish oil supplementation in stable rheumatoid arthritis. A double-blind, controlled study. Scand J Rheumatol 21: 178–185

Skyrme-Jones RAP, O'Brien RC, Berry KL, Meredith IT (2000): Vitamin E supplementation improves endothelial function in type I diabetes mellitus: a randomized, placebo-controlled study. J Am Coll Cardiol 36: 94–102

Slesinski MJ, Subar AF, Kahle LL (1995): Trends in use of vitamin and mineral supplements in the United States: The 1987 and 1992 National Health Interview Surveys. J Am Diet Assoc 95: 921–923

Literatur

Slesinski MJ, Subar AF, Kahle LL (1996): Dietary intake of fat, fiber and other nutrients is related to the use of vitamin and mineral supplements in the United States: The 1992 National Health Interview Survey. J Nutr 126: 3001–3008

Smedman A, Vessby B (2001): Conjugated linoleic acid supplementation in humans – metabolic effects. Lipids 36: 773–781

Smith DS, Helzner EC, Nuttall CE, Collins M, Rofman BA, Ginsberg D, Goswick CB, Magner A (1989): Failure of zinc gluconate in treatment of acute upper respiratory tract infections. Antimicrob Agents Chemother 33: 646–648

Snow RJ, McKenna MJ, Selig SE, Kemp J, Stathis CG, Zhao S (1998): Effect of creatine supplementation on sprint exercise performance and muscle metabolism. J Appl Physiol 84: 1667–1673

Snowdon DA, Tully CL, Smith CD, Riley KP, Markesbery WR (2000): Serum folate and the severity of atrophy of the neocortex in Alzheimer disease: findings from the Nun study. Am J Clin Nutr 71: 993–998

Solfrizzi V, Panza F, Capurso A (2003): The role of diet in cognitive decline. J Neural Transm 110: 95–110

Solomons NW, Jacob RA (1981): Studies on the bioavailability of zinc in humans: effects of heme and nonheme iron on the absorption of zinc. Am J Clin Nutr 34: 475–482

Soop M, Björkman O, Cederblad G, Hagenfeldt L, Wahren J (1988): Influence of carnitine supplementation on muscle substrate and carnitne metabolism during exercise. J Appl Physiol 64: 2394–2399

Soyland E, Funk J, Rajka G, Sandberg M, Thune P, Rustad L, Helland S, Middelfart K, Odu S, Falk ES (1993): Effect of dietary supplementation with very long chain n-3 fatty acids in patients with psoriasis. N Engl J Med 328: 1812–1816

Spallholz JE, Boylan LM, Larsen HS (1990): Advances in understanding selenium's role in the immune system. Ann NY Acad Sci 587: 123–139

Spencer H, Fuller H, Norris C, Williams D (1994): Effect of magnesium on the intestinal absorption of calcium in man. J Am Coll Nutr 13: 485–492

Sperling RI, Weinblatt M, Robin JL, Ravalese J 3rd, Hoover RL, House F, Coblyn JS, Fraser PA, Spur BW, Robinson DR (1987): Effects of dietary supplementation with marine fish oil on leukocyte lipid mediator generation and function in rheumatoid arthritis. Arthritis Rheum 30: 988–997

Squadrito F, Altavilla D, Crisafulli A, Saitta A, Cucinotta D, Morabito N, D'Anna R, Corrado F, Ruggeri P, Frisina N, Squadrito G (2003): Effect of genistein on endothelial function in postmenopausal women: a randomized, double-blind, controlled study. Am J Med 114: 470–476

Srinath Reddy K, Katan MB (2004): Diet, nutrition and the prevention of hypertension and cardiovascular diseases. Public Health Nutr 7: 167–186

St. Germain A, Peterson CT, Robinson JG, Alekel DL (2001): Isoflavone-rich or isoflavone-poor soy protein does not reduce menopausal symptoms during 24 weeks of treatment. Menopause 8: 17–26

Stähelin HB, Gey KF, Brubacher G (1987): Plasma vitamin C and cancer death: the prospective Basel Study. Ann N Y Acad Sci 498: 124–131

Stähelin HB (2004): Krebserkrankungen und Ernährung. In: Biesalski HK, Fürst P, Kasper H, Kluthe R, Pölert W, Puchstein C, Stähelin HB (Hrsg.): Ernährungsmedizin. 3. Aufl., Thieme: Stuttgart, New York. 504–515

Stähelin HB, Gey KF, Eichholzer M, Ludin E, Bernasconi F, Thurneysen J, Brubacher G (1991): Plasma antioxidant vitamins and subsequent cancer mortality in the 12-year follow-up of the prospective Basel Study. Am J Epidemiol 133: 766–775

Stahl W, Heinrich U, Wiseman S, Eichler O, Sies H, Tronnier H (2001): Dietary tomato paste protects against ultraviolet light-induced erythema in humans. J Nutr 131: 1449–1451

Stahl W, Junghans A, deBoer B, Driomina ES, Briviba K, Sies H (1998): Carotenoid mixtures protect multilamellar liposomes against oxidative damage: synergistic effects of lycopene and lutein. FEBS Lett 427: 305–308

Stahl W, Sies H (1992): Uptake of lycopene and its geometrical isomers is greater from heat-processed than from unprocessed tomato juice in humans. J Nutr 122: 2161–2166

Stamler J, Caggiula AW, Grandits GA (1997): Relation of body mass and alcohol, nutrient, fiber, and caffeine intakes to blood pressure in the special intervention and usual care groups in the Multiple Risk Factor Intervention Trial. Am J Clin Nutr 65 (Suppl.): 338S–365S

Stampfer MJ, Hennekens CH, Manson JE, Colditz GA, Rosner B, Willett WC (1993): Vitamin E consumption and the risk of coronary heart disease in women. N Engl J Med 328: 1444–1449

Stanger O, Herrmann W, Pietrzik K, Fowler B, Geisel J, Dierkes J, Weger M; DACH-LIGA Homocystein e.V. DACH-LIGA homocystein (German, Austrian and Swiss Homocysteine Society) (2003): consensus paper on the rational clinical use of homocysteine, folic acid and B-vitamins in cardiovascular and thrombotic diseases: guidelines and recommendations. Clin Chem Lab Med 41: 1392–403

Stangl GI (2000): Conjugated linoleic acids exhibit a strong fat-to-lean partitioning effect, reduce serum VLDL lipids and redistribute tissue lipids in food-restricted rats. J Nutr 130: 1140–1146

Stangl GI, Müller H, Kirchgessner M (1999): Conjugated linoleic acid effects on circulating hormones, metabolites and lipoproteins, and its proportion in fasting serum and erythrocyte memranes of swine. Eur J Nutr 38: 271–277

Stanko RT, Arch JE (1996): Inhibition of regain in body weight and fat with addition of 3-carbon compounds to the diet with hyperenergetic refeeding after weight reduction. Int J Obes Relat Metab Disord 20: 925–930

Stanko RT, Mendelow H, Shinozuka H, Adibi SA (1978): Prevention of alcohol-induced fatty liver by natural metabolites and riboflavin. J Lab Clin Med 91: 228–235

Stanko RT, Tietze DL, Arch JE (1992a): Body composition, energy utilization, and nitrogen metabolism with a severely restricted diet supplemented with pyruvate. Am J Clin Nutr 55: 771–776

Stanko RT, Tietze DL, Arch JE (1992b): Body composition, energy utilization, and nitrogen metabolism with a 4.25 MJ/d low-energy diet supplemented with pyruvate. Am J Clin Nutr 56: 630–635

Steenge GR, Simpson EJ, Greenhaff PL (2000): Protein- and carbohydrate-induced augmentation of whole body creatine retention in humans. J Appl Physiol 89: 1165–1171

Stehle P (2000a): Ernährung älterer Menschen. In: Deutsche Gesellschaft für Ernährung e.V. (DGE) (Hrsg.): Ernährungsbericht 2000. Frankfurt a. M. 147–178

Stehle P (2000b): Immunonutrition – Nährstoffe mit immunmodulierender Wirkung. Teil 1: Aminosäuren. Ernährungs-Umschau 47: 216–222

Steinacker JM, Grünert-Fuchs M, Steininger K, Wodick RE (1987): Effects of long-time administration of magnesium on physical capacity. Int J Sports Med 8: 151

Steinbeck K (2002): Obesity: the science behind the management. Intern Med J 32: 237–241

Steinberg FM, Guthrie NL, Villablanca AC, Kumar K, Murray MJ (2003): Soy protein with isoflavones has favorable effects on endothelial function that are independent of lipid and antioxidant effects in healthy postmenopausal women. Am J Clin Nutr 78: 123–130

Steiner M, Glantz M, Lekos A (1995): Vitamin E plus aspirin compared with aspirin alone in patients with transient ischemic attacks. Am J Clin Nutr 62 (Suppl.): 1381S–1384S

Steinhilber D (1996): Melatonin. Wunderhormon oder Verbindung ohne therapeutischen Wert? Dtsch Apothek Z 136: 17–24

Steinmetz KA, Potter D (1991): Vegetables, fruit, and cancer. II Mechanisms. Cancer Causes Control 2: 427–442

Steinmetz KA, Potter JD (1996): Vegetables, fruit, and cancer prevention: a review. J Am Diet Assoc 96: 1027–1039

Stenson WF, Cort D, Rodgers J, Burakoff R, DeSchryver-Kecskemeti K, Gramlich TL, Beeken W (1992): Dietary supplementation with fish oil in ulcerative colitis. Ann Int Med 116: 609–614

Stephens NG, Parsons A, Schofield PMM, Kelly F, Cheeseman K, Mitchinson MJ, Brown MJ (1996): Randomised controlled trial of vitamin E in patients with coronary artery disease: Cambridge Heart Antioxidant Study (CHAOS). Lancet 347: 781–786

Stewart ML, McDonald JT, Levy AS, Schucker RE, Henderson DP (1985): Vitamin/mineral supplement use: A telephone survey of adults in the United States. J Am Diet Assoc 85: 1585–1590

Steyn NP, Mann J, Bennett PH, Temple N, Zimmet P, Tuomilehto J, Lindstrom J, Louheranta A (2004): Diet, nutrition and the prevention of type 2 diabetes. Public Health Nutr 7 (1A): 147–165

Stipanuk MH (1999): Homocysteine, Cysteine, and Taurine. In: Shils ME, Olson JA, Shike M, Ross AC: Modern nutrition in health and disease. 9. Aufl., Williams & Wilkins: Baltimore. 543–569

Stoll BA (1999): Dietary supplements of dehydroepiandrosterone in relation to breast cancer risk. Eur J Clin Nutr 53: 771–775

Stötter M, Mayrhofer H (1996): Veganische Ernährung: Neurologische Symptomatik, schwere Ent-wicklungs- und Gedeihstörung bei Säuglingen und Kleinkindern durch Vitamin B_{12}-Mangel. Akt Ernähr Med 21: 4–7

Stout J, Eckerson J, Ebersole K, Moore G, Perry S, Housh T, Bull A, Cramer J, Batheja A (2000): Effect of creatine loading on neuromuscular fatigue threshold. J Appl Physiol 88: 109–112

Street DA, Comstock GW, Salkeld RM, Schuep W, Klag MJ (1994): Serum antioxidants and myocar-dial infarction: are low levels of carotenoids and alpha-tocopherol risk factors for myocardial infar-ction? Circulation 90: 1154–1161

Ströhle A, Hahn A (2003): Was Evolution nicht erklärt. Ernährungs-Umschau 50: 420–425

Ströhle A, Wolters M, Hahn A (2004a): Vitamin-B_{12}-Mangel im höheren Lebensalter – Pathogeneti-sche Aspekte eines weit verbreiteten Problems. Ernährungs-Umschau 51: 90–96

Ströhle A, Wolters M, Hahn A (2004b): Gewichtsreduktion durch Nährstoffsupplemente? – Fakten und Fiktionen. Med Monatsschr Pharm 27: 477–483

Suadicani P, Hein HO, Gyntelberg F (1992): Serum selenium concentration and risk of ischemic heart disease in a prospective cohort study of 3000 males. Atherosclerosis 96: 33–42

Subar AF, Harlan LC (1993): Nutrient and food group intake by tobacco use status: the 1987 National Health Interview Survey. Ann N Y Acad Sci 686: 310–321

Suchner U, Kuhn KS, Furst P (2000): The scientific basis of immunonutrition. Proc Nutr Soc 59: 553–563

Suedekum NA, Dimeff RJ (2005): Iron and the athlete. Curr Sports Med Rep 4: 199–202

Suhner A, Schlagenhauf P, Tschopp A, Hauri-Bionda R, Friedrich-Koch A, Steffen R (1998): Impact of melatonin on driving performance. J Travel Med 5: 7–13

Sullivan GW, Sarembock IJ, Linden J (2000): The role of inflammation in vascular diseases. J Leukoc Biol 67: 591–602

Sulochana KN, Lakshmi S, Punitham R, Arokiasamy T, Sukumar B, Ramakrishnan S (2002): Effect of oral supplementation of free amino acids in type 2 diabetic patients- a pilot clinical trial. Med Sci Monit 8: CR131–137

Sulochana KN, Rajesh M, Ramakrishnan S (2001): Insulin receptor tyrosine kinase acitivity in monocy-tes of type 2 diabetes melliutus patients receiving oral L-lysine. Ind J Biochem Biophys 38: 331–334

Sun AS, Yeh HC, Huang YP, Maeda H, Pivazyan A, Hsu C, Lewis ER, Bruckner HW, Fasy TM (2001): Pilot study of a specific dietary supplement in tumor-bearing mice and in stage IIIB and IV non-small cell lung cancer patients. Nutr Cancer 39: 85–95

Sung L, Greenberg ML, Koren G, Tomlinson GA, Tong A, Malkin D, Feldman BM (2003): Vitamin E: the evidence for multiple roles in cancer. Nutr Cancer 46: 1–14

Sweetman L, Nyhan WC (1986): Inheritable biotin-treatable disorders and associated phenomena. Ann Rev Nutr 6: 317–343

Syed TA, Afzal M, Ahmad SA (1997): Management of genital herpes in men with 0,5 % Aloe vera extract in a hydrophilic cream: a placebo-controlled double-blind study. J Dermatol Treat 8: 99–102

Syed TA, Ahmad SA, Holt AH, Ahmad SA, Ahmad SH, Afzal M (1996a): Management of psoriasis with Aloe vera extract in a hydrophilic cream: a placebo-controlled, double-blind study. Trop Med Int Health 1: 505–509

Syed TA, Cheema KM, Asshfaq A, Holt AH (1996b): Aloe vera extract 0,5 % in a hydrophilic cream versus Aloe vera gel for the management of genital herpes in males. A placebo-controlled, double-blind, comparative study. J Eur Acad Dermatol Venereol 7: 294–295

Szulc P, Chapuy MC, Meunier PJ, Delmas PD (1993): Serum undercarboxylated osteocalcin is a marker of the risk of hip fracture in elderly women. J Clin Invest 91: 1769–1774

Tallaksen CME, Bohmer T, Bell H (1992): Blood and serum thiamin and thiamin phosphate esters con-centrations in patients with alcohol dependence syndrome before and after thiamin treatment. Alcohol Clin Exp Res 16: 320–325

Tang L, Jin T, Zeng X, Wang JS (2005): Lycopene inhibits the growth of human androgen-independent prostate cancer cells in vitro and in BALB/c nude mice. J Nutr 135: 287–290

Tarnopolsky MA, Atkinson SA, MacDougall JD, Chesley A, Phillips S, Schwarcz HP (1992): Evaluation of protein requirements for trained strength athletes. J Appl Physiol 73: 1986–1995

Tarp U, Stengaard-Pedersen K, Hansen JC, Thorling EB (1992): Glutathione redox cycle enzymes and selenium in severe rheumatoid arthritis: lack of antioxidative response to selenium supplementation in polymorphonuclear leucocytes. Annals Rheumat Dis 51: 1044–1049

Täufel A, Ternes W, Tunger L, Zobel M (2005): Lebensmittel-Lexikon, 4. Aufl. Behr's Verlag: Hamburg

Taylor A, Jacques PF, Nowell T, Perrone G, Blumberg J, Handelman G, Jozwiak B, Nadler D (1997): Vitamin C in human and guinea pig aqueous, lens and plasma in relation to intake. Curr Eye Res 16: 857–864

Tazaki Y, Sakai F, Otomo E, Kutsuzawa T, Kameyama M, Omae T, Fujishima M, Sakuma A (1988): Treatment of acute cerebral infarction with a choline precursor in a multicenter double-blind placebo-controlled study. Stroke 19: 211–216

Tees RC (1999): The influence of rearing environment and neonatal choline dietary supplementation on spatial learning and memory in adult rats. Behav Brain Res 105: 173–188

Ten Bruggencate SJM, Bovee-Oudenhoven IMJ, Lettink-Wissink MLG, Van der Meer R (2003): Dietary fructo-oligosaccharides dose-dependently increase translocation of salmonella in rats. J Nutr 133: 2313–2318

Terblanche S, Noakes TD, Dennis SC, Marais DW, Eckert M (1992): Failure of magnesium supplementation to influence marathon running performance or recovery in magnesium-replete subjects. Int J Sport Nutr 2: 154–164

Terjung RL, Clarkson P, Eichner ER, Greenhaff PL, Hespel PJ, Israel RG, Kraemer WJ, Meyer RA, Spriet LL, Tarnopolsky MA, Wagenmakers AJM, Williams MH (2000): Physiological and health effects of oral creatine supplementation. Med Sci Sports Exerc 32: 706–717

Thiede A, Graemer M, Fusch KH (1995): Therapie der chronischen Obstipation. Dtsch Med Wschr 120: 485–488

Thom E, Wadstein J, Gudmundsen O (2001): Conjugated linoleic acid reduces body fat in healthy exercising humans. J Int Med Res 29: 392–396

Thomas DR, Goode PS, LaMaster K, Tennyson T (1998): Acemannan hydrogel dressing versus saline dressing for pressure ulcers. A randomized, controlled trial. Adv Wound Care 11: 273–276

Thomas JA (1995): Drug-Nutrient Interactions. Nutr Rev 52: 271–282

Thompson CH, Kemp GJ, Sanderson AL, Dixon RM, Styles P, Taylor DJ, Radda GK (1996): Effect of creatine on aerobic and anaerobic metabolism in skeletal muscle in swimmers. Br J Sports Med 30: 222–225

Thomsen AB, Hansen HB, Christiansen C, Green H, Berger A (2004): Effect of free plant sterols in low-fat milk on serum lipid profile in hypercholesterolemic subjects. Eur J Clin Nutr 58: 860–870

Thornalley PJ (2002): Glycation in diabetic neuropathy: characteristics, consequences, causes, and therapeutic options. Int Rev Neurobiol 50: 37–57

Thys-Jacobs S (2000): Micronutrients and the premenstrual syndrome: the case for calcium. J Am Coll Nutr 19: 220–227

Thys-Jacobs S, Starkey P, Bernstein D, Tian J (1998): Calcium carbonate and the premenstrual syndrome: effects on premenstrual and menstrual symptoms. Premenstrual Syndrome Study Group. Am J Obstetr Gynecol 179: 444–452

Tikkanen MJ, Wahala K, Ojala S, Vihma V, Adlercreutz H (1998): Effect of soybean phytoestrogen intake on low density lipoprotein oxidation resistance. Proc Natl Acad Sci USA 95: 3106–3110

Tipton K, Green NR, Haymes EM, Waller M (1993): Zinc loss in sweat of athletes exercising in hot and neutral temperatures. Int J Sport Nutr 3: 261–271

Tjellesen L, Hummer L, Christiansen C, Rodbro P (1986): Serum concentration of vitamin D metabolites during treatment with vitamin D_2 and D_3 in normal premenopausal women. Bone Miner 1: 407–413

Toba Y, Kajita Y, Masuyama R, Takada Y, Suzuki K, Aoe S (2000): Dietary magnesium supplementation affects bone metabolism and dynamic strength of bone in ovariectomized rats. J Nutr 130: 216–220

Tomasetti M, Alleva R, Collins AR (2001): In vivo supplementation with coenzyme Q10 enhances the recovery of human lymphocytes from oxidative DNA damage. FASEB J 15: 1425–1427

Towheed TE, Anastassiades TP, Shea B, Houpt J, Welch V, Hochberg MC (2000): Glucosamine therapy for treating osteoarthritis. Cochrane Database of Systematic Reviews. DOI: 10.1002/14651858.CD002946

Literatur

Tran CD, Miller LV, Krebs NF, Lei S, Hambidge KM (2004): Zinc absorption as a function of the dose of zinc sulfate in aqueous solution. Am J Clin Nutr 80: 1570–1573

Tran MT, Mitchell TM, Kennedy DT, Giles JT (2001): Role of coenzyme Q10 in chronic heart failure, angina, and hypertension. Pharmacotherapy 21: 797–806

Trappe SW, Costill DL, Goodpaster B, Vukovich MD, Fink WJ (1994): The effect of L-carnitine supplementation on performance during interval swimming. Int J Sports Med 15: 181–185

Trent LK, Thieding-Cancel D (1995): Effects of chromium picolinate supplementation on body composition. J Sports Med Phys Fitness 35: 273–280

Tribble DL, Krauss RM (2001): Atherosclerotic cardiovascular disease. In: Bowman BA, Russell RM: Present Knowledge in Nutrition. ILSI Press: Washington DC. 543–551

Tricon S, Burdge GC, Kew S, Banerjee T, Russell JL, Jones EL, Grimble RF, Williams CM, Yaqoob, Calder PC (2004): Opposing effects of cis-9,trans-11 and trans-10,cis-12 conjugated linoleic acid on blood lipids in healthy humans. Am J Clin Nutr 80: 614–620

Trumbo PR (2005): Are there adverse effects of lycopene exposure? J Nutr 135: 2060S–2061S

Truswell AS (2002): Cereal grains and coronary heart disease. Eur J Clin Nutr 56: 1–14

Tschöpe D (1999): Gerinnungssystem. In: Mehnert H, Standl E, Usadel K-H (Hrsg.): Diabetologie in Klinik und Praxis. Thieme: Stuttgart, New York. 533–540

Tseng M, Breslow RA, Graubard BI, Ziegler RG (2005): Dairy, calcium, and vitamin D intakes and prostate cancer risk in the National Health and nutrition Examination Epidemiologic Follow-up Study cohort. Am J Clin Nutr 81: 1147–1154

Tsoureli-Nikita E, Hercogova J, Lotti T, Menchini G (2002): Evaluation of dietary intake of vitamin E in the treatment of atopic dermatitis: a study of the clinical course and evaluation of the immunoglobulin E serum levels. Int J Dermatol 41: 146–150

Tsuda T, Shiga K, Oshima K, Kawakishi S, Osawa T (1996): Inhibition of lipid peroxidation and the active oxygen radical scavenging effect of anthocyanin pigments isolated from Phaseolus vulgaris L. Biochem Pharmacol 52: 1033–1039

Tuohimaa P, Lyakhovich A, Aksenov N, Pennanen P, Syvala H, Lou YR, Ahonen M, Hasan T, Pasanen P, Blauer M, Manninen T, Miettinen S, Vilja P, Ylikomi T (2001): Vitamin D and prostate cancer. J Steroid Biochem Mol Biol 76: 125–134

Tuomainen TP, Punnonen K, Nyyssönen K, Salonen JT (1998): Association between body iron stores and the risk of acute myocardial infarction in men. Circulation 97: 1461–1466

Turner MJ, McDoniel SO, Kirby BC (2002): Three weeks of calcium pyruvate supplementation does not alter body composition in division I athletes. Med Sci Sports Exerc 34 (Suppl. 1): S3

Turner RB, Cetnarowski WE (2000): Effect of treatment with zinc gluconate or zinc acetate on experimental and natural colds. Clin Infect Dis 31: 1202–1208

Turunen M, Swiezewska E, Chojnacki T, Sindelar P, Dallner G (2002): Regulatory aspects of coenzyme Q metabolism. Free Rad Res 36: 437–443

Tütüncü NB, Bayraktar M, Varli K (1998): Reversal of defective nerve conduction with vitamin E supplementation in type 2 diabetes. Diabet Care 21: 1915–1918

U.S. Congress (1980): Infant formula act of 1980. 96th Congress of the United States, Public Law 96–359

Ubbink JB, Haywars Vermaak WJ, Van der Merve A, Becker PJ, Delport R, Potgieter C (1994): Vitamin requirements for the treatment of hyperhomocysteinemia in humans. J Nutr 124: 1927–1933

Ubbink JB, van der Merwe A, Vermaak WJH, Delport R (1993): Hyperhomocysteinemia and the response to vitamin supplementation. Clin Invest 71: 993–998

Ueland PM, Refsum H, Beresford SA, Vollset SE (2000): The controversy over homocysteine and cardiovascular risk. Am J Clin Nutr 72: 324–332

Uesugi T, Fukui Y, Yamori Y (2002): Beneficial effects of soybean isoflavone supplementation on bone metabolism and serum lipids in postmenopausal Japanese women: a four-week study. J Am Coll Nutr 21: 97–102

Ujiie S, Kikuchi H (2002): The relation between serum selenium value and cancer in Miyagi, Japan: 5-year follow-up study. Tohoku J Exp Med 196: 99–109

Ullom-Minnich P (1999): Prevention of osteoporosis and fractures. Am Fam Physician 60: 194–202

Unfer V, Casini ML, Costabile L, Mignosa M, Gerli S, Di Renzo GC (2004): Endometrial effects of long-term treatment with phytoestrogens: a randomized, double-blind, placebo-controlled study. Fertil Steril 82: 145–148

Upmalis DH, Lobo R, Bradley L, Warren M, Cone FL, Lamia CA (2000): Vasomotor symptom relief by soy isoflavone extract tablets in postmenopausal women: a multicenter, double-blind, randomized, placebo-controlled study. Menopause 7: 236–242

Upritchard JE, Sutherland WHF, Mann JI (2000): Effect of supplementation with tomato juice, vitamin E, and vitamin C on LDL oxidation and products of inflammatory activity in type 2 diabetes. Diabet Care 23: 733–738

Valberg LS, Flanagan PR, Chamberlain MJ (1984): Effects of iron, tin, and copper on zinc absorption in humans. Am J Clin Nutr 40: 536–541

Valerio G, Franzese A, Poggi V, Patrini C, Laforenza U, Tenore A (1999): Lipophilic thiamine treatment in long-standing insulin-dependent diabetes mellitus. Acta Diabetol 36: 73–76

Valtuena S, Cashman K, Robins SP, Cassidy A, Kardinaal A, Branca F (2003): Investigating the role of natural phyto-oestrogens on bone health in postmenopausal women. Br J Nutr 89 (Suppl. 1): 87S–99S

Van Acker SABE, Tromp MNJL, Haenen GRMM, Van der Vijgh WJF, Bast A (1995): Flavonoids as scavengers of nitric oxide radical. Biochem Biophys Res Comm 214: 755–759

Van Cauwenbergh R, Hendrix P, Robberecht H, Deelstra HA (1996): Daily dietary chromium intake in Belgium, using duplicate portion sampling. Z Lebensm Unters Forsch 203: 203–206

Van den Berg (1999): Vitamin B6 status and requirements in older adults. Br J Nutr 81: 175–176

Van den Berg JJM, Cook NE, Tribble DL (1995): Reinvestigation of the antioxidant properites of conjugated linoleic acid. Lipids 30: 599–605

Van der Beek EJ, van Dokkum W, Schrijver J, Wesstra A, Kistemaker C, Hermus RJJ (1990): Controlled vitamin C restriction and physical performance in volunteers. J Am Coll Nutr 9: 332–339

Van der Schouw YT, Pijpe A, Lebrun CE, Bots ML, Peeters PH, van Staveren WA, Lamberts SW, Grobbee DE (2002): Higher usual dietary intake of phytoestrogens is associated with lower aortic stiffness in postmenopausal women. Arterioscler Thromb Vasc Biol 22: 1316–1322

Van der Vange N, van der Berg H, Kloosterboer HJ, Haspels AA (1989): Effects of seven low-dose combined contraceptives on vitamin B6 status. Contraception 40: 377–384

Van Gelder NM, Sherwin AL, Sacks C, Andermann F (1975): Biochemical observations following administration of taurine to patients with epilepsy. Brain Res 94: 297–306

Van Grevenhof J, Funderburg K (2003): Prevention of nutritional deficiencies in the elderly. J Okla State Med Assoc 96: 150–153

Van Hall G, Raaymakers JSH, Saris WHM, Wagenmakers AJM (1995): Ingestion of branched-chain amino acids and tryptophan during sustained exercise in man: failure to affect performance. J Physiol 486: 789–794

Van het Hof KH, Brouwer IA, West CE, Haddeman E, Steegers-Theunissen RP, van Dusseldorp M, Weststrate JA, Eskes TKAB, Hautvast JGAJ (1999a): Bioavailability of lutein from vegetables is 5 times higher than that of ß-carotene. Am J Clin Nutr 70: 261–268

Van het Hof KH, Tijburg LB, Pietrzik K, Weststrate JA (1999b): Influence of feeding different vegetables on plasma levels of carotenoids, folate and vitamin C. Effect of disruption of the vegetable matrix. Br J Nutr 82: 203–212

Van het Hof KH, West CE, Weststrate JA, Hautvast JGAJ (2000): Dietary factors that affect the bioavailability of carotenoids. J Nutr 130: 503–506

Van Oort FVA, Melse-Boonstra A, Brouwer IA, Clarke R, West CE, Katan MB, Verhoef P (2003): Folic acid and reduction of plasma homocysteine concentrations in older adults: a dose-response study. Am J Clin Nutr 77: 1318–1323

Van Patten CL, Olivotto IA, Chambers GK, Gelmon KA, Hislop TG, Templeton E, Wattie A, Prior JC (2002): Effect of soy phytoestrogens on hot flashes in postmenopausal women with breast cancer: a randomized, controlled clinical trial. J Clin Oncol 20: 1449–1455

Van Staden AM, Van Rensburg CEJ, Anderson R (1993): Vitamin E protects mononuclear leucocyte DNA against damage mediated by phagocyte-derived oxidants. Mutation Res 288: 257–262

VanAmerongen BM, Dijkstra CD, Lips P, Polman CH (2004): Multiple sclerosis and vitamin D: an update. Eur J Clin Nutr 58: 1095–1109

Vandenberghe K, Gellis N, Van Leemputte M, Van Hecke P, Vanstapel F, Hespel P (1996): Caffeine counteracts the ergogenic action of muscle creatine loading. J Appl Physiol 80: 452–457

Vandenberghe K, Goris M, Van Hecke P, Van Leemputte M, Vangerven L, Hespel P (1997): Long-term creatine intake is beneficial to muscle performance during resistance training. J Appl Physiol 83: 2055–2063

Vanderbrie F, Vandeneynde BM, Vandenberghe K, Hespel P (1998): Effect of creatine on endurance capacity and sprint power in cyclists. Int J Sports Med 8: 2055–2063

Vanharanta M, Voutilainen S, Lakka TA, van der Lee M, Adlercreutz H, Salonen JT (1999): Risk of acute coronary events according to serum concentrations of enterolactone: a prospective population-based case-control study. Lancet 354: 2112–2115

Vanstone CA, Raeini-Sarjaz M, Parsons WE, Jones PJH (2002): Unesterified plant sterols and stanols lower LDL-cholesterol concentrations equivalently in hypercholesterolemic persons. Am J Clin Nutr 76: 1272–1278

Varnier M, Leese GP, Rennie MJ (1995): Stimulatory effect of glutamine on glycogen accumulation in human skeletal muscle. Am J Physiol 269: E309–E315

Varo P, Koivistoinen P (1980): Mineral element composition of Finnish foods. XII. General discussion and nutritional evaluation. Acta Agricult Scand 22 (Suppl.): 165–171

Vega-Lopez S, Vidal-Quintanar RL, Fernandez ML (2001): Sex and hormonal status influence plasma lipid responses to psyllium. Am J Clin Nutr 74: 435–441

Venhaus S (1999): Nahrung für die Einzeller in uns. Nachr Chem Tech Lab 47: 663–664

Vergnaud P, Garnero P, Meunier PJ, Breart G, Kamihagi K, Delmas PD (1997): Undercarboxylated osteocalcin measured with a specific immunoassay predicts hip fracture in elderly women: the EPI-DOS study. J Clin Endocrinol Metab 82: 719–724

Vermeer C, Jie KS, Knapen MH (1995): Role of vitamin K in bone metabolism. Annu Rev Nutr 15: 1–22

Vesa TH, Marteau P, Zidi S, Briet F, Pochart P, Rambaud JC (1996): Digestion and tolerance of lactose from yoghurt and different semi-solid fermented dairy products containing Lactobacillus acidophilus and bifidobacteria in lactose maldigesters-Is bacterial lactase important? Eur J Clin Nutr 50: 730–733

Vido L, Facchin P, Antonello I, Gobber D, Rigon F(1993): Childhood obesity treatment: double blinded trial on dietary fibres (glucomannan) versus placebo. Padiatr Padol 28: 133–136

Vieth R (1999): Vitamin D supplementation, 25-hydroxyvitamin D concentrations, and safety. Am J Clin Nutr 69: 842–856

Vieth R, Chan PCR, MacFarlane GD (2001b): Efficacy and safety of vitamin D_3 intake exceeding the lowest observed adverse effect level. Am J Clin Nutr 73: 288–294

Vieth R, Cole DE, Hawker GA, Trang HM, Rubin LA (2001a): Wintertime vitamin D insufficiency is common in young Canadian women, and their vitamin D intake does not prevent it. Eur J Clin Nutr 55: 1091–1097

Villani RG, Gannon J, Self M, Rich PA (2000): L-carnitine supplementation combined with aerobic training does not promote weight loss in moderately obese women. Int J Sport Nutr Exerc Metab 10: 199–207

Vincent JB (2000): The biochemistry of chromium. J Nutr 130: 715–718

Vir SC, Love AH, Thompson T (1980): Thiamin status during pregnancy. Int J Vitam Nutr Res 50: 131–141

Virtamo J, Edwards BK, Virtanen M, Taylor PR, Malila N, Albanes D, Huttunen JK, Hartman AM, Hietanen P, Mäenpää H, Koss L, Nordling S, Heinonen OP (2000): Effects of supplemental alpha-tocopherol and beta-carotene on urinary tract cancer: incidence and mortality in a controlled trial (Finland). Cancer Causes Control 11: 933–939

Virtanen SM, Knip M (2003): Nutritional risk predictors of beta cell autoimmunity and type 1 diabetes at a young age. Am J Clin Nutr 78: 1053–1067

Vivekananthan DP, Penn MS, Sapp SK, Hsu A, Topol EJ (2003): Use of antioxidant vitamins for the prevention of cardiovascular disease: meta-analysis of randomized trials. Lancet 361: 2017–2023

Vogler BK, Ernst E (1999): Aloe vera: a systematic review of its clinical effectiveness. Br J Gen Prac 49: 823–828

Voigt K (1994): Endokrines System. In: Klinke R, Silbernagl S (Hrsg.): Lehrbuch der Physiologie. Thieme: Stuttgart, New York. 439–546

Volek JS, Kraemer WJ, Bush JA, Boetes M, Incledon T, Clark KL, Lynch JM (1997): Creatine supplementation enhances muscular performance during high-intensity resistance exercise. J Am Diet Assoc 97: 765–770

Volker D, Fitzgerald P, Major G, Garg M (2000): Efficacy of fish oil concentrate in the treatment of rheumatoid arthritis. J Rheumatol 27: 2343–2346

Volkert D (1994a): Besondere Anforderungen an die Ernährung im höheren Lebensalter. Ernährungs-Umschau 41: 260–264

Volkert D (1994b): Einflüsse akuter und chronischer Erkrankungen auf den Vitaminstatus. Vitaminspur 9: 63–69

Volpe SL, Huang HW, Larpadisorn K, Lesser II (2001): Effect of chromium supplementation and exercise on body composition, resting metabolic rate and selected biochemical parameters in moderately obese women following an exercise program. J Am Coll Nutr 20: 293–306

Von Allwörden HN, Horn S, Kahl J, Feldheim W (1993): The influence of lecithine on plasma choline concentrations in triathletes and adolescent runners during exercise. Eur J Appl Physiol 67: 87–91

von Schacky C (2003): The role of omega-3 fatty acids in cardiovascular disease. Curr Atheroscler Rep Mar 5: 139–145

von Schacky C, Angerer P, Kothny W, Theisen K, Mudra H (1999): The effect of dietary omega-3 fatty acids on coronary atherosclerosis. A randomized, double-blind, placebo-controlled trial. Ann Intern Med 130: 554–562

Voorhees JJ (1983): Leukotrienes and other lipoxygenase products in the pathogenesis and therapy of psoriasis and other dermatoses. Arch Dermatol 111: 541–547

Vorgerd M, Grehl T, Jager M, Müller K, Freitag G, Pätzold T, Bruns N, Fabian K, Tegenthoff M, Mortier W, Luttmann A, Zange J, Malin JP (2000): Creatine therapy in myophosphorylase deficiency (McArdle disease): a placebo controlled crossover trial. Arch Neurol 57: 956–963

Vormann J, Daniel H (2001): Editorial. Eur J Nutr 40: 187–188

Vukovich MD, Costill DL, Fink WJ (1994): Carnitine supplementation: effect on muscle carnitine and glycogen content during exercise. Med Sci Sports Exerc 26: 1122–1129

Wächter S, Vogt M, Kreis R, Boesch C, Bigler P, Hoppeler H, Krähenbühl S (2002): Long-term administration of L-carnitine to humans: effect on skeletal muscle carnitine content and physical performance. Clin Chim Acta 318: 51–61

Wagener IE, Bergmann RL, Kamtsiuris P, Eisenreich B, Andres B, Eckert C, Dudenhausen JW, Bergmann KE (2000): Prävalenz und Risikofaktoren von Eisenmangel bei jungen Müttern. Gesundheitswesen 62: 176–178

Wagenmakers AJM (1991): L-Carnitine supplementation and performance in man. In: Brouns F (ed.): Advances in Nutrition and Top Sport. Karger: Basel

Wahrburg U, Assmann G (2004): Herz- und Gefäßkrankheiten. In: Biesalski HK, Fürst P, Kasper H, Kluthe R, Pölert W, Puchstein C, Stähelin HB (Hrsg.): Ernährungsmedizin. 3. Aufl., Thieme: Stuttgart, New York. 391–396

Waldmann A, Koschizke JW, Leitzmann C, Hahn A (2004): Dietary iron intake and iron status of German female vegans:results of the German Vegan Study. Ann Nutr Metab 48: 103–108

Walker AF, Bundy R, Hicks SM, Midleton RW (2002): Bromelain reduces mild acute knee pain and improves well-being in a dose-dependent fashion in an open study of otherwise healthy adults. Phytomedicine 9: 681–686

Walker CF, Black RE (2004): Zinc and the risk for infectious disease. Annu Rev Nutr 24: 255–275

Walker LS, Bemben MG, Bemben DA, Knehans AW (1998): Chromium picolinate effects on body composition and muscular performance in wrestlers. Med Sci Sports Exerc 30: 1730–1737

Waller MF, Haymes EM (1996): The effect of heat and exercise on sweat iron loss. Med Sci Sports Exerc 28: 197–203

Walsh DE, Yaghoubian V, Behforooz A (1984): Effect of glucomannan on obese patients: a clinical study. Int J Obes 8: 289–293

Walsh NP, Blannin AK, Clark AM, Cook L, Robson PJ, Gleeson M (1998): The effect of high-intensity intermittent exercise on the plasma concentrations of glutamine and organic acids. Eur J Appl Physiol 77: 434–438

Wang BY, Singer AH, Tsao PS, Drexler H, Kosek J, Cooke JP (1994): Dietary arginine prevents atherogenesis in the coronary artery of the hypercholesterolemic rabbit. J Am Coll Cardiol 23: 452–458

Literatur

Wang C, Kurzer MS (1997): Phytoestrogen concentration determines effects on DNA synthesis in human breast cancer cells. Nutr Cancer 28: 236–247

Wang H, Cao G, Prior RL (1997): Oxygen radical absorbing capacity of anthocyanins. J Agric Food Chem 45: 304–309

Wangen KE, Duncan AM, Merz-Demlow BE, Xu X, Marcus R, Phipps WR, Kurzer MS (2000): Effects of soy isoflavones on markers of bone turnover in premenopausal and postmenopausal women. J Clin Endocrinol Metab 85: 3043–3048

Warber JP, Patton JF, Tharion WJ, Zeisel SH, Mello Rp, Kemnitz CP, Lieberman HR (2000): The effects of choline supplementation on physical performance. Int J Sport Nutr Exerc Metab 10: 170–181

Watanabe J, Umeda F, Wakasugi H, Ibayashi H (1984): Effect of vitamin E on platelet aggregation in diabetes mellitus. Thromb Haemostasis 51: 313–316

Watanabe S, Yamaguchi M, Sobue T, Takahashi T, Miura T, Arai Y, Mazur W, Wähälä K, Adlercreutz H (1998): Pharmacokinetics of soybean isoflavones in plasma, urine and feces of men after ingestion of 60 g baked soybean powder (Kinako). J Nutr 128: 1710–1715

Watson JA, Fang M, Löwenstein JM (1969): Tricarbalyate and hydroxycitrate: substrate and inhibitor of ATP: citrate oxalacetate lyase. Arch Biochem Biophys 35: 209–217

Watson RR, Prabhala RH, Plezia PM, Alberts DS (1991): Effects of β-carotene on lymphocyte subpopulations in elderly humans: evidence for a dose-response relationship. Am J Clin Nutr 53: 90–94

Watson WS, Mitchell KG, Lyon TDB, Kerr N (1999): A two-compartment model for zinc in humans. J Trace Elements Med Biol 13: 141–149

Watzl B, Bub A, Pretzer G, Roser S, Barth SW, Rechkemmer G (2004): Daily moderate amounts of red wine or alcohol have no effect on the immune system of healthy men. Eur J Clin Nutr 58: 40–45

Watzl B, Leitzmann C (1999): Bioaktive Substanzen in Lebensmitteln. Hippokrates Verlag: Stuttgart

Weber C, Bysted A, Holmer G (1997a): Intestinal absorption of coenzyme Q_{10} administered in a meal or as capsules to healthy subjects. Nutr Res 17: 941–945

Weber P, Bendich A, Machlin LJ (1997b): Vitamin E and human health: Rationale for determining recommended intake levels. Nutrition 13: 450–460

Weber P: Vitamin C (2002): In: Biesalski HK, Köhrle J, Schümann K. Vitamine, Spurenelemente und Mineralstoffe. Prävention und Therapie mit Mikronährstoffen. Thieme Verlag: Stuttgart, New York. 57–69

Weihrauch JL, GardnerJM (1978): Sterol content of foods of plant origin. J Am Diet Assoc 73: 39–47

Weinreich J (1980): Zur Therapie von Dickdarmerkrankungen mit pflanzenfasernballaststoffreicher Kost: Ergebnisse einer Studie. In: Rottka J: Pflanzenfasern-Ballaststoffe in der menschlichen Ernährung. Thieme: Stuttgart

Weismann K, Jakobsen JP, Weismann JE, Hammer UM, Nyholm SM, Hansen B, Lomholt KE, Schmidt K (1990): Zinc gluconate lozenges for common cold: a double-blind clinical trial. Dan Med Bull 37: 279–281

Weiss G (2002): Molekulare Regulation des Eisenstoffwechsels. In: Biesalski HK, Köhrle J, Schümann K. Vitamine, Spurenelemente und Mineralstoffe. Prävention und Therapie mit Mikronährstoffen. Georg Thieme Verlag: Stuttgart, New York. 632–641

Weiss N, Pietrzik K, Keller C (1999): Atheroskleroserisikofaktor Hyperhomocyst(e)inämie: Ursachen und Konsequenzen. Dtsch Med Wschr 124: 1107–1113

Welbourne TC (1995): Increased plasma bicarbonate and growth hormone after an oral glutamine load. Am J Clin Nutr 61: 1058–1061

Welch GN, Loscalzo J (1998): Homocysteine and atherothrombosis. N Engl J Med 338: 1042–1050

Welsch F (1976): Studies on accumulation and metabolic fate of (N-Me$_3$H)choline in human term placenta fragments. Biochem Pharmacol 25: 1021–1030

Wen Y, Cooke T, Feely J (1997): The effect of pharmacological supplementation with vitamin C on low-density lipoprotein oxidation. Br J Clin Pharmacol 44: 94–97

Werler MM, Shapiro S, Mitchell AA (1993): Periconceptional folic acid exposure and risk of occurrent neural tube defects. J Am Med Assoc 269: 1257–1261

West DB, Blohm FY, Truett AA, DeLany JP (2000): Conjugated linoleic acid persistently increases total energy expenditure in AKR/J mice without increasing uncoupling protein gene expression. J Nutr 130: 2471–2477

West SG, Likos-Krick A, Brown P, Mariotti F (2005): Oral L-arginine improves hemodynamic responses to stress and reduces plasma homocysteine in hypercholesterolemic men. J Nutr 135: 212–217

Weststrate JA, Meijer GW (1998): Plant sterol-enriched margarines and reduction of plasma total and LDL-Cholesterol concentrations in normocholesterolaemic and midly hypercholesterolaemic subjects. Eur J Clin Nutr 52: 334–343

White E, Patterson RE, Kristal AR, Thornquist M, King I, Shattuck AL, Evans I, Satia-Abouta J, Littman AJ, Potter JD (2004): VITamins And Lifestyle cohort study: study design and characteristics of supplement users. Am J Epidemiol 159: 83–93

Willett WC, Morris JS, Stampfer MJ, Pressel S, Taylor JO, Polk BF, Stampfer MJ, Rosner B, Schneider K, Hames CG (1983): Prediagnostic serum selenium and risk of cancer. Lancet 322: 130–134

Willett WC, Stampfer MJ (2001): What vitamins should I be taking, doctor? N Engl J Med 345: 1819–1824

Williams CL, Meck W, Heyer D, Loy R (1998): Hypertrophy of basal forebrain neurons and enhanced visuospatial memory in perinatally choline-supplemented rats. Brain Res 794: 225–238

Williams MS, Burk M, Loprinzi CL, Hill M, Schomberg PJ, Nearhood K, O'Fallon JR, Laurie JA, Shanahan TG, Moore RL, Urias RE, Kuske RR, Engel RE, Eggleston WD (1996): Phase III double-blind evaluation of an Aloe vera gel as a prophylactic agent for radiation-induced skin toxicity. Int J Radiat Oncol Biol Phys 36: 345–349

Williams G, Waterhouse J, Mugarza J, Minors D, Hayden K (2002): Therapy of circadian rhythm disorders in chromic fatigue syndrome: no symptomatic improvement with melatonin or phototherapy. Eur J Clin Invest 32: 831–837

Wilson AK, Ball MJ (1999): Nutrient intake and iron status of Australian male vegetarians. Eur J Clin Nutr 53: 189–194

Winkler G, Döring A, Fischer B (1998): Supplements as a source of micronutrient intake in middle-aged men in southern Germany: Results of the MONICA dietary survey 1994/95. Z Ernährungswiss 37: 315–318

Winkler G, Pal B, Nagybeganyi E, Ory I, Porochnavec M, Kempler P (1999): Effectiveness of different benfotiamine dosage regimens in the treatment of painful diabetic neuropathy. Arzneimittelforschung 49: 220–224

Wiseman H, O'Reilly JD, Adlercreutz H, Mallet AI, Bowey EA, Rowland IR, Sanders TAB (2000): Isoflavone phytoestrogens consumed in soy decrease F2-isoprostane concentrations and increase resistance of low-densitiy lipoprotein to oxidation in humans. Am J Clin Nutr 72: 395–400

Wisker E, Opp K (1993): Einbeziehung der Ballaststoffe in die Berechnung des Brennwertes von Lebensmitteln? Z Lebensm Unters Forsch 197: 233–238

Wittenborg A, Petersen G, Lorkowski G, Brabant T (1998): Wirksamkeit von Vitamin E im Vergleich zu Diclofenac-Natrium in der Behandlung von Patienten mit chronischer Polyarthritis. Z Rheumatol 57: 215–221

Wluka AE, Stuckey S, Brand C, Cicuttini FM (2002): Supplementary vitamin E does not affect the loss of cartilage volume in knee osteoarthritis: a 2 year double blind randomized placebo controlled study. J Rheumatol 29: 2585–2591

Woelk H, Lehrl S, Bitsch R, Köpke W (1998): Benfotiamine in treatment of alcoholic polyneuropathy: an 8-week randomized controlled study (BAP I Study). Alcohol Alcohol 33: 631–638

Wolf OT, Neumann O, Hellhammer DH, Geiben AC, Strasburger CJ, Dressendorfer RA, Pirke KM, Kirschbaum C (1997): Effects of a two-week physiological dehydroepiandrosterone substitution on cognitive performance and well-being in healthy elderly women and men. J Clin Endocrinol Metab 82: 2363–2367

Wolfe RR (2000): Protein supplements and exercise. Am J Clin Nutr 72 (Suppl.): 551S–557S

Wolfram G (1988): Empfehlungen zur Deckung des Nährstoff- und Nahrungsenergiebedarfs. In: DGE (Deutsche Gesellschaft für Ernährung): Ernährungsbericht 1988. Frankfurt a.M. 259–311

Wolin MLJ, Miller TL (1984): Carbohydrate fermentation. In: Hentges DJ: Human intestinal microflora in health and disease. Academic Press: New York. 131

Wolters M, Hahn A (2001). Nährstpffsupplemente aus Sicht des Konsumenten. Ernährungs-Umschau 48: 136–141

Literatur

Wolters M, Hahn A (2003): Plasma ubiquinone status and response to six-month supplementation combined with multivitamins in healthy elderly women-results of a randomized, double-blind, placebo-controlled study. Int J Vitam Nutr Res 73: 207–214

Wolters M, Hahn A (2004). Sojaisoflavone in der Therapie menopausaler Beschwerden. Ernährungs-Umschau 51: 440–445

Wolters M, Hermann S, Hahn A (2004c): Effect of a multivitamin supplementation on the homocysteine and methylmalonic acid blood concentration of women over the age of 60 years. Eur J Nutr 44: 183–192

Wolters M, Hermann S, Hahn A (2003): B vitamin status and concentrations of homocysteine and methylmalonic acid in elderly German women. Am J Clin Nutr 78: 765–772

Wolters M, Ströhle A, Hahn A (2004a): Altersassoziierte Veränderungen im Vitamin-B_{12}- und Folsäurestoffwechsel. Prävalenz, Ätiopathogenese und pathophysiologische Konsequenzen. Z Gerontol Geriatr 37: 109–135

Wolters M, Ströhle A, Hahn A (2004b): Cobalamin: a critical vitamin in the elderly. Prev Med 39: 1256–1266

Wolters M, Ströhle A, Hahn A (2005): Folsäure in der Prävention des kolorektalen Karzinoms. Akt Ernährungsmed 30: 1–12

Wong MW, Chew BP, Wong TS, Hosick HL (1997): Effects of dietary conjugated linoleic acid on lymphocyte function and growth of mammary tumors in mice. Anticancer Res 17: 987–993

Woodside JV, Young IS, Yarnell JW, McMaster D, Evans AE (1997): The effects of oral vitamin supplementation on cardiovascular risk factors. Proc Nutr Soc 56: 479–488

Woolf AD, Akesson K (2003): Preventing fractures in elderly people. BMJ 327: 89–95

Wright S, Burton JL (1982): Oral evening-primrose-seed oil improves atopic eczema. Lancet 320: 1120–1122

Wu AH, Wan P, Hankin J, Tseng CC, Yu MC, Pike MC (2002): Adolescent and adult soy intake and risk of breast cancer in Asian-Americans. Carcinogenesis 23: 1491–1496

Wuolijoki E, Hirvelä T, Ylitalo P (1999): Decrease in serum LDL cholesterol with microcrystalline chitosan. Meth Find Exper Clin Pharmacol 21: 357–361

Xia Y, Hill KE, Byrne DW, Xu J, Burk RF (2005): Effectiveness of selenium supplements in a low-selenium area of China. Am J Clin Nutr 81: 829–834

Xie PY, Kanai A, Nakajima A, Kitahara S, Ohtsu A, Fuji K (1991): Glutathione and glutathione-related enzymes in human cataractous lenses. Ophthal Res 23: 133–140

Yamaguchi M, Gao YH (1998): Anabolic effect of genistein and genistin on bone metabolism in the femoral-metaphyseal tissues of elderly rats: the genistein effect is enhanced by zinc. Mol Cell Biochem 178: 377–382

Yamamoto S, Sobue T, Kobayashi M, Sasaki S, Tsugane S (2003): Soy, isoflavones, and breast cancer risk in Japan. J Natl Cancer Inst 95: 906–913

Yamamoto Y, Yamashita S (1996): Simultaneous detection of ubiquinol and ubiquinone as a marker of oxidative stress. In: Littarru GP, Folkers K (eds.): 9th international symposium on biomedical and clinical aspects of coenzyme Q. Ancona

Yamanaka N, Oda O, Nagao S (1997): Green tea catechins such as (-)-epicatechin and (-)-epigallocatechin accelerate Cu^{2+}-induced low density lipoprotein oxidation in propagation phase. FEBS Letters 401: 230–234

Yamasaki M, Ikeda A, Hirao A, Tanaka Y, Rikimaru T, Shimada M, Sugimachi K, Tachibana H, Yamada K (2002): Dose-dependent effect of dietary conjugated linoleic acid on the growth of rat hepatoma dRLh-84 cells in vivo. J Nutr Sci Vitaminol 48: 505–511

Yamori Y, Moriguchi EH, Teramoto T, Miura A, Fukui Y, Honda KI, Fukui M, Nara Y, Taira K, Moriguchi Y (2002): Soybean isoflavones reduce postmenopausal bone resorption in female Japanese immigrants in Brazil: a ten-week study. J Am Coll Nutr 21: 560–563

Yang G, Yin S, Zhou R, Gu L, Yan B, Liu Y (1989): Studies of safe maximal daily dietary selenium intake in a seleniferous area in China. 2: Relation between selenium intake and the manifestation of clinical signs and certain biochemical alterations in blood and urine. J Trace Elem Electrolytes Health Dis 3: 123–130

Yang NY, Desai ID (1977): Effect of high levels of dietary vitamin E on liver and plasma lipids and fat soluble vitamins in rats. J Nutr 107: 1418–1426

Yang Q, McDonnell SM, Khoury MJ, Cono J, Parrish RG (1998): Hemachromatosis-associated mortality in the United States from 1979–1992: an analysis of multiple-cause mortality data. Ann Intern Med 129: 946–953

Yates AA, Schlicker SA (1998): Dietary Reference Intakes: The new basis for recommendations for calcium and related nutrients, B vitamins, and choline. J Am Diet Assoc 98: 699–706

Yeh GY, Eisenberg DM, Kaptchuk TJ, Phillips RS (2003): Systematic review of herbs and dietary supplements for glycemic control in diabetes. Diabetes Care 26: 1277–1294

Yi OS, Meyer AS, Frankel EN (1997): Antioxidant activity of grape extracts in a lecithin liposome system. JAOCS 74: 1301–1307

Yochum L, Kushi LH, Meyer K, Folsom AR (1999): Dietary flavonoid intake and risk of cardiovascular disease in postmenopausal women. Am J Epidemiol 149: 943–949

Yochum LA, Folsom AR, Kushi LH (2000): Intake of antioxidant vitamins and risk of death from stroke in postmenopausal women. Am J Clin Nutr 72: 476–483

Yokogoshi H, Mochizuki H, Nanami K, Hida Y, Miyachi F, Oda H (1999): Dietary taurine enhances cholesterol degradation and reduces serum and liver cholesterol concentration in rats fed a high-cholesterol diet. J Nutr 129: 1705–1712

Yokota K, Kato M, Lister F, Ii H, Hayakawa T, Kikuta T, Kageyama S, Tajima N (2004): Clinical efficacy of magnesium supplementation in patients with type 2 diabetes. J Am Coll Nutr 23: 506S–509S

Yong LC, Brown CC, Schatzkin A, Dresser CM, Slesinski MJ, Cox CS, Taylor PR (1997): Intake of vitamins E, C, and A and risk of lung cancer. The NHANES I Epidemiologic Followup Study. Am J Epidemiol 146: 231–243

Yongchaiyudha S, Rungpitarangsi V, Bunyapraphatsara N, Chokechaijaroenporn O (1996): Antidiabetic activity of Aloe vera L. juice. I. Clinical trial in new cases of diabetes mellitus. Phytomedicine 3: 241–243

Yongmanitchai W, Ward OP (1991): Growth of and omega-3 fatty acid production by Phaeodactylum tricornutum under different culture conditions. Appl Environ Microbiol 57: 419–425

Yoshida SH, Keen CL, Ansari AA, Gershwin ME (1999): Nutrition and the immune system. In: Shils ME, Olson JA, Shike M, Ross AC (eds.): Nutrition in Health and Disease, 9th Edition, Wiliams & Wilkins: Baltimore. 725–750

Yoshikawa T, Tanaka H, Kondo M (1983): Effect of vitamin E on adjuvant arthritis in rats. Biochem Med 29: 227–234

You JS, Chang KJ (1998): Effects of taurine supplementation on lipid peroxidation, blood glucose and blood lipid metabolism in streptozotocin-induced diabetic rats. Adv Exp Med Biol 442: 163–168

You WC, Zhang L, Gail MH, Chang YS, Liu WD, Ma JL, Li JY, Jin ML, Hu YR, Yang CS, Blaser MJ, Correa P, Blot WJ, Fraumeni JF Jr, Xu GW (2000): Gastric dysplasia and gastric cancer: Helicobacter pylori, serum vitamin C, and other risk factors. J Natl Cancer Inst 92: 1607–1612

Younes H, Coudray C, Bellanger J, Demigné C, Rayssiguier Y, Rémésy C (2001): Effects of two fermentable carbohydrates (inulin and resistant starch) and their combination on calcium and magnesium balance in rats. Br J Nutr 86: 479–485

Yu SY, Zhu YJ, Li WG (1997): Protective role of selenium against hepatitis B virus and primary liver cancer in Qidong. Biol Trace Elem Res 56: 117–124

Yu SY, Zhu YJ, Li WG, Huang QS, Zhi-Huang C, Zhang QN, Hou C (1991): A preliminary report of the intervention trials of primary liver cancer in high risk populations with nutritional supplementation of selenium in China. Biol Trace Elem Res 29: 289–294

Yuan JM, Ross RK, Chu XD, Gao YT, Yu MC (2001): Prediagnostic levels of serum β-cryptoxanthin and retinol predict smoking-related lung cancer risk in Shanghai, China. Cancer Epidemiol Biomarkers Prev 10: 767–773

Yurawecz MR, Hood JK, Mossoba MM, Roach JAG, Ku Y (1995): Furan fatty acids determined as oxidation products of conjugated octadecadienoic acid. Lipids 30: 595–598

Yusuf S, Dagenais G, Pogue J, Bosch J, Sleight P (2000): Vitamin E supplementation and cardiovascular events in high-risk patients. The Heart Outcomes Prevention Evaluation Study Investigators. N Engl J Med 342:154–160

Zambell KL, Keim NL, Van Loan MD, Gale B, Benito P, Kelley DS, Nelson GJ (2000): Conjugated linoleic acid supplementation in humans: effects on body composition and energy expenditure. Lipids 35: 777–782

Literatur

Zeisel SH, DaCosta KA, Franklin PD, Alexander EA, Lamont JT, Sheard NF, Beiser A (1991): Choline, an essential nutrient for humans. FASEB 5: 2093–2098

Zempleni J, Galloway JR, McCormick DB (1996): Pharmacokinetics of orally and intravenously administered riboflavin in healthy humans. Am J Clin Nutr 63: 54–66

Zempleni J, Mock DM (2000): Marginal biotin deficiency is teratogenic. Proc Soc Exp Biol Med 223: 14–21

Zetkin M, Schaldach H (1999): Lexikon der Medizin. 16. Aufl., Ullstein Medical: Wiesbaden

Zhang LX, Cooney RV, Bertram JS (1992): Carotenoids up-regulate connexin 43 gene expression independent of their provitamin A or antioxidant properties. Cancer Res 52: 5705–5712

Zhang M, Bi LF, Fang JH, Su XL, Da GL, Kuwamori T, Kagamimori S (2004): Beneficial effects of taurine on serum lipids in overweight or obese non-diabetic subjects. Amino Acids 26: 267–271

Zhang S, Hunter DJ, Hankinson SE, Giovannucci EL, Rosner BA, Colditz GA, Speizer FE, Willett WC (1999): A prospective study of folate intake and the risk of breast cancer. JAMA 281: 1632–1637

Zhang S, Tang G, Russell RM, Mayzel KA, Stampfer MJ, Willett WC, Hunter DJ (1997): Measurement of retinoids and carotenoids on breast adipose tissue and a comparison of concentrations in breast cancer cases and control subjects. Am J Clin Nutr 66: 626–632

Zhao G, Etherton TD, Martin KR, West SG, Gillies PJ, Kris-Etherton PM (2004): Dietary α-linolenic acid reduces inflammatory and lipid cardiovascular risk factors in hypercholesterolemic men and women. J Nutr 134: 2991–2997

Zheng W, Blot WJ, Diamond EL, Norkus EP, Spate V, Morris JS, Comstock GW (1993): Serum micronutrients and the subsequent risk of oral and pharyngeal cancer. Cancer Res 53: 795–798

Zhuo XG, Melby MK, Watanabe S (2004): Soy isoflavone intake lowers serum LDL cholesterol: a meta-analysis of 8 randomized controlled trials in humans. J Nutr 134: 2395–2400

Ziegler D, Hanefeld M, Ruhnau KJ, Hasche H, Lobisch M, Schütte K, Kerum G, Malessa R (1999): Treatment of symptomatic diabetic polyneuropathy with the antioxidant alpha-lipoic acid: a 7-month multicenter randomized controlled trial (ALADIN III Study). Diabetes Care 22: 1296–1301

Ziegler D, Hanefeld M, Ruhnau KJ, Meissner HP, Lobisch M, Schütte K, Gries FA (1995): Treatment of symptomatic diabetic peripheral neuropathy with the anti-oxidant alpha-lipoic acid. A 3-week multicentre randomized controlled trial (ALADIN Study). Diabetologia 38: 1425–1433

Ziegler D, Nowak H, Kempler P, Vargha P, Low PA (2004): Treatment of symptomatic diabetic polyneuropathy with the antioxidant alpha-lipoic acid: a meta-analysis. Diabet Med 21: 114–121

Ziegler RG, Colavito EA, Hartge P, McAdams MJ, Schoenberg JB, Mason TJ, Fraumeni JF Jr. (1996): Importance of alpha-carotene, beta-carotene, and other phytochemicals in the etiology of lung cancer. J Natl Cancer Inst 88: 612–615

Zipfel W, Rathke KD: Lebensmittelrecht-Kommentar, Loseblattsammlung. Verlag C.H. Beck: München

Zittermann A (1997): Pathogenese und Prävention der postmenopausalen Osteoporose. Teil 1: Diagnose und Pathogenese. Ernährungs Umschau 44: 10–13

Zittermann A (1997): Pathogenese und Prävention der postmenopausalen Osteoporose. Teil 2: Präventive Maßnahmen. Ernährungs Umschau 44: 51–57

Zittermann A (2001): Effects of vitamin K on calcium and bone metabolism. Curr Opin Clin Nutr Metab Care 4: 483–487

Zittermann A (2003a): Vitamin D in preventive medicine: are we ignoring the evidence? Br J Nutr 89: 552–572

Zittermann A (2003b): Phytoöstrogene. Zentralbl Gynäkol 125: 195–201

Zondervan KT, Ocke MC, Smit HA, Seidell JC (1996): Do dietary and supplementary intakes of antioxidants differ with smoking status? Int J Epidemiol 25: 70–79

Zurier RB, Rossetti RG, Jacobson EW, DeMarco DM, Liu NY, Temming JE, White BM, Laposata M (1996): Gammalinoileic acid treatment of rheumatoid arthritis: a randomized, placebo-controlled trial. Arthritis Rheum 39: 1808–1817

Anhang

Ausgewählte lebensmittelrechtliche Vorschriften

Nationale Gesetze und Verordnungen

Lebensmittel- und Bedarfsgegenständegesetz, (LMBG) i.d.F. der Bekanntmachung v. 09.09.1997 (BGBl. I, S. 2296), zuletzt geändert am 13.05.2004, BGBl. I, S. 934

Gesetz zur Neuordnung des Lebensmittel- und des Futtermittelrechts (LFGB), Bundesrat Drucksache 922/04 v. 26.11.2004

Gesetz über den Verkehr mit Arzneimitteln (Arzneimittelgesetz – AMG), i.d.F. d. Bekanntmachung vom 11.12.1998, zuletzt geändert durch Art. 1 G zur Änd. arzneimittelrechtl. Vorschriften vom 15.04.2005, BGBl. I, S. 1068

Verordnung über Nahrungsergänzungsmittel (Nahrungsergänzungsmittelverordnung – NemV), i.d.F. v. 24.05.2004, BGBl. I, S. 1011

Verordnung über diätetische Lebensmittel (Diätverordnung – DiätVO), i.d.F. v. 20.06.1963 (BGBl. I; S.415), zuletzt geändert durch die 12. Verordnung zur Änderung der Diätverordnung vom 31.03.2003, BGBl. I, S. 467

Verordnung über die Kennzeichnung von Lebensmitteln (Lebensmittelkennzeichnungsverordnung – LMKV), i.d.F. v. 22. Dezember 1981 (BGBl I 1981, 1625, 1626), Neugefasst durch Bek. v. 15.12.1999 (BGBl. I 2464); zuletzt geändert durch Art. 1 V v. 18.05.2005 BGBl. I, S. 1401

Verordnung über nährwertbezogene Angaben bei Lebensmitteln und die Nährwertkennzeichnung von Lebensmitteln (Nährwertkennzeichnungsverordnung – NKV), 25.11.1994 (BGBl I 1994, 3526), Änderung durch Art. 3 V v. 15.06.2004 BGBl. I, S. 1097

Verordnung über die Zulassung von Zusatzstoffen zu Lebensmitteln zu technologischen Zwecken (Zusatzstoffzulassungsverordnung – ZuZulV), i.d.F. v. 29. Januar 1998 (BGBl I 1998, 230, 231), zuletzt geändert durch Art. 1 V v. 20.01.2005 BGBl. I, S. 128

Verordnung über Anforderungen an Zusatzstoffe und das Inverkehrbringen von Zusatzstoffen für technologische Zwecke (Zusatzstoffverkehrsordnung – ZVerkV), i.d.F. v. 29.01.1998 (BGBl I 1998, 230, 269), zuletzt geändert durch Art. 2 V v. 20.01.2005, BGBl. I, S.128

Europäische Rechtsakte

Vertrag zur Gründung der Europäischen Gemeinschaft (EGV-Vertrag), i.d.F. des Vertrags von Amsterdam vom 2. Oktober 1997, zuletzt geändert durch EU-Beitrittsakte 2003 vom 16.04.2003, ABl. Nr. C 340 S. 1, ber. 1999 BGBl. II, S. 416

Verordnung (EG) Nr. 178/2002 des Europäischen Parlaments und des Rates vom 28. Januar 2002 zur Festlegung der allgemeinen Grundsätze und Anforderungen des Lebensmittelrechts, zur Errichtung der Europäischen Behörde für Lebensmittelsicherheit und zur Festlegung von Verfahren zur Lebensmittelsicherheit (BasisV), 01.02.2002; Abl. Nr. L 31, S. 1

Richtlinie 2004/27/EG des Europäischen Parlaments und des Rates vom 31. März 2004 zur Änderung der Richtlinie 2001/83/EG zur Schaffung eines Gemeinschaftskodexes für Humanarzneimittel, Abl. Nr. L 136, 30.04.2004, S. 34

Richtlinie 2004/5/EG der Kommission vom 20. Januar 2004 zur Änderung der Richtlinie 2001/15/EG zwecks Aufnahme bestimmter Stoffe in den Anhang, Abl. Nr. L 14, 21.01.2004, S. 14

Richtlinie 2002/46/EG des Europäischen Parlaments und des Rates vom 10. Juni 2002 zur Angleichung der Rechtsvorschriften der Mitgliedstaaten über Nahrungsergänzungsmittel, Abl. Nr. L 183, 12.07.2002, S. 51

Richtlinie 2001/83/EG des Europäischen Parlaments und des Rates vom 6. November 2001 zur Schaffung eines Gemeinschaftskodexes für Humanarzneimittel, 28.11.2001, Abl. Nr. L 311, S. 67

Richtlinie 2001/15/EG der Kommission vom 15. Februar 2001 über Stoffe, die Lebensmitteln, die für eine besondere Ernährung bestimmt sind, zu besonderen Ernährungszwecken zugefügt werden dürfen, Abl. Nr. L 52, 22.02.2001, S. 19

Richtlinie 1999/21/EG der Kommission vom 25. März 1999 über diätetische Lebensmittel für besondere medizinische Zwecke, Abl. Nr. L 91, 07.04.1999, S. 29

Richtlinie 89/398/EWG des Rates vom 3. Mai 1989 zur Angleichung der Rechtsvorschriften der Mitgliedstaaten über Lebensmittel, die für eine besondere Ernährung bestimmt sind, Abl. Nr. L 186, 30.06.1989, S. 27

Vorschläge für Europäische Rechtsakte

Kommission der Europäischen Gemeinschaften (10.11.2003): Vorschlag für eine Verordnung des Europäischen Parlaments und des Rates über den Zusatz von Vitaminen und Mineralien sowie bestimmten anderen Stoffen zu Lebensmitteln. KOM(2003) 671 endgültig, Brüssel

Kommission der Europäischen Gemeinschaften (16.07.2003): Vorschlag für eine Verordnung des Europäischen Parlaments und des Rates über nährwert- und gesundheitsbezogene Angaben über Lebensmittel. KOM(2003) 424 endgültig, Brüssel

DGE-Referenzwerte

DGE-Referenzwerte für die Nährstoffzufuhr (DGE et al. 2000)

Alter	Protein g/kg[1]/Tag		Protein g/Tag		Essenzielle Fettsäuren % der Energie		Vitamin A mg RÄ[7]		Vitamin D µg	Thiamin mg		Riboflavin mg		Niacin mg N[12]	
	m	w	m	w	n-6	n-3[6]	m	w		m	w	m	w	m	w
Säuglinge															
0 bis unter 4 Monate	2,7/2,0/1,5[5]		12/10/10[2]		4,0	0,5	0,5[6]		10[10]	0,2[6]		0,3[6]		2[6]	
2 bis unter 12 Monate	1,3/1,1[3]		10/20[3]		3,5	0,5	0,6		19[10]	0,4		0,4		5	
Kinder															
1 bis unter 4 Jahre	1,0		14	13	3,0	0,5	0,6		5	0,7		0,7		7	
4 bis unter 7 Jahre	0,9		15	17	2,5	0,5	0,7		5	0,9		0,9		10	
7 bis unter 10 Jahre	0,9		24	24	2,5	0,5	0,8		5	1,0		1,1		12	
10 bis unter 13 Jahre	0,9		34	35	2,5	0,5	0,9	0,9	5	1,2	1,0	1,4	1,2	15	13
13 bis unter 15 Jahre	0,9		46	45	2,5	0,5	1,1	1,0	5	1,4[11]	1,1[11]	1,6[11]	1,3[11]	18[11]	13[11]
Jugendliche und Erwachsene															
15 bis unter 19 Jahre	0,9	0,8	60	46	2,5	0,5	1,1	0,9	5	1,3	1,0	1,5	1,2	17	13
19 bis unter 29 Jahre	0,8		59	48	2,5	0,5	1,0	0,8	5	1,3	1,0	1,5	1,2	17	13
25 bis unter 51 Jahre	0,8		59	47	2,5	0,5	1,0	0,8	5	1,2	1,0	1,4	1,2	16	13
51 bis unter 65 Jahre	0,8		58	46	2,5	0,5	1,0	0,8	5	1,1	1,0	1,3	1,2	15	13
65 Jahre und älter	0,8		54	44	2,5	0,5	1,0	0,8	10	1,0	1,0	1,2	1,2	13	13
Schwangere				58[4]	2,5	0,5		1,1[4]	5		1,2[4]		1,5[4]	16	
Stillende				63[5]	2,5	0,5		1,5[8]	5		1,4		1,6	17	

* Richtwerte für die Zufuhr von Energie, Fett, Cholesterol, Kohlenhydraten, Ballaststoffen (Nahrungsfasern), Alkohol, Wasser und Fluorid sowie Angaben zu β-Carotin, Natrium, Chlorid und Kalium befinden sich in den entsprechenden Kapiteln.

[1] Bezogen auf das Referenzgewicht.

[2] 0–1/1–2/2–4 Monate; s. auch Text im Kapitel Protein.

[3] 4–6/6–12 Monate; s. auch Text im Kapitel Protein.

[4] Ab 4. Monat der Schwangerschaft.

[5] Ca. 2 g Protein-Zulage pro 100 g sezernierte Milch.

[6] Hierbei handelt es sich um einen Schätzwert.

[7] 1 mg Retinol-Äquivalent = 1 mg Retinol = 6 mg all-trans-β-Carotin = 12 mg andere Provitamin A-Carolinoide = 1,15 mg all-trans-Retinylacetat = 1,83 mg all-trans-Ratinylpalmitat; 1 IE = 0,3 µg Retinol.

[8] Ca. 700 µg Retinol-Äquivalente-Zulage pro 100 g sezernierte Milch.

[9] 1 µg = 40 IE; 1 IE = 0,025 µg.

[10] Die Deutsche Gesellschaft für Kinderheilkunde empfiehlt unabhängig von der Vitamin D-Produktion durch UV-Licht und der Vitamin D-Zufuhr durch Frauenmilch bzw. Säuglingsmilchnahrungen (Basisvitamisierung) zur Rachitisprophylaxe bei gestillten und nicht gestillten Säuglingen die tägliche Gabe einer Vitamin D-Tablette von 10–12,5 µg (400–500 IE) ab dem Ende der 1. Lebenswoche bis zum Ende des 1. Lebensjahres. Die Prophylaxe kann im 2. Lebensjahr in den Wintermonaten fortgeführt werden.

[11] Der hohe Wert ergibt sich durch den Bezug zur Energiezufuhr.

[12] 1 mg Niacin-Äquivalent = 60 mg Tryptophan.

[13] Berechnet nach der Summe folatwirksamer Verbindungen in der üblichen Nahrung = Folat-Äquivalente (gemäß neuer Definition).

Vitamin B6 (mg) m	Vitamin B6 w	Folsäure (Nahrungsfolat) µg FÄ[13]	Vitamin B12 (µg)	Vitamin C (mg)	Calcium (mg)	Phosphor (mg)	Magnesium (mg) m	Magnesium w	Eisen (mg) m	Eisen w[24]	Jod (µg) D[28]/A	Jod WI[10]/CH	Zink (mg) m	Zink w
0,1[6]		60[6]	0,4[6]	50[6]	220[6]	120[6]	24[6]		0,5[6,25,26]		40[8]	50	1,0[6]	
0,3		80	0,8	55	400[6]	300	60		8[25]		80	50	2,0	
0,4		200	1,0	60	600	500	80		8		100	90	3,0	
0,5		300	1,5	70	700	600	120		8		120	90	5,0	
0,7		300	1,8	80	900	800	170		10		140	120	7,0	
1,0		400	2,0	90	1100	1250	230	250	12	15	180	120	9,0	7,0
1,4		400	3,0	100	1200	1250	310	310	12	15	200	150	9,5	7,0
1,6	1,2	400[14]	3,0	100[17]	1200	1250	400	350	12	15	200	150	10,0	7,0
1,5	1,2	400[14]	3,0	100[17]	1000	700	400	310	10	15	200	150	10,0	7,0
1,5	1,2	400[14]	3,0	100[17]	1000	700	350	300	10	15	200	150	10,0	7,0
1,5	1,2	400	3,0	100[17]	1000	700	350	300	10	10	180	150	10,0	7,0
1,4	1,2	400	3,0	100[17]	1000	700	350	300	10	10	180	150	10,0	7,0
	1,9	600[14]	3,5	110	1000[18]	800[21]		310[11]		30	230	200		10,0[6]
	1,9	600	4,0[16]	150[18]	1200[20]	900[12]		390		20[27]	260	200		11,0

14) Frauen, die schwanger werden wollen oder könnten, sollten zusätzlich 400 µg synthetische Folsäure (= Pteroylmonoglutaminsäure/PGA) in Form von Supplementen aufnehmen, um Neuralrohrdefekten vorzubeugen. Diese erhöhte Folsäurezufuhr sollte spätestens 4 Wochen vor Beginn der Schwangerschaft erfolgen und während des ersten Drittels der Schwangerschaft beibehalten werden.

15) Insbesondere zur Erhaltung der Nährstoffdichte.

16) Ca. 0,13 µg Vitamin B12-Zulage pro 100 g sezernierte Milch.

17) Raucher 150 mg/Tag.

18) Unter Berücksichtigung der mit 750 ml Frauenmilch sezernierten Vitamin C-Menge.

19) Schwangere < 19 Jahre 1200 mg.

20) Stillende < 19 Jahre 1200 mg.

21) Schwangere < 19 Jahre 1250 mg.

22) Stillende < 19 Jahre 1250 mg.

23) Schwangere < 19 Jahre 350 mg.

24) Nichtmenstruierende Frauen, die nicht schwanger sind oder nicht stillen; 10 mg/Tag.

25) Ausgenommen Unreifgeborene.

26) Ein Eisenbedarf besteht infolge der dort Neugeborenen von der Plazenta als Gb-Eisen mitgegebenen Essenmenge erst ab dem 4. Monat.

27) Diese Angabe gilt für stillende und nicht stillende Frauen nach der Geburt zum Ausgleich der Verluste während der Schwangerschaft.

28) D = Deutschland, A = Österreich, CH = Schweiz, WHO = Weltgesundheitsorganisation.

Sachregister

Die **fetten** Seitenangaben verweisen auf Hauptfundstellen

Die Autoren

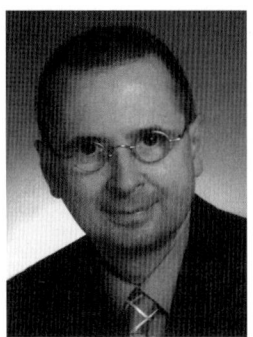

Prof. Dr. oec. troph. Andreas Hahn (Jg. 1962) ist derzeit geschäftsführender Leiter des Instituts für Lebensmittelwissenschaft, Zentrum Angewandte Chemie, der Universität Hannover. Er studierte Ernährungswissenschaft an der Justus-Liebig-Universität Gießen und schloss das Studium 1986 mit einer lebensmittelchemischen Diplomarbeit ab. Nach der Promotion in einem von der DFG geförderten Projekt zum Mechanismus der intestinalen Absorption wasserlöslicher Vitamine war er bis 1993 wissenschaftlicher Mitarbeiter am Institut für Ernährungswissenschaft der Universität Gießen. In dieser Zeit nahm er verschiedene Lehraufträge an den Universitäten Gießen, Marburg, Düsseldorf und Hannover wahr. Seit 1993 ist er Hochschuldozent für Ernährungsphysiologie und Humanernährung. 2001 habilitierte er sich zudem für das Fach Lebensmittelwissenschaft. 2003 erfolgte die Ernennung zum apl. Professor. Er ist Autor und Koautor zahlreicher wissenschaftlicher Publikationen, darunter mehrere Lehr- und Fachbücher. In der Lehre für verschiedene Studiengänge (Lebensmittelwissenschaft, Ökotrophologie, Chemie, Life Science) vertritt er die Fächer funktionelle Anatomie, Physiologie und Biochemie der Ernährung sowie Humanernährung und Toxikologie. Die Schwerpunkte seiner Forschungsarbeiten liegen in den Bereichen Nahrungsergänzungsmittel, Functional Food und bilanzierte Diäten sowie in der ernährungsphysiologischen Beurteilung alternativer Ernährungsformen und der präventiven Wirkung von Mikronährstoffen. Darüber hinaus nimmt er zahlreiche Referententätigkeiten wahr. So ist er unter anderem Lehrbeauftragter an der Stiftung Tierärztliche Hochschule, Hannover, und beteiligt an verschiedenen Aus- und Weiterbildungsmaßnahmen für Apotheker und Ernährungsmediziner.

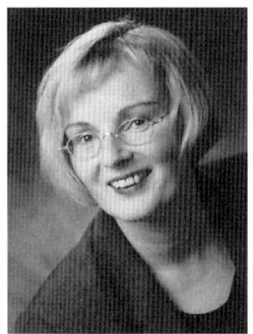

Dr. rer. nat. Maike Wolters (Jg. 1963) studierte Ernährungswissenschaft an der Christian-Albrechts-Universität Kiel. Nach dem Studium folgte eine mehrjährige Tätigkeit in der ernährungsmedizinischen Beratung. Seit Februar 1997 ist sie in der Abteilung Ernährungsphysiologie und Humanernährung des Instituts für Lebensmittelwissenschaft, Zentrum Angewandte Chemie, der Universität Hannover tätig, wo sie zum Thema Nährstoffsupplementierung bei Senioren promovierte. Seit April 2001 ist sie wissenschaftliche Assistentin. Im Zentrum ihrer gegenwärtigen Forschungsaktivitäten stehen die Wirkungen von Mikronährstoffen auf atherosklerotische Prozesse. Weiterhin gilt ihr Interesse den altersassoziierten Veränderungen des Vitaminstoffwechsels sowie der Biokinetik von Carotinoiden. Sie ist in der Aus- und Fortbildung von Ernährungsmedizinern, Apothekern und Ernährungswissenschaftlern tätig.

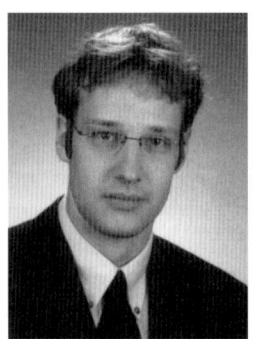

Dipl. oec. troph. Olaf Hülsmann (Jg. 1972) studierte Ernährungswissenschaft und Sport an der Justus-Liebig-Universität Gießen (Diplom 2001). Seit Februar 2003 ist er wissenschaftlicher Mitarbeiter in der Abteilung Ernährungsphysiologie und Humanernährung des Instituts für Lebensmittelwissenschaft, Zentrum Angewandte Chemie, der Universität Hannover. Sein Interesse gilt neben dem Einfluss der Ernährung auf die sportliche Leistungsfähigkeit vor allem den präventiven Aspekten von Mikronährstoffen in Bezug auf Herz-Kreislauf-Erkrankungen. Er ist in der Fortbildung von Trainern und Athleten verschiedener Disziplinen zu Sporternährung tätig.